Wolfgang U. Eckart

Illustrierte Geschichte der Medizin

Von der französischen Revolution bis zur Gegenwart

Wolfgang U. Eckart

Illustrierte Geschichte der Medizin

Von der französischen Revolution bis zur Gegenwart

Mit 325 farbigen Abbildungen

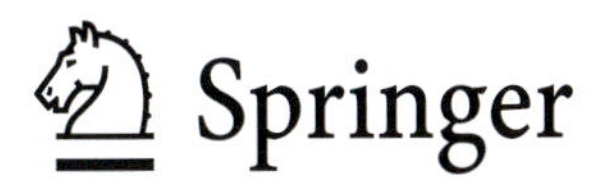

Professor Dr. med. Wolfgang U. Eckart
Institut für Geschichte der Medizin
Der Ruprecht-Karls-Universität Heidelberg
Im Neuenheimer Feld 327
69120 Heidelberg
E-Mail:wolfgang.eckart@histmed.uni-heidelberg.de

ISBN-13 978-3-642-12609-3 Springer-Verlag Berlin Heidelberg New York

Bibliografische Information der Deutschen Nationalbibliothek
Die Deutsche Nationalbibliothek verzeichnet diese Publikation in der Deutschen Nationalbibliografie; detaillierte bibliografische Daten sind im Internet über http://dnb.d-nb.de abrufbar.

SpringerMedizin
Springer-Verlag GmbH
ein Unternehmen von Springer Science+Business Media
springer.de

Planung: Christine Ströhla, Heidelberg
Lektorat: Dajana Napiralla, Heidelberg
Projektmanagement: Rose-Marie Doyon, Heidelberg
Umschlaggestaltung & Design: deblik Berlin
Abbildung Umschlag: Blutdruckmessgerät nach Riva-Rocci (um 1930)
Satz und Reproduktion der Abbildungen: Fotosatz-Service Köhler GmbH – Reinhold Schöberl, Würzburg
Druck- und Bindearbeiten: Stürtz GmbH, Würzburg

Ordernumber: 12234103

Gedruckt auf säurefreiem Papier. 15/2117 rd – 5 4 3 2 1 0

Vorwort

Die moderne westliche Medizin unserer Zeit hat ihre wesentliche Gestalt in den vergangenen 200 Jahren gewonnen. Zwar reichen die Wurzeln ihres Denkens, Wissens und Handelns bis weit in die griechische Antike zurück; ihre richtungsweisenden Impulse aber erfuhr sie aus der Geburt der Klinik nach der Französischen Revolution, aus dem Lokalismus der pathogenetischen Vorstellung um 1800, aus der Durchsetzung der naturwissenschaftlichen Methode bei der Erfassung ihrer Gegenstände, aus der Anwendung der statistischen Methode in der Erklärung von Krankheit und Gesundheit sowie durch den weitgehenden Verzicht auf ganzheitliche Konzepte oder reduktionistische Deutungsversuche des Lebendigen. Dieser Prozess verlief nicht stürmisch, sondern allmählich; er war und ist bis heute nicht frei von Widersprüchen, aber er ist, so scheint es, zumindest am Beginn des 21. Jahrhunderts, unumkehrbar. »Die Zeit, in der Wir leben«, so konnte 1844 der Privatdozent für Pathologie, Therapie und Gerichtliche Medizin an der Berliner Universität, Ludwig Theodor Emil Isensee (1807-1845) seine *Neuere und neueste Geschichte der Heilwissenschaften* (4. Buch) noch einleiten, »ist auch hinsichtlich der ärztlichen Wissenschaft eine seltsame und wunderliche. Wie die Wolken am Himmel und die Wasser im Meere, so jagen sich in unseren Tagen die [...] seuchenhaft waltenden Lehrmeinungen der Ärzte, und was gestern in der Medizin noch oben stand, muss sich heute in einem grossen Salto mortale nach unten kehren, um morgen wieder den Kreislauf nach oben zu beginnen«. Doch auch Isensee hätte, wenn im nicht das Schicksal eines bis heute geheimnisvoll gebliebenen frühen Unfalltodes beschieden gewesen wäre, im Laufe seines Lebens als Arzt beobachtet, dass die brodelnden frühen Entwicklungen der Medizin seines Jahrhunderts nicht ungerichtet verliefen, sondern bald klarere Konturen und Leitlinien erkennen ließen, die ihren Charakter bis heute bestimmen würden. Im Entstehen war bereits in seiner Zeit eine Medizin als allein naturwissenschaftlich orientierte »Firma der organischen Physik«, wie es die junge Physiologengruppe um Carl Ludwig programmatisch formuliert hat, begonnen hatte bereits der »Aufstieg der Ärzte« zu einem verlässlichen Berufsstand und die Medikalisierung der Gesellschaft, Zellularpathologie und bakteriologischer Kontagionismus standen kurz vor ihrer Geburt, die Klinische Medizin befand sich schon auf dem Weg zur modernen Krankenhausmedizin, und das Erkennen von Krankheit war dabei, sich von der alten, philosophisch geleiteten Zeichenlehre hin zu einer an physikalischen und chemischen Zeichen orientierten Diagnostik zu entwickeln.

Dieses Buch will weder medizinhistorisches Hand- noch Lehrbuch sein und es erhebt keinen Anspruch auf Berücksichtigung aller Strömungen, Entwicklungen oder Einzelereignisse in der Medizin der letzten 200 Jahre. Es will in historischer Perspektive lediglich in einfachen Linien die wesentlichen Züge einer Disziplin nachzeichnen, die heute in ihrer Vielfalt und technischen Ausdifferenzierung kaum mehr überschaubar ist. Der Gang der Darstellung beginnt mit einer Zusammenfassung der alten Medizin von der europäischen Antike bis zum Vorabend der Französischen Revolution und verfolgt danach die Entwicklungslinien der neuen klinischen Medizin, den Umgang der Medizin mit den bedrohlichen Seuchen des 19. und 20. Jahrhunderts, die Entstehung der Laboratoriumsmedizin ebenso wie die Entfaltung alternativer Präventions- und Therapiewege als Reaktion auf sie. In der klinischen Medizin wird den dramatischen Veränderungen in der Chirurgie und der Liberalisierung des Umgangs mit den an Geist und Seele Leidenden ebenso Rechnung getragen wie der diagnostischen und stofftherapeutischen Revolution seit dem Ende des 19. Jahrhunderts. Aber auch den Schattenseiten moderner Medizin in Krieg und Diktatur wird nachgegangen. Der Umstand, dass schließlich eine hochtechnisierte Medizin im Verlauf des 20. Jahrhunderts sich zunehmend auf ihr Können verließ und dabei den Patienten immer mehr als medikalisiertes Objekt betrachtete, ihn aber als empfindendes, wollendes Subjekt aus dem Auge verlor, lässt schließlich auch Fragen medizinischer Ethik ins Blickfeld rücken, wie sie vom Ende des 19. Jahrhunderts bis heute die moralische Debatte moderner Medizin bestimmen.

»Medicin ist eine sociale Wissenschaft, und die Politik ist weiter nichts als Medicin im Großen«, so hat es der Pathologe und Politiker Rudolf Virchow einmal formuliert. An der Bedeutung dieser Aussage hat sich bis heute nichts verändert. So will auch diese Darstellung der Medizin der vergangenen 200 Jahre den sozialen und politischen Kontext der Medizin nicht aus dem Auge verlieren. Der französische Philosoph Michel Foucault hat im Rahmen seiner Forschung zur Geschichte der Sexualität den Begriff der Biopolitik geprägt und damit eine Tendenz des modernen (Sozial-)Staates umschrieben, den menschlichen Körper immer stärker zu kontrollieren. Moderne Gesundheits- und Sozialpolitik sind ebenso Ausdruck dieser Tendenz wie Versuche, steuernd, aber auch einschränkend unmittelbar in das Gesundheitsverhalten seiner Bürger einzugreifen. Auch diesen Aspekten soll in den folgenden Kapiteln überall dort, wo sich dies aufdrängt, Rechnung getragen werden.

Medizin ist eine lebendige Wissenschaft und lebt geradezu von der Dynamik ihrer Wandlungen. Dieser Dynamik und ihren Auswirkungen in den letzten zwei Jahrhunderten auf wenigen hundert Seiten nachzugehen, ist ein gewagtes Unterfangen und zwingt den Betrachter in eine Perspektive der Vogelschau. Dabei müssen notgedrungen Details in den Konturen der Landschaft verschwinden. Hierfür sei der detailgewohnte Leser um Verzeihung gebeten. Wenn es stattdessen aber gelungen sein sollte, in historischer Perspektive Konturen einer Medizin zu zeichnen, in deren Wirkungsfeld wir stehen und das weiterführende Interesse am Detail zu wecken, wäre ein zentrales Anliegen dieser Darstellung erreicht.

Am Zustandekommen von Büchern sind immer viele Menschen beteiligt. Mein Dank gilt deshalb Allen, die die Entstehung dieser *Illustrierten Geschichte der Medizin* mit Hilfe und Zuspruch, aber auch mit Verzicht begleitet haben. Besonders herzlich aber möchte ich mich für die wunderbare Betreuung und ständige Ermunterung durch die Mitarbeiterinnen des Springer Verlages Heidelberg, Frau Christine Ströhla und Rose-Marie Doyon, vor allem aber durch meine unermüdliche Lektorin Dajana Napiralla bedanken.

Heidelberg, im August 2010

Wolfgang U. Eckart

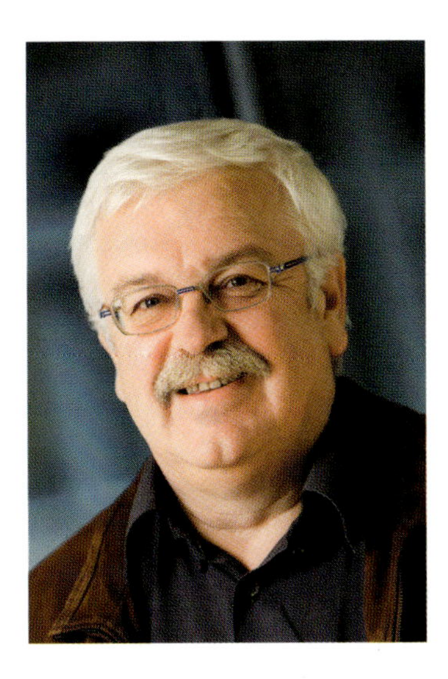

Wolfgang U. Eckart

Geb. 1952 in Schwelm/Westfalen; 1988-1992 Professor für Geschichte der Medizin und Direktor der Abteilung Geschichte der Medizin an der Medizinischen Hochschule Hannover; seit 1992 Professor für Geschichte der Medizin und Direktor des Instituts für Geschichte und Ethik der Medizin an der Ruprecht-Karls-Universität Heidelberg; Forschungsschwerpunkte: Medizin im europäischen Kolonialimperialismus; Ärztliche Mission; Medizin und Krieg, Medizin im Nationalsozialismus. Buchveröffentlichungen (Auswahl): Medizin und Kolonialimperialismus (1997); (mit A. Neumann) Medizin im Zweiten Weltkrieg (2006); Man, Medicine, and the State – The Human body as an Object of Government Sponsored Medical Research in the 20th Century (2006); (mit V. Sellin u. E. Wolgast) Die Universität Heidelberg im Nationalsozialismus (2006); (mit R. Jütte) Medizingeschichte: eine Einführung (2007); Geschichte der Medizin, 6. Aufl. (2009); 1996–1998 Präsident der Gesellschaft für Wissenschaftsgeschichte; Mitglied der *Leibniz Sozietät* (2005) und der *Leopoldina – Nationale Akademie der Wissenschaften* (2010).

»Sollte alles denn gewusst sein?
Ach ich glaube nein!«

Paul Klee (1879–1940)

Inhalt

Konzepte, Dogmen, Krankheitsbilder – Die Medizin bis zur Frühen Neuzeit

»Für eine bedeutende Leistung in der Heilkunst halte ich die Fähigkeit,
auch die schriftliche Überlieferung richtig zu beurteilen.
Wer sie kennt und benützt, dürfte wohl in der Praxis kaum schwere Fehler begehen.«

Hippokrates von Kos

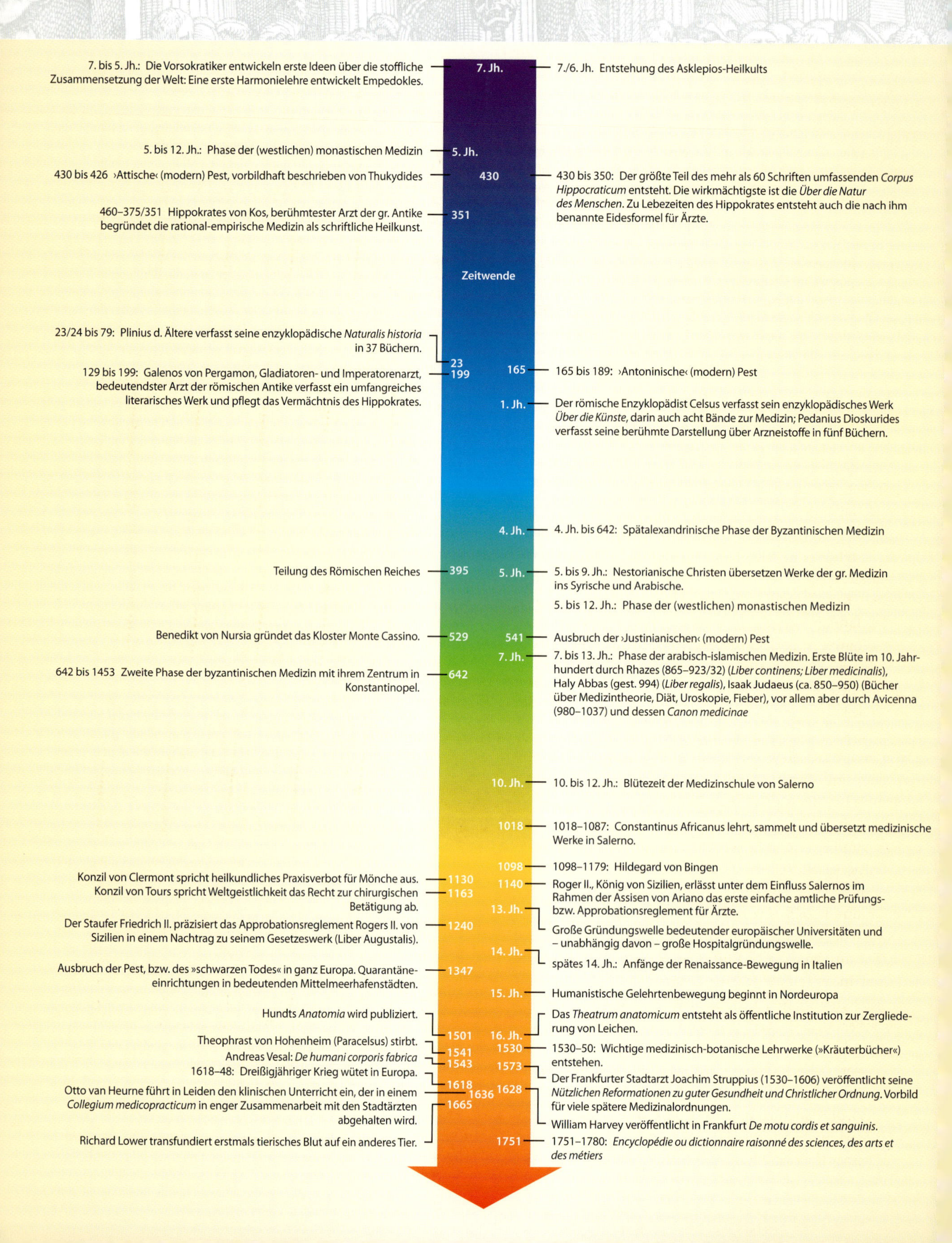

7. bis 5. Jh.: Die Vorsokratiker entwickeln erste Ideen über die stoffliche Zusammensetzung der Welt: Eine erste Harmonielehre entwickelt Empedokles.
7. Jh.
7./6. Jh. Entstehung des Asklepios-Heilkults
5. bis 12. Jh.: Phase der (westlichen) monastischen Medizin
5. Jh.
430 bis 426 ›Attische‹ (modern) Pest, vorbildhaft beschrieben von Thukydides
430
430 bis 350: Der größte Teil des mehr als 60 Schriften umfassenden *Corpus Hippocraticum* entsteht. Die wirkmächtigste ist die *Über die Natur des Menschen*. Zu Lebezeiten des Hippokrates entsteht auch die nach ihm benannte Eidesformel für Ärzte.
460–375/351 Hippokrates von Kos, berühmtester Arzt der gr. Antike begründet die rational-empirische Medizin als schriftliche Heilkunst.
351
Zeitwende
23/24 bis 79: Plinius d. Ältere verfasst seine enzyklopädische *Naturalis historia* in 37 Büchern.
23
129 bis 199: Galenos von Pergamon, Gladiatoren- und Imperatorenarzt, bedeutendster Arzt der römischen Antike verfasst ein umfangreiches literarisches Werk und pflegt das Vermächtnis des Hippokrates.
199
165
165 bis 189: ›Antoninische‹ (modern) Pest
1. Jh.
Der römische Enzyklopädist Celsus verfasst sein enzyklopädisches Werk *Über die Künste*, darin auch acht Bände zur Medizin; Pedanius Dioskurides verfasst seine berühmte Darstellung über Arzneistoffe in fünf Büchern.
4. Jh.
4. Jh. bis 642: Spätalexandrinische Phase der Byzantinischen Medizin
Teilung des Römischen Reiches
395
5. Jh.
5. bis 9. Jh.: Nestorianische Christen übersetzen Werke der gr. Medizin ins Syrische und Arabische.
5. bis 12. Jh.: Phase der (westlichen) monastischen Medizin
Benedikt von Nursia gründet das Kloster Monte Cassino.
529
541
Ausbruch der ›Justinianischen‹ (modern) Pest
7. Jh.
7. bis 13. Jh.: Phase der arabisch-islamischen Medizin. Erste Blüte im 10. Jahrhundert durch Rhazes (865–923/32) (*Liber continens; Liber medicinalis*), Haly Abbas (gest. 994) (*Liber regalis*), Isaak Judaeus (ca. 850–950) (Bücher über Medizintheorie, Diät, Uroskopie, Fieber), vor allem aber durch Avicenna (980–1037) und dessen *Canon medicinae*
642 bis 1453 Zweite Phase der byzantinischen Medizin mit ihrem Zentrum in Konstantinopel.
642
10. Jh.
10. bis 12. Jh.: Blütezeit der Medizinschule von Salerno
1018
1018–1087: Constantinus Africanus lehrt, sammelt und übersetzt medizinische Werke in Salerno.
1098
1098–1179: Hildegard von Bingen
Konzil von Clermont spricht heilkundliches Praxisverbot für Mönche aus.
1130
1140
Roger II., König von Sizilien, erlässt unter dem Einfluss Salernos im Rahmen der Assisen von Ariano das erste einfache amtliche Prüfungs- bzw. Approbationsreglement für Ärzte.
Konzil von Tours spricht Weltgeistlichkeit das Recht zur chirurgischen Betätigung ab.
1163
13. Jh.
Der Staufer Friedrich II. präzisiert das Approbationsreglement Rogers II. von Sizilien in einem Nachtrag zu seinem Gesetzeswerk (Liber Augustalis).
1240
Große Gründungswelle bedeutender europäischer Universitäten und – unabhängig davon – große Hospitalgründungswelle.
14. Jh.
spätes 14. Jh.: Anfänge der Renaissance-Bewegung in Italien
Ausbruch der Pest, bzw. des »schwarzen Todes« in ganz Europa. Quarantäneeinrichtungen in bedeutenden Mittelmeerhafenstädten.
1347
15. Jh.
Humanistische Gelehrtenbewegung beginnt in Nordeuropa
Hundts *Anatomia* wird publiziert.
Das *Theatrum anatomicum* entsteht als öffentliche Institution zur Zergliederung von Leichen.
1501
16. Jh.
Theophrast von Hohenheim (Paracelsus) stirbt.
1541
1530
1530–50: Wichtige medizinisch-botanische Lehrwerke (»Kräuterbücher«) entstehen.
Andreas Vesal: *De humani corporis fabrica*
1543
1573
1618–48: Dreißigjähriger Krieg wütet in Europa.
1618
Der Frankfurter Stadtarzt Joachim Struppius (1530–1606) veröffentlicht seine *Nützlichen Reformationen zu guter Gesundheit und Christlicher Ordnung*. Vorbild für viele spätere Medizinalordnungen.
Otto van Heurne führt in Leiden den klinischen Unterricht ein, der in einem *Collegium medicopracticum* in enger Zusammenarbeit mit den Stadtärzten abgehalten wird.
1636
1628
1665
William Harvey veröffentlicht in Frankfurt *De motu cordis et sanguinis*.
Richard Lower transfundiert erstmals tierisches Blut auf ein anderes Tier.
1751
1751–1780: *Encyclopédie ou dictionnaire raisonné des sciences, des arts et des métiers*

Das antike Erbe

Am Anfang der europäischen Medizingeschichte stand Griechenland. Hier sind es vor allem zwei große Krankheits- und Heilungskonzepte, die beide bis heute fortwirken: die theurgische Medizin, wie sie damals durch den Asklepios-Heilkult repräsentiert wurde und heute noch im Prinzip für jede Form einer gottgläubig geprägten Heilsauffassung steht und die rationale, wissenschaftliche Medizin, wie wir sie in der hippokratischen Medizin fassen können. Sie ist bis heute der Ausgangspunkt jeder rationalen wissenschaftlichen Medizin.

Der Asklepios-Heilkult

Der Asklepios-Heilkult (Asklepios; griechischer Heilgott) kann schon auf das 7. bis 6. vorchristliche Jahrhundert zurückdatiert werden und breitete sich vor allem während des 4. und 3. Jahrhunderts v. Chr. über ganz Griechenland aus. Er repräsentiert eine theurgische Medizinkonzeption. Praktiziert wurde der Kult in großen Heilzentren (Epidauros, Knidos auf Kos, Rhodos, Kyrene). In diesen Zentren befanden sich Asklepios-Heiligtümer (Asklepieien), Tempelanlagen, Bäder, Unterkunftsstätten und gelegentlich (Epidauros) auch Palästren, Gymnasien, Stadien und Theater, die den heilsuchenden Gläubigen zur Verfügung standen. Die kultische Handlung war ein komplexes, *psyche* und *soma* des Heilsuchenden gleichermaßen betreffendes Geschehen, das – nach ausführlichen Anamnesen – Bäder, Gebete und Opfer an Asklepios oder die Heilgöttinnen Hygieia und Panakeia ebenso umfasste wie den eigentlich heilenden Tempelschlaf (Inkubation) in besonderen Liegehallen und Schlangenkellern der Asklepieien. Während des Schlafes, so hofften die gläubigen Patienten, würden der Gott selbst oder seine Töchter die Heilung vollziehen und in Traumorakeln medizinische Ratschläge erteilen. Am Morgen des folgenden Tages interpretierten die Priester des Heiligtums dann die Traumerscheinungen und leiteten aus diesen Interpretationen, wo dies der Traum nicht selbst deutlich nahegelegt hatte, ihre Therapien ab. Berichte über besonders wunderbare Heilungen wurden von der Priesterschaft oder von dankbaren Patienten auf Säulen oder Steintafeln verzeichnet. Durch sie, aber auch durch Votivgaben (plastische Darstellungen erkrankter Organe oder Körperglieder), die Patienten dem Asklepios aus Dankbarkeit oder in Erwartung göttlicher Hilfe opferten, sind wir in Einzelfällen über die Krankheiten der Heilsuchenden gut unterrichtet. Darüber, wie sich die Heilung als psychosomatisches Komplexgeschehen selbst vollzog, kann heute nur gemutmaßt werden. Es darf jedoch angenommen werden, dass die Priesterinnen und Priester der Heiligtümer auch in engem Kontakt zu weltlichen Ärzten standen oder bisweilen in Personalunion beide Rollen miteinander vereinigten. Bedeutsam ist auch die soziale Funktion der Asklepieien. In ihnen vollzog sich eine Gesundheitsfürsorge, deren Preis an den finanziellen Möglichkeiten der Patienten bemessen war; galt doch Asklepios auch als Gott der Armen und Bedürftigen.

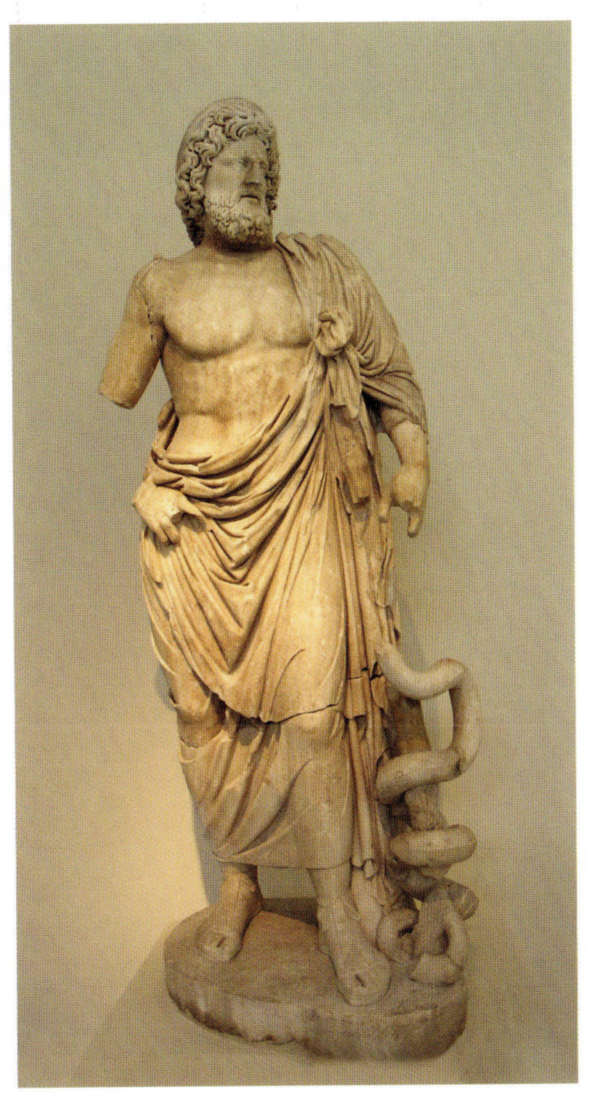

Abb. 1.1. Asklepios mit dem Schlangenstab. Heilgott der Antike bis ins 4. Jh. nach Christus. Röm. Kopie (1. Jh.) eines gr. Vorbilds (4. Jh. v. Chr.).

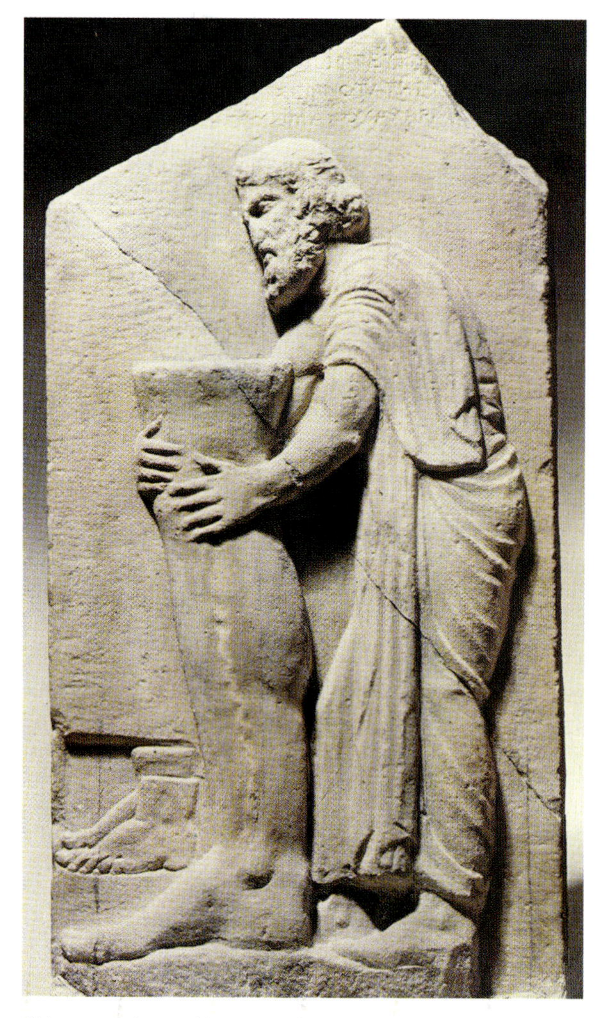

Abb. 1.2. Heilgott Asklepios mit einem Krampfaderbein. Votivtafel aus einem Asklepieion. (Original: Griechisches Nationalmuseum, Athen).

Wissenschaftliche Konzepte – Die hippokratische Medizin und ihre Voraussetzungen

Bevor mit der Darstellung der hippokratischen Medizin zugleich ein erster Höhepunkt wissenschaftlicher Medizin in der antiken Welt überhaupt skizziert werden soll, müssen wir einen kurzen Blick auf die philosophischen Grundlagen dieser Medizin werfen. Ausgangspunkt ist die altionische Naturphilosophie, über die wir in überlieferten Fragmenten informiert sind. Ein besonderes medizinisches Konzept dieser Schule ist nicht bekannt, wohl aber Ansätze einer frühen Elementenlehre. So wissen wir etwa durch Aristoteles (384–322 v. Chr.) von der primären Bedeutung, die Thales von Milet (6. Jh. v. Chr.) dem Element Wasser beigelegt haben soll und sind informiert über die Suche des Anaximandros (610–547 v. Chr.) nach einer welterzeugenden Urkraft sowie die Interpretation der Luft als eben eine solche Kraft durch Anaximenes von Milet (gest. 528 v. Chr.). In der Schule der Pythagoreer (Pythagoras von Samos, 6. Jh. v. Chr.) entwickeln sich uns dann erstmalig Ansätze eines geschlossenen medizinischen Systems: Gesundheit ist Harmonie aller Einzelkomponenten des Körpers und des Lebens, Krankheit dagegen Disharmonie, Heilung folglich nichts anderes als die Wiederherstellung der Harmonie. In der ganz von einer Gegensatzkonzeption durchdrungenen Medizintheorie des Alkmaion von Kroton (5. Jh. v. Chr.) begegnen wir der Urform der Qualitätenlehre: »kalt« steht gegen »warm«, »feucht« gegen »trocken«. Harmonie im Verhältnis dieser Gegensätze bedeutet Gesundheit, Disharmonie Krankheit. Herakleitos von Ephesos (550–480 v. Chr.) entwickelte vielleicht die erste Grundstofflehre. Nach ihr bestand die Welt aus den Stoffen Wasser, Erde und Feuer. Dies galt auch für den Menschen. Der Grad seiner Gesundheit entsprach dem Grad der Harmonie dieser drei Stoffe. Empedokles aus Agrigent (483–423 v. Chr.) schließlich, dem letzten der großen Naturphilosophen, haben wir die Vierheit der Welt-Grundstoffe (Wasser, Erde, Feuer und Luft) zuzuschreiben und die Lehre vom Zusammenhang zwischen den vier Grundstoffen und den vier Grundqualitäten (feucht, trocken, warm, kalt). Als erster

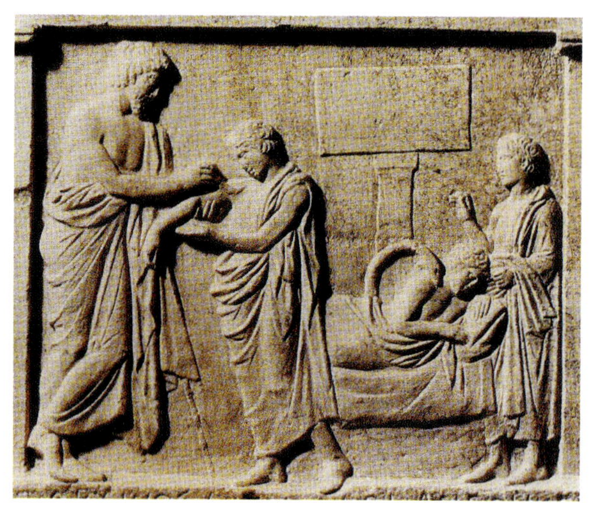

Abb. 1.3. Heilgott Amphiaraos (Asklepios) erscheint dem Archinos im Traum und heilt seine Schulter. Archäologisches Nationalmuseum Athen.

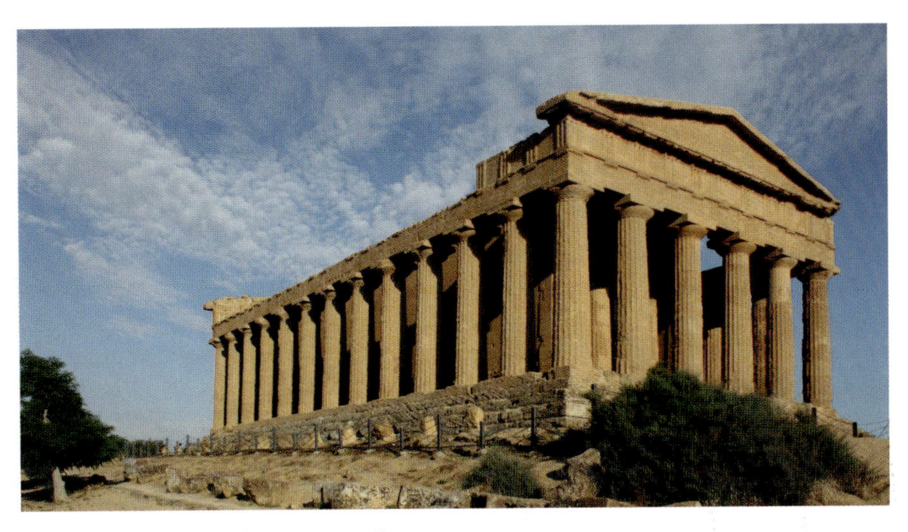

Abb. 1.4. Concordiatempel auf Agrigent (Sizilien), um 440 v. Chr.

hat Empedokles auch das Mischungsverhältnis der Körpersäfte (Harmonie, Synkrasie, Gesundheit; Disharmonie, Dyskrasie, Krankheit) entsprechend der Elementen- und Qualitätenlehre in sein Krankheitskonzept aufgenommen und damit die Krasenlehre begründet. So finden wir bei Empedokles bereits die später im *Corpus Hippocraticum* verfeinerte und durch Galen im 2. Jahrhundert nach Christus zur höchsten Stufe entwickelte Mischungslehre der Körpersäfte in all ihren wesentlichen Grundzügen vorgebildet.

Vor diesem philosophischen Hintergrund entstand in der zweiten Hälfte des 4. Jh. v. Chr. die Medizinschule von Kos und in ihr die hippokratische Medizin, eine Medizin, die für fast zweitausend Jahre richtungweisend bleiben sollte. Die Bezeichnung weist auf ihren Begründer, Hippokrates von Kos (ca. 460–375/351 v. Chr.), hin, den wohl berühmtesten Arzt der Antike. Sehr viel wissen wir nicht über das Leben des aus einer alten Asklepiadenfamilie stammenden Sohn des Herakleides. Sicher ist aber wohl, dass er als Wanderarzt weit umhergereist ist, Begründer der Medizinschule von Kos war und noch zu Lebzeiten, spätestens aber wenige Jahre nach seinem Tod, als berühmter Arzt erwähnt wurde. Das wissenschaftliche Werk, das die Charakterzüge seiner Lehre trägt und entweder von ihm selbst verfasst oder uns auch nur unter seinem Namen überliefert wurde, bezeichnen wir als *Corpus Hippocraticum*, als hippokratisches Werk. Es handelt sich hierbei um ein »Corpus« von ca. 60 bis 70 Einzelschriften, die aber, wie bereits angedeutet, sicher nicht alle von Hippokrates verfasst worden

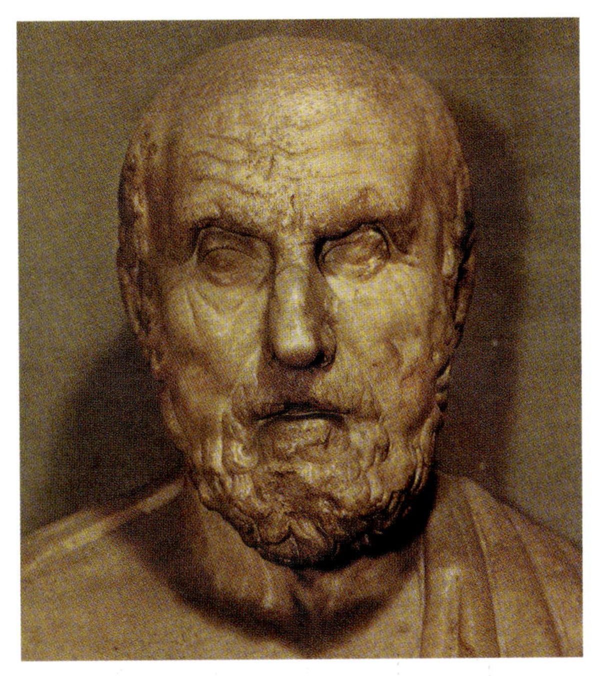

Abb. 1.5. Hippokrates von Kos. Eine der ältesten bekannten Hippokratesbüsten. (Original: Kapitolinisches Museum, Rom).

sind; sprachvergleichende Textanalysen belegen dies. Durch sie sind uns auch Aussagen über den Entstehungszeitraum des größten Teils der im *Corpus Hippocraticum* zusammengefassten Handbücher, Einzelschriften und Kurztraktate möglich; er liegt zwischen 400 vor und 100 nach Christi Geburt. Kennzeichnend für die hippokratischen Schriften ist, dass sie vorwiegend Lehrauffassungen der troischen Ärzteschule wiedergeben, wenngleich auch andere medizinische Schulen der Antike (knidische, sizilische) repräsentiert sind. Die hippokratischen Schriften dürften zuerst in Alexandria gesammelt, mit dem Brand dieser größten antiken Bibliothek 48 v. Chr. aber vernichtet worden sein. Jedoch steht nicht fest, wie viele Teile des Korpus überhaupt nach Alexandria gelangten, da Zeugnisse über deren Katalogisierung in den »Pinakes« des Kalimachos (Kat. d. Bibl. v. Alexandria) fehlen. Die heute verfügbare Sammlung ist erst in klassischer Zeit nachweisbar und dürfte frühestens im 2. Jh. n. Chr. ihren fortan kanonischen Umfang erreicht haben. Die wichtigsten Schriften des *Corpus Hippocraticum*, die mit einiger Gewissheit von Hippokrates selbst verfasst wurden oder in seiner unmittelbaren geistigen Nähe entstanden, sind die Epidemienbücher I und III, das *Prognostikon* und die großen chirurgischen Abhandlungen. Auch die Aphorismensammlung trägt starke Züge der troischen Ärzteschule. Wohl nicht von Hippokrates wurde die berühmte hippokratische Eidesformel, das *ius iurandum* (Eid), verfasst. Sie war ohnehin wohl eher das Bekenntnis einer nur kleinen Ärztegemeinschaft. Von antiker Allgemeingültigkeit konnte nicht die Rede sein. Kennzeichnend für die hippokratische Medizin sind ihr Erfahrungscharakter (Empirie) und ihr Bemühen um eine rationale Ätiologie. Daneben machen jedoch auch teleologische, naturphilosophische und spekulative Elemente durchaus Bestandteile des *Corpus Hippocraticum* aus. Die Kombination aller Einzelelemente verhalf ihr vielleicht erst dazu, medizinwissenschaftliches System zu sein. Das Selbstverständnis der hippokratischen Medizin als »techne« (gr.), als »ars« (lat.), also mehr als Handwerk denn als Wissenschaft, ändert hieran nichts.

Krankheitskonzept

Das Krankheitskonzept der hippokratischen Medizin fußte auf einer Harmonie- bzw. Gleichgewichtslehre, wie wir sie bereits bei Empedokles angetroffen haben. Krankheit war auch im hippokratischen Verständnis gestörte Harmonie, schlechte Mischung der Körpersäfte, *Dyskrasie* (Fehlmischung). Ein solcher Zustand konnte zum Beispiel durch die schlechte Beschaffenheit der bedeutenden Gesundheitsfaktoren Luft, Wasser und Boden hervorgerufen werden, wie wir es etwa in der hippokratischen Schrift *Über Luft, Wasser und Orte* (*De aere aquis et locis*) lernen. Den Ausgleich der Säfte, also Eukrasie oder Synkrasie, vermochte die *physis* entweder selbst oder vermittels ärztlicher Hilfe, durch *pepsis* (Dauung) oder *coctio* (Kochung) wiederherzustellen. Therapeutisches Mittel erster Wahl war den Ärzten dabei die Diät und zwar im weitesten Sinne als maßvolle Form der gesamten Lebensführung, nicht nur des Essens und Trinkens.

Von entscheidender Bedeutung für den Krankheitsverlauf war die *Krisis*; mit ihr wurde in der hippokratischen Medizin die entscheidende Phase einer Krankheit bezeichnet, d.h. also der Zeitraum, in dem sich der Zustand des Patienten entweder durch die Hilfe des Arztes und bzw. oder durch die vielgepriesene *vis medicatrix naturae* (Heilkraft der Natur) zum Besseren oder zum Schlechteren wandte. Jede Krankheitserscheinung wies in ihrem Verlauf mindestens eine solche *Krisis* auf. Daneben kannten die Hippokratiker auch besondere kritische Tage, die vom Beginn der Krankheit an von vornherein fest bestimmte Zeitpunkte eines Krankheitsverlaufes markierten und dem Arzt entscheidende prognostische Hinweise gaben. So galten der 4., 7., 11., 14., 17., 20., 34., 40. und der 60. Tag einer Krankheit im hippokratischen *Prognostikon* als kritisch. An ihnen entschied sich das Schicksal des Patienten, entschied sich nach antiker ärztlicher Auffassung, ob etwa »die Menschen am Fieber sterben oder ob sie wieder gesunden« würden. Konnte nämlich nach der humoralpathologischen Krankheitskonzeption zwischen den »kritischen Tagen« die gestörte Harmonie der Säfte wiederhergestellt werden, so würde die Krankheit sich am nächstfolgenden »kritischen Tag« zum Guten wenden. Gelang dem Körper die Herstellung eines harmonischen Säftegleichgewichtes nicht und erreichten die während jeder *Dyskrasie* gebildeten Krankheitsstoffe die Zwerchfellgegend, so war der Tod des Patienten an einem der nächsten kritischen Tage für den Arzt vorauszusehen und gleichzeitig Hinweis, die aussichtslose Behandlung des Patienten einzustellen oder gar nicht erst zu versuchen – im Verständnis der Zeit keineswegs eine unethische Verhaltensweise. Die Festlegung der kritischen Tage war zum Teil das Ergebnis einfacher ärztlicher Empirie und Theoriebildung; es finden sich in diesem methodischen Hilfsmittel gewiss aber auch Elemente einer archaischen Zahlenmystik. Die antike Krisenlehre hat als medizinische Theorie bis zur Ablösung humoralpathologischer Krankheitskonzeptionen fortgelebt und findet in Elementen unserer Umgangssprache noch heute ihren Ausdruck.

Eklektizismus – Galenos von Pergamon

Der bedeutendste Arzt der römischen Antike war wohl Galenos von Pergamon (129–199 n. Chr.), über dessen Biographie wir aus seinen eigenen Schriften gut informiert sind. Als Sohn eines Mathematikers und Architekten begann Galen bereits zwischen seinem 14. und 16. Lebensjahr Philosophie, Mathematik und Medizin zu studieren. Als Gladiatorenarzt praktizierte er zunächst in seiner Heimatstadt, dann in Rom. Dort konnte sich der Grieche Galen bald als guter Diagnostiker einen Namen machen. Nachdem ihn die Pest zunächst aus Rom vertrieben hatte, riefen Marc Aurel (= Marcus Aurelius Antonius, 121–180 n. Chr.) und Lucius Aurelius Verus (130–169 n. Chr.) Galen als Leibarzt in die Metropole zurück, wo er bis zu seinem Tod in der Gunst des Hofes und in hohem öffentlichen Ansehen stand. Von Galen ist uns ein umfangreiches literarisches Korpus erhalten. Seine Werke fußen zum überwiegenden Teil auf dem *Corpus Hippocraticum*, das sie ausführlich kommentieren, ergänzen und wiedergeben. Als Vorlagen könnten Galen die Hippokrates-Editionen zweier Zeitgenossen, nämlich des Arztes Artemidorus Kapiton (2. Jh. n. Chr.) und des Grammatikers Dioskurides (2. Jh. n. Chr.), gedient haben.

Die erhaltenen Schriften des Galen repräsentieren eine humoralpathologische Krankheitskonzeption, die das Fundament der mittelalterlichen Medizin ebenso bildete wie das der frühneuzeitlichen und selbst heute noch in volksmedizinischen Vorstellungen nachwirkt. Die Humoralphysiologie und Humoralpathologie Galens entwickelte sich aus der Vereinigung der Qualitäten-, Elementen- und Säftelehre und kann als vollendete Form der hippokratischen Humoralpathologie verstanden werden. Innerhalb dieses Konzeptes sind alle Krankheitserscheinungen Ausdruck einer schlechten bzw. ungleichgewichtigen Mischung (*Dyskrasie*) der vier Körpersäfte Blut, Schleim, gelbe Galle und schwarze Galle. Zu diesen Säften wurden in entsprechender Reihenfolge die Elemente Luft, Wasser, Feuer und Erde sowie die Jahreszeiten Frühling, Winter, Sommer und Herbst in Beziehung gesetzt.

In der Physiologie war Galen die Anwendung experimenteller Methoden bekannt und wurde von ihm, wie viele Beispiele zeigen, auch praktiziert. So kennen wir eine ganze Serie von Unterbindungsexperimenten (Blutgefäße, Ureteren), die Galen an Schweinen, Hunden und Affen durchgeführt hat. Auch Durchtrennungsexperimente (Nerven, Medulla oblongata, distales Rückenmark) sind von Galen bereits vorgenommen worden. Durch sie gelang es dem großen Experimentator der Antike, etwa Rekurrenslähmungen, Atemstillstände oder Querschnittsphänomene künstlich zu erzeugen.

Insgesamt repräsentieren die mehr als 300 Einzeltraktate des nach Hippokrates bedeutendsten antiken Arztes und Forschers trotz aller spekulativen Elemente die Anfänge der wissenschaftlichen Medizin. Galen hat mit den ihm verfügbaren anatomischen Kenntnissen, aus den ihm möglichen physiologischen Tierexperimenten, durch seine Rezeption der hippokratischen Schriften sowie durch Kompilation und eklektische Verarbeitung älterer antiker Krankheitskonzepte die alte Humoralpathologie konserviert und ihr als medizinische Leittheorie die Form gegeben, in der sie ihren Protagonisten um mehr als 1500 Jahre überleben konnte.

Das Ende der alten Medizin

Mit der Erhebung von Byzanz zur Hauptstadt des Römischen Reiches durch Konstantin I. (280–337 n. Chr.) im Jahre 330 (Byzanz wird zu Konstantinopel) und der Reichsteilung 395 (Westrom-Ostrom) durch Theodosius I. (346–395 n. Chr.) bzw. dessen Söhne Honorius und Arcadius beginnt in der Medizingeschichte die Phase der christlichen Nachlassverwaltung des antiken Erbes. Sie lässt sich in zwei Perioden aufteilen: Die erste, spätalexandrinische, hatte ihr Zentrum in Alexandria, ist vor allem durch die kompilierende Rezeption klassisch-antiker Medizinkonzepte (vorwiegend hippokratisch-galenischer) zu kennzeichnen und erstreckte sich vom Ende des 4. Jahrhunderts bis zum Jahre 642 (Eroberung Alexandrias durch die Araber). Die zweite Periode begann im Jahre 642, hatte ihr Zentrum in Konstantinopel und ist durch ihr klinisch-praktisches Interesse zu charakterisieren. Sie endete 1453 mit der Einnahme Konstantinopels durch die Türken (Konstantinopel wird zu Istanbul). Bedeutende Vertreter der ersten Periode der byzantinischen Medizin waren Oreibasios von Pergamon (4. Jh.) (*Collectiones medicae*), Aetios von Amida (6. Jh.) (*Iatricorum libri XVI*), Alexandros von Tralleis (6. Jh.) (*Therapeutica. Libri XII; De febrius, De vermibus, De oculis libri*) und Paulos von Aigina (7. Jh.) (*Epitomae medicae*). Diese Periode der byzantinischen Medizin fällt mit einer stärkeren Orientierung auf die klinisch-praktischen Interessen der Medizin zusammen. Sie erstreckten sich auf den diagnostischen (Pulslehre u. Uroskopie), konservativ-therapeutischen (Herbarien, Nahrungsmittel- und Medikamentenbücher) und den chirurgischen Bereich (Phlebo-

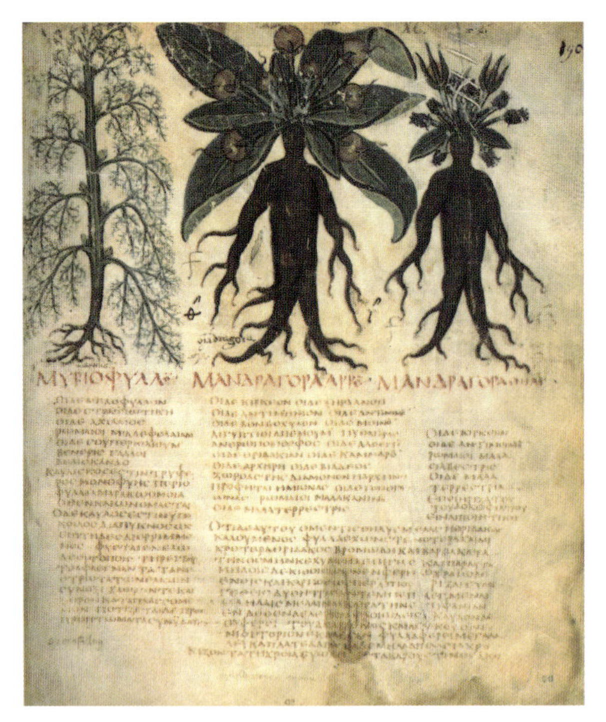

Abb. 1.6. Mandragora. Wegen der menschenähnlichen Form der Wurzel wurden ihr Zauberkräfte nachgesagt. Wiener Handschrift des Dioskorides, um 500 n. Chr.

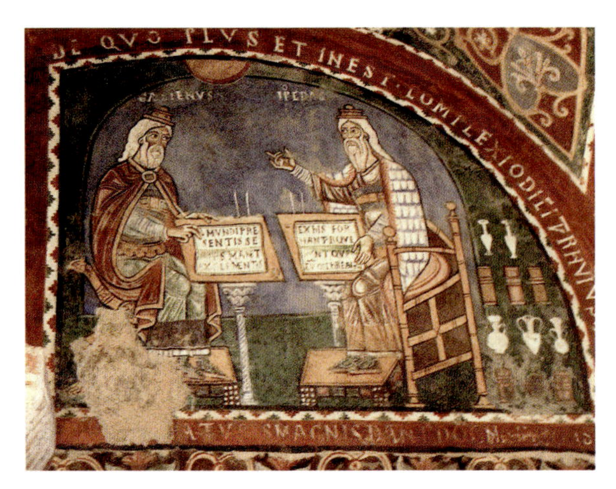

Abb. 1.7. Galen und Hippokrates im Gespräch, 13. Jh., Anagni, Duomo.

tomie). Auf allen drei Gebieten nahmen byzantinische Ärzte dieser Phase viele chirurgische Techniken und therapeutische Fähigkeiten vorweg, die erst in der frühen Neuzeit des Westens (wieder-) entdeckt oder (wieder-) entwickelt werden sollten. Maßgeblich gefördert wurde diese Blütephase der byzantinischen Medizin auch durch die (seit der Mitte des 4. Jahrhunderts nachweisbar) vermehrte Einrichtung öffentlicher, christlicher Aufnahme- und Pflegeeinrichtungen (Xenodochien, Nosokomien) für Pilger, Kranke, Alte, Waisen und Arme. Das christliche Krankenhaus des (westlichen) Mittelalters hatte hier seine Vorbilder und Wurzeln. Bedeutende Vertreter der zweiten Phase der byzantinischen Medizin waren im 9. Jh. der Nestorianer Hunayn ibn Ishaq, im 11. Jahrhundert die Ärzte Niketas und Simeon Seth, im 13. und 14. Jahrhundert Nikolaos Myrepsios und loannes Aktuarios.

Medizin im Mittelalter

Die Medizin des Mittelalters kann, wenn man die byzantinische Medizin gleichsam als »Ausklang der Antike« und damit als deren letzte Periode auffasst, grob in drei Phasen unterteilt werden, die sich inhaltlich recht gut unterscheiden, chronologisch aber nicht ganz exakt abgrenzen lassen: a) Die Phase der arabisch-islamischen Medizin vom 7. bis zum 13. Jahrhundert, b) Die Phase der (westlichen) monastischen Medizin vom 5. bis ins 12. Jahrhundert (1130/1163), c) Die Phase der scholastischen Medizin von der Mitte des 12. bis zum Beginn des 16. Jahrhunderts.

Die arabisch-islamische Medizin (7. bis 13. Jh.)

Die rezeptionshistorischen Voraussetzungen der arabisch-islamischen Medizin wurden durch innenpolitische Spannungen des Byzantinischen Reiches geschaffen. Von dort wanderten seit der Mitte des 5. Jahrhunderts die Nestorianer, Anhänger des wegen eines Dogmenstreites 439 verbannten Nestorios, Bischofs von Konstantinopel, nach Syrien (Edessa) und Persien aus, wo einige von ihnen medizinische Ausbildungszentren (Gondishapur, Nisibis) und Xenodochien nach byzantinischem Muster gründeten, vor allem aber ihre aus der Heimat mitgebrachten medizinischen Texte aus dem Griechischen in semitische Sprachen (syrisch-aramäisch, hebräisch, arabisch) übersetzten. So wurden entscheidende Voraussetzungen für die im Verlauf der großen arabisch-islamischen Expansionswelle des 7. Jahrhunderts einsetzende arabische Rezeption der antiken Medizin geschaffen. Parallel zu den nestorianischen Übersetzungszentren entstanden in dieser Zeit ebensolche Zentren auch in Damaskus, Kairo, Antiochia, Basra und – besonders gefördert durch den Kalifen al-Maʿinuin – in Bagdad. Als berühmtesten Übersetzer kennen wir dort den Syrer Hunain ibn Ishaq (809–873), der sich insbesondere um die Übertragung der Werke Galens bemühte. Ihre erste Blüte erlebte die arabische Medizin durch Übersetzung, Kompilationen, systematische Übersichten, aber auch Erweiterungen und Ergänzungen der antiken Schriften im 10. Jahrhundert durch Rhazes (865–923/32) (*Liber continens; Liber medicinalis*), Haly Abbas (gest. 994) (*Liber regalis*), Isaak Judaeus (ca. 850–950) (Bücher über Medizintheorie, Diät, Uroskopie, Fieber), vor allem aber durch Avicenna (980–1037), dessen *Canon medicinae* wegen seiner geschlossenen und einheitlichen Gesamtdarstellung der Medizin während des gesamten europäischen Mittelalters geradezu kanonische Bedeutung haben sollte. Die fünf Bücher des *Canons* widmeten sich der theoretischen Medizin (I), der Arzneimittelkunde (II), der speziellen Pathologie und Therapie (III), der Chirurgie (IV) sowie der Gift- und Gegengiftlehre (V). Die zweite Blüte der Medizin des arabisch-islamischen Mittelalters ist durch größere Eigenständigkeit (Medizinphilosophie, Botanik, Diätetik, Drogenkunde, »Materia medica«, Chirurgie) in Theorie und Praxis der Medizin gekennzeichnet, umfasst chronologisch das 11./12. Jahrhundert und ist geographisch dem westlichen, spanischen Zentrum der arabischen Medizin zuzuordnen. Hier sind insbesondere die Chirurgie des Abu-I-Quasim (Abulkasim) (gest. 1013) sowie die Schriften der Arzt-Philosophen Averroes (1126–1198) und Moses Maimonides (1135–1204) zu erwähnen. In der Anatomiegeschichte muss aber – neben den spanischen Arabern – besonders der Universalgelehrte Ibn an-nafis (1210–1288) genannt werden. Er hat entscheidende Punkte der auf den Menschen übertragenen Tieranatomie Galens kritisch korrigiert und eine Theorie des kleinen Kreislaufs entwickelt, die freilich wieder in Vergessenheit geraten sollte. Der im 13. Jahrhundert einsetzende politische Zerfall des arabisch-islamischen Reiches (Teilrückeroberung Spaniens durch die Christen; Mongolensturm gegen Bagdad 1258) ging einher mit einem kulturellen Niedergang, der sich auch auf die Medizin erstreckte. Gleichwohl kann die ungeheure Bedeutung der arabisch-orientalischen Medizin für den Okzident kaum überschätzt werden. Die Übersetzung, Kompilation, Systematisierung, Interpretation und Ergänzung antiker und byzantinischer Medizinklassiker durch arabische Ärzte und Arztphilosophen bilden das wesentliche Fundament der scholastischen Medizin des westlichen Mittelalters.

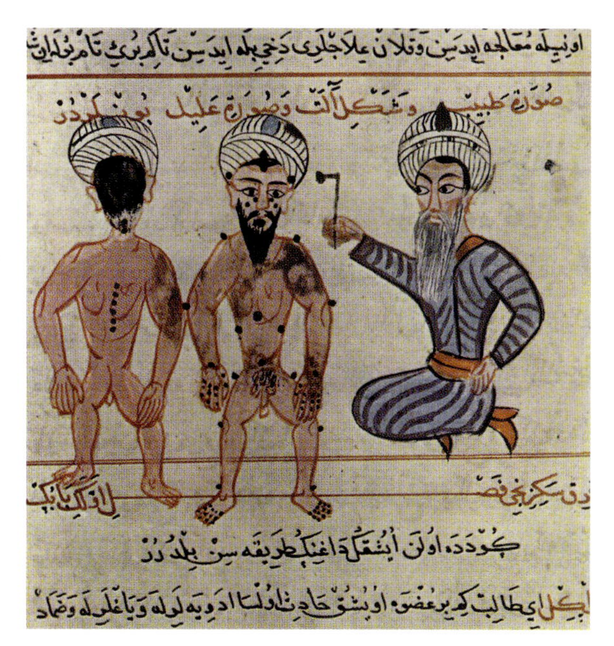

Abb. 1.8. Kauterisation eines Leprösen, um 1300. Persische Handschrift.

Die monastische Medizin (5. bis 12. Jh.)

Der Zusammenbruch des römischen Weltreichs zu Beginn des 5. Jahrhunderts, die mit Macht einsetzende Völkerwanderung und die damit verbundene Aufsplitterung der alten westlichen Hemisphäre in neue Herrschaftsbereiche bedeutete für die spätantike weströmische Kultur erhebliche Hemmnisse im Hinblick auf eine kulturelle und wissenschaftliche Entwicklung. Anders als im oströmischen Byzanz, wo aufgrund homogener Herrschaftsstrukturen, durch die organische Vereinigung vorchristlicher und christlich antiker Traditionen, insbesondere aber aufgrund der griechischen Sprachkontinuität, eine geordnete Nachlassverwaltung und Pflege des antiken medizinischen Wissens eingesetzt hatte, konnten im lateinischen Westen nur Bruchstücke einer Wissenschaft gerettet werden. Zufluchtsorte für die antike Medizin, die vermutlich in der täglichen Praxis und in der Volksmedizin ganz ungehindert fortlebte,

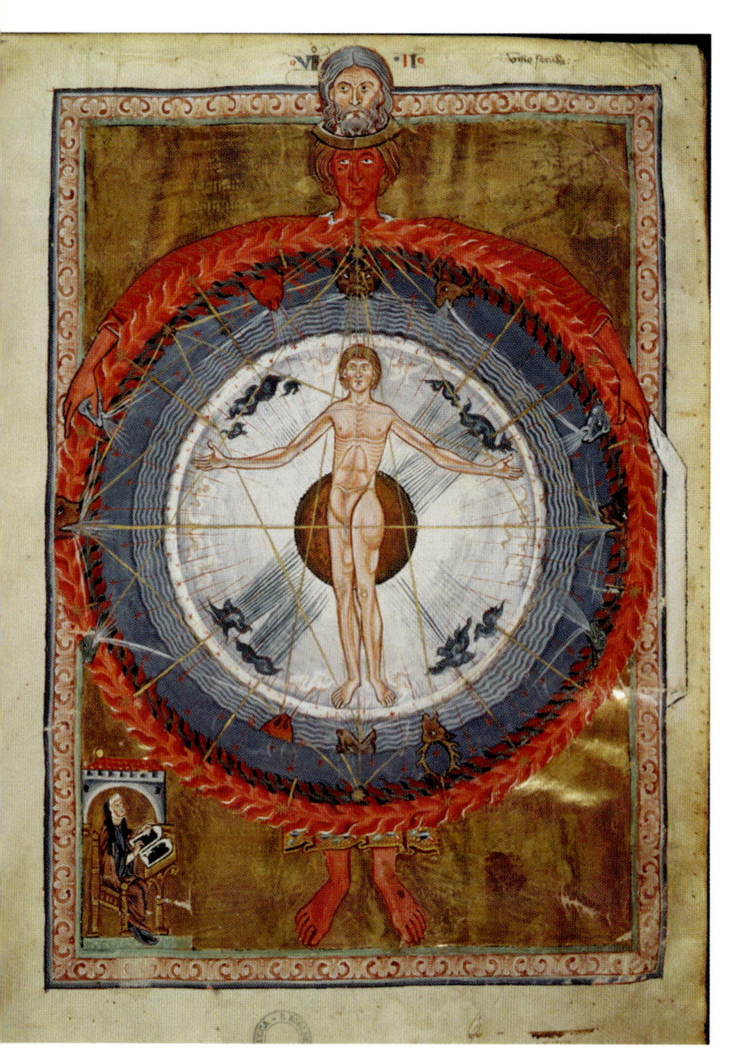

Abb. 1.9. Mensch und Kosmos in einer Hildegard Illustration. Miniatur aus dem Rupertsberger Codex des *Liber Scivias*.

sich allerdings wenig weiter entwickelte, wurden die christlichen Klöster, die sich nach dem Niedergang der antiken Stadtkultur zu Zentren literarischer Pflege entwickelt hatten. Hier wurden die überlieferten medizinischen Texte in Bibliotheken gesammelt, zum Teil aus dem Griechischen übersetzt, zusammengefasst und immer wieder mühsam kopiert.

Eines dieser Zentren war das 529 durch Benedikt von Nursia (ca. 480–547) gegründete Kloster Monte Cassino, die Keimzelle des späteren Benediktinerordens. Dort wurden auf Empfehlung des Staatsmannes Cassiodor (485–585), der den Mönchen seine reichhaltige Bibliothek hinterlassen hatte, neben anderen antiken medizinischen Manuskripten vor allem die Schriften des Hippokrates und des Galen, das Kräuterbuch des Dioskurides (1. Jh. n. Chr.) und das Buch des Caelius Aurelianus (um 400) *Über die chronischen und akuten Krankheiten* studiert, ins Lateinische übersetzt und vervielfältigt. Besonderes Augenmerk richtete man dabei selbstverständlich auf die medizinisch-praktischen Erfordernisse des Klosterlebens und insbesondere die Heilkräuterkunde und deren praktische Voraussetzung, die Anlage von Herbarien (Kloster-Kräutergärten). Monte Cassino stand hierin nicht allein. In Sevilla etwa war es Bischof Isidor (570–636), der seiner antiken Etymologie auch die Medizin einverleibte (*Originum seu etymologiarum libri XX*). In Reichenau fasste der Abt Walafried Strabo (808–849) in seinem *Hortulus* die Kräuterlehre des Dioskurides und des Plinius zusammen; im englischen Kloster Wermouth schrieb Beda Venerabilis (637–735) nicht nur über Aristoteles, sondern auch über Seuchen und Wunderkuren. In Deutschland schließlich war es der Abt des Klosters Fulda, Hrabanus Maurus (776–856), der sich enzyklopädistisch betätigte und wegen seiner wohl den Novizen des Klosters gewidmeten Übersetzung anatomischer Begriffe aus dem Lateinischen ins Althochdeutsche gelegentlich schmunzeln als »Urvater« der medizinischen Terminologie bezeichnet wird: »Splen id est miltzi, stomachus id est mago, venter id est hwamba, pulmon id est lungun, vertex id est scheitilung [...].« sind auch uns noch leicht verständliche Übertragungen. Zu nennen ist hier selbstverständlich auch die Äbtissin Hildegard von Bingen (1098–1179). Ihre *Physica* (Natur des Menschen) und *Causae et curae* (Entstehungen und Kuren der Krankheiten) legen Zeugnis ab von den umfassenden heilkundlichen Kenntnissen der bedeutendsten Frau unter den an Medizin und Naturkunde interessierten Vertretern der monastischen Medizin des Mittelalters. Gleichwohl liegt (die übrigens niemals heilig gesprochene) Äbtissin Hildegard bereits diesseits jener Epoche, die mit dem Konzil von Clermont (1130) und dem auf ihm ausgesprochenen Praxisverbot für Mönche das abrupte Ende der monastischen Medizin und den Anfang vom Ende der klerikalen Medizin signalisierte. Eine weitere Wegmarke im Prozess dieses Kompetenzentzuges setzte das Konzil von Tours (1163) durch, da nun auch die Weltgeistlichkeit das Recht zur chirurgischen Betätigung verlor und damit um einen wichtigen Teilbereich ihrer medizinischen Kompetenz beraubt war. Unter anderem war damit auch eine Trennung der Chirurgie, die als niedere Medizin galt, von der späteren universitären gelehrten Medizin vorprogrammiert. Für das vielzitierte »Argument« des Konzils, *Ecclesia*

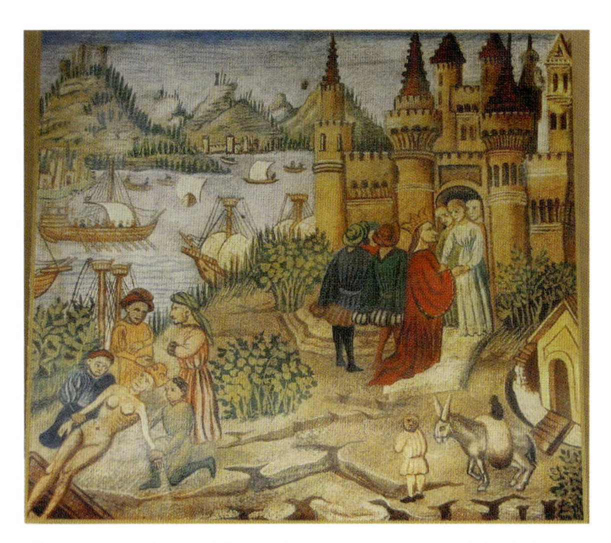

Abb. 1.10. Medizin in Salerno. Miniatur aus einer mittelalterlichen Handschrift, Canon des Avicenna.

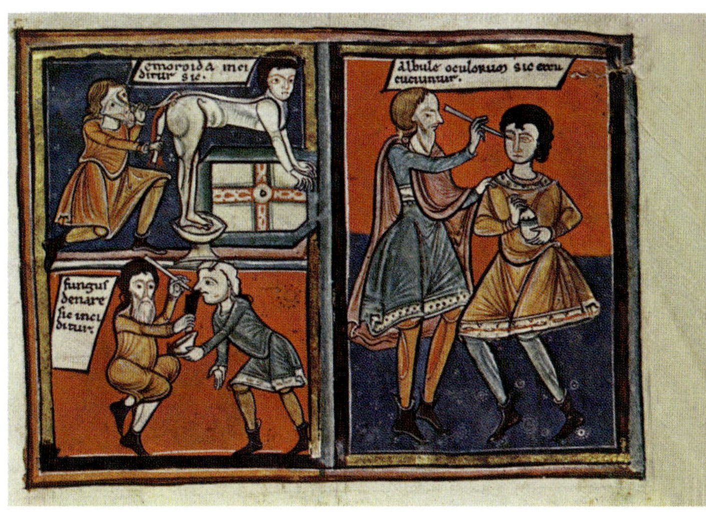

Abb. 1.11. Operation von Hämorrhoiden und Nasenpolypen (li), Starstich (re). Englische Handschrift des 12. Jh.

abhorret a sanguine (»Die Kirche scheut vor dem Blut zurück«), gibt es allerdings bislang keinen Quellenbeleg. François Quesnay »zitiert« oder erfindet es wohl zuerst 1744 in seiner Geschichte der Chirurgie, ohne es zu belegen (*Recherches critiques et historiques sur l'origine* [...] *de la chirurgie en France*, 1744). Gleichzeitig begünstigte dies aber den Ausbau der weltlichen Schulmedizin an den jungen Universitäten des Abendlandes; freilich zunächst ohne die Chirurgie. Wenn auch die Bestimmungen von 1130 und 1163 zunächst nur dispositiven Charakter trugen und daher bis ins 15. Jahrhundert immer wieder erneuert werden mussten, so war doch durch sie der Prozess der Säkularisierung in der Medizin unwiderruflich eingeleitet.

Die weltlichen Medizinschulen (12. bis 16. Jh.)

Die Anfänge der weltlichen Schulmedizin des westeuropäischen Mittelalters liegen bereits lange vor den Konzilsbeschlüssen von 1130 und 1163. So soll sich schon um 900 in der süditalienischen Stadt Salerno eine laikale Kooperation zur Pflege der hippokratischen Medizin formiert und damit die Keimzelle der ersten Medizinschule des westlichen Mittelalters gebildet haben. Die eigentliche Blütezeit der Medizinschule von Salerno, die sich spätestens gegen Ende des 10. Jh. in der fortan auch *Civitas Hippocratica* genannten Bürger- oder Bruderschaft formiert haben muss, kann allerdings erst während des 11. Jahrhunderts angesetzt werden. Sie war gekennzeichnet durch eine Vielzahl von Übersetzungen arabischer Medizintexte ins Lateinische, also durch die tertiäre Rezeption antiker medizinischer Autoren, die – wir erinnern uns – zunächst von byzantinischen Gelehrten kompiliert und dann als Folge des Nestorianer-Exodus in den großen Medizinzentren des Orients in semitische Sprachen übersetzt worden und schließlich durch die islamische Expansion über Afrika, Süditalien und Spanien wieder nach Europa gelangt waren. Nicht ohne Grund lag das erste laikale medizinische Übersetzungs- und Unterrichtszentrum in der unmittelbaren Berührungszone des lateinisch-okzidentalen, byzantinischen (bis 1021) und islamisch-orientalen (Neapel bis 981 arabisch) Kulturkreises.

Berühmtester Lehrer und Übersetzer Salernos war in dieser Zeit Constantinus Africanus (1018–1087); wir kennen ihn bereits aus dem Kloster Monte Cassino. Constantinus, ursprünglich ein arabischer Kräuterhändler, bereiste von Karthago aus fast 40 Jahre den Orient und hatte dort seine Kenntnisse in arabischer Medizin und Pharmazie gemehrt. Ihm verdankte die Medizin des Hochmittelalters wie kaum einem anderen die Wiederbelebung antiker Traditionen durch die Übersetzung, arabischer Quellentexte, in denen die klassischen Lehrstoffe überlebt hatten. Der Übersetzungseifer, aber auch die Übersetzungskompetenz Constantins dürfte unter seinen Zeitgenossen kaum über-

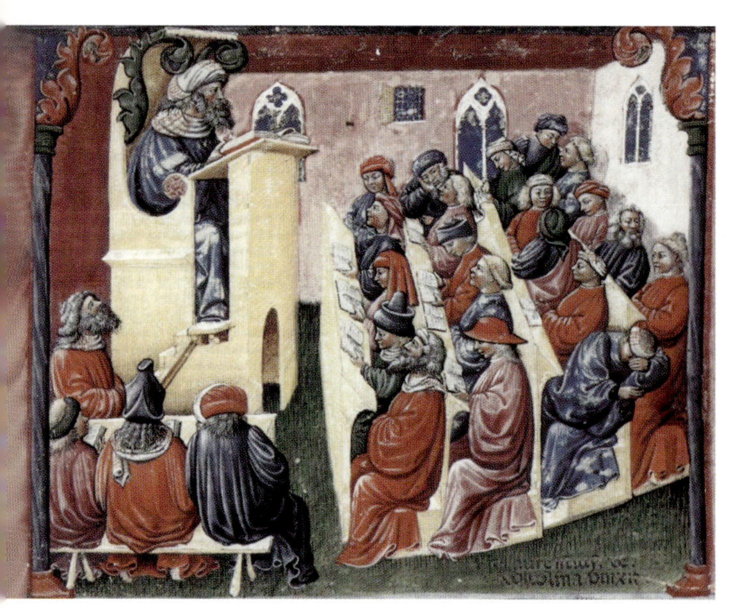

Abb. 1.12. Universität; Professor und Studenten (einer schläft). Laurentius de Voltolina, *Liber ethicorum* 14. Jh.

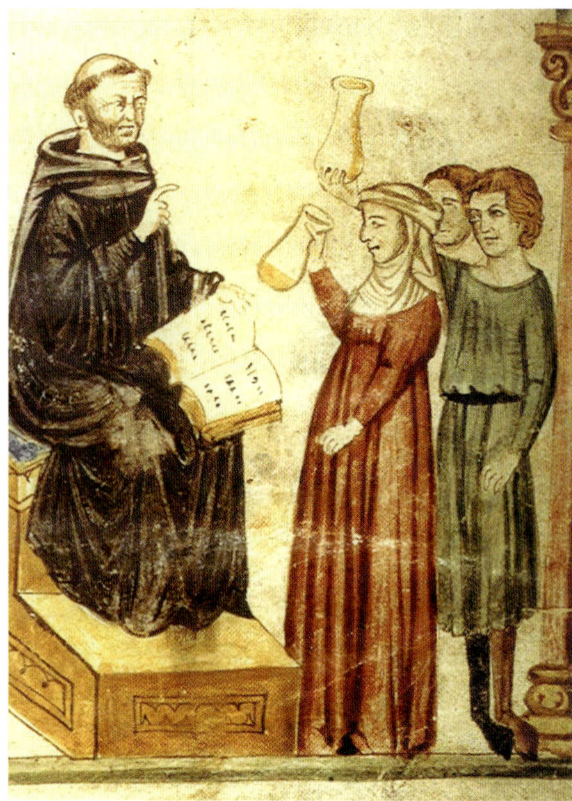

Abb. 1.13. Constantinus Africanus. Buchillustration, 14. Jh.

troffen worden sein. Zu den zahllosen Schriften, die unter seiner Feder die Sprache – und bisweilen auch den Autor (!) wechselten – gehören u.a. die hippokratischen Aphorismen (*Articella*), die Werke Galens, die Constantin zu einem Kompendium der *Ars medicinae* zusammenfasste oder das *Liber regalis* des Haly Abbas (*Pantechne*). Die Wirkung Constantins ist kaum zu überschätzen. Durch seine Übersetzungs- und Lehrtätigkeit wandelte sich die Medizin des Westens vom naiven, frühmittelalterlichen Pragmatismus zur subtilen, hochmittelalterlichen Gelehrsamkeit. Eine besondere Betonung der Bedeutung Salernos als beispielhaftes Zentrum der medizinischen Ausbildung wurde der *Civitas Hippocratica* in den ersten ärztlichen Ausbildungs- und Approbationsordnungen zuteil: Nachdem der Normanne Roger II. als König von Sizilien bereits 1140 unter dem Einfluss Salernos das erste einfache amtliche Prüfungs- bzw. Approbationsreglement für Ärzte seines Einflussbereiches erlassen hatte, bestätigte und präzisierte der Staufer Friedrich II. im Jahre 1240 dieses Reglement: Alle Ärzte hatten ihr medizinisches Studium in Salerno stattfinden und ihre Prüfungen vor den Mitgliedern des dortigen Kollegiums abhalten zu lassen. Das Studium selbst sollte fünf Jahre dauern und mit einer einjährigen Praxisphase unter Anleitung eines erfahrenen Arztes seinen Abschluss finden. Für die Chirurgie wurde ein besonderer zusätzlicher Lehrgang vorgeschrieben, die Honorarfrage geregelt (Arme kostenlos; ansonsten kräftige Honorare), die Apotheken der ärztlichen Beaufsichtigung unterworfen und jede Zusammenarbeit zwischen Ärzten und Apothekern strikt untersagt.

Als Ausbildungszentrum in seiner Zeit zwar unübertroffen, blieb Salerno als Übersetzungszentrum nicht lange einzigartig. So entstand während des 12. Jahrhunderts in Toledo, also wiederum in einer Zone des islamisch-christlichen Kulturkontaktes, ein zweiter Mittelpunkt dieser Art. Dort war es vor allem Gerhard von Cremona (1140–1187), der die westliche Medizin durch Übersetzungen von Avicennas *Canon*, Abulkasims *Chirurgie* oder des *Liber continens* eines Rhazes bereicherte. Mit der Ausbildungsbedeutung Salernos freilich konnte sich Toledo nicht messen. Ein drittes medizinisches Lehrzentrum etablierte sich schließlich gegen Ende des 12. Jahrhunderts (noch vor der eigentlichen Universitätsgründung) im südfranzösischen Montpellier, wenngleich die Blütezeit dieses Zentrums erst in das 13. Jahrhundert fiel. Bedeutende ärztliche Lehrer wie Bernhard von Gordon (gest. 1318), Gilbertus Anglicus (um 1250), John of Gaddesden (1280–1361), Petrus Hispanicus (seit 1276 Papst Johannes XXI.), vor allem aber Arnold von Villanova (1238–1311) prägten den Charakter der Medizinschule von Montpellier, der sich durch die Betonung eigener klinischer Erfahrungsbildung und ein hohes Maß an wissenschaftlichem Liberalismus auszeichnete.

Zwischen dem 12. und 15. Jahrhundert entstanden in Europa in mehreren Gründungswellen Lehr- und Forschungsstätten mit dem Ziel der Ausbildung und Bildung, die sich seit dem Beginn des 13. Jahrhunderts Universitäten (*Universitas magistrorum et scholarium*, Paris, 1221) nannten und in einer eigenen Fakultät (neben der theologischen, philosophischen und juristischen) auch den medizinischen Unterricht übernahmen. Die bedeutendsten frühen Universitätsgründungen erfolgten während des 12. Jahrhunderts – in Paris, Bologna, Oxford und Montpellier. Im 13. Jahrhundert folgten dann Padua (1222), Neapel (1224), Salamanca (1227/28), Toulouse (1229), Valencia (1245), Siena (1246) und andere. Zu besonderen Kristallisationspunkten der universitären Medizinerausbildung entwickelten sich Paris, Bologna und Padua. Doch geriet die Medizin hier wie auch an anderen Universitäten zunehmend unter den Einfluss der scholastischen Methode der Wissensvermittlung und -verarbeitung. Autoritätsbefangenheit, hartnäckiger Dogmatismus und spitzfindiger Syllogismus verdrängten die fortschrittlichen Ansätze der frühen Medizinschulen von Salerno und Montpellier. Das ideologisch-philosophische Konzept des Studiums – nicht nur der Medizin – bildeten nun absolute Autoritätshörigkeit und scholastische Dialektik. Der Hochschullehrer las und interpretierte die Schriften der antiken Autoritäten, vor allem Galens, daneben aber auch die Texte der byzantinischen und arabisch-mittelalterlichen Kompilatoren und Kommentatoren (Avicenna). Seine Scholaren verfolgten die Vorlesung, schrieben mit und diskutierten die Stoffe mit ihrem Magister nach der scholastischen Methode. Kritik an den Klassikern fand hier keinen Raum.

Anatomie und Physiologie folgten unbedingt den Schriften Galens. Sektionen waren zwar nicht untersagt und nahmen im Verlauf des 13. Jahrhunderts sogar an Häufigkeit zu; sie veränderten freilich die anatomischen Kenntnisse nicht oder nur unbedeutend, denn ihr Zweck war eben noch nicht das Streben nach Erkenntniszuwachs durch *autopsia*, sondern selbstverständlich die Verifikation der alten Autoritäten. Bestimmendes Krankheitskonzept war folgerichtig während des gesamten Mittelalters die Humoralpathologie Galens; an ihr orientierten sich Diagnostik (Pulslehre, Uroskopie) und Therapie (Evakuationsmethoden: Aderlass, Skarifikation (Hautkratzen), Abführen, Erbrechen usw.; medikamentöse Therapie) gleichermaßen. Wie sehr sich die diagnostische Bedeutungszuschreibung der Urinschau während des Mittelalters steigerte, zeigt sich daran, dass bis weit in die frühe Neuzeit kaum eine Arztdarstellung auf das Urinal als Berufssignum verzichtet. Von Bedeutung war auch die mittelalterliche Signaturenlehre. Nach der sollten bestimmte morphologische oder farbliche Kennzeichen eines Stoffes (Stein, Pflanzenblatt, -farbe, -wurzeln etc.) im Sinne der Analogie (Simile-Magie) auch dessen besondere Heilkraft signalisieren (gelbblühendes Schöllkraut bei Gelbsucht; rote Pflanzenteile bei Blutarmut; Bernstein bei Blasenkrankheit; Bergkristall bei Augenleiden; roter Rubin bei Herz- und Blutleiden etc.). Folgenschwer für Jahrhunderte war die durch das Konzil von Tours (1163) eingeleitete Trennung von Chirurgie und Innerer Medizin. Sie bedeutete die gewaltsame Zerstörung einer für beide Teildisziplinen segensreichen und in der Antike völlig unbestrittenen Einheit. Die Chirurgie wurde dem Bereich der professionalisierten Hochschulmedizin entrissen und als Handwerk in die Hände von Badern, Bruch- und Steinschneidern oder Starstechern gelegt. Dadurch blieben ihr zwar viele scholastische Irrwege der Hochschulmedizin erspart. Es entfiel aber auch das Moment der gegenseitigen Befruchtung, denn der Chirurgie blieb – mit Ausnahmen – jeder Zutritt zur Institution Universität verwehrt. Bewegungen gegen diese unsinnige Trennung regten sich in Italien (Bologna: Hugo Burgognoni, Bruno von Longoburgo [Wundheilung *per primam et secundam intentionem*], Wilhelm von Saliceto) und Frankreich (College de St. Côme: Guido Lanfranchi, Henri de Mondeville, Guy de Chauliac). Fatal war die positive Bewertung der Wundheilung *per secundam intentionem* (verzögerte Heilung mit seröser oder eitriger Verhaltung des Wundsekrets) durch Guy de Chauliac (1300–1368). Von ihm besitzen wir andererseits eine bemerkenswerte Schilderung der katastrophalen Auswirkungen, die die große Pest von 1348 mit Tausenden von Opfern auch über die Papststadt Avignon gebracht hatte.

Gesundheit – Krankheit – Hospitäler

In älteren populären medizinhistorischen Darstellungen des Mittelalters wird gern auf die großen gesundheitlichen Probleme der mittelalterlichen Gesellschaft hingewiesen; auf mangelnde Hygiene vor allem in den Städten, auf die Vernachlässigung des Körpers bis zu Extremen von äußerster Unhygiene, auf die großen Seuchen, auf Hungersnöte

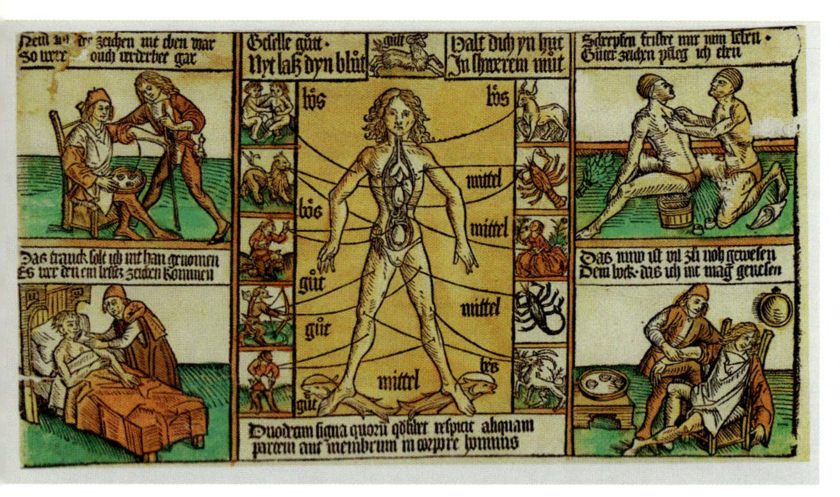

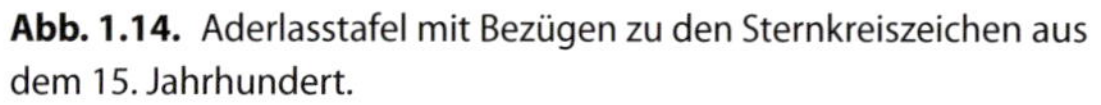

Abb. 1.14. Aderlasstafel mit Bezügen zu den Sternkreiszeichen aus dem 15. Jahrhundert.

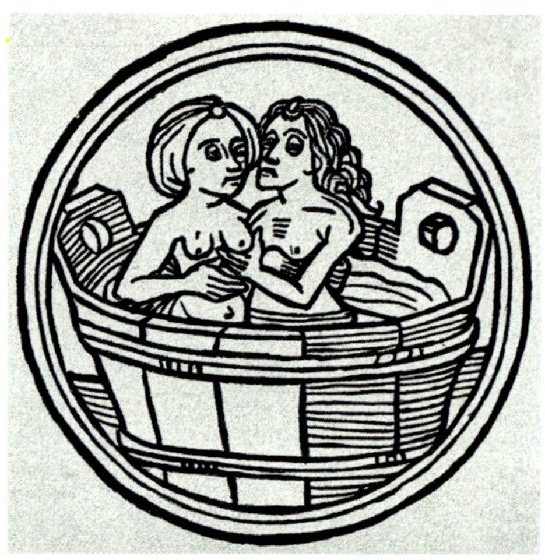

Abb. 1.15. Erotische Badeszene im Mittelalter.

oder auf die theoretischen und praktischen Unzulänglichkeiten der mittelalterlichen Medizin. Die Historiographie hat sich inzwischen von Vorurteilen dieser Art gelöst und begonnen, auch das Mittelalter mit sachlicheren Konturen zu versehen. Gesundheit war – trotz aller Jenseitsbezogenheit – auch dem mittelalterlichen Menschen ein gottgeschenktes Gut von hohem irdischem Wert. Sie galt ihm – nach Glauben und Hoffnung auf ein seliges Leben nach dem Tode – sicher eben soviel wie Familie, städtische und ländliche Gemeinschaft mit kollektivem Frohsinn und kollektiver Trauer, mit Essen und Trinken, mit Kleidung und Arbeit. Wie anders wäre sonst die häufige und kritische Erwähnung des »Arzet« etwa in den Fastnachtspielen des späten Mittelalters zu verstehen, wenn man diesem nicht doch eine bedeutsame Rolle in der Erhaltung der Gesundheit beigemessen hätte – wenn er sein Handwerk nur besser verstünde. Nicht anders war es um die private und öffentliche Hygiene bestellt. Sicher gab es fürchterlichen Straßenschmutz oder verunreinigte Lebensmittel – aber wir kennen auch zahllose städtische Anordnungen gegen den Straßenschmutz und scharfe Strafen für unsauberen oder verfälschenden Umgang mit Nahrungsmitteln. Um die Individualhygiene wird es im Mittelalter kaum schlechter bestellt gewesen sein als heute. Wie anders wäre sonst die Badekultur des späten Mittelalters zu verstehen, wenn nicht – neben der Befriedigung gesellschaftlicher Bedürfnisse (Mann/Frau aß, trank, scherzte, musizierte, neckte, liebte ... und badete) – auch im Dienste der individuellen Hygiene und Gesundheitspflege von Körper und Geist.

Aber es gab selbstverständlich auch Krankheit im Mittelalter – viel Krankheit und sie forderte in allen Schichten der Bevölkerung Opfer, Massen in der einkommensschwachen Land- und Stadtbevölkerung, viele aber auch unter den Patriziern und den feudalen Oberschichten. Hauptsächliche Todesursachen waren Infektionskrankheiten, die sich in kaum mehr vorstellbaren Seuchenzügen über den europäischen Kontinent ausbreiteten. Pocken, Masern, sicher auch grippale Infektionen, Lepra, vor allem aber die Pest, der »schwarze Tod«, forderten Opfer in Millionenhöhe. Die ersten großen Pestwellen erschütterten Europa im frühen Mittelalter zwischen 531 und 580. In Konstantinopel sollen im Jahre 542 an die tausend Menschen pro Tag gestorben sein. Gallien und Germanien erlebten ihren Bevölkerungsaderlass 545/546. Die zweite Pestwelle erreichte Europa 1347/48. Sie traf den Kontinent inmitten einer politischen, wissenschaftlich-technischen, wirtschaftlichen und agrarischen Krisenphase, die ohnehin bereits durch Hunger und Krieg ihren Tribut gefordert hatte. Zwar stiegen in den ersten Jahren nach einem Pesteinbruch die Bevölkerungszahlen oft; den folgenden Stößen war die in ihrer biologischen Substanz und Widerstandskraft geschwächte Bevölkerung dann aber umso hilfloser ausgeliefert. Die Gesamtzahl der Opfer wird heute vorsichtig auf etwa 25 Millionen geschätzt. Die Konfrontation mit der unerklärlichen Naturkatastrophe Pest führte daneben in den erklärungshungrigen und aufgeregten hochmittelalterlichen Gesellschaften zu Frustrationen, die sich in ausschweifenden asketischen Exzessen der Laienfrömmigkeit (Geißler) und anderen fanatischen Auswüchsen äußerten. Sie richteten sich nicht selten gegen soziale, kulturelle oder ethnische Randgruppen. So wurden Angehörige des jüdischen Glaubens häufig für den Ausbruch von Pestepidemien verantwortlich gemacht und (auch) aus diesem Grunde in wahren Hetzjagden brutal verfolgt, gequält und erschlagen oder verbrannt. Aber auch unter den fest an die Autorität eines Hippokrates oder Galen glaubenden Ärzten dürfte die Pest zu erheblichen Verunsicherungen beigetragen haben. Paradoxerweise setzt mit der großen Pest der vierziger und fünfziger Jahre des 14. Jahrhunderts auch eine positive Entwicklung ein. So sind gerade dieser Seuche erste systematische Ansätze im Sinne einer modernen Stadthygiene – Absperrungen, Isolierungen, Quarantäne (40tägige [*quaranta*] Quarantäne wohl zuerst in Marseille), Kontrollen etc. – zu danken. Andere bedeutende europäische Hafenstädte des Mittelalters (Venedig, Ragusa, Reggio, Marseille) schlossen sich dieser Bewegung an. Im Sinne einfacher Desinfektion beräucherte man aber auch oder tauchte in Essigwasser ein, verbrannte kontagiösen Hausrat, oft ganze Ortschaften und bekämpfte die verbreitete Rattenplage.

Doch auch andere Infektionskrankheiten verunsicherten den mittelalterlichen Menschen, vor allem die sichtbaren, die offen durch die Hülle des Leibes nach außen brechenden Krankheiten. Aussatz ist die Sammelbezeichnung dieser Krankheiten, die nicht nur Angst und Schrecken unter den Gesunden verursachten, sondern auch zur Aussetzung der Betroffenen veranlasste. Die Lepra war eine der im 12. und 13. Jahrhundert wohl am meisten verbreiteten Aussatzkrankheiten. Ihre bedauernswürdigen Opfer waren mit Hörnern (bereits im frühen Mittelalter), Schellen und Klappern ausgestattet, die sie als Krankheitssignale auch ohne ihre körperlichen Stigmata über große Entfernungen erkennen und meiden ließen. Die gesellschaftliche Isolierung Aussätziger wurde durch deren Unterbringung in Leprosorien (Siechenhäusern; Kinderhäusern) besiegelt. Sie lagen – anders als die christlichen Hospitäler – außerhalb der Mauern fast jeder mittelalterlichen Stadt und waren häufig dem drachentötenden Hl. Georg geweiht. In Frankreich sind für das 13. Jahrhundert mehr als 2000 solcher Häuser belegt. Erst am Ende des 15. Jahrhunderts ging diese Krankheit allmählich zurück.

Als dritte große Krankheitsgruppe muss schließlich die der ernährungsbedingten Gesundheitsstörungen genannt werden. Eiweiß- und Vitaminmangelkrankheiten, etwa der Skorbut (Scharbock) der Kreuzfahrer, haben für das Gros der Bevölkerung primär wohl kaum eine größere Bedeutung gehabt. Im Gefolge allgemeiner Hungersnöte

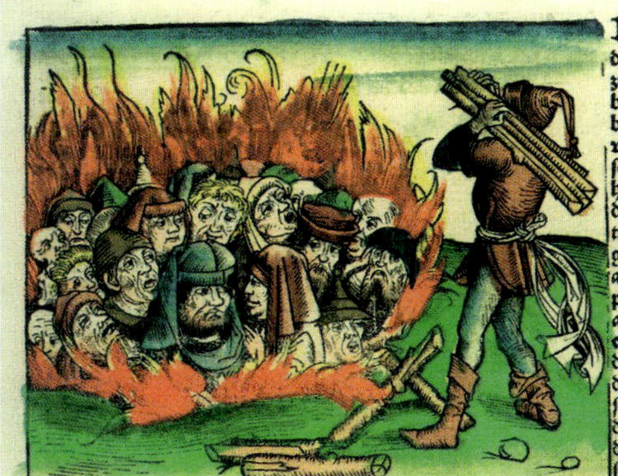
Das ellend iamerig vñ trost/
loſe volck der iudē hat nach
der gepurt criſti. M. ccc. xxxvij. iar
zu Deckendorff an der thonaw im
bayerland zuuerſchmehung vnnd
belachung der götlichen mayeſtat
vnnd hohwirdigkeit deſſelben vn/
ſers herrñ Jheſu criſti vnd vnſers
heilligen criſtenlichen glawbens.
das allerhailligſt ſacrament vilfel/
tigclich geſtochen. darnach in einen
glüenden ofen gelegt. vnnd zu letſt
als er vnuerſert blibe auff eim an/
pays mit hemern geſchlagen. Als
aber auß götlichem willen ſolchs
offenbar wardt do warden die iu/
den von Hartman von degenberg
dem pfleger vnnd deñ burgern da
ſelbſt angenomen vnd auf erfarũg
der warheit mit gepürlicher peen
des tods geſtraft. vnnd dieſelb ho
ſtia des ſacraments daſelbſt zum̄

Abb. 1.16. Pest 1348, Judenverfolgung. Weltchronik des Hartmann Schedel (1440–1514), Nürnberger Chronik, 1493.

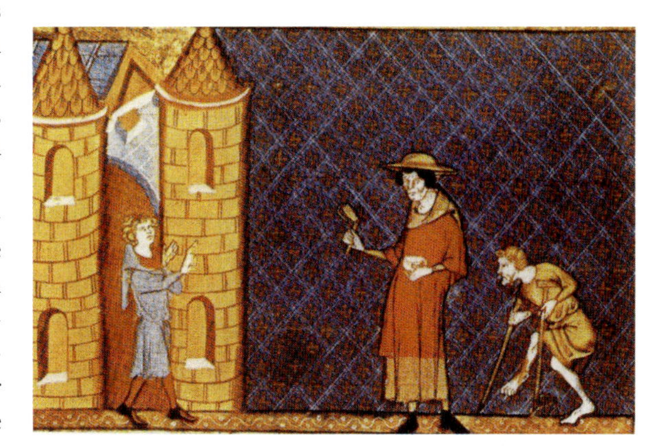

Abb. 1.17. Leprapatient mit Klapper, Aussätziger mit Gehstöcken, Buchmalerei, 14. Jh.

aber, insbesondere des ausgehenden 14. Jahrhunderts, dürften sie indes nicht unwichtig gewesen sein. Größere Probleme mit bisweilen epidemischem Massencharakter verursachte das oft durch Mutterkornalkaloide verdorbene Getreide. Vergiftungen mit ihm führten zum heute bekannten Krankheitsbild des Ergotismus. Im Mittelalter kannte man diese Krankheit unter den Bezeichnungen Ignis sacer (»Heiliges Feuer«) oder »Antoniusfeuer«, nach ihren neurologischen Symptomen bisweilen auch als »Chorea St. Viti« (»Veitstanz«) oder »Kribbelkrankheit«.

Wer das Glück hatte, nicht an der Pest oder am Aussatz erkrankt zu sein, aber alt und gebrechlich, arm oder fremd, alleinstehend und/oder so krank war, dass die häusliche Pflege undurchführbar geworden war, konnte sich um die Aufnahme in eines der christlichen Hospitäler des Mittelalters bemühen, die seit dem Beginn des 12. Jahrhunderts nach dem Vorbild des römischen Ospedale di Santo Spirito (Papst Innozenz III.) in ganz Europa wie Pilze aus dem Boden schossen. Die ersten Hospitäler waren bereits im frühen Hochmittelalter (7./9. Jh.) im Binnenraum der christlichen Klöster entstanden. Später (12./13. Jh.) engagierten sich die christlichen Ritterorden in der Spitalgründung, insbesondere im Osten des Reichs. Seine Vorläufer hatte das christliche Hospital des Mittelalters bereits in den spätantiken (Byzanz) Gast- bzw. Krankenhäusern (Nosokomien, Xenodochien). Die Kranken-, Armen- und Altenbetreuung oblag besonderen Pflegeorden (oft vom Heiligen Geist). Halbgeistliche oder weltliche Verbindungen (christliche Schwestern- oder Bruderschaften: Beginen, Begharden, Lollarden, Brückenbrüder etc.) leisteten seit dem 13. Jahrhundert Krankenpflegedienste, steuerten aber auch weltliche (Geld, Nahrung, Kleidung) und geistliche Zuwendungen (Gebete, Kerzen) bei. Doch häufig war man nicht auf kontinuierliche Spenden angewiesen, sondern durch Stiftungen von Grundbesitz, Höfen und Waldwirtschaft ökonomisch autark. Aussätzige fanden in den christlichen Hospitälern des Mittelalters keine Aufnahme. Sie wurden, wie bereits erwähnt, in besonderen Leprosorien außerhalb der Städte isoliert. Seit dem Spätmittelalter konnten sich auch wohlhabendere Christen zur späteren Altersversorgung in die Hospitäler einkaufen (Pfründnerwesen). Während des Spätmittelalters ging die Trägerschaft der Hospitäler häufig in die Hände der Städte über. Erst im Verlauf des 16. Jahrhunderts ist die Anstellung besonderer Spitalärzte zu verzeichnen. Ein ärztlicher Unterricht am Krankenbett fand in den Hospitälern des Mittelalters nicht statt.

Renaissance und Humanismus

Unter dem Einfluss von Renaissance und Humanismus wendet sich auch die Medizin als Teil der *studia humaniora* ihren antiken Grundlagen und Quellen philologisch-kritisch zu. Medizinisch-naturwissenschaftliche Erkenntnisbildung erfolgt durch die Lektüre der von mittelalterlichen und arabischen Verfälschungen gereinigten Klassiker (Hippokrates, Celsus, Galen), aber auch bereits durch das Prinzip der unabhängigen *autopsia*, des selber in Augenschein Nehmens. Das Buch der Natur (*liber naturae*) tritt als Sachautorität neben die Personalautoritäten der Antike. Besonders in Botanik, Zoologie und Anatomie wird dies deutlich. Die kritische Auseinandersetzung mit den antiken Lehrern und ihren mittelalterlichen Kommentatoren befördert daneben die Entstehung neuer medizinischer Konzepte, so etwa das der paracelsischen Iatrochemie. Generell jedoch bleibt die ergebene Treue zum gereinigten antiken Vorbild beherrschendes Kriterium der Epoche. Im Mittelpunkt der Wissenschaften in der europäischen Renaissance (in Italien, geführt durch Francesco Petrarca, etwa mit der Mitte des 14.; in Deutschland mit dem Ende des 15. Jahrhunderts) stand das Bemühen, die klassischen Autoren der Antike unter Umgehung arabischer Verfälschung oder Verkürzung aus ihren griechischen und lateinischen Quellen sprachlich und rezeptionsgeschichtlich möglichst unmittelbar zu studieren. Der Gelehrte dieser Zeit zeichnet sich durch Bibliotheksarbeit und die Suche nach immer neuen griechischen Manuskripten aus, die dann nach der neuen philologischen Methode rezeptionskritisch bearbeitet und ediert wurden. Gestrebt wurde nach *eruditio* (Gelehrsamkeit) und *prudentia* (Klugheit), den Merkmalen humanistischer Gelehrsamkeit auch in der Medizin, die zum Leitbild und Ziel aller *studia humanitatis* (Rhetorik, Eloquenz, Moralphilosophie, Geschichte) wurden.

Orte der neuen Wissbegierde und Gelehrsamkeit waren die Universitäten und akademischen Gymnasien, die sich unter dem Einfluss der humanistischen Bewegung aus ihrer scholastisch-syllogistischen Erstarrung lösten. Selbstverständlich fand auch die Medizin in dieser neuen Geisteshaltung ihren Raum, denn gerade sie war klassische, antike Wissenschaft. Mit neuem Eifer beschäftigten sich nun vor allem Männer wie die Italiener Giannozzo Manetti (1396–

Humanismus

Studia humanitatis (humanistische Studien) oder *Studia humaniora* ist seit der Renaissance die lateinische Bezeichnung für die Gesamtheit des humanistischen Bildungsprogramms. Dieses beruhte auf der Rückbesinnung und Orientierung auf die griechische und römische Antike, wofür das Erlernen und Beherrschen der griechischen und der lateinischen Sprache Voraussetzung war.

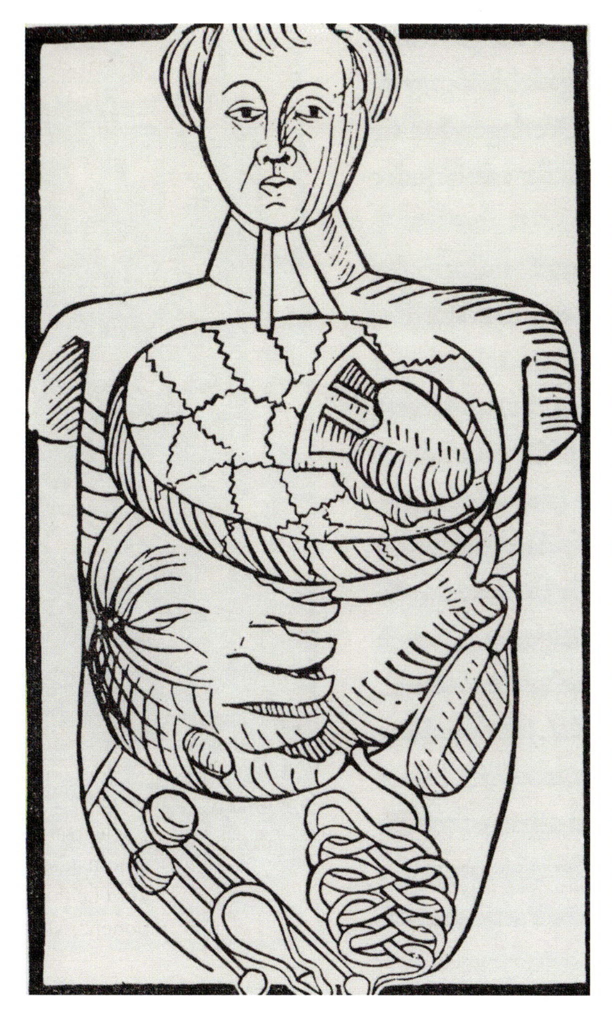

Abb. 1.18. Magnus Hundt. Anatomiebild aus *Anthropologium de hominis dignitate, natura et proprietatibus*, 1501.

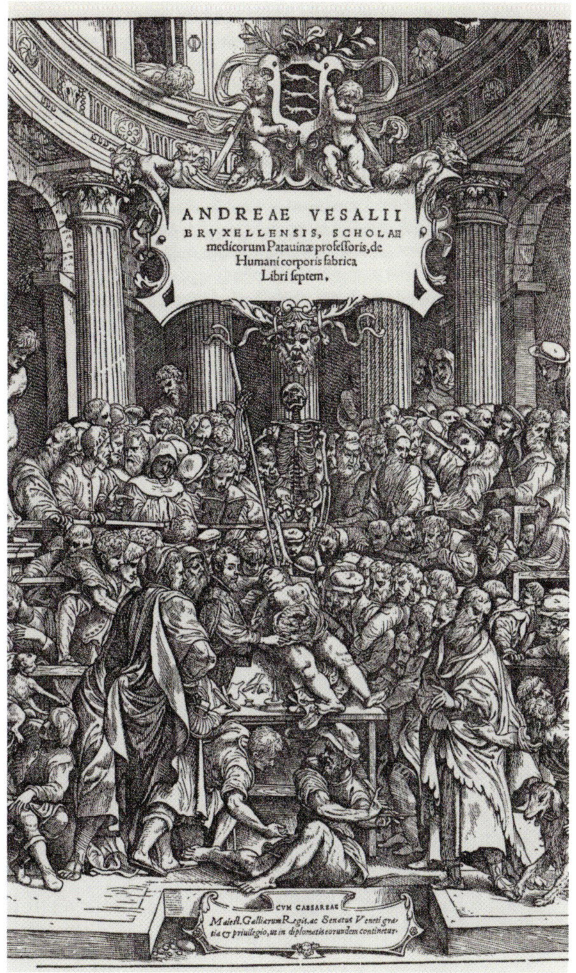

Abb. 1.19. Andreas Vesalius. Titelblatt *De humani corporis fabrica libri septem*, 1543.

Humanistische Botanik

Unter dem Einfluss des Humanismus entwickelte sich auch die Pflanzenkunde in enger Verbindung mit der Medizin zu einer eigenständigen, neuzeitlichen Wissenschaft. Den Verfassern einer Vielzahl von Kräuterbüchern des 16. Jahrhunderts kam es zunächst darauf an, das antike pflanzenkundliche Wissen von den Fehlern arabisch- und lateinisch-mittelalterlicher Textüberlieferung und -kommentierung zu reinigen, kritisch zu verbessern und aus den griechischen Originalquellen neu zu edieren. Diese Arbeit war auch durch das Bestreben gekennzeichnet, eigene Naturbeobachtung (*liber naturae*) einfließen zu lassen, daneben aber auch auf eine Ordnung der Pflanzenwelt gerichtet. Als erstes umfangreiches Kräuterbuch des Renaissance-Humanismus, richtungsweisend in seiner anschaulichen und exakten Illustrierung, erschien 1530 die *Herbarum vivae eicones* des Arztes Otto Brunfels (1488–1534), ein Pflanzenatlas mit mehr als 300 naturgetreuen Holzschnitten. Ihm folgten schon wenig später das *New Kreütterbuch* (1539) von Hieronymus Bock (1498–1554) und die *De historia stirpium commentarii* (1542) von Leonhard Fuchs (1501–1566).

1459), Giorgio Valla (1447–1509), Lorenzo Lorenzano († 1502) und Niccolo Leoniceno (1428–1524), unterstützt durch den Gräzisten Demetrios Chalkondyles (1424–1511), mit den griechischen Handschriften der Werke des Hippokrates und Galen. Sie begannen aus dem scholastischen Rezeptionskonglomerat die tatsächlichen Charakterzüge dieser klassischen Wissenschaft herauszuarbeiten. Am deutlichsten wurde dieses Bemühen in der Humananatomie, also in der medizinischen Grunddisziplin. Diese hatte Galen nach Meinung der neuen Anatomen durch seine Beschränkung auf die Tieranatomie und deren Übertragung auf menschliche Verhältnisse in ganz entscheidenden Punkten vernachlässigt. Gelehrt wurde die Anatomie im Anatomischen Theater (*Theatrum anatomicum*). In der Anatomie war es besonders Andreas Vesalius (1514–1564), der dem unter kritischer Überprüfung der antiken Autoritäten angewandten Prinzip der *autopsia* in der anatomischen Betrachtung in seinem Werk *De humani corporis fabrica* (1543 bei Johannes Oporinus) zum Durchbruch verhalf und so letztlich die gereinigte autoritative Kraft des Galen stärkte; in der medizinischen Botanik widmete sich besonders Andrea Mattioli in Italien und in Deutschland Otto Brunfels, Hieronymus Bock oder Leonard Fuchs in ihren (nun bereits auch in deutscher Sprache verfassten) Kräuterbüchern der gleichen neuen Erkenntnismethode.

Beachtenswert ist auch der erneuernde Einfluss der Reformation auf die Medizin besonders durch den Wittenberger Philipp Melanchthon (1497–1560) und sein Werk über den Menschen (*De anima*, 1540/1552) und die auf ihn zurückgehenden Modernisierungen der medizinischen Fakultätsstatuten an den protestantischen Universitäten. Unbeeinflusst durch revolutionäre Ideen des Theophrast von Hohenheim (Paracelsus) blieben Ausbildung und Praxis der Medizin der klassischen medizinischen Antike (Humoralphysiologie/-pathologie) verpflichtet.

In der Diagnostik dominierten Harnschau (Uroskopie) und Pulsbeobachtung; die Therapie war wesentlich

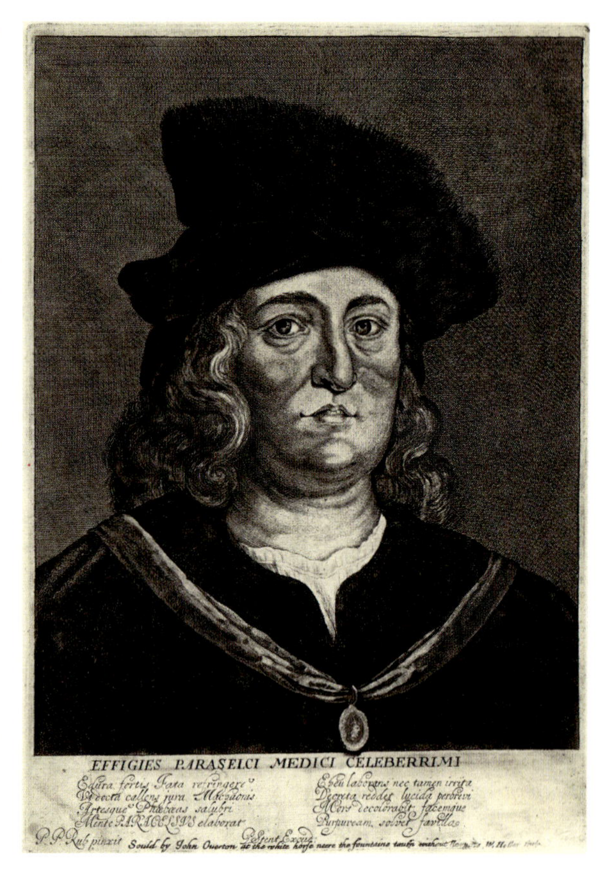

Abb. 1.20. Paracelsus. Wenceslaus Hollar, (1607–1677) um 1650.

auf Herbalmedizin, Evakuation (Aderlass, Brechen, Abführen) und Wundarznei (Handwerkschirurgen) konzentriert und in der Vorsorge dominierte die Diätetik. Der staatliche Absolutismus bedingte allerdings besonders in der zweiten Hälfte des 16. Jh. auch eine genauere Beobachtung der öffentlichen Gesundheitspflege, die sich in Medizinalordnungen ausdrückte.

Iatrochemie (griech. *Iatros,* Arzt; (al)*chemia,* Chemie; auch Chemiatrie, Chymiatrie)
Während die Iatroastrologie (Einfluss der Gestirne auf den menschlichen Körper, Mikrokosmos/Makrokosmos) ebenso wie die Iatromagie (magische Medizin) allmählich an Bedeutung verloren, verstärkte sich nach dem Erscheinen der Schriften des Theophrast von Hohenheim (1493/94–1541) ab 1560 (Paracelsismus) der Einfluss der Chemie als tragender Säule des neuen Lebenskonzeptes. Die Kernaussage, dass alle Lebensvorgänge essentiell chemisch determiniert seien, verfestigte sich zum Denksystem der Iatrochemie.

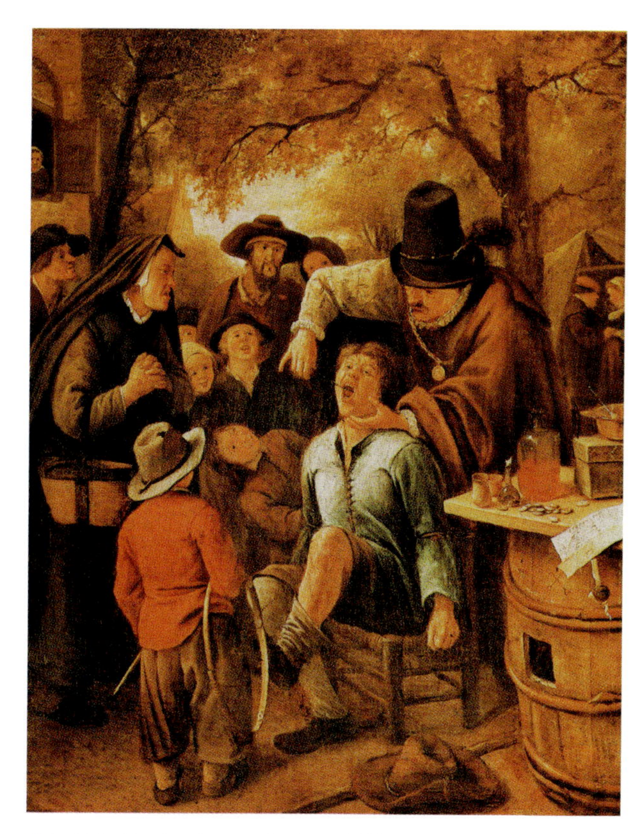

Abb. 1.21. Zahnbrecher von Jan Steen (1626–1679).

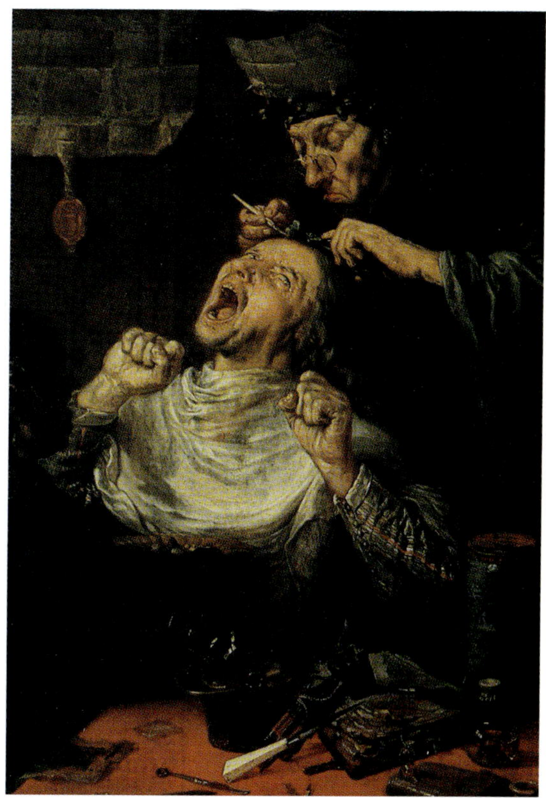

Abb. 1.22. Steinschneiden. Der »Irrenstein« wird herausgeschnitten. Jan de Bray (1627–1697).

Medizinalordnungen

Sie waren im 16. und 17. Jahrhunderts insbesondere auf die Kontrolle und Überwachung der niederen (nichtärztlichen) Heilberufe waren die Medizinalordnungen gerichtet, die von den Territorialfürsten verabschiedet wurden, die sich aber auch viele Städte gaben. In der öffentlichen Gesundheitspflege des 17. Jahrhunderts gelangten die Neuansätze des 16. Jahrhunderts zur Fortentwicklung. So wurde das Stadtphysikat zur festen Einrichtung einer jeden Stadt. Der Stadtphysikus überwachte die städtische Sauberkeit; er reglementierte und koordinierte aber auch die professionelle Vielfalt im Bereich der Heilberufe. Ein differenziertes Verordnungswesen regelte insbesondere die Tätigkeit der untergeordneten Medizinalprofessionen, wie die der Apotheker, Chirurgen, Bruchschneider, Starstecher, Hebammen sowie der fahrenden Medizinalienhändler. Viele der Medizinalordnungen orientierten sich an der 1573 von dem Frankfurter Stadtarzt Joachim Struppius (1530–1606) veröffentlichten *Nützlichen Reformationen zu guter Gesundheit und Christlicher Ordnung*. Diese Schrift, eine nahezu wörtliche Übersetzung seines bereits 1567 im Druck erschienen (*Consilium medicum generale, fideli bonoque pectore propositum*) kann als eine der ersten programmatischen Darstellungen zur öffentlichen Gesundheitspflege im deutschsprachigen Raum überhaupt charakterisiert werden.

Ursachen hierfür waren einerseits das Bemühen um Gesundheitsfürsorge für die Untertanen, andererseits aber auch die fortschreitende Ausdifferenzierung des medizinischen Marktes. Die Kontrolle des Staates erstreckte sich in den Medizinalordnungen daher sowohl auf die Regulierung etwa der städtischen Sauberkeit, als auch auf die disziplinierende Observanz der unterschiedlichen nichtakademischen Medizinalprofessionen (Barbiere, Wundärzte/ Chirurgen, Hebammen, Apotheker, vagante Heilpersonen etc.). Die meisten der Medizinalordnungen gingen inhaltlich auf die Vorlage von Joachim Struppius aus dem Jahre 1573 zurück.

Die Medizin des 17. Jh. – Von der Überwindung der alten Autoritäten zur experimentellen Medizin

Im 17. Jahrhundert werden die alten Autoritäten der Universitätsmedizin überwunden und es beginnt die Epoche der empirisch-experimentellen Medizin. Francis Bacon (1561–1626) liefert den sich etablierenden Naturwissenschaften (und der Medizin) durch seine theoretische Grundlegung des Experiments die Methode. René Descartes setzt den Menschen als Meister und Eigner der Natur ein und postuliert die methodische Skepsis als Ausgangspunkt des Philosophierens und Erkennens. In der Medizin erschüttert William Harvey (1578–1657) durch seine Beschreibung des Blutkreislaufs die antike Humorallehre, deren angestammten Platz neue Konzepte des ärztlichen Denkens und Handelns einnehmen: die nachparacelsische Iatrochemie und die kartesianische Iatrophysik. Chemisches und mechanistisches Denken beherrschen nun die Heilkunst. In der Medizin des 17. Jh. setzte sich der im 16. Jh. begonnene Ablösungsprozess von den klassischen antiken und arabisch-mittelalterlichen Personalautoritäten konsequent fort. An die Stelle der alten, personalorientierten Medizin trat nach und nach eine Medizin, die stärker auf die nonpersonale Autorität des Buchs der Natur *(liber naturae)* setzte. Der *liber naturae* verlangte indes als neue Verifikationsinstanz auch nach einer neuen Verifikationsmethode. Sie war im 16. Jahrhundert als *autopsia* ebenfalls bereits von Andreas Vesalius in der Anatomie aber auch in der Botanik vorexerziert worden und schritt nun im 17. Jahrhundert konsequent voran: in der Anatomie, etwa durch Männer wie Caspar Bauhin (1560–1624), dem wir die erste Beschreibung der *Valvula ileocoecalis* verdanken oder den Niederländer Adriaan van der Spiegel (1578–1623); in der Physiologie, vor allem in der Beschreibung des großen Blutkreislaufs durch William Harvey 1628. Ausgehend von den Kreislaufforschungen Harveys wurden am Ende des 17. Jahrhunderts erstmalig parenterale Gaben von Arzneimitteln und sogar Blutübertragungen durchgeführt. Intravenöse Injektionen am Menschen erprobten zuerst die Engländer John Wilkins (1614–1672) und Christopher Wren (1632–1723). Erste Transfusionsversuche führten Richard Lower (1631–1691) und Jean-Baptiste Denis (1640–1704) durch. Lower transfundierte 1665 tierisches Blut auf ein anderes Tier, Denis wagte 1667 als erster die Transfusion von Tierblut auf den Menschen. Bedeutsam sind daneben aber auch erste Versuche von Forschern wie Antony van Leeuwenhoek, Jan Swammerdam oder Marcello Malpighi, durch die Mikroskopie die Feinstrukturen des Lebendigen zu erkennen. In der Klinik des 17. Jahrhunderts z. B. imponiert die vorurteilslose Diagnostik und Therapie des englischen Systematikers Thomas Sydenham (1624–1689). Die Medizin der zweiten Hälfte des 17. Jahrhunderts war aber auch durch eine Vielzahl neuer Konzepte gekennzeichnet. Sie alle einte das Bemühen, dem alten humoralpathologischen Medizinkonzept neue pathogenetische Erklärungssysteme entgegenzusetzen. Hier ist an erster Stelle die nachparacelsische Iatrochemie zu nennen. Durch sie wurden die fruchtbaren Neuansätze des Paracelsus fortgeführt und zur Theorie und Praxis einer Krankheitslehre ausgeweitet, die stark am vermeintlichen oder tatsächlichen Chemismus des Körpers orientiert war. Als Hauptvertreter dieser Richtung im 17. Jahrhundert sind Ärzte und Forscher wie Johann Baptist van Helmont, Oswald Croll, Franciscus de le Boë Sylvius (1614–1672) oder Thomas Willis zu nennen. Neben diesen gab es aber auch Ärzte, die ihr Hauptaugenmerk auf den Ausgleich zwischen der neuartigen Chymiatrie und den alten humoralpathologischen Konzeptionen der Medizin suchten. Als ihr Hauptvertreter hat der Wittenberger Daniel Sennert (1572–1637) (*De chymicorum*, 1619) zu gelten, dem in der akademischen Medizin der ersten Hälfte des 17. Jahrhunderts eine geradezu kanonische Bedeutung zufiel. Insbesondere seine *Institutionum Medicinae* (1628) ist das führende Lehrbuch der Zeit. Sennert ist zusammen mit Pierre Gassendi und Sebastiano Basso auch die Wiederbelebung der antiken Atomistik zuzuschreiben und so der Chemiatrie neue physikalische Erklärungselemente anzufügen. Ausgehend von den humanphysiologischen Schriften des Arztes und Philosophen René Descartes (1596–1650) wurden gegen Ende des 17. Jh. medizinische Theorien entwickelt, die als Iatrophysik, Iatromechanik oder Iatromathematik stark mechanistisch orientiert waren und auf dieser Basis neue Erklärungsansätze in der Physiologie und Pathophysiologie liefern sollten. Die in ihren Grundelementen entwickelte mechanistische Theorie des René Descartes (*Maschinentheorie des Lebendigen*) fand bald insbesondere an den niederländischen Universitäten (Amsterdam, Franeker, Groningen, Harderwijk, Leiden, Utrecht) und mit geringer zeitlicher Verzögerung auch an den kleineren protestantischen Gymnasien und Universitäten des nordwest- und mitteldeutschen Raumes (Duisburg, Steinfurt, Rinteln, Marburg, Helmstedt, Halle) wohlwollende Aufnahme und Verbreitung. Hauptvertreter der neuen kartesianisch-mechanistischen Medizin waren vor allem die Niederländer Henrikus Regius, Theodor Craanen, Stephen Blancaard, Cornelis Bontekoe und Hermann Boerhaave (1668–1738). Diese Versuche, der alten Humoralpathologie neue Konzepte auf der Grundlage des kartesianischen Mechanismus entgegen zu stellen, weisen bereits auf die von animistischen und vitalistischen Konzepten bestimmte Theorienvielfalt der Medizin des 18. Jahrhunderts. Insgesamt blieben die medizinischen Fakultäten allerdings immer noch die schwächsten Glieder der Universitäten. Bis weit ins 18. Jh. fiel ihre Studentenzahlen kaum ins Gewicht. Besonders fatale Auswirkungen brachte auch hier der Dreißigjährige Krieg mit sich. Die Rezeption der neuen physiologischen Forschungsergebnisse Harveys vollzog sich schleppend oder gar nicht. Allerdings hielt doch der klinische Unterricht Einzug in die Medizinische Fakultät. Eine richtungsweisende Rolle fiel dabei der Universität Leiden zu. Bereits in der ersten Hälfte des Jahrhunderts bemühte sich an der Medizinischen Fakultät Otto van Heurne um die Einführung des klinischen Unterrichts, der in einem *Collegium medicopracticum* seit 1636 in enger Zusammenarbeit mit den Stadtärzten abgehalten wurde. Auch Franciscus de le Boë Sylvius fühlte sich der klinischen Ausbildung in besonderer Weise verpflichtet. So war der Boden bereitet für den zweifellos berühmtesten Leidener Kliniker, Hermann Boerhaave, der an der Wende zum 18. Jh. nicht nur den iatrophysikalischen Unterricht praktizierte, sondern auch die klinische Unterweisung der Leidener Medizinstudenten zur Blüte brachte. In das öffentliche Gesundheitswesen des 17. Jh. greifen die Städte und Territorialfürsten weiterhin ordnend und reglementierend ein. Es entstehen städtische und landesherrschaftliche Medizinalkollegien (*Collegia medica*), die als frühe Landes- bzw. Stadtgesundheitsbehörden zu deuten sind. Im Zusammenhang mit der öffentlichen Gesundheitspflege des

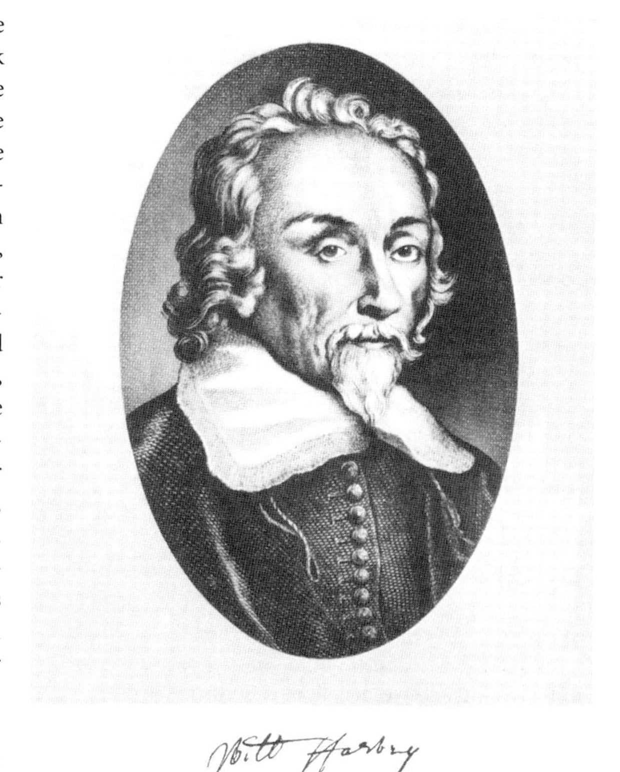

Abb. 1.23. William Harvey (1578–1657).

17. Jh. sind auch die Anfänge systematischer Gesundheitsbeobachtung im Sinne einer Gesundheitsstatistik zu nennen. Erste Vorschläge hierzu gehen auf Gottfried Wilhelm Leibniz (1646–1716) in den achtziger Jahren des 17. Jahrhunderts, insbesondere auf seine Denkschrift *Von Bestellung eines Registratur-Amtes* zurück. Erste praktische Versuche in diese Richtung haben in Deutschland der Breslauer Pastor Caspar Neumann, in Italien der Arzt Bernardino Ramazzini und in England der Astronom Edmund Halley angestellt. Die Situation des Hospitals zeigt keine wesentlichen Veränderungen gegenüber der Situation des 16. Jh. Dies gilt sowohl für die typische Zusammensetzung der Spitalklientel (Reisende, arme Kranke, Pfründner), als auch für die rein pflegende Versorgung der Spitalinsassen. Sie scheint immerhin regelmäßiger zu werden, wie den diesbezüglichen Optionen der Spitalordnungen des ausgehenden 16. und des 17. Jh. zu entnehmen ist. Ob und in welcher Regelmäßigkeit ärztliche Konsultationen in den städtischen Hospitälern tatsächlich stattgefunden haben, lässt sich heute kaum mehr überprüfen.

Auch die häufige Anwesenheit eines uroskopierenden und pulsfühlenden Arztes im Spital auf zeitgenössischen Abbildungen liefert keine sicheren Rückschlüsse auf die reale Situation zu.

Die Medizin im Jahrhundert der Aufklärung

Die Epoche der Aufklärung verändert auch das Antlitz der akademischen Medizin von Grund auf. Neue Konzepte des Gesundheits-, Krankheits- und Heilverständnisses werden entwickelt und treten neben einen extrem vorangetriebenen Mechanismus. Seele, Reiz, Empfindung und Lebenskraft bestimmen das animistische, vitalistische und brownianistische Medizinkonzept in Theorie und Praxis. Im Gewande des Neohippokratismus gelangt die klinische Empirie zur Blüte, Studenten werden am Krankenbett ausgebildet. In der öffentlichen Gesundheitspflege des »aufgeklärten« Absolutismus wird die Medizin als *Staatsarzneykunde* und *Medicinische Policey* zur Dienerin des Staates. Zusammen mit der Geburt des modernen Krankenhauses und der Einführung präventivmedizinischer Maßnahmen beschleunigt die *Staatsarzneykunde* den Prozess eines wachsenden Zugriffs der Mediziner auf viele Lebensbereiche (Medikalisierung).

Das zentrale Postulat der Aufklärung, Wege aus der selbst verschuldeten Unmündigkeit zu finden (I. Kant), bedeutete für die Kultur-, insbesondere aber für die Naturwissenschaften und die Medizin eine konsequente Fortsetzung und Weiterentwicklung der bereits von Francis Bacon (1561–1626) formulierten Prinzipien wissenschaftlicher Erkenntnisbildung. Folgerichtig handelte es sich auch bei den wissenschaftlichen Leitmethoden der Aufklärer um Empirismus und Rationalismus, um systematische, vernunftgelenkte Erfahrungsbildung durch geordnetes Beobachten und geplantes Experimentieren. Auf dieser Grundlage gelangten insbesondere die experimentellen Naturwissenschaften (Physik, Chemie, Physiologie) zu ungeahnter Blüte. Neue und sichere Einzelerkenntnisse vermehrten das Wissen um die Natur, reizten aber auch zur Bildung geschlossener, logisch nachvollziehbarer Theorien und Konzepte mit umfassendem Erklärungsanspruch (Phlogistontheorie, Mechanismus, Animismus, Vitalismus). Mit den neuen Methoden des Beobachtens, Experimentierens und Zusammendenkens schien der Versuch der Wirklichkeitsbewältigung in einer zunehmend erkennbaren Welt aussichtsreich; er ließ einen geradezu überschwänglichen Optimismus gerechtfertigt erscheinen und vermittelte der Gesamtbewegung ihren selbstbewussten, weltbürgerlich-toleranten Zug. Das philosophische Jahrhundert der Aufklärung verstand sich darüber hinaus als pädagogisches Jahrhundert. Sein dominierendes Ideal war die Bildung. Die Enzyklopädisten Denis Diderot (1713–1784) und Jean le Rond d'Alembert (1717–1783) stehen in diesem Zusammenhang exemplarisch für alle übrigen Mitarbeiter der für den Charakter der Epoche richtungsweisenden *Encyclopédie ou dictionnaire raisonné des sciences, des arts et des métiers* (Paris/Amsterdam, 1751–1780).

In der Politikgeschichte steht das europäische 18. Jahrhundert für die Epoche des Aufgeklärten Absolutismus. Sie wurde maßgeblich geprägt durch die staatsphilosophischen Ideen von der Volkssouveränität und vom Gesellschaftsvertrag. Hauptvertreter dieser Ideen und Vordenker einer prinzipiellen individuellen Freiheit sowie einer kollektiven Gleichheit waren in Frankreich J.-J. Rousseau (1712–1778) und in England der Philosoph und Arzt John Locke (1632–1704). Der Herrscher des idealen Staates sollte sich nicht mehr länger als ein durch kein Gesetz eingeschränkter Autokrat (»princeps legibus solutus«), sondern als »erster Diener« seines Staates verstehen. Seine Herrschaft orientierte sich nun an den Prinzipien der »Staatsräson« und in Anpassung an die humanitäre Staatsidee des Absolutismus am allgemeinen Wohl. Ist auch der so entworfene Idealstaat

Geistesgeschichtliche Aspekte

Das 18. Jahrhundert wird geistesgeschichtlich als das Jahrhundert der Aufklärung gekennzeichnet. Das literarische, naturwissenschaftliche und auch das gesellschaftliche Bestreben der Vertreter jener geistigen Bewegung richtete sich auf die Autonomie des Denkens, die Unabhängigkeit der menschlichen Vernunft von den Zwängen der Kirche, dogmatischer Wissenschaftslehre und machiavellistischer Autokratie in der Staatsführung. Einzig die Vernunft sollte fortan als letzte Instanz über die Methoden der Erkenntnisbildung sowie über den Wahrheitsgehalt des Erkannten selbst entscheiden.

Gefühlskultur

Geistesgeschichtlich umfasste die empirische, die rationale Epoche der europäischen Aufklärung aber – scheinbar widersprüchlich – auch moralisierende (Moralische Wochenschriften; Pietismus), idyllisch idealisierende (Schäfer- und Idyllendichtung) sowie verinnerlichende und seelenzugewandte Strömungen: die Ausbildung einer bürgerlichen Gefühlskultur. Gerade sie bekam Anstöße nicht zuletzt aus animistischen Vorstellungen der Medizin, die sich mit den Begriffen »Irritabilität« (Erregbarkeit) und »Sensibilität« (Empfindungsfähigkeit, Empfindsamkeit) – etwa des Arztes, Universalgelehrten und Dichters Albrecht von Haller (1708–1777) – verbanden. Sie dürfte diese Versuche aber auch ihrerseits durch die Schaffung eines entsprechenden Geistesklimas begünstigt haben.

zumindest in Europa kaum irgendwo realisiert worden, so sind doch viele Einzelelemente der Idee im Sinne größerer Staats- und Volkswohlfahrt verwirklicht worden. Sie zeigten sich insbesondere bei den Modellfällen Preußen und Österreich in wohlfahrtsstaatlichen Reformansätzen, einer Zurückdrängung der Ständemacht sowie der Etablierung von staatswirtschaftlichen Regulations-, Produktions- und Vertriebssystemen (Kameralismus, Manufakturwesen, Merkantilismus). Das zweite Gesicht des janusköpfigen Systems war die bis heute spürbare Ausformung des administrativ bevormundenden Ordnungsstaates, der individuellen Entfaltungsfreiheiten wenig Spielraum ließ. Beide Gesichter dieses aufgeklärten Absolutismus sollten ihren Niederschlag auch in der Medizin, im Entwurf und der praktischen Umsetzung der Idee einer *Medicinischen Policey* finden; sie verkörperte nichts weniger als den ersten Etablierungsversuch einer Staatsmedizin.

Eine entscheidende Rolle für die Entwicklung neuer Konzeptionen in der Medizin des 18. Jahrhunderts fiel den beiden ersten medizinischen Lehrstuhlinhabern der jungen Universität Halle, Georg Ernst Stahl (1659–1734) und Friedrich Hoffmann (1660–1742) zu. Beide Mediziner bemühten sich um ein neues Erklärungskonzept des Lebendigen, freilich mit unterschiedlichen Ansätzen und unterschiedlichen Fernwirkungen. Während sich der Systematiker Hoffmann iatromechanistisch auf eine Erklärungsvereinfachung der komplexen Lebensvorgänge konzentrierte, verfolgte Stahl im bewussten Gegensatz zur mechanistischen Lebensdeutung René Descartes und seines Fakultätskollegen Hoffmann einen animistisch-vitalistischen Erklärungsansatz, der bis weit ins 19. Jahrhundert hineinwirken sollte.

Iatrophysik – Der medizinische Kartesianismus

Die Iatrochemiker befanden sich mit der von ihnen postulierten Abhängigkeit des körperlichen Befindens vom organischen Chemismus zwar auf einer anderen Konzeptebene, aber doch prinzipiell noch in der Nähe der Säftepathologie. Die Entwicklung iatrophysikalischer bzw. iatrochemischer Lebens-und Krankheitstheorien aber bedeutete aber die völlige Abkehr von der Humoralpathologie. Mit den Begriffen Iatrophysik, Iatromechanik und Iatromathematik fassen wir nämlich alle Konzeptionen von Gesundheit und Krankheit, die sich ausschließlich auf Zustände der inneren Struktur, der äußeren Form und der mechanischen Veränderlichkeit nichtflüssiger Körperbestandteile gestützt haben, zusammen. Alle so in ihrer Statik oder Veränderung beobachtbaren Zustände mussten physikalisch erklärbar und iatromathematisch berechenbar sein. Das theoretische Fundament der Iatromechanik bildete die Weiterentwicklung des antiken (Leukipp, Demokrit, Epikur) philosophischen Atomismus, das heißt also die gedankliche Zerlegung aller Körper der belebten und unbelebten Welt in kleinste Teilchen. Ihr widmeten sich die Neoatomisten Daniel Sennert, Sebastiano Basso (um 1600), Pierre Gassendi (1592–1655) und René Descartes. Auf dem Boden einer auf dem Atomismus fußenden Elementen- und Partikellehre (*Principia Philosophiae*, Amsterdam 1644) und unter Einbeziehung der Blutkreislauflehre Harveys entwickelte Descartes eine Lebenstheorie, die ihn alle Vorgänge im menschlichen Körper – eine Ausnahme bildete die Hypophyse als Sitz der (kartesianischen) *anima rationalis* – vorrangig auf physikalische Prinzipien zurückführen ließ (*De homine*, Leyden 1662). Es entstand so ein physikalisch-mechanistisches Lebenskonzept, eine »Maschinentheorie des Lebendigen« (Rothschuh).

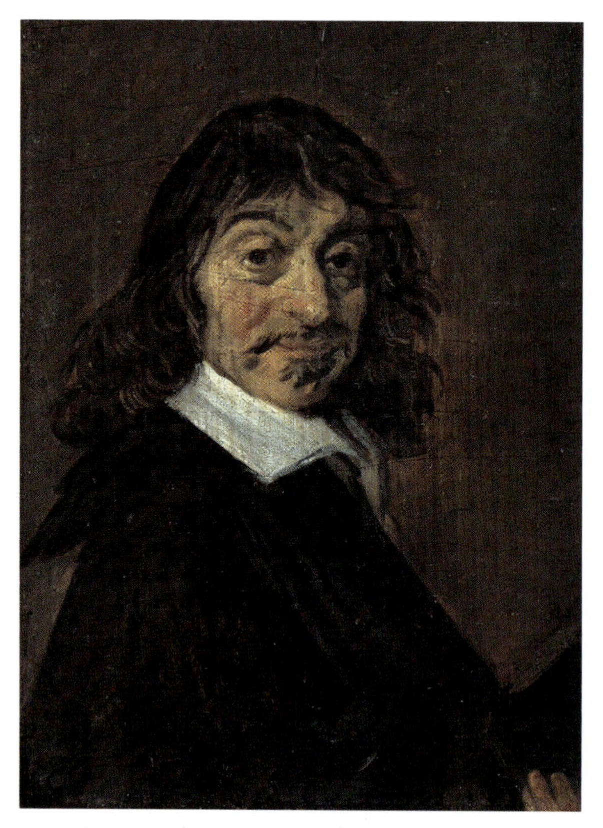

Abb. 1.24. René Descartes von Frans Hals (1580/85–1666).

Für Descartes ist dabei die dem Herzen innewohnende Wärme das erste Prinzip der Bewegung. Sie nährt sich aus dem Blut, das ihr durch die Venenröhren des Körpers zugeführt wird. Diesen sind zuvor die in der Magen-Darm-Röhre gebildeten Speisesäfte zugeführt worden. Arterien befördern im Blut Wärme und Nahrung in alle Körperteile. Aus den am heftigsten bewegten Blutteilen bilden sich bestimmte Luftteilchen, *Spiritus animales*, die das Gehirn erfüllen und dort die allgemeinen Sinneswahrnehmungen (auch Phantasie und Erinnerung) ermöglichen. Vom Gehirn aus werden die *Spiritus* schließlich durch die Nerven in die Muskeln des Körpers abgegeben, wodurch die Nerven zur äußeren Sinneswahrnehmung, die Muskeln aber zur Ausweitung und so zur Bewegung der Glieder befähigt werden. Der Kartesianismus fand insbesondere an den niederländischen Universitäten und etwas später in den kleineren protestantischen Gymnasien und Universitäten des norddeutschen Raumes wohlwollende Aufnahme und Verbreitung. In den Niederlanden gehörten Theodor Craanen (1620–1690), Stephen Blancaard (1650–1702), Cornelis Bontekoe (1647–1685) und in der späteren Nachfolge Hermann Boerhaave (1668–1738) (Mechanopathologie) zu den Anhängern und Ausformern der kartesianischen (nach seinem Schöpfer Descartes, lat. Cartesius) Iatromechanik. In Deutschland sind vor allem die Duisburger Tobias Andreae (1633–1685) und Fr. Gottfried Barbeck (1644–1703), der Marburger Johann Jakob Waldschmiedt (1644–1689), unter den jüngeren Iatromechanikern aber insbesondere der Hallenser Friedrich Hoffmann (1660–1742) zu nennen.

Unter den italienischen Vertretern der Iatrophysik und Iatromechanik war es insbesondere Giovanni Borelli (1608–1679), der sich um die mechanistische Erklärung sowie um die mathematische Berechenbarkeit (Iatromathematik) der Muskelfunktionen bemühte. Giorgio Baglivi (1668–1707) ist mit heute nicht mehr sehr überzeugenden iatrophysikalischen Deutungsversuchen der Drüsen-, Atmungs- und Verdauungsfunktion hervorgetreten. Daneben haben physiologische Erklärungsbereiche, so insbesondere die Ophthalmologie, hier vor allem die Augenoptik, stärker vom Lebenskonzept der Iatrophysik profitiert.

Animismus, Vitalismus – Georg Ernst Stahl und die Folgen

An der Wende zum 18. Jahrhundert tritt neben die großen Krankheitskonzepte der Iatrochemie und Iatrophysik eine weitere Theorie des Lebendigen und seiner gesundheitlichen Störungen. Das neue Konzept stellt die jedem Organ gleichermaßen innewohnende, die »empfindende« Seele des Menschen in den Mittelpunkt aller physiologischen und pathophysiologischen Überlegungen. Wir nennen dieses psychodynamistische Konzept der Medizin auch Animismus. Die Entwicklung der animistischen Gesundheits- und Krankheitstheorie ist eng mit dem Namen des Hallensers Georg Ernst Stahl (1659–1734) verbunden, der sie in einer Reihe medizinischer Dissertationen, vor allem aber in seiner *Theoria Medica Vera* (Halle, 1708) dargelegt hat. Für Stahl ist der beseelte Körper keine Maschine, sondern ein Organismus. Die ständig in Bewegung begriffene und diese Bewegung mitteilende Seele des Organismus ist als aktivierendes Prinzip für die harmonische Organisation seiner Funktionen sowie für die unschädliche Mischung der Körpersäfte verantwortlich. Krankheit ist demnach für den Animisten Stahl entweder eine Schädigung der Organe, ein Verderbnis der Säfte oder eine Störung der Seele, etwa durch übermäßige Gemütsbewegung. Krankheitssymptome (Blutungen, Fieberhitze und -kälte, Schwitzen) sind Abwehräußerungen der Seele und folglich in der Therapie zu unterstützen. Therapeutische Mittel der Wahl sind daher auch evakuierende Maßnahmen (Aderlass, Schröpfen, Exkretions- und Sekretionsförderung), die aber abwartend und schonend angewandt werden sollen.

Den animistischen Vorstellungen Stahls kann eine gewisse Popularität nicht abgesprochen werden. Seine einfachen Therapievorschläge mussten neben den »Rosskuren« der Zeit auf fruchtbaren Boden fallen. Groß war die Anhängerschaft des Hallensers in Deutschland freilich nie. Mehr Resonanz fand er dagegen in Frankreich, insbesondere in Montpellier, bei Männern wie Francois Boissier de Sauvages (1706–1767), Theophile de Bordeu (1722–1776) und Joseph P. Barthez (1734–1806). Während jedoch Sauvages vor allem die Seelen- und Affektenlehre Stahls aufgriff, wandten sich Borden und dessen Schüler Barthez den vitalen Einzeläußerungen des Lebens, der *vita propria* jedes einzelnen Körperteils zu. Krankheit war für sie Störung des Lebensprinzips. Borden und Barthez gelten daher als Begründer des Vitalismus. In England und Deutschland sind in der zweiten Hälfte des 18. Jahrhunderts ähnliche Konzepte von Robert Whytt (*Sentient principle*) und John Hunter (*Vital power*), in Deutschland von Medicus (*Lebenskraft*), Blumenbach (*Bildungstrieb*) und Wolff (*vis essentialis*) vertreten worden.

Letzter Ausläufer vitalistisch-dynamischer Lebens- und Krankheitskonzepte war der Mesmerismus, der sich an der Wende zum 19. Jahrhundert einer gewissen Popularität erfreute. Diese eher als Sonderform des Vitalismus zu bezeichnende Idee ist in den letzten drei Jahrzehnten des 18. Jahrhunderts von Franz Anton Mesmer (1734–1815) entworfen und ausgeformt worden. Sie beruhte auf der Idee des »thierischen« oder auch »animalischen« Magnetismus. Auf spektakulären Reisen durch Europa demonstrierte Mesmer sein Können als »Magnetiseur« und suchte nach einem Skandal Zuflucht in Frankreich, wo seine Salons (»Harmonische Gesellschaften«) vor der Revolution zu gesellschaftlichen Attraktionen gerieten. Ungeachtet berechtigter Kritik an den mysteriösen Methoden Mesmers, hielt dieser doch an der Theorie einer kosmischen *Allflut* (*Fluidum*) fest. Diese könne ein Therapeut durch »Magnetisieren« auf den kranken Organismus übertragen, etwa durch »Striche« mit der Hand, durch den Blick, durch einen »magnetischen Kübel«, verstärkt durch Glasharfenklänge und Wandspiegel. Nicht zuletzt beflügelt durch die romantische Naturphilosophie wurde der Mesmerismus als hypnoseähnliche Methode zum Ausgangspunkt für die spätere Tiefenpsychologie.

Von der Lebenskraft zur Homöopathie

Ohne besondere Berücksichtigung der spezifischen Reizlehren (Irritabilität; Sensibilität) Glissons, Hallers und Browns, die erst im nächsten Abschnitt behandelt werden, hat der thüringische (Weimar, Jena, Berlin) Arzt Christoph Wilhelm Hufeland (1762–1836) kurz vor der Wende zum 19. Jahrhundert eine sehr differenzierte und systematisch durchdachte Lebenskraft-Konzeption entwickelt. Lebenskraft ist für Hufeland die zwar nicht nach ihrem Wesen, wohl aber nach ihren Äußerungen bestimmbare Grundursache aller Lebensvorgänge, das Erhaltungsprinzip des Körpers. Er unterscheidet als besondere Funktionen dieses Prinzips eine erhaltende Kraft, eine bildende und regenerierende, eine Lebenskraft des Blutes, eine allgemeine Reizfähigkeit bewirkende Kraft, eine Nervenkraft, eine spezifische Reizfähigkeit bewirkende Kraft. Krankheit, die eine Beeinträchtigung der »reizbaren« Lebenskraft durch krankmachende Reize voraussetzt, äußert sich als heilend wirkende Reaktion dieser Lebenskraft auf den Krankheitsreiz. Lebenskraft und die Heilkraft der Natur sind also identisch. Der therapeutische Einsatz des Arztes besteht prinzipiell in der Unterstützung der Lebenskraft und hat sich – vereinfacht und verkürzt – auf eine Abschwächung oder Verstärkung der krankmachenden Reize sowie auf die Stärkung oder Schwächung der Lebenskraft zu konzentrieren. Hierbei kann, wie auch in anderen therapeutischen Konzepten, vorsichtig und abwartend die ganze Palette ärztlicher Maßnahmen nach dem alten Grundsatz *contraria contrariis* ausgeschöpft werden.

In ihren Grundthesen durchaus mit dem Lebenskraft-Konzept Hufelands vergleichbar ist die von Christian Friedrich Samuel Hahnemann (1755–1843) entwickelte Gesundheits- und Krankheitstheorie. Grundsätzlich anders sind freilich die aus ihr entwickelten therapeutischen Konsequenzen. Krankheit entsteht wie bei Hufeland aus einer »Affektion« der Lebenskraft durch krankmachende Reize. Sie hat im Organismus keinen speziellen Ort und lässt sich auch keiner Krankheitssystematik unterwerfen. Krankheit ist ein ganzheitliches Körperphänomen und äußert sich auch immer als ganzheitlicher Symptomkomplex im subjektiven Befinden des Patienten. Besondere anatomische und physiologische Kenntnisse oder spezielle Untersuchungsmethoden sind daher auch unnütz. Die (selbst-) heilende Lebenskraft ist zu schwach und muss durch den Arzt unterstützt werden, aber – und hier liegt der entscheidende Unterschied gegenüber allen anderen Konzepten – nicht unmittelbar gegen die krankmachenden Reize ge-

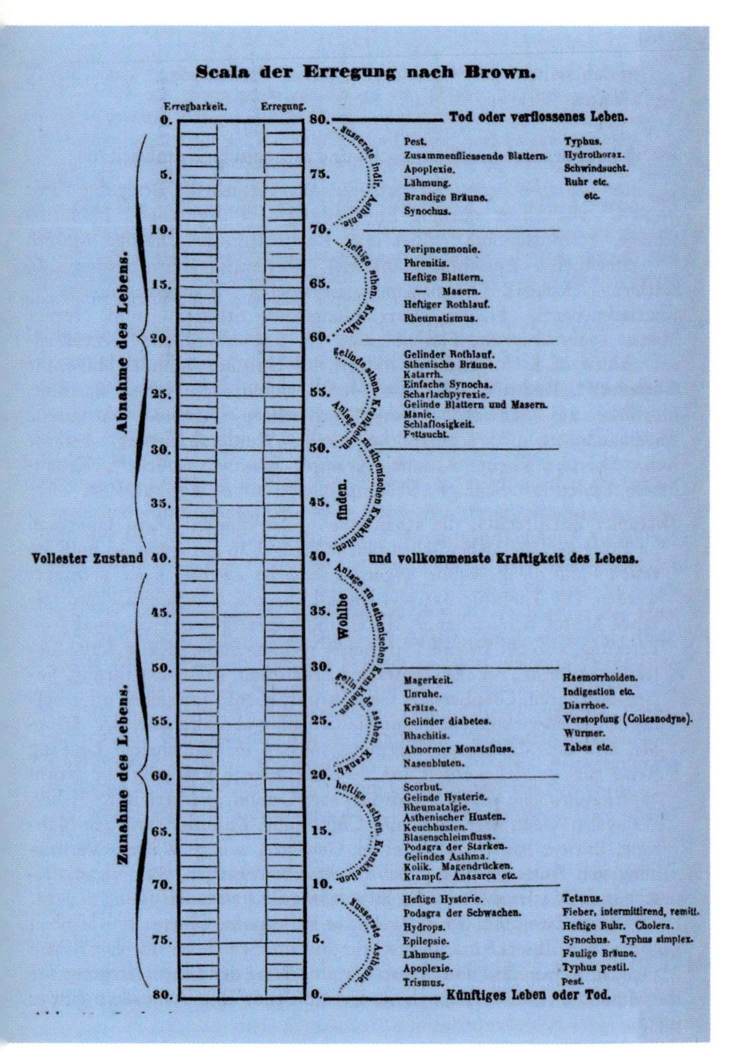

Abb. 1.25. Brownianismusskala.

richtet, sondern gerade ähnlich gerichtet wie diese. Sie ist also homöopathisch. Der Arzt erzeugt durch die Verabreichung eines in seiner Wirkung exakt an die Symptome der natürlichen Krankheit angeglichenen Medikamentes (*similia similibus*) in niedrigster Dosierung (Potenz) eine Kunstkrankheit, auf welche die Lebenskraft instinktiv mit einer Steigerung ihrer Abwehrmaßnahmen reagiert. Hahnemanns Lehre hatte bereits zu Beginn des 19. Jahrhunderts eine große Anhängerschaft gefunden und sollte sich als einziges Krankheits- und Therapiekonzept des 18. und 19. Jahrhunderts bis ins 21. Jahrhundert retten können.

Irritabilität, Sensibilität, Brownianismus

Die alten Begriffe »Reizbarkeit« oder »Irritabilität« sind zuerst von Francis Glisson (1597–1677) insbesondere durch seine Traktate *De natura* (1672) und *De ventriculo* systematisch in ein physiologisches Lebenskonzept integriert worden. Glisson verstand unter Irritabilität eine vor allem an den Muskelfasern deutlich nachweisbare natürliche Erregbarkeit, d.h. die Fähigkeit, Reizursachen (*causae irritantes* > *irritationes*) zu empfinden (*perceptio*) und sie mit einer muskeltypischen Bewegungsreaktion (*motus*) zu beantworten. Unter seinen vorwiegend iatromechanisch engagierten Zeitgenossen hat Glisson mit seiner um etwa 70 Jahre vorauseilenden Idee allerdings wenig »Erregung« provozieren können. Erst im zweiten Drittel des 18. Jahrhunderts ist es zu weiterführenden Forschungen und Diskussionen über das Phänomen der Erregbarkeit im Vorfeld der Suche nach einem lebensverursachenden Prinzip gekommen. Hier sind an erster Stelle die herausragenden medizinischen Aufklärer Albrecht von Haller (1708–1777) und Johann Georg Zimmermann (1728–1795) zu nennen. Insbesondere Haller, der in seiner 1752 veröffentlichten Experimentalarbeit »Irritabilität« als Verkürzungs- und »Sensibilität« als Empfindungsvermögen erklärte, löste durch seinen Beitrag eine Fülle von Folgeuntersuchungen aus. Das Thema war im beginnenden Zeitalter der Empfindsamkeit plötzlich in aller Munde. Es ist aber erst der Verdienst des schottischen Arztes John Brown (1735–1788), die verwirrenden Einzelaspekte der Diskussion zu einem – freilich höchst einfachen – allgemeinen Lebens- und Krankheitskonzept zusammenzufassen. Es entstand so eine Theorie, die sich als Brownianismus an der Wende zum 19. Jahrhundert großer Popularität erfreute und daher hier skizziert werden soll: Brown verstand das Leben als einen durch innere und äußere Reize erregten und so aufrechterhaltenden Zustand. Grundpotential des Lebens sei die Reiz- bzw. Erregbarkeit. Als entscheidend für Krankheits- oder Gesundheitszustand des menschlichen Körpers betrachtete Brown die Bereitschaft und Fähigkeit des Organismus, auf diese Reize zu reagieren, d.h. also seine Reizbarkeit. Er unterschied zwischen sthenischen (Reizüberflutung $\rightarrow$ Abnahme der Erregbarkeit = indirekte Schwäche) und asthenischen (Reizmangel $\rightarrow$ Zunahme der Erregbarkeit = direkte Schwäche) Krankheiten, die man entsprechend dämpfend (kalte Getränke, vegetarische Ernährung, Ruhe, Aderlass, Brechen etc.) oder anregend (Wärme, Braten, Bewegung, frische Luft, Alkohol, Elektrizität etc.) zu therapieren habe. Sthenie und Asthenie seien anlagebedingt

(Diathesis). Ziel war es, ein Erregbarkeitsgleichgewicht und damit Gesundheit herzustellen. Ganz ähnliche Vorstellungen (»nervöse Kraft«) hatte der Landsmann und Lehrer Browns, William Cullen (1712–1790), entwickelt. Im Deutschland der Romantik waren vor allem Andreas Röschlaub (1768–1835) und Friedrich Wilhelm Joseph Schelling (1775–1854) vehemente Verteidiger des Brownianismus, dessen Wirkung erst gegen 1830 mit den Anfängen der naturwissenschaftlichen Medizin verblasste.

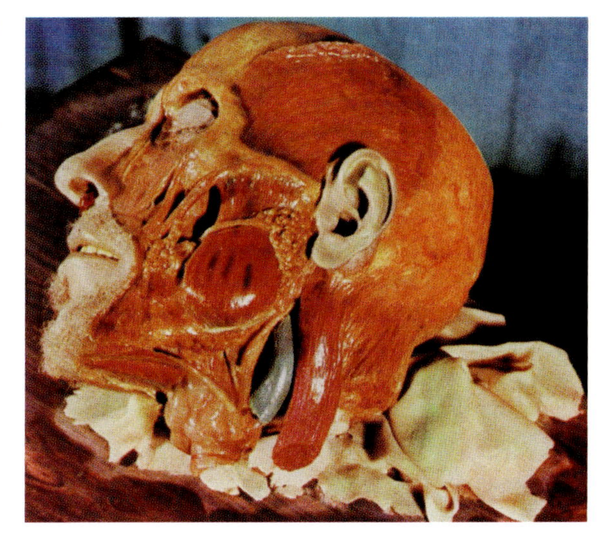

Abb. 1.26. Wachsmodell des Kopfes von Gaetano Zumbo (1656–1701), um 1700.

Solidarpathologie – Von Morgagni zu Bichat

In der humoralpathologischen Lebens- und Krankheitskonzeption diente das nichtflüssige morphologische Substrat des Organismus lediglich als Schauplatz physiologischer Vorgänge. Erst mit der zunehmenden Beobachtung »kurioser« – noch nicht pathologischer (!) – Organveränderungen während des 17. Jahrhunderts trat das Organ immer mehr in den Vordergrund des Interesses, wobei freilich weiterhin der Säftemischung als Krankheitsursache eine zentrale Bedeutung beigemessen wurde. Den entscheidenden ersten Schritt in Richtung einer tatsächlichen Pathologie der *Solida* (festen Körperteile) und damit weg von der Pathologie der *Humores* (flüssigen Körperteile) hat erst Giovanni Battista Morgagni (1682–1771) in seiner Schrift *De sedibus et causis morborum* (*Über die Sitze und Ursachen der Krankheiten*) (Bologna, 1761) vollzogen. Morgagni verlegte den Sitz – aber auch die Ursachen – der Krankheiten in die Organe und entfernte sich damit von humoralpathologischen und mechanistischen Vorstellungen. Ähnliche Ideen finden sich auch bei Giorgio Baglivi (1668–1707). Baglivi geht aber noch einen Schritt weiter und verlässt mit seiner 1702 publizierten Ansicht, dass die Bedeutung der *Solida* für die Entstehung der Krankheiten größer sei als die der *Fluida*. Morgagni und stärker noch Baglivi sind aber eher als »Prophet(en) der Solidapathologie [...] denn als Bahnbrecher der Morphopathologie oder gar der Iatromorphologie zu bezeichnen«. Deren eigentlicher Begründer war der Pariser Pathologe Marie Francois Xavier Bichat (1771–1802), Bichat differenzierte zwischen 21 unterschiedlichen Geweben (8 »allgemeine« und 13 »besondere« Gewebe), die er aber noch nicht nach ihrer mikroskopischen Struktur ordnete. Er beschrieb in seiner Pathologie fünf in ihrer Lokalisation eng an die Gewebestruktur der Organe gebundene Krankheitsgruppen, nämlich solche der organischen Sensibilität, der unmerklichen

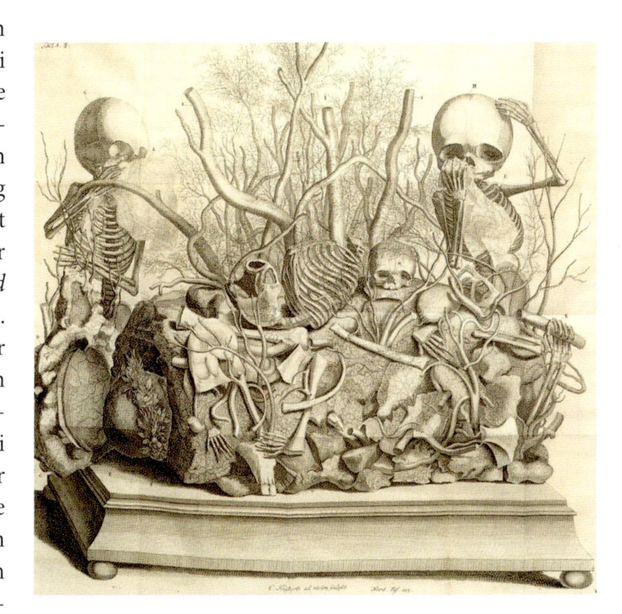

Abb. 1.27. Bild aus einem Anatomiebuch (1701) von Frederik Ruysch (1638–1731).

und merklichen organischen Kontraktilität, der animalischen Sensibilität sowie der animalischen Kontraktilität. Hier war also von der Säftemischung überhaupt keine Rede mehr und durch die Verlegung de Krankheiten in die organische Gewebestruktur prinzipiell der Boden für die Entwicklung der Zellularpathologie durch Rudolf Virchow (1821–1902) gebahnt.

Struktur, Funktion, Experiment – Medizinische Wissenschaft im Zeitalter der Aufklärung

Zu den bedeutendsten Schülern des großen Leiderer Klinikers und medizinischen Lehrers Hermann Boerhaave (1668–1738) gehörte der Dichter, Botaniker, Anatom und Experimentalphysiologe Albrecht von Haller (1708–1777). Wenn sich im Bereich der biologischen und medizinischen Wissenschaften des 18. Jahrhunderts die geistigen Maximen und Charakteristika der Aufklärung – Überwindung der selbstverschuldeten Unmündigkeit, Vernunft, mathematische Begrifflichkeit, Szientizismus und wissenschaftliche Experimentierfreudigkeit – überhaupt in einer Person vereinigen lassen, dann in der Hallers. In der Physiologie vereinigte Haller das gesamte Wissen seiner Zeit und im experimentellen Zweig dieser Disziplin gab es dem Urteil der Zeitgenossen nach keinen denkbaren Versuch, den Haller nicht schon unternommen und beschrieben hätte. Sein physiologisches Hauptinteresse galt dem Wesen der Lebensvorgänge selbst, das er mit seinen muskelphysiologischen Experimenten zur »Irritabilität« und »Sensibilität« ergründen wollte. In diesem Experiment konnte Haller zeigen, dass dem Muskel die spezifische und vom Willen unabhängige Fähigkeit eigen sei, auf Stimulation mit Kontraktion zu reagieren und anschließend in den Normalzustand zurückzukehren. Die Fähigkeit, auf diese Weise zu reagieren, nannte er Irritabilität. Dem Nerv hingegen sei – ebenfalls experimentell belegbar – als spezifische Eigenschaft seiner Fasern ein inhärentes Reizempfindungs- und Weiterleitungsvermögen, die Sensibilität, zuzusprechen. Daneben waren aber auch Hallers Versuche zur Respirationsmechanik, zur Knochenbildung, zur Embryonalentwicklung, zum Verdauungschemismus, zur Herzautomatie, zur Luftleere des Pleuraspaltes etc. (die Aufzählung ließe sich beliebig fortführen) von großer Bedeutung. Bei allen Versuchen und Beobachtungen bemühte sich der Anatom und Physiologe Haller, ausgehend von der Morphologie und Struktur des zu beobachtenden Objekts, dessen vitale Funktion zu erschließen, im Experiment zu verifizieren und zu erklären. Haller hat als Begründer der experimentellen Physiologie die Grundlagen der modernen Physiologie geschaffen und durch sein neurophysiologisches Konzept der vitalen Reaktionen den Hintergrund des biologischen Denkens für mehr als einhundert Jahre geprägt. Seine Hauptwerke sind die *Primae lineae physiologicae* (Göttingen, 1747) und die *Elementa physiologicae corporis humani* (Bd.1, Lausanne, 1757). Aufgeklärte physiologisch-anatomische Forschungen sind aber nicht nur von Haller unternommen worden. Hinzuweisen ist auch auf die embryologischen Arbeiten von Caspar Friedrich Wolff (1733–1794). Wolff konnte durch seine Entwicklungsbeobachtungen (amorphe Grundsubstanz, Bläschenbildung, Gewebe- und Organbildung) der vitalistischen Theorie der Epigenese über die mechanistische Lehre von der Präformation zum Sieg verhelfen. Die Forschungsarbeiten Antoine Laurent Lavoisiers (1743–1794), die über die Identifizierung des Sauerstoffs (1775) und die Erklärung der atmungsanalogen Verbrennungsprozesse endlich zur Aufklärung der Atmungschemie führten, sind ebenfalls nur vor dem geistigen Hintergrund der Aufklärung einzuordnen.

Die Entwicklung der klinischen Medizin des 18. Jahrhunderts

Die vielfältigen physiologischen Entdeckungen des 17. Jahrhunderts hatten – neben Konsequenzen, wie sie sich schleppend aus der Kreislauflehre Harveys ergaben – prinzipiell auf die klinische Medizin dieser Zeit noch keinen großen Einfluss. Als einzige Ausnahme ist hier der englische Kritiker Thomas Sydenham (1624–1689) zu nennen. Der Praktiker und Neohippokratiker Sydenham muss besonders wegen seiner strengen Systematisierungsversuche in der Medizin, wegen seiner nüchternen Krankheitsbeobachtungen und rationellen Therapie erwähnt werden. Sein Hauptbemühen richtete sich auf die Stärkung der *vis medicatrix naturae* (heilende Kraft der Natur). Am bekanntesten sind seine Abhandlungen über die Gicht und die Hysterie. Wenig Durchsetzungskraft hatte Sydenhams theoretischer Versuch über die Entstehung der epidemischen Krankheiten, den er auf der Annahme einer »epidemischen Grundkonstitution« fußen ließ. Sydenham bevorzugte einfache therapeutische Maßnahmen, bediente sich aber auch der ganzen Palette verfügbarer Therapeutika. Zu den beliebtesten neuen Medikamenten des Fieberspezialisten gehörte die zwar schon länger bekannte, aber erst seit der Mitte des Jahrhunderts aus Südamerika nach Europa importierte Chinarinde.

Die klinische Medizin des 18. Jahrhunderts ist in erster Linie gekennzeichnet durch die starke Betonung einer kritisch-empirischen Haltung des Arztes am Krankenbett. Verstärkte Verlaufsbeobachtung, die Kontrolle des klinischen Krankheitsverlaufs am pathologisch-morphologischen Substrat, die verstärkte Hinwendung zu differenzierten diagnostischen Methoden (Perkussion nach

Auenbrugger, seit 1761; Analysen von Sputum und Urin) sowie die Beschreibung neuer Arzneistoffe (z. B. Digitalis, W. Withering, 1741–1799) sind in diesem Zusammenhang zu nennen. Zur vollen Ausprägung sollte die neue, aufgeklärte klinische Medizin jedoch erst am Anfang des 19. Jahrhunderts in der sog. Pariser Schule gelangen. Auf eine der unmittelbaren Folgen der Aufklärung muss jedoch schon jetzt hingewiesen werden: Die Befreiung der Geisteskranken von ihren Ketten und vergleichbaren Zwangsprozeduren durch ihre Unterbringung in Heil- und Pflegeanstalten. Sie ist eine Errungenschaft des nachrevolutionären Frankreich und mit dem Namen Philippe Pinel (1745–1826) verbunden. Gleichwohl sollte es noch Jahrzehnte dauern, bis die durch die liberale englische »no-restraint«-Bewegung postulierte Aufhebung aller Zwangs- und Züchtigungsmaßnahmen in ganz Europa Wirklichkeit wurde. Zum ersten und größten Zentrum der klinischen Medizin entwickelte sich Leiden unter Hermann Boerhaave (1668–1738), dem bedeutendsten Lehrer und Kliniker des 18. Jahrhunderts, dem Haupt der Leidener Schule und aller medizinischen Lehrer Europas. Boerhaave war Eklektiker, d.h. er studierte und verglich die humoralpathologischen und iatromechanistischen Krankheitskonzepte seiner Zeit, beachtete iatrochemische Erfahrungen ebenso wie iatromathematische Überlegungen und verwertete beides in der diagnostischen und therapeutischen Praxis. Seine klinischen Hauptwerke erschienen 1708 (*Institutiones medicae*) und 1709 (*Aphorismi*). Boerhaaves bedeutendste klinische Schüler Gerhard von Swieten (1700–1772), Anton de Haen (1704–1776), Hieronymus Gaub (1705–1780), Alexander Monro (1697–1767) oder Robert Whytt (1714–1766) wirkten oder begründeten an Tochterschulen Leidens; unter ihnen sind Edinburgh (Monro, Whytt) und Wien (van Swieten, de Haen) als die berühmtesten zu nennen. Auch sie standen zumindest anfangs alle unter dem geistigen Einfluss des *communis totius Europae praeceptor* (Lehrer des ganzen Europa) Hermann Boerhaave, wie ihn sein berühmtester wissenschaftlicher Schüler, Albrecht von Haller, nannte.

In der Chirurgie des 18. Jahrhunderts blieb die Trennungssituation von der akademischen Medizin prinzipiell bestehen. Ausnahmen und vereinzelte Aufstiegsmöglichkeiten waren allerdings zu verzeichnen. So etwa am Pariser College de St. Côme, in dem ja etwa Ambroise Pare als *chirurgien du roy* Aufnahme gefunden hatte. Ebenfalls an der 1731 in Paris gegründeten Königlich Chirurgischen Akademie, aber auch am Berliner *Collegium medicochirurgicum* (1727) oder an der Charité. Besondere Fortschritte

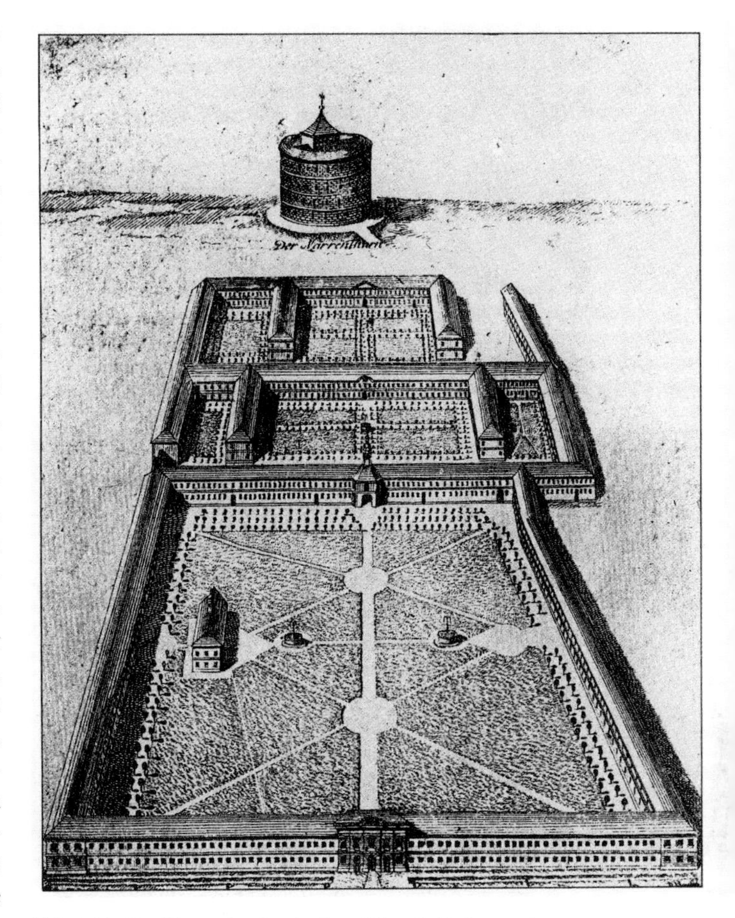

Abb. 1.28. Das Allgemeine Krankenhaus Wien. Vorläufer war das nach der zweiten Türkenbelagerung Wiens 1686 gegründete und 1693 zum »Großarmen- und Invalidenhaus« umgestaltete Soldatenhospital. Vogelperspektive, Kupferstich um 1750.

in der Operationstechnik waren allerdings nicht zu verzeichnen. Anders in der Geburtshilfe; hier setzte sich die bereits im 17. Jahrhundert erfundene Geburtszange durch und wurde technisch vor allem von französischen Geburtshelfern weiterentwickelt. Aber auch Gegenstimmen, etwa die des Engländers John Hunter (1718–1783), erhoben sich und plädierten für die Stützung der natürlichen Geburtskräfte. Fielding Ould (1710–1789) begründete die Lehre vom Geburtsmechanismus, die von William Smellie (1697–1763) erweitert wurde (rachitisches Becken, Schädelentwicklung, Messung der Conjugata diagonalis).

Nosocomium regium militare majus, quod a charitate nomen habet.
Das Königl: grosse Lazareth, oder die Charité.

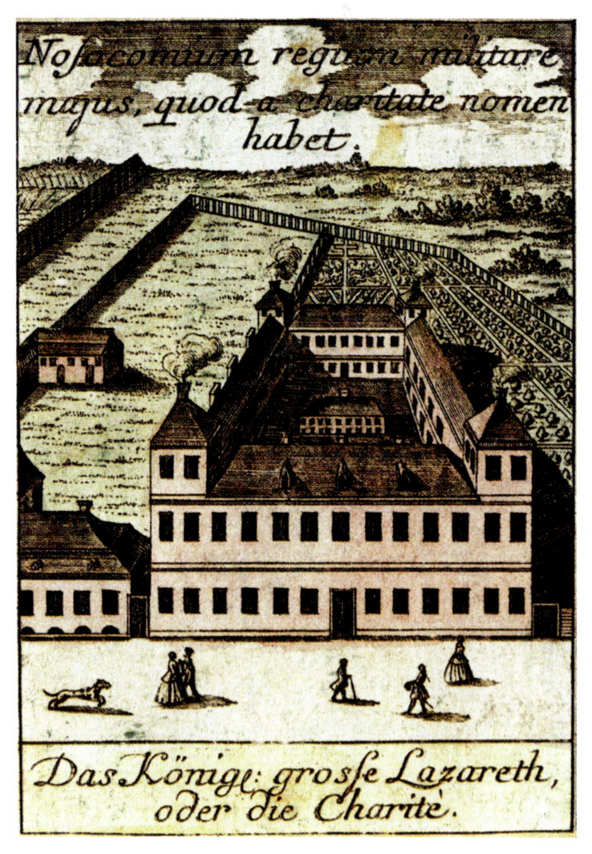

Abb. 1.29. Berlin Charité, 1740.

Konzepte eines öffentlichen Gesundheitswesens – Die Medicinische Polizey

Im Rahmen des Aufgeklärten Absolutismus war der Medizin in besonderer Weise die Rolle als Staatsdienerin, als Wächterin und Mehrerin des gemeinen Wohls und als Erzieherin des Volkes zugedacht. In dem Maße nämlich, wie sich den »Cameralwissenschaften« Einsichten in die komplizierter werdenden volkswirtschaftlichen Zusammenhänge boten, mussten gesunde, arbeits- und waffenfähige Untertanen immer deutlicher als entscheidende Stützen staatlicher Machtentfaltung erscheinen. Schadete der Staat sich doch selbst, wenn er körperliche Integrität und in gewissem Rahmen auch soziale »Behaglichkeit« als deren Voraussetzung nicht förderte. Die Erhaltung dieser Werte konnte unmöglich dem Gutdünken des einzelnen überlassen bleiben. Letztlich diente natürlich auch eine dergestalt definierte Medizin den ökonomischen und politischen Interessen des Monarchen.

Trotz dieser eindeutigen Interessenlage ist es jedoch überaus lohnend, der Medizin des »aufgeklärt«-absolutistischen Staates Aufmerksamkeit zu widmen, weil sich hinter den zeitgenössischen Begriffen einer *Medicinischen Polizey* oder *Staatsarzneykunde* nichts weniger verbarg als die Anfänge einer bis in die gesellschaftliche Feinstruktur der Familie reichenden öffentlichen Gesundheitspflege und einer Medizin, die sich zunehmend als Deutungsmacht von Gesundheit und Krankheit auch in gesellschaftlicher Perspektive verstand (Medikalisierung). Der Ulmer Stadtphysikus Wolfgang Thomas Rau (1721–1772) hat im Jahre 1764 den Begriff *Medicinische Polizey* zuerst benutzt und – ähnlich wie einige Jahre später (1771) der Jenenser Christian Rickmann (1741–1772) – mit dieser Bezeichnung alle Maßnahmen einer staatlich gesteuerten Gesundheitsvor- und -fürsorge umschrieben. Als Protagonist und eigentlicher Begründer der *Medicinischen Polizey* ist Johann Peter Frank (1745–1821) zu nennen. Frank sah seine Lebensaufgabe darin, die Herrscher des absolutistischen Staates von der Notwendigkeit einer zentral gelenkten, öffentlichen Gesundheitspflege für seine Untertanen zu überzeugen. Den gesamten medizinalpolizeilichen Erfahrungsschatz der Zeit fasste Frank in seinem sechshändigen Hauptwerk *System einer vollständigen medicinischen Polizey* (Schaumburg/Wien, 1786–1817) zusammen. So mitreißend und aufklärerisch der Entwurf einer »vollständigen medicinischen Polizey« auch gewesen sein mag, er blieb trotz aller Begeisterung in seinem Jahrhundert Entwurf. Immerhin ist aber die alte Idee von einer populären medizinischen Volksaufklärung in Büchern, Katechismen, Bildtafeln, Fliegenden Blättern und auch von der Kanzel durch ihn nachhaltig worden.

Zwei bedeutende Beiträge des 18. Jahrhunderts zur öffentlichen Gesundheitspflege müssen hier jedoch unbedingt erwähnt werden, auch wenn sie nur mittelbar dem ideellen System der *medicinischen Polizey* zugeordnet werden können. Es handelt sich einmal um das erste zusammenhängende Werk zur Gewerbehygiene, zu den Berufskrankheiten der Handwerker, Künstler, Gewerbetreibenden, ja sogar der Schriftsteller und Gelehrten, zur Arbeitsmedizin also. Autor der zuerst 1700 in Modena publizierten *De morbis artificium diatriba* (*Abhandlung über die Krankheiten der Künstler*) war der Italiener Bernardino Ramazzini (1633–1714). Seine Arbeit verdient hier umso mehr Beachtung, als sie während des gesamten 18. Jahrhunderts in vielen Sprachen neu herausgegeben und in den Vorworten ihrer Übersetzer ausnahmslos im Sinne der *Medicinischen Polizey* gepriesen wurde.

Im zweiten Beitrag geht es um die Prophylaxe einer gefährlichen Infektionskrankheit, deren Entdeckung sich in den letzten Jahren des Jahrhunderts vollzog. Die Rede ist von den Pocken, deren Verhütung durch die Methode der Variolation, d.h. die Schutzimpfung mit echten Pocken, im Orient längst geübte Praxis war, als sie im Verlauf des 18. Jahrhunderts in Europa häufiger übernommen wurde. Es handelte sich freilich um keine ungefährliche Methode, denn an Stelle der erwarteten, leichten Spontanreaktion konnte es durchaus auch zu schweren und lebensbedrohlichen Verläufen kommen. Informiert worden war die frühaufgeklärte Welt des Abendlandes über diese Methode am Anfang des 18. Jahrhunderts (1713, 1718) durch zwei kleine Traktate europäischer Bewohner Konstantinopels. Der englische Landarzt Edward Jenner (1749–1823) entwickelte dann am Ende des 18. Jahrhunderts eine als weit weniger gefährliche Impfmethode die Vakzination mit Kuhpocken. Die Idee zu dieser Impfmethode hatte er aus der Erfahrung abgeleitet, dass Stallpersonal, wenn es sich irgendwann einmal mit Kuhblattern infiziert hatte, von Menschenpocken verschont blieb. Im Jahre 1796 wagte es Jenner dann, diese Erfahrung durch ein Humanexperiment zu erproben (Impfung eines 8jährigen Knaben mit Kuhpocken und sechs Wochen später mit Menschenpocken). Das ethisch durchaus fragwürdige Experiment gelang und Jenner publizierte die Ergebnisse seiner *Inquiry into the causes and Effects of Variolae Vaccinae* zwei Jahre später (1798) – übrigens gegen dringendes Abraten der Royal Society. Jenners Methode ermöglichte die aktive Immunisierung gegen Menschenpocken. Umstritten sollte sie – paradoxerweise gerade in England und den Vereinigten Staaten – für viele Jahrzehnte noch bleiben.

Zu den vehementesten Befürwortern der Pockenimpfung gehörte in Frankreich der aufgeklärte und politisch engagierte Medizinalreformer Joseph-Ignace Guillotin (1738–1814). Der Pariser Freimaurer lehrte zwischen 1778 und 1783 Anatomie, Physiologie und Pathologie an der Pariser Universität. 1784 wurde er Mitglied der königlichen Kommission, die Franz Anton Mesmers Lehre vom animalischen Magnetismus als unethische Charlatanerie verurteilte. Bedeutend war auch seine Rolle in der Französischen Revolution. Am 15. Mai 1789 wurde er zum Mitglied der Assemblée Constituante gewählt und war von Juni 1789 bis Oktober 1791 ihr Sekretär. Als Ludwig XVI. deren Versammlungsort (Hôtel des Menus Plaisirs) unter einem Vorwand schloss, versammelten sich auf Guillotins Vorschlag hin die Mitglieder im Jeu de Paume, wo es zum berühmten

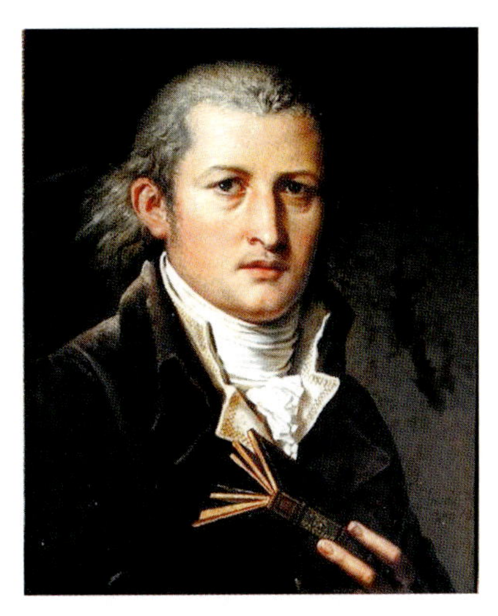

Abb. 1.30. Edward Jenner. Jugend-Porträt in Öl, 1749.

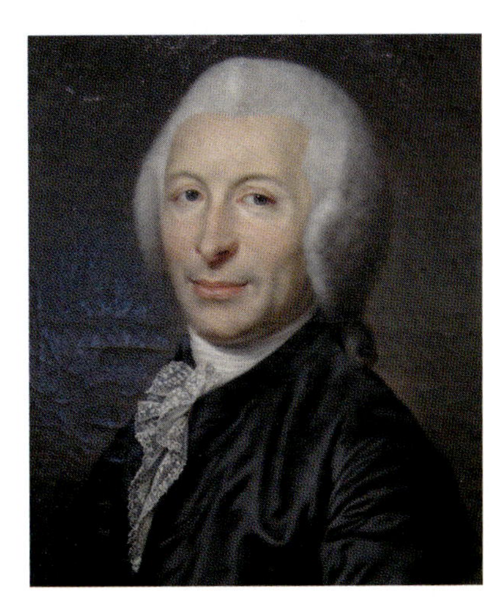

Abb. 1.31. Joseph-Ignace Guillotin. Porträt in Öl um 1800. Musée Carnavalet, Paris.

Ballhausschwur kam. Als Mitglied der Assemblée Constituante erarbeitete Guillotin viele der später umgesetzten Vorschläge zur Reformierung der medizinischen Ausbildung im Gesundheitswesen. In den späten 1790er Jahren wurde Guillontin gemeinsam mit Philippe Pinel (1745–1826) zum leidenschaftlichen Befürworter der von Jenner propagierten Kuhpockenimpfung und 1800 sogar zum Präsidenten einer Gesellschaft gegen Kuhpocken ernannt. Berühmtheit sollte der politisch liberale Philanthrop Guillotin allerdings vor allem wegen der von ihm nicht erfundenen, wohl aber als egalitär, fortschrittlich und human propagierten und nach ihm benannten Enthauptungsmaschine erlangen.

Revolution und Medizin – Der Einzug des naturwissenschaftlichen Denkens in Klinik und Labor

»In kurzer Zeit sollte nun diese Reform der Ausbildung eine viel umfassendere Bedeutung annehmen; man sollte ihr die Fähigkeit zuerkennen, die gesamte medizinische Erkenntnis zu reorganisieren und im Wissen über die Krankheit unbekannte oder vergessene, aber fundamentalere und entscheidendere Erfahrungsformen zur Geltung bringen: die Klinik und nur sie allein sollte bei den Modernen die Tempel Apolls oder Äskulaps wieder aufrichten können. Aus einer Form des Lehrens und Sagens wird eine Methode des Lernens und Sehens«.

Michel Foucault (1926–1984), Die Geburt der Klinik

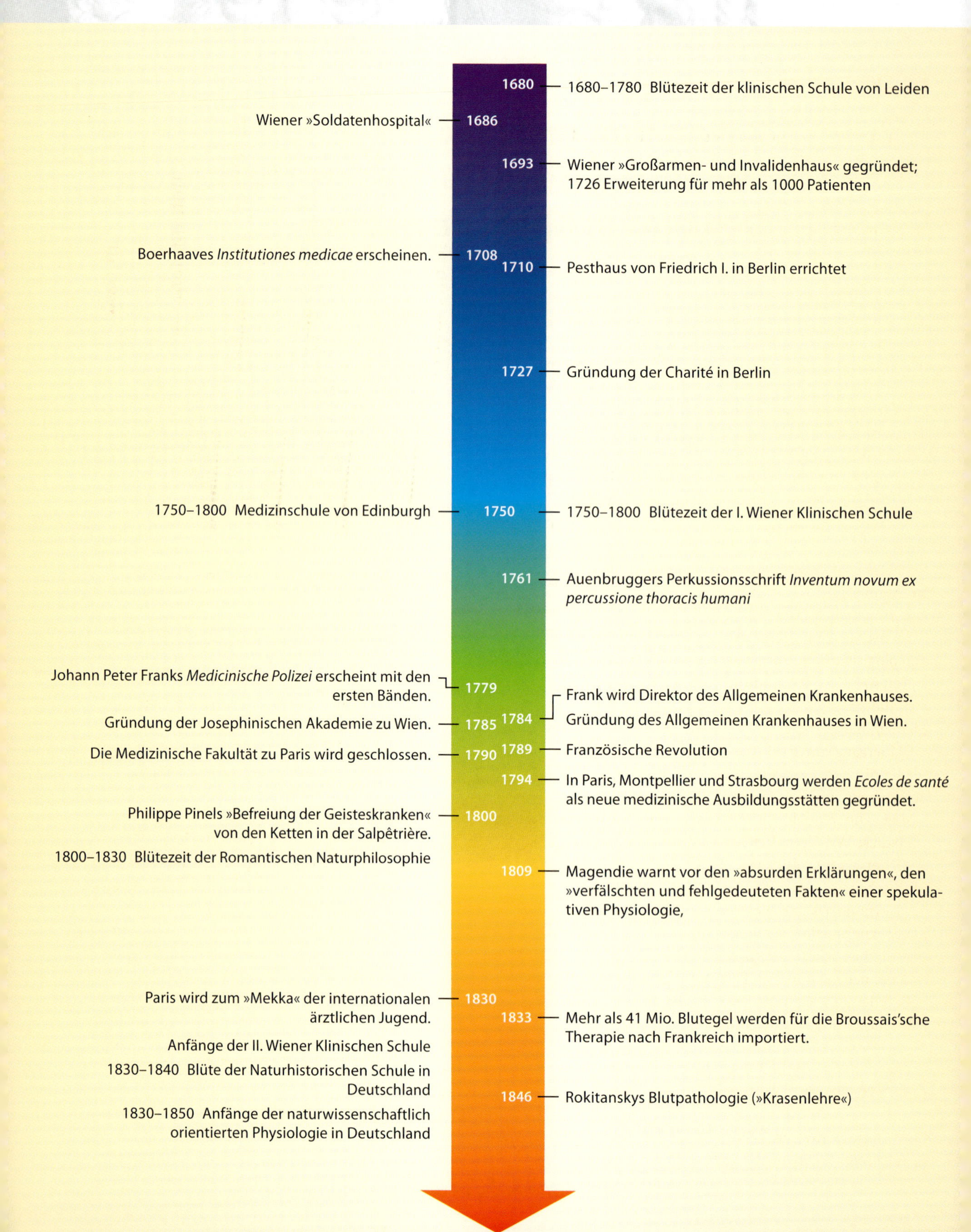
1680
1680–1780 Blütezeit der klinischen Schule von Leiden
Wiener »Soldatenhospital«
1686
1693
Wiener »Großarmen- und Invalidenhaus« gegründet; 1726 Erweiterung für mehr als 1000 Patienten
Boerhaaves *Institutiones medicae* erscheinen.
1708
1710
Pesthaus von Friedrich I. in Berlin errichtet
1727
Gründung der Charité in Berlin
1750–1800 Medizinschule von Edinburgh
1750
1750–1800 Blütezeit der I. Wiener Klinischen Schule
1761
Auenbruggers Perkussionsschrift *Inventum novum ex percussione thoracis humani*
Johann Peter Franks *Medicinische Polizei* erscheint mit den ersten Bänden.
1779
Frank wird Direktor des Allgemeinen Krankenhauses.
Gründung der Josephinischen Akademie zu Wien.
1785
1784
Gründung des Allgemeinen Krankenhauses in Wien.
Die Medizinische Fakultät zu Paris wird geschlossen.
1790
1789
Französische Revolution
1794
In Paris, Montpellier und Strasbourg werden *Ecoles de santé* als neue medizinische Ausbildungsstätten gegründet.
Philippe Pinels »Befreiung der Geisteskranken« von den Ketten in der Salpêtrière.
1800
1800–1830 Blütezeit der Romantischen Naturphilosophie
1809
Magendie warnt vor den »absurden Erklärungen«, den »verfälschten und fehlgedeuteten Fakten« einer spekulativen Physiologie,
Paris wird zum »Mekka« der internationalen ärztlichen Jugend.
1830
1833
Mehr als 41 Mio. Blutegel werden für die Broussais'sche Therapie nach Frankreich importiert.
Anfänge der II. Wiener Klinischen Schule
1830–1840 Blüte der Naturhistorischen Schule in Deutschland
1846
Rokitanskys Blutpathologie (»Krasenlehre«)
1830–1850 Anfänge der naturwissenschaftlich orientierten Physiologie in Deutschland

Die Kliniken des 18. Jahrhunderts

Von Kliniken kann man in der europäischen Medizin erst seit dem Ende des 17. Jahrhundert sprechen, als an der Universität Leiden erstmals überhaupt am Krankenbett (gr. kliné, die Liege) unterrichtet wurde. Zuvor hatten sich die Medizinischen Fakultäten auf theoretischen Unterricht beschränkt. Zu einer Einbeziehung der Hospitäler in den Unterricht war es nicht gekommen. Orientiert am Vorbild Leidens entstanden Töchterkliniken in den großen europäischen Metropolen, allen voran Wien und Edinburgh. Die wissenschaftshistorischen Voraussetzungen für einen revolutionären Wandel in der klinischen Medizin, für eine Neuorientierung im klinischen Denken, für die Berücksichtigung der experimentellen Naturwissenschaften als Produkte der Aufklärung und Grundlegungen aller zukünftigen Wissenschaft von der Natur sollte allerdings um 1800 zunächst allein die Revolution selbst in ihrer Metropole Paris bieten. Die Pariser Krankenhausmedizin, die sich um die 1794 in der französischen Metropole eröffnete *Ecole de Santé* konzentrierte, würde von beispielgebender Bedeutung für die gesamteuropäische Entwicklung werden. In ihrem Umfeld entstand auch die neue, allein auf der experimentellen Methode gegründete Physiologie um Francois Magendie, ohne die auch die klinische und pharmakologische Forschung des 19. Jahrhunderts nicht vorzustellen sind. Von Paris und seiner Medizin gingen Impulse aus, die prägenden Einfluss auf das Gesicht der neuen Medizin haben sollten. In ihrem Umfeld vollzog sich auch der Übergang von der alten, eher philosophisch orientierten medizinischen Semiotik hin zur naturwissenschaftlich beobachtenden, registrierenden, messenden und berechnenden Differentialdiagnose vor dem Hintergrund des auf eben diese Weise ermittelten »Normalen«. Bemerkenswert sind der eigentümliche deutsche Weg der naturphilosophisch geprägten Medizin der ersten Jahrzehnte des 19. Jahrhunderts und die zwischen Naturphilosophie und neuer experimenteller Klinik vermittelnde Rolle der Naturhistorischen Schule. Letztlich sollte die »Geburt« der Klinik und der neuen klinischen Forschung in Paris von entscheidender Prägungskraft für die europäische und nordamerikanische Medizin des 19. Jahrhunderts sein.

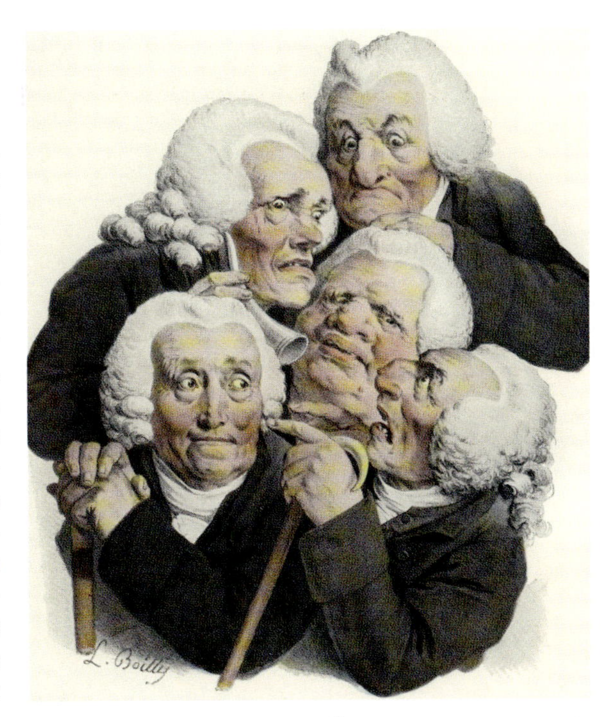

Abb. 2.1. Die ärztliche Konsultation. Ärzte im vertraulichen Gespräch über Patienten. Karikatur. Farblithographie (1760) von Louis-Leopold Boilly (1761–1845).

Die Schule von Leiden

Der Leidener Arzt und Hochschullehrer Hermann Boerhaave (1668–1738) war zweifellos der bedeutendste Kliniker des 18. Jahrhunderts. Mit seiner Person verband sich unmittelbar das hohe Ansehen der Leidener Fakultät, die sich unter seiner Anleitung zum wichtigsten Zentrum der klinischen Ausbildung in Europa entwickelte. Boerhaave war kein Dogmatiker; eklektisch verglich und studierte er die iatromechanischen, animistischen und humoralpathologischen Konzepte seiner Zeit, ließ dabei aber auch iatromathematische Elemente und iatrochemisches Erfahrungswissen nicht unbeachtet und vereinigte die brauchbarsten Teile jener Konzepte in seinem Unterrichtsstoff. Zweifellos dominierten aber iatromechanische Ansätze das ärztliche Denken und Handeln Boerhaaves. Ähnlich wie Sydenham bemühte sich auch der Leidener um eine Erneuerung der hippokratischen Methode klinischer Erfahrungsbildung und klinischen Handelns. Bedeutsam ist vor allem aber, dass Boerhaave als erster entschieden nicht nur für die Einbeziehung des Unterrichts am Krankenbett in die Ausbildung seiner Studenten eingetreten ist, sondern diese Vorstellung auch verwirklicht hat. Diese bedeutende Reform trug entscheidend zum Ansehen Leidens als ärztliches Ausbildungszentrum bei. Die medizinische Fakultät der Universität war sich dieses Umstandes sehr wohl bewusst und

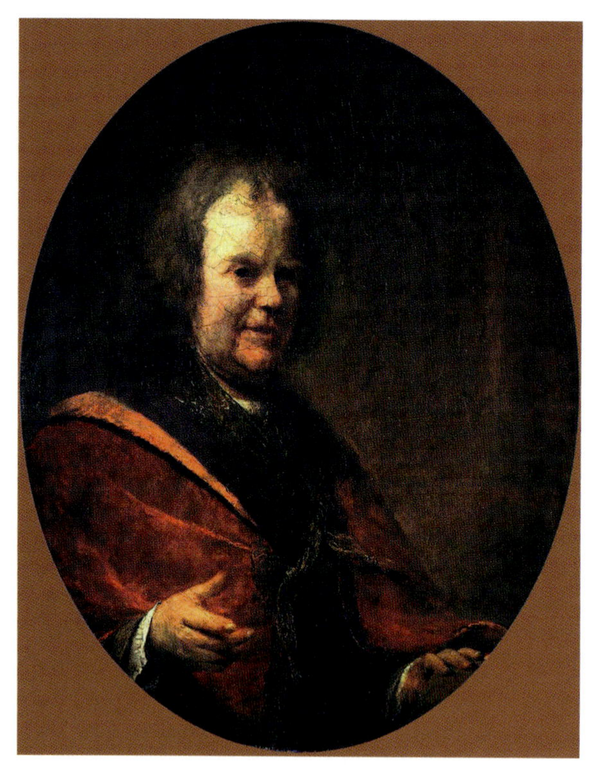

Abb. 2.2. Hermann Boerhaave. Vater der klinischen Medizin an der Universität Leiden. Ölportrait (1722) von Arent de Gelder (1645–1727).

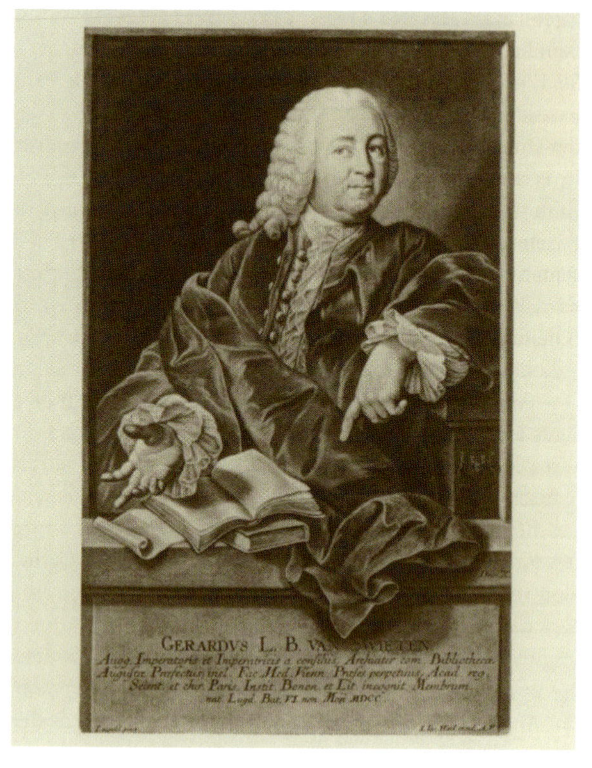

Abb. 2.3. Gerard van Swieten (1700–1772). Porträtkupferstich, 1755.

achtete seit Boerhaaves Zeiten kritisch auf die Einhaltung der klinisch-praktischen Kurse.

In der Therapie vertrat Boerhaave eher einen zurückhaltenden und bisweilen abwartenden Standpunkt und befürwortete eine Unterstützung der natürlichen Heilkraft des Körpers. In strengem Sinne hat er kein eigenes medizinisches System entwickelt. Es waren vielmehr seine eklektischen Fähigkeiten als Theoretiker, sein didaktisches Geschick als Lehrer und vor allem seine beeindruckende ärztliche Haltung im Umgang mit Patienten und jungen Medizinstudenten, die sein Ansehen weit über die Grenzen der Niederlande hinaus bestimmten. Insbesondere seine *Institutiones medicae in usus annuae exercitationes domesticos digaestae* (1708) und seine *Aphorismi de cognoscendis et curandis morbis* (1709) erfreuten sich größter Popularität; sie wurden in viele Sprachen übersetzt.

Boerhaave bildete als akademischer Lehrer den Ausgangspunkt für eine ganze Reihe klinischer Schulen des 18. Jahrhunderts. So standen die Boerhaave-Schüler Gerhard van Swieten (1700–1772) und Anton de Haen (1704–1776) für die Wiener Schule, die Boerhaave-Schüler Alexander Monro (1697–1767) und Robert Whytt (1714–1766) für die Schule von Edinburgh. Sein sicher berühmtester Schüler aber war der bereits vorgestellte Albrecht von Haller. Boerhaaves Tätigkeit als Arzt und akademischer Lehrer in Leiden erstreckte sich über mehr als 30 Jahre, bis ihn 1729 ein Gichtleiden zur Reduzierung seiner Tätigkeiten zwang. Zwei seiner drei Professuren, die der Botanik und der Chemie, legte er nieder. Professor für praktische Medizin blieb der Leidener bis zu seinem Todestag am 23. September 1738.

Die erste Wiener Schule der klinischen Medizin

Die Tochterschule Leidens in Wien orientierte sich ganz am Vorbild Boerhaaves; ihre Blütezeit fällt in die zweite Hälfte des 18. Jahrhunderts. In Wien war es vor allem Gerard van Swieten (1700–1772), der sich bereits in den späten vierziger Jahren des 18. Jahrhunderts nach seiner Berufung zum Leibarzt der österreichischen Kaiserin Maria Theresia (1717–1780) und zum Professor an der Medizinischen Fakultät Wiens an die Reform des klinischen Unterrichts in der Donaustadt machte. Das Vorbild Leidens ließ sich auch in Wien verwirklichen und bald blühte die Medizinische Fakultät auf. Ihre Attraktivität steigerte sich noch, als van Swieten, seit 1749 Dekan der Medizinischen Fakultät, seinen alten Studienkollegen Anton de Haen (1704–1776) nach Wien berief. Der glänzende Didaktiker de Haen zog die Studenten nach Wien und steigerte das Ansehen der Fakultät.

Van Swieten und de Haen legten den Schwerpunkt ihres ärztlichen Unterrichts an das Krankenbett und den ihres klinischen Handelns auf die Erziehung zu einer kritisch-empirischen Haltung, deren Vorbild sie in Leiden gesehen hatten. Eine regelmäßige Verlaufsbeobachtung am Krankenbett und die epikritische Überprüfung und Kontrolle des klinischen Krankheitsverlaufs am pathologisch-morphologischen Substrat waren die wichtigsten Elemente ihrer Klinik. Daneben finden wir, insbesondere bei de Haen, eine verstärkte Hinwendung zu differenzierten Methoden der Diagnostik, die sich auch physikalisch-technischer Hilfsmittel bedienten. So benutzte de Haen wie sein Lehrer Boerhaave das Fahrenheitthermometer in der klinischen Diagnostik und demonstrierte seinen Gebrauch im Unterricht, ohne dass dadurch freilich die systematische klinische Thermometrie eingeführt worden wäre.

Eine andere Hilfsmethode der Diagnostik, die von dem Schüler der großen Wiener Kliniker, Leopold Auenbrugger (1722–1809), entwickelte Methode der Perkussion, lehnten die Boerhaave-Schüler allerdings ab. Auenbrugger hatte bemerkt, dass der menschliche Thorax in seinen verschiedenen Regionen unterschiedliche Resonanzverhältnisse aufwies, je nachdem, ob überwiegend flüssige, feste oder lufthaltige Strukturen den Klopfschall weiterleiteten. Auenbrugger überprüfte und verifizierte seine Beobachtungen im physikalischen Experiment und an Leichen. Er erörterte sogar die unterschiedlichen Perkussionstöne im Zusammenhang mit bestimmten Krankheitszuständen und publizierte die Ergebnisse 1761 in der Schrift *Inventum novum ex percussione thoracis humani ut signo, abstrusos interne pectoris morbos detegendi* – ohne Erfolg. Seine wichtige klinisch-diagnostische Entdeckung sollte sich allerdings erst nach ihrer Übersetzung ins Französische (1808) durch den Kliniker Jean Nicolas Corvisart (1755–1821) des verdienten Beifalls erfreuen.

Im Jahre 1790 betraute Kaiser Leopold II. (1747–1792) den zu dieser Zeit in Pavia tätigen Arzt Johann Peter Frank (1745–1821) mit einem Gutachten über das Wiener Allgemeine Krankenhaus (1686: Soldatenhospital; 1693: Großarmen- und Invalidenhaus; 1726: Erweiterung; 1784: Umplanung in ein »Allgemeines Krankenhaus«). Dieses Gutachten fiel denkbar schlecht aus. Vor allem kritisierte Frank die schlechte Wasserversorgung und die unzweckmäßige Verteilung der Krankenzimmer; besonderes Missfallen aber fand er an dem von Joseph von Quarin (1733–1814), Leibarzt am kaiserlichen Hof und seit 1784 Direktor des Allgemeinen Krankenhauses, erbauten Narrenturm. Obwohl dieser gegenüber der früheren Unterbringung der Geisteskranken in Verliesen am Salzgries eine gewisse Verbesserung darstellte, wurde er von Frank doch zu Recht als unmenschlich angeprangert. Vorgeschlagen wurde die Aufteilung des Krankenhauses in mehrere kleinere Spitäler. Für solche grundlegenden Reformvorschläge allerdings besaß die verschuldete Krankenhausleitung zu jener Zeit noch keinerlei Mittel. Frank folgte 1795 einer Berufung nach Wien und wurde hier zum Direktor des Allgemeinen Krankenhauses und zum Professor ernannt. Er setzte der Medizin nicht nur die Heilung, sondern auch die Vorbeugung zum Ziel. Ab dem Jahre 1779 gab er die *Medicinische Polizei* heraus, sein Hauptwerk, das neben hygienischen auch gerichtsmedizinische Fragen behandelt. Die Wiener Schule verdankt ihm zahlreiche Verbesserungen sowohl auf organisatorischem, als auch auf wissenschaftlichem Gebiet. Schon einige Jahre zuvor war es zu bedeutenden Reformen gekommen.

Auf medizinischem Gebiet waren dies vor allem die Erstellung eines neuen Studienplans für die medizinische Fakultät sowie die Gründung der Josephinischen Akademie im Jahre 1785. Hinter der Akademie, dem sogenannten Josephinum, erstreckte sich das Garnisonsspital. Als Rivalin der Universität besaß die Anstalt eigene Lehrkanzeln für Anatomie, Physiologie, Pathologie, Therapie, Hygiene, Gerichtsmedizin und Gynäkologie. Sie erlebte jedoch ein wechselhaftes Schicksal bis zu ihrer Schließung Ende 1874. Bereits unter Andreas Joseph von Stifft (1760–1836), »seiner apostolischen Majestät wirklicher Hofrath, erster Leib- und Protomedicus«, begann auch der Niedergang der ersten Schule der Wiener klinischen Medizin. Stifft war als Leiter des Medizinalwesens der Wiener Schule (seit 1803) medizinisch wenig qualifiziert, dafür aber persönlich sehr ambitioniert. Ihm gelang es, in kurzer Zeit, nicht nur den für seine Schädellehre berühmt gewordenen Anatomen Franz Joseph Gall (1758–1828), sondern auch Johann Peter Frank

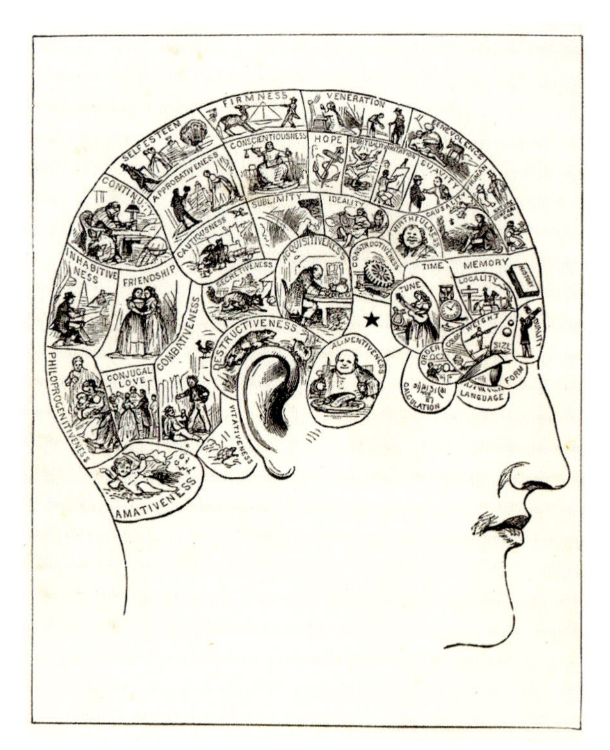

Abb. 2.4. Phrenologie des Franz Joseph Gall. Englische Karikatur um 1800.

aus Wien zu vertreiben. Der überaus zukunftsreiche Chirurg und frühe Anästhesist Johann Friedrich Dieffenbach (1792–1847), der erwog, sich in Wien niederzulassen, wurde ebenfalls von Stifft abgeschreckt und zog 1832 Wien die Berliner Charité vor. Im Grunde war die erste Wiener Schule der klinischen Medizin bereits in den ersten beiden Jahrzehnten des 19. Jahrhunderts, bedingt auch durch die wachsende Ausstrahlungskraft von Paris, bedeutungslos geworden. Hieran vermochten selbst so populäre Ärzte wie Lukas Johann Boer (1751–1835) als Geburtshelfer, Georg Prochaska (1749–1820) als Nervenphysiologe und Theoretiker, Franz Xaver von Hildenbrand (1789–1849, Innere Medizin), Vinzenz von Kern (1760–1829; Chirurgie) und Joseph Barth (Augenheilkunde) nichts mehr zu ändern.

Edinburgh

Die Blütezeit der Medizinschule von Edinburgh, in der auch diese, ähnlich wie Wien, Studenten aus ganz Europa bis nach Russland anzog, fällt in die zweite Hälfte des 18. Jahrhunderts. Tatsächlich wuchs die Zahl der Studenten Edinburghs sehr rasch an. So hörten in den Jahren 1720 bis 1790 rund 12.800 Studenten dort medizinische Vorlesungen. Den Unterricht dominierten die Mitglieder der Medizinerdynastie der Monro. So war es der Boerhaave-Schüler Alexander Monro (I.) (1797–1867), der dem Vorbild seines Lehrers folgend eine Leidener Tochterschule begründete. Monro war 1720 im Alter von nur 22 Jahren zum Professor der Anatomie an die neu gegründete Universität Edinburgh berufen worden. Offensichtlich hat auch Monro viel vom didaktischen Geschick seines Lehrers mit nach Schottland genommen, denn er wirkte dort bald als Anziehungspunkt für eine große Zahl von Studenten. Monros Sohn Alexander (1733–1817) und dessen Sohn Alexander (1773–1859) traten als Monro *secundus* und Monro *tertius* in die Fußstapfen ihres Vaters bzw. Großvaters. Die drei Monros besetzten den Lehrstuhl für Anatomie in Edinburgh in ununterbrochener Folge zwischen 1720 und 1846.

Die Geburt der modernen Klinik

Die Wandlung der alten Medizin am Krankenbett zur modernen klinischen Medizin, zur Krankenhausmedizin, vollzieht sich bereits im letzten Dezennium des 18. Jahrhunderts. Dieser Umwandlungsprozess ist zwar in erster Linie ein medizinwissenschaftlicher und medizinpraktischer Vorgang; seine Voraussetzungen sind aber auch in den sich schnell wandelnden Wirtschafts- und Lebensbedingungen der Epoche zu suchen. Die erste Phase der technisch-industriellen Revolution löst die alte Manufakturperiode des aufgeklärten Absolutismus ab. Die neuen Produktionsprozesse, deren Entwicklung und Ausprägung sich vor allem in den Städten vollzieht, sind arbeitskraftintensiv und locken das chancenlose Landproletariat in die Metropolen der industriellen Produktion. Die Städte werden zu Ballungszentren, bewirken ein schnelleres Bevölkerungswachstum, gleichzeitig aber auch einen steigenden Anteil mittelloser Unterschichten an der sich wandelnden Gesellschaftspyramide.

Zwangsläufig erfordern die großen Menschenmassen der Städte auch eine Expansion der klinischen Versorgungsmöglichkeiten, nicht zuletzt auch deshalb, weil die alten ländlichen Familien- und Versorgungsstrukturen für Kranke und Gebrechliche in den Städten nicht überleben. Die Anfänge des klinischen Massenbetriebes liegen in dieser historischen Epoche der ersten technisch-industriellen Revolution. Die wissenschaftsimmanente Grundbedingung für das

Entstehen der modernen Klinik ist die stetig wachsende Physikalisierung der Untersuchungsmethoden vor dem Hintergrund der neu entstehenden Experimentalwissenschaften. Der Patient wird zu Lebzeiten im Dienste von Diagnostik und Therapie mit den physikalischen Methoden der Perkussion und Auskultation untersucht und durchdrungen. Er ist zum messbaren Patienten geworden. Nach seinem Tod überprüft der Pathologe den Krankheits- und Therapieverlauf in der Autopsie. Die Sektion wird zum wichtigsten Element der Epikrise. Physikalische Diagnostik und anatomisch-pathologische Nachbeurteilung sind die dominierenden Charakteristika der neuen klinischen Medizin am Anfang des 19. Jahrhunderts. Die alte verlaufsbeobachtende, neohippokratische Schuldiagnostik des 17. und 18. Jahrhunderts, wie sie von Männern wie Boerhaave und Sydenham geprägt worden war, ist nun wesentlich erweitert; die Medizin insgesamt befindet sich auf dem Weg von der klinischen Einzelbeobachtung zur systematischen Beobachtungswissenschaft.

Die Pariser klinische Schule

Vier europäische Metropolen sind es, die die neuen, bestimmenden Schulen der klinischen Medizin beherbergen: Paris, Wien (zweite Schule), Dublin und London. Die führende Position unter diesen Schulen kam zweifellos Paris zu. Die Pariser Krankenhausmedizin, die sich um die 1794 in der französischen Metropole eröffnete *École de Santé* konzentrierte, war von beispielgebender Bedeutung für die gesamteuropäische Entwicklung. Noch in den ersten Stürmen der Revolution war am 18. August 1790 die Medizinische Fakultät zu Paris als Ort antiquierter Beharrung, des korrupten akademischen Ämtererwerbs und der wissenschaftlichen Unfruchtbarkeit geschlossen worden. Dort hatte seit 1785 keine Promotion mehr stattgefunden und eine gründliche Reorganisation des Medizinstudiums in ganz Frankreich war dringend erforderlich. Allerdings ließ man sich mit dieser Reorganisation viel Zeit, so dass schließlich ein empfindlicher Mangel an jungen Ärzten spürbar wurde. Allein in den ersten Jahren nach der Revolution waren mehr als 900 Sanitätsoffiziere ermordet worden. Von entscheidender Bedeutung für den neuen Stil der medizinischen Ausbildung, die nun ganz auf die Klinik konzentriert sein sollte, war der Bericht, den der Politiker und Chemiker Antoine François Comte de Fourcroy (1755–1809) am 27. November 1794 hierzu dem Konvent vorlegte. Darin hieß es nach einer gnadenlosen Abrechnung mit dem alten System unter anderem:

> »In der neuen Medizinischen Schule soll praktische Tätigkeit mit gründlichem theoretischen Wissen verbunden sein. Die Studenten werden chemische Übungen absolvieren, sezieren, operieren und bandagieren. Wenig lesen, aber viel sehen und viel selbst tun, das soll die Grundlage des neuen Unterrichts sein. Praktische Medizin und Beobachtung am Krankenbett, all das, was früher fehlte, soll nun ganz in den Vordergrund rücken.«

Auf der Grundlage dieses Berichts, den Fourcroy, selbst Mitglied des Wohlfahrtsausschusses und unter Napoleon seit 1801 Unterrichtsminister, verabschiedete der Konvent noch im Dezember 1794 ein Gesetz, durch das alsbald in Paris, Montpellier und Strasbourg *Ecoles de santé* als neue medizinische Ausbildungsstätten gegründet wurden. Zugleich wurde auch das medizinische Lehrstuhlsystem vollkommen neu konzipiert. Es bestand nun aus 12 Lehrstühlen (gegenüber sechs in der alten Fakultät), die den Unterricht in folgenden Fächern vorsahen: Anatomie und Physiologie, Medizinische Chemie und Pharmazie, Medizinische Physik und Hygiene, externe und interne Pathologie, Medizinische Naturgeschichte (Biologie), operative Chirurgie, Äußere und Innere Medizin, Höhere Klinik, Geburtshilfe sowie Medizinisches Recht und Geschichte der Medizin. Dies war die Struktur der neuen medizinischen Schule, die im Laufe des 19. Jahrhunderts auch international zur Blaupause für eine moderne medizinische Forschung und Lehre werden sollte.

Von größter Bedeutung war weiterhin der Umstand, dass die Französische Revolution systematisch die Institution Hospital in Paris säkularisierte und umstrukturierte und so wichtige Voraussetzungen für eine neue klinische Medizin schuf. Dies geschah durch die Verbesserung und Vergrößerung der alten Hospitäler, besonders des Hôtel-Dieu und der Charité, die Trennung medizinischer Institutionen von philanthropischen Einrichtungen und Gefängnissen (Pitié, Charenton, Salpêtrière), die Umwandlung konfiszierter Klöster in Hospitäler (St. Antoine, Val de Grâce, Maternité), die Gründung neuer, kleinerer Hospitäler mit spezielle Ausrichtung und schließlich die Übernahme aller Hospitäler in staatlichen Besitz und die Zentralisierung ihrer Verwaltung.

Die Reform des Pariser Krankenhauswesens durfte allerdings nicht bei den äußeren Organisationsstrukturen stehen bleiben, denn die innere Verfassung der Kliniken war schon vor der Revolution katastrophal gewesen und hatte durch die Revolution wohl auch zunächst keine grundlegende Änderung erfahren. Das ganze Grauen, etwa

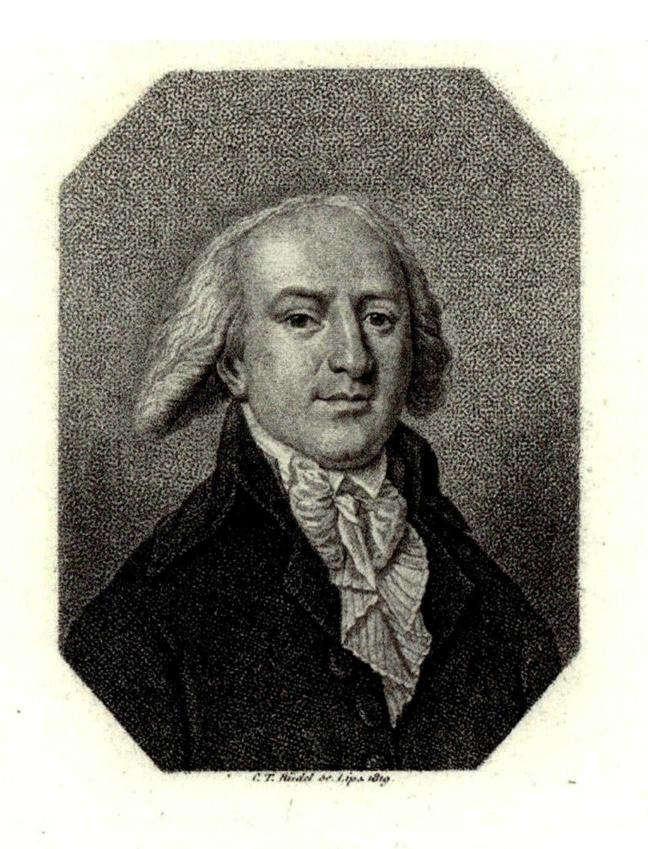

Abb. 2.5. Antoine François Comte de Fourcroy. Reformer der revolutionären Medizinschule von Paris.

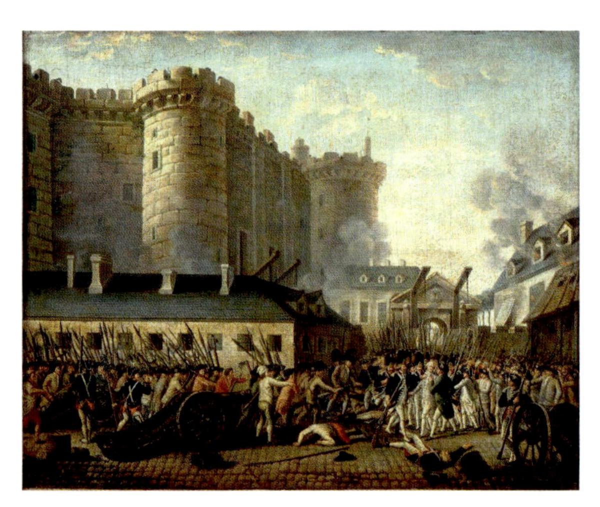

Abb. 2.6. Sturm auf die Bastille. 1789, Beginn der Revolution. Farbdruck nach Jean-Pierre Houël (1735–1813).

im Hôtel-Dieu, lässt sich anhand eines vorrevolutionären (1788) Augenzeugenberichts erahnen:

> »Die allgemeine Verfahrensweise im Hotel Dieu – bedingt durch Raummangel – war es, so viele Betten wie möglich in einen Raum zu schaffen und vier, fünf oder sechs Personen in ein Bett zu legen. Tote waren dort mit Lebendigen in einem Bett zu sehen. Räume sahen wir so enge, dass die Luft stand, sich nie erneuerte und Licht nur schwach durch die Vorhänge eindrang. Wir sahen Genesende zusammen mit Kranken, Sterbenden, Toten, gezwungen barfuss – sommers oder winters, zur Brücke zu gehen, wenn sie etwas frische Luft erhaschen wollten. Wir sahen Genesende untergebracht in einem Raum der dritten Etage, den man nur durch die Pockenabteilung erreichen konnte.
> Die Abteilung für Verrückte grenzt unmittelbar an die der unglücklichen Operierten, die nicht auf Ruhe hoffen dürfen in dieser Nachbarschaft, mit Schreien Tag und Nacht.«

Kaum besser war es um die Situation in den Spezialabteilungen, etwa in der Chirurgie, bestellt, wo die Patienten dem Grauen der bevorstehenden Schmerzen entsetzt entgegen hören und entgegen sehen mussten:

> »Der Operationsraum, wo trepaniert wird, Steine geschnitten, Glieder amputiert werden, beherbergt gleichzeitig Frischoperierte und solche, die noch geschnitten werden sollen. In der Mitte des Raums wird operiert. Man sieht die Vorbereitungen, hört die Schreie der Leidenden. Der, welcher morgen unters Messer kommen wird, sieht schon heute sein zukünftiges Weh. Jemand der dort hindurchgehen muss, erschaudert vor den Schreien der Angst.«

Und die armen Schwangeren, die das größte Hospital der Stadt zur Entbindung aufsuchten, mussten permanent nicht nur um das eigene, sondern auch um das Leben ihrer neugeborenen Kinder fürchten:

> »Das St. Joseph-Zimmer ist für die Schwangeren bestimmt. Ehefrauen und Prostituierte, gesunde und kranke Frauen, alle zusammen, drei bis vier in einem Bett, ausgesetzt der Schlaflosigkeit, der Ansteckung, der Gefahr, die eigenen Kinder zu verletzen. Die entbundenen Frauen liegen ebenfalls zu viert oder in noch größerer Zahl in einem Bett, egal wann die Entbindung stattfand. Es ist schwindelerregend, darüber nur nachzudenken, wie sie sich gegenseitig anstecken. Die meisten von ihnen sterben oder werden krank entlassen.«

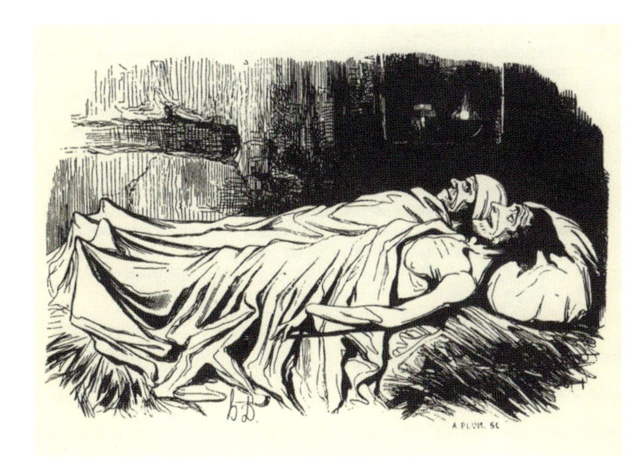

Abb. 2.7. Toter und noch lebendiger Patient in einem Bett. Karikatur nach Honoré Daumier (1808–1879).

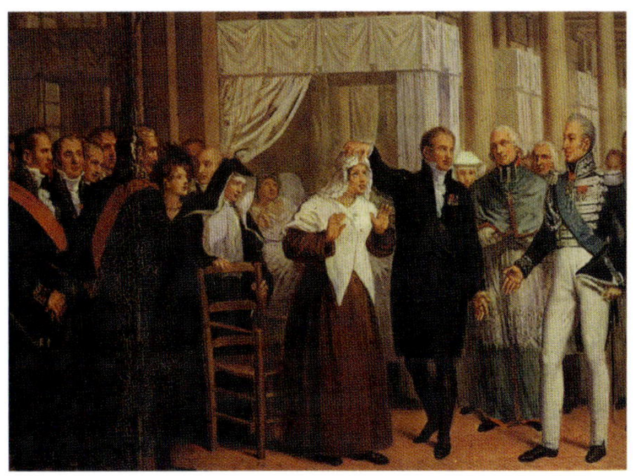

Abb. 2.8. Dupuytren. Er demonstriert eine Patientin mit Augenleiden im Hôtel-Dieu.

Tatsächlich sollte es Jahrzehnte dauern, bis eine Senkung der Mortalität in den Pariser Kliniken erkennbar wurde. Starben im Zeitraum von 1805 bis 1814 noch mehr als 20 von 100 Patienten während des Klinikaufenthalts, so sank die Mortalität erst um 1850 auf knapp unter zehn Prozent.

Die neue Konzeption

Die Pariser Schule war streng klinisch-symptomatologisch und pathologisch-anatomisch orientiert und fußte vor allem auf vier Fundamenten: der exakten, empirisch-sensualistischen Beobachtung des Patienten; seiner physikalischen Untersuchung, vor allem durch Perkussion und Auskultation (René Théophile Hyacinthe Laënnec [1781–1826] entwickelte 1819 das Stethoskop), den Ergebnissen der postmortalen Sektion und der statistischen Auswertung klinisch-pathologischer Ergebnisse.

Von entscheidender Bedeutung für die weitere Entwicklung der klinischen Medizin waren die Versuche dieser Schule, auf der Grundlage von Symptomen und pathologischen Befunden zu einer strengen Klassifizierung der Krankheiten zu kommen. Zu den führenden Köpfen der Pariser klinischen Medizin zählten Philippe Pinel (1745–1826) und dessen Schüler Marie François Xavier Bichat (1771–1802). Diese beiden Ärzte schufen die Grundlagen des neuen Konzeptes.

Philippe Pinel hat in seinen medizinischen Werken immer wieder betont, dass die Medizin als Teil der Naturwissenschaften aufzufassen sei und dass der Arzt daher auch mit naturwissenschaftlichen Methoden arbeiten müsse. Der revolutionäre Arzt richtete sich heftig gegen autoritäre medizinische Doktrinen, die ausschließlich auf theoretischen Überlegungen fußten und förderte in seinem praxisbezogenen Unterricht die klinisch-physikalische Untersuchung ebenso wie die stetige Konsultation persönlicher ärztlicher Erfahrung. Pinels Credo der klinischen Medizin lautete: Man muss die Krankheit im Kranken sehen lernen. Die alleinige Betrachtung der erkrankten Person (»voir des malades sans voir des maladies«) reicht nicht aus. Man muss auch die »Krankheit malen« lernen. Weiterhin ist eine strenge Klassifizierung aller Krankheiten auf der Grundlage von Symptomen und pathologischen Befunden erforderlich: »Wenn dir eine Krankheit vor Augen kommt, bestimme ihren wahren Charakter und ordne sie in ein nosologisches System ein.« Damit unterschied sich Pinel dramatisch vom Neohippokratismus Thomas Sydenhams, bei dem von nosologischen Systemen noch keine Rede gewesen war. Pinels Krankheitsklassen waren streng symptomatologisch-pathologisch gegliedert und berücksichtigten Fieber, Neurosen (Nervenkrankheiten), Phlegmasien (Schleimkrankheiten), Organläsionen und Hämorrhagien (Blutkrankheiten, Blutungen). Hinsichtlich der Therapie schien Pinel die abwartende, exspektative Haltung des Arztes nützlich. Besondere Aufmerksamkeit hat dem *necrologe* (Autopsie-Befund) zu gelten, er ist unverzichtbar für die Überprüfung des Krankheitsgeschehens.

Die Bedeutung Pinels liegt aber nicht nur auf dem Gebiet der internistischen klinischen Medizin, sondern vor allem auf dem der Psychiatrie. Bereits früh hatte sich der versierte Kliniker und Pathologe mit dem Studium der Geisteskrankheiten beschäftigt und bald die kriminalisierende Behandlung der »Irren« heftig kritisiert. Zu seiner Zeit wurden geisteskranke Patienten häufig mit Gewalttätern zusammengesperrt, in Ketten gelegt und auf diese entwürdigende Weise bis zu ihrem Tode verwahrt. Pinel bekämpfte diese inhumanen Methoden unter erheblichen persönlichen Schwierigkeiten heftig und empfahl stattdessen eine ärztliche Behandlung geisteskranker Patienten. Die »Befreiung der Geisteskranken« von den Ketten verbindet sich mit Pinels Namen. Tatsächlich ließ sich dieser Ansatz allerdings nicht durchgehend realisieren. Am Hopital Bicêtre blieb er erfolglos, während er an der Salpêtrière zumindest teilweise umgesetzt werden konnte.

Der späte Vitalist François Xavier Bichat wirkte vor allem in der Pathologie. Bichat stand für die neuen, unverzichtbar gewordenen Beziehungen zwischen klinischer Medizin und pathologischer Epikrise, wie sie für die Pariser klinische Schule typisch waren. Er wies den unterschiedlichen Gewebetypen der einzelnen Organe nicht nur bestimmte Vitalitätsgrade zu, sondern verlegte in sie auch den eigentlichen Sitz der Krankheiten. Der Körper, so Bichats Lehre, besitze vitale Eigenschaften, die zu erhalten und wiederherzustellen Aufgabe jeder Therapie sei. Vitale Eigenschaften sind in den Organen lokalisierbar. Alle Krankheitsphänomene beruhen auf Veränderungen der vitalen Eigenschaften in den Organen. Also haben auch alle pathologischen Phänomene ihren Sitz in den Organen. Organe lassen sich ihrerseits in gewebliche »Elemente« zerlegen. An ihnen müssen die Krankheitszeichen studiert werden. Auf dieser Grundlage entwickelte Bichat eine hoch differenzierte Gewebelehre, die zwischen 21 unterschiedlichen Gewebetypen unterschied.

François Josef Victor Broussais (1772–1838) gilt unter den Hauptvertretern der Pariser Klinik als der eigentliche Protagonist der neuen organbezogenen Läsionslehre, des Lokalismus. »Toutes maladies sont locales«, jede Krankheit hat einen lokalen Sitz, ist sein pathogenetisches Motto. Daneben war Broussais ein vehementer Anhänger des Brownianistischen Vitalismus (*Histoire des Phlegmasies*, 1808). Jede Krankheit, so Broussais, beruht auf einer Erregungsstörung; alles ist Reizung, Irritation. Die Therapie muss daher entzündungsabschwächend, dämpfend, antiphlogistisch sein. Erste Therapie der Wahl ist daher für ihn die blutentleerende Therapie, die in Frankreich und bald auch über Frankreichs Grenzen hinaus Hunderttausenden von Patienten ihren Körpersaft entzieht. Allein 1833 werden mehr als 41 Mio. Blutegel nach Frankreich für die Broussais'sche Therapie importiert.

Der Arzt und Anatom Jean Nicolas Corvisart des Marest (1755–1821) bemühte sich ebenfalls um die Neubegründung der pathologischen Anatomie, ist aber vor allem durch die Einführung der von Auenbrugger bereits lange zuvor erfundenen Perkussionsmethode bekannt geworden. Auenbrugger hatte sich in Wien nicht mit seiner neuen Erfindung durchsetzen können. Corvisart erkannte sofort die überragende Bedeutung dieses wichtigen physikalischen Diagnostikums und übersetzte Auenbruggers *Inventum novum* ins Französische. Die Kombination von Perkussionsmethode und pathologischer Anatomie nutzte Corvisart insbesondere im Bereich der von ihm besonders bearbeiteten Herzkrankheiten.

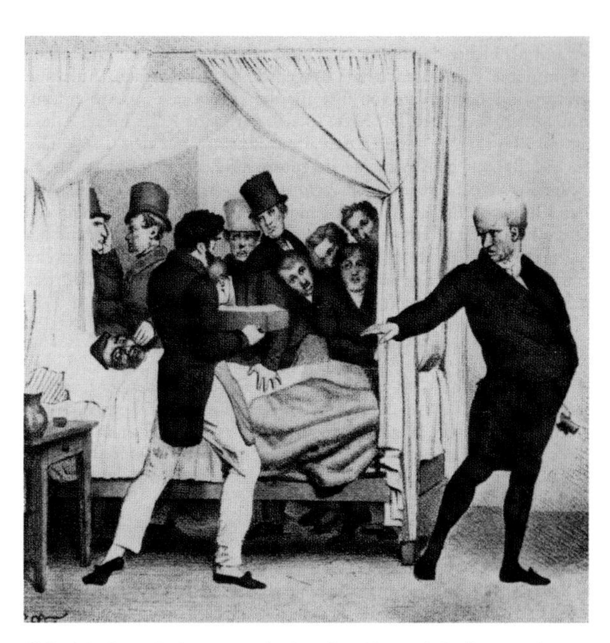

Abb. 2.9. Dem Patienten noch einmal 90 Blutegel! Karikatur auf Victor Broussais' Vorliebe für Blutegel.

René Théophile Hyacinthe Laënnec (1781–1826) ist bereits im Zusammenhang mit der Entdeckung des Stethoskops und der Begründung der Auskultation erwähnt worden. Zusammen mit Auenbrugger und Corvisart gilt auch er als Begründer der exakten physikalischen Diagnostik der Krankheiten der Brustorgane. Auch Gabriel Andral (1797–1876) gehörte zu den führenden Köpfen der jungen Pariser klinischen Medizin. Seine zwischen 1829 und 1833 edierte *Clinique médicale* repräsentiert in ihren Fallbeschreibungen bereits den Höhepunkt der neuen Entwicklung. Andral ist darüber hinaus durch seine chemischen Blutstudien bekannt geworden, die auf der Annahme basierten, dass es besondere Bluterkrankungen geben müsse. Der engagierte Arzt gehörte daneben zu den heftigsten Gegnern der exzessiv betriebenen Methoden des Aderlasses.

Erwähnt werden muss schließlich auch Pierre Charles Alexandre Louis (1787–1872), der sich um die klinische Statistik bemühte, ohne die eine systematische Auswertung der Krankheitsfälle in Klinik und Pathologie nicht möglich gewesen wäre. Seine Hauptargumente zur Notwendigkeit einer Mathematisierung der klinischen Beobachtung betonen erstmals in der Geschichte der klinischen Forschung die Bedeutung der Statistik: Statistik ist für Louis die fundamentale und einzige Voraussetzung verlässlicher medizinischer Studien. Erst durch sie ist es möglich, die gesetzmäßigen Verläufe (»allgemeine Tatsachen«) der menschlichen Natur tatsächlich als gesetzmäßig und nicht nur als zufällig zu erkennen. »Allgemeine Tatsachen« der menschlichen Natur in Gesundheit und Krankheit erbeben sich aber nur aus der Sammlung »einzelner Tatsachen« (Phänomene), die erkannt, verglichen und klassifiziert werden müssen. Empirische Operationen solcher Art jedoch können nicht präzise sein, wenn man die Beobachtungen nicht zählt. Bislang, so Louis, habe man überhaupt noch nicht »gezählt« oder man habe »schlecht gezählt«. Aussagen, die lediglich Resultat einfacher Induktion sind, ohne Statistik oder numerische Analyse oder lediglich auf Erinnerung beruhen, haben allenfalls vorläufigen Charakter.

toux 20
fièvre 32
Dévoiement 91
vomissement 12
Douleur 15
Total 136
ordonnance Diète saignée
mort

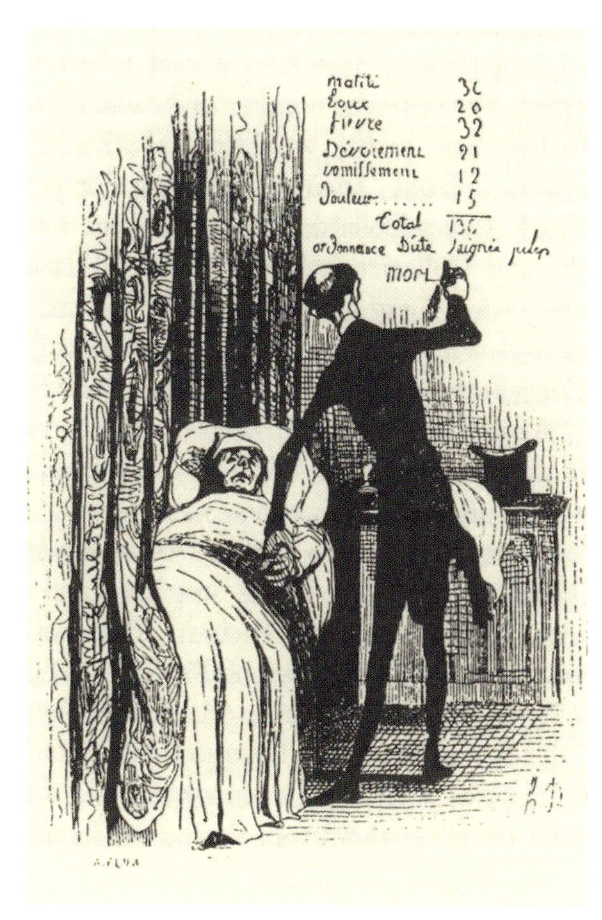

Abb. 2.10. Der messbare Patient. Karikatur nach Honoré Daumier (1808–1879).

François Magendie und die französische Experimentalphysiologie

Aber es ist nicht nur die französische Klinik, die nach der revolutionären Neukonzeption der medizinischen Ausbildung und Forschung ganz neue Wege geht. Auch die Physiologie profitiert vom naturwissenschaftlichen Zuschnitt, den ihr das Programm des Chemikers Fourcroy verliehen hat. Unter ihren Vertretern ist es besonders François Magendie (1783–1855) der bereits 1809 vor den »absurden Erklärungen«, den »verfälschten und fehlgedeuteten Fakten« einer spekulativen Physiologie warnt; man müsse diese erst durch »Experimente« überprüfen: »Alles verliefe gut, wenn man bei den sinnlich wahrnehmbaren Phänomenen Halt machen würde.« François Magendie gilt daher zu Recht als einer der Vorreiter der modernen experimentellen Physiologie und der auf ihr ruhenden neuen Arzneimittelforschung und Therapie. Trotz eines nicht immer gradlinigen Karriereweges sollten die geradezu revolutionären Veränderungen, die dieser Mann auf dem Gebiet der Physiologie durch die Einführung der experimentellen Methode bewirkte, prägend für die französische Medizin seiner Epoche werden.

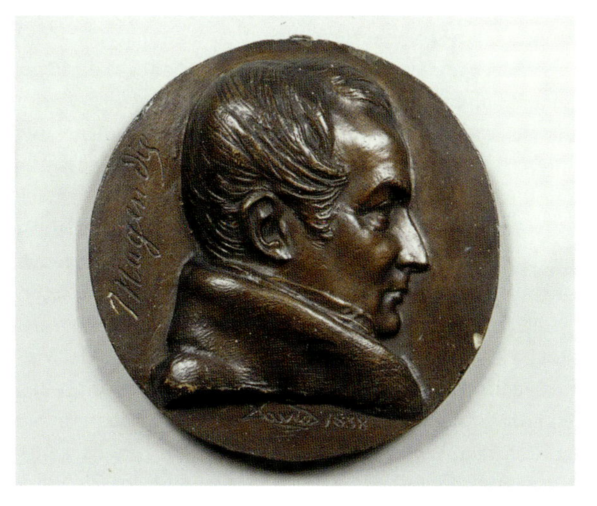

Abb. 2.11. François Magendie (1783–1855). Bronze-Medaille.

Seine erste klinische Ausbildung hatte Magendie seit 1803 vor allem am Hôpital Saint-Louis erhalten; daran schlossen sich seit 1807 Kurse in Anatomie und Physiologie an der Pariser *École de Médecine* an. Nach der Promotion arbeitete der junge Arzt und Wissenschaftler in den Jahren 1811 bis 1813 als Demonstrator und Ausbilder für Anatomie und Chirurgie, bevor er 1813 dazu über ging, private Kurse in Physiologie anzubieten. 1818 gründete Magendie sogar ein zunächst privat betriebenes *Bureau Central des Hôpitaux Parisiens*, an dem wesentlich physiologische Fortbildungen stattfanden, 1821 schuf er das *Journal de physiologie expérimentale*, bevor ihm 1830 mit dem Direktorat der Frauenabteilung am Hôtel-Dieu endlich eine erste öffentliche Anstellung möglich gemacht wurde. Danach allerdings entwickelte sich die weitere Karriere steil: 1831 wurde Magendie Professor für Medizin am Collège de France in Paris, 1836 Professor der Physiologie und allgemeinen Pathologie am gleichen Collège und 1837 sogar Präsident der Pariser Akademie der Wissenschaften, der er bereits seit 1821 angehört hatte.

Die bedeutendste Leistung Magendies ist die Einführung der experimentellen Methoden in die Physiologie, Pharmakologie und Pathologie. Er ist der Begründer der tierexperimentellen Physiologie in Frankreich und führte zahlreiche Vivisektions-Experimente durch. Allerdings galten seine schockierenden Tierexperimente, oft sogar Vivisektionen, die sich über Stunden hinzogen, bereits vielen Zeitgenossen als überaus rücksichtslos und ethisch höchst fragwürdig. Kritikern aber begegnete Magendie gelassen und erklärte ihnen gern, warum aus seiner Sicht das Tierexperiment für den Erkenntnisgewinn in der Medizin unerlässlich sei. Ohne es zu wollen, lieferte Magendie den Kritikern des Tierversuchs und insbesondere der britischen Antivivisektionsbewegung entscheidende Anstöße.

Magendie stützte sich vor allem deshalb auf die experimentalphysiologische Methodologie, weil er von der prinzipiell gegebenen Stabilität aller Lebensphänomene und ihren naturgesetzmäßigen Voraussetzungen überzeugt war. Die Idee einer ungeordneten, spielerischen Natur, in der sich Lebensphänomene spontan oder beliebig verändern, lehnte er ab. Stattdessen unterlägen, so Magendies feste Überzeugung, alle Phänomene des Lebendigen feststehenden Naturgesetzen. Hieraus ergebe sich die Gleichförmigkeit und Reproduzierbarkeit experimenteller Befunde unter der Voraussetzung konstanter Experimentalbedingungen im Labor. Nur unter dieser Voraussetzung könne man das Experiment als kommunikable Wissensquelle von den Lebensphänomenen nutzen und propagieren. Aufgrund solcher methodischer Überlegungen entwickelten die frühen französischen Experimentalphysiologen entscheidend neue Perspektiven der Forschung.

Seine Studenten ermunterte er 1841 nachdrücklich, dieser neuen Methode des Denkens und Forschens zu folgen:

> »Sie werden mich am Werk sehen. Sie werden erfahren, entlang welcher Verkettung der Ideen und der Umstände man zu neuen Tatsachen gelangt, und wie ein zufälliges Ergebnis den Weg zu neuen Entdeckungen eröffnen kann, die notwendigerweise sämtlichen theoretischen Vorhersagen entgangen wären. In der Physiologie, wie in allen anderen physikalischen Wissenschaften, darf man die Grenzen des Beobachtbaren nicht überschreiten. Wenn es nicht bereits in ihrem besonderen Interesse läge, so täten Sie doch gut daran, alle ihre Behauptungen auf experimentellen Beweisen abzustützen. Ohne sie verbliebe Ihr Wissen nur in einer Art vorläufigem Zustand, bis zu dem Zeitpunkt, an dem es durch die Beobachtung bestätigt werden wird.«

Mit der neuen Methode verbanden sich bedeutende Forschungserfolge: Zu den wichtigsten Entdeckungen gehören der Liquor cerebrospinalis (Gehirn-Rückenmarks-Flüssigkeit) und das System seiner Verbreitung im Zentralnervensystem. 1822 bestätigte Magendie die Entdeckung von Charles Bell (1774–1842), dass die ventralen Nervenwurzeln des Rückenmarks motorische, die dorsalen aber sensorische Funktionen haben (Bell-Magendie-Gesetz). Aufgrund seiner pharmakologischen Untersuchungen gilt Magendie als einer der Entdecker des Alkaloids und Brech-

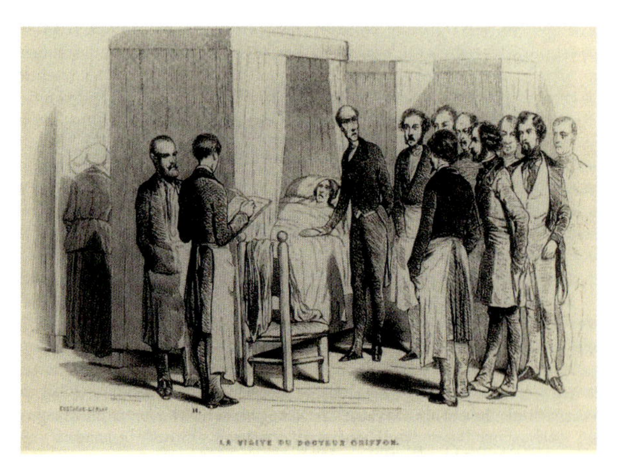

Abb. 2.12. Dr. Griffon erklärt am Bett der noch lebenden Patientin die Todeszeichen. Illustration aus Eugène Sues *Geheimnisse von Paris*, 1844.

mittels Emetin. Darüber hinaus analysierte er erstmals die physiologischen Wirkungen der Alkaloide Strychnin und Chinin.

Experimentiert wurde in Paris allerdings nicht nur im Labor. Der Reiz der experimentellen Methode strahlte von der Physiologie Magendies auch in den Klinikbetrieb aus. Hierzu hat der Dichter Eugène Sue (1804–1857) im 16. Kapitel seines Romans *Les Mystères de Paris* (*Die Geheimnisse von Paris*) (1843) ein eindrucksvolles Zeugnis hinterlassen, das er in der Person des rücksichtslos experimentierenden Arztes Dr. Griffon auf »einen jener sonst achtbaren Männer« der Pariser Kliniken bezieht. In Sues Beispiel geht es um Heilversuche, die an den armen Klinikpatienten durchgeführt wurden und zahlreiche Opfer zurück ließen:

> »Wollte sich der Arzt z. B. von der vergleichenden Wirkung einer gewagten neuen Heilmethode überzeugen, um daraus günstige oder ungünstige Folgerungen für das eine oder das andere System zu ziehen, so nahm er eine gewisse Anzahl von Kranken und behandelte einige nach der alten, andere nach der neuen Methode. In manchen anderen Fällen überließ er alles der Natur. Danach zählte er die Überlebenden. Diese schrecklichen Experimente waren sozusagen ein Menschenopfer auf dem Altar der Wissenschaft.«

Paris als Mekka der ärztlichen Jugend

Die Fama, dass in Paris eine gänzlich neue Medizin praktiziert werde, die fern von allen philosophischen Überladungen den praktischen Unterricht betone, am Krankenbett, direkt am Patienten ihre Erfahrung sammle, der pathologischen Sektion ganz neues Gewicht beimesse, eine neue statistische Methode entwickle, muss sich im ersten Drittel des 19. Jahrhunderts in ganz Europa und darüber hinaus in Nordamerika in großer Geschwindigkeit verbreitet und besonders junge Ärzte veranlasst haben, in Paris – und sei es nur für einige Monate – bei den dortigen Ärzten zu hospitieren. Besonders in den 1830er Jahren setzt sich vor diesem Hintergrund ein ganzer Strom von Medizinern in Bewegung, die fast immer entweder unmittelbar nach Abschluss des Studiums oder bald nach den ersten praktischen Erfahrungen ins Mekka der neuen Medizin strebten. Zu ihnen gehörten etwa der junge Carl Reinhold August Wunderlich (1815–1877), dem später in Deutschland eine grandiose Karriere als führender Internist, Professor in Tübingen und Leipzig und Mitbegründer der physiologischen Medizin und der Konstitutionstherapie beschieden sein sollte oder dessen Freund, der Stuttgarter Wilhelm Griesinger (1817–1868), der wie Wunderlich die neue internistische Medizin, mehr aber noch die Psychiatrie in Zürich und Berlin prägend beeinflussen würde. Wunderlich unternimmt von 1837 bis 1838 eine ausgedehnte Lehrreise nach Paris, bevor er ins Königreich Württemberg zurückkehrt und zunächst Assistent am Stuttgarter Katharinen-Hospital wird. Seine Parisreise liefert ihm den Stoff für den medizinischen Reiseführer *Wien und Paris* (1841). Griesinger zieht es 1838/39 an die Seine, wo er den Lokalismus der dortigen Klinik kennenlernt, vor allem aber auf François Magendie (1783–1855), den Begründer der neuen experimentellen Physiologie und Verfasser des ersten ganz nach dieser Methode ausgerichteten Lehrbuchs der Physiologie (*Précis élémentaire de physiologie*, 1817) trifft. Es waren aber nicht nur die späteren großen Kliniker, die in Paris neue Erfahrungen sammelten und wichtige Impulse für ihre spätere ärztliche Tätigkeit erhielten, sondern auch Ärzte, die in ihren Städten oder gar in der ländlichen Praxis nach den neuen medizinischen Grunderfahrungen in der Seine-Metropole die Heilkunde ausgeübt haben. Typisch für sie ist vielleicht der Frankfurter Arzt und Schriftsteller Heinrich Hoffmann (1809–1894), der nach dem Studium in Heidelberg und Halle (1829–1833) schnurstracks zunächst zum Erfahrungserwerb nach Paris eilte, bevor ihn die Behörden seiner Geburtsstadt Frankfurt 1835 zum Arzt am Leichenschauhaus auf dem Friedhof in Sachsenhausen beriefen. Hoffmann, der später auch als Arzt und praktischer Geburtshelfer in Sachsenhausen, als städtischer Armenarzt, vor allem aber von 1851 bis zu seiner Pensionierung am 1888 als Direktor der Frankfurter Anstalt für Irre und Epileptische wirkte und als erster Vertreter der Jugendpsychiatrie gilt, sollte vor allem durch sein illustriertes Kinderbuch *Struwwelpeter* (1844/1858) bekannt werden und bis heute bleiben.

Studienreisen frischgebackener europäischer und auch nordamerikanischer Ärzte nach Paris, ins Mekka der modernen klinischen Medizin, waren in der ersten Hälfte des 19. Jahrhunderts nicht nur an der Tagesordnung, sondern sie gehörten gewissermaßen zum Ritual der postgraduierten ärztlichen Initiation und klinischen Sozialisation. War doch Paris unter den vier europäischen klinischen Schulen des beginnenden 19. Jahrhundert vor Wien, Dublin und London zweifellos bestimmend. Dass sich in das Interesse an Paris gelegentlich auch touristische Elemente mischten, steht außer Frage. Im Wesentlichen war es aber wohl doch die Medizin, die dort interessierte und die Neuankömmlinge nicht selten auch verwirrte, so dass sie erst am Ende ihrer Exkursion das Gefühl hatten, nun endlich eine gewisse Orientierung durch das Dickicht der unterschiedlichsten Kliniken, Institute und Persönlichkeiten zu haben. So zumindest schreibt Carl August Wunderlich 1841 über Paris:

> »Dahin strömt fast die ganze medicinische Jugend. Nirgends sind die Verhältnisse grossartiger, bunter, vielgestalteter und weniger übersichtlich und nirgends so sehr dem Wechsel unterworfen, als daselbst. Häufig genug hört und liest man die Klagen dass auch ein mehrmonatlicher Aufenthalt in dieser Stadt den jungen Mediciner nur gerade erst auf den Standpunkt bringe, dass er merke, was er hätte lernen können, und dass er beim Abschied vom Schmerz durchdrungen sey, das einzige Paris in dem Augenblick wieder verlassen zu müssen, wo er eben beginnt, es zu geniessen und benützen zu lernen.«

Unter den zahlreichen Berichten ausländischer Besucher des brodelnden Pariser Klinikbetriebs ist vielleicht der des *Struwwelpeter*-Autors Heinrich Hoffmann am detailreichsten und kurzweiligsten. Wie alle anderen Gastärzte mit abgeschlossenem Studium im Heimatland und gelegentlich gar schon promoviert, genoss auch Hoffmann in Paris den Vorteil, sich nicht mehr nach den Studienplänen der angehenden französischen Ärzte richten zu müssen, sondern in der Regel formlos und unentgeltlich in den Spitälern der Stadt hospitieren zu dürfen. Hoffmann erinnerte sich:

> »Unser Studium in Paris war eigentlich kein methodisches. Man besuchte eine Zeitlang die eine, dann die andere Klinik, notierte sich das Wichtigste, ich schrieb eine Zeitlang daheim französische Referate über das in den Spitälern Gesehene, dann las und studierte man in den Büchern der Lehrer, soweit sie uns zugänglich waren.«

An den neun Kliniken der Stadt regierten durch die Fakultät zugelassenen Professoren, denen insgesamt 36 sogenannte »Agreges« als Assistenzprofessoren behilflich waren. Fast immer war den Professoren an ihren jeweiligen Kliniken, je nach öffentlicher Bedeutung, eine bestimmte Bettenzahl zur persönlichen Disposition zugewiesen. So verfügte etwa der Chirurg Guillaume Dupuytren (1777–1835), der »Napoleon der Hospitäler«, im Hôtel-Dieu über 266 von insgesamt 1.000 Betten. Diese eindrucksvolle Chirurgenpersönlichkeit rauschte majestätisch in grünem Rock und weißem Kittel, begleiteten von bis zu 66 Praktikanten durch die Klinik, unterwies daneben zwischen 300 bis 400 Gastärzte, unter denen sich überwiegend Ausländer, besonders Engländer, Amerikaner und Deutsche, befanden. Hoffmann allerdings kam nur kurz in den Genuss dieses imposanten Chirurgen und wandte sich dann dessen Kollegen zu, die er in seinen Lebenserinnerungen und in zahlreichen Briefen aus Paris in kräftigen Farben wiedergab:

> »Nach und nach machte ich mit den Pariser Kliniken Bekanntschaft; besonders besuchte ich Dupuytren im Hôtel Dieu, der aber leider bald nach Italien abreiste, dann Roux in der Charite und Lisfranc in der Pitié. Der erstere zeichnete sich durch die Eleganz der Operationen und Nettigkeit des Verbandes, aber auch durch seine unglücklichen Resultate aus. Einst resezierte und exstirpierte er eine ungeheure Knochengeschwulst an der Achsel eines Mannes samt dem Arm und dem Schlüsselbein; die Krankenträger, die den Operierten aus dem Operationssaal in sein Bett tragen sollten, frugen, welches Stück sie denn forttragen sollten. – Lisfranc frappierte durch sein gewaltsames oratorisches Gestürm, er schimpfte weidlich auf seine Kollegen, nannte den Professor X. im Hôtel-Dieu: *le lipome au bord de la Seine!* Beklatscht wurde jede Tirade wie im Theater, z. B. die Floskel: *La chirurgerie est belle, quand elle coupe, mais elle est eneore plus belle, quand elle ne coupe pas!* – Das donnerte er heraus, und alles rief *Bravo.«*

Am spannendsten waren wohl die Visiten, bei denen regelmäßig auch Messung von Puls und Atemrhythmus gehörten, sowie die Perkussion des Kranken und das Abhören mit dem Stethoskop, wobei alle Ergebnisse in einer Patientenakte genau verzeichnet wurden. Vorgetragen wurden chemische Untersuchungsergebnisse verschiedener Körpersäfte mit Lackmus und Kurkumapapieren, sowie die physikalisch-chemische Analyse des Urins. Den Visiten am Krankenbett schlossen sich ausführliche Erörterungen der Patientenbefunde im Amphitheater oder in anderen Hörsälen der Kliniken an, für die man sich Plätze allerdings hart erkämpfen musste. Solche Befundbesprechungen gaben den Professoren dann auch häufig Anlass zu ausführlicheren Darstellungen ihrer Theorien und Spezialgebiete. Auch zur Beobachtung chirurgischer Interventionen bot sich reichlich Gelegenheit, wenngleich nicht immer aus so trefflicher Position, wie sich einmal Hoffmann bot:

»Ein Beispiel zuvorkommender Freundlichkeit der jungen französischen Dozenten gegen deutsche Ärzte gab uns Dr. Blandin im Hôpital Beaujon im Nordwesten der Stadt. Dieser Dr. Blandin machte einst eine Gaumennaht. Damit ich nun besser sehen könne, saß er auf einem Stuhle, der Patient gegenüber, ich aber auf einem niedrigen Schemel zwischen den Beinen des Professors, der so vor meinem Gesicht über meinen Kopf weg die schwierige Operation vornahm.«

Sehr viel schwieriger war es allerdings, an Plätze für praktische Operations- oder Sektionsübungen zu gelangen, die meist im Anschluss der Befundseminare stattfanden. Solche Operationskurse wurden selbstverständlich nur an Leichen durchgeführt, wobei Studenten und Gastärzte in dichten Trauben um den Operateur standen und gute Sicht nur in den ersten beiden Reihen möglich war. Leichen waren, angesichts der hohen Krankenhausmortalität und vieler Tote aus den Elendsquartieren, in Paris nicht wirklich Mangelware, wohl aber die heiß begehrten Plätze in ihrer Nähe, wenn das Messer des Chirurgen ihre Haut durchschnitt. Doch lernten viele, so auch Hoffmann, sich bald zu behelfen:

»Ich nahm an einem Operationskurs bei Professor Manec teil, und später setzte ich die Übungen mit einem Kollegen an Leichen fort, die wir für fünf bis sechs Franken in der Anatomie ankaufen konnten. Es war das ein wirklicher wissenschaftlicher Handel mit Menschenfleisch; so haben wir viele Amputationen, Steinschnitte und Arterienunterbindungen gemacht.«

Der Chirurg Pierre Joseph Manec (1799–1884), der im Hopital des veneriens, dem Krankenhaus für Geschlechtskrankheiten, praktizierte, war berühmt für seine Arterienoperationen und Ligaturen an ausgesackten Gefäßen (Aneurismen) bekannt, wie Hoffmann stolz nach Frankfurt berichten konnte. Der Brief nach Hause zeigt aber auch, was überhaupt den Reiz der praktischen Ausbildung in Paris gegenüber dem fast ausschließlich theoretischen Unterricht in der Heimat ausmachte:

»Dieser Mann ist nicht unbekannt in der medizinischen Welt durch sein Werk über die Unterbindung der Arterien und trägt namentlich in seinem Kurs die chirurgische Anatomie gut vor. Dies ist grade der Umstand, der mir erwünscht ist, indem dieses Studium in Deutschland viel mehr vernachlässigt ist, als in Frankreich. [...] Manec setzt die anatomische Beschaffenheit der Gegenden des Körpers, welche bei den Operationen interessiert sind, aus einander, führt die Operationen aus und läßt sie von uns dann vor der Leiche wiederholen.«

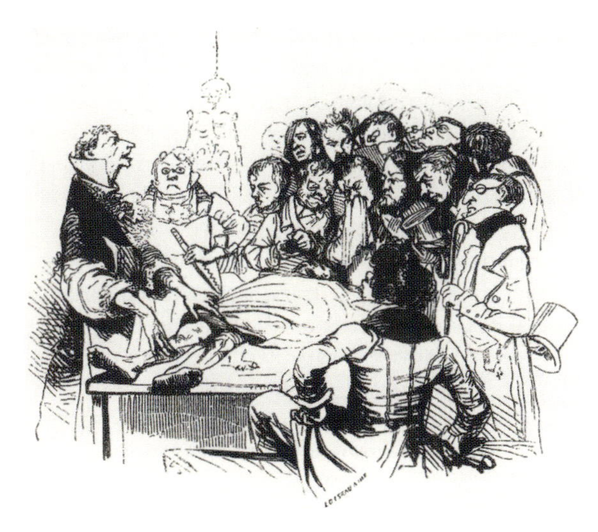

Abb. 2.13. Sektion in einem Pariser Hospital. Abbildung aus Honoré de Balzacs *Les français peints par eux-mêmes*, 1841.

Die chirurgische Anatomie, so Hoffmann weiter in seinem Brief, sei dem Chirurgen in Frankreich gerade »ebenso wichtig als die technische Mathematik dem Ingenieur, Baumeister oder Mechanicus, als die technische Chemie dem Fabrikanten oder Apotheker«.

Bei aller Ausbildung und angesichts der Vielzahl neuer medizinischer Eindrücke, mussten und durften die vielen Gäste der Seine-Metropole doch auch leben in Paris. Dabei orientierte sich der Genuss allerdings stark an der Beschaffenheit des Geldbeutels. Reiche Gastärzte bevölkerten die guten Restaurants, Bars und Cafés, weniger begüterte Jungärzte wie Hoffmann mussten sich bescheiden und lebten dabei auch nicht schlecht. Hoffmann hatte im Heidelberger Gasthaus »Roter Ochse« weitaus schlechtere Kost vorgesetzt bekommen als in Paris:

»Mein Mittagsmahl nahm ich in der Studentenrestauration des Quartier Latin bei Mr. Philipp an der Ecole de Médecine; es war noch beispiellos billig und für unseren bescheidenen Gaumen und eingeschränkten Appetit ausreichend (Suppe 4 Sous, Fleisch mit Kartoffeln 10 Sous, eine Mehlspeise 3 Sous, zusammen 17 Sous, also etwa 16 Kreuzer oder 20 Pfennig). Um 12 Uhr trank ich oft, wenn die schmale Kasse es erlaubte, eine Tasse Schokolade. Das Mittagessen wurde um 5 oder 6 Uhr genommen und dann eine Tasse Kaffee mit Cognac (*du Gloria*) in einem Cafe mit einem Freunde im Domino herausgespielt. Zu Nacht wurde gar nicht gegessen.«

Und auch der Damenwelt der französischen Hauptstadt galt das Interesse der jungen Ärzte aus ganz Europa und dem überseeischen Amerika. Hoffmanns Bericht ist hier zurückhaltender; doch zwischen den Zeilen ist zu lesen, dass auch dieser Aspekt des französischen Großstadtlebens sich durchaus angenehm gestalten ließ:

> »Natürlich flanierten wir auch viel auf den Boulevards, gingen einmal zu Fuß nach Versailles oder nach St. Germain, seltener einmal nahmen wir die Töchter des Hauses zu »9« mit ins Bois de Boulogne, wo wir im Freien tanzten. Den guten Bürgerstöchtern des Hauses, die eigentlich recht liebesbedürftig und heiratslustig erschienen, verdankten wir unsere französische Sprachkenntnis und Übung, indem wir oft unten lasen, Pfänder spielten oder Quadrille tanzten. Ernstere Verhältnisse aber haben sich nicht entwickelt.«

Schließlich war die Zeit des Lernens für die meisten Gäste reichlich beschränkt. Und im Reisegepäck zurück in die Heimat dürften sich überwiegend Bücher befunden haben. Sicher ist indessen davon auszugehen, dass einige der jungen Ärzte aus dem liberalen Paris auch eine Syphilis nach Hause trugen.

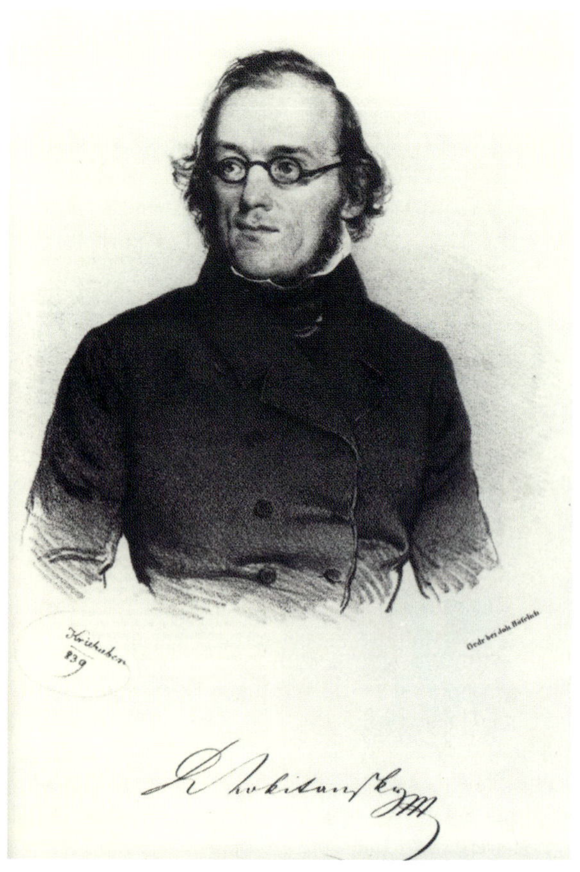

Abb. 2.14. Karl von Rokitansky (1804–1878). Portraitlithographie von Joseph Kriehuber,1839.

Die neue Wiener Schule

Die zweite große Schule der neuen klinischen Medizin am Beginn des 19. Jahrhunderts entstand in Wien. Diese Schule, die zur Abgrenzung gegenüber dem früheren Wiener Kreis um Gerard van Swieten, Leopold Auenbrugger und Johann Peter Frank auch neue oder zweite Wiener Schule genannt wird, folgte in ihren wesentlichen Konzepten dem französischen Vorbild. Zu den bekanntesten Vertretern der neuen Wiener Schule gehörten der Kliniker Joseph Skoda (1805–1881), der Pathologe Carl von Rokitansky (1804–1878) und der Dermatologe Ferdinand von Hebra (1816–1880). Joseph Skoda, seit 1840 als Arzt an der Abteilung für Brustkrankheiten im Allgemeinen Krankenhaus Wiens angestellt, bemühte sich insbesondere um die Anwendung und Verfeinerung physikalischer Diagnosemethoden im Bereich der Thoraxkrankheiten. Skodas Freund und Kollege, Carl von Rokitansky, konzentrierte sich vorwiegend auf das Studium der Pathophysiologie. Sein besonderes Augenmerk galt der Rolle des Blutes, dem er als Ort des pathologischen Geschehens bei allen nicht genau lokalisierbaren Erkrankungen eine besondere Bedeutung zuwies. Aus dieser Beschäftigung mit dem Körpersaft Blut entstand eine spekulative Krasen- oder Blutmischungslehre, die manche Ähnlichkeit mit der alten humoralpathologischen Krasenlehre aufwies und heftigste Kritik bei den solidarpathologisch orientierten Fachkollegen weckte.

Zu den schärfsten Kritikern der Blutmischungslehre Rokitanskys gehörte der deutsche Pathologe Rudolf Virchow (1821–1902), der nicht zuletzt aus seiner Gegnerschaft gegenüber Rokitanskys Erklärungsversuch sein zellularpathologisches Konzept entwickelte. Virchows Hochachtung allerdings vor dem unermüdlichen Sektionseifer seines Wiener Kollegen, dessen breite pathologische Erfahrung und Kompetenz ihn bald zu einem der herausragendsten Systematiker in der Pathologie der Zeit werden ließ, blieb davon unberührt. Virchow soll Rokitansky wegen seiner systematischen Begabung sogar – in Anspielung auf

Krasenlehre

Im weiteren Sinn jede Krankheitsauffassung, die der Mischung von Körpersäften grundlegende Bedeutung für Gesundheit und Krankheit zuweist. Enger wird der Begriff Krasenlehre zur Charakteristik der besonderen Blutpathologie (1846) des Wiener Solidarpathologen (!) Carl von Rokitansky (1804–1878) genutzt. Rokitanskys lokalistische Blutmischungslehre sollte die Dominanz des Blutes bei der Krankheitsentstehung gegenüber den festen Teilen des Organismus unterstreichen. Sein Vorschlag war wohl der letzte wissenschaftliche Versuch einer Wiederbelebung säftepathologischer Vorstellungen. Er steht aber auch für die Auffassung des Blutes als eines eigenständigen »Organs« des menschlichen Körpers.

den berühmten schwedischen Biologen und Systematiker – als den »Linné« der pathologischen Anatomie bezeichnet haben. Zum angesehensten Dermatologen der neuen Wiener Klinik entwickelte sich Ferdinand von Hebra (1816–1880). Er erkannte bald, dass Hautkrankheiten nicht nur Manifestationen innerer Erkrankungen waren, sondern vielfach einen völlig autonomen Krankheitswert besitzen können. Berühmt geworden sind seine Untersuchungen über die Krätzmilbe, die er als Verursacherin der Scabies identifizieren konnte und das von ihm erfundene Wasserbett, mit dem es gelang, dem Schreckgespenst der Dekubitalgeschwüre zu trotzen. Schließlich muss im Zusammenhang mit der neuen Wiener Schule der klinischen Medizin auch der Schüler Skodas, Joseph Dietl (1804–1878), erwähnt werden. Ihn ließ die große Skepsis gegenüber der therapeutischen Wirksamkeit vieler Medikamente der Zeit energisch für eine weitestgehende therapeutische Abstinenz plädieren. Diese Abstinenz, die auch als »Therapeutischer Nihilismus« in die Medizingeschichte eingegangen ist, müsse so lange beachtet werden, bis tatsächlich wissenschaftlich erprobte Medikamente und begründete therapeutische Verfahrensweisen zur Verfügung stünden.

Die Dubliner klinische Schule

Die neuen Entwicklungen in der klinischen Medizin blieben selbstverständlich nicht nur auf Kontinentaleuropa beschränkt, sondern griffen auch auf die britischen Inseln über. Dort waren es die Städte London und Dublin, in denen die neuen Ideen aus Paris und Wien zuerst Fuß fassten.

John Cheyne (1777–1836) und William Stokes (1804–1878) gehörten zu den bedeutendsten Köpfen der Dubliner Schule der klinischen Medizin. Die Namen dieser beiden Kliniker sind uns noch heute im Zusammenhang mit der »Cheyne-Stokes-Atmung« geläufig. Es handelt sich bei diesem Krankheitsbild, das zuerst von den beiden Dublinern beschrieben wurde, um das Krankheitsphänomen der intermittierenden Respiration als Ausdruck einer schweren Schädigung des bulbären Atemzentrums. Heute wissen wir, dass dieses Phänomen auch bei schnellem Höhengewinn oder im Schlaf auftreten kann und ursächlich mit der Erniedrigung des Sauerstoffpartialdruckes zusammenhängt. Insbesondere Stokes hat sich um die gesamte Gruppe der thorakalen Erkrankungen bemüht. Im Zusammenhang mit der Dubliner klinischen Schule muss auch Robert James Graves (1797–1853) erwähnt werden, den wir als Beschreiber der nach ihm benannten »Graves' disease« kennen, bei der es sich um nichts anderes als die einige Jahre nach der Beschreibung durch Graves (1835) von Karl von Basedow (1799–1854) wieder entdeckte Symptom-Trias von Hyperthyreose mit Struma, Tachykardie, und Exophthalmus handelte. Die Basedow-Krankheit und ihr leitender Symptomkomplex (Merseburger Trias) gehen also im Ursprung bereits auf die Dubliner Schule der klinischen Medizin zurück.

Die Londoner klinische Schule

Zu den wichtigsten Vertretern der Londoner klinischen Schule gehörten Thomas Hodgkin (1798–1866) und Thomas Addison (1793–1860), die wir ebenfalls beide aus heute noch geläufigen Krankheitsbezeichnungen kennen. Bei Hodgkin ist es die Lymphogranulomatosis maligna (Morbus Hodgkin), bei Addison der Symptomkomplex der primären, chronischen Nebennierenrindeninsuffizienz (Morbus Addison), die jeder Student in den ersten klinischen Semestern mit den Namen dieser beiden Vertreter der Londoner klinischen Schule in Verbindung zu bringen lernt.

Naturphilosophie versus Labor – Die neue Physiologie

Neben den neuen, großen medizinwissenschaftlichen Konzepten des 19. Jahrhunderts, der Zellularpathologie und der Bakteriologie, war es vor allem die Grundlagenwissenschaft der Physiologie, an der sich in der ersten Hälfte des Jahrhunderts bereits entscheidende Veränderungen manifestierten. Die modernen Naturwissenschaften, Physik und Chemie, die sich im vorausgegangenen Jahrhundert erst etabliert hatten, drangen mit Macht in den Bereich der biowissenschaftlichen Physiologie ein und bestimmten bald deren Methoden und Ergebnisse.

Die naturphilosophische Physiologie

Die Voraussetzungen für das Eindringen der modernen Naturwissenschaft gerade in die Humanphysiologie waren zunächst eher ungünstig. Die Physiologie am Beginn des 19. Jahrhunderts stand noch ganz unter dem Einfluss vitalistischer Konzepte und dem der romantischen Naturphilosophie Friedrich Wilhelm Schellings (1775–1854). Schelling postulierte in seiner Naturlehre die Einheit von autonomer Natur (*natura naturans*) und Geist (*logos*), die Identität also von realem Objekt und idealem Subjekt. Inhalt seiner idealistischen Identitätsphilosophie war das Verständnis von einer Natur, die als sichtbar gewordener Logos begriffen werden und von einem Geist, der als unsichtbare Natur verstanden werden könne. In der Vorstellung Schellings ließ sich die Natur als ein dreistufiges oder besser dreidimensionales System darstellen, durch das die Wertigkeit des Lebens von der Pflanze zum Menschen aufsteigend eindeutig charakterisiert war: Bei der ersten Stufe handelte es sich um die pflanzentypische vegetative Dimension (Wachstum, Ernährung, Reproduktion). Die zweite Stufe kann als animalische Dimension (tierisches Leben) erfasst werden. Ihr Hauptmerkmal war neben der Ernährung die Irritabilität. Die dritte Stufe schließlich lässt sich als sensitive Dimension beschreiben. Sie umfasst alle Tätigkeiten der Sinne, der Nerven und der Seele.

Nur das menschliche Leben vereinigt Reproduktionskraft, Irritabilität und Sensibilität, also alle drei Grundpotenzen des Lebens auf sich.

Die naturphilosophische Physiologie erfreute sich im süddeutschen Raum einer gewissen Popularität. Die Bamberger Mediziner Andreas Röschlaub (1768–1835) und Adalbert F. Markus (1753–1816) gehören ihr ebenso an wie die Würzburger und Landshuter Hochschullehrer Ignaz Döllinger (1770–1841) und vor allem Philipp Franz von Walther (1782–1849). Sie alle verstanden die naturphilosophische Physiologie als Instrument zur Erforschung der Lebensidee und ihrer organischen Manifestation. Beschreibung und Analyse vitaler Einzelphänomene war bei den Vertretern dieser Physiologie nur insoweit wichtig, als solche Forschungen der Einordnung in einen umfassenden Entwurf des menschlichen Lebens dienlich sein konnten. Das Schelling'sche idealistische Gedankensystem behinderte die naturwissenschaftliche Physiologie in Deutschland viele Jahre.

Die Naturhistorische Schule

Eine zwischen der romantischen Naturphilosophie und der neuen Klinik französischer Gestalt und der experimentellen Physiologie vermittelnde Rolle sollte in Deutschland der Naturhistorischen Schule zufallen. Bei ihr handelt es sich um eine die Natur der Krankheiten beschreibende Schule der klinischen Medizin der Biedermeierzeit, die sich durch ihre streng empirische Vorgehensweise auszeichnete und auf die Anwendung allgemeiner Krankheitslehren Säftelehre, Vitalismus, Broussaiismus, Homöopathie etc. bewusst verzichtete. Sie stand damit im gesuchten Gegensatz zu naturphilosophischen Denkschulen der Medizin (Schelling) und mühte sich um die exakte Forschung sowie eine Systematisierung der Nosologie durch die Bildung eines von Klassen, Familien, Gruppen und Arten strukturierten Systems der Krankheiten auf der Grundlage ihrer exakten Beschreibung. Ihr Begründer war der in Würzburg, Zürich und Berlin lehrende Arzt (Kliniker) Johannes Lukas Schönlein (1793–1864).

Die Hauptvertreter der Naturhistorischen Schule, Schönlein, Karl Wilhelm Stark (1787–1845), Gottfried Eisenmann (1795–1867) und Ferdinand Jahn (1804–1859) verstanden sich als strenge Empiriker und propagierten diese – in ihrem Verständnis – »naturhistorisch« (an der Natur der Krankheiten) orientierte Verfahrensweise als Ausweg aus den theoretisch orientierten Krankheitslehren. Von nachhaltiger Bedeutung wurde der nosologische Ansatz Schönleins, der sich an dem organischen Sitz der Symptome und am Verlauf der Krankheiten orientierte und das Fieber als Ordnungskriterium ausschloss. Krankheiten liefern in ihrer eigentümlichen Beschaffenheit zugleich die Kriterien für ihre symptomorientierte Klassifikation.

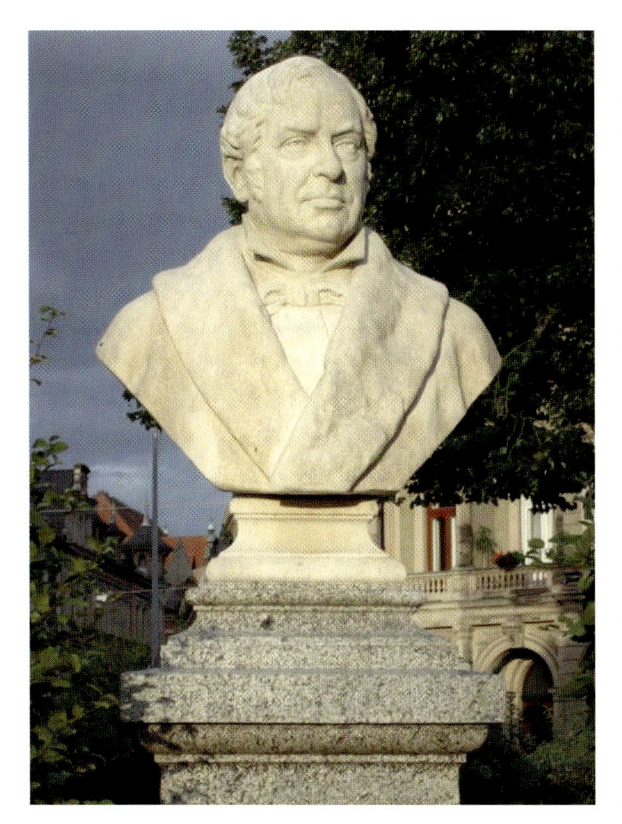

Abb. 2.15. Johannes Lukas Schönlein. Büste Schönleins von Kaspar von Zumbusch (1830–1915) in Bamberg am Schönleinplatz.

Gleichwohl ist es problematisch, die Klassifikationsleistung der Naturhistorischen Schule als ihr kennzeichnendes Merkmal zu bezeichnen; charakteristisch ist vielmehr ihre aus »methodologischer Gewissenhaftigkeit geborene Zurückhaltung« (Bleker) gegenüber der zeittypisch vorschnellen Konstruktion natürlicher Krankheitssysteme. In erster Linie galt ihre Aufmerksamkeit der exakten Beobachtung symptomatischer Krankheitsphänomene, um so zu exakten, reproduzierbaren Krankheitsbildern zu gelangen und ein nach Klassen, Familien, Gruppen und Arten eingeteiltes System der Krankheiten zu schaffen. Folgerichtig wurden philosophisch übergeordnete Kriterien der Krankheitsentstehung abgelehnt, ohne allerdings den Schritt in die naturwissenschaftliche Betrachtung normaler und pathologischer Körperzustände bereits zu vollziehen. Krankheiten wurden von der Naturhistorischen Schule als lokalisierbare (Lokalismus) Prozesse gedeutet, die schließlich in ein zusammenhängendes Ganzes (der Krankheit) einmünden. Karl Wilhelm Stark, der sich in seiner Krankheitslehre vor allem auf die Deutung des parasitären Charakters der Krankheit konzentrierte (»Krankheit ist eine besondere Lebensform«), formulierte 1824 als sein Credo der naturhistorischen Betrachtungsweise, dass er den »Krankheitsprocess als einen Naturproceß ansehe, mit anderen Naturvorgängen vergleiche und ihn nach denselben Gesetzen, wie jene, beurtheile«. Allein die naturhistorische Betrachtungsweise sei in der Lage, hatte Schönlein bereits 1818/19 in seinem Manuskript über den »Keichhusten« formuliert, »das Chaos in der praktischen Medicin zu ordnen, der Routine einen festen, undurchdringlichen Damm entgegen zu stellen«. Damit stand die Naturhistorischen Schule zwischen der naturphilosophischen Schule (Schelling) und der naturwissenschaftlichen Schule der experimentellen Medizin, wie sie insbesondere von den Schülern Johannes Müllers, etwa durch die Vertreter der Physiologenschule (»Firma der organischen Physik«) um Carl Ludwig, Ernst Wilhelm von Brücke, Emile du Bois-Reymond und Hermann von Helmholtz repräsentiert wurden. Ihre abgrenzende Position zwischen Philosophie und Labor, ihr methodologischer Fanatismus ohne die Entwicklung eines eigenen dogmatischen Überbaus, war für die zeitgenössischen Vertreter der beiden anderen Lager schwer nachzuvollziehen. Den philosophischen Ärzten war sie in ihrer konkretistischen Naturbezogenheit zu schlicht, den Vertretern der naturwissenschaftlich geprägten »Physiologischen Heilkunde« hingegen zu empirisch und daher antiquiert. Dabei haben die Vertreter der Naturhistorischen Schule die naturwissenschaftlich experimentelle Physiologie und Pathologie keineswegs abgelehnt, sondern lediglich der exakten klinischen Phänomenologie als Instrumente zu-, bzw. untergeordnet. Für sie galt das Primat des Krankenbetts, nicht das des Labors.

Kritisiert wurde die Naturhistorischen Schule besonders durch die beiden Hauptvertreter der stark an der französischen Klinik orientierten »Physiologischen Heilkunde«, Wilhelm Griesinger und Carl August Wunderlich, in den 1840er Jahren. Wunderlich warf ihr »gedankenlosesten Eclecticismus« vor, vor allem aber dass sie »ins Blaue hinein [...] spezifische Ursachen« voraussetze und so die »specielle Pathologie zur Nosologie, zu einer Sammlung von Definitionen und Krankheitsbildern« verkomme. »Jede Basis für die Erklärung des Zusammenhangs der Phänomene« gehe so verloren. Griesinger kritisierte die Naturhistorischen Schule als »Ekcess der analytisch-descriptiven Methode«, die letztlich den allgemeinen »Lebensgesetzen des Organismus« keine Bedeutung beimesse und so die Physiologie »für die Pathologie unnöthig und unanwend-

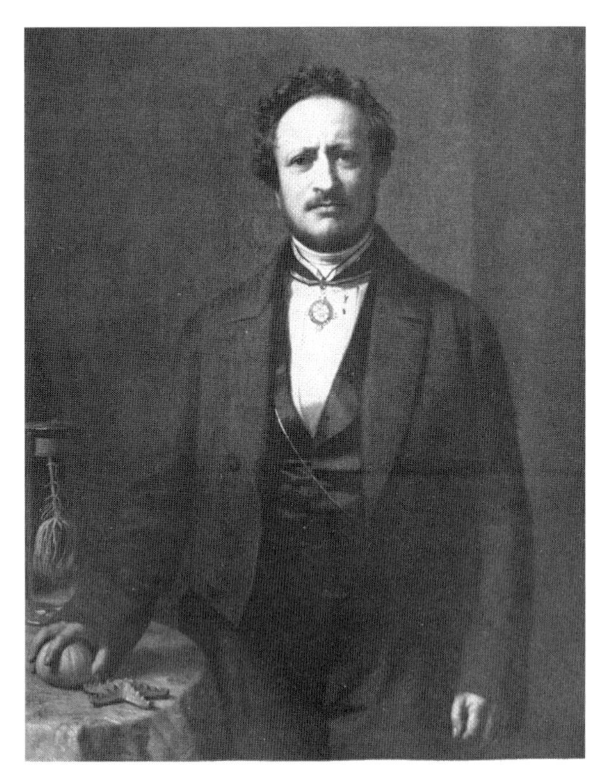

Abb. 2.16. Johannes Müller. Nach einem Gemälde von Oskar Begas (1828–1883).

bar« mache. Der neuen Deutungsmacht der naturwissenschaftlich orientierten Physiologie und Pathologie war die Naturhistorische Schule letztlich nicht gewachsen. Ihre Bedeutung schwindet bereits am Ende der ersten Hälfte des 19. Jahrhunderts; gleichwohl kann ihr hinsichtlich der exakten Beobachtung am Krankenbett, ihrer Betonung des prozessualen Charakters der Krankheit und ihrer scharfen Zurückweisung vorgefasster ganzheitlicher Betrachtungsweisen des Pathologischen ein bleibender Einfluss auf das klinische Denken in der Mitte des 19. Jahrhunderts nicht abgesprochen werden. Bemerkenswert ist auch die große Zahl bedeutender Kliniker des 19. Jahrhunderts, die durch die Naturhistorischen Schule geprägt wurden; unter ihnen etwa Carl Friedrich Canstatt (1807–1850), der sich als Schüler Schönleins mit aller Entschiedenheit von der naturphilosophischen Richtung abgewandt hatte. Sein *Handbuch der medizinischen Klinik* (1842) fand den Beifall des klinischen Publikums und schlug als eines der am meisten geschätzten Lehrbücher der Medizin eine Brücke zwischen der Naturhistorischen Schule und den naturwissenschaftlich orientierten Klinikern.

Die naturwissenschaftliche Physiologie

Die Überwindung des naturphilosophischen Einflusses auf die Physiologie des frühen 19. Jahrhunderts gelang dem Physiologen Johannes Müller (1801–1858). Mit ihm verbindet sich in Deutschland der Beginn einer empirischen, stark von den naturwissenschaftlichen Grunddisziplinen beeinflussten Physiologie. Ursprünglich hatte auch Müller für die romantische Naturphilosophie Interesse entwickelt, sich dann aber unter dem Einfluss seines Lehrers Carl Asmund Rudolphi (1771–1832) in den Jahren 1823/24 einer eher naturwissenschaftlich orientierten Physiologie zugewandt. Die Physiologie könne nicht beim »Begriff des Lebens stehen« bleiben. Sowohl der »Begriff als die Erfahrung«, gegründet auf die »genauesten empirischen Erkenntnisse«, seien ihre »Elemente«. Erst auf dieser »Spitze« greife das »philosophische Denken die Erfahrung auf, um sie zu begreifen«.

Müllers Arbeiten erstreckten sich auf den gesamten Bereich der physiologischen Forschung. Seine Kenntnisse waren geradezu universell, seine Methoden modern. Sie basierten vor allem auf der Anwendung einer vorurteilsfreien Beobachtung sowie auf dem Einsatz qualitativer Experimentaltätigkeit. Müllers Arbeitsgebiete umfassten die vergleichende Physiologie der Sinne, die Reflexphysiologie, die Physiologie der Sprachmotorik, die vergleichende Embryologie, insbesondere des Urogenitaltraktes, die Blut- und Lymphchemie, die renale und intestinale Innervation sowie die Anatomie und Physiologie der exokrinen Drüsen.

Grundlegende methodologische Auffassungen zur neuen Physiologie finden sich im Vorwort der *Bildungsgeschichte der Genitalien* (1830), daneben aber auch in seinem enzyklopädischen *Handbuch der Physiologie des Menschen*, das zwischen 1833/34 und 1837/40 in Koblenz verlegt wurde.

Um Müller bildete sich bald ein Schülerkreis, dem die bedeutendsten Physiologen des 19. Jahrhunderts angehörten. Namen wie Carl Ludwig (1816–1895), Hermann von Helmholtz (1821–1894), Emile du Bois-Reymond (1818–1896), Albert von Koelliker (1817–1905) oder Ernst Wilhelm Brücke (1819–1892) sind hier zu nennen. Des Weiteren gehörten aber auch der Anatom Jakob Henle (1809–1885), der Begründer der Zelltheorie Theodor Schwann (1810–1882) und der anatomische Pathologe Rudolf Virchow (1821–1902) zu seinen Schülern.

Müller hatte durch seine Vorarbeiten und durch seine Abkehr von der romantisch-naturphilosophischen Physiologie einen deutlichen Wendepunkt markiert. Der Durchbruch zu einer naturwissenschaftlichen Physiologie war erfolgt, wenngleich die neue wissenschaftliche Grundlagendisziplin erst durch die Physiologengeneration nach Müller konsolidiert werden sollte. Hier sind in Deutschland vor allem Ludwig, von Helmholtz, du Bois-Reymond, Brücke und in Frankreich Claude Bernard (1813–1878) zu nennen.

Zu den Hauptzielen des Physiologen Carl Ludwig gehörte es, dem Vorbild der reinen Naturwissenschaften entsprechend, eine reine, naturwissenschaftlich geprägte Physiologie zu errichten. Dieses Vorhaben ließ ihn zum Kristallisationspunkt der jungen Physiologengeneration werden. Um ihn scharten sich insbesondere die Müller-Schüler du Bois-Reymond, Helmholtz und Brücke. Überschwänglich bezeichnete sich die Gruppe selbst als »Firma der organischen Physik«.

Der überzeugte Antivitalist Ludwig bemühte sich im methodischen Bereich insbesondere um die graphische Aufzeichnung physiologischer Vorgänge. Im Jahre 1846 konstruierte er den ersten Kymographen. Mit diesem Wellenschreibgerät war es zum ersten Mal möglich, Organbewegungen, insbesondere die Herztätigkeit, aber auch Gefäßpulsationen aufzuzeichnen und zu analysieren. Im Mittelpunkt seiner organphysiologischen Interessen stand die Gefäßinnervation der exokrinen Drüsen und der Gesamtkomplex von Diffusion, Endosmosis und Sekretion. Darüber hinaus beschäftigte sich Ludwig mit der Physiologie der Ernährung und Experimenten am überlebenden Organ. Immer wieder waren es Verlaufsmessungen, die den Physiologen besonders reizten. Eine weitere wichtige Entwicklung auf diesem Gebiet war die Konstruktion eines Instruments, mit dem die Blutdurchströmung eines Organs gemessen werden konnte. Ludwigs »Stromuhr« wurde im Jahre 1867 zum ersten Male eingesetzt.

Wie Müller, so zog auch Ludwig einen Kreis in- und ausländischer Schüler an. Zu seinen berühmtesten Schülern und Freunden außerhalb Deutschlands gehörte der russische Physiologe Iwan Petrowitsch Pawlow (1849–1936), der in den Jahren 1885 bis 1886 mit Ludwig zusammenarbeitete. Pawlow sollte am Ende des Jahrhunderts seine wichtigen Forschungen zum bedingten Reflex durchführen, die er 1903 auf dem *14. Internationalen Medizinkongress* in Madrid zum ersten Mal einer größeren Öffentlichkeit präsentierte. Ohne die methodischen Impulse, die Pawlow von Ludwig erhalten hatte, wären seine Experimente kaum möglich gewesen. Seine Ergebnisse begründeten die Einsicht, dass das Gesamtgeschehen jeder höheren Nerventätigkeit als Resultat kontinuierlicher Wechselbeziehungen zwischen Organismus und äußerer Lebenswelt (Milieu) interpretiert werden müsse. Diese Aussage wurde insbesondere durch die berühmten Hundeversuche (»Pawlow'sche Versuche«) gestützt, die noch den Behavioristen des 20. Jahrhunderts wichtige Anstöße zur Ausformung ihrer Theorien lieferten. Das Beispiel Pawlows zeigt, wie die neue naturwissenschaftliche Physiologie des 19. Jahrhunderts in ihren Ergebnissen und Methoden Forschungsarbeiten des 20. Jahrhunderts bereits vorprägte.

Die »Firma der organischen Physik«

Das Forschungsgebiet von Hermann von Helmholtz (1821–1894), der Professuren für Physiologie in Königsberg (1852–1855), Bonn (1855–1858) und Heidelberg (1858–1871) bekleidete und in Berlin seine akademische Karriere mit einer Professur für Physik (1871–1888) und der Präsidentschaft über die Physikalisch-Technische Reichsanstalt abschloss, erstreckte sich von der mathematisch geleiteten Physik über die Physiologie und Psychologie bis hin zur Musik und Philosophie. Zur Formulierung des Energieerhaltungsgesetzes führten ihn 1847 unabhängig von Julius Robert Mayer (1814–1878) Untersuchungen zu Stoffwechsel und Wärmeentwicklung bei der Muskeltätigkeit. Die Messung der Nervenleitgeschwindigkeit gelang ihm 1852. Zur ophthalmologischen Diagnostik und Physiologie trug Helmholtz durch die Erfindung des Augenspiegels, die Konstruktion des Farbenmischapparates (additive Farbmischung) und die Erklärung der Nahanpassung des Auges bei. In der Physik bestimmte er zuerst die Wellenlänge des UV-Lichts und (mit dem Physiker Ernst Abbe) die Leistungsgrenzen des Lichtmikroskopes. Zeitgleich forschte Helmholtz in der Akustik (Luftschwingungen in offenen Röhren). Arbeiten zur Hydrodynamik, zur Theorie der Elektrodynamik und zur Thermodynamik (1. Hauptsatz der Thermodynamik) schlossen sich an. Helmholtz wurde durch seine mathematisch ausgearbeiteten Untersuchungen über klimatisch-physikalisch Naturphänomene zum Begründer der wissenschaftlichen Meteorologie. Seine erkenntnistheoretischen Arbeiten widmete der große Physiologe und Physiker den philosophischen Konsequenzen des naturwissenschaftlichen Kenntniszuwachses.

Emile Du Bois-Reymonds (1818–1896) besonderes Interesse galt der wissenschaftlichen Elektrophysiologie, die er 1842 mit dem Nachweis der tierischen Elektrizität am Muskel initiierte. Ab 1848 folgten die *Untersuchungen über thierische Elektricität*, in deren Vorwort du Bois-Reymond

Abb. 2.17. Hermann von Helmholtz, 1891. Öl auf Leinwand, Hans Schadow, 1891.

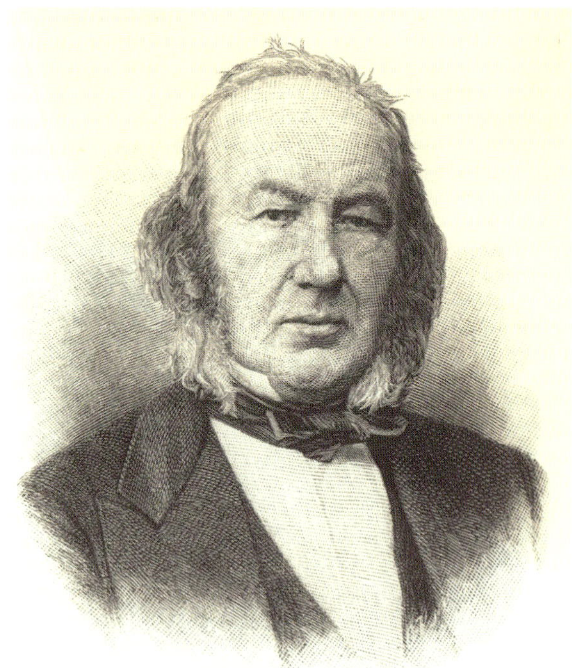

Abb. 2.18. Claude Bernard (1813–1878). Begründer der biochemischen Physiologie.

als »Credo« der neuen naturwissenschaftlichen Physiologie formulierte, »dass dereinst die Physiologie ganz aufgeht in die große Staatseinheit der theoretischen Naturwissenschaften«. Ohne Frage hat du Bois-Reymond das Gebiet der Elektrophysiologie auf der physikalischen Wissensbasis seiner Zeit neu begründet. Zu seinen Leistungen gehören auch zahlreiche neue Untersuchungsmethoden und physiologische Apparaturen. So ermöglichte ein von ihm entwickelter Verstärker den Nachweis des Nervenreaktionsstroms. Du Bois-Reymond, der 1858 Müllers Nachfolge in Berlin angetreten hatte, konnte 1877 dort ein eigenes physiologisches Institut gründen. Der Physiologe zählte zu den führenden Repräsentanten des deutschen Kulturbildungsbürgertums seiner Zeit. In zahlreichen Reden trat er für die gesellschaftliche und wissenschaftspolitische Stellung der neuen Naturwissenschaften und der neuen naturwissenschaftlichen Medizin ein.

Ernst Wilhelm Brücke (1819–1892), Professor für Physiologie in Königsberg (als Nachfolger von Helmholtz, 1848/49) und Wien (1849–1892), gehörte mit Ludwig, Helmholtz und du Bois-Reymond zu den entschiedenen Verfechtern der Schule der organischen Physik, die Physiologie ausschließlich auf dem Boden der exakten Naturwissenschaften betreiben wollte und sich im dezidierten Gegensatz zur sog. »romantischen Physiologie« oder zu älteren vitalistischen Strömungen sah. Berühmt ist in diesem Zusammenhang die Äußerung du Bois-Reymonds in einem Brief an Eduard Hallmann, in der es hieß: »Brücke und ich, wir haben uns verschworen, die Wahrheit geltend zu machen, dass im Organismus keine anderen Kräfte wirksam sind als die gemein physikalisch-chemischen.« In Wien war Brücke Mitglied der Kerngruppe der berühmten Wiener klinischen Medizin, der neben ihm Männer wie Rokitansky, Hebra, oder der Anatom Hyrtl angehörten. Brückes physiologisch-anatomische Arbeiten waren umfassend und erstreckten sich in Königsberg auf die Erforschung der Augenmuskulatur. In Wien traten Forschungen zur Verdauungsphysiologie, zur Wirksamkeit des Pepsins, zu Harn und Gallenfarbstoff sowie zur Blutgerinnung hinzu. In den vergleichenden zellphysiologischen Studien bewies der Physiologe die Wesensgleichheit des Protoplasmas bei Pflanzen und Tieren. Für lange Zeit richtungweisend waren auch seine Studien zur Reizbewegung. Als weit über die Physiologie hinausweisend aber doch immer von ihr geleitet müssen schließlich seine philologisch-ästhetischen Arbeiten zu Phonetik, Versmaß und Farblehre Erwähnung finden.

Jenseits des Rheins war es insbesondere Claude Bernard (1813–1878), der der neuen Physiologie zum Durchbruch verhalf. Bernard kam aus der klinischen Medizin, die er auch während seiner Assistentenzeit bei François Magendie (1783–1855), dem Protagonisten der frühen französischen Experimentalphysiologie, nicht vernachlässigte. Über die klinische Tätigkeit des Arztes stellte er jedoch in aller Deutlichkeit das wissenschaftliche Arbeiten. Das Hospital, so einer seiner berühmt gewordenen Aussprüche, sei lediglich die Vorhalle der wissenschaftlichen Medizin, das erste Feld des ärztlichen Beobachtens. Das Laboratorium dagegen sei der Tempel der medizinischen Wissenschaft. Kaum eine ärztliche Aussage des 19. Jahrhunderts verdeutlicht besser die neue Bewertung der naturwissenschaftlichen Forschung innerhalb der Medizin und die neue Rolle des wissenschaftlichen Laboratoriums als Ort zielgerichteter Experimentaltätigkeit.

Bernards Forschungsgebiete erstreckten sich vor allem auf den Bereich der Verdauungsphysiologie. Insbesondere die Physiologie der inneren Sekretion erregte sein Interesse. Die erste Beschreibung des »Zuckerstichs« geht auf ihn zurück. Wenngleich Bernard ohne Kenntnisse von den Hormonen den gesamten Regelkreis des Zuckerkreislaufs von der zentralen Reizung über eine erhöhte Adrenalinausschüttung durch die Nebenniere, die gesteigerte Glykogenolyse in der Leber bis hin zur Glykosurie noch nicht erklären konnte, so lieferten seine Untersuchungen doch erste Anhaltspunkte für das Verständnis des Zuckerkreislaufs und die Bedeutung der Leber bei der Aufrechterhaltung der chemischen Blutzusammensetzung (»Milieu intérieur«). Im Jahre 1857 schließlich demonstrierte Bernard auch die Bildung des Glykogens in der Leber. Von erheblicher Bedeutung waren daneben seine Untersuchungen zur Vasokonstriktion und Vasodilatation. Hier reizten den Physiologen insbesondere Zusammenhänge zwischen Wärmehaushalt und Gefäßsituation zu weiterführenden Forschungen.

Claude Bernard gehört mit seiner physiologischen Experimentaltätigkeit zweifellos zu den wichtigsten Wegbereitern der klinischen Laboratoriumsmedizin des 19. Jahrhunderts. Weitere Protagonisten dieser Neuorientierung kamen vor allem aus der jungen organischen Chemie und trugen wichtige Detailergebnisse zur physiologischen Chemie bei. Justus von Liebig (1803–1873) ist hier mit seinen Forschungen zur Nahrungsmittelchemie und zur Ernährungsphysiologie an erster Stelle zu nennen. Jakob Berzelius (1779–1848) und Friedrich Wöhler (1800–1882) stehen für Forschungen zur Gärung, zur Harnstoffsynthese und zur Stoffwechselchemie. Felix Hoppe-Seyler (1825–1895) lieferte mit seinen Forschungen die Grundlagen der modernen Blutfarbstoff- und Eiweißchemie.

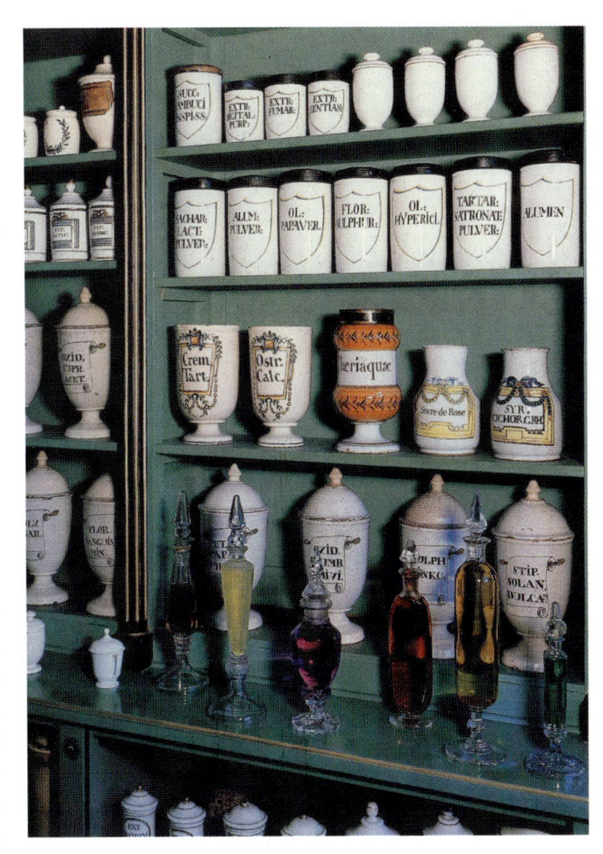

Abb. 2.19. Empire-Apotheke um 1800.

Klinische Pharmakologie

Neben der Biophysiologie und der jungen Lebensmittelchemie hat vor allem die Pharmakotherapie ganz erheblich vom Aufschwung der biochemisch orientierten Physiologie des 19. Jahrhunderts profitiert. Exaktere chemische Analysemethoden und die Darstellung reiner Substanzen wurden nun möglich. Erste Erfolge waren auf diesen Gebieten bereits am Anfang des Jahrhunderts durch die Darstellung des Morphiums (1806), des Strychnins (1818) und des Chinins (1820) zu verzeichnen gewesen.

Der eigentliche Entwicklungsschub vollzog sich freilich erst im zweiten Drittel des Jahrhunderts. Er wurde durch den Aufschwung der organischen Chemie ebenso

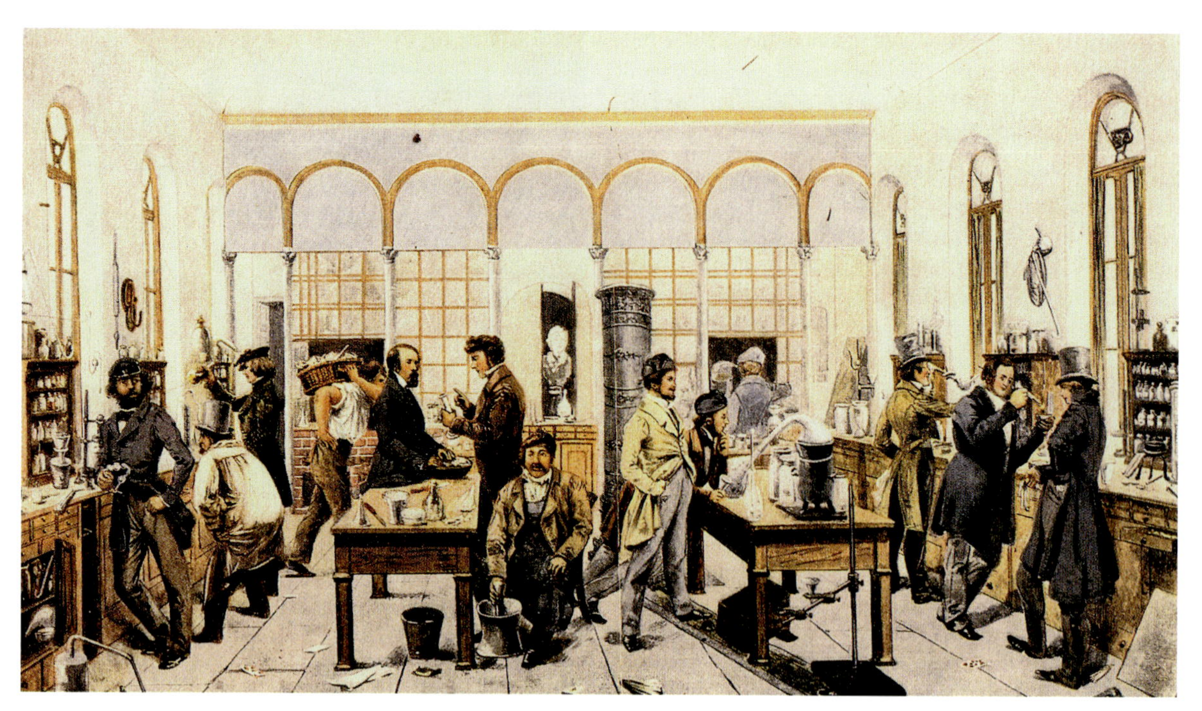

Abb. 2.20. Justus von Liebigs Laboratorium in Giessen. Farblithographie, 1840.

beeinflusst wie durch die neuen Methoden der experimentellen Erprobung und klinischen Prüfung dieser Wirkstoffe, wie sie die exakte physiologische Messung erlaubte. Die Summe der neuen Möglichkeiten bildete schließlich die Grundlage der wissenschaftlichen Pharmazie und Pharmakotherapie. Zeugnis für die Fortschritte auf diesem Gebiet legt eine ganze Reihe medizinisch relevanter oder sogar therapeutisch einsetzbarer Stoffe ab, die seit dem zweiten Drittel des Jahrhunderts dargestellt oder produziert werden konnten. Zu ihnen gehörten Chloroform (1831), Chloral (1832), Essigsäure (1845), Acetylsalicyl- und Ameisensäure (1853), Barbitursäure, auch bekannt als Malonyl-Harnstoff (1863) und Aminophenazon (1893).

Die neuen Möglichkeiten wirkten disziplinbildend und führten zur Institutionalisierung der wissenschaftlichen Pharmakologie in Deutschland. Dieser Prozess ist eng verbunden mit dem Namen des Gießener Professors Rudolf Buchheim (1820–1879) und seinem Schüler Oswald Schmiedeberg (1838–1921), die als Begründer der klinischen Pharmakologie gelten können. Spätestens am Ende des Jahrhunderts ist die Vernaturwissenschaftlichung der Pharmakologie abgeschlossen.

Gegen die Giftmischer und Aderlasser – Naturheilkunde, Homöopathie und die Blüte der sanften Medizin

»Wenn ein Tier krank ist, leidet es still und verhält sich ruhig. So sieht man nicht mehr kränkliche Tiere als Menschen. Ach, wie viele Menschen sind durch Ungeduld, Furcht, Unruhe und besonders durch Heilmittel getötet worden, die trotz ihrer Krankheit und mit der Zeit hätten gerettet werden können? Man wird mir entgegnen, daß die Tiere, die der Natur getreuer leben, auch entsprechend weniger der Krankheit ausgesetzt sind als wir. Aber ja, genau diese Lebensweise will ich meinem Schüler zuteil werden lassen. Er wird deshalb auch den gleichen Vorteil davon haben.«

Jean-Jaques Rousseau, Émile (1762), 1. Buch.

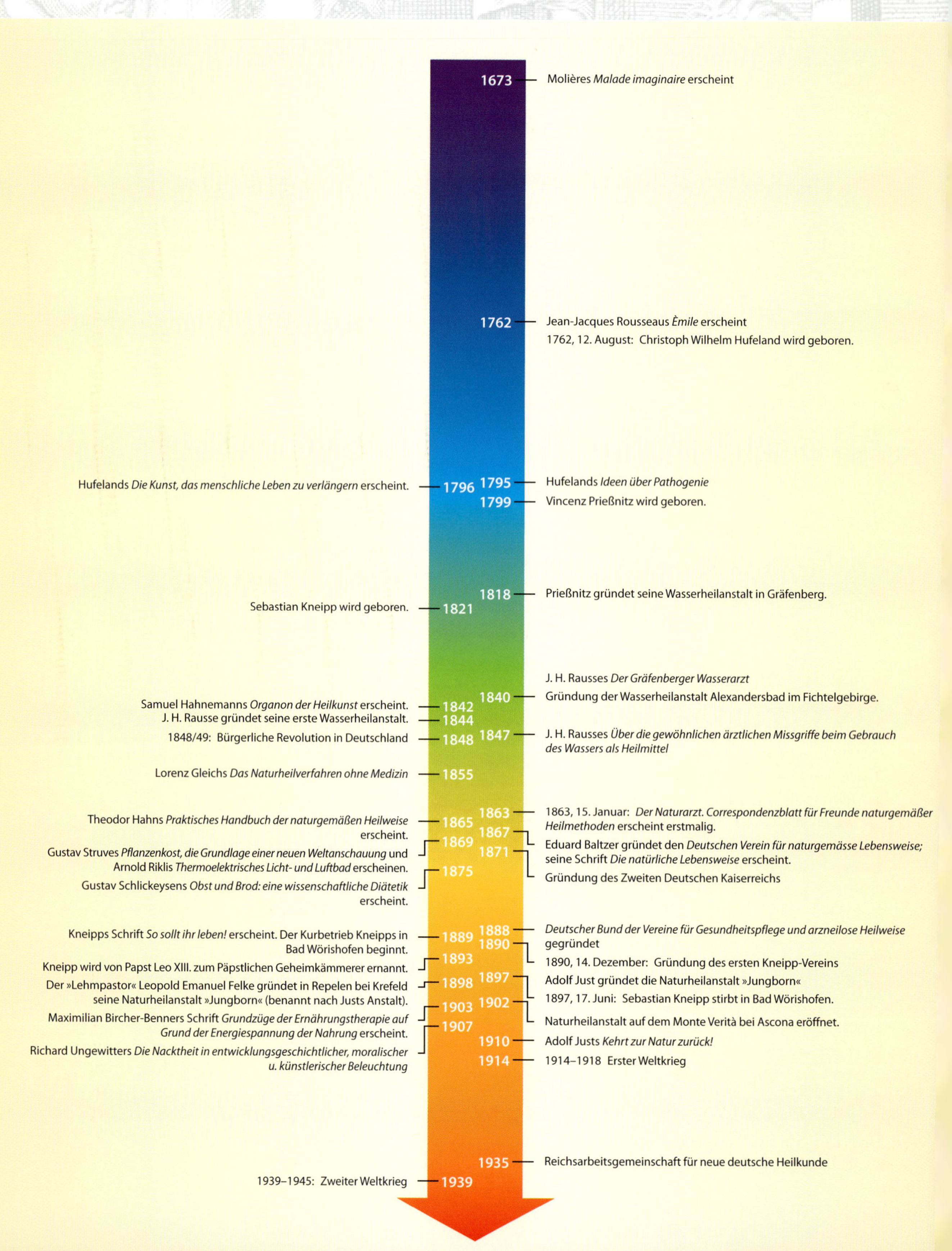

1673 Molières Malade imaginaire erscheint
1762 Jean-Jacques Rousseaus Èmile erscheint
1762, 12. August: Christoph Wilhelm Hufeland wird geboren.
Hufelands Die Kunst, das menschliche Leben zu verlängern erscheint. 1796
1795 Hufelands Ideen über Pathogenie
1799 Vincenz Prießnitz wird geboren.
1818 Prießnitz gründet seine Wasserheilanstalt in Gräfenberg.
Sebastian Kneipp wird geboren. 1821
J. H. Rausses Der Gräfenberger Wasserarzt
1840 Gründung der Wasserheilanstalt Alexandersbad im Fichtelgebirge.
Samuel Hahnemanns Organon der Heilkunst erscheint. 1842
J. H. Rausse gründet seine erste Wasserheilanstalt. 1844
1848/49: Bürgerliche Revolution in Deutschland 1848
1847 J. H. Rausses Über die gewöhnlichen ärztlichen Missgriffe beim Gebrauch des Wassers als Heilmittel
Lorenz Gleichs Das Naturheilverfahren ohne Medizin 1855
1863 1863, 15. Januar: Der Naturarzt. Correspondenzblatt für Freunde naturgemäßer Heilmethoden erscheint erstmalig.
Theodor Hahns Praktisches Handbuch der naturgemäßen Heilweise erscheint. 1865
1867 Eduard Baltzer gründet den Deutschen Verein für naturgemässe Lebensweise; seine Schrift Die natürliche Lebensweise erscheint.
1869 Gustav Struves Pflanzenkost, die Grundlage einer neuen Weltanschauung und Arnold Riklis Thermoelektrisches Licht- und Luftbad erscheinen.
1871 Gründung des Zweiten Deutschen Kaiserreichs
1875 Gustav Schlickeysens Obst und Brod: eine wissenschaftliche Diätetik erscheint.
1888 Deutscher Bund der Vereine für Gesundheitspflege und arzneilose Heilweise gegründet
Kneipps Schrift So sollt ihr leben! erscheint. Der Kurbetrieb Kneipps in Bad Wörishofen beginnt. 1889
1890 1890, 14. Dezember: Gründung des ersten Kneipp-Vereins
1893 Kneipp wird von Papst Leo XIII. zum Päpstlichen Geheimkämmerer ernannt.
1897 Adolf Just gründet die Naturheilanstalt »Jungborn«
1897, 17. Juni: Sebastian Kneipp stirbt in Bad Wörishofen.
Der »Lehmpastor« Leopold Emanuel Felke gründet in Repelen bei Krefeld seine Naturheilanstalt »Jungborn« (benannt nach Justs Anstalt). 1898
1902 Naturheilanstalt auf dem Monte Verità bei Ascona eröffnet.
1903 Maximilian Bircher-Benners Schrift Grundzüge der Ernährungstherapie auf Grund der Energiespannung der Nahrung erscheint.
1907 Richard Ungewitters Die Nacktheit in entwicklungsgeschichtlicher, moralischer u. künstlerischer Beleuchtung
1910 Adolf Justs Kehrt zur Natur zurück!
1914 1914–1918 Erster Weltkrieg
1935 Reichsarbeitsgemeinschaft für neue deutsche Heilkunde
1939–1945: Zweiter Weltkrieg 1939

Alternative Heil- und Lebensweisen gehen bereits auf das letzte Jahrzehnt des 18. Jahrhunderts zurück und fußen auf der wachsenden Skepsis gegenüber verbreitetem Quacksalbertum und einer Heilkunde, deren Instrumente sich neben der Chirurgie auf Blutentleerung (Aderlass, Schröpfen), die Gabe von Abführmitteln und die Verordnung giftiger Medikamente beschränkte. Vor allem der Aderlass wurde zur allseits beliebten Modetherapie. Seine Indikationen waren allerdings ebenso zweifelhaft wie seine Erfolge. Der französische Schriftsteller Alain-René Lesage (1668–1747) hat noch 1726 den üblen Missbrauch des Aderlassens, der häufig tödliche iatrogene Anämien zur Folge hatte, satirisch aufs Korn genommen. Gil Blas, der Titelheld einer seiner Romane, erlernt die Methode von seinem ärztlichen Lehrer Sangrado und macht mit ihr »in weniger als sechs Wochen so viele Witwen und Waisen«, wie in der »gesamten Belagerung Trojas«.

»Mit Hülfe eines Bekannten, den ihm das Glück in den Weg führt, sucht und findet Gil Blas ein Unterkommen in Valladolid, indem er, zuerst bei einem alten Licentiaten und nach dessen bald erfolgendem Tod als Heilgehülfe bei dem berühmten Doctor Sangrado, in Dienste tritt. Diesem hatte er seine Kunst bald abgelernt, was nicht besonders schwer war, da der gute Doctor nur zwei Mittel anwandte: Aderlassen und Clystiren. Unter seinen Auspicien praktizirend, bringt er es selbst zu einigem Ruf. Leider hatte er es nicht immer mit reichen Harpagon's, deren Erben nur auf ihren Tod lauerten, und alten Ehemännern junger, lebenslustiger Frauen zu tun. Eine reiche Witwe, die ihn an ihr Krankenlager hatte rufen lassen, gab nach sechs bis sieben Aderlässen den Geist, soweit solcher vorhanden war, auf und damit sah sich ihr Liebhaber, ein gewisser Don Rodrigo, der in dem Rufe eines Spadassin stand, um eine gute Partie betrogen. Gil Blas hielt es für geraten, sich der Rache des trostlosen und wütenden Liebhabers durch die Flucht zu entziehen.«

Bereits Jean Baptiste Poquelin, Molière, (1622–1773) hatte die einfältige Trias von Klistier, Blutentleerung und Erbrechen (*Clysterium donare, postea seignare, ensulte purgare*) durch die Figur des Purgon in seinem *Malade imaginaire* (1673) angeprangert. Auch ließ der Umgang mancher Ärzte mit ihren Patienten in moralischer Hinsicht zu wünschen übrig. Es ist vor diesem Hintergrund nicht verwunderlich, dass seit dem ausgehenden 17., vor allem aber im 18. Jahrhundert, die Kritik am ärztlichen Beruf stetig zunahm. Einerseits hatte es blühende literarische Landschaften mit

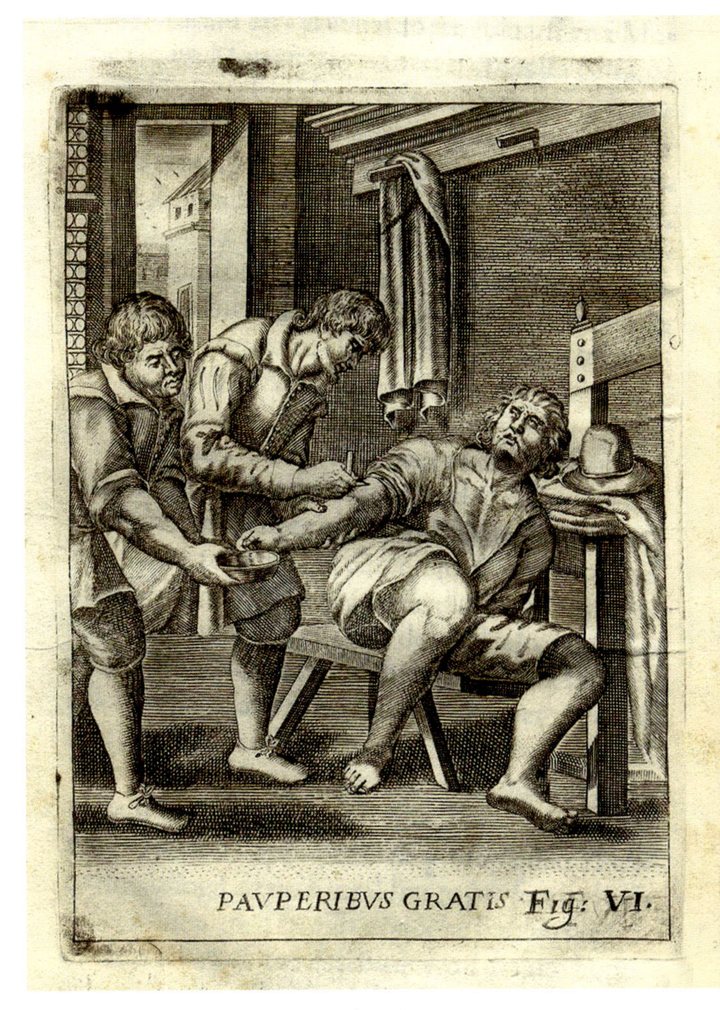

Abb. 3.1. Ein Mann beim Aderlass. Kupferstich, 1671.

moralischen Handlungsanweisungen für den Arzt – meist unter dem Titel *Politia medica* oder *Medicus politicus* – zur Folge oder aber es mündete in Diffamierung und Abwendung von den akademischen Ärzten und ihren unwirksamen bis giftigen Mitteln. Typisch und vorbildhaft ist hier Jean-Jaques Rousseau (1712–1778) mit seiner Forderung »zurück zur Natur«. Der französische Philosoph der Aufklärung polemisiert im ersten Buch seines Erziehungsromans *Émile oder Über die Erziehung* (1762) scharf gegen die gängige Schulmedizin seiner Zeit. Sie erscheint im als pure »Scharlatanerie« und eher geeignet, den Menschen durch ihre giftigen Mittel vom Leben zum Tode zu befördern, als ihn wirkungsvoll zu heilen, was für die damalige Zeit durchaus zutraf. So heißt es im *Émile* über die Heilkunst:

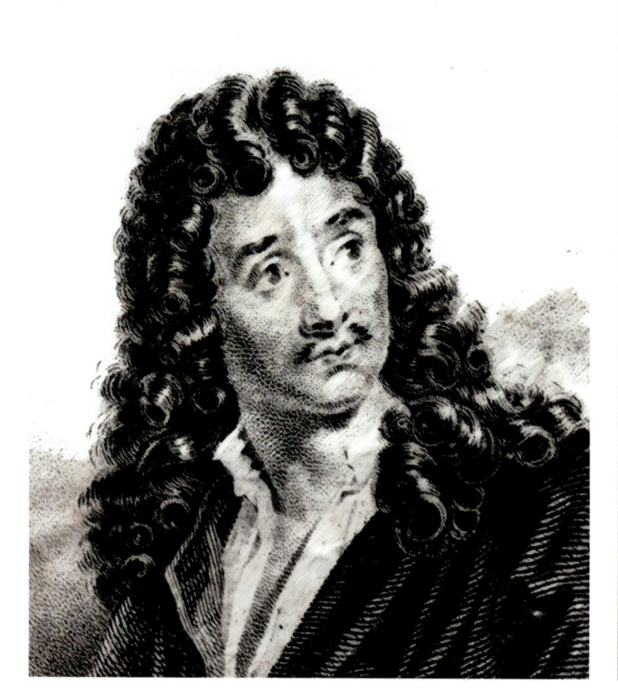

Abb. 3.2. Molière. Zeitgenössisches Porträt (Kupferstich).

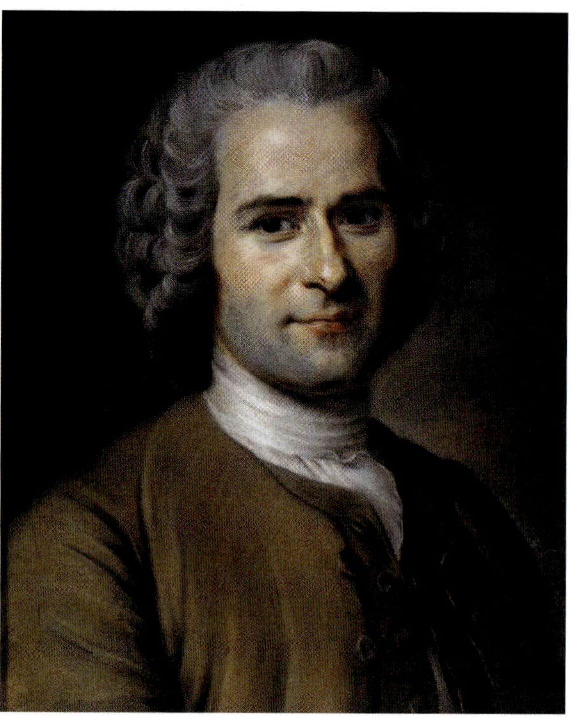

Abb. 3.3. Jean-Jaques Rousseau. Pastell aus dem Jahr 1753 von Maurice Quentin de La Tour (1704–1788).

> »Diese verlogene Kunst, geschaffen eher für die Leiden des Geistes als für die des Körpers, dient weder dem einen noch dem andern: sie flößt uns eher Schrecken ein, als dass sie uns von unserer Krankheit heilt. Sie hält nicht so sehr den Tod fern, als daß sie ihn im Voraus fühlen lässt. Sie braucht das Leben auf, anstatt es zu verlängern. [...] Wollt ihr Menschen voll echter Lebenskraft finden, dann sucht sie in einer Gegend, wo es keine Ärzte gibt. [...] Ach, wie viele Menschen sind durch Ungeduld, Furcht, Unruhe und besonders durch Heilmittel getötet worden, die trotz ihrer Krankheit und mit der Zeit hätten gerettet werden können?«

Rousseau lässt den Erzieher seines *Émile* stattdessen auf die »natürliche Ordnung« auch in Gesundheitsfragen bauen. Der Mensch soll sich verhalten wie die Tiere, die »der Natur getreuer leben, auch entsprechend weniger der Krankheit ausgesetzt sind als wir« und seine Hauptforderung im Hinblick auf die menschliche Gesundheit mündet in das Postulat: »Lebe natürlich, sei geduldig und verjage die Ärzte!« Sicher hat ein Großteil des medizinischen Publikums auch weiterhin und trotz aller drohenden Gefahr akademische Ärzte, Handwerkschirurgen oder Apotheker in jener Zeit konsultiert und ist damit der Schulmedizin treu geblieben. Gleichwohl formierten sich auch Gegenbewegungen bereits zu Anfang des 19. Jahrhunderts, die der Schulmedizin den Rücken kehrten und stattdessen alternative Heilverfahren favorisierten. Hierbei handelte es sich zum einen um die Homöopathie, die zwar arzneimittelorientierte Heilkunde blieb, aber dem alten *contraria contrariis* (mit Gegenteiligem behandeln) der allopathischen Heilkunde mit ihrem *similia similibus* (mit dem abgeschwächten Gleichen behandeln) ein diametral anderes Arzneimittel-Wirkprinzip entgegensetzte; zum anderen um die Naturheilkunde, die sich dezidiert arzneimittellos gab und sich als Heilkunde ausschließlich auf die Wirkkräfte der Natur (Wasser, Erde, Luft und Licht) und auf die Praxis diätetischer, meist vegetarischer Ernährung verlassen wollte.

Homöopathie

Ausgangspunkt des neuartigen Systems, das als homöopathische Medizin noch heute existiert und von Christian

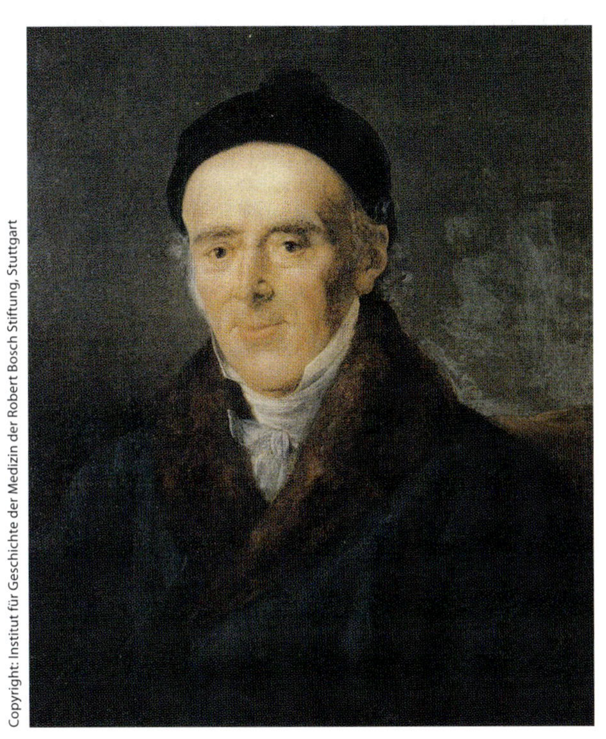

Abb. 3.4. Samuel Hahnemann. Portrait in Öl, vermutlich von seiner zweiten Ehefrau Melanie gemalt. Bosch-IGM, Stuttgart.

Friedrich Samuel Hahnemann (1755–1843) entwickelt wurde, ist die Kritik an der gefährlichen therapeutischen Praxis der Schulmedizin. Ihr werden lebensbedrohliche Arzneimittelverordnungen, exzessiver Aderlass und unnatürliche Eingriffe in den Prozess von Krankheit und Gesundheit vorgeworfen. So heißt es im Vorwort zur 6. Auflage des Hahnemannschen Hauptwerkes *Organon der Heilkunst* (1842) warnend:

> »Die alte Medicin (Allöopathie), um Etwas im Allgemeinen über dieselbe zu sagen, setzt bei Behandlung der Krankheiten theils (nie vorhandne) Blut-Uebermenge (*plethora),* theils Krankheits-Stoffe und Schärfen voraus, läßt daher das Lebens-Blut abzapfen und bemüht sich die eingebildete Krankheits-Materie theils auszufegen, theils anderswohin zu leiten (durch Brechmittel, Abführungen, Speichelfluß, Schweiß und Harn treibende Mittel, Ziehpflaster, Vereiterungs-Mittel, Fontanelle, u.s.w.), in dem Wahne die Krankheit dadurch schwächen und materiell austilgen zu können, vermehrt aber dadurch die Leiden des Kranken und entzieht so, wie auch durch ihre Schmerzmittel, dem Organism die zum Heilen unentbehrlichen Kräfte und Nahrungs-Säfte. Sie greift den Körper mit großen, oft lange und schnell wiederholten Gaben starker Arznei an, deren langdauernde, nicht selten fürchterliche Wirkungen sie nicht kennt, und die sie, wie es scheint, geflissentlich unerkennbar macht durch Zusammenmischung mehrer solcher ungekannter Substanzen in eine Arzneiformel, und bringt so, durch langwierigen Gebrauch derselben neue, noch zum Theil unaustilgbare Arznei-Krankheiten dem kranken Körper bei.«

Tatsächlich hatte das therapeutische Prinzip der alten Medizin, auf Krankheiten mit Gegenmitteln zu reagieren (*contraria contrariis*), zu einer Eskalation des Kräftevergleichs zwischen Krankheit und ärztlicher Therapie geführt. Hahnemann will hier neue Wege beschreiten. Krank-

Vis medicatrix naturae

Vis medicatrix naturae (Heilkraft der Natur) ist die lateinische Übersetzung des griechischen νονσων φνσεις ιητροι, das dem Hippokrates zugeschrieben wird aber in den Schriften der Hippokratischen Werke (*Corpus Hippocraticum*) nicht vorkommt. Der Begriff fußt immerhin auf der hippokratischen Grundannahme, dass im Menschen die Kräfte zur Selbstheilung, besser zur Heilung durch die Natur, bereits enthalten sind, vom Arzt aber geweckt werden müssen. In den Jahrhunderten nach Hippokrates spielte das Prinzip der Selbstheilungskraft der Natur weiterhin eine große Rolle. So griff in der Renaissance Theophrast von Hohenheim die Idee auf, wenn er etwa in seiner *Grossen Wundarznei* vom »eingeborenem Balsam« schrieb. Thomas Sydenham (1624–1689) sah in der Kraft des Fiebers dieses natürliche Heilprinzip. Im 19. Jahrhundert ist die *vis medicatrix naturae* einer der Schlüsselbegriffe der Lebenskraftlehre (Vitalismus). Er wird in gleicher Weise für die Homöopathie, für die Wasserheilkunde und die Naturheilkunde insgesamt fruchtbar. Die Internetsuche nach diesem Begriff führt noch heute unmittelbar in das kaum überschaubare Reich der Komplementär- und Alternativmedizin.

Vitalismus

Von den französischen Ärzten Théophile de Bordeu (1722–1776) und Paul Joseph Barthez (1734–1806) mittelbar aus dem Animismus entwickelte Gesundheits- und Krankheitslehre, die ein besonderes Lebensprinzip (*principium vitalis, Principe de Vie*) für alle Zustände des Lebendigen als ursächlich annimmt. Das Lebensprinzip verfügt über fundamentale (forces radicale) und handelnsbegründende Kräfte (forces agissantes). Krankheit ist Störung des Lebensprinzips. In Deutschland wird der Vitalismus als »Lehre von der Lebenskraft« insbesondere von Christoph Wilhelm Hufeland (1762–1836) aufgegriffen und weiterentwickelt. Die allgemeine Lebenskraft und ihre Teilkräfte als Grundursache aller Lebensvorgänge wurden als Erhaltungsprinzip des Organismus interpretiert. Lebenskraft und Heilkraft der Natur sind eng verwandt. Krankheit ist Beeinträchtigung der Lebenskraft (-kräfte) durch krank machende Reize, auf die die Lebenskraft selbstheilend reagiert. Der Arzt unterstützt sie darin.

heit entsteht bei ihm zunächst, wie bei Hufeland, aus einer »Affektion« der Lebenskraft durch krank machende Reize. Diese Lebenskraft ist ubiquitär, d. h. sie ist nicht an einem bestimmten Ort des Körpers gebunden und kann daher auch keiner bestimmten Krankheitssystematik unterworfen werden. Wie für Hufeland ist auch für ihn Krankheit ein ganzheitliches Körperphänomen und die Symptome von Krankheit äußern sich auch immer als ganzheitlicher Symptomkomplex. Sie sind am subjektiven Befinden des Patienten beobachtbar. Die Gesamtheit aller »wahrnehmbaren Zeichen« bildet die »Gestalt der Krankheit«.

Der Einsatz des Arztes hat sich auf eine Stärkung der Lebenskraft in all den Fällen zu richten, in denen diese Lebenskraft zur Selbstheilung nicht mehr in der Lage ist. Genau an dieser Stelle unterscheidet sich nun das Hahnemannsche System von allen anderen klassischen Systemen. Die Unterstützung des Arztes habe sich nämlich nicht im alten Sinne des *contraria contrariis* gegen die krank machenden Reize zu richten, sondern müsse ähnlich wie diese gerichtet sein. Sie sei damit nicht mehr allopathisch, sondern homöopathisch. Hahnemanns Konzept sah vor, dass der Arzt eine Kunstkrankheit erzeuge, indem er ein Medikament gebe, das der natürlichen Krankheit vergleichbare Symptome auslöse (*similia-similibus*-Prinzip). Auf diese Kunstkrankheit reagiere die Lebenskraft instinktiv mit einer Steigerung der Abwehrmaßnahmen. Selbstverständ-

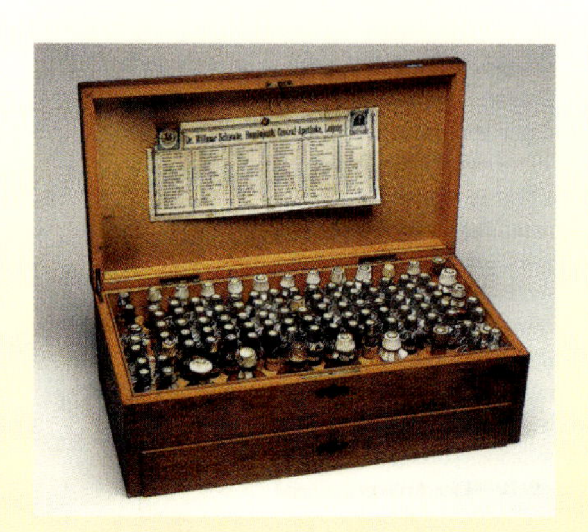

Abb. 3.5. Homöopathische Hausapotheke, 19. Jh.

Homöopathie

Durch den Arzt Chr. Fr. S. Hahnemann (1755–1843) entwickeltes Krankheits- und Therapiekonzept, das zwar auf vitalistischen Vorstellungen grundsätzlich aufbaut, sich in seinen therapeutischen Konsequenzen aber radikal von diesen und anderen Krankheitsvorstellungen unterscheidet. Das ganzheitliche Körperphänomen Krankheit ist »Affektion« der Lebenskraft durch pathogene Reize. Der Arzt unterstützt die Lebenskraft bei ihrer Abwehr nicht – wie in der Allopathie üblich – mit gleichgerichteten Gegenmitteln (*contraria contrariis*), sondern durch Verabreichung eines Stoffes in niedriger und niedrigster Dosierung (Tief- und Hochpotenz), der ähnliche Symptome wie die der natürlichen Krankheit auslöst (*similia similibus*). Die so bewirkte Kunstkrankheit veranlasst die Lebenskraft zur Abwehrsteigerung. Häufig erforderte die Herstellung der Präparate, bevor sie in seine Praxis- oder Reiseapotheke gelangte, ein erhebliches Geschick des homöopathischen Arztes.

lich müsse der Arzt dazu eine möglichst niedrige Dosierung (Potenz) des fraglichen Medikaments verabreichen.

Es ist erstaunlich, welch große Resonanz die neue Lehre bereits zu Beginn des 19. Jahrhunderts hervorrief und wie schnell ihre Anhängerschaft wuchs. Dieser Prozess setzte sich durch das gesamte 19. Jahrhundert fort und die Homöopathie gehört noch heute zu den populären alternativen Heilmethoden.

Naturheilkunde

In der zweiten Hälfte des 20. Jahrhunderts ist in den westlichen Industrienationen eine verstärkte Hinwendung der Patienten zu sogenannten »natürlichen Heilweisen« zu registrieren. Die Gründe hierfür sind vielfältig, wobei Klagen über eine unmenschliche »Apparatemedizin« und gefährliche Medikamentenverordnungen im Vordergrund stehen. Der hohe technische Aufwand unserer modernen klinischen Diagnostik, die mit zahllosen komplizierten Geräten am und nicht mehr mit dem Patienten praktiziert wird und die wachsende Distanz zwischen Arzt und Patient verunsichern. Ein anderer Grund für die verstärkte Hinwendung zu den sog. »natürlichen Heilweisen« liegt in der weitverbreiteten Furcht vor chemischen Arzneimitteln und deren Neben- oder auch Nichtwirkung, etwa in der Krebsbehandlung. Gerufen wird nach natürlicher Heilweise, die chemische Präparate vermeidet und eine dem Menschen innewohnende Naturheilkraft fördert. Ein Blick in unsere Buchläden zeigt, dass dieser Ruf nicht ungehört blieb. Die Flut der Schriften, die vorgeben, Anleitungen zu naturgemäßem Leben, zu einer natürlichen Heilkunde zu liefern, ist fast unüberschaubar. Auch zweifelhafte Methoden und allerlei Scharlatane schwimmen im Fahrwasser der »Trendwelle Naturheilung«. Verwirrend sind für den Laien Namen und Methoden von A bis Z, von Aderlass bis Zeileiskur. Da geht es um Neuraltherapie und Akupunktur, um Ozontherapie und elektrisches Heilen, um Schröpfen, Aderlass, und Eigenblutbehandlung, um Injektionen, Urintherapie und Massage, um Hydrotherapie, Symbioselenkung und Baunscheidtismus, um Phytotherapie, Mineralienbehandlung oder Homöopathie. Der Laie staunt und auch der Fachmann wundert sich. Die Frage, was nun aber echte Naturheilverfahren sind und solche, die diesen Namen nicht verdienen und wie es denn mit den Grundlagen und Vorbildern eines solchen Gesundheitsbewusstseins bestellt ist, scheint nur zu berechtigt. Wichtige Anhaltspunkte zur Beantwortung dieser Frage liefert der Blick in die Traditionslinien von Naturheilverfahren und auf das historische Erbe reformerischer Lebens- und Heilkonzepte des 19. und 20. Jahrhunderts.

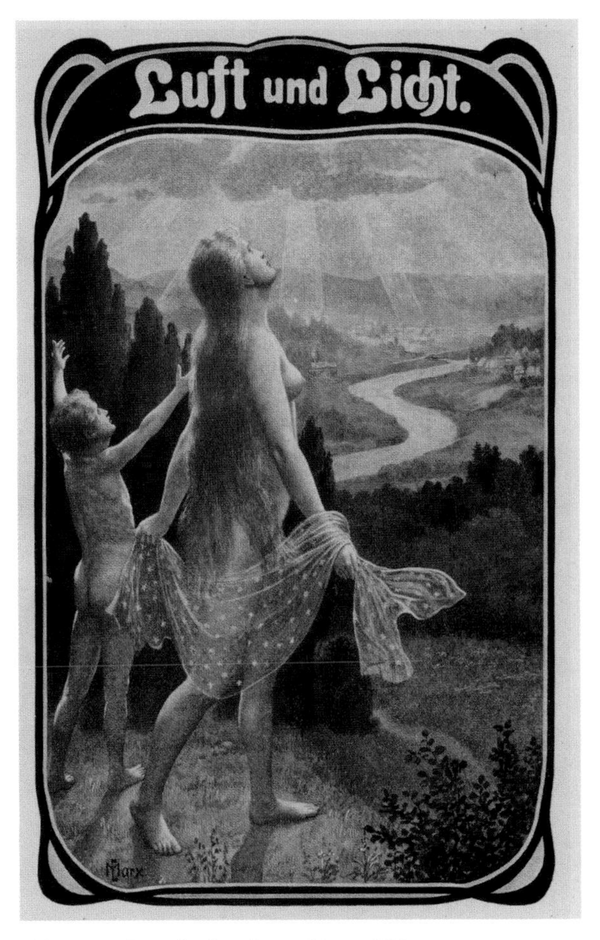

Abb. 3.6. Licht und Luft. Lithographie um 1900.

Anfänge der Naturheilkunde: Rausse, Hahn, Gleich

Naturheilkunde im engeren Sinne hat sich bereits im frühen 19. Jahrhunderts formiert und ging vom aufgeklärten Naturismus Jean-Jacques Rousseaus aus, der alternativ zur verderblichen Schulmedizin seiner Zeit ein natürliches System der Heilkunst propagiert hatte, das sich an der Heilkraft der Natur selbst zu orientieren und diese allenfalls zu unterstützen habe. Auch die frühe Naturheilkunde des 19. Jahrhunderts wendet sich vehement gegen gefährliche Arzneimittelverordnungen, exzessiven Aderlass oder entleerende

Therapiemethoden und propagiert stattdessen die Hinwendung zu natürlichen Heil- und Lebensweisen. Im Kernpunkt dieses alternativen Heil- und Lebenskonzeptes stehen zunächst nur die Hydrotherapie, also die Therapie mit Wasser und die vegetarische Ernährung. Dieser Kernbereich der frühen Naturheilkunde wird im Laufe des 19. Jahrhunderts ergänzt und erweitert durch andere Faktoren, denen ebenfalls natürliche Heilkraft zugewiesen wird, wie etwa der Wärme, der Kälte, dem Einfluss von Licht, Luft und Sonnenstrahlen, von Erde, Bewegung und Ruhe, von Heilkräutern und seelischen Einflussmöglichkeiten. Entscheidend ist aber auch für sie das Prinzip der »natürlichen Therapie«, die auf eine aktive Mitarbeit und Ausnutzung der dem Organismus ureigensten Fähigkeiten zur Regulation, zur Kompensation, zur Anpassung, zur Regeneration und zur Abwehr krankheitserzeugender Stoffe zielt. All diese Fähigkeiten, und auch dies gilt bereits für die Theorien der frühen Naturheillehrer, bedürfen freilich einer Initialzündung, d.h. sie werden als Reaktion auf eine typische Reizbelastung hin quasi im Körper geweckt oder als latent, aber schwach vorhandene Fähigkeiten verstärkt. Nichts anderes als eine solche Reaktions-Therapie war von den frühen Theoretikern und Praktikern der natürlichen Heilweise im ersten Drittel des 19. Jahrhunderts beabsichtigt.

Der Pfarrerssohn J. H. Rausse (1805–1848), ein Forstgeometer mit dem richtigen Namen H. F. Francke, stammte aus Güstrow/Mecklenburg und begann sich während einer langen Amerikareise, die ihn auch zu den Osage-Indianern führte, für natürliche Heilverfahren, insbesondere für die Wasserheilkunde, zu interessieren. Inspiriert durch eine Wasserkur, die er 1838 in Gräfenberg (Schlesien) bei dem bekannten »Wasserdoktor« Vincenz Prießnitz (1799–1851) kennen lernte, errichtete er 1844 im Gutshaus Suckow eine Kaltwasseranstalt. Bereits 1845 folgte die zweite Anstalt in Stuer (Plauer See/Mecklenburg). Schon zwei Jahre später führte ihn sein Weg nach Lehsen (bei Wittenberg), doch diese Wasserheilanstalt erschien ihm zu klein. Daher übernahm er 1848 die bekannte Wasserheilanstalt in Alexandersbad (Fichtelgebirge), die 1840 von Dr. Georg Fickenscher gegründet worden war. Hier verstarb er – mit 42 Jahren – im selben Jahr.

Für Rausse war Krankheit die sichtbare Anstrengung des Körpers, im Kampf gegen ständig auf ihn einwirkende Schadstoffe. Der Organismus assimiliert, zersetzt, scheidet aus. Je giftiger die auf ihn treffenden Fremdstoffe sind, desto anstrengender ist der von ihm selbst geleitete Ausscheidungsprozess. Äußerste Anstrengung in der Ausscheidung manifestiert sich als akute Krankheit. In ihr wiederum spiegelt sich die vis *medicatrix naturae*, die Selbstheilungskraft der Natur. Dem Arzt kommt in diesem Zusammenhang keine andere Aufgabe zu, als diese Selbstheilungskraft zu wecken und zu stützen, er ist *minister naturae*, Diener der Natur. Sein erstes Heilmittel ist Wasser, vor allem getrunkenes Wasser. Die Wasserdiät Rausses zielte darauf, im Magen reaktive Wärme zu provozieren und so die Zersetzung von Giftstoffen zu fördern. Sei dies gelungen, so komme es zu einer vermehrten Ausscheidung von Giftstoffen durch die Haut, wofür auch Geschwüre und Ausschläge Zeichen sein können.

Ähnliche Vorstellungen hatte auch der Apotheker Theodor Hahn (1824–1883), ein Freund Rausses in den vierziger Jahren des 19. Jahrhunderts. Für Hahn war der Organismus ständig einer Vielzahl von normalen und abnormen Lebensreizen ausgesetzt: Speise, Trank, Licht, Luft, Elektrizität, Bewegung oder Ruhe. Der Körper verarbeite diese Reize, erhalte das Positive, scheide alles Krankmachende, alle materiellen Krankheitsstoffe wieder aus. Ziel der Naturheilkunde sei es, durch erzieherische Einwirkung die Dominanz der normalen Lebensreize wiederherzustellen oder die Einwirkung schädlicher Reize zu dämpfen oder aufzuheben. Sie könne dies, so Hahn, durch kühlende, erregende, ableitende Verfahren und habe sich dabei vorwiegend des Wassers zu bedienen. Theodor Hahn hat wohl auch den Begriff der »Naturheilkunde«, der Physiatrik, geprägt.

Eine bedeutende Rolle bei der Prägung der Begriffe »Naturheilkunde« und »Naturarzt« spielte der bayerische Militärarzt Lorenz Gleich (1798–1865), der als Erster die Unterscheidung der traditionellen Wasserheilkunde von der Naturheilkunde der späteren Zeit vornahm. Lorenz Gleich gilt daher als der frühe Theoretiker der Naturheilkunde in den vierziger Jahren des 19. Jahrhunderts. Eindeutiges Ziel dieser natürlichen Heilweise sei es, vorbeugend und heilend zugleich zu wirken. Die vorbeugende, präventive Aufgabenstellung habe sich darauf zu konzentrieren, »Krankheiten unmöglich zu machen durch vollkommen natürliche Lebensweise«. Ihr heilender, therapeutischer Aspekt kreise um das Ziel »Krankheiten durch die Förderung der dem Körper innewohnende Lebenskraft heilen zu lassen«. Die Naturheilkunde oder »Physiatrie« sei als Lehrgebäude dreigeteilt. Sie umfasse, so der Militärarzt, eine »Instinktlehre«, eine »Diätetik« und eine »Heilmethodik«. Unter dem »Naturinstinkt« verstand Gleich ein »Gemeingefühl für Heilsames und Schädliches«. Sie zeige »jedem Einzelwesen den nöthigen Bedarf an zur Erhaltung der Gesundheit und des Lebens sowie den zur Wiedererlangung der Genesung im Erkrankungsfalle durch Zu- oder Ablenkung«. Ohne diese Führerin gerate der Naturarzt in einen »bodenlosen Sumpf, in dem er samt seiner Wissenschaft ganz abscheulich stecken« bleibe »und den armen Kranken das unsinnigste Zeug unter der Form von Heilmitteln gegen ihr instinktives Gefühl zum Nachtheile für Gesundheit und Leben« einzwinge. Im engeren Sinne sei der »Naturinstinkt« das »Gewissen jenes Stoffgebildes, das man Leib nennt [...], das Wort Gottes für des Menschen Leiblichkeit. Was das Gewissen auf dem sittlichen Gebiete, dasselbe ist der Naturinstinkt für das leibliche Wohl«. In ihren körperlichen Anstrengungen habe sich die Naturinstinktlehre auf die Erforschung der körperlichen Verlangen nach Ruhe, Getränk, nach Speise und Diät, nach Bewegung und Arbeit zu konzentrieren. Aufgabe der Naturdiätetik sei es hingegen, auf eine Heilung des erkrankten Organismus durch die Regulation der natürlichen körperlichen Verlangen hinzuwirken. Hier fasst der gottgläubige Gesundheitsmoralist Gleich, ganz im Sinne der alten medizinischen Harmonielehren, den Begriff der Diät und damit auch den Begriff der »Naturdiätetik« nahezu als gesamte Lebenslehre. Die »Naturheilverfahren« schließlich hätten sich als dritte Disziplin im Haus der Naturheilkunde um eine Heilung ohne Arznei zu bemühen, unter Einsatz von Kälte, Wärme, von Wasser trinken und im begrenzten Umfange auch durch Aderlass und Blutegel.

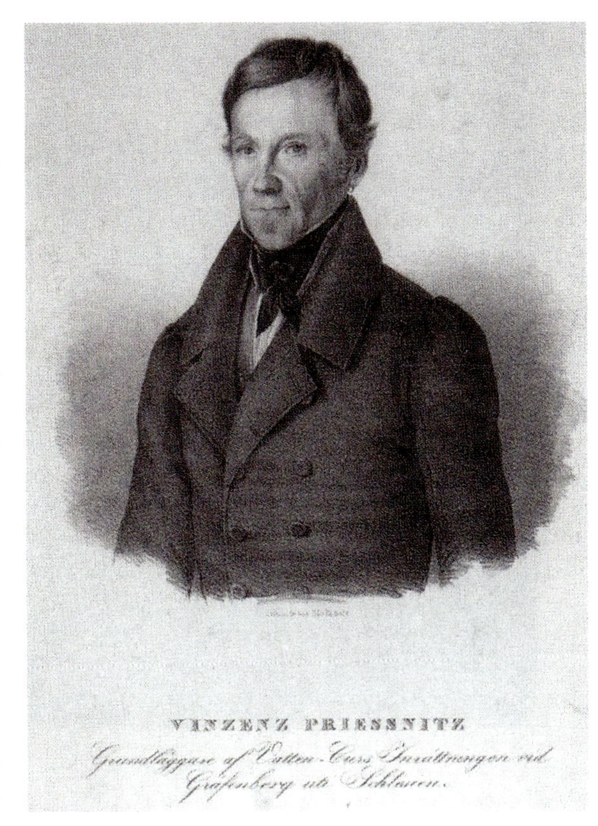

Abb. 3.7. Vincenz Prießnitz. Stahlstich, 19. Jh.

Die frühen Praktiker der Naturheilkunde: Prießnitz und Kneipp

Viel bekannter als die frühen Theoretiker der Naturheilkunde waren ihre Praktiker. Allen voran der Gräfenberger Bauernsohn Vincenz Prießnitz (1799–1851). Er ist als der vielleicht erfolgreichste »Wasserdoktor« in die Geschichte der Naturheilkunde eingegangen. Prießnitz war eine klassische Naturbegabung. Sein hydrotherapeutisches Bemühen leitete er von einer initialen Naturbeobachtung ab. Der Bauernsohn hatte gesehen, wie sich ein erkranktes Reh ins Wasser zurückgezogen hatte und daraus geschlossen, dass dies nur aufgrund eines angeborenen Heilinstinktes habe geschehen können. Dieser, so seine Idee, müsse auch beim Menschen wieder geweckt und gefördert werden. Nach wasserheilkundlichen Eigenbeobachtungen beginnt Prießnitz 1818 in seinem Wohnort, dem österreichisch-schlesischen Gräfenberg, mit dem Betrieb einer eigenen Kuranstalt. Alles ist zunächst recht einfach, fast primitiv, doch der Ruf des erfolgreichen »Wasserdoktors« verbreitet sich schnell. 1837 sind es bereits 500 Kurgäste, zwei Jahre später pilgern bereits an die 1700 Patienten nach Gräfenberg; unter ihnen – wie Prießnitz stolz berichtete – 120 Ärzte. Mit seiner Wasseranstalt entsteht gleichzeitig ein neuer Typus des Kurpatienten. Nicht mehr das beschauliche und gesellschaftliche Erlebnis der Badereise steht im Vordergrund; es sind nun Kurreisen, d. h. es kommen Kranke, die eine hohe Akzeptanz auch gegenüber rigorosen Wasseranwendungen mitbringen. Und Prießnitzs Anwendungen waren rigoros. Seine Duschmethoden, seine eiskalten Übergießungen, seine Tretübungen und »Rollkuren« in taunassem Gras lassen dem Leser noch heute die Haare zu Berge stehen. Das Prießnitzsche Kurverfahren beschränkte sich aber nicht nur auf reine Wasseranwendungen. Als einfallsreicher Methodiker und interessiert an einer ganzheitlichen Behandlung seiner Patienten bezog der Gräfenberger Kurdirektor auch aktive und passive Bewegungstherapie (Spaziergänge, Holzhacken, Gymnastik), Licht- und Lufttherapie (Zimmerluftbäder, Schlafen bei offenem Fenster, Freiluftbäder bei den Waldduschen), eine einfache, gemischte Ernährung

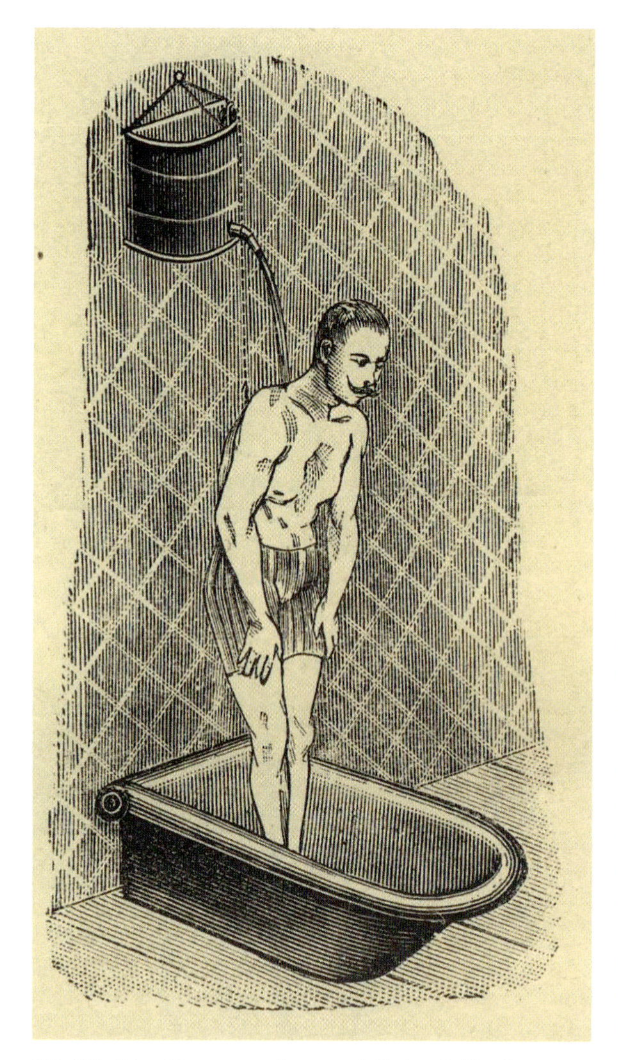

Abb. 3.8. Kalter Wasserguss zuhause nach Kneipp. Stahlstich um 1890.

(Vollkornbrot und Gemüse, Obst) und im vorbeugenden Bereich eine Erziehung zum gesunden Körper und zur reinen Seele in sein Behandlungskonzept mit ein. Hierbei kam es ihm auf eine Hebung der physischen und moralischen Kraft seiner Patienten durch eine naturgemäße Lebensordnung an. Prießnitz war fraglos der Begründer des praktischen neuzeitlichen Naturheilverfahrens, auch wenn in unserem Bewusstsein sein Name hinter den eines anderen Naturheilers zurückgetreten ist.

Die Rede ist von dem Wörishofener Priester Sebastian Kneipp (1821–1897). Eigentlich war Kneipp eher ein Außenseiter der strengen Naturheilkunde, als solcher aber fraglos der erfolgreichste. Im Jahre 1821 in Stefansried beim schwäbischen Ottobeuren als Sohn eines bäuerlichen Handwerkers geboren, wird Kneipp im Alter von 23 Jahren ins Jesuitenkolleg aufgenommen und beginnt aufgrund einer Krankheit dort schon mit Selbstheilungsübungen nach Hahn. 1852 wird er zum Priester geweiht und beginnt sogleich mit der Umsetzung seiner naturheilkundlichen Erfahrungen. Wie Prießnitz hatte auch er beobachten können, dass sich Tiere, namentlich Pferde und Kühe, bei Erkrankungen ins Wasser zurückzogen. Kneipp weiß dies umzusetzen. Mit seiner Tätigkeit als Beichtvater der Dominikanerinnen (1866) beginnt der kometenhafte Aufstieg zum naturgemäßen Heilapostel von einer immensen Popularität. Nach Wörishofen pilgerten Tausende, 1889 allein 4000 Patienten.

Mit Sebastian Kneipp verband sich auch der Aufstieg Wörishofens zur bedeutenden Kneipp-Kurort. Die Anzahl der dortigen Kurgäste stieg rasant. Es kamen schließlich so viele Gäste, dass diese teilweise in umliegenden Dörfern untergebracht werden mussten. Im Sommer 1890 waren 6000 Gäste in Wörishofen. Kneipp hielt nun täglich öffentliche Gesundheitsvorträge, in denen er sich gegen die moderne, krankmachende Lebensweise aussprach. Am 14. Dezember 1890 gründete der Verleger Ludwig Auer aus Donauwörth den ersten Kneipp-Verein. Kneipp wurde Ehrenpräsident. Schon einen Monat später brachte Auer die erste Ausgabe der heute noch monatlich erscheinenden Kneippblätter (heute: *Kneipp-Journal,* Hrsg. Kneipp-Bund e.V., Bad Wörishofen) heraus. In den 1890er Jahren begann sich der Ruhm Kneipps über ganz Europa zu verbreiten. Kneipp bereiste in Begleitung des Pfarrers Aloys Stückle fast ganz Europa. Eine seiner Reise-Behandlungen wurde auch Erzherzog Joseph von Österreich (1872–1962) zuteil, der sich beim Papst in Rom für Kneipp einsetzte. In Bad Wörishofen fand Kneipp 1892 in Dr. Alfred Baumgarten einen tatkräftigen Badearzt, der die Kneipp'schen Anwendungen auch unter Ärzten propagierte und mit Zustimmung des Kneippvereins als bleibender Badearzt mit fixem Gehalt arme Patienten kostenlos behandelte. 1893 wurde Kneipp von Papst Leo XIII. (1878–1903) zum Päpstlichen Geheimkämmerer ernannt. Eine bedeutende Erweiterung des Kurbetriebes spielten die Gründung des Kurhauses Sebastianeum in Wörishofen und die Hilfe der Barmherzigen Brüder aus Neuburg. Das Kurhaus Sebastianeum entwickelte sich nun mehr und mehr zum Mittelpunkt des Kurbetriebes. Kneipp hielt dort auch seine Sprechstunden – immer in ärztlicher Begleitung – ab. Im Jahr 1893 zählte Wörishofen insgesamt 33.130 Kurgäste sowie über 100.000 »sonstige Zuläufer und Passanten«. Die Internationalisierung

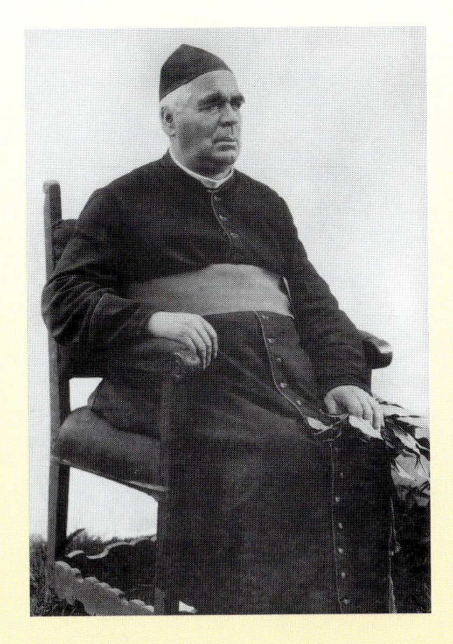

»Ein ganz besonderes Heilmittel aber für zahlreiche Gebrechen der Menschen hat die wohltätige Hand des Allerhöchsten der Menschheit gegeben, welches man überall auf Erden findet. Es ist das Wasser. Dieses große Geschenk des gütigen Vaters stillt nicht bloß den Durst des Menschen und der Tiere, sondern es ist auch das allererste, vorzüglichste und allgemeinste Heilmittel für den menschlichen Körper. Weist nicht die Natur selbst den Menschen mit tausend Fingerzeigen darauf hin, dass an ihm das Wasser als Heilmittel angewendet werden soll! Wie fühlt er sich neubelebt und gestärkt, wenn er nach harter Tagesarbeit oder des Morgens nach dem Aufstehen Gesicht und Hände, auch wohl Hals und Brust mit Wasser wäscht! Sieht er nicht, wenn anders er die Natur nicht im Vorübergehen anzuschauen gewohnt ist, wie die Tiere in krankem Zustande das Wasser aufsuchen als ein Heilmittel für ihr Leiden? Der mit Vernunft begabte Mensch aber zeigt sich hier leider oft unvernünftiger als das vernunftlose Geschöpf!«

Sebastian Kneipp, aus dem Vorwort seiner Schrift *So sollt ihr leben!*, Wörishofen 1889.

Abb. 3.9. Sebastian Kneipp. Photographie um 1890.

der Kneipp-Bewegung erfolgte 1894 durch die Gründung des *Internationalen Verbandes der Kneippärzte* unter Vorsitz von Dr. Alfred Baumgarten. Trotz aller Erfolge Kneipps häuften sich in den 1890er Jahren die Anfeindungen allopathischer Ärzte gegen Kneipp und seine Methode. Es kam zu Brandanschlägen auf das Sebastianeum in Wörishofen und auch auf die Redaktion Kneippblätter und andere Kneipp-Einrichtungen des Ortes. Die Presse, insbesondere die *Augsburger Abendzeitung* und die *Leipziger Volkszeitung*, hetzten massiv gegen Kneipp, warfen ihm Profitgier im Dienste des Heiligen Stuhls und eine schlechte Behandlung der sich ihm anvertrauenden Patienten zu.

Trotz erster Anzeichen körperlicher Schwäche setzte Kneipp bereits im Herbst 1896 seine Vortrags-Reisetätigkeit fort, war jedoch kurze Zeit später so schwach, dass er seine Wasserguss-Methoden nicht mehr selbst demonstrieren konnte. Als man bei ihm einen schnell wachsenden Tumor im Unterleib feststellte, ließ sich Kneipp nur mit Wasseranwendungen behandeln, obwohl ihm zahlreiche Ärzte zur Operation geraten hatten. Kneipp starb am 17. Juni 1897.

Seine Methode jedoch blieb und erfreut sich bis heute großer Popularität. So existieren unter dem Dachverband des Kneippbundes heute in Deutschland über 660 Kneippvereine mit ca. 160.000 Mitgliedern. Die Bücher von Kneipp – besonders seine populären Werke *Meine Wasserkur* (1886) und *So sollt ihr leben!* (1889) – erreichten Millionenauflagen und werden noch heute verlegt. Im Jahre 1920 erhielt Wörishofen das Prädikat »Bad« verliehen. Neben Bad Wörishofen gibt es in Deutschland inzwischen zahlreiche weitere Kneippkurorte. Im Jahr 1958 verfilmte der durch seine Arztfilme im Nationalsozialismus bekannt gewordene Regisseur Wolfgang Liebeneiner (1905–1987) das Leben Kneipps unter dem Titel *Sebastian Kneipp – der Wasserdoktor*, mit so bekannten Schauspielern wie Carl Wery, Paul Hörbiger und Gerlinde Locker.

Man fragt sich, woher diese Popularität denn eigentlich rührte, denn Kneipp hatte dem naturheilkundlichen Theoriegebäude kaum etwas hinzugefügt. Vielleicht waren es die praktischen Aspekte der Kneipp'schen Heillehre, die Kürze und Milde der Anwendungen, die Erfindung der Güsse, die die Praktikabilität des Verfahrens auf den häuslichen Bereich ausdehnte, vielleicht auch die Einbeziehung von Heilkräutern; vielleicht war es aber auch die volksheilkundliche Nähe seiner Verfahren zur antiken Säftelehre, vielleicht auch der Umstand, dass Kneipp kein radikaler Ablehner, kein orthodoxer Verweigerer war. Schon das, was bis heute geblieben ist (Kneipp-Kur-Anstalten und Pfade, Kneipp-Wäsche, Kneipp-Sandalen, Kneipp-Arzneimittel und Kneipp'scher Kathreiner-Malzkaffee) zeigt, dass es sich bei diesem Verfahren eher um ein Konglomerat unter-

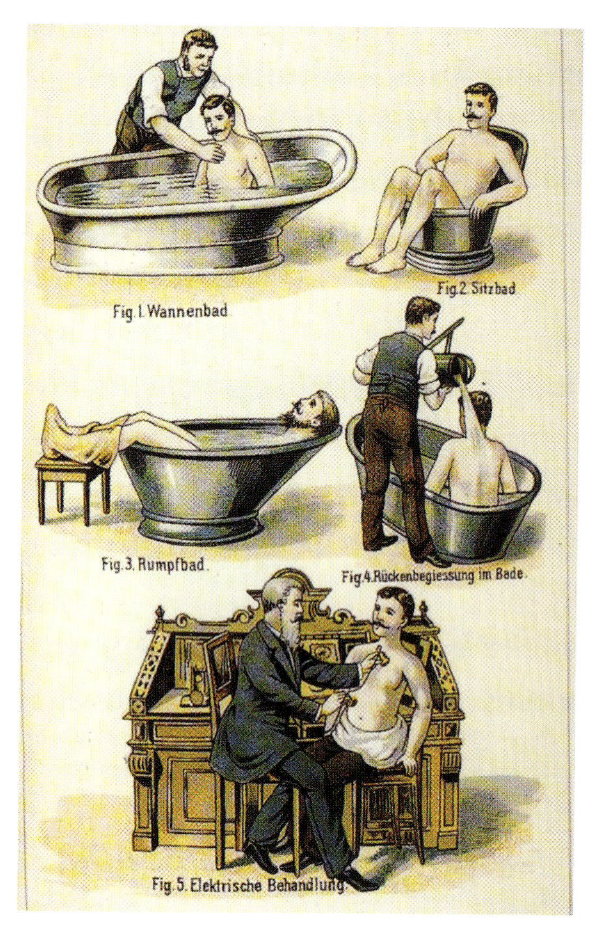

Abb. 3.10. Verschiedene Kneipp-Güsse für den häuslichen Bereich. Lithographie, Buchillustration um 1890.

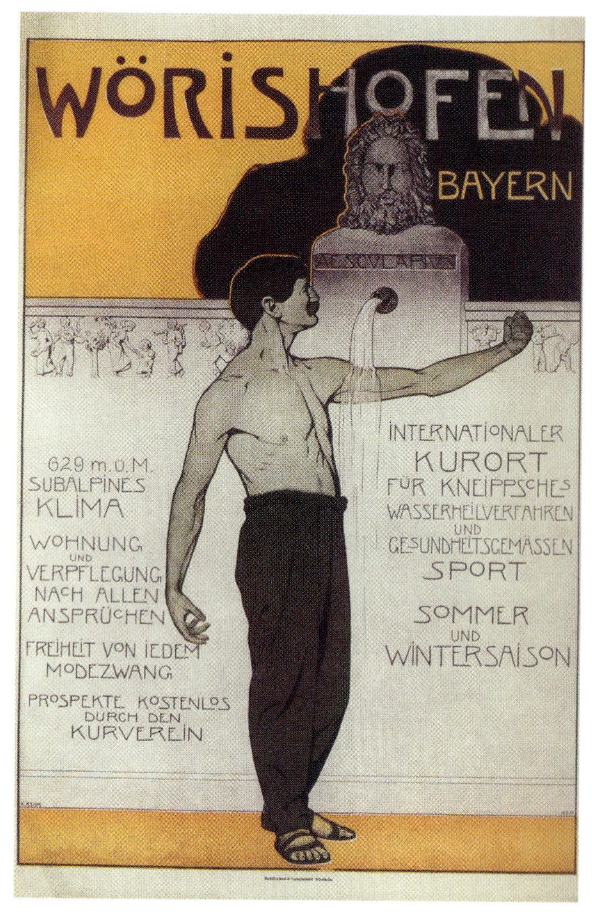

Abb. 3.12. Bad Wörishofen. Plakat von F. Rehm, Farblithographie um 1900.

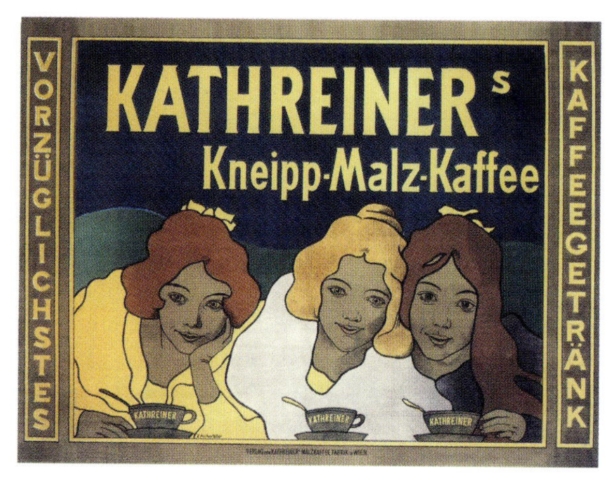

Abb. 3.11. Kathreiner's-Kneipp-Malzkaffee. J. M. Auchentaller, Farblithographie um 1920.

schiedlichster, auch werbewirksamer Faktoren handelte, als um ein stringentes naturheilkundliches Vorbeuge- oder Heilkonzept.

Erfolg und politische Instrumentalisierung der Naturheilkunde im frühen 20. Jahrhundert

Die frühe Naturheilkunde erfreute sich bereits in der zweiten Hälfte des 19. Jahrhunderts und über die Jahrhundertwende hinaus einer stetig wachsenden Popularität. Am Vorabend des Ersten Weltkrieges konnte der 1888 als Dachverband gegründete *Deutsche Bund der Vereine für Gesundheitspflege und arzneilose Heilweise* auf 885 Lokalvereine mit annähernd 150.000 Bundesbrüdern und -schwestern blicken. Eine Naturheilbewegung war entstanden, die in breiten Kreisen der bürgerlichen Gesellschaft des Kaiserreichs wurzelte. Der Erste Weltkrieg und die Wirtschaftskrisen der 20er Jahre bedeuteten aber auch für die Naturheilkunde einen massiven Einschnitt. In den frühen 30er Jahren jedoch scheint sich die Naturheilkunde wieder erholt zu haben. Ihr gilt als Massenbewegung nun auch das Interesse der Nationalsozialisten. Sie versuchen an den populären Charakter der Naturheilbewegung im Rahmen einer »deutschartigen Heilweise«, einer »neuen deutschen Heilkunde« anzuknüpfen, das neue Konstrukt mit nationalsozialistischen Ideologien zu infizieren und die Vielfalt der Einzelvereine 1935 zu einer »Reichsarbeitsgemeinschaft« für eine »neue deutsche Heilkunde« gleichzuschalten. Dieser Versuch indessen scheiterte, nicht zuletzt aufgrund der einer Vereinheitlichung heftig widerstrebenden unterschiedlichsten Vereine, die Karl Kötschau (1868–1949) auf Anordnung des Reichsärzteführers Gerhard Wagner (1888–1939) in die neue Volksheilbewegung einzubinden hatte. Sollten doch diesem Konstrukt so unterschiedliche Gruppierungen wie die der Psychotherapeuten, der Bäder- und Klimakundler, der homöopathischen Ärzte, der Kneipp-Ärzte, der Natur-Ärzte oder der anthroposophischen Ärzte angehören. Die Ziele der »neuen deutschen Heilkunde« hat wohl am prägnantesten der Kneipparzt Wilhelm Spengler (1907–1961)1936 formuliert. Nicht das »Gruseln vor Organzerstörung und Bazillen« wolle sie bei der Ausbildung des Volkes lehren, sondern nur »Schönes und Edles« zeigen. Für »Wirtshäuser« solle Ersatz durch »Milchhäuser und vegetarische und alkoholfreie Gaststätten« geschaffen, die Jugend zu »Tabak- und Alkoholgegner(n)« erzogen werden. »Gesunde Wohnung(en)«, eine »naturgemäße Küche«, »Gesundheitsstätten, wie Bäder und Sportplätze« seien zu errichten, Krankenhäuser aber abzubauen. Die »Volksgemeinschaft« sei an die Stelle von ärztlichem »Standesdünkel« zu setzen und naturheilkundliche »Lehrstühle« gelte es an den Universitäten zu errichten. Auch sei die neue deutsche Heilkunde »Wächterin über Blut und Boden«, sie sei deutsch, herb, heldisch, voll Willensstärke, billig und wirksam, Religion und Kunst zugleich, lehr- aber nicht lernbar. Insgesamt, so Spengler, unterliege die neue deutsche Heilkunde »in den Grundlehren nie einer Mode, auch nie einer Wissenschaft, [...] jung und gültig, wie zur Zeit eines Hippokrates« werde sie bleiben »bis ans Ende der Welt«. Dass auch dieser Kapriole nationalsozialistischer Medizinideologie weder eine tausendjährige noch gar eine weltendliche Zukunft beschieden sein würde, konnte Spengler 1936 noch nicht ahnen.

Von der Naturheilkunde zur Lebensreform: Vegetarismus, Siedlungsbewegung, Nacktkultur

Die Naturheilkunde des 19. und 20. Jahrhunderts ist nicht denkbar ohne eine Reihe von Nebenbewegungen, die zwar im Umfeld der Naturheilbewegung lagen oder sogar gar deren Kernbereich berührten, gleichwohl aber als Lebens- und Gesundheitskonzepte auch eigenständig blieben und bis heute von einer gewissen Attraktivität getragen werden. Eines von diesen Konzepten ist der Vegetarismus, der historisch parallel zur Naturheilbewegung entstand und als Konglomerat verschiedenartigster Einzelmotivationen bis heute auftritt. So kann vereinfacht zwischen einem hygienisch, einem ökonomisch und einen ethisch motivierten Vegetarismus unterschieden werden; daneben spielen aber auch noch heute der physiokratisch-agrarromantische und der naturistische Vegetarismus eine gewisse Rolle. Der ökonomische Vegetarismus identifiziert den Fleischkonsum als Anregung zu einer sozialschädlichen Warenproduktion, als überflüssigen Luxus und als Ursache sozialer Not. Der ethische oder pantheistische Vegetarismus wendet sich gegen das Töten von Tieren zum Zwecke des Fleischgenusses. Er sieht in der Tiertötung die Ursache gesteigerter menschlicher Aggressivität und vermehrter Kriegslust. Seine Nähe zum frühen Pazifismus im Jahrzehnt vor dem Ersten Weltkrieg wird damit greifbar. Der physiokratisch-agrarromantische Vegetarismus schließlich wird durch industrierevisionistische Theorien geprägt, während die naturistische Spielart des Fleischverzichtes der Idee anhängt, über die vegetabilische Diät eine Rückkehr zur naturgemäßen Lebensweise zu erreichen. Führende Vertreter des deutschen Vegetarismus des 19. und des frühen 20. Jahrhunderts waren der 1848er Revolutionär Gustav Struve (1805–1870), der Pfarrer und republikanische Vorparlamentarier Eduard Baltzer (1814–1887), Gustav Schlickeysen (1843–1893) und Max Bircher-Benner (1867–1839). Eine Vielzahl der genannten klassischen Begründungsmuster für den Fleischverzicht, angereichert durch Motivationsgrundlagen fernöstlicher Religion und Philosophie, wie etwa in der kulturreformerischen, an den hygienischen Lehren des persischen Propheten Zoroaster orientierte Bewegung Mazdaznan, gehören auch heute noch zu bedeutenden Elementen des spirituell motivierten Vegetarismus.

Auch bei der Siedlungsbewegung des ausgehenden 19. und beginnenden 20. Jahrhunderts, die fraglos der allgemeinen Bewegung um die Lebensreform zugerechnet werden muss, wird ein Gemisch unterschiedlichster Motive

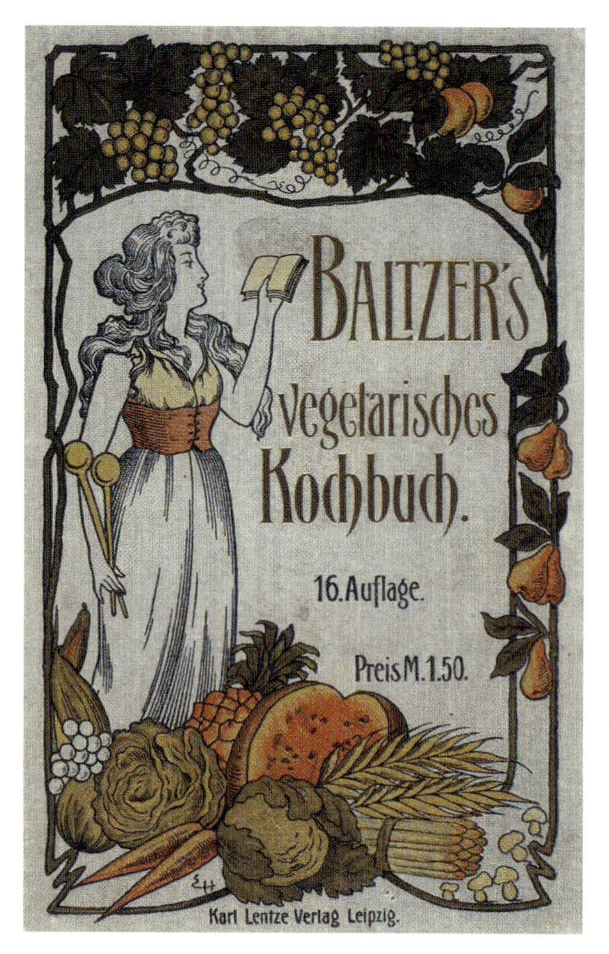

Abb. 3.13. Baltzers Vegetarisches Kochbuch. Buchillustration, 1902.

deutlich. Die Abneigung gegen den unsozialen Ballungsraum Stadt (Stadtflucht) stand hier sicher im Vordergrund. Aber auch die Frage nach Umgestaltung der Besitzverhältnisse von Grund und Boden (Bodenreform), insbesondere des Ackerlandes, wird hier neben dem Wunsch fassbar, fern der krankmachenden Stadt auf dem Land und von seinen selbstgezüchteten Früchten (etwa in Obstbaukolonien) gesund zu leben. Auch christliche und naturreligiöse Vorstellungen formten den Wunsch, Gottes freie Natur oder die Allmutter Natur als Lebensraum zu suchen. Daneben wurde der Wunsch, sich in kleinen Gruppen mit gleicher Gesinnung in Religion, Politik oder auch ganz einfach im Hinblick auf eine natürliche Lebensweise zusammenzufinden, zum prägenden Element der Siedlungsbewegung. Einige Gruppierungen strebten sogar danach, rassische Ideale der »Züchtung« des idealen, gesunden und »arischen« neuen Menschen zu verwirklichen. Die völkische Ausrichtung einer ganzen Anzahl von Siedlungsgründern orientierte sich an der germanischen Glaubenserneuerung der Jahrhundertwende um Paul de Lagarde (1827–1891), dem Pfarrer Arthur Bonus (1864–1941) und Heinrich Lootzky. Angeregt war sie durch Silvio Gesells (1862–1930) Ideen von Freiland und Freigeld. Ziel war es, nahe an der »Scholle« Stätten der Rassepflege aufbauen, in denen man fernab von der verseuchten Großstadt die deutsche »Art« züchten wollte. Als einer der frühen Vertreter ist etwa Willibald Hentschel (1858–1947) zu nennen, der Ziele wie Rassenhygiene und Polygamie schon vor 1914 in der rassischen Zuchtkolonie *Mittgard* vertrat. Beispielhaft für Bestrebungen dieser Art steht die *Donnershag-Genossenschaft* des Ernst Hunkel (geb. 1885), die 1919 in der Nähe von Sontra entstand und in ihrer Hochblüte 350 Mitglieder umfasste.

Ideologischer Begründer der Lebensreformbewegung war der Pädagoge Adolf Damaschke (1865–1935), der 1893 zum Schriftführer der lebensreformerischen Zeitschrift *Der Naturarzt* berufen wurde. Sie war das offizielle Organ des *Bundes der Vereine für volksverständliche Gesundheitspflege*. In dieser Zeitschrift setzte sich Damaschke insbesondere für eine gesunde und vor allem abstinente Lebensweise ein. In den heilenden Kräften von Licht, Luft, Wasser und einer einfachen Ernährungsweise sah er einen wirksamen und vor allem kostengünstigen Beitrag zur Volksgesundheit des Industrieproletariats. Hierbei war Damaschke besonders durch einen Vortrag des Nationalökonomen Adolph Wagner (1835–1917) beeinflusst, in dem es um die Gewinne der Bodenspekulanten nach dem Krieg 1870/1871 ging. Sie hatten über Nacht Tausende von Berliner Arbeiterfamilien, die ihre Mieten nicht mehr bezahlen konnten, obdachlos werden lassen. Als Bodenreformer war Damaschke der festen Überzeugung, dass »das Anhäufen von Grundeigentum in den Händen Weniger unmittelbar oder in Form von Bodenverschuldung bei allen Völkern verhängnisvolle Folgen« habe. Beispiele für praktische Umsetzungsversuche solcher Art liefern etwa die 1893 gegründete Obstbausiedlung *Eden* bei Oranienburg, die in der Schweiz gelegene Vegetarier- und Lebensreformkolonie *Monte verità* (1900–1920) und die bereits erwähnte völkisch-antisemitische Menschenzuchtgemeinschaft *Donnershag* bei Sontra in Hessen (1919).

Nicht weniger kompliziert als bei der Vegetarismus- und Siedlungsbewegung stellt sich das Motivationsgeflecht der Nacktkultur des 19. und 20. Jahrhunderts dar. Auch in sie flossen unterschiedlichste Einzelbestrebungen ein. In erster Linie waren dies wohl medizinisch-naturheilkund-

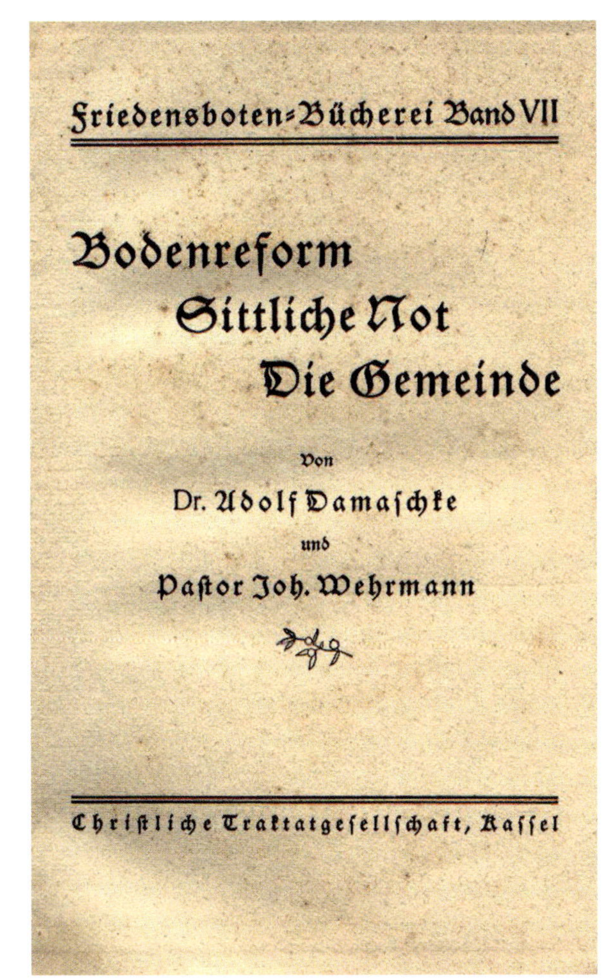
Friedensboten-Bücherei Band VII
Bodenreform
Sittliche Not
Die Gemeinde
Von
Dr. Adolf Damaschke
und
Pastor Joh. Wehrmann
Christliche Traktatgesellschaft, Kassel

Abb. 3.14. **Bodenreform, sittliche Not, die Gemeinde,** hrsg. von Damaschke/Wehrmann, 1910.

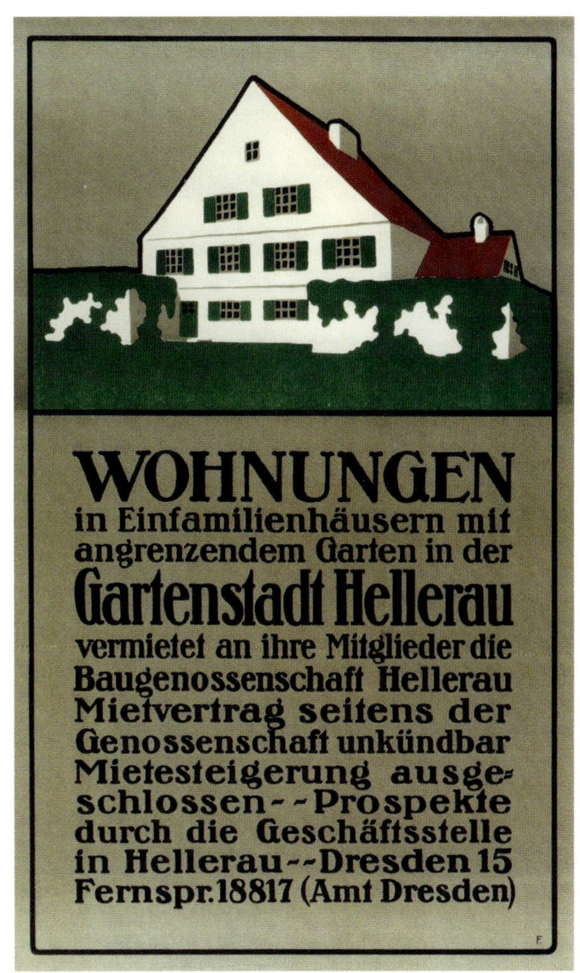

Abb. 3.15. Anzeige für die Gartenstadt Hellerau. O. Fischer, Farblithographie um 1910.

Ernst Hunkel

Ernst Hunkel gehörte in der freiwirtschaftlichen Bewegung zu den Vertretern mit antisemitischen und völkischen Gedankengut. Seine Frau hatte bereits 1917 die *Deutsche Schwesternschaft* gegründet, die die Erziehung »wertvoller Kinder im Sinne deutscher Volks- und Lebenserneuerung« auf ihr Banner schrieb und sich im hessischen Sontra niederließ. Dort gründete Hunkel 1919 die Freiland-Siedlung *Donnershag* e.G.m.H. Bis 1920 entstanden durch Landzukauf und Verpachtungen Genossenschaftsbetriebe und Werkstätten. Auch eine deutsche Herberge wurde gegründet, um junge Landwirte auszubilden, die Vieh- und Kleintierzucht betrieben. Der Verlag Jungborn, in dem die Gruppe Propagandaschriften druckte, wurde ebenfalls nach Sontra verlegt. Er diente als wirtschaftliche Basis der Vereinigung und propagierte lebensreformerische und freiwirtschaftliche Ideen in Verbindung mit Deutsch- und Germanentum.

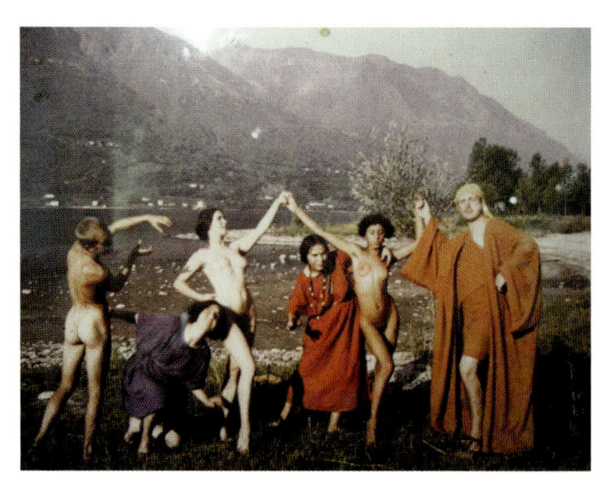

Abb. 3.16. Labanschule, Tanzgruppe mit nackten Tänzerinnen auf dem *Monte Verità*. Kolorierte Photographie um 1900.

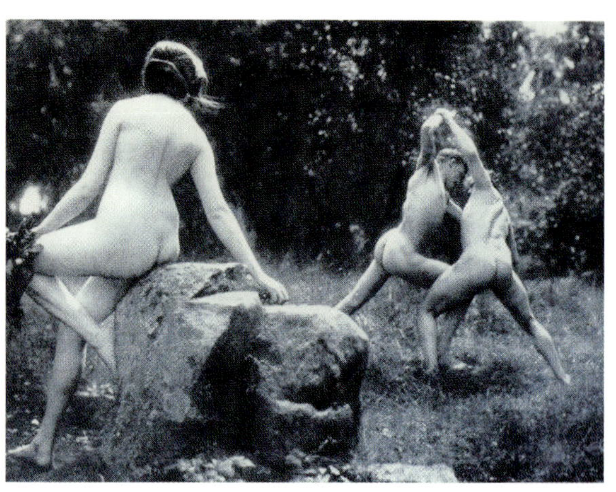

Abb. 3.17. Heißer Kampf, aus *Ideale Nacktheit*. M. A. Freimut, Photographie, 1914.

liche Motive (Heilkraft von Licht, Luft und Boden), sittlich-moralische Bestrebungen (Prüderiekritik, sexuelle Reform, Enttabuisierung des Körpers, Kritik der Ehemoral, Nacktheit ohne Erotik), völkisch-rassistische Vorstellungen (Nacktkultur als Instrument der Eugenik), pantheistische-naturmystische Wunschvorstellungen (Einheit von Mensch und Natur) oder ästhetisch-künstlerische Ideale (Körperanmut, Jugendstilästhetik). Als Vorkämpfer der Freikörperkultur und als früher Verfechter einer Licht-, Luft- und Wärmetherapie gilt der Schweizer Färbereibesitzer Arnold Rikli (1823–1906). Der Naturist Rikli entwickelte eine faszinierend abstruse Theorie der »Thermoelektrizität« durch Temperaturwechsel, die über das Nervenzentrum Einflüsse auf die menschlichen Organe und das Gefäßsystem ausüben sollte. 1854/55 gründete er in Veldes/Oberkrain eine erste »Sonnenheilanstalt«. Die Idee von kleinen »Lufthütten« geht wohl auf den kränklichen Buchhändler Adolf Just (1859–1936) zurück, der seit 1869 bei Bad Harzburg die Naturheilanstalt Jungborn betrieb, deren Ruinen auf der Demarkationslinie zwischen Ost- und Westdeutschland eingeebnet wurden. Aber die Zeugnisse blieben.

Berühmtester Besucher des Jungborns war wohl der Schriftsteller Franz Kafka (1883–1924), der sich 1912 von der eigenartigen Atmosphäre des Jungborns einfangen ließ. In seinen Reisetagebüchern lesen wir als Eintrag zum 8. Juli 1912:

»Mein Haus heißt ‚Ruth'. Praktisch eingerichtet. 4 Luken, 4 Fenster, 1 Tür. Ziemlich still. Nur in der Ferne spielen sie Fußball, die Vögel singen stark, einige Nackte liegen still vor meiner Tür. Alles bis auf mich ohne Schwimmhosen. Schöne Freiheit. Im Park, Lesezimmer u.s.w. bekommt man hübsche, fette Füßchen zu sehn. 9. Juli (1912) Gut geschlafen in der nach 3 Seiten freien Hütte. Ich kann an meiner Türe lehnen wie ein Hausbesitzer. Zu den verschiedensten Zeiten in der Nacht aufgekommen und immer Ratten oder Vögel gehört, die um die Hütte herum im Gras kollerten oder flatterten. [...] Der Arzt, früherer Offizier, geziertes, irrsinnig, weinerlich, burschikos aussehendes Lachen. Geht schwunghaft. Anhänger von Mazdaznan. Ein für den Ernst geschaffenes Gesicht. Glatt rasiert, Lippen zum aneinanderpressen. Er tritt aus seinem Ordinationszimmer, man geht an ihm vorüber hinein, »Bitte einzutreten« lacht er einem nach. Verbietet mir das Obstessen mit dem Vorbehalt, daß ich ihm nicht folgen muß. Ich bin ein gebildeter Mann, soll seine Vorträge anhören, die auch gedruckt sind, soll die Sache studieren, mir meine Meinung bilden und mich dann danach verhalten. [...] Aus den Verhaltungsmaßregeln: »Luftbäder in der Nacht sind sehr zu empfehlen (ich gleite einfach wenn es mir paßt aus meinem Bett und trete in die Wiese vor meiner Hütte) nur soll man sich dem Mondlicht nicht zu sehr aussetzen, das ist schädlich.«

Jungborn (i. Harz)
Rudolf Just's Kuranstalt
Aus der Vogelschau von Südosten gesehen

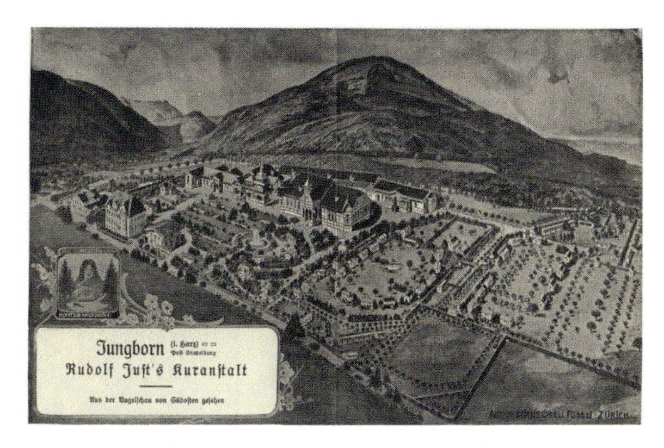

Abb. 3.18. Adolf Justs Jungborn, Buchillustration. Lithographie um 1890.

Die Instrumentalisierung der Nacktkultur im Dienste der nationalsozialistischen »Rassenverbesserung und Aufartung« mit teilweise stark antisemitischem Charakter verbindet sich mit den Namen Heinrich Pudor (1865–1943) und Richard Ungewitter (1869–1958). Beide kämpften gegen »Rassenmischung« und vertraten eugenische Programme zur Züchtung des nordischen Menschen. Ungewitter gründete 1910 einen *Treubund für aufsteigendes Leben*, Pudor prägte den Begriff »Nacktkultur«. Noch vor 1914 wird dann das Synonym »Lichtbewegung« virulent, in den 1920er Jahren setzt sich die Bezeichnung »Freikörperkultur« durch, heute FKK. Als Vertreter der sittlich-ästhetischen Motivation der Nacktkultur sind schließlich die Jugendstilkünstler und Eskapisten Karl Wilhelm Diefenbach (1851–1913) und dessen Schüler Hugo Höppner (1871–1948), alias »Fidus«, zu identifizieren. Diefenbach fungierte mit seiner von ihm gegründeten Landkommune (bei Wien) als Vorbild für die Lebensreformsiedlung *Monte verità*.

Kleidungsreform

Mit der Nacktkulturbewegung eng verbunden waren Bestrebungen, die auf eine Kleidungsreform zielten. Als Vordenker dieser Bewegung gilt der schwäbische Arzt und Anthropologe Gustav Jäger (1832–1917). Jäger entwickelte eine Theorie der Lust- und Unluststoffe (Duftstofftheorie). Durch äußere Sinneseindrücke komme es zu seelischen Umstimmungen und in deren Folge zu einer vermehrten Eiweißzersetzung. Je nach Qualität der Sinneseindrücke scheide die Haut Zersetzungsprodukte als Luststoffe oder als Unluststoffe aus. Unluststoffe seien mit Giften gleichzusetzen, deren Verdunstung mittels luftdurchlässiger Kleidung gefördert werden müsse. Daneben wandte sich Jäger gegen die gängige, hüfteinschnürende Frauenmode, der er übelste anatomische Verunstaltungen, ja eine Verlagerung der Eingeweide, den Verlust der Rückenstütze, ja den der Fruchtbarkeit anlastete. Ein ästhetischer Motivationsstrang schließlich ermahnte zur Rückbesinnung auf das Natürliche und Schöne in der Bekleidung und propagierte antikisierend weite, wallende Bekleidungselemente.

Im Gegensatz zu Gustav Jäger propagierte der Dresdener Naturarzt Johann Heinrich Lahmann (1860–1905) die Baumwolle als einzig zulässiges Bekleidungsgarn im Rahmen der Naturheilkunde und Reformkleidungsbewegung. Lahmann kritisierte die Ansichten des Mediziners Gustav Jäger, der eine Reformkleidung aus Wolle als einzig gesunde Kleidung propagierte und auch herstellen ließ. Nur Baumwolle, vor allem als Unterwäsche verwoben, dürfe es sein. Lahmann ließ später auch solche Reformwäsche unter seinem Namen produzieren. Er dürfte zu den bekanntesten naturheilkundigen Kurklinik-Direktoren seiner Zeit gehört haben. Lahmann studierte nach dem Abitur anfangs Technik in Hannover, sodann Medizin in Greifswald,

Mazdaznan

Mazdaznan wird eine religiöse Bewegung bezeichnet, die nach eigenem Verständnis auf den Lehren des Zarathustra basiert. Ihr Gründer war Otoman Zar-Adusht Ha'nish, mit bürgerlichem Namen vermutlich Otto Hanisch (1844–1936). Es handelt sich um eine Mischreligion, die auch christliche Elemente enthielt und einen Sonnenkult pflegte. Auch rassische Vorstellungen waren vertreten. Mazdaznan-Anhänger sind bis heute Vegetarier, befolgen eine eigene Ernährungslehre und legen großen Wert auf tägliche, dem Yoga verwandte Atem- und Meditationsübungen.

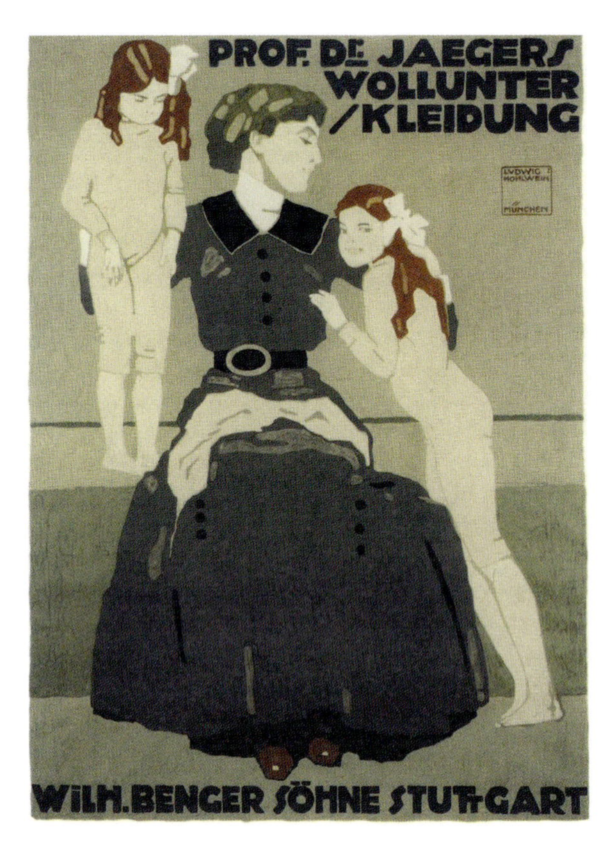

Abb. 3.19. Prof. Dr. Jaeger's Wollunterkleidung. L. Hohlwein, Farblithographie um 1900.

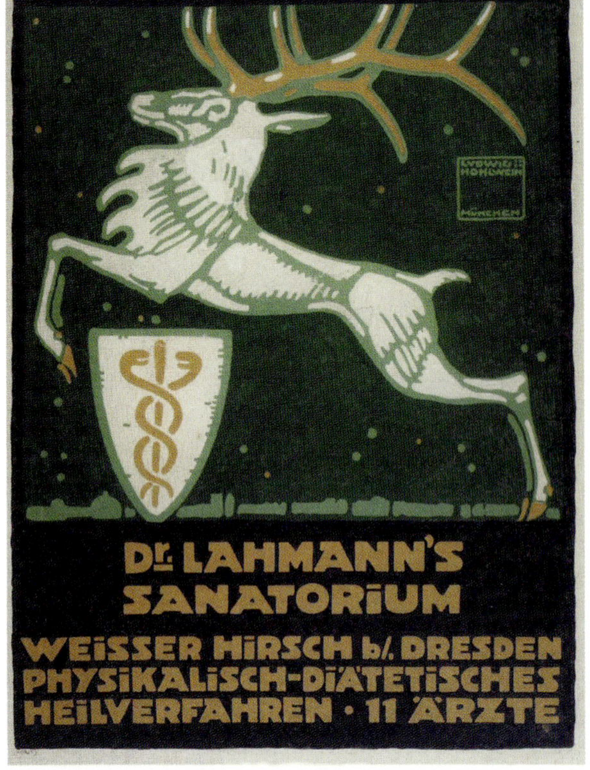

Abb. 3.20. Dr. Lahmann's Sanatorium, Weißer Hirsch, Dresden. L. Hohlwein, Farblithographie, 1911.

München, Leipzig und Heidelberg. Zunächst ließ er sich in Stuttgart als praktischer Arzt nieder, wo er auch seine erste Schrift unter dem Titel *Kritik der Prof. Dr. Jägerschen Wollbekleidungslehre, Seelenlehre und Heiltheorie* publizierte. Nach einem kurzen Intermezzo an der Naturheilanstalt des Johann von Zimmermann in Chemnitz (1886) übersiedelte Lahmann 1887 nach Dresden und eröffnete dort am 1. Januar 1888 im Vorort Weißer Hirsch eine bald sehr erfolgreiche Naturheilanstalt unter dem Namen Physiatrisches Sanatorium im alten Frida-Bad. Lahmann starb 1905 im Alter von 45 Jahren an einer Herzmuskelentzündung.

Eine Verbindung zwischen Naturheilkunde und Homöopathie schließlich suchte der evangelische Pastor Emanuel Felke (1856–1926) herzustellen. Wegen seiner Lehm- und Schlammkuren wurde Felke bald in der populären Rezeption seiner Lehren zum »Lehmpastor«.

Seine Kuren bestanden darüber hinaus aber auch aus gesundheitlicher Ernährung und Bewegung im Freien. Seinen Patienten verordnete er fleischarme Kost, Einreibungen mit Heilerde und kalte Bäder in Zinkbadewannen. Ähnlich wie bei Adolf Just mussten Felke-Kurgäste in Licht-Luft-Hütten auf dem nackten Lehmboden oder Strohsäcken schlafen. Felke hatte sich schon während seines Theologie-Studiums für medizinische Probleme interessiert und auch medizinische Vorlesungen gehört. Sein Interesse lag im Bereich der Heilpflanzen sowie der Homöopathie. Vorbild war ihm auch Vincenz Prießnitz. In seiner ersten Pfarrstelle in Cronenberg behandelte er während einer Diphtherie-Epidemie die Kranken kostenlos mit homöopathischen Mitteln. 1894 trat Felke seinen Dienst als Pfarrer an der evangelischen Dorfkirche in Repelen an. Wenig später begründeten dort einige Bürger, begeisterte Felke-Anhänger, einen homöopathischen Verein. Felke gilt als Vater der Komplex-Homöopathie, weil er – abweichend von der reinen Homöopathie-Lehre Hahnemanns – bei chronischen Krankheitsbildern verschiedene Wirkstoffe kombinierte.

Der »Lehmpastor«

Erdmann Leopold Emanuel Felke interessierte sich bereits früh für die Pflanzenwelt, für Medizin und Naturheilkunde, studierte Theologie und wurde Pfarrer. Schon in dieser Zeit beriet er regelmäßig Kranke, aber erst mit seiner Übersiedelung nach Bad Sobernheim im Jahr 1915 widmete er sich vollständig seiner Tätigkeit als Naturheiler. Die größte Rolle bei Felkes Behandlungen spielen die Anwendungen von Heilerde, dem Lehm. Dies brachte ihm den Beinamen »Lehmpastor« ein. Lehmanwendungen, so propagierte Felke, aktivieren den Stoffwechsel und regen Verdauung und Lymphsystem an. Die Anwendungen wirken entgiftend, abschwellend, schmerzstillend und durchblutungsfördernd. Die nach ihm benannte *Felkekur* beruhte auf den Grundprinzipien Licht, Luft, Wasser und Lehm.

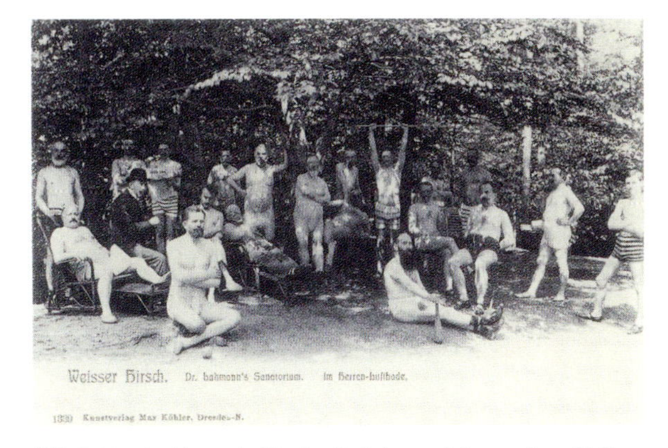

Abb. 3.21. »Im Herren-Luftbade«, Dr. Lahmann's Sanatorium, Weißer Hirsch, Dresden. Postkarte um 1900.

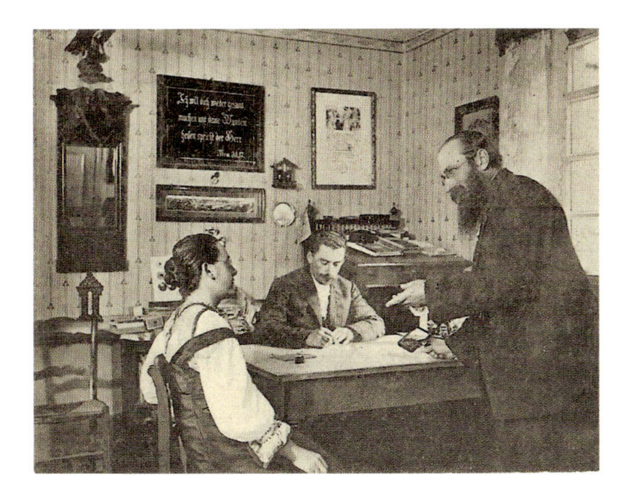

Abb. 3.22. »Lehmpastor« Felke in seinem Sprechzimmer. Photographie, Postkarte, Repelen, 1908.

Es stellt sich die Frage, ob und wie das skizzierte Konglomerat naturbezogener Lebens- und Gesundheitskonzepte in einen Gesamtzusammenhang eingeordnet werden kann. Hierzu bietet sich der um 1900 im deutschsprachigen Raum virulent werdende Begriff der »Lebensreform« an, der historisch ein Ideen- und Bestrebungsgemenge darstellt, das vor dem Hintergrund tiefgreifender sozialer, ökonomischer, wissenschaftlicher und kultureller Umwandlungsprozesse des 19. und des beginnenden 20. Jahrhunderts interpretiert werden muss. So unterschiedliche Einzelelemente wie der Antialkoholismus, die Bodenreform, das Impfgegnertum, die Vivisektionsgegnerschaft, die Reform der sexuellen Ethik, Theosophie und Pazifismus, Ehereform und Frauenbewegung und eben auch die Naturheilkunde, der Vegetarismus oder die Licht- und Lufttherapie können der »Lebensreform« zugeordnet werden. Viele der genannten Bestrebungen entwickeln und organisieren sich kompensatorisch als Reaktionen auf die gescheiterte Revolution von 1848/49, auf die massiven Industrialisierungs- und Urbanisierungswellen besonders der zweiten Hälfte des 19. Jahrhunderts, aber auch auf die zunehmende Entseelung einer naturwissenschaftlich orientierten Medizin. Gemeinsames Charakteristikum all dieser Bestrebungen ist der Eskapismus, die Fluchtbewegung aus einer Lebenswelt, die als zunehmend bedrohlicher und lebensfeindlicher interpretiert wird. Als Fluchtweg wurde die bürgerliche Reform, nicht die Revolution gewählt, Fluchtziel war die mikrosoziale Nische, nicht die Veränderung der Gesellschaft. Wie der Homöopathie sollte auch der Naturheilkunde eine populäre Rezeption weit über die Zeit ihrer Entstehung hinaus bis in unsere Zeit beschieden sein.

Asiatische Hydra, Weiße Pest und Gottes Strafe – Volkskrankheiten und Seuchen

»Mitten in diese philosophischen Abende hinein brach bald eine Schreckenszeit, die nicht nur uns, sondern die ganze damalige Welt an die Endschaft aller idealen Träume und Gott sich gleich und verwandt fühlenden Stimmungen erinnerte. Die Cholera, der »asiatische Gast«, wie sie hieß, die »Seuche«, wie sie auf den Kanzeln genannt wurde, besuchte zum ersten Male Europa. Sie war das Schreckbild der Menschheit. Auf einem dürren Kosakenklepper schien sie zu kommen, die sieben Plagen als siebensträhnige Knute in der Hand, diese asiatische Giftmischerin, die in alle Brunnen, alle Ströme, in jede Nahrung den Keim des Todes warf. Ein hageres, fahles Weib mit zerzaustem Haar – Schmutz an ihren Kleidern – das personifizierte – Erbrechen!«

Karl Gutzkow, Das Kastanienwäldchen in Berlin, 1869

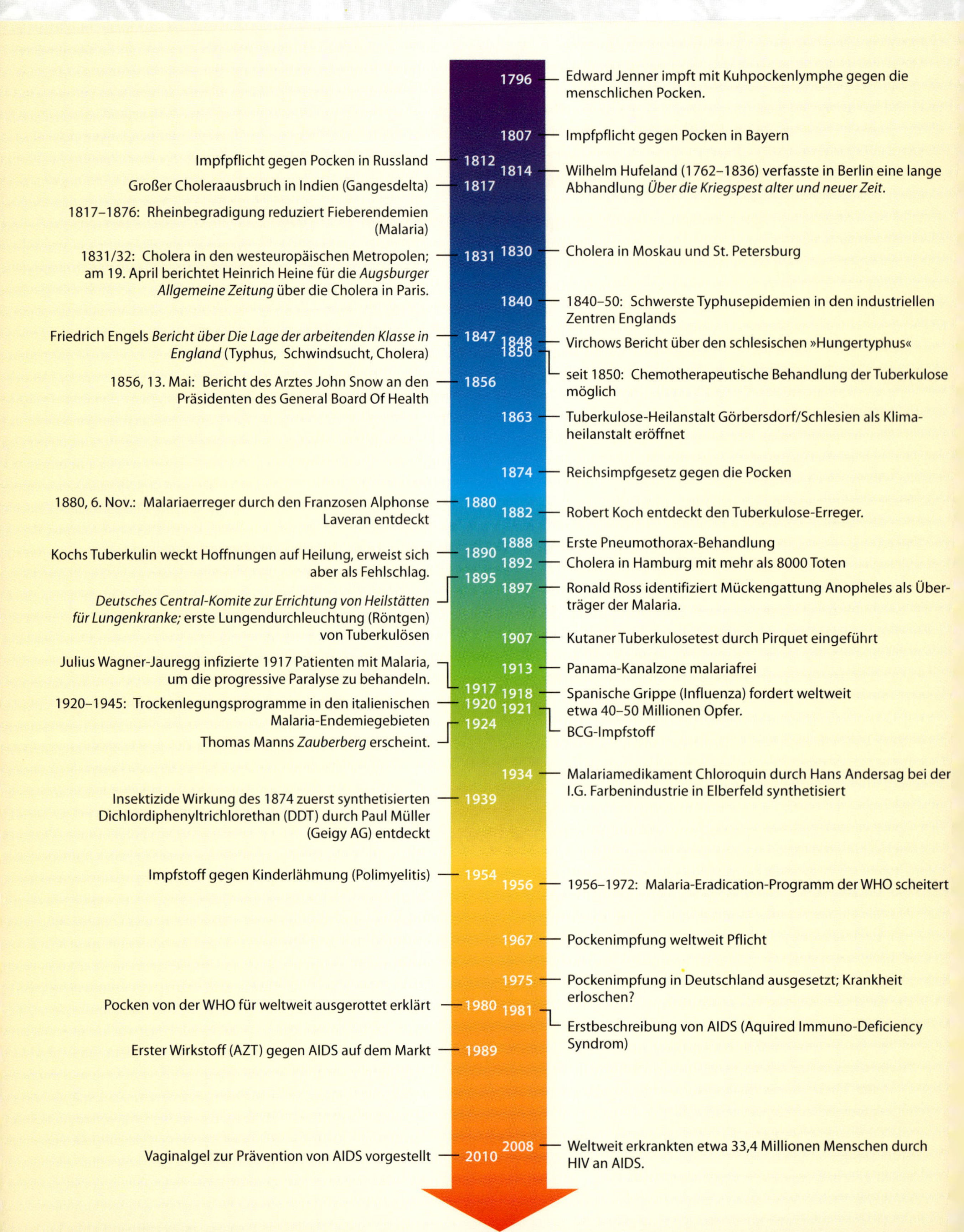

1796 Edward Jenner impft mit Kuhpockenlymphe gegen die menschlichen Pocken.
1807 Impfpflicht gegen Pocken in Bayern
Impfpflicht gegen Pocken in Russland 1812
1814 Wilhelm Hufeland (1762–1836) verfasste in Berlin eine lange Abhandlung *Über die Kriegspest alter und neuer Zeit*.
Großer Choleraausbruch in Indien (Gangesdelta) 1817
1817–1876: Rheinbegradigung reduziert Fieberendemien (Malaria)
1830 Cholera in Moskau und St. Petersburg
1831/32: Cholera in den westeuropäischen Metropolen; am 19. April berichtet Heinrich Heine für die *Augsburger Allgemeine Zeitung* über die Cholera in Paris. 1831
1840 1840–50: Schwerste Typhusepidemien in den industriellen Zentren Englands
Friedrich Engels *Bericht über Die Lage der arbeitenden Klasse in England* (Typhus, Schwindsucht, Cholera) 1847
1848 Virchows Bericht über den schlesischen »Hungertyphus«
1850 seit 1850: Chemotherapeutische Behandlung der Tuberkulose möglich
1856, 13. Mai: Bericht des Arztes John Snow an den Präsidenten des General Board Of Health 1856
1863 Tuberkulose-Heilanstalt Görbersdorf/Schlesien als Klimaheilanstalt eröffnet
1874 Reichsimpfgesetz gegen die Pocken
1880, 6. Nov.: Malariaerreger durch den Franzosen Alphonse Laveran entdeckt 1880
1882 Robert Koch entdeckt den Tuberkulose-Erreger.
1888 Erste Pneumothorax-Behandlung
Kochs Tuberkulin weckt Hoffnungen auf Heilung, erweist sich aber als Fehlschlag. 1890
1892 Cholera in Hamburg mit mehr als 8000 Toten
1895 *Deutsches Central-Komite zur Errichtung von Heilstätten für Lungenkranke;* erste Lungendurchleuchtung (Röntgen) von Tuberkulösen
1897 Ronald Ross identifiziert Mückengattung Anopheles als Überträger der Malaria.
1907 Kutaner Tuberkulosetest durch Pirquet eingeführt
1913 Panama-Kanalzone malariafrei
Julius Wagner-Jauregg infizierte 1917 Patienten mit Malaria, um die progressive Paralyse zu behandeln. 1917
1918 Spanische Grippe (Influenza) fordert weltweit etwa 40–50 Millionen Opfer.
1920–1945: Trockenlegungsprogramme in den italienischen Malaria-Endemiegebieten 1920
1921 BCG-Impfstoff
1924 Thomas Manns *Zauberberg* erscheint.
1934 Malariamedikament Chloroquin durch Hans Andersag bei der I.G. Farbenindustrie in Elberfeld synthetisiert
Insektizide Wirkung des 1874 zuerst synthetisierten Dichlordiphenyltrichlorethan (DDT) durch Paul Müller (Geigy AG) entdeckt 1939
Impfstoff gegen Kinderlähmung (Polimyelitis) 1954
1956 1956–1972: Malaria-Eradication-Programm der WHO scheitert
1967 Pockenimpfung weltweit Pflicht
1975 Pockenimpfung in Deutschland ausgesetzt; Krankheit erloschen?
Pocken von der WHO für weltweit ausgerottet erklärt 1980
1981 Erstbeschreibung von AIDS (Aquired Immuno-Deficiency Syndrom)
Erster Wirkstoff (AZT) gegen AIDS auf dem Markt 1989
2008 Weltweit erkrankten etwa 33,4 Millionen Menschen durch HIV an AIDS.
Vaginalgel zur Prävention von AIDS vorgestellt 2010

Als im August des Jahres 1831 die Leipziger Buchhandlung Baumgärtner das erste Heft einer neuen Zeitschrift mit dem Titel *Mittheilungen des Neuesten und Wissenswürdigsten über die Asiatische Cholera* vorstellte, da war den Lesern des ersten Heftes dieser *Allgemeinen Cholera-Zeitung* schon bewusst, dass die »von Osten mit Riesenschritten nahende Seuche« nicht nur »unaufhaltsam ganz Europa durchziehen würde«, sondern man ahnte mit Schrecken auch bereits die tödliche Gefräßigkeit des »Asiatischen Ungeheuers«, das sich da näherte. Als Herausgeber hatte Baumgärtners Buchhandlung den Leipziger außerordentlichen Professor für Hygiene und Allgemeine Pathologie, Justus Radius (1797–1884), gewonnen. Tatsächlich sollte der Zeitschrift nur ein kurzes Leben beschieden sein, denn im November 1832 erschien bereits ihre letzte Nummer. Die Cholera war inzwischen abgeflacht, aber sie hatte namenlosen Schrecken und hunderttausende Tote auf ihrem Weg durch Europa zurückgelassen und sie war keineswegs verschwunden, sondern sollte ihr Unwesen noch durch das ganze 19. Jahrhundert in Europa und Nordamerika treiben, bevor sie durch hygienische Maßnahmen zumindest in den entwickelten Regionen der Welt zum Erlöschen gebracht werden konnte.

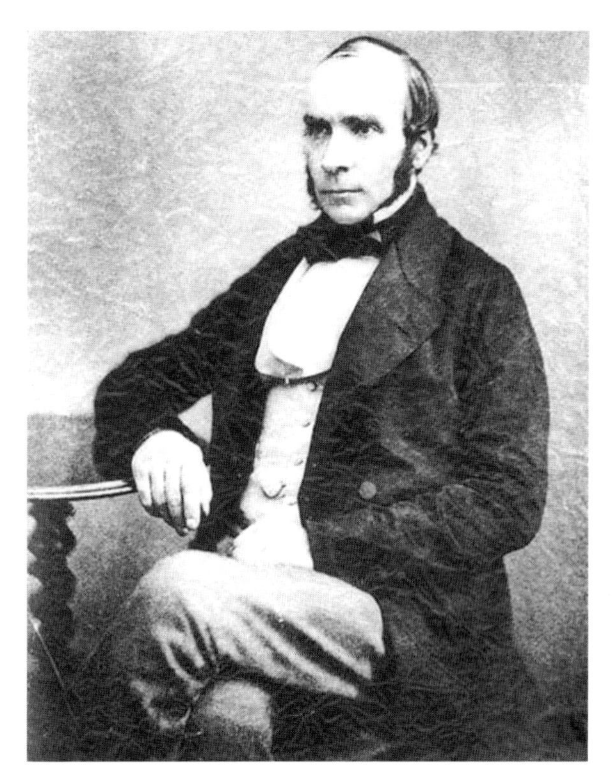

Abb. 4.1. John Snow. Erforscher der Cholera in England. Photographie um 1850.

Die Cholera nähert sich Europa

Der medizinische Begriff Cholera entstammt wohl dem Hebräischen (hebr. chaul rah) und bedeutet soviel wie »böse Krankheit«. Ob die Krankheitsbezeichnung ursprünglich dem griechischen Wort Χσλέςά (PI. »Darm, Därme«) zugeordnet werden kann und einfach Darmleiden bedeutet oder in Anlehnung an die Viersäftelehre mit dem Gallenfluss zu tun hat, wofür im Hinblick auf die heftigen, wassersturzähnlichen Durchfälle viel spricht, ist philologisch noch nicht endgültig geklärt. Bekannt war der Krankheitsname in Europa schon lange vor dem Auftreten der asiatischen Cholera. Anders aber als die in Europa seit langem bekannten Gallenruhr (*Cholera nostras*), die einheimische, unechte Cholera, ein durch verschiedene Keime ausgelöster Brechdurchfall, der meist Kinder (*Cholera infantum*) befiel, war die (echte) *Cholera asiatica* bis zum Beginn des 19. Jahrhunderts in Europa unbekannt. Die Krankheit wird durch das Bakterium Vibrio cholerae ausgelöst, dessen Toxin (Choleratoxin) zu starkem Durchfall mit Wasserverlust führt. Erst 1854 wurde der Erreger von Filippo Pacini (1812–1883) als »gekrümmtes, kommaförmiges und hochbewegliches Bakterium« beschrieben. Mit der Erforschung der Cholera begann der Londoner Anästhesist John Snow (1813–1858), der erkannte, dass sich der Choleraerreger im Darmtrakt der befallenen Personen ansiedelt und mit dem Stuhl ausgeschieden wird. Er nahm auch bereits eine Übertragung durch Trinkwasser an. Beim Auftreten der Krankheit in Ägypten 1883 bemühten sich eine französische und eine deutsche Expedition um die Aufklärung der Krankheitsentstehung. Robert Koch (1843–1910), der Leiter der deutschen Expedition, isolierte den Erreger schließlich 1884 in Indien aus dem Darm verstorbener Patienten und züchtete ihn in Reinkultur.

Die echte Cholera (*Cholera asiatica*) ist in Südasien seit dem vierten Jahrhundert vor Christus bekannt, wurde zuerst in Sanskrittexten beschrieben und war in Indien (v.a. im Gangesdelta) beheimatet. Seit dem 19. Jahrhundert hat sich die Cholera infolge der Entwicklung und Beschleunigung des Verkehrs weltweit ausgebreitet. Choleraepidemien in Indien sind bereits für die Jahrzehnte zwischen 1770 und 1790 dokumentiert. Ein großer Ausbruch fand 1817 statt. Mit ihm verbreitete sich die Krankheit weit über ihr Ursprungsgebiet hinaus. Hierfür waren vor allem drei Voraussetzungen ausschlaggebend: Der europäische Kolonialismus in Südasien, die deutliche Zunahme von Waren- und Menschenströmen in Richtung Europa und die Entstehung großer urbaner Metropolen im Gefolge der europäischen und nordamerikanischen Industrialisierung, die aufgrund mangelhafter sanitärer Bedingungen, städtischer Überbevölkerung und Armut der Krankheit ideale Nährböden lieferten. Zunächst hatte das Bekanntwerden der großen indischen Epidemie in Europa wenig Anlass zur Sorge gegeben. Indien war weit und die Krankheit wurde den miasmatischen Sumpffiebern zugerechnet, demnach nicht als neue Pest mit einem kontagiösen Verbreitungsmodus gedeutet. So lesen wir in der ersten Nummer der bereits erwähnten *Allgemeinen Cholera-Zeitung* vom 26. August 1831 in einem Artikel, den der Wiener praktische Arzt Reinhold Grohmann beigesteuert hatte:

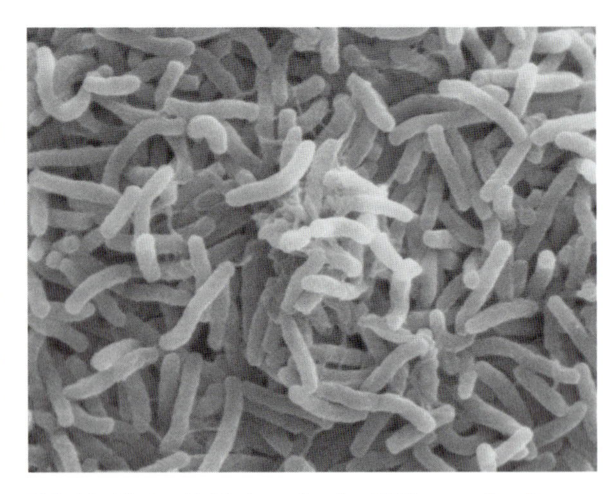

Abb. 4.2. Cholera-Bakterien unter dem Elektronenmikroskop.

> »Die asiatische Cholera ist nicht auf dem Wege der Contagiosität zu uns gekommen, oder mit andern Worten, die Krankheit erzeugt während ihres Verlaufes im Organismus durchaus kein Secret oder Excret, was übertragen auf ein anderes Individuum dieselbe Krankheit hervorbrächte. – Die Krankheit ist rein epidemisch an sich. *Ich nehme hier das Wort Contagium oder Ansteckungsstoff im eigentlichen engen Kunstsinne, und nenne zum Unterschiede den durch mechanisches Verschleppen des Miasma hervorgebrachten Krankheitsfall als durch Mittheilung erzeugt. [...] Es herrscht ein anomaler Proceß im tellurischen und atmosphärischen Mischungsverhältnisse, und zwar in den untern den Menschen umgebenden Schichten der Atmosphäre. Dieser anomale Proceß beschreibt um den Erdboden längs feuchter Leiter einen gewissen Cyclus, welcher jedoch keine Contiguität behauptet, indem es Sprünge oder Intervalle in ihm giebt, die uns immer noch nicht alle Hoffnung abschneiden, daß auch der schon nahe Feind uns verschonen könne, was freilich von Mangel oder Ueberfluß an Nahrung abhängt, wodurch jenes anomale tellurisch-atmosphärische Leben sich erhalten kann. In wiefern dieses Mischungsverhältnis [...] erhält, nennen wir füglich und mit allem Rechte das aus ihm entstandene anomale und epidemisch wirkende Product der Atmosphäre Miasma.«*

Auch schien es, als ob die britischen Kolonialärzte James Boyle und James Annesly eine scheinbar wirksame Therapie gegen die neue miasmatische Krankheit entwickelt hätten, die sich als »englische« Methode auf Aderlass und die Gabe von Opium und Calomel (Quecksilberchlorid) stützte. Unruhe und schließlich panikartige Angst entstanden erst, als die Seuche unerwartet zunächst 1823 (Astrachan) und dann wieder 1830 einige östliche Städte (Orenburg) des russischen Reichs erreichte und sich dann – trotz der schnellen Errichtung militärischer Sanitärkordons – von dort über Moskau (1830), St. Petersburg und Warschau (2.600 Tote) nach Westen ausbreitete. Vorschub leistete der Westausbreitung der Krankheit besonders der im Februar 1831 ausgebrochene Russisch-Polnische Krieg, den die demoralisierende Wirkung der Seuche sogar teilweise zum Erliegen brachte. In Russland hatte die Cholera über den Wasserweg der Wolga günstige Ausbreitungsbedingungen bis nach Saratow und von dort nach Moskau gefunden. In Moskau selbst, wie in allen größeren Städten Russlands, waren es dann in erster Linie die katastrophalen Bedingungen der Trinkwasserversorgung, die der Epidemie Vorschub leisteten. So wurde das Stadtgebiet Moskaus 1830 lediglich durch die 1779 begonnene und 1804 endlich vollendete, aber vollkommen insuffiziente Mytschinski-Wasserleitung mit einer eher trüben Brühe sowie durch ein seit 1826 arbeitendes Schöpfwerk mit zwei Dampfmaschinen mit Frischwasser versorgt. Von einem Wasserturm im Zentrum der Stadt floss es dann durch Rohre zu fünf »Springbrunnen«: sie befanden sich in der Nähe des Scheremetjewskij-Krankenhauses, auf dem Nikolskaja- und auf dem Petrowskaja-Platz, neben dem Kremlgarten und auf dem Warwarskaja-Platz. Das Wasser war so teuer, das nur die reichen Moskauer sich das kostbare Nass aus den Frischwasserspringbrunnen leisten konnten. Die Moskauer Mittelschicht wurde von »Wasserführern« mit

Flusswasser aus der Moskwa versorgt. Die ärmere Moskauer Bevölkerung aber schöpfte ihr Wasser selbst aus Erdbrunnen, von denen im Stadtgebiet 1830 etwa 2.000 existierten oder sie kauften Transportwasser in Kleingeschäften, wo es in morschen und übelriechenden Fässern gespeichert wurde. Eine solche Wasserversorgung war auch für die anderen Großstädte des Imperiums charakteristisch. Zusammen mit den hygienisch katastrophalen Lebensbedingungen der ärmsten Bevölkerungsschichten, mit Wohnungsenge und schlechter Nahrungsmittelversorgung fand die Cholera einen reichen Nährboden.

Trotz der schnellen Errichtung von Sperrkordons und Contumaz-Anstalten, in denen Reisende sich einer 10 bis 20-tägigen Quarantäne zu unterziehen hatten, sowie einer systematischen Gepäck-, Kleidungs- und sogar Briefräucherung mit Essig-, Schwefel-, Salpeter und Chlordämpfen erreichte die Cholera 1831 Preußen, zuerst in Danzig und Königsberg. Erfolglos blieben Versuche, Berlin durch die Einrichtung von 60 »Schutzbezirken gegen die Cholera«, besondere Quarantänemaßnahmen, sowie durch die Etablierung einer besonderen Schutzkommission nach Außen und Innen abzusichern.

Berlin bedroht

Unvorbereitet und medizinisch mittellos geriet die preußische Metropole im Sommer 1831 in Panik vor der Seuche. Die »langen Kerls« der Generäle Claus von Clausewitz (1780–1831) und August Neidhardt von Gneisenau (1760–1831), die beide der Cholera erlagen, hatten die Krankheit von ihrer Polenexpedition nach Preußen eingeschleppt. Als vollkommen nutzlos sollte sich daraufhin jeder Versuch einer hermetischen Abriegelung Berlins und der vorangegangene Versuch, mit Hilfe eines Militärkordons an der Oder die aus Polen vordringende Cholera aufzuhalten. Selbst ein am 15. Juni bereits vom König Friedrich Wilhelm III. eilends noch erlassener Schießbefehl am Oderschutzwall und die Androhung von Festungshaft und Todesstrafe konnten die Cholera nicht aufhalten und die Vorschrift, beim Transport von Cholera-Kranken und -Leichen durch lautes Klingeln Passanten zu warnen oder gar zur Flucht zu ermuntern, beantworten die Berliner auf ihre Weise mit der schnodderigen Redensart: »Nur nich jraulich machen«. Stattdessen vertraute man lieber auf den schon aus dem Brownianismus wohl vertrauen Schnaps als vorbeugendes Mittel. Schnaps aber war nicht wirklich »gut für die Cholera«. Besonders betroffen waren die Armenviertel im Norden und Osten der Stadt und städtische Quartiere in der Nähe von stehenden oder kaum bewegten Gewässern.

Im Oktober 1831 begann es grässlich zu stinken in Berlin, nicht wegen der vielen Choleraleichen, die alle schnell begraben werden konnten, sondern vor allem wegen des Chlorkalks und anderer »Desinfektions«-Mittel, mit denen gegen die Todesmiasmen der Cholera gegen-gestunken werden sollte. In den Berliner Elendsquartieren allerdings fiel dies kaum ins Gewicht, denn dort waren die hygienischen Verhältnisse ohnehin mittelalterlich besorgniserregend, wogegen auch medizinische Staatsraison und »Todtenlisten« nichts auszurichten wussten, wie sich der Arzt Christoph Wilhelm Hufeland (1762–1836) angesichts des Choleraelends ereiferte:

> »Eine Schande ist es freilich für uns Berliner Ärzte, dass, seitdem die Cholera in civilisirten Ländern, d.h. solchen herrscht, wo es eine medizinische Polizei giebt und Todtenlisten angefertigt werden, an keinem Orte, im Verhältniß zu der Zahl der Erkrankten, so viele Menschen daran gestorben sind, als hier. Deshalb behaupten auch die witzigen Berliner, die Cholera habe bei ihrem Abschied aus Berlin gesagt, sie könne unmöglich länger an einem Orte bleiben, wo sie so schlecht behandelt werde.«

Die »asiatische Hydra«, wie sie auch genannt wurde, forderte offiziellen Angaben zufolge von September 1831 bis

CHOLERA CONSULTATION
Contagious Cholera
Long life to our Central Board
as we say in the classics
I drink Reform in our Hospitals, may they close their doors against the public & the poor die in Hackney coaches.
I pledge myself to keep some cases afloat
May we preserve our health by bleeding the country
1 Bad case
Cases made on the Shortest Notice
"By various cases & such discrimination we get on."
Dr. Bolus Case Maker
New case
New Case
Post Mortem Appearances want of Employment Poverty Starvation Quarantine Stagnation Distress Blue Ruin
While Drs differ & deny the Country bleeds & patients die
Designed by A Bird
THE CENTRAL BOARD of HEALTH

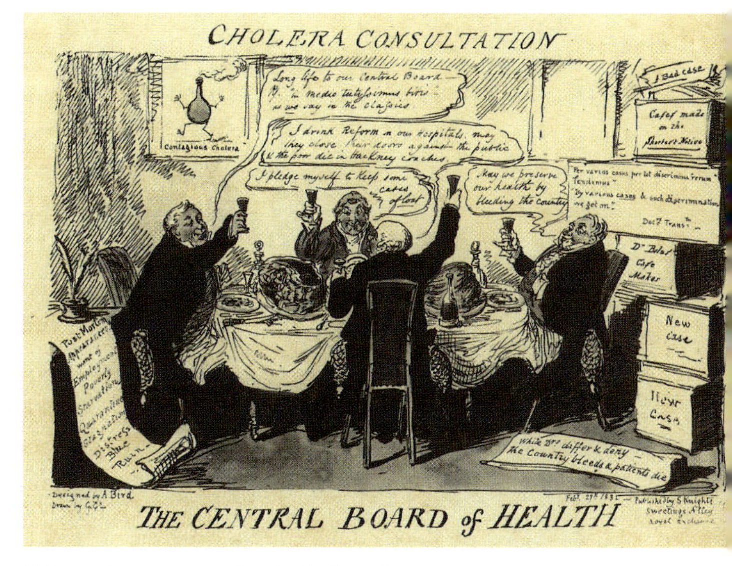

Abb. 4.3. Eine Beratung über die Cholera Februar 1832. Das *Central Board of Health.*

GOOD BEDS.
A COURT FOR KING CHOLERA.

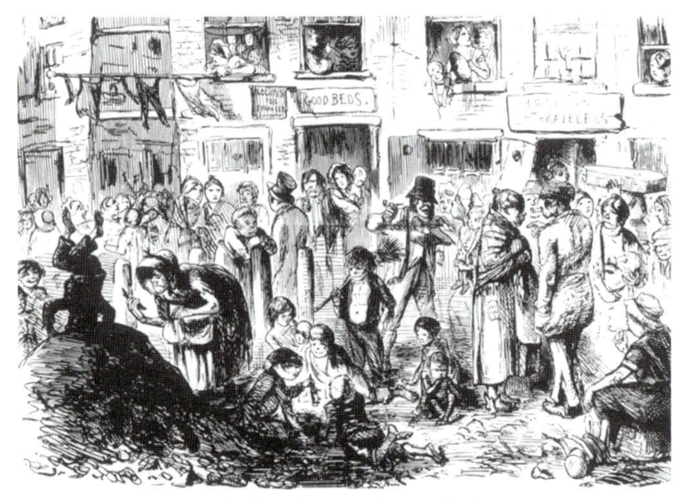

Abb. 4.4. Karikatur auf die Choleragefahr. Court For King Cholera. Aus der Satire-Zeitschrift *Punch* 1852.

Februar 1832 in Berlin 1.426 Tote, unter ihnen auch der Philosoph Georg Wilhelm Friedrich Hegel (1770–1831), der am 14. November 1831 in seiner Wohnung (Am Kupfergraben 4) starb.

London

Exemplarisch für den Ausbruch der Seuche in anderen europäischen Metropolen ist London, das im Februar 1832, vermutlich auf dem Seeweg aus Hamburg, erreicht wurde. Es gab dort, anders als in Kontinentaleuropa, bereits ein gut

MICROCOSM dedicated to the London Water Companies
MONSTER SOUP commonly called THAMES WATER

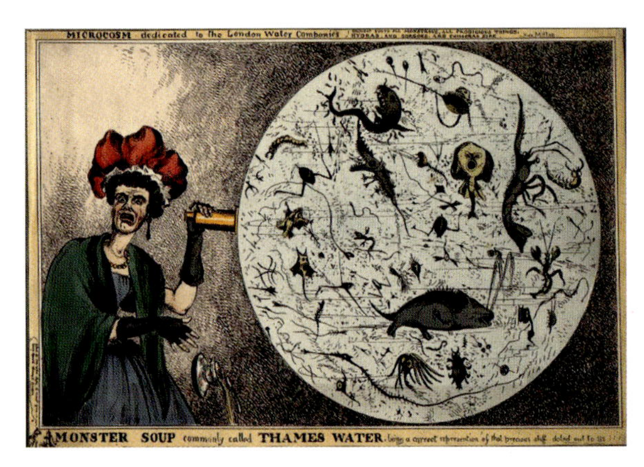

Abb. 4.5. Das schlechte Themsewasser 1828. Schon vor Ausbruch der Cholera war das Themsewasser extrem durch Fäkalien verseucht.

ausgebautes Wasserleitungssystem, an das etwa 180.000 Haushalte angeschlossen waren. Andererseits führte die steigende Ausstattung der Haushalte mit Wasserklosetts zu einer immensen Vermehrung des Schmutzwassers in der Themse. Im Versorgungsgebiet derjenigen Wasserversorgungsgesellschaften, die bereits mit Filter- und Sedimentierungsanlagen ausgerüstet waren, blieb die Anzahl der Cholerakranken und -toten niedrig. Im Versorgungsgebiet der »Southwark Water Works« allerdings, die ungefiltertes Themsewasser mit den Dejekten der Erkrankten unmittelbar gegenüber eines Hauptausflusses der Londoner Kanalisation absaugte und ins ›Frischwasser‹-Leitungsnetz pumpte, stieg sie dramatisch. Im zusammenfassenden epidemiologischen Bericht des Arztes John Snow (1813–1858) vom 13. Mai 1856 an den Präsidenten des *General Board Of Health* wird dies deutlich. Snow hatte damit als vermutlich erster herausgefunden, dass der hohe Verschmutzungsgrad des Themsewassers unterhalb der Kloakeneinleitung viel stärker für den Ausbruch der Krankheit verantwortlich zu machen sei, als miasmatische Dünste:

> »If, during the epidemic prevalence of cholera, persons consuming pure water are less liable to suffer the disease than persons consuming foul water […]. And such were the sources of supply of the two companies referred to; the *Lambeth Company pumping from the higher part of the river, the Southwark and Vauxhall Company from the lower; the former furnishing as good a water as any distributed in London, while the latter was purveying perhaps the filthiest stuff ever drunk by a civilized community. […] Microscopical and chemical observations were adduced, as proving the almost incredible foulness of that supplied by the Southwark and Vauxhall Company; how it was not only brackish with the influence of each tide, but contaminated with the outscourings of the metropolis, swarming with infusorial life, and containing unmistakeable molecules of excrement.*«

Insgesamt lag aber wegen der fortschrittlichen Wasserversorgung Londons die Cholera-Gesamtmortalität bei nur bei 0,34 % (Berlin: 0,6 %) gegenüber Paris mit mehr als 2 % und 18.402 Toten.

Paris

In der Seine-Metropole schrieb Heinrich Heine (1797–1856) im April 1832 für die Leser der Augsburger *Allgemeinen Zeitung*: »Bei dem großen Elende, das hier herrscht, bei der kolossalen Unsauberkeit, die nicht bloß bei den ärmern Klassen zu finden ist, bei der Reizbarkeit des Volks überhaupt, bei seinem grenzenlosen Leichtsinne, bei dem gänzlichen Mangel an Vorkehrungen und Vorsichtsmaßregeln, mußte die Cholera hier rascher und furchtbarer als anderswo um sich greifen.« Eilends eingeleiteter Maßnahmen habe man der Seuche nicht Herr werden können: »Es bildete sich eine Commission sanitaire, es wurden überall Bureaux de secours eingerichtet, und die Verordnung in betreff der Salubrité publique sollte schleunigst in Wirksamkeit treten.« Eine Besserung der Lage trat allerdings nicht ein, denn die Maßnahmen hätten unmittelbar die Interessen der »Chiffonniers« beeinträchtigt, die sich durch den Verkauf noch brauchbarer Gegenstände aus dem Kehricht ihren Lebensunterhalt verdienten. Es sei zu regelrechten Aufständen gekommen. Als schließlich das Gerücht aufgekommen sei, die Cholera sei durch die Vergiftung von Lebensmittel ausgebrochen, war es zu gewalttätigen Übergriffen und zur Lynchjustiz auf Gemüsemärkten, bei Bäckern, Fleischern, Wasser- und Weinhändlern gekommen. Vermeintliche Giftmischer, die doch nur Kampfer oder Chlorkalk als Schutzmittel gegen die Seuche bei sich trugen, wurden unter dem Kampfruf »Voilà le Choléramorbus!« an Laternen (»A la lanterne!«) aufgehängt oder erschlagen.

Global lassen sich seuchenhistorisch vor 1850 drei Pandemien unterscheiden: 1817–1825 (Osteuropa), 1826–1837 (Russland, Mitteleuropa und Amerika) und 1846–1862 (Russland, Mitteleuropa und Amerika). Insgesamt war die Bilanz der Cholera überaus bedrückend. Sie überraschte die europäische Bevölkerung vollkommen unvorbereitet. Es gab in der vorbakteriellen Epoche keine rationellen Erklärungs- oder gar Therapievorschläge. Als Vorbeugemittel nennt der *Brockhaus* von 1837 allenfalls: »Furchtlosigkeit, eine nüchterne Lebensweise, Vermeidung von Erkältungen, Schwelgereien, Ausschweifungen, übermäßigen geistigen und körperlichen Anstrengungen.« Seuchenhygienisch wirksame Maßnahmen konnten erst nach der Entdeckung des bakteriell-hygienischen Ursache-Wirkungszusammenhangs am Ende des 19. Jahrhunderts entwickelt werden. Kaum waren die letzten Ausläufer der zweiten Cholerapandemie 1837 erloschen, so wurde aus Hinterindien ein erneuter schwerer Ausbruch der Seuche gemeldet. An ihn schloss sich die dritte Pandemie (1840–1860) an, die 1847 Europa erreichte und in zwei Wellen bis 1854 anhielt. Auch von der vierten (1863–1875), fünften (1881–1896) und sechsten Pandemie (1899–1923) sollten weite Teile Europas betroffen werden.

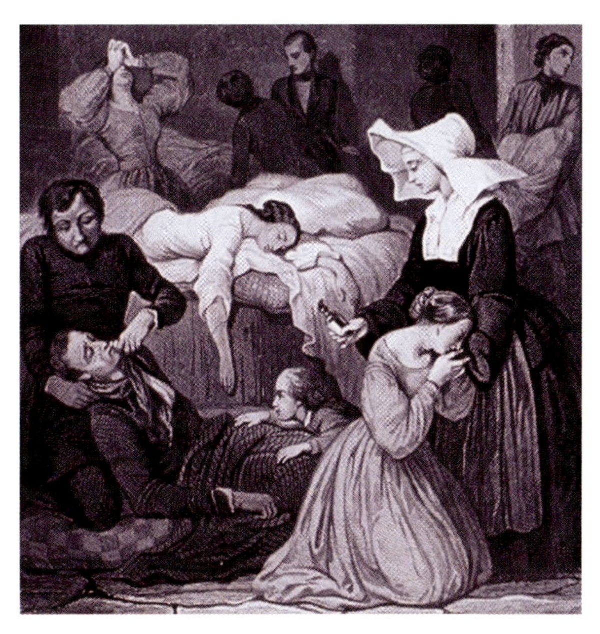

Abb. 4.6. Cholera in Paris. Ausschnitt aus einem Stahlstich um 1832.

Die Hamburger Choleraepidemie 1892

Der letzte große Choleraausbruch in Deutschland begann 1892 in Hamburg. Mit letzter Sicherheit lässt sich heute nicht mehr klären, ob die Cholera über den Seeweg durch Schiffsmannschaften oder Passagiere eingeschleppt wurde oder – was wahrscheinlicher ist – durch russische Emigranten, die zu Tausenden auf dem Amerika-Kai unter schlimmsten hygienischen Bedingungen auf ihre Einschiffung nach Amerika warteten, unter ihnen viele Juden, die gerade den Pogromen der Heimat entronnen waren. Jedenfalls breitete sich die Seuche in großer Geschwindigkeit im Stadtgebiet aus, wobei besonders das unhygienische Gängeviertel betroffen war. Die Choleraerreger gelangten mit den ungefilterten Abwässern bei Altona in die Elbe und von dort mit der drückenden Flut bis zur Flusswasser-Entnahmestelle Rothenburgsort oberhalb der Stadt. Auf diese Weise erreichte das cholerainfizierte Wasser die Trinkwasserversorgungsanlage. Nach ein oder zwei Tagen war das gesamte Trinkwasser Hamburgs mit den Erregern der Seuche infiziert. Einen ersten Toten gab es am 15. August, doch man glaubte zunächst noch an einen der wenigen Cholerafälle, die üblicherweise im Hochsommer zu verzeichnen waren. Noch am 17. August ließ das *Hamburger Fremdenblatt* beschwichtigend verlauten: »Die Gerüchte, daß in unserer

Stadt mehrfach Choleraerkrankungen mit nachfolgendem Tod in letzter Zeit vorgekommen sein sollen, bestätigen sich unserer Information zufolge nicht. In jedem Jahr in der heißen Jahreszeit kommen hier ähnliche Cholerine-Fälle [*Choler nostras*] vor.« Diese Vermutung sollte sich allerdings als fatale Fehleinschätzung erweisen. Die Anzahl der Toten stieg täglich und am 27. August waren bereits über 1.000 Hamburger erkrankt, von denen schnell mehr als 400 verstarben. Nun wurde klar, dass es sich wohl wieder um die gefürchtete asiatische Cholera handelte, die Hamburg seit 1831 schon mehrmals heimgesucht hatte, allerdings nicht in solchen Dimensionen. In dieser Situation entschloss sich der Altonaer Arzt Dr. Weiser von ihm angelegte Bakterienkulturen dem deutschen Entdecker des Cholera-Bazillus, Robert Koch in Berlin, zu zeigen, der auch bald die Vermutung bestätigte, dass es sich um *Cholera asiatica* handele. Wenige Tage später traf Koch persönlich in Hamburg ein und ergänzte seine bakteriologische Diagnose durch einen sozialen Befund:

> »Ich habe noch nie solche ungesunden Wohnungen, Pesthöhlen und Brutstätten für jeden Ansteckungskeim angetroffen wie in den sogenannten Gängevierteln, die man mir gezeigt hat, am Hafen, an der Steinstraße, in der Spitalerstraße oder an der Niedernstraße.«

Inzwischen machte sich Panik nicht nur innerhalb der Stadt breit und alle Handelsaktivitäten kamen zum Erliegen. Nun endlich entschloss sich der Hamburger Senat, der eine eigene Cholera-Commission gebildet hatte, die Öffentlichkeit vor dem Genuss ungekochten Wassers zu warnen und schickte Pferdegespanne mit Frischwasser-Wagen durch die Straßen der Hansestadt. Auch wurden Flugblätter verteilt, durch die die Bevölkerung aufforderten, nur abgekochtes Wasser trinken, Menschenansammlung abzuhalten, alle Gegenstände zu desinfizieren, keine Kranken zu berühren, Tote sofort aus den Häusern zu entfernen, Kranken- und Sterbehäuser nicht mehr zu besuchen.

Als erste hygienische Maßnahme wurden verseuchte Häuser mit übel riechendem Chlorkalk, *Lysol*, *Karbol* und *Creolin* behandelt. Cholerakranke versuchte man in schnell errichteten Baracken, so am Alten Allgemeinen Krankenhaus in der Lohmühlenstraße und beim Seemannskrankenhaus in St. Pauli, unterzubringen. Choleraleichen mussten innerhalb von 24 Stunden beerdigt werden, was erhebliche Anforderungen an die Hamburger Schreiner und Zimmerleute stellte, die in aller Eile flache einfache Holzsärge (»Nasenquetscher«) in großer Zahl herzustellen hatten, denn der Bedarf war riesig. Abends und nachts wurden je 50 bis 60 solcher Holzsärge mit Choleraverstorbenen auf Möbelgespannen nach Ohlsdorf, dem neuen Zentralfriedhof Hamburgs, transportiert, wo in Tag- und Nachtschichten Gräber ausgehoben wurden. Nach zehn Wochen – also Ende Oktober bis Anfang November – endeten die Todesfälle. Endlich am 16. November 1892 wird die Stadt Hamburg amtlich für seuchenfrei erklärt.

Ob sie durch die akuten hygienischen Maßnahmen die Seuche hatte eingedämmt werden können, wird sich wohl nie klären lassen. Entscheidender waren allerdings auch nicht diese Maßnahmen, sondern die konkreten infrastrukturellen Interventionen, die auf der Grundlage der Vorschläge Kochs eilends in Gang gesetzt wurden. Hierbei handelte es sich um die Sanierung des »Pestherdes« Gängeviertel, um die Verfügung neuer Bauvorschriften, mit denen die hygienischen Missstände beseitigt werden sollten, vor allem aber um die Errichtung eines ganz neuen Filtrierwerks in Kaltehofe. Zusammen mit dem Elbwasser-Schöpf- und Vorklärwerk (1893) auf der Billwerder Insel bildete das »Langsam-Filterwerk Kaltehofe«, in dem das Elbwasser durch Sandfiltration gereinigt wurde, sowie das Pumpwerk am Billhorner Deich das dreiteilige Rothenburgsorter Wasserwerk. Der 65 m hohe Rothenburgsorter Wasserturm auf dem Gelände des Pumpwerks diente übrigens nicht als Wasserbehälter, sondern als Schornstein für die Dampfmaschinen. Der Turm enthielt allerdings eine Steige- und Fallleitung zur Erzeugung eines gleichmäßigen Leitungsdrucks.

Zehn Wochen hatte die Cholera 1892 insgesamt in Hamburg gewütet. Von den damals etwa 640.000 Einwohnern der Hansestadt waren 16.956 an ihr erkrankt und 8.605 verstorben. Der Hamburger Ausbruch sollte die letzte große Epidemie dieser Krankheit in Deutschland sein. Verschwunden war die Krankheit damit allerdings in Europa keineswegs, wie sich besonders während des Ersten Weltkrieges in Ost- und Südosteuropa zeigen sollte. Auch sollte es während des 20. Jahrhunderts immer wieder zu vereinzelten Ausbrüchen und auch zu größeren Epidemien, vor allem aber in Afrika und Südamerika kommen. Die letzte größere Choleraepidemie des 20.Jahrhunderts breitete sich 1991 in Peru aus. Am 9. Februar 1991 musste die peruanische Regierung sogar den nationalen Notstand ausrufen. Gleichwohl breitete sich die Krankheit auch in Ecuador, Kolumbien, Mexiko und Nicaragua aus. Von den rund 400.000 damals in Südamerika Erkrankten starben schätzungsweise 12.000.

Cholera in der Literatur

In seiner literarischen Reportage an die Augsburger *Allgemeine Zeitung* berichtet Heinrich Heine am 19. April 1832 aus Paris über das Eintreffen der Cholera:

> »Ihre Ankunft war den 29. März offiziell bekanntgemacht worden, und da dieses der Tag des Demi-carême und das Wetter sonnig und lieblich war, so tummelten sich die Pariser um so lustiger auf den Boulevards, wo man sogar Masken erblickte, die in karikierter Mißfarbigkeit und Ungestalt die Furcht vor der Cholera und die Krankheit selbst verspotteten. Desselben Abends waren die Redouten besuchter als jemals; übermütiges Gelächter überjauchzte fast die lauteste Musik, man erhitzte sich beim Chahût, einem nicht sehr zweideutigen Tanze, man schluckte dabei allerlei Eis und sonstig kaltes Getrinke: als plötzlich der lustigste der Arlequine eine allzu große Kühle in den Beinen verspürte und die Maske abnahm und zu aller Welt Verwunderung ein veilchenblaues Gesicht zum Vorschein kam. Man merkte bald, daß solches kein Spaß sei, und das Gelächter verstummte, und mehrere Wagen voll Menschen fuhr man von der Redoute gleich nach dem Hôtel-Dieu, dem Zentralhospitale, wo sie, in ihren abenteuerlichen Maskenkleidern anlangend, gleich verschieden. Da man in der ersten Bestürzung an Ansteckung glaubte und die ältern Gäste des Hôtel-Dieu ein gräßliches Angstgeschrei erhoben, so sind jene Toten, wie man sagt, so schnell beerdigt worden, daß man ihnen nicht einmal die buntscheckigen Narrenkleider auszog, und lustig, wie sie gelebt haben, liegen sie auch lustig im Grabe.«

Die beeindruckende Szene, die Heine schildert, ist in mancher Hinsicht typisch für seinen gesamten Bericht, Teilstück VI der *Französischen Zustände*, mit dem wir zweifellos über das brillanteste literarische Stück zum Ausbruch der asiatischen Cholera in einer westeuropäischen Metropole des Jahres 1832 verfügen. Der Leser wird unmittelbar eingefangen durch das bunte Bild vom ausgelassenen Pariser Straßenleben in der Mitte der vorösterlichen Fastenzeit. Wer überhaupt gefastet hatte, unterbrach die katholische Kasteiung für heitere Stunden, zog in die Fresstempel des Volkes. Christliches Fastenbrechen als Ritual des Übermuts und moralische Ausnahmesituation. Übermütiges Gelächter, Musik, kalte Getränke und Eis an einem warmen Frühlingstag; fast vergessen die Julirevolution von 1830, die den endgültigen Sturz der Bourbonen in Frankreich und die erneute Machtergreifung des Bürgertums in einem liberalen Königreich zur Folge gehabt hatte. Karl X. war verjagt und mit ihm seine reaktionäre Restaurationspolitik, Louis Philippe an der Macht und die Idee der allmählichen Verwandlung seines Herrscherportraits in eine Birne noch nicht geboren in den Köpfen der Karikaturisten. Man befand sich dem allgemeinen Empfinden entsprechend in einer Schwellenzeit, im politischen und wirtschaftlichen Aufbruch, der allerdings auch seinen Tribut forderte. Industriestädte schossen aus dem Boden, ein Proletariat frühmoderner Prägung entstand, während das Kapital der Fabrikbesitzer anschwoll und die staatliche Finanzbürokratie unter dem konservativen Premier Casimir Pèrier (1777–1832) blühte. »Enrichissez-vous!«, war das zynische Motto der Zeit, »Bereichert Euch!« Aber am Demi-carême dachte man daran nicht. Man tanzt den »Chahût«, den späteren Cancan, einen um 1830 in Paris eingeführten, vermutlich aus Algier stammenden Tanz, der sich schnell »in den Tanzlokalen der niedrigsten Klassen« verbreitete und wegen seiner »unzüchtigen Stellungen« bei Moralisten bald »verrufen, deshalb von der Polizei [zumindest diesseits des Rheines] oft verboten, aber doch getanzt« wurde, jenseits ohnehin und auch diesseits des Rheins.

In diese Situation bricht abrupt die Katastrophe, die »vermaledeite Cholera« und mit ihr verbunden panischer Schrecken der Bevölkerung, wie Heine rückblickend Mitte Mai 1832 an Karl August Varnhagen von Ense (1771–1833) schreibt. Heine bleibt in Paris, anders als der Journalist Ludwig Börne (1786–1837). »Es war [allerdings] nicht eigentlicher Mut, dass ich nicht ebenfalls von Paris entfloh, als der panische Schrecken einriß«, heißt es im gleichen Brief an Varnhagen, »ehrlich gesagt, ich war zu faul«. Aber auch Börne wird sogleich exkulpiert: »Börne hatte längst abreisen wollen, und man tut ihm Unrecht, wenn man seine Abreise der Furcht« beimisst. »Faulheit« als Argument für Heines Verweilen in Paris, war allerdings eines der für ihn typischen understatements: Der Verleger Johann Friedrich von Cotta (1764–1832) nämlich hatte Heine im April bereits geschrieben: »Ich würde auch fortgehen, wenn nicht bei der durch die Cholera eintretenden Volksstimmung die wichtigsten Dinge vorfallen könnten. [...] Macht die Cholera Ravagen, so kann es hier sehr toll zugehen. [...] Wir leben hier wahrlich in einer sehr traurigen Zeit. [...] Man ißt jetzt sein Brod im Angstschweiße seines Angesichts. Dabei ist schönes Frühlingswetter. Die Bäume werden grün und die Menschen blau.«

Heine kennt die miasmatische Theorie der Krankheitsentstehung selbstverständlich. Er weiß um die Vorstel-

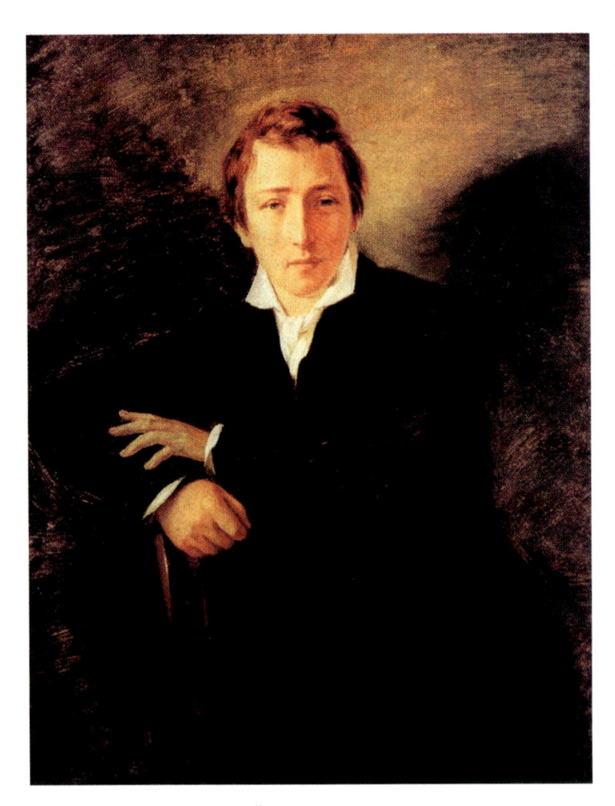

Abb. 4.7. Heinrich Heine. Ölportrait von Moritz Oppenheim, 1831.

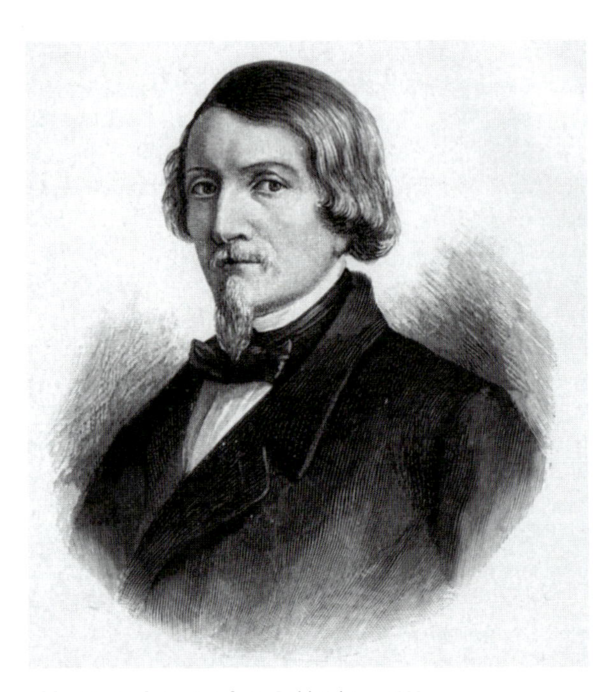

Abb. 4.8. Karl von Gutzkow. Stahlstich um 1892.

lung, dass mit den »schädlichen Ausdünstungen eines kranken Körpers«, so etwa in Krünitzens *Ökonomischer Enzyklopädie* 1803, »ein Gesunder mit gleichem Uebel angestecket werden kann«. Belegstellen hierfür finden sich in seinen Gedichten, etwa in dem wohl nach 1845 entstandenen Gedicht *Ganz entsetzlich ungesund*: »Sind es alten Wahns Phantasmen,/die dem Boden als Miasmen/Stumm entsteigen und die Lüfte/Schwängern mit dem argen Gifte?« Um Miasmen geht es auch *Deutschland ein Wintermärchen*, (1844) wo die Göttin Hammonia den in ihrem Nachtgeschirr nach Orakeln der Zukunft Deutschlands forschenden Besucher eindringlich warnt: »Doch schaudre nicht, wenn aus dem Wust Aufsteigen die Miasmen!« In beiden Textstellen wird der Begriff des Miasmas zwar korrekt dem medizinischen Kontext entlehnt, zugleich aber politisiert. Ist es in *Ganz entsetzlich ungesund* die kulturelle Decadence der deutschen Heimat, die Heine beklagt, so wird in *Deutschland ein Wintermärchen* der politische Zustand der 36 deutschen Staaten angeprangert, denn dem klugen Kopf in Hammoniens Nachtgeschirr ist, »als fegte man den Mist / Aus sechsunddreißig Gruben«. So »entsetzlich waren die Düfte«, die kränkenden Miasmen. Medizinische Remedia waren hier wohl nicht angesagt, sondern politisch-radikale. »Man heile die große Krankheit nicht mit Rosenöl und Moschus«, zitiert Heine wenige Verse später Antoine de Saint-Just (1767–1794) aus einer Rede vor dem Wohlfahrtsausschuss, vielleicht gar aus der gleichen Rede, aus der die ängstigende Bemerkung des Revolutionärs stammt: »Nicht die Gefängnisse haben überfüllt zu sein, sondern die Friedhöfe!« – Saint-Justs Medizin war die Guillotine in Permanenz, mit der er schließlich selbst nach der erfolglosen Parteinahme für Robespierre seine letzte Bekanntschaft machen musste.

Nicht weniger explizit als Heine setzt der Schriftsteller und Journalist Karl Gutzkow (1811–1878) die Epidemie mit der gesellschaftlichen und politischen Krise seiner Epoche in Verbindung; auch seine persönlichen Beobachtungen (*Das Kastanienwäldchen in Berlin,* 1869) münden schließlich in eine Metaphorisierung der Seuche, die als »moralische Cholera« bzw. »sittliche Brechruhr« zum Ausdruck der verfallenden sozialen Ordnung wird. Welch ein Gegensatz zu den Vorlesungen Hegels, denen Gutzkow in Berlin andächtig lauscht:

»Mitten in diese philosophischen Abende hinein brach bald eine Schreckenszeit, die nicht nur uns, sondern die ganze damalige Welt an die Endschaft aller idealen Träume und Gott sich gleich und verwandt fühlenden Stimmungen erinnerte. Die Cholera, der »asiatische Gast«, wie sie hieß, die »Seuche«, wie sie auf den Kanzeln genannt wurde, besuchte zum ersten Male Europa. Sie war das Schreckbild der Menschheit. Auf einem dürren Kosakenklepper schien sie zu kommen, die sieben Plagen als siebensträhnige Knute in der Hand, diese asiatische Giftmischerin, die in alle Brunnen, alle Ströme, in jede Nahrung den Keim des Todes warf. Ein hageres, fahles Weib mit zerzaustem Haar – Schmutz an ihren Kleidern – das personifizierte – Erbrechen! Das war wahrscheinlich ein Gegensatz zur – Idealitätsphilosophie! Die Welt des Lichtes, der Ahnung und Schönheit in unserer Brust und nun diese Cholerapräservative, diese wollenen Leibbinden, diese mit dunklem Wachstuch überzogenen Totenkörbe, diese besonderen, der Ansteckung wehrenden Anzüge der Wärter, diese Tafeln, die an die Häuser geheftet werden sollten, diese Cholerastationen in jedem Stadtviertel!«

Die öffentliche Stimmung aber, so erinnert sich Gutzkow, sei geprägt gewesen von »Mutlosigkeit und Unbeholfenheit« nicht nur der Ärzte. In sie mischten sich Angst, Schrecken, Hoffnungslosigkeit und sarkastische Nachrichtensucht:

»Wen die gespenstische Giftmischerin nicht mit ihrer Geißel unmittelbar berührte, den ergriff ihr moralischer Einfluß, die Furcht, die bloße Vorstellung von ihren Schrecken. Die Krankheit sprang aus der Phantasie in den Unterleib. Das war eine satanische Ironie des Denkens = Sein! Die Raben krächzten in den Wipfeln. Kein jugendlicher Nachwuchs baute noch Laubhütten unter den alten Bäumen oder sammelte ihre braunen glänzenden Früchte, um sie zu Kränzen aufzureihen, die über die Schulter geworfen wurden. Alles schoß angstvoll aneinander vorüber und stand unter dem Druck der neuesten Nachrichten, die in den morgens erscheinenden Zeitungen gestanden hatten über die Progression der Zahl der Erkrankten und Gestorbenen. Bald ging diese in die Tausende.«

In vielen weiteren autobiografisch geprägten Berichten hat die Cholera ereignisnah ihre Spuren hinterlassen, so etwa in Karl Immermanns (1796–1840) *Reisejournal* (1833) oder in den *Memoires d'outre-tombe* (1848, *Erinnerungen von jenseits des Grabes*) von François-René de Chateaubriand (1768–1848). Früh finden sich auch lyrische Formen, so bei Nikolaus Lenau (1802–1850), der in seinem Gedicht *Auf meinen ausgebälgten Geier* (1838, *Neue Gedichte)* in endzeitlichen Bildern das Massensterben bei einer Wallfahrt in Hurdwar am Ganges imaginiert, während Ernst Ortlepp (1800–1864) bereits 1832 ein Versepos *Die Cholera* verfasst hatte. Eugène Sue (1804–1857) wiederum lässt in seinem erfolgreichen Feuilleton-Roman *Le juif errant* (1844/45, *Der ewige Jude*) die Cholera der Hauptfigur stets auf dem Fuße folgen.

Schwindsucht, Typhus, Wechselfieber

Zwar war die Cholera bis zum Ende des 19. Jahrhunderts periodisch eine extrem lebensbedrohliche Erkrankung; von einer Volkskrankheit kann man aber gleichwohl nicht sprechen, denn es gab immer wieder durchaus auch Perioden mit nur sporadischem Auftreten. Anders freilich sah es mit der in allen Volksschichten weit verbreiteten Schwindsucht, dem Typhus besonders der unteren sozialen Schichten sowie mit der regional teilweise stark vorherrschenden Malaria aus, die vermutlich Ursache einer Vielzahl von »Wechselfiebern« darstellte. Diese drei Krankheiten sollen in den folgenden Abschnitten exemplarisch vorgestellt werden, wobei auch eine solche Auswahl angesichts geringer pharmakotherapeutischer Möglichkeiten im 19. und bis weit ins 20. Jahrhundert willkürlich ist. Parasitäre Erkrankungen wie Wurmkrankheiten oder Krätze und ernährungsbedingte Erkrankungen, Tollwut, Wundstarrkrampf und Diphtherie waren in Kombination mit Armut und unhygienischen Lebensbedingungen weit verbreitet und auch eine Syphilis zog man sich bei ungeschütztem Geschlechtsverkehr besonders bei häufig wechselnden Partnern schnell zu. Auch diese Krankheit sollte erst zu Beginn des 20. Jahrhunderts medikamentös therapierbar werden. Bis dahin trat sie in allen Volksschichten auf und ihre Träger füllten in der Spätphase der Krankheit, der nervenzerstörenden progressiven Paralyse, die psychiatrischen Heilanstalten.

Schwindsucht

Weniger um eine Seuche als vielmehr um eine seit Menschengedenken immer vorhandene Volkskrankheit handelt es sich bei der Schwindsucht. Ihr deutscher Krankheitsname ist schon im Mittelhochdeutschen als »swintsucht« bekannt. Auch die Bezeichnungen »Schwindene«, »Verzehrende«, »Dörrsucht« oder »Lungensucht« sind bekannt. Im Lateinischen entspricht die Schwindsucht der »Phthisis«, wie es bereits in einem Wörterbuch des 15. Jahrhunderts heisst: »phthisis heist zu teutsch die schwintsucht und kumpt von einem geschwer oder von einer feulnis der lungen und sie ist ein todtenliche sucht.« Eine einheitliche Krankheit allerdings hat der Begriff »Schwindsucht« bis ins 19. Jahrhundert nicht bezeichnet und man tut gut daran, hier von einem Sammelbegriff auszugehen, der ein ganzes Spektrum auszehrender, tödlicher Krankheiten zu verstehen, die häufig mit einer Affektion der Lungen verbunden waren. Man sprach von »Lungenauszehrung« oder im Englischen von »Pulmonary consuption«. Noch bis zum Ende des 18. Jahrhunderts wurden Geschlecht und Alter oft mit ihr in Verbindung gebracht, so etwa das »traurige Stillsitzen der Frauenzimmer« oder das »Einsperren« der Kinder in »Schulstuben«, welches zu »Kränklichkeit und Schwindsucht« führen könne, während »gewisse Classen von Menschen vor der Schwindsucht gesichert« blieben, »weil sie in gewissen Ausdünstungen leben«, wie die Schlachter oder Fischweiber oder mit Miasmen gar nicht in Kontakt kämen, wie die Matrosen und Seeleute. So etwa liest man es in einer Rezension zu dem Werk des englischen Arztes Thomas Beddoes (1760–1808) über *Pulmonary consumption* (1799) in der *Allgemeinen Literatur-Zeitung* des gleichen Jahres. Beddoes unterhielt in London eine »Pneumatic Institution«, in der er versuchte, Krankheiten durch die Inhalation verschiedener Gase zu heilen. Mit der Einbeziehung des Stethoskops in die klinische Untersuchung am Beginn des 19. Jahrhunderts vollzog sich zunächst eine Einengung der Beobachtung auf das pathologische Lungengeschehen und durch die Prägung des Begriffs »Tuberkulose« durch Johann Lukas Schönlein (1793–1864) im Jahre 1834 eine allmähliche pathologisch-morphologische Abgrenzung, bei der den krankheitstypischen Knötchen (Tuberkel) pathognomonische Bedeutung zugewiesen wurde. Gleich wohl blieb das Krankheitsbild vielgestaltig und noch Rudolf Virchow unterschied 1847 zwischen »Tuberkulose«, Lungen-»Phthisis« und »Skrofulose« (scrofula, lat. Halsdrüsen). Erst mit der bakteriologischen Klärung der Pathogenese durch die Entdeckung der Tuberkulose-Erreger (Robert Koch, 1882) kann man von einer zwar immer noch vielgestaltigen, aber doch durch den Erreger klar definierten Krankheitseinheit ausgehen.

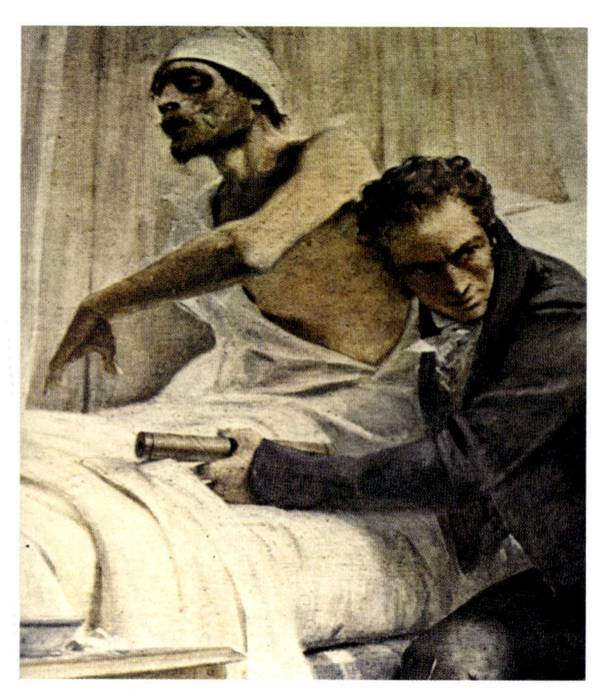

Abb. 4.9. Laennec kultiert einen Schwindsüchtigen am Hospital Necker aus. Gemälde von Théobald Chartran (1849–1907).

In der Wahrnehmung des Krankheitskomplexes entwickelt sich während des 19. Jahrhunderts eine sonderbare Dichotomie zwischen romantisierender Verklärung in Roman und Oper, zwischen Aufopferung, Schicksal und Todessehnsucht auf der einen Seite und seiner nüchternen und sehr konkreten Beschreibung als typische Krankheit der sozialen Unterschichten, des Proletariats auf der anderen Seite. Friedrich Engels (1820–1895) beschreibt die Schwindsucht 1847 in seiner *Lage der arbeitenden Klasse in England* so:

> »Wenn man morgens früh um die Zeit, wo alles an die Arbeit geht, ein wenig durch die Straßen streicht, so erstaunt man über die Menge halb oder ganz schwindsüchtig aussehender Leute, denen man begegnet. Selbst in Manchester sehen die Menschen so nicht aus; diese bleichen, hochaufgeschossenen, engbrüstigen und hohläugigen Gespenster, an denen man jeden Augenblick vorüberkommt, diese schlaffen, kraftlosen, aller Energie unfähigen Gesichter hab' ich nur in London in so auffallender Menge gesehen - obwohl auch in den Fabrikstädten des Nordens die Schwindsucht eine Menge Opfer jährlich hinwegrafft.«

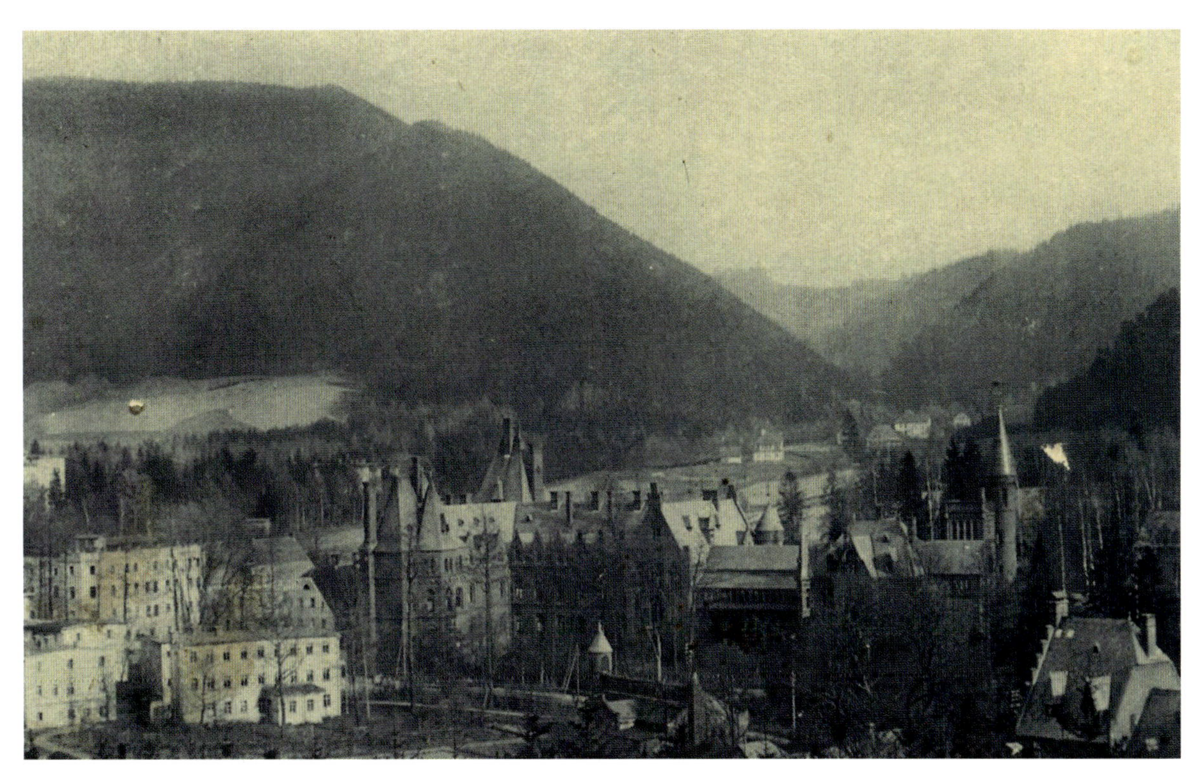

Abb. 4.10. Lungensanatorium Görbersdorf, das 1863 gegründet wurde. Postkarte um 1900.

Das ist nicht die Schwindsucht der mit nur 23 Jahren jung dahingeschiedenen Prostituierten Alphonsine Duplessis in Alexandre Dumas' *Kameliendame* (1848) oder in Giuseppe Verdis Oper *La Traviata* (1853) oder die Schwindsucht der armen Näherin Mimi in Giacomo Puccinis *La Bohème* (1896), deren todeskalte Hand Rodolfo hält (»Mimi, wie eiskalt ist Dein Händchen«). Engels beschreibt die Krankheit des ausgezehrten, abgearbeiteten, unterernährten und bleichsüchtigen Proletariats in seinen kalten, feuchten Wohnlöchern. Wir wissen heute, dass die Tuberkulose, die zu einem guten Teil der alten Bezeichnung »Schwindsucht« zu subsumieren sein dürfte, tatsächlich neben ihrer infektiösen Pathogenese eine »soziale« Krankheit ist. Sie trat nicht nur, wie bei Engels beschrieben, in den urbanen Elendsquartieren des Frühkapitalismus auf, sondern war durch das ganze 19. und halbe 20. Jahrhundert auch in den großstädtischen Hinterhöfen der industrialisierten Welt ohne Licht und Luft als »weiße Pest« oder »white plague« dramatisch heimisch. In Regionen der unterentwickelten Welt in Afrika, Asien und Teilen Südamerikas ist sie es bis heute.

Medikamentöse Maßnahmen gegen die »Proletarierkrankheit« gab es bis zur Mitte des 19. Jahrhunderts nicht. Für »heilsam« aber hielt man frische Luft, Sonnenlicht und »gute« Nahrung, unter der damals vor allem hochkalorische Nahrung (»Mastkost«) verstanden wurde. Medikamente gegen die Tuberkulose existierten nicht, denn auch das von Robert Koch 1890 propagierte *Tuberkulin* erwies sich bald als therapeutisch wirkungslos. Allerdings folgte man in der zweiten Hälfte des 19. Jahrhunderts zunehmend der Auffassung des Arztes Hermann Brehmer (1826–1889), dass die Krankheit durch eine Kombination von Klima, Ruhe und guter Ernährung heilbar sei. Als Initialzündung einer Flut von Sanatoriumsgründungen wirkte die Eröffnung einer ersten klimatherapeutischen Heilanstalt im schlesischen Görbersdorf (1863). Brehmer wandte die von Vincenz Prießnitz (1799–1851) entwickelte Methode der Kaltwasserkur und Hydrotherapie an und konzipierte daneben ein eigenes Konzept zur heilklimatischen Behandlung Lungenkranker (Liegekuren), das beispielgebend für viele andere Sanatorien, besonders in Höhenkurorten, wurde. Berühmt waren bereits vor 1900 die Schweizer Sanatorien in Davos, Samedan, St. Moritz, Leysin und Pontresina oder im spanischen Panticosa. Thomas Mann sollte das Tuberkulose-Sanatorium Davos, in dem sich seine Frau Katia mehrmals für längere Zeit aufhielt, in seinem Roman *Zauberberg* (1924) berühmt machen. Bemerkenswert ist, wie sich gerade bei Thomas Mann ältere romantische Vorstellungen von der Schwindsucht mit dem zeitgenössischen Wissensstand um die Tuberkulose vermengen. Die Tuberkulösen des Sanatoriums »Zauberberg« sind »fiebernd« und befinden sich »in Hochtemperatur«; die »löslichen Gifte« der Tuberkelbazillen nehmen einen »berauschenden« Einfluss auf das Zentralnervensystem ihrer menschlichen Wirte, sind Mitverursacher einer »unzüchtige(n) Form des Lebens« und bewirken im Verein mit der wachsenden Nervosität in der Zeit vor dem Ersten Weltkrieg erotische Phantasien und Erregungszustände, die beim Ausbruch des Krieges in chaotische Auflösung münden.

Schwindsüchtige des gehobenen Bürgertums suchten ihr Heil häufig auch in monatelangen Winteraufenthalten an Orten mit gemäßigtem Klima, etwa in Kairo, auf Madeira, in Algier, Palermo, Cannes, Nizza oder San Remo. Für kurze Zeit dachte die Deutsche Regierung um 1900 sogar daran, tuberkulöse Deutsche in das kaiserliche Schutzgebiet Deutsch-Südwestafrika auszusiedeln und zur Seidenraupenzucht zu veranlassen und entwickelte den Plan eines Lungensanatoriums in Windhoek. Diese Ideen wurden freilich nicht weiter verfolgt. Neben Sanatorien für das gehobene Bürgertum entstanden, ausgehend von sozialistischen Forderungen, um 1900 auch zahlreiche »Volksheilstätten«, deren Gründung seit 1895 durch das *Deutsche Central-Komite zur Errichtung von Heilstätten für Lungenkranke* (seit 1906 *Deutsches Zentralkomitee zur Bekämpfung der Tuberkulose*) gefördert wurde. Man kann sogar von einer regelrechten Volksheilstätten-Bewegung sprechen. Vor dem Ersten Weltkrieg wurden insgesamt etwa 100 öffentliche Sanatorien gegründet und mehr als 300 Fürsorgestellen unterhalten. Daneben ermunterte man in Aufklärungskampagnen zu hygienischem Verhalten und »vernünftiger Lebensweise« und die Mahnung »Nicht auf den Boden spucken!« (»Vietato sputare sul pavimento«, »No spitting«) wurde ein vielsprachiges europäisches Motto der Anti-Tuberkulose-Bewegung.

Wesentlich verbesserte Möglichkeiten der Tuberkulose-Diagnose ergaben sich nach 1895 durch die Möglichkeit der Röntgendurchleuchtung und durch den von Klemens Pirquet von Cesenatico (1874–1929) im Jahre 1907 eingeführten kutanen TBC-Test, während die konservative Therapie seit 1888 bereits durch die von Carlo Forlani (1847–1918) entwickelte Pneumothorax-Behandlung und chirurgische Interventionsmöglichkeiten (Rippenresektion, Pleuraplastik, Lobektomie) erweitert wurde. Präventiv kam seit 1921 der äußerst umstrittene BCG-Impfstoff (»Bacille Calmette-Guérin«) zum Einsatz. Wirksame Medikamente aber sollten erst seit der Mitte des 20. Jahrhunderts mit den Mitteln *Streptomycin*, *Neomycin* (Selman Wakesman [1888–1973]) und *Conteben* (Gerhard Domagk [1895–1964]) zur Verfügung stehen. Die mit ihrer Einführung verbundenen Hoffnungen auf ein allmähliches Verschwinden der Krankheit auf Dauer sollten aber nicht in Erfüllung gehen. Zwar war die Tuberkulose, an der allein zwischen 1892 und 1900 noch über eine Million Menschen in Deutschland verstorben waren, außer in Kriegs- und Krisenzeiten bereits im Rückgang begriffen; auch ist sie, bedingt durch eine verbesserte Wohn- und Ernährungssituation, durch Tuberkulosekontrolle, Prävention und seit den 1950er Jahren auch durch die Kombinationschemotherapie, heute in den entwickelten Ländern keine Volkskrankheit mehr. Aber sie ist in vielen armen Ländern, besonders in Afrika und Südamerika und insbesondere in Kombination mit Krieg und extremer Armut, immer noch heimisch und eine wesentliche Gesundheitsbedrohung. Aber auch in den entwickelten Ländern steigt die Anzahl der Tuberkulosekranken vor dem Hintergrund krisenbedingter wachsender sozialer Not, angesichts bedrohlicher Immunschwächekrankheiten (AIDS/HIV, Drogenkonsum und Alkoholismus) und des Auftretens therapieresistenter Tuberkulose-Erreger.

Derzeit ist etwa ein Drittel der Weltbevölkerung mit Tuberkulose-Erregern infiziert und jede Sekunde tritt ein weiterer Fall hinzu. Allerdings führt nur ein geringer Prozentsatz der Infektionen zu einer Erkrankung. Immerhin erkranken aber weltweit etwa jährlich 9 Millionen Menschen, von denen etwa 1,6 Millionen sterben. Andere Quellen gehen sogar von bis zu 3 Millionen TB-Opfern pro Jahr. Die weltweit höchsten Tuberkuloseraten werden im subsaharischen Afrika (Swaziland), auf dem indischen Subkontinent und in den Philippinen registriert. Fast immer sind es Krieg, Hunger, Armut und unzureichende Behandlungsmöglichkeiten, die den Krankheitsausbruch begünstigen. Auch ist die Antibiotika-Therapie teuer und langwierig ist, so dass sie in vielen Fällen gar nicht begonnen werden kann. Tuberkulose ist heute global die häufigste tödliche Infektionskrankheit und die häufigste Todesursache vom HIV-infizierten Menschen.

Hungertyphus

Zu den schrecklichsten Arbeiter- und Armenkrankheiten des 19. Jahrhunderts gehörte der sowohl epidemisch auftretende als auch stationär anzutreffende Typhus. Ob sich hinter der damaligen Bezeichnung »Typhus« der im deutschen Sprachverständnis sofort assoziierte *Typhus abdominalis* oder das durch den englischen Begriff »Typhus« bezeichnete Fleckfieber verband, ist heute nicht mehr zu rekonstruieren. Vermutlich wird man sogar, wie bei der Schwindsucht, von einer Bezeichnung ausgehen dürfen, hinter der sich ein ganzer Komplex verschiedener Krankheiten verbarg, vom *Typhus abdominalis* (Salmonellen) über die Ruhr (Shigellen) das Läuse- oder Fleckfieber (Rickettsien) bis zur Malaria (Plasmodien). Typisch aber war für das Auftreten des Typhus, dass seine Opfer nahezu immer aus den ärmlichsten Verhältnissen der städtischen und ländlichen Unterschichten stammten, dass die Krankheit hohes Fieber verursachte und immer mit hohen Todesraten einherging.

Epidemisch hingegen trat besonders der auch unter dem Namen »Faulfieber« bekannte Typhus auf, der oft im Gefolge von Kriegskampagnen von den rückkehrenden Soldaten aus ihren Lagern mitgebracht wurde. Besonders in kriegerischen Zeiten vom späten 18. bis zum frühen 19. Jahrhundert, vom Siebenjährigen Krieg bis zu den Napoleonischen Feldzügen, war immer mit einem Ausbruch zu rechnen. In Krünitzens *Oekonomischer Enzyklopädie* heißt es 1847 dazu:

> »Auch viele Epidemien, unter verschiedenen Modifikationen beobachtet, und nach hervorstechenden Symptomen verschieden benannt, bald mit dem Namen Faulfieber, bösartiges Fieber, Ruhr etc. belegt, waren der nämliche Typhus. Die Faulfieber=Epidemie, welche im Jahre 1757 bis 1759 in und um Wien herrschte, [...] war ein ansteckender Typhus. Das epidemische Faulfieber, welches im Jahre 1771 und 1772 durch ganz Deutschland, und auch in Wien eine große Sterblichkeit verursachte, und von vielen Aerzten beschrieben worden, war der nämliche ansteckende Typhus. In dem Rheinfeldzuge 1793 und 1794 wüthete eine Seuche, die sich durch ganz Deutschland verbreitete, und von den zurückkehrenden Soldaten aus dieser Campagne fortgepflanzt wurde [...]. Nach 1805 durchstreifte eine verheerende ansteckende Seuche ganz Galizien, Mähren, Böhmen, Ungarn, Oesterreich, und drang bis nach Deutschland, so wie von der andern Seite bis nach Rußland. [...] In den Sommermonaten des Jahres 1809 zeigte sich schon anfangs des Krieges der Oesterreicher mit den Franzosen eine ähnliche Seuche, und im Winter des Jahres 1812 und 1813 brachten die Franzosen den Typhus auf ihrem Rückzuge von Rußland mit nach Deutschland, der viele Menschen wegraffte; denn in Torgau starben unter den Händen französischer Aerzte 1813 [bald] 32000 Soldaten am Typhus und ein Viertel der Einwohner.«

Der Typhus war gerade zu Beginn des 18. Jahrhunderts ein überaus beliebtes literarisches Thema. Der Wiener Arzt Johann Valentin Hildenbrand (1763–1818) schrieb über den *Ansteckenden Typhus* (1810):

> »Es ist also gewis nebst den Pocken, Scharlach, Croupe, Lungensucht, Influenz Lungensucht und Pest, der ansteckende Typhus einer von den sieben menschenfressenden Köpfen der schrecklichen Hydra, welche dem europäischen Menschengeschlecht immerfort Elend und Tod drohen; und im Allgemeinen die grösste Sterblichkeit verursachen.«

Und Christoph Wilhelm Hufeland (1762–1836) verfasste in Berlin eine lange Abhandlung *Über die Kriegspest alter und neuer Zeit* (1814). Ein probates Mittel aber hatten auch die gelehrtesten Ärzte jener Zeit gegen den Typhus nicht. Gerade im kriegsbewegten ersten Jahrzehnt des 19. Jahrhundert stritten sich die Geister in deutschen Landen heftig um die Deutungsmacht über den Typhus, der auch als Nervenfieber bezeichnet wurde. Welchen Charakter die Krankheit nun habe, könne man nicht eigentlich sagen, schreibt ein Berliner Arzt 1808. »Der Grund davon« liege »in atmosphärischen Schädlichkeiten, die wir, was auch immer von Sauerstoff (Lichtstoff), Elektricität und Galvanismus (Magnetismus)« zu sagen sei, »doch so gut als noch gar nicht kennen«. Ansteckend aber sei das Fieber aber allemal. Besonders in den Wintermonaten habe es sich, ausgehend wohl von den »kriegsgefangenen Russen« über die Stadt verteilt. Was sich aber wirklich hinter dieser Ansteckung verberge, sei Streitobjekt der medizinischen Schulen. Indes, die »Erregungstheoretiker« hätten hier wohl »den vernünftigen Brown überschrien« und die »jetzige naturphilosophische Jugend« treibe »es noch ärger«. Immerhin lässt aber die Beschreibung des Berliner Augenzeugen vermuten, dass es sich hier wohl um das kriegsbedingte »Fleckfieber« gehandelt haben könnte, denn »faulichte Nervenfieber« [die Ruhr?] seien zunächst gar nicht und allenfalls als »Nachkrankheiten« aufgetreten.

Anders als der epidemische Typhus in Kriegszeiten stellte der Typhus in den Elendsquartieren der frühen Industrialisierung eine permanente Bedrohung der dort in Schmutz, Unrat und lebenden Bevölkerung dar. Genau eine

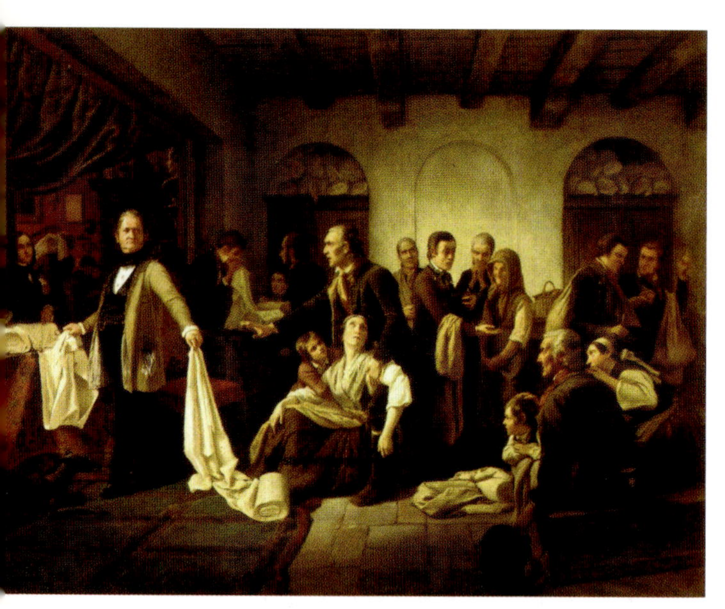

Abb. 4.11. Die schlesischen Weber. Gemälde von Carl Wilhelm Hübner (1814–1879).

solche Situation traf der junge Barmer Fabrikantensohn und Revolutionär Friedrich Engels (1820–1895) in den 1840er Jahren in den industriellen Zentren Englands an. Das »allgemein verbreitete Übel« des Typhus, so Engels in seiner *Lage der arbeitenden Klasse in England* 1847, rühre direkt aus dem »schlechten Zustande der Wohnungen in Beziehung auf Ventilation, Trockenlegung und Reinlichkeit«. Die Darstellung von Engels fußte auf eigenen Beobachtungen und Gesprächen mit Arbeitern, aber auch auf dem Bericht, den der englische Arzt und Gesundheitsreformer Thomas Southwood Smith (1788–1861) über das Londoner Fieberhospital im Jahre 1843 abgefasst hatten, wo die Zahl der Typhuskranken dramatisch stieg. In den feuchten und schmutzigen Gegenden des Ost-, Nord- und Süddistrikts von London wütete der Typhus erbarmungslos. Bei vielen der Patienten, so Smith, handele es sich um eingewanderte Arbeiter vom Lande, die unterwegs und nach ihrer Ankunft die härtesten Entbehrungen ausgestanden, an den Straßen halbnackt und halbverhungert geschlafen, keine Arbeit gefunden hatten und so dem Fieber verfallen waren. Vor allem die schlecht durchlüfteten Hinterhöfen der Proletarierquartiere, die luft- und lichtlosen Sackgassen der Arbeiterviertel und der sich überall zersetzende Unrat auf den Straßen seien verantwortlich für das Typhus-Fieber, dass sich überall in den Arbeiterbezirken der großen Städte finde und langsam auch in die besseren Bezirke ausbreite. Aber nicht nur in England sei der Typhus heimisch, in den städtischen Armenbezirken Schottlands und Irlands grassiere die Krankheit besonders nach Handelskrisen und Teuerungen mit einer Heftigkeit, die alle Begriffe übersteige. Ein Sechstel aller Armen in ganz Schottland sei 1842 »vom Fieber ergriffen und das Übel« werde »durch wandernde Bettler mit reißender Schnelligkeit von einem Ort zum andern getragen«. In Glasgow seien 1843 fast zwölf Prozent der Bevölkerung befallen und von 32.000 Erkrankten annähernd 10.000 gestorben. Schlimmer noch als in Schottland sei die Lage in Irland, wo man allein in Dublin an die 60.000 Fieberkranke gezählt habe.

In Deutschland grassierte die Krankheit als »Hungertyphus« besonders in Oberschlesien, von wo der Pathologe Rudolf Virchow im Auftrag der preußischen Regierung 1848 berichtete. Virchows Schlussfolgerungen aber unterschieden sich in der Konsequenz diametral von sozialistischen oder kommunistischen Positionen, wie sie sich für Engels und Karl Marx (1818–1883) aus der katastrophalen Lage der Arbeiter in England, Schottland und Irland ergaben. Virchow vertrat 1848 uneingeschränkt die Position der bürgerlichen Revolution und formulierte als Arzt sowohl medizinisch motivierte Forderungen, als auch radikalliberale politische Postulate. Seine Sache war nicht die Revolution, sondern die medizinische Reform, der er sich sowohl als Gutachter der preußischen Regierung in der Beurteilung der oberschlesischen Hungertyphusepidemie als auch als Herausgeber eben des ärztlichen Kampfblattes *Die Medizinische Reform* (1948/49) entschieden verschrieb. Virchows sozialpolitischer Ansatz bei der Lösung medizinischer Probleme zielte auf »volle und unumschränkte Demokratie« mit ihren Töchtern Bildung und Freiheit, auf Besserung der Wohn-, Ernährungs- und Bildungsbedingungen für die pauperisierten Massen, auf die Beseitigung lokaler Feudalherrschaft und Geldaristokratie, auf die iatrokratisch anmutende Forderung nach entschiedener ärztlicher Intervention in der öffentlichen Gesundheitspflege. In dieser Stoßrichtung war sie damit allerdings zugleich ein Frontalangriff auf die katastrophale Medizinalpolitik des preußischen Ministers Ernst von Bodelschwingh (1794–1854), was den jungen Mann in der Metropole mehr als verhasst machte. Dass der eher schlecht bewaffnete Pathologe (»nur ein Pistol bekommen«) als Berliner Barrikadenbauer (18./19. März 1848) an der Ecke Tauben- und Friedrichstraße und wegen seiner »agitatorischen Wahlumtriebe« alsbald die Quittung bekam und nach Würzburg weggeekelt wurde, ist verständlich. Vergebens allerdings hatte Karl Marx über Mittelsmänner versucht, Virchow für die Sache der Kommunisten zu gewinnen. Spöttisch schrieb Engels daher im April 1868 seinem Freund Marx: »Der Versuch, [...] den Virchow zum Kommunisten zu machen, sieht einer Extrauterinschwangerschaft sehr ähnlich. Selbst wenn Virchow in der Politik respektive Ökonomie Kenntnisse und theoretisches Interesse hätte, so ist dieser brave Bürger doch viel zu tief engagiert.«

Malaria

Weit verbreitet ist bis heute der Irrglaube, dass die Malaria, wie noch heute, auch in früheren Epochen lediglich in ihren tropischen Endemiegebieten Afrikas, Asiens und Südamerikas heimisch gewesen sei. Tatsächlich aber ist diese Krankheit durch das ganze 19. und frühe 20. Jahrhundert auch in ganz Europa nicht unbekannt. Weit verbreitet war die Krankheit auch in Nordamerika, so in den Südstaaten der USA. Sie war wohl maßgeblich verantwortlich für die vielen Fälle von »Wechselfieber«, über die immer wieder berichtet wird. In Deutschland fürchtete man vor allem die küstennahen oder flussgeprägten Feuchtgebiete, etwa Ostfrieslands oder des Oberrheins, in Frankreich das Rhone-Delta, in Italien die Po-Ebene, die römische Campagna und besonders die Pontinischen Sümpfe südöstlich von Rom oder die Küstenstriche Sardiniens, in denen »Wechselfieber« endemisch herrschten. Aber auch in Südosteuropa war die Krankheit weit verbreitet, etwa in den Ebenen Griechenlands und auf den Inseln Kreta und Zypern. Während es in Mittel- und Nordeuropa bereits im 19. und frühen 20. Jahrhundert gelingt, die Malaria zurückzudrängen, am Oberrhein etwa durch die zwischen 1817 und 1876 von den Ingenieuren Johann Gottfried Tulla (1770–1828) und Max Honsell (1843–1910) konzipierte und vollendete Rheinbegradigung oder in Ostfriesland durch die Entwässerung küstennaher Sumpfgebiete, Wohnbaumaßnahmen und Chinin, sollten Antimalaria-Kampagnen in den mediterranen Regionen erst im Laufe des 20. Jahrhunderts Erfolge zeigen.

Erst die Entschlüsselung der Malariaübertragung am Ende des 19. Jahrhunderts eröffnete tatsächlich eine wirksame Front im Kampf gegen die Malaria. Die ersten Feldzüge galten den Brutstätten der Anophelesmücken. Trockenlegungen von Sümpfen führten an vielen Orten zu raschem Erfolg, so auch unter Herrschaft Benito Mussolinis (1883–1945) in Italien. Dort, wo die Trockenlegung nicht möglich war, griff man zu anderen Mitteln. So gelang es 1913 etwa der *Yellow Fever Commission* (Gelbfieberkomitee) unter der Leitung von William Gorgas (1854–1920), die Panama-Kanalzone von der Malaria zu befreien, indem man gezielt Öl, meist Petroleum, in stehende Gewässer geschüttet hatte. Die luftundurchlässige Ölschicht ließ die im Wasser lebenden Stechmückenlaven ersticken, während adulte Stechmücken durch das Versprühen des Insektizids *Pyrethrum* vernichtet werden konnten. Diese Methode hatte sich so bewährt, dass sie auch in den USA angewandt wurde und tatsächlich gelang es, die Malariasterberate in den Südstaaten bis 1940 auf einen Drittel zu reduzieren. Nach Ende des Zweiten Weltkriegs wurde in den USA eine fünfjährige

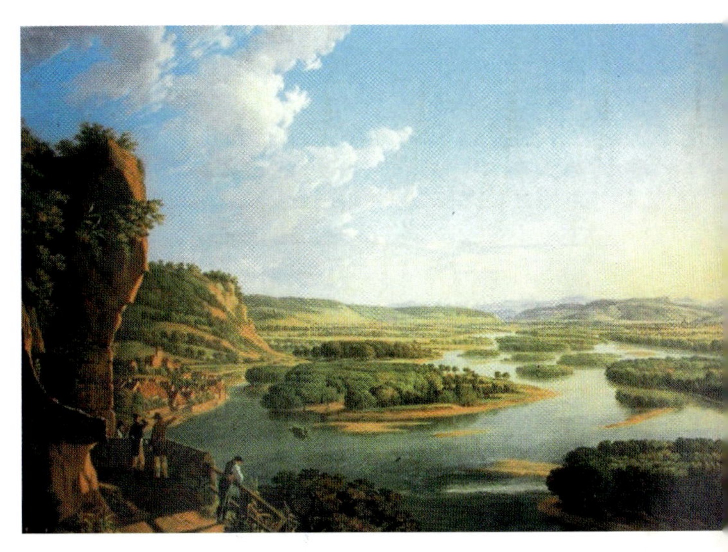

Abb. 4.12. Mäandernder Rhein, um 1830. Gemälde von Peter Birmann (1758–1844). Vor der Begradigung des Rheins mussten die Anlieger immer mit Malaria rechnen.

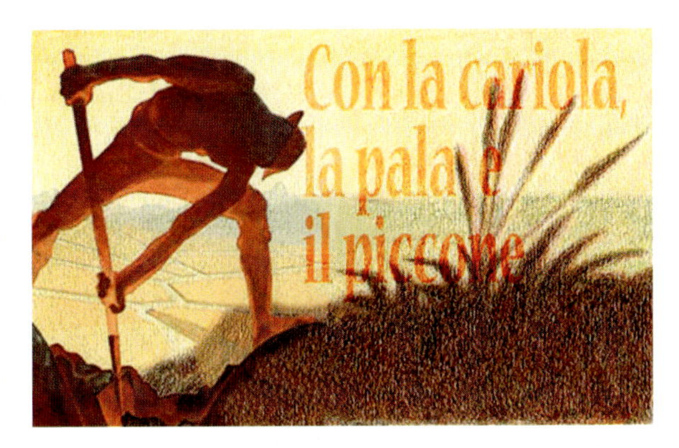

Abb. 4.13. Malariabekämpfung am Agro Pontino um 1935. Die Pontinischen Sümpfe gehörten lange zu den gefürchteten Malariagegenden in Italien.

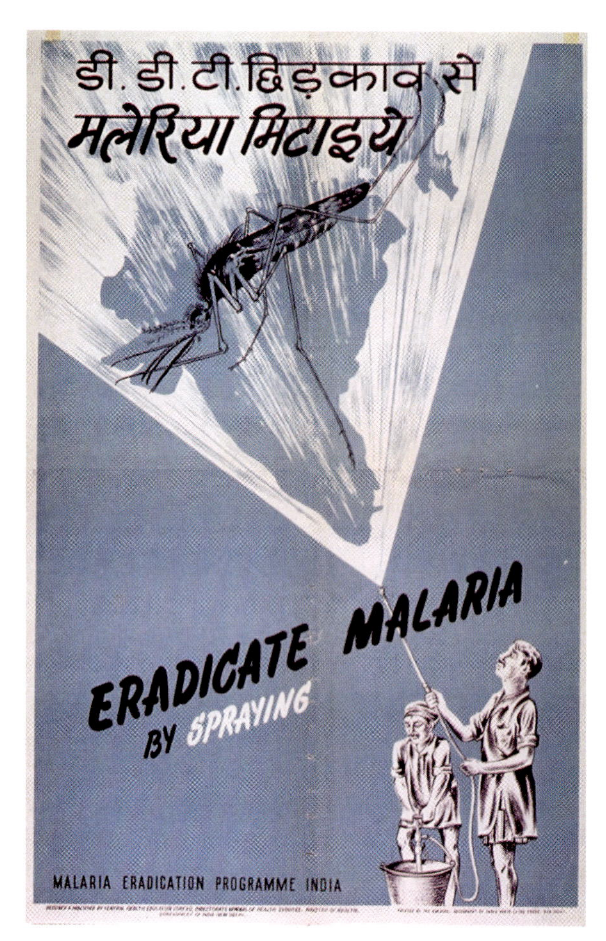

Abb. 4.14. Insektenvernichtung im Antimalaria-Kampf. Die gescheiterte »Eradication«-Politik setzte weltweit auch DDT ein. Illustriertes Anti-Malaria-Plakat um 1960.

Kampagne zur Ausrottung der Malaria durch das Versprühen von DDT im Innern von Häusern eingeleitet und schon nach wenigen Jahren konnten die USA 1952 als malariafrei erklärt werden. In Spanien hatte die Zahl der Malariafälle während des Spanischen Bürgerkrieges (1936–1939) zugenommen. Trotz des Einsatzes von Pestiziden konnte sie bis in die 50er Jahre nicht gänzlich ausgerottet werden. Erst als Weiher und Seen mit »Gambusia« bestückt wurden, einer Fischart, welche sich von Stechmücken ernährt, konnte die Malaria besiegt werden.

Ermutigt durch diese frühen Erfolge entwickelte die Weltgesundheitsorganisation (WHO) in den frühen 1950er Jahren den ehrgeizigen Plan, durch den gleichzeitigen Einsatz von Chloroquin gegen das krankheitstragende Plasmodium und das Insektizid DDT gegen die Anopheles als Überträgerin die Malaria weltweit auszurotten (*eradication*). In seiner Anfangsphase war das 1956 in Gang gesetzte Vorhaben auch äußerst erfolgreich und die Zahl der bekannten Malariafälle, die man 1943 noch auf über 300 Millionen geschätzt, vermutlich vollkommen unterschätzt, hatte, fiel scheinbar auf 100 Millionen im Jahr 1970. Besonders erfolgreich war das Programm in Europa: Bulgarien, Holland, Italien, Polen, Portugal, Rumänien, Spanien, Ungarn, Jugoslawien und Griechenland konnten die Malaria Ende der 60er Jahre ausrotten.

Bald jedoch zeigten sich erste Rückschläge. DDT wurde knapp und stieg im Preis dramatisch an. Auch Migrationsbewegungen, vor allem aber Kriege, verhinderten weitere Erfolge der Ausrottungskampagne. Malariafördernd sollten sich auch die zahlreichen Bewässerungsprojekte auswirken. Indien, wo man einen ersten Erfolg der Kampagne erhoffte war, fiel weit zurück. Bereits 1971 war die Anzahl der positiven Malariabefunde bei einer Bevölkerungszahl von 535 Millionen wieder auf 1.3 Millionen gestiegen. 1977 erkrankten auf dem indischen Subkontinent schon 6 Millionen Menschen an Malaria, 1977 gar 30 Millionen. Aber auch in anderen Regionen der Erde kam es zu Rückschlägen. Besonders der wahllose Einsatz von DDT führte zu einer Resistenzbildung bei den Überträgermücken, so hatten bis 1968 schon 38 Arten eine Resistenz gegenüber mindestens einem Insektizid erworben. Insbesondere durch die Resistenzbildung bei den übertragenden Krankheitsvektoren (Anopheles und andere) erlitt die Kampagne der WHO gegen die Malaria schwere Rückschläge. Erschwert wurden die Bemühungen der WHO seit Beginn der 1960er Jahre zusätzlich durch die sich schnell verbreitende Resistenz eines Malariaparasiten (Plasmodium falciparum) gegen das Medikament Chloroquin, vermutlich als Folge seines zu intensiven Einsatzes in der Malariaprophylaxe und durch Unterdosierung. Hinzu trat der in vielen Ländern vollkommen unkontrollierte Verkauf synthetischer Antimalariamittel und in Asien erwiesen sich Migrationsströme entlang unkontrollierter tropischer Grenzregionen, besonders an der Chinesischen Südgrenze, als ein nicht zu bewältigendes und dramatisch resistenzförderndes Problem. Spätestens 1967 realisierte die WHO, das an eine globale Ausrottung der Malaria nicht zu denken war und verlagerte ihre Aufmerksamkeit auf die Kontrolle und Eindämmung der Krankheit. 1972 wurde das Ausrottungsprogram offiziell als gescheitert deklariert. Nach Angaben der Weltgesundheitsorganisation (WHO) stirbt jährlich weltweit eine Million Menschen an Malaria, die Hälfte von ihnen im Alter von weniger als fünf Jahren. Annähernd

90 % aller Tuberkulosekranken leben in Afrika und jährlich kommt es global zu 300–500 Millionen Neuerkrankungen.

Virale Seuchen

Neben den bakteriellen und parasitären Infektionskrankheiten mit überregionaler oder globaler Bedeutung sind es im 20. Jahrhundert besonders schwer zu bekämpfende Viruserkrankungen, die in ihren bedrohlichen Dimensionen wahrgenommen wurden. Hierzu gehörten und gehören bis heute insbesondere die Grippe oder Influenza und seit den 1980er Jahren die offensichtlich neu in Erscheinung getretene Immunschwäche-Krankheit AIDS. Während die durch ein Virus hervorgerufene Pockenerkrankung erfolgreich bekämpft und schließlich für ausgerottet erklärt werden konnte und die gefürchtete Kinderlähmung seit 1954 durch einen Impfstoff vorgebeugt werden kann, ist ein Impfschutz gegen Grippe noch höchst unsicher und gegen die Immunschwächekrankheit AIDS noch gar nicht in Sicht.

Die »mörderischen und gemeinen« Pocken

Die Pockenkrankheit hingegen scheint verschwunden zu sein. Im Jahre 1980 hat die Weltgesundheitsorganisation die Pocken für ausgerottet erklärt, nachdem der letzten natürlichen Pockeninfektion in Somalia (1977) keine weiteren Fälle mehr gefolgt waren. Der bis in die achtziger Jahre gesetzlich vorgeschriebene Pockenimpfschutz ist aus diesem Grunde überflüssig geworden. Ähnlich wie für die Syphilis lässt sich auch für die »mörderischen und gemeinen« Pocken (auch Blattern; lat. Variola, engl. smallpox), eine gefährliche Infektionskrankheit, die von Pockenviren verursacht wurde und in Europa seit Menschengedenken heimisch war, eine weltgeschichtliche Bedeutung klar belegen: Spanische Seeleute schleppten sie nämlich 1518/19 von Europa, wo sie durch alle Schichten der Bevölkerung verbreitet war, auf die »westindische« Insel Hispaniola (Haiti) und damit in die »Neue Welt« ein. Für die indianische Urbevölkerung der Tainos kam dies einer demographischen Katastrophe gleich, denn sie starb bis zur Mitte des 16. Jahrhunderts fast gänzlich aus. Auch bei Cortez' Angriff auf das Azteken-Reich (1519) und bei Pizarros Invasion des südamerikanischen Inka-Reichs (1532) sowie unter nordamerikanischen Indios wüteten tödliche Pocken-Epidemien dramatisch. Den Pocken war schließlich am Ende des 16. Jahrhunderts die Ausrottung fast der gesamten indigenen Bevölkerung geschuldet, auch wenn dies von den Spaniern nicht beabsichtigt war. Genozidale Wirkungen vergleichbarer Art entfaltete diese Krankheit auch auf vielen pazifischen Inseln während der imperialistischen Kolonialexpansion der zweiten Hälfte des 19. Jahrhunderts; so etwa auf den Osterinseln. Dort brach 1867 eine verheerende Pockenepidemie aus, die fast die gesamte Bevölkerung dahin raffte. Hatte die Insel 1850 noch etwa 4.500 Einwohner, so lebten 1876 lebten noch 53 Männer, 26 Frauen und 31 Kinder.

The Cow Pock — or — the Wonderful Effects of the New Inoculation!

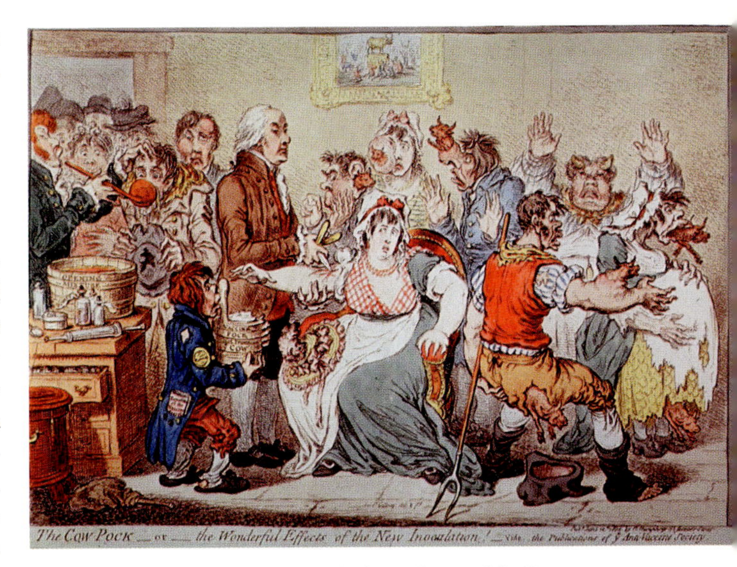

Abb. 4.15. Kuhpockenimpfung. Englische Karikatur auf die Einführung der Kuhpocken-Impfung. Wird man durch die Kuhpocken-Impfung zur Kuh? James Gillray, 1802.

Möglicherweise war der Umstand, dass in Europa alle Stände der Bevölkerung bis in die Adelshäuser und zu den Thronen hinauf betroffen waren und ihr 1774 selbst der französische König Ludwig XV. zum Opfer fiel, impulsgebend für einen besonders aufmerksamen Umgang mit der Krankheit. Tatsächlich gelangten im letzten Drittel des 18. Jahrhunderts Nachrichten über offensichtlich erfolgreiche Schutzmaßnahmen gegen die Pocken nach Europa. Beobachtet hatte man im osmanischen Reich »Aufpfropfungen«, Variolationen mit Pockensekret, also künstliche Infektionen dem Sekret der Pockenpustel, die beim Geimpften bald eine mild verlaufende Erkrankung hervorrief und ihn zugleich gegen eine spätere Infektion mit den gefürchteten »wilden« Pocken immunisierte. Aus Konstantinopel, der Hauptstadt der osmanischen Türkei am Bosporus, berichtete Lady Mary Wortley Montagu (1689–1762), die Frau des dortigen britischen Botschafters über solch wundersame Ereignisse nach London. Überzeugt von der Wirksamkeit der Methode, hatte Lady Montagu in der Türkei auch ihre Kinder »inokulieren« lassen. In Europa stieß ihr Bericht jedoch zunächst nur auf Kopfschütteln und wachsende Vorurteile in der Ärzteschaft. Schließlich konnte sie allerdings erreichen, dass König Georg III. – wenngleich erst nach entsprechenden Versuchen an Waisen und Verbrechern – seine Enkel durch den holländischen Arzt und Botaniker Jan Ingenhousz (1730–1799) impfen ließ. Ingenhousz war ein Verfechter der von Lady Montagu propagierten Methode und »inokulierte« damit insbesondere Mitglieder des hohen Adels, unter diesen eben die Familie Georgs III. von Großbritannien und die Familie von Kaiserin Maria Theresia. Von diesem Zeitpunkt an verbreitete sich die Impfung in Großbritannien. Sie blieb jedoch weiterhin umstritten und war auch nicht ganz ohne Gefahr, denn es konnte nach der Variolation nicht nur zu der erwarteten und in aller Regel leicht verlaufenden Spontanreaktion, sondern auch zu fulminanten Krankheitsausbrüchen kommen. Erst in den letzten Jahren des 18. Jahrhunderts sollte es zur Entwicklung einer weniger gefährlichen Impfmethode durch den englischen Landarzt Edward Jenner (1749–1823) kommen. Jenner hatte beobachtet, dass Landarbeiter, die sich schon irgendwann einmal mit den beim Menschen zu milderen Verläufen führenden Kuhblattern (Orthopoxvirus vaccinia) infiziert hatten, häufig von den gefährlichen Menschenpocken (Orthopoxvirus variola) verschont blieben. Wenn man also Menschen künstlich mit Kuhblattern infizieren würde, so müsse man dadurch doch auch eine Unempfänglichkeit für die Menschenpocken bewirken können. Jenner wagte das Experiment und impfte 1796 einen achtjährigen Knaben zunächst mit Kuhpocken und wenige Wochen später mit Menschenpocken. Dieses Experiment war ethisch nicht unproblematisch, denn Jenner konnte vom Erfolg seiner Impfmethode, der Vakzination mit Kuhpocken, vor dem Impfversuch keineswegs überzeugt sein. Er setzte also wissentlich seinen jungen Probanden einer lebensbedrohlichen Gefahr aus. Der Versuch verlief allerdings glücklich und der Arzt konnte zwei Jahre später (1798) seine Versuchsergebnisse als *Inquiry into the Causes and Effects of Variolae Vaccinae* der Öffentlichkeit zur Kenntnis bringen, wovon ihm übrigens die Royal Society dringend abgeraten hatte. Die neue Methode der Vakzination ermöglichte zum ersten Male eine aktive Immunisierung gegen Menschenpocken, für die sich dann auch bald das englische Parlament mit erheblichen Geldsummen einsetzte. In Kontinentaleuropa erließ zuerst das Königreich Bayern 1807 eine verpflichten Impfung nach der Art Jenners und in Nordamerika war schon in den Jahren zuvor diese praktische Präventionsmethode mit großem Erfolg eingeführt worden, Russland folgte1812, Deutschland schließlich 1874 mit dem Reichsimpfgesetz. Wie segensreich den Herrschern jener Zeit die neue Methode der Pockenprävention erschien, zeigt das Dankschreiben des amerikanischen Präsidenten Jefferson. Am 14. Mai 1806 schreibt Thomas Jefferson (1743–1826), von 1801 bis 1809 dritter Präsident der Vereinigten Staaten von Amerika, von seinem Landsitz Monticello an Edward Jenner:

> »SIR, I have received a copy of the evidence at large respecting the discovery of the vaccine inoculation which you have been pleased to send me, and for which I return you my thanks. Having been among the early converts, in this part of the globe, to its efficiency, I took an early part in recommending it to my countrymen. I avail myself of this occasion of rendering you a portion of the tribute of gratitude due to you from the whole human family. Medicine has never before produced any single improvement of such utility. […] You have erased from the calendar of human afflictions one of its greatest. Yours is the comfortable reflection that mankind can never forget that you have lived. Future nations will know by history only that the loathsome small-pox has existed and by you has been extirpated."

Am Beispiel der Einführung des allgemeinen Impfzwangs gegen die Pocken in Deutschland kann aber auch gezeigt werden, mit welchen Widerständen in der Bevölkerung gegen solche Zwangsmaßnahmen noch in der zweiten Hälfte des 19. Jahrhunderts gerechnet werden musste. Das nach heftigen, zum Teil tumultartigen, parlamentarischen Auseinandersetzungen am 16. März 1874 angenommene Gesetz zur Einführung des allgemeinen Pockenimpfzwangs schrieb die Vakzination aller Kinder gegen die Pockenkrankheit im ersten ihrem Geburtsjahr folgenden Kalenderjahr sowie eine Auffrischungsimpfung im zwölften Lebensjahr vor. Ausnahmen durften nur bei Gefahr für Leib und Leben des Kindes gemacht werden; wer der Impfpflicht nicht nachkam, den bedrohte das Gesetz mit Geld- und sogar Haftstrafen. Damit war in einem der größten Staatsgebilde Europas eine antiinfektiöse Prophylaxemaßnahme gesetzlich festgeschrieben worden, die ihren Ausgang von Edward Jenners Kuhpockenvakzination des

Jahres 1796 genommen hatte. Die unmittelbare Reaktion auf das Gesetz war ein reichsweiter Zusammenschluss der bislang nur regional oder örtlich agierenden Impfgegner und eine Welle des Widerstandes und der Antiimpfpropaganda gegen die Einschränkung der persönlichen Freiheit durch die Zwangsimpfung und die Gefahren des Eingriffs. Sie sollte erst mit dem Ersten Weltkrieg abebben. Impfgegnervereine schossen allerorten wie Pilze aus dem Boden; Zusammenschlüsse »impfgegnerischer Ärzte« und Juristen konstituierten sich und nach der Jahrhundertwende entstand mit dem *Deutschen Reichsverband zur Bekämpfung der Impfung* sogar ein nationaler Dachverband aller deutschen Impfgegner. Dabei gingen die organisierten Naturheilanhänger und die Impfgegner eine enge Liaison ein. Man warnte vor drohender »Blutverjauchung« durch verunreinigte Pockenimpflymphe, wies durchaus nicht ganz unbegründet auf die Gefahr der Impfinfektion und besonders der Impfsyphilis bei der Verwendung humaner Lymphe hin und prognostizierte eine dramatische Zunahme von Rachitis, Typhus und anderer »socialer Krankheiten«. Dass die Impfgegner in ihrer Agitation auch die Klaviatur des politischen Gerüchts wohl zu beherrschen wussten, belegt die vom Naturheilverein Neu-Ulm noch 1894 gezielt verbreitete Fehlinformation, dass die Kinder des Kaisers höchstselbst nicht geimpft seien, was durch dessen Leibarzt umgehend dementiert werden musste. Doch auch auf Seiten der impfbefürwortenden Ärzteschaft war man nicht zimperlich. »Mit wenigen Ausnahmen« handle es sich bei den Impfgegnern um »halb- und ungebildete Laien, [...] innerhalb welcher die Homöopathen und Naturärzte, Socialdemokraten und Ultramontane eine wunderliche Collegialität« bildeten. So hysterisch uns die Antiimpfpropaganda auch anmuten mochte, sie hatte ihr Gutes; eine eigens eingesetzte Reichsimpfkommission überprüfte die Gefahren der Impfung mit Humanlymphe und kam zu dem Schluss, aus Sicherheitsgründen fortan nur noch Tierlymphe zur Impfung zuzulassen. 1885 erlangte dieser Vorschlag durch Bundesratsbeschluss Gesetzeskraft. Tatsächlich gelang es in den folgenden Jahrzehnten durch die Impfung der gesamten Bevölkerung, die Pockenkrankheit im Kaiserreich dramatisch zu reduzieren und schließlich praktisch zum Erlöschen zu bringen.

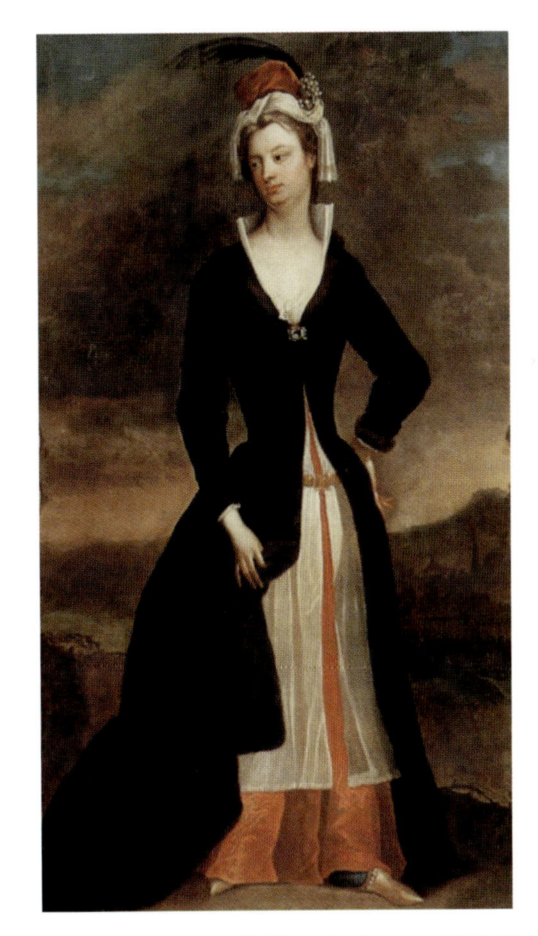

Abb. 4.16. Lady Montague. Ölbild von Charles Jervas (1675–1739). Sie ist eine derjenigen, die die Kunde von der Pockeninokulation vom Bosporus nach Europa tragen.

Neben den rein medizinischen waren auch die gesellschaftlichen Folgen des »Reichsimpfgesetzes« bemerkenswert. So trug das Impfgesetz zur Medikalisierung, d. h. der Konfrontation der Bevölkerung mit immer neuen medizinisch-hygienischen Maßnahmen, in einem kaum zu überschätzenden Maß bei. Staatliche Medizinalreglementierungen wie die Pockenschutzimpfung erweiterten den Kompetenz- und Funktionsbereich der Ärzte enorm und brachten auch ländliche Bevölkerungsgruppen, die vorher in traditioneller Arztferne gelebt hatten, erstmalig in Kontakt mit Ärzten und moderner Medizin. Mit der Einführung der Pockenschutzimpfungen, die bis zur Ausrottung der Krankheit in den 1970er Jahren praktiziert wurden, konnten zwar die Krankheit zurückdrängen; sie auszurotten gelang allerdings erst 1980 und auch dies nur, weil durch systematische Impfung die Übertragungskette von Mensch zu Mensch schließlich unterbrochen werden konnte. Bis in die 1950er und 1960er Jahre gab es auch in Europa durchaus noch Pockenepidemien, so etwa 1950 in Glasgow, 1958 in Heidelberg, eingeschleppt aus Indien durch einen Arzt des Universitätsklinikums (18 Krankheitsfälle, 2 tödlich), 1963

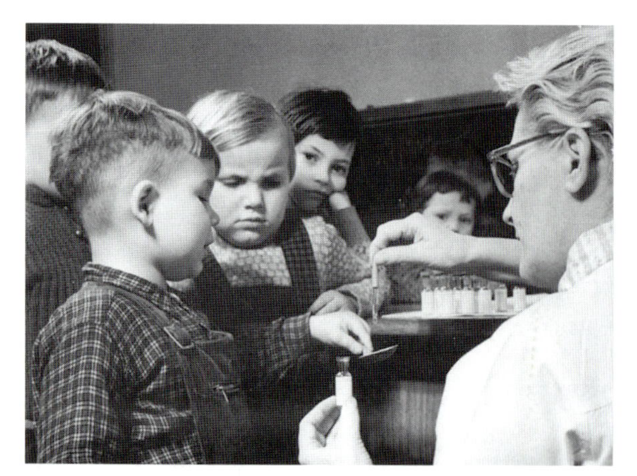

Abb. 4.17. Schluckimpfung gegen Poliomyelitis.

in Breslau (99 Krankheitsfälle, 7 tödlich) und 1967 in der Tschechoslowakei. Einzelfälle hingegen konnten, wie im Frühsommer 1957 in Hamburg, in der Regel isoliert werden. Ab 1967 wurde die Pockenimpfung auf Beschluss der Weltgesundheitsorganisation (WHO) weltweit Pflicht und eine großangelegte Ausrottungskampagne begann mit dieser globalen Impfpflicht. In der Bundesrepublik Deutschland trat der letzte Pockenfall 1972 auf. Der weltweit letzte Fall wurde 1977 aus Merka (Somalia) gemeldet und am 8. Mai 1980 konnte die WHO feststellen, dass die Pocken ausgerottet sind. Allerdings wurden einzelne Erreger der Krankheit im Rahmen der biologischen Waffenforschung des Kalten Krieges im Forschungszentrum der US-amerikanischen Seuchenbehörde CDC (Centers for Disease Control and Prevention) in Atlanta und wohl auch in einer vergleichbaren sowjetischen Einrichtung bei Nowosibirsk aufbewahrt. Nach dem Ende des Kalten Krieges entschloss man sich auf beiden Seiten, diese letzten Exemplare einer ausgerotteten Virusgattung nicht zu vernichten, denn nur mit diesen Beständen besteht auch noch eine Möglichkeit, Impfstoffe gegen die Krankheit herzustellen.

Kinderlähmung, Poliomyelitis

Bei der spinalen Kinderlähmung (Poliomyelitis), (epidemica anterior acuta) (gr. πολιός, grau; μυελόςr das Mark) oder Heine-Medin-Krankheit, handelt es sich um eine von Polioviren ausgelöste Infektionskrankheit, die die Nervenstränge des Rückenmarks befällt und zu bleibenden Lähmungserscheinungen bis hin zum Tod führt. Dem Schwarzwälder Orthopäden Jakob Heine (1800–1879) gelang 1840 in seiner Monographie *Beobachtungen über Lähmungszustände der unteren Extremitäten und deren Behandlung* die Erstbeschreibung der Krankheit. In der zweiten Auflage seiner Darstellung (1860) nannte er dann die Krankheit Spinale Kinderlähmung. Heine-Medinsche Krankheit heißt die Poliomyelitis heute, weil bald nach Heine auch der schwedische Arzt und Forscher Karl Oskar Medin (1847–1927) die Krankheit erforschte und zu gleichen Ergebnissen wie sein badischer Kollege kam. Medin war der Erste, der den epidemischen Charakter der Poliomyelitis erkannte.

Es scheint so, als ob die Kinderlähmung bis 1880 lediglich in endemischer Form aufgetreten ist. Erst danach wird über ihr epidemisches Auftreten berichtet, dem in Europa und Nordamerika tausende Menschen, vor allem Kinder, verkrüppelt zum Opfer fielen, wenn sie nicht sofort an der Infektion verstarben. Etwa seit dem Beginn des 20. Jahrhunderts wurden in Europa und in den USA regionale Epidemien im Abstand von fünf bis sechs Jahren beobachtet. Zu den bekanntesten Opfern der Poliomyelitis gehörte der Präsident der Vereinigten Staaten von Amerika, Franklin Delano Roosevelt (1883–1945), der die Forschung zu dieser Krankheit noch während seiner Präsidentschaft wesentlich förderte.

Der wichtigste Erfolg auf diesem Gebiet war die Entwicklung eines Impfstoffs gegen die Poliomyelitis (Kinderlähmung) durch Jonas E. Salk (1914–1995) und Albert B. Sabin (1906–1993) im Jahre 1954. Mit Hilfe eines Lebendimpfstoffes (Oralvakzine), der oral aufgenommen werden konnte (Schluckimpfung), gelang eine aktive Immunisierung gegen die Kinderlähmung.

Nach Testreihen an Affen fanden 1955 die ersten »Schluckimpfungen« an Menschen statt. Ab 1956 wurde der Impfstoff erfolgreich an Millionen von Kindern in der Sowjetunion getestet und 1962 von der amerikanischen Food and Drug Administration für die USA freigegeben. In der Folge führten groß angelegte Impfkampagnen (»Sabin Sundays«) zum Verschwinden der Poliomyelitis in Nordamerika und aufgrund einer breit angelegten Schluckimpfungspropaganda auch in vielen anderen Ländern der Welt. Auch in der Bundesrepublik Deutschland erfolgte die Freigabe des Impfstoffs 1962 (in der DDR bereits ab 1960) als Poliomyelitis-Schluckimpfung mit abgeschwächten Erregern. Bereits 1965, nur vier Jahre nach Beginn der ersten Impfkampagnen, hatte sich die Zahl der im Bundesgebiet erfassten Erkrankungen auf weniger als 50 Neuerkrankungen reduziert, im Vergleich zu den 4.670 gemeldeten Neuerkrankungen im Jahr 1961 war das ein Rückgang um 99 %. In der DDR verlief der Rückgang der Krankheit durch die frühere Impfstoff-Freigabe zeitversetzt früher und ging bereits 1964 gegen Null.

Mit der dramatischen Reduzierung der Erkrankungshäufigkeit ging auch der Einsatz der »Eisernen Lunge« (nach Killian und Dönhardt), einer voluminösen Metallkammer (Tankrespirator) zur Atemunterstützung bei poliomyelitisbedingter Atemlähmung (Landry-Paralyse), zurück. Heute ist diese Methode der Atemunterstützung weitgehend durch Beatmung über Trachealkatheter ersetzt. Wachsende Impfnachlässigkeit, insbesondere in den letzten Jahren, hat indes Befürchtungen wachsen lassen, dass es in absehbarer Zeit wieder zu einem Aufflammen dieser Krankheit kommen könnte.

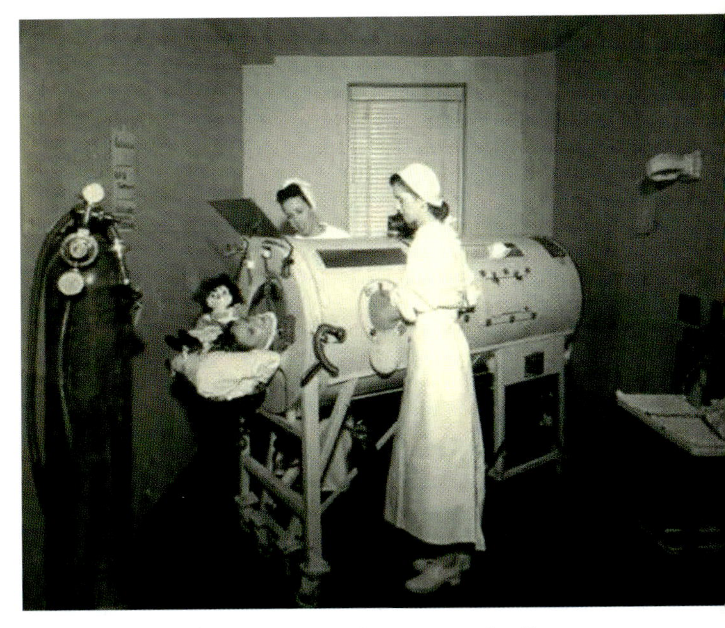

Abb. 4.18. Eiserne Lunge, um 1955. Tankrespiratoren oder »Eiserne Lungen« kamen bei Poliomyelitis zum Einsatz.

Im Ernstfall ohne Rat – Die Spanische Grippe 1918

Die bislang, auch gegenüber AIDS, wohl folgenreichste Viruspandemie hat die Welt 1918 in Form der Spanischen

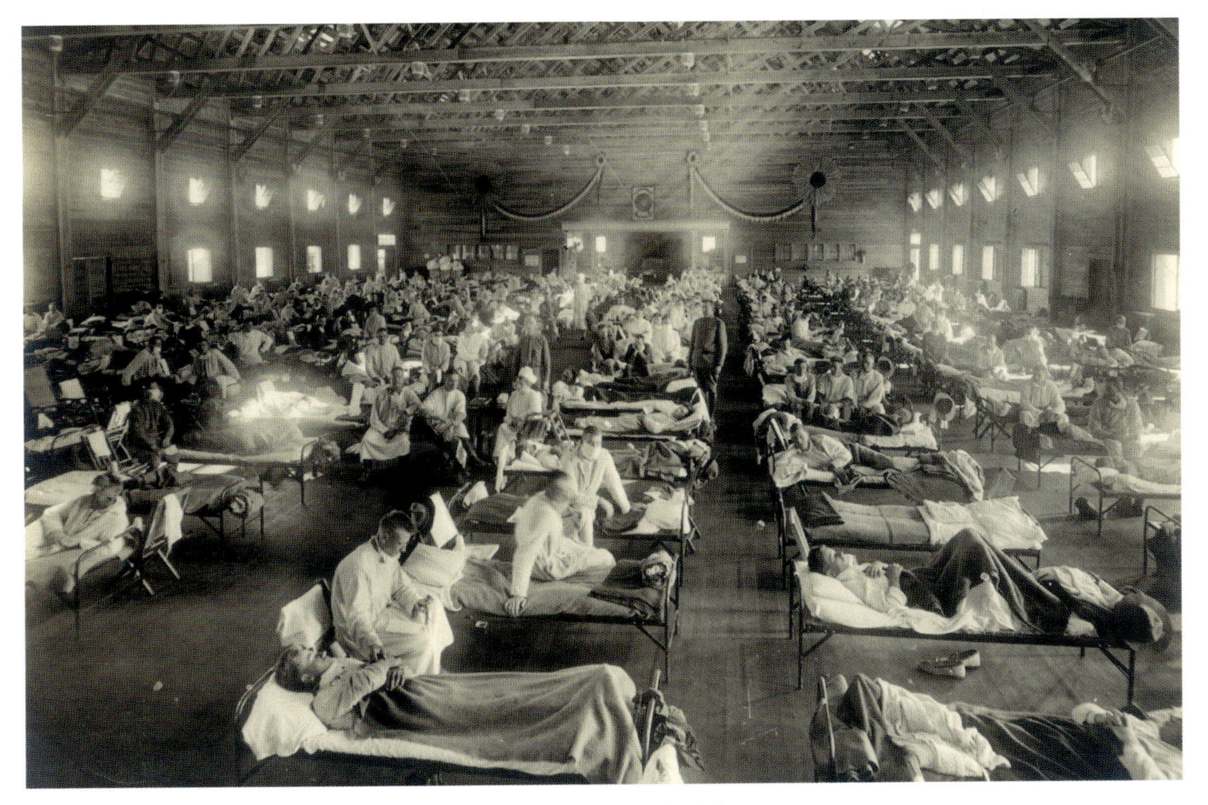

Abb. 4.19. Amerikanische Soldaten, die 1818 an Spanischer Grippe erkrankt sind.

Grippe heimgesucht. Sie war die erste und schwerste von drei großen Influenzapandemien (1918, 1957, 1968) und forderte nach neuesten Forschungen weltweit zwischen 40 und 50 Millionen Todesopfer. Im Deutschen Reich erkrankten während dieser Pandemie ca. 10 Millionen Menschen, knapp 300.000 starben allein in Deutschland an der Influenza. Warum damals die Todesrate so hoch war, ist nicht ganz klar, vermutlich spielten mehrere Faktoren eine Rolle. Das Virus war möglicherweise besonders aggressiv, viele ältere Menschen waren infolge des Weltkriegs geschwächt und schlecht ernährt, aber auch die jungen und noch kräftigen Leute erkrankten überproportional, es gab noch keine Antibiotika gegen bakterielle Folgeinfektionen und nicht die heutige Intensivmedizin. Hilflos standen deutsche Hygieniker und Bakteriologen der Influenza oder Spanischen Grippe auch im Feldheer gegenüber. Von August 1917 bis Juli 1918 erkrankten allein in der deutschen Truppe 708.306 Soldaten. Besonders auf den amerikanischen Truppentransportern nach Europa wütete die Grippe wild und forderte letztlich an die 30.000 Opfer. 1957/58 und 1968/69 folgten zwei weitere Pandemien mit schätzungsweise jeweils einer Million Todesopfern weltweit. Auch in früheren Jahrhunderten gab es regelmäßig Influenzapandemien. Die schlimmste dieser Pandemien suchte die Welt 1918 heim.

Im Frühjahr und Herbst 1918 infizierten sich über 700 Millionen Menschen mit dem Erreger der Spanischen Grippe. Die Seuche kam, als die Welt des Kriegsführens müde wurde, fegte in wenigen Monaten über den Globus, verschwand, als der Krieg aufhörte. Sie ging auf ebenso mysteriöse Weise, wie sie gekommen war. Besonders fatal an dieser Pandemie, die in zwei Wellen verlief, war einerseits ihre extreme Aggressivität, andererseits die Schnelligkeit, mit der sie sich rund um den Globus verbreitete. Selbst bis in den entlegensten Winkel der Welt drang die Spanischen Grippe vor. So harmlos der erste Influenza-Virusstamm im März 1918 noch daherkam, so heftig wütete dessen mutierte Variante im Herbst. Am Ende waren es Millionen Menschen, die der Seuche weltweit und rasend schnell erlagen.

Zweifellos gehörte die globale Grippe-Pandemie der Nachkriegsjahre 1918–1920 zu den einschneidendsten Gesundheitskatastrophen des frühen, wenn nicht des gesamten 20. Jahrhunderts. Die durch statistisch-kumulative Verfahren inzwischen valide geschätzte Anzahl der weltweiten Grippeopfer jener Jahre liegt inzwischen bereits über 40 Mio. und sie steigt auf der Grundlage neuer Studien stetig weiter. Die Pandemie traf die Bevölkerung mit einer kaum noch vorstellbaren Wucht, ohne dass bestimmte Bevölkerungsgruppen in besonderer Weise anfällig gewesen wären. Das Unvermögen der Ärzte im Umgang mit dieser erregerunbekannten Seuche war eklatant, ihre suchende Rat- und handelnde Hilflosigkeit erschreckend, wenngleich nicht unverständlich. Nach Pest und Cholera hatte man es mit einem neuen Gesundheitsfanal zu tun, das in erhebliche Erklärungsnotstände und zu hektischem Aktivismus oder fast lethargischer Handlungsunfähigkeit führte. Auch das öffentliche Leben war nahezu gelähmt. In Wien und München musste der Straßenbahnverkehr um mindestens die Hälfte reduziert werden, weil es fast keine gesunden Fahrer und Schaffnerinnen mehr gab. Die Männer waren noch an der Front oder lagen erkrankt in Spitälern. In Baden wurden die Schulen nur zeitweilig und zu spät geschlossen, gegen eine Schließung der Gasthäuser und Kinos freilich, so etwa in Mannheim, wehrte sich die Bevölkerung. Das Vergnügungsbedürfnis war groß in jenen Wochen der vielleicht schlimmsten Seuche des 20. Jahrhunderts.

Eines der vielleicht berühmtesten Opfer in jener Zeit, war der Wiener Künstler Egon Schiele (1890–1918), der 1918, auf der 49. Ausstellung der »Wiener Secession« noch große Erfolge verzeichnet hatte. Schiele starb am 31. Oktober vollkommen entkräftet nur drei Tage nach seiner Frau Edith Harms. Sein letzter Brief an die Mutter vom 27. Oktober steht für das ganze Elend dieser Seuchenzeit. Es heißt dort: »Liebe Mutter Schiele! Edith erkrankte gestern vor acht Tagen an spanischer Grippe und bekam Lungenentzündung dazu. Auch ist sie im sechsten Monat der Schwangerschaft. Die Krankheit ist äußerst schwer und lebensgefährlich; ich bereite mich auf das Schlimmste vor, da sie fortwährend Atemnot hat.« Das erfolgreiche junge und gesunde Ehepaar Schiele war vor der Erkrankung überhaupt nicht schwach oder gar unterernährt gewesen. Die Grippe forderte ihre Toten einfach besonders unter den Jungen, so eine mögliche Erklärung, weil ihre Köper vermutlich einfach zu jung waren, um gegen das neue Virus durch frühere Grippeerkrankungen Abwehrkräfte entwickelt zu haben. Egon Schiele starb mit nur 28 Jahren. Ein Pathologe erinnerte sich 1920 an die jungen Grippeopfer auch aus seinem Sektionssaal: »Noch nie war ein so erschreckendes Schlachtfeld voll Leichen blühender, kräftiger Menschen zu sehen, wie zur Grippezeit 1918.«

Wir wissen heute, dass eine genetisch veränderte Variante des Influenza-A-Virus für die globale Katastrophe der Jahre 1918/19 verantwortlich war. Der Weg bis zu diesem Wissen war lang und erforderte modernste Techniken der molekularen Genetik. Bereits 1951 hatte der späterer als Pathologe tätige Johan Hultin (geb. 1925) Gewebeproben aus einem Massengrab von Grippeopfern im Permafrostboden von Alaska gewinnen, aber noch keine Influenzaviren nachweisen können. Im Jahre 1997, also annähernd 50 Jahre später, exhumierte er die wieder im Permafrost beigesetzten Grippeopfer erneut. Aus dem Lungengewebe von vier Toten konnten nun tatsächlich Bruchstücke von Grippevirus-Genen isoliert werden. Schließlich gelang die Sequenzierung des kompletten Genoms der Spanischen Grippe. Weitere Analysen bestätigten 2003, dass das Virus zu den Influenza-A-Viren gehörte. Kleine genetische Veränderungen dieses an sich schon gefährlichen Erregers verursachen alle zwei bis drei Jahre neue Epidemien. An ihnen sterben in Deutschland alljährlich etwa 10–15.000 Menschen. Durch Vermischung mit tierischen Influenza-Viren aber, zum Beispiel mit dem Vogelgrippevirus, entstehen größere Veränderungen des Influenza A-Virus. Gegen solche stark veränderten Viren besteht dann in der Bevölkerung keine Abwehr mehr. Und so wird es wohl auch in der Zukunft in regelmäßigen Zeitabständen immer wieder zu den gefährlichen Grippe-Pandemien mit sehr hohen Todesraten kommen.

Die neue Seuche: AIDS

Seit 1981 ist die Menschheit – nach Pest, Syphilis und Cholera – um eine weitere Erfahrung scheinbar gänzlich neu auftretender Krankheiten reicher, denn auch die Immunschwächekrankheit AIDS trat unerwartet und als neue Krankheit in Erscheinung. Ihre Erstbeschreibung findet sich wohl in der am 5. Juni 1981 erschienenen Ausgabe des *Morbidity and Mortality Weekly Report*, einem Bulletin des *Center for Disease Control and Prevention* als Häufung einer seltenen Lungenentzündung mit dem opportunistischen Pilz Pneumocystis jirovecii, die bei fünf homosexuellen Männern in Los Angeles diagnostiziert worden war. Daneben fand sich ein verstärktes Auftreten von Kaposi-Sarkomen, ebenfalls typischen Begleiterscheinungen von Immunschwächekrankheiten.

Da solche Formen opportunistischer Erkrankungen überwiegend bei homosexuellen Männern auftraten, bezeichnete man den neuen Symptomkomplex zunächst als Gay Related Immune Deficiency (GRID) oder Gay People's Immuno Defiency Syndrome (GIDS) und vermutete früh einen sexuellen Übertragungsweg. Bald entstanden insbesondere in der katholischen Kirche, aber auch in einer Reihe evangelikaler Freikirchen, wilde Spekulation über

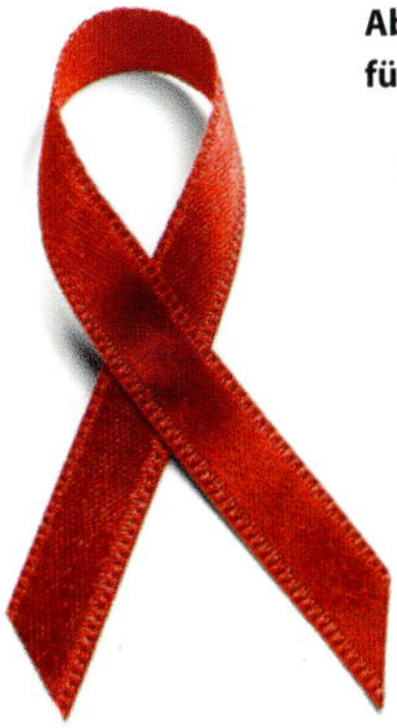

Abb. 4.20. Rote AIDS-Schleife als Symbol für den Welt-AIDS-Tag.

AIDS, die neue Krankheit »als Strafe Gottes«, die nun die perversive Gesellschaft, die sexuelle Grenzen, Moral und Normen »hinweggefegt« habe. Als später zeigten epidemiologische Untersuchungen in den USA und bald auch weltweit, dass die Krankheit ebenso unter Hämophilen (Blutern), Empfängern von Bluttransfusionen und heterosexuellen Drogenabhängigen auftrat und dies neben dem sexuellen auch einen parenteralen Übertragungsweg nahelegte; es relativierten sich solche bösartigen Unterstellungen. Neugeborene und Kinder, Bluter, Empfänger von Bluttransfusionen und Heterosexuelle treffe die Infektion unschuldig, hieß es nun. In der internationalen klinischen Welt wurde die Krankheit nach Erkenntnis der parenteralen Übertragungswege seit August 1982 mit dem neuen Namen AIDS (Aquired Immuno-Deficiency Syndrom), im französischen Sprachraum SIDA (Syndrome d'Immuno-Déficience Acquise) bezeichnet.

Bereits im folgenden Jahr gelang einer französischen Forschergruppe um den Virologen Luc Montagnier (geb. 1932) die Isolierung eines bis dahin unbekannten Retrovirus (Lymphadenopathie-Virus, LAV), dessen kausale Beziehung zur AIDS bald behauptet wurde. Im März 1985 stellte sich heraus, dass ein im 1984 im US-Krebsinstitut bei AIDS-Patienten isoliertes und Human T-cell Lymphotropic Virus-III (HTLV-III) benanntes Virus identisch mit dem in Frankreich entdeckten LAV war. Dem amerikanischen Virologen Robert Gallo (geb. 1937) gelang im gleichen Jahr die Herstellung des ersten Antikörper-Tests für die Krankheit, die nun relativ schnell und sicher identifiziert werden konnte. Zwei Jahre später schließlich (1986) erhielt das Virus seinen bis heute gültigen Name Human Immuno-Deficiency Virus (Humanes Immunschwächevirus) (HIV).

Schon drei Jahre später stand ein erster Wirkstoff zur Verfügung, mit dem AIDS zwar behandelt, aber nicht ge-

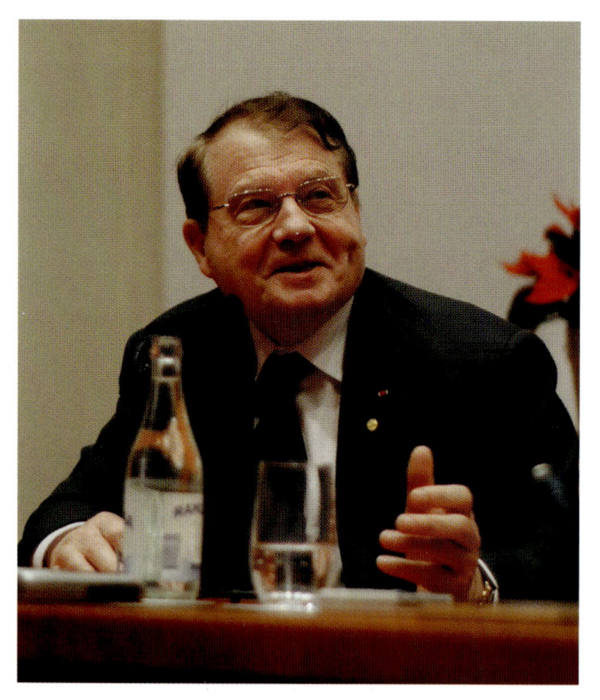

Abb. 4.21. Luc Montagnier.

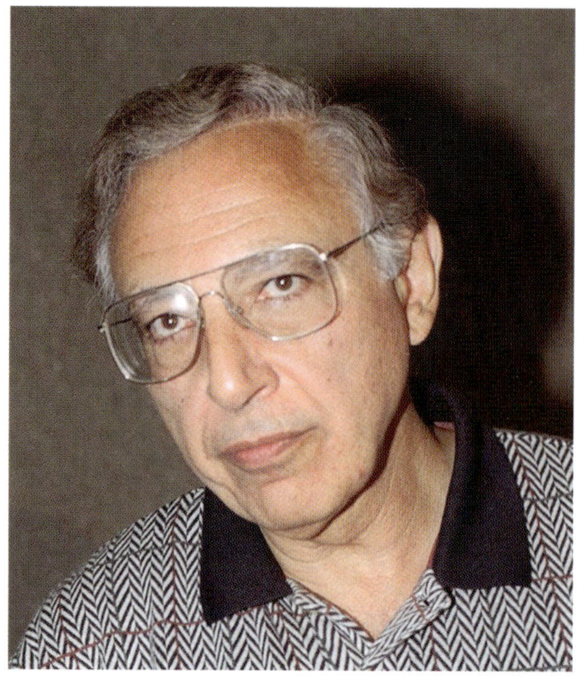

Abb. 4.22. Robert Gallo.

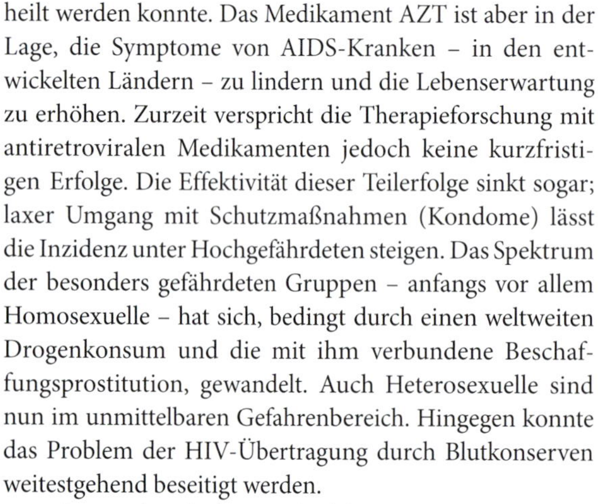

heilt werden konnte. Das Medikament AZT ist aber in der Lage, die Symptome von AIDS-Kranken – in den entwickelten Ländern – zu lindern und die Lebenserwartung zu erhöhen. Zurzeit verspricht die Therapieforschung mit antiretroviralen Medikamenten jedoch keine kurzfristigen Erfolge. Die Effektivität dieser Teilerfolge sinkt sogar; laxer Umgang mit Schutzmaßnahmen (Kondome) lässt die Inzidenz unter Hochgefährdeten steigen. Das Spektrum der besonders gefährdeten Gruppen – anfangs vor allem Homosexuelle – hat sich, bedingt durch einen weltweiten Drogenkonsum und die mit ihm verbundene Beschaffungsprostitution, gewandelt. Auch Heterosexuelle sind nun im unmittelbaren Gefahrenbereich. Hingegen konnte das Problem der HIV-Übertragung durch Blutkonserven weitestgehend beseitigt werden.

Seit Ausbruch der Seuche lebten 2008 weltweit etwa 33,4 Millionen Menschen mit HIV oder AIDS, davon zwei Drittel (22,4 Mio.) in Afrika südlich der Sahara. Südafrika allein hat mit 5,7 Millionen HIV-Patienten eine der höchsten Infektions-Raten der Welt. Jeder fünfte Erwachsene ist HIV-positiv. Immerhin: Zum ersten Mal wurde ein Rückgang der Neuinfektionen bei jungen Leuten festgestellt. Die Region mit der zweithöchsten Verbreitung ist Süd- und Südostasien mit 3,8 Mio. Infizierten bzw. Kranken. Danach folgen Osteuropa und Zentralasien sowie Lateinamerika mit je 1,5 Mio., Nordamerika (1,4. Mio.), West- und Zentraleuropa sowie Ostasien (je 850.000), Nordafrika und Naher Osten (310.000), Karibik (240.000), Australien, Ozeanien und Neuseeland (59.000). Die Rate der jährlichen Neuinfektionen lag 2008 bei etwa 2,7 Millionen Menschen und es waren im gleichen Jahr etwa zwei Millionen AIDS-Tote zu registrieren. Seit 1981 sind nach neuesten Schätzungen etwa 25 bis 30 Millionen Menschen der Krankheit erlegen. Es zeigt sich immer deutlicher eine Korrelation von Armut, Abhängigkeit, niedriger Bildung, weiblichem Geschlecht und AIDS-Mortalität. Global ist die Infektionsgefahr sehr unterschiedlich. So geht die größte Ansteckungsgefahr auf dem afrikanischen Kontinent von ungeschütztem heterosexuellen Geschlechtsverkehr mit häufig wechselnden Partnern und Partnerinnen aus, während in Asien (besonders in Indien) überwiegend Prostitution für das Ansteigen der Infiziertenzahlen verantwortlich gemacht werden kann und in Europa und Nordamerika vor allem der Gebrauch infizierter Injektionsnadeln beim Drogenkonsum sowie ungeschützter männlicher homosexueller Geschlechtsverkehr mit häufig wechselnden Partnern. Zu den besorgniserregenden Ergebnissen der Welt-AIDS-Konferenz des Jahres 2010 gehörte die Feststellung, dass sich derzeit eine AIDS-Epidemie mit großer Geschwindigkeit in Osteuropa und Zentralasien vor allem unter Kindern und Jugendlichen ausbreitet. Die WHO schätzt die Zahl der HIV-Infizierten dort auf 1,5 Millionen; 2001 waren es noch 900.000. Besonders in Russland seien die Gesamtzahlen regional seit 2006 um bis zu 700 Prozent angestiegen. Besonders betroffen seien Heimkinder, junge Drogenabhängige, Straßenkinder oder minderjährige Prostituierte. Etwa 80 Prozent der Infizierten seien jünger als 30 Jahre. Insbesondere der Drogensituation ist bei der AIDS-Bekämpfung, so eines der Ergebnisse der Welt-AIDS-Konferenz des Jahres 2010 in Wien, in den entwickelten Ländern große Aufmerksamkeit zu widmen. Dazu sind allerdings in den hauptbetroffenen Ländern politische Rahmenbedingungen zu setzen, zu denen auch eine liberalere Drogenpolitik mit Nadel- und Spritzenaustauschprogrammen oder Heroin-Ersatztherapien gehört.

Inzwischen ist es zwar gelungen, durch Kombination verschiedener Chemotherapeutika (besonders antiretrovirale Medikamente, ARV) weitgehende Symptomfreiheit zu erreichen und die Lebenserwartung von AIDS-Patienten erheblich zu steigern. Hiermit sind allerdings bis zur wirklichen globalen Verfügbarkeit entsprechender Generika ganz erhebliche Kosten verbunden. Auch birgt die symptomatische Therapie bis zur Entwicklung eines tatsächlichen Heilmittels Gefahren in sich, denn die gute symptomatische Beherrschung der Krankheit hat bereits zu vermehrter Sorglosigkeit gegenüber der konstant hohen Ansteckungsgefahr geführt. Nach wie vor sind zur Krankheitsverhütung und Eindämmung der globalen Seuche konsequente Präventivmaßnahmen (»Safer Sex«, Schutz vor humanem Frischblut, konsequente Kontrolle von Transfusionsblut, Benutzung unverseuchter Injektionsnadeln, Aufklärung und soziale Sicherung) zwingend notwendig. Ein Impfstoff gegen die Krankheit ist nicht in Sicht. Derzeit wird aber in den USA mit großem Engagement daran geforscht, die Zielzellen des HI-Virus im menschlichen Körper gegen das Virus zu schützen. Normalerweise kann das Virus bequem an den weißen Blutkörpern anzudocken, die für die Koordination der Körperabwehr verantwortlich sind. Dies soll verhindert werden, indem den Patienten gentechnisch verstärkte CD4-Zellen verabreicht werden. Im Bereich der chemisch-mechanischen AIDS-Prävention scheint sich hingegen ein Fortschritt anzudeuten, nachdem sich 2010 erstmals ein Vaginal-Gel als wirksam gegen AIDS erwiesen hat. Das »chemische Kondom«, dem ein wirksames AIDS-Mittel beigemischt ist, wird vor dem Sexualverkehr in die Scheide eingeführt. In einer südafrikanischen Studie mit rund 900 Frauen sank dadurch das Ansteckungsrisiko mit HIV um etwa 40 Prozent.

Von Körperzellen und Mikroben – Zellularpathologie und Bakteriologie/Virologie als neue Leitwissenschaften der Medizin

»Die ungeheuren Fortschritte der technischen Wissenschaften hatten das grossartige Problem einer direkten Communikation mit dem Monde endlich ermöglicht. Sofort bemächtigte sich die in den Endstadien eines gloreichen Vernichtungskrieges stehende Hygiene dieser gewaltigen Errungenschaft: Ein Dampfspray von den fabelhaftesten Dimensionen wurde auf der unserer bereits freier aufathmenden Erde zugerichteten Seite des Mondes postirt, um sogleich in Wirksamkeit zu treten. Die Folgen dieses mit einem Aufwande von nur wenigen hundert Milliarden inscenierten Versuchs einer kosmischen Gesammtdesinfektion waren geradezu überwältigend. Bacillen, Kokken, Spirillen, Spirochaeten, kurz das gesamte Microgesindel war den deletären Wirkungen dieses Weltsprays in kurzer Zeit erlegen. Eine dumpfe Verzweiflung über den hereinbrechenden Ruin ihrer Wissenschaft ergriff das Gros der Bacteriologen«.

Liederbuch für Deutscher Naturforscher und Ärzte, 1887

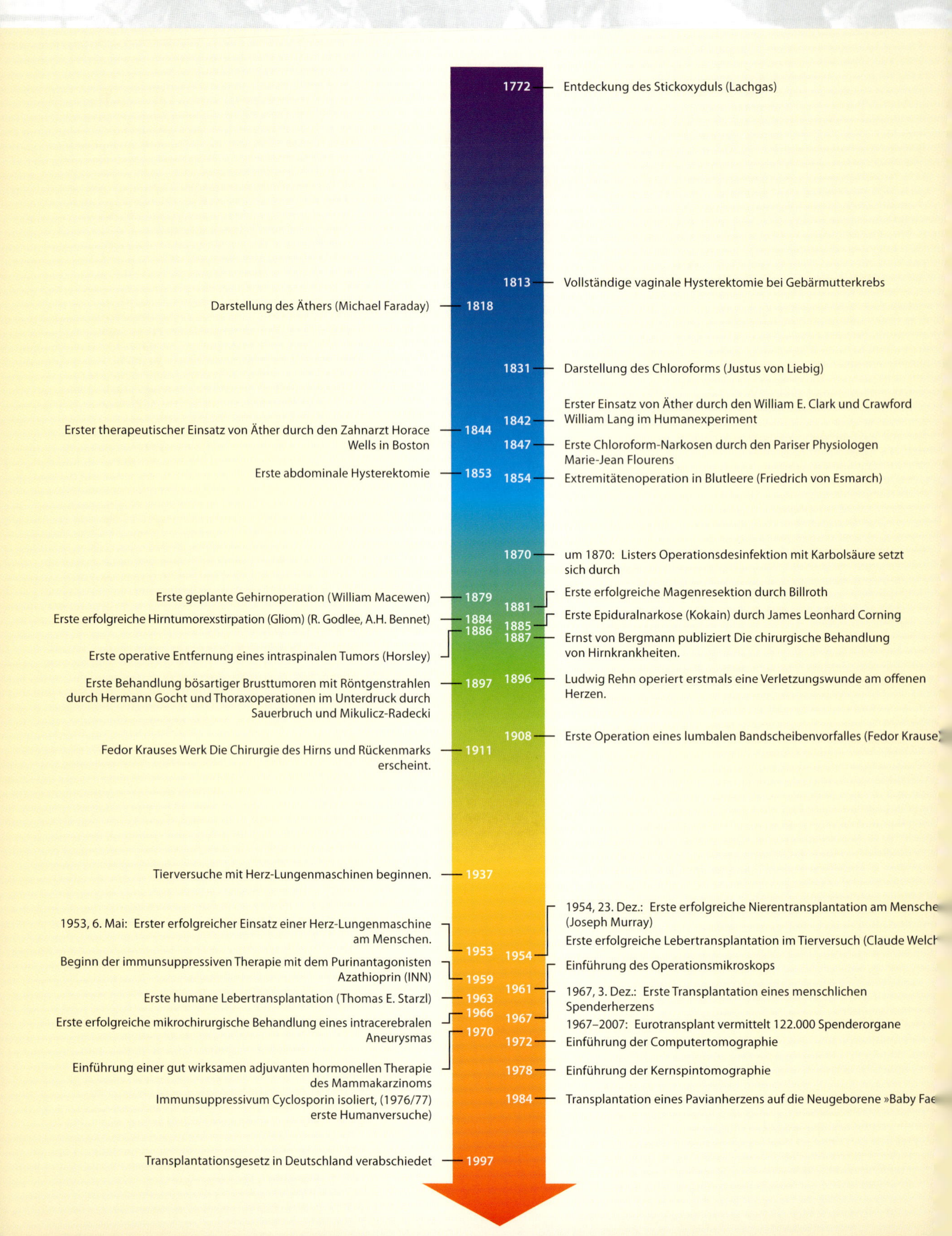

1772 Entdeckung des Stickoxyduls (Lachgas)
1813 Vollständige vaginale Hysterektomie bei Gebärmutterkrebs
Darstellung des Äthers (Michael Faraday) 1818
1831 Darstellung des Chloroforms (Justus von Liebig)
1842 Erster Einsatz von Äther durch den William E. Clark und Crawford William Lang im Humanexperiment
Erster therapeutischer Einsatz von Äther durch den Zahnarzt Horace Wells in Boston 1844
1847 Erste Chloroform-Narkosen durch den Pariser Physiologen Marie-Jean Flourens
Erste abdominale Hysterektomie 1853
1854 Extremitätenoperation in Blutleere (Friedrich von Esmarch)
1870 um 1870: Listers Operationsdesinfektion mit Karbolsäure setzt sich durch
Erste geplante Gehirnoperation (William Macewen) 1879
1881 Erste erfolgreiche Magenresektion durch Billroth
Erste erfolgreiche Hirntumorexstirpation (Gliom) (R. Godlee, A.H. Bennet) 1884
1885 Erste Epiduralnarkose (Kokain) durch James Leonhard Corning
1886 Erste operative Entfernung eines intraspinalen Tumors (Horsley)
1887 Ernst von Bergmann publiziert Die chirurgische Behandlung von Hirnkrankheiten.
1896 Ludwig Rehn operiert erstmals eine Verletzungswunde am offenen Herzen.
Erste Behandlung bösartiger Brusttumoren mit Röntgenstrahlen durch Hermann Gocht und Thoraxoperationen im Unterdruck durch Sauerbruch und Mikulicz-Radecki 1897
1908 Erste Operation eines lumbalen Bandscheibenvorfalles (Fedor Krause)
Fedor Krauses Werk Die Chirurgie des Hirns und Rückenmarks erscheint. 1911
Tierversuche mit Herz-Lungenmaschinen beginnen. 1937
1953, 6. Mai: Erster erfolgreicher Einsatz einer Herz-Lungenmaschine am Menschen. 1953
1954 1954, 23. Dez.: Erste erfolgreiche Nierentransplantation am Mensche
(Joseph Murray)
Erste erfolgreiche Lebertransplantation im Tierversuch (Claude Welch
Beginn der immunsuppressiven Therapie mit dem Purinantagonisten Azathioprin (INN) 1959
1961 Einführung des Operationsmikroskops
Erste humane Lebertransplantation (Thomas E. Starzl) 1963
1967 1967, 3. Dez.: Erste Transplantation eines menschlichen Spenderherzens
1967–2007: Eurotransplant vermittelt 122.000 Spenderorgane
1966 Erste erfolgreiche mikrochirurgische Behandlung eines intracerebralen Aneurysmas
1970 Einführung einer gut wirksamen adjuvanten hormonellen Therapie des Mammakarzinoms
1972 Einführung der Computertomographie
1978 Einführung der Kernspintomographie
Immunsuppressivum Cyclosporin isoliert, (1976/77) erste Humanversuche)
1984 Transplantation eines Pavianherzens auf die Neugeborene »Baby Fae
Transplantationsgesetz in Deutschland verabschiedet 1997

Will man die dramatischsten Paradigmenwechsel in der Medizin des 19. Jahrhunderts festlegen, so stehen neben dem Versuch, alle Phänomene des Lebens auf naturwissenschaftlicher Grundlage zu erklären, zweifellos die neuen Zelllehren ganz im Vordergrund. Die Lehren von der biologischen Zelle, sei es in Gestalt der Körperzelle als der damals bekannten kleinsten organischen Einheit des Lebendigen oder auch in ihrer Erscheinung als Erregerzelle, als krankmachende Mikrobe oder Parasit, sollten die Zukunft der theoretischen und klinischen Medizin nachhaltiger als alle anderen Neuerungen der Medizin des 19. und 20. Jahrhunderts bis heute prägen. Die Bedeutung der Zelle als kleinstes Erklärungsmodell von physiologischer Gesundheit oder pathophysiologischer Krankheit löste nicht nur alle alten ganzheitlichen Erklärungsmodelle der Medizin, von der Humoral- und Qualitätenlehre über die verschiedenen Spielarten der Reizlehren bis hin zu vitalistischen Deutungsversuchen, ab. Sie wies zugleich den Weg in neue therapeutische Verfahren und lieferte schließlich in vielerlei Hinsicht auch der Politik biologischen Metaphern, die in sowohl erklärend als auch in fataler Weise verzerrend die gesellschaftlichen Diskurse bis weit ins 20. Jahrhundert hinein bestimmen sollte. In den folgenden Abschnitten sollen daher vor allem die beiden Konzepte der Zellularpathologie und der Bakteriologie in ihren Ausgangspunkten und Folgen beschrieben werden.

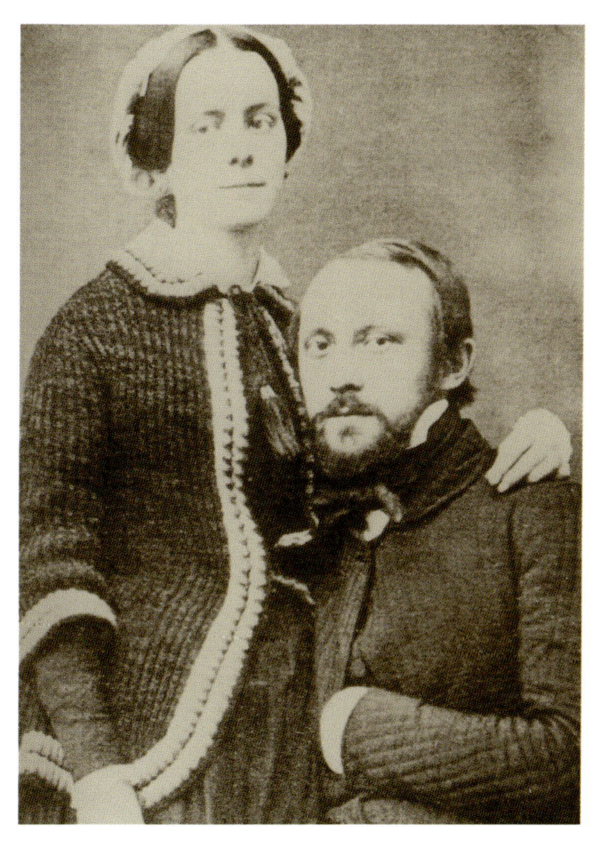

Abb. 5.1. Rudolf Virchow mit seiner Ehefrau Rose.

Rudolf Virchow (1821–1902) und die Begründung des zellularpathologischen Krankheitskonzeptes

Die iatromorphologischen Krankheitskonzepte des 18. Jahrhunderts, insbesondere die Organpathologie des Italieners Giovanni Battista Morgagni (1682–1771) und die Gewebepathologie des Franzosen François Xavier Bichat (1771–1802) hatten die Ablösung des noch auf antike Wurzeln zurückreichenden humoralpathologischen Krankheitskonzepts bereits eingeleitet bzw. in den Ansätzen vollzogen. Das Bemühen, alle Lebensvorgänge in Gesundheit und Krankheit auf ein einheitliches, nicht säftebezogenes Prinzip zurückzuführen, wurde auch am Anfang des 19. Jahrhunderts fortgesetzt. Die bis zur Perfektion vollzogene Weiterentwicklung der makroskopischen Anatomie war in diesem Zusammenhang wichtig, führte aber auch zu widersprüchlichen Ergebnissen.

So hatte der Wiener Pathologe Carl von Rokitansky (1804–1878) zwar in der charakterisierten Weise die Entwicklung der pathologischen Anatomie vorangetrieben, das Suchen nach einem prinzipiellen Konzept für Gesundheit und Krankheit durch seine Überbewertung des Blutchemismus und sein dadurch bedingtes Festhalten an einer Säfte- bzw. Krasenlehre hatte aber in die Sackgasse geführt. Rokitansky interpretierte das Blut als eigentlichen Sitz des Lebens. Die Beschaffenheit und Eigenart der in ihm enthaltenen Stoffe und die durch sie beeinflusste Blutmischung (Krase) könne durch Unverhältnismäßigkeiten zur Bildung krankhafter Zellen führen. Dieses letzte Aufflackern humoralpathologischer Auffassungen im wissenschaftlichen Diskurs – in der Volksmedizin hat sich das Konzept vereinzelt bis heute gehalten – sollte sowohl den Ausgangspunkt für eine heftige Kontroverse zwischen Rokitansky und dem jungen Pathologen Rudolf Virchow als auch die Grundlage für dessen zellularpathologisches Konzept liefern.

Rudolf Ludwig Karl Virchow

Rudolf Ludwig Karl Virchow, am 13. Oktober 1821 im hinterpommerschen Schievelbein als Sohn eines Kaufmannes und Stadtkämmerers geboren, hatte sich nach seinem Medizinstudium auf der Pépinière, der militärärztlichen Akademie zu Berlin – seit seiner Anstellung an der Charité (1843) – mit mikroskopischen Untersuchungen zum inneren Aufbau und zur Entstehung der Zellen beschäftigt und sich damit auf ein vielversprechendes neues Forschungsfeld vorgewagt. Ausgehend von den Pflanzenzellstudien des Botanikers Matthias Schleiden (1804–1881) waren durch den Physiologen Theodor Schwann (1810–1882) diese Untersuchungen im ersten Drittel des 19. Jahrhunderts auch auf das Gebiet der tierischen Gewebe ausgedehnt worden. Eine andere Gruppe von Zell- und Gewebeforschern arbeitete um den Physiologen Johann Evangelista Purkinje (1787–1869). Den frühen Zellforschern ging es vor allem um die Entstehung der Zellen, wobei die Annahme einer spontanen Bildung aus dem Zwischenzellraum (Blastem) gegen die einer Neubildung durch Zellteilung stand. Diese letzte Auffassung setzte sich etwa seit 1845 vor allem unter dem Einfluss des Physiologen Robert Remak (1815–1865) durch, dessen wichtige zellularphysiologischen und in ihren Ansätzen bereits auch schon zellularpathologischen Forschungen, etwa in der Geschwulstlehre, bis heute unterbewertet sind. Virchow war also nicht der Erste, der nach pathologischen Veränderungen in der Zelle und durch die Zelle suchte. Er war auch nicht der Erste, der behauptete hatte, dass Zellen nur von Zellen abstammen. Diese berühmte Auffassung hatte Virchow zuerst 1855 in seinem programmatischen Aufsatz über die *Cellular-Pathologie* als »Pathologie der Zukunft« aufgegriffen. Das berühmte Wort »omnis cellula a cellula« war bereits 1825 durch den französischen Physiologen, Demokraten, Republikaner und Verschwörer Francois Vincent Raspail (1794–1878) geprägt worden. Virchows Verdienst liegt darin, dass er das Suchen nach pathologischen Veränderungen der Zelle und durch die Zelle zum System erhebt, die Zellularpathologie zur wissenschaftlichen Methode entwickelt. Mit ihr fällt das alte Dogma von der spontanen, selbsterregten Zellbildung, der *generatio aequivoca*, die Virchow 1855 in seinem Aufsatz über *Cellular-Pathologie* offensiv als »Ketzerei oder Teufelswerk« angeht. Für ihn gibt es nur »Leben durch direkte Nachfolge«. Wenn man die »Erblichkeit der Generationen im Grossen« für legitim halte, so sei es doch gewiss unverdächtig, wenn man dies auch für die Neubildung der Zellen annehme:

> »Ich formulire die Lehre von der pathologischen Generation, von der Neoplasie im Sinne der Cellularpathologie einfach: omnis cellula a cellula. – Ich kenne kein Leben, dem nicht eine Mutter oder ein Muttergebilde gesucht werden müsste. Eine Zelle überträgt die Bewegung des Lebens auf die andere, und die Kraft dieser Bewegung, die möglicherweise, ja ziemlich wahrscheinlich eine sehr zusammengesetzte ist, nenne ich Lebenskraft. Daß ich aber keineswegs gewillt bin, diese Kraft zu personificiren, zu einer einfachen und isolirbaren zu machen, das habe ich klar genug gesagt. [...] Da wir das Leben in einzelnen Theilen suchen, und diesen trotz aller Abhängigkeit, die sie von einander haben, doch eine wesentliche Unabhängigkeit beilegen, so können wir auch den nächsten Grund der Thätigkeit, durch welche sie sich unversehrt erhalten, nur in ihnen selbst suchen. Diese Thätigkeit gehört den durch die Lebenskraft in Bewegung gesetzten Molekulartheilchen mit den ihnen immanenten Eigenschaften oder Kräften, ohne dass wir im Stande wären, in oder ausser ihnen noch eine andere Kraft [...] zuzuschreiben.«

Im Jahre 1858 publiziert Virchow sein neues pathologisches Konzept erstmalig umfassend unter dem Titel *Die Cellularpathologie in ihrer Begründung auf physiologische und pathologische Gewebelehre*. Virchows neue Zelllehre ging davon aus, dass sie allein den »einzig möglichen Ausgangspunkt aller biologischen Doktrinen« bilden könne. Die Zelle selbst sei die kleinste aller und das Tier nichts Anderes »als eine Summe vitaler Einheiten, von denen jede den vollen Charakter des Lebens an sich« trage:

> »Der Charakter und die Einheit des Lebens kann nicht an einem bestimmten einzelnen Punkte einer höheren Organisation gefunden werden, z.B. im Gehirn des Menschen, sondern nur in der bestimmten, constanten wiederkehrenden Einrichtung, welche jedes einzelne Element an sich trägt. Daraus geht hervor, dass die Zusammensetzung eines größeren Körpers, des sogenannten Individuums, immer auf eine Art von gesellschaftlicher Einrichtung herauskommt, einen Organismus socialer Art darstellt, wo eine Masse von einzelnen Existenzen auf einander angewiesen ist, daß jedes Element [...] für sich eine besondere Thätigkeit hat, und dass jedes, wenn es auch die Anregung zu seiner Thätigkeit von anderen Theilen her empfängt, doch die eigentliche Leistung von sich selbst ausgehen lässt.«

Zellularpathologie

Eine von Rudolf Virchow (1821–1902) entwickelte Krankheitslehre, nach der alle Krankheitszustände des Organismus auf krankhafte Veränderungen der Körperzellen zurückgeführt werden können. Sie ist Ausdruck einer lokalistischen Krankheitsauffassung, Grundlage jeder lokalistischen Therapie. Jede physiologische Störung besitzt einen lokal definierbaren Anfang, einen anatomisch bestimmbaren Sitz. Die Zelle ist »wahrhafte organische Einheit«; sie ist Ausgangspunkt aller Erscheinungen des Lebens (»omnis cellula a cellula«), strukturelle Grundeinheit des lebenden Organismus.

Die Auffassungen Virchows besiegelten zugleich den definitiven Sturz der neohumoralistischen Auffassungen des Wiener Pathologen Carl von Rokitansky. Völlig unabhängig von dieser Auseinandersetzung im Detail akzeptierte Virchow gleichwohl die großen Leistungen seines Kontrahenten auf dem Gebiet der makroskopischen pathologischen Anatomie und insbesondere dessen Versuche, zu vernünftigen klassifikatorischen Einteilungen der pathologischen Erscheinungen zu kommen.

Zelle und Gesellschaft

In Virchows Zellularpathologie leuchtet 1858 eine für Virchow typische Charaktereigenschaft auf, die sich durch seine gesamtes wissenschaftliches Werk zieht: Das fortgesetzte Bemühen, Parallelen zwischen biologischen, wissenschaftlichen, politischen und sozialen Phänomenen zu finden. Tief empfunden, durchdacht und überzeugend vorgetragen waren sie aber sicherlich im Bereich der Zellularlehre, die für Virchow entschieden mehr als nur ein biologisches Konzept darstellte. Bereits 1855 ist für ihn der lebende Organismus

> »ein freier Staat gleichberechtigter, wenn auch nicht gleich begabter Einzelwesen, der zusammenhält, weil die Einzelnen auf einander angewiesen sind, und weil gewisse Mittelpunkte der Organisation vorhanden sind, ohne deren Integrität den einzelnen Theilen ihr nothwendiger Bedarf an gesundem Ernährungsmaterial nicht zukommen kann. Denn allerdings kann nicht jede Zelle sich ihre Ernährungsstoffe beliebig weit herholen«.

Ein Vergleich mit der durch den römischen Geschichtsschreiber Livius überlieferten Körper-Staat-Metaphorik des Menenius Agrippa bei der Zurückführung der auf den Mons sacer, den heiligen Berg, ausgezogenen Plebejer in die Stadt Rom drängt sich hier förmlich auf. Während es sich bei der dem Menenius in den Mund gelegten Parabel vom Magen und den übrigen Gliedern des Körpers um eine oligarchische Körper-Staat-Metaphorik handelt, ist Virchows

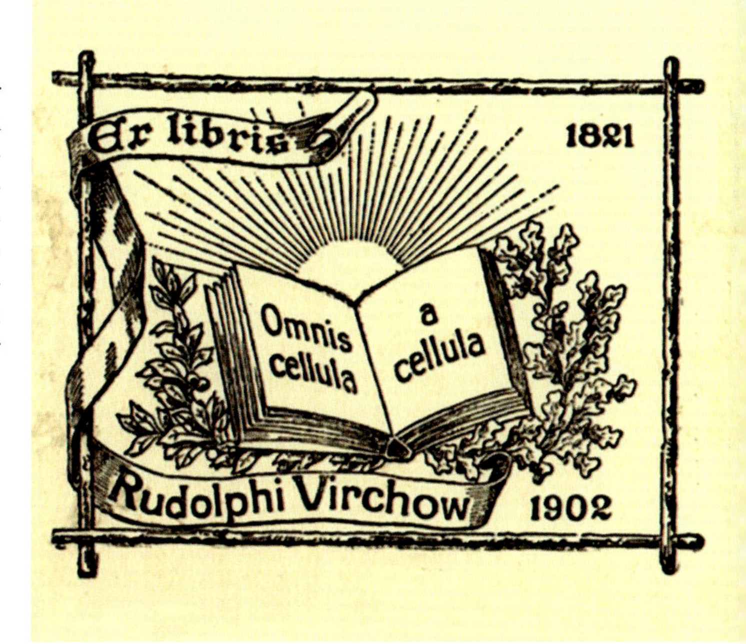

Abb. 5.2. Rudolf Virchows Exlibris. »Omnis cellua a cellula«, eine Anspielung auf seine Zellularpathologie.

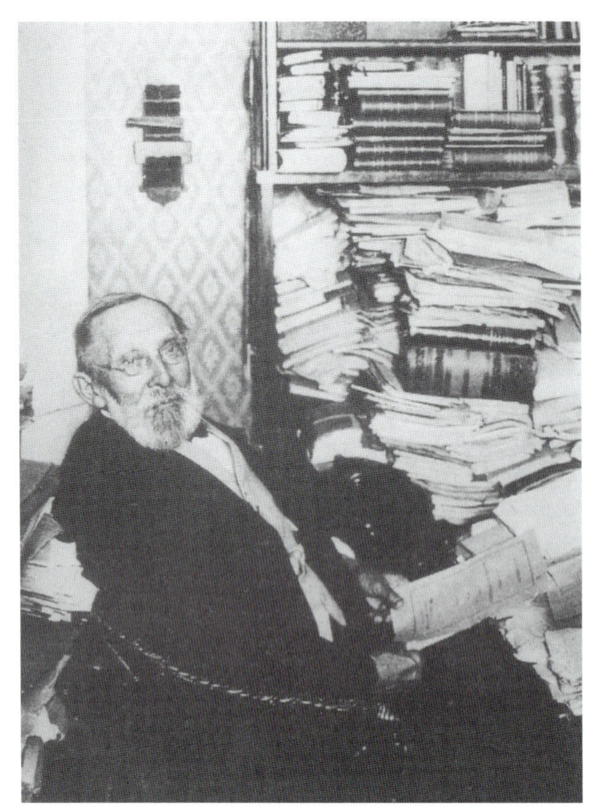

Abb. 5.3. Rudolf Virchow in seinem Arbeitszimmer, 1901.

Zellenstaat demokratisch angelegt. Hierin, so schreibt er 1860, liegt auch der

»Unterschied, daß nach der cellularen Anschauung die Theile des Körpers eine gesellschaftliche Einheit und nicht, wie im Sinne der humoralen und solidaren Schulen, eine despotische oder oligarchische Einheit bilden. Das erkennt die glückliche Praxis längst an, denn sie weiss, dass die eigentlich wirksame Behandlung der Kranken in einer verständigen Localtherapie begründet ist und dass die sogenannten Allgemeinbehandlungen erfolglos sind, wenn sie nicht (zuweilen gegen die Absicht des Therapeuten) eine örtliche Wirkung haben«.

Bemerkenswert ist, dass Virchow sich nicht nur als forschendes Individuum eines übergeordneten erkenntnisleitenden Interesses den Zellstrukturen des Organismus zuwendet, sondern sich ihn auch, quasi als Anwalt eines biologischen »dritten Standes«, verpflichtet fühlt. In seiner Zellularpathologie heißt es:

»So ist es denn gewiss keine unbillige Forderung, dass dem grösseren, wirklich existirenden Theile des Körpers, dem »dritten Stande«, auch eine gewisse Anerkennung werde, und wenn diese Anerkennung zugestanden wird, dass man sich nicht mehr mit der blossen Ansicht der Nerven als ganzer Theile, als eines zusammenhängenden einfachen Apparates, oder des Blutes als eines blossen flüssigen Stoffes begnüge, sondern dass man auch innerhalb des Blutes und des Nervenapparates die ungeheure Masse kleiner wirksamer Centren zulasse.«

Der Zellularkörper ist Virchows Vergleichsmodell, seine »Personen sind die Zellen«, seine Zellen Personen, was ihm das »Individuum im Großen«, das ist ihm »die Zelle im Kleinen«. Noch deutlicher als in seinen beiden ersten Abhandlung über *Cellularpathologie* der Jahre 1855 und 1858 wird die Analogie zwischen Staatsbürger und Zelle 1879 in einem Beitrag *Über die neueren Fortschritte in der Pathologie mit besonderer Beziehung auf öffentliche Gesundheitspflege und Aetiologie*, wo es heißt:

»Die Zelle ist so gut der eigentliche Bürger, der berechtigte Repräsentant der Einzel-Existenz, wie jeder von uns beansprucht, es in der menschlichen Gesellschaft in dem Staate, wie er eben konstituirt ist, zu sein.«

Dem *Arzt* Rudolf Virchow allein wären Analogien der geschilderten Art vielleicht nicht in solcher Häufigkeit aus der Feder geflossen. Hierzu bedurfte es vor allem auch des sozial engagierten *Politikers* Rudolf Virchow. Bereits in seinen politischen Aktivitäten im Zusammenhang mit der bürgerlichen Revolution von 1848 wird deutlich, dass Virchow »objektiv [...] im menschlichen Körper eine Verfassung« wiederentdeckte, «für die er politisch kämpfte und die er in der Gesellschaft als natürliche ansah. Sein liberales und republikanisches Denken findet hier Nahrung. Zelle und Individuum, Zellstaat und Menschenstaat sind natürliche Entsprechungen«.

Arzt und Politik

In zwei sozialmedizinisch ebenso wie sozialpolitisch bedeutsamen Arbeiten, denen ausgedehnte Feldstudien vor Ort vorausgegangen waren, wird die Methodik des sozialmedizinischen Analysierens, Diagnostizierens, zum Zwecke des sozialpolitischen Therapierens, besonders deutlich. Es handelt sich hierbei zum einen um die 1849

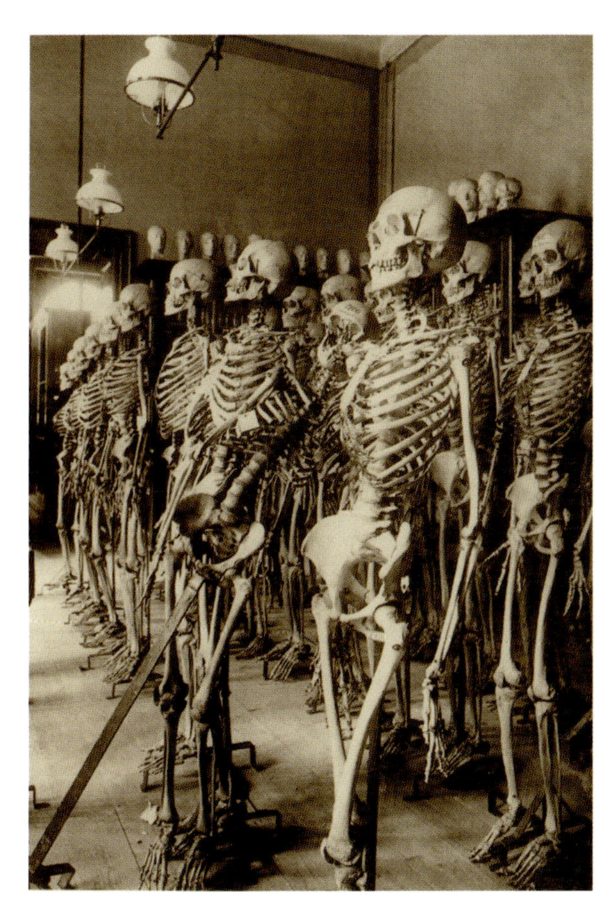

Abb. 5.4. Virchows Skelett-Sammlung.

publizierten *Mitteilungen über die in Oberschlesien herrschende Typhus-Epidemie*, mit deren Abfassung Virchow im Februar 1848 durch das preußische Kultusministerium beauftragt worden war, zum anderen um die 1852 veröffentlichte Schrift *Die Noth im Spessart. Eine medicinisch-geographisch-historische Skizze*. Ihr war eine ausführliche Beobachtungsreise von Würzburg aus vorausgegangen. Beide Schriften markieren den Beginn sozialhygienischer Bemühungen im deutschsprachigen Raum und eine Anklage gegen Hunger und Krankheit und beide Schriften verlangen nach einer politischen, nicht nach einer medizinischen Therapie: »Die Medicin, als eine sociale Wissenschaft, als die Wissenschaft vom Menschen, hat die Pflicht, solche Aufgaben zu stellen und ihre theoretische Lösung zu versuchen; der Staatsmann, der praktische Anthropolog, hat die Mittel zu ihrer Lösung zu finden.« Klar erkennt Virchow, dass der Typhus-Epidemie in Oberschlesien viel weniger ärztliche Versorgungsdefizite als politische und soziale Unzulänglichkeiten zugrunde liegen. Klar wird auch die Diskrepanz zwischen den gesundheitspolitischen Staatszielen einer *medicinischen Polizey* noch ganz im Sinne des aufgeklärten Absolutismus und der praktischen Unzulänglichkeit eines papierproduzierenden Medizinalbeamtenstabes:

> »Preußen war stolz auf seine Gesetze und seine Beamten. In der That, was stand nicht Alles gesetzlich fest! [...] Und welches Heer wohlgeschulter Beamten stand bereit, diesen Gesetzen Ausdruck zu verschaffen! Wie drängte sich dieses Heer überall in die privaten Verhältnisse ein, wie überwachte es die geheimsten Beziehungen der »Unterthanen«, um ihr geistiges und materielles Wohlsein vor einer zu großen Steigerung zu bewahren, wie eifrig bevormundete es jede voreilige oder ungestüme Regung des beschränkten Untertanen-Verstandes! Das Gesetz war da, die Beamten waren da, und das Volk – starb zu Tausenden Hungers und an Seuchen. Das Gesetz half nichts, denn es war nur beschriebenes Papier; die Beamten halfen nichts, denn das Resultat ihrer Thätigkeit war wiederum nur beschriebenes Papier. Der ganze Staat war allmählich ein papierner, ein großes Kartenhaus geworden, und als das Volk daran rührte, fielen die Karten in buntem Gewirr durcheinander.«

Die Therapiemaßnahmen, die Virchow für Oberschlesien fordert, lesen sich wie der politische Forderungskatalog des bürgerlichen Revolutionsversuchs von 1848: volle und unumschränkte Demokratie, Bildung mit ihren Töchtern Freiheit und Wohlstand, die nationale Reorganisation Oberschlesiens, Volksunterricht auf der breitesten Grundlage, Waisenhäuser als Seminarien der Gesittung und Bildung, die absolute Trennung der Schule von der Kirche, ein freisinniger Unterricht auf der Grundlage einer positiven Naturanschauung, Rechtsgleichheit und Selbstregierung in Staat und Gemeinde, ein gerechtes und direktes Besteuerungssystem und die Aufhebung aller Vorrechte und speziellen (feudalen etc.) Lasten der ärmeren Klassen, eine Staatsverfassung, die das Recht des Einzelnen auf eine gesundheitsgemäße Existenz unzweifelhaft feststellt, populäre Unterweisungen in Ackerbau und Viehzucht, Vorratshäuser, Fabrikanlagen und schließlich die »Association der Besitzlosen, damit sie durch diese Association in die Reihe der Genießenden eintreten können, damit die Menschen einmal aufhören, blosse Maschinen Anderer zu sein«. Virchow ist mit diesen Forderungen kein Sozialist, schon gar kein Kommunist und er ist im strengen Sinne des Revolutionsbegriffes kein Revolutionär, sondern Reformer. Er

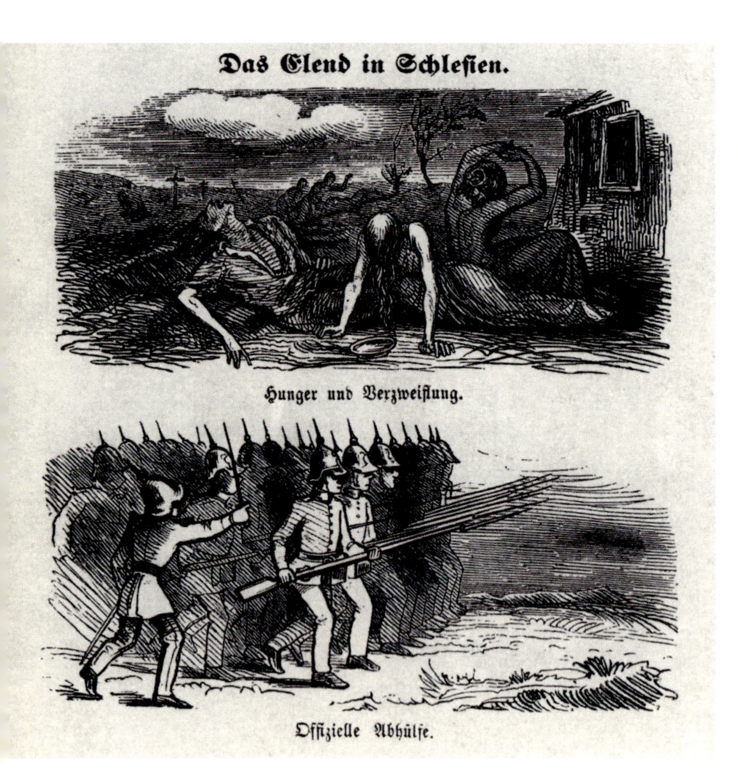

Abb. 5.5. Das Elend in Schlesien. Karikatur aus den *Fliegenden Blättern.*

verlangt nicht die Abschaffung der besitzenden Klasse und die Inthronisation der Besitzlosen; seine Reformbestrebung zielt auf eine »Association der Besitzlosen Arbeit mit dem Capital des Staats oder der Geldaristokratie oder der vielen kleinen Besitzer«. Dies sei »das einzige Mittel, um den socialen Zustand zu bessern. Capital und Arbeitskraft müssen mindestens gleichberechtigt sein und es darf nicht mehr die lebendige Kraft dem todten Capital unterwürfig sein«.

Virchows Bericht über die *Noth im Spessart* spricht nicht mehr die Sprache der bürgerlichen Revolution von 1848, aber er atmet noch ihren Geist. Auch hier erkennt der Arzt Virchow die katastrophale Situation der von Typhus und Fleckfieber geschüttelten, völlig verarmten Landbevölkerung; der Sozialmediziner und Sozialpolitiker Virchow diagnostiziert aber auch die grenzenlose Verelendung der ländlichen Bevölkerung als Folge von Erbteilung und Güterzersplitterung. Hieraus resultieren Armut, Not und Hunger als Faktoren der »Prädisposition für Krankheiten der verschiedensten Art«, aber auch »die grosse Ungebundenheit des socialen Lebens, welches nicht selten zur äussersten geschlechtlichen Immoralität und zu einer vollständigen Auflösung des Familien-Verbandes führt«. »Bildung, Wohlstand und Freiheit«, so die abschließende Forderung des Sozialmediziners Virchow, »sind die einzigen Garantien für die dauerhafte Gesundheit eines Volkes«. Über beiden Schriften steht quasi als Motto eine Feststellung, die Virchow bereits 1848 im Zusammenhang mit der Typhusepidemie in Oberschlesien formuliert hatte:

> »Die Medicin hat uns unmerklich in das sociale Gebiet geführt und uns in die Lage gebracht, jetzt selbst an die grossen Fragen unserer Zeit zu stossen. Bedenke man wohl, es handelt sich für uns nicht mehr um die Behandlung dieses oder jenes Typhuskranken durch Arzneimittel und Regulirung der Nahrung, Wohnung und Kleidung; nein, die Cultur von 1 1/2 Millionen unserer Mitbürger, die sich auf der untersten Stufe moralischer und physischer Gesunkenheit befinden, ist unsere Aufgabe geworden.«

Über den Lebensweg Rudolf Virchows in der zweiten Hälfte des 19. Jahrhunderts als ärztlicher Wissenschaftler, besonders aber als ärztlich denkender bürgerlicher Politiker, wäre manches zu sagen. Seine Tätigkeit als Berliner Stadtverordneter, die er vor allem zur Durchsetzung hygienischer und sozialhygienischer Maßnahmen in Berlin nutzt, seine Tätigkeit als preußischer Abgeordneter, Mitbegründer und Führer der Fortschrittspartei, sein Kampf gegen die Politik von »Blut und Eisen« Bismarcks, den er seit 1861 im preußischen Abgeordnetenhaus, seit 1880 als Mitglied des Deutschen Reichstags führte, sind die wichtigsten Wegmarken in der politischen Laufbahn Virchows. Begebenheiten wie etwa die Duellforderung auf Pistolen, die Bismarck Virchow am 3. Juni 1861 überreichen ließ, kennzeichnen diesen Weg ebenso wie brillante Redeleistungen Virchows im Deutschen Reichstag. Ethnologie, Rassenlehre, aber auch Archäologie (Untersuchung der 1856 entdeckten Neandertaler-Knochenfragmente) sind weitere Interessen- und Forschungsschwerpunkte des Pathologen und Politikers Virchow vor 1900. Am 5. September 1902 starb Rudolf Virchow an den Folgen eines schweren Unfalls und einer nachfolgenden Lungenentzündung in Berlin. Ein Jahr zuvor noch, anlässlich seines 80. Geburtstags, waren ihm höchste Ehrungen zuteil geworden.

Bei den zeitgenössischen Ärzten weckten allerdings weniger die radikalen politischen Thesen Virchows, sondern vor allem seine zellularpathologische Lehre eine gewaltige Resonanz. Das neue Pathologiekonzept wurde grundlegend für die pathologische Forschung und die lokalistische Therapie bis auf unsere Tage, Virchow zur Leitfigur der Medizin seiner Zeit. Selbstverständlich ist es zu Weiterentwicklungen auf diesem soliden Fundament gekommen. Biochemie, Elektronenmikroskopie und Molekularbiologie haben die Zellularpathologie Virchows erweitert und in kaum mehr nachvollziehbare Dimensionen differenziert. Gleichwohl kommt der Grundauffassung von der Zelle als dem morphologischen Grundelement des pflanzlichen und tierischen Organismus auch noch heute eine uneingeschränkte Aussagekraft zu.

Von der Miasmentheorie zur wissenschaftlichen Hygiene

Die Lage in den Städten und Dörfern noch in der Mitte des 19. Jahrhunderts können wir uns heute kaum drastisch genug vorstellen. Schmutz und Unrat beherrschten das Straßenbild. Eine Kanalisation existierte kaum; die Frischwasserversorgung unterlag ebenso wenig einer konsequenten und permanenten Kontrolle wie die Lebensmittelproduktion. Hinzu kam, dass die Industrialisierung und die Entwicklung frühkapitalistischer Produktionsweisen zur Entstehung neuer städtischer Ballungsräume geführt hatte, die sich bald als Brennpunkte sozialer Not und gesundheitlicher Gefahren entpuppten. Kinderarbeit, Hungerlöhne, Arbeitslosigkeit, sozialer Abstieg, Trunksucht und schließlich Verelendung bildeten zusammen mit Ernährungsdefiziten und hygienischen Missständen einen Nährboden, der die Entstehung von Seuchen und ihre schnelle Ausbreitung gewährleistete.

War die Pest die im Mittelalter am meisten gefürchtete Seuche, so galt dies im 19. und noch am Anfang des 20. Jahrhunderts für die Cholera. Sie zog in verschiedenen Wellen seit den dreißiger Jahren des 19. Jahrhunderts als neue Krankheit aus dem Osten, als asiatische Cholera, mit verheerender Gewalt durch die europäischen Städte. Weite Gebiete wurden von immer wiederkehrenden Pandemien heimgesucht und noch 1892 starben in Hamburg innerhalb kurzer Zeit mehr als 8.000 Menschen an dieser Infektionskrankheit. Insbesondere das entkräftete und wenig widerstandsfähige Stadt- und Landproletariat fiel der Krankheit schnell zum Opfer. Aber nicht nur die Cholera, sondern auch andere Krankheiten forderten vorwiegend unter der mittellosen Bevölkerung dauernd ihren hohen Tribut: Diphtherie, Fleckfieber, Tuberkulose, Grippe, Ruhr und Typhus.

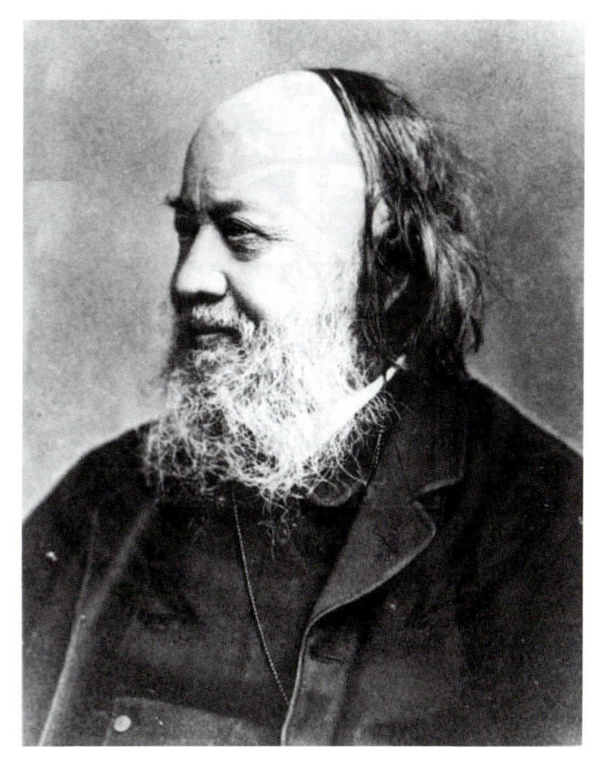

Abb. 5.6. Edward Chadwick. Die Zentralfigur des britischen Sanitary Movement.

Sanitary movement

Hygiene als Element öffentlicher Gesundheitspflege setzte die Bildung eines öffentlichen Gesundheitswesens voraus. Die Grundlagen hierzu hatte bereits der absolutistische Staat geschaffen; zu ihrer Ausdifferenzierung als *medizinische Polizey* und *Staatsarzneikunde* kam es unter den Bedingungen des Aufgeklärten Absolutismus in der zweiten Hälfte des 18. Jahrhunderts; damit waren die organisatorischen Voraussetzungen für eine wissenschaftliche Hygiene im Dienste des Staates prinzipiell gegeben. Zwänge zu ihrer schnellen Umsetzung lieferten die von England ausgehende Industrialisierung und die Katastrophe der asiatischen Cholera in den 1830er Jahren. Industrialisierung und Urbanisierung forderten die Mitarbeit des Hygienikers für eine suffiziente Wasserver- und Abwasserentsorgung, bei der Lebensmittelüberwachung, der Neuorganisation des Bestattungswesens und der Seuchenkontrolle. Die Ursprünge der modernen wissenschaftlichen Hygiene sind für England in der Mitte des 19. Jahrhunderts zu beschreiben. Als *Sanitary Movement* formierte sich dort in den

Sanitary Movement

Englische Hygienebewegung in der ersten Hälfte des 19. Jahrhunderts. Der Zusammenhang von Krankheit und sozialer Lage in der englischen Arbeiterschaft wird insbesondere von Rechtsanwalt Edwin Chadwick (1800–1890) erkannt. In der Folge werden verschiedene Maßnahmen zur Verbesserung der öffentlichen Hygiene umgesetzt, die auch die Privatsphäre der Menschen betreffen.

jungen Industriemetropolen eine Hygienebewegung, die zur frühen Entstehung einer fortschrittlichen *public health* (Straßenhygiene, Kanalisation, water closets, Frischwasser) führte.

An der Spitze des englischen *Sanitary movement* standen Edwin Chadwick (1800–1890) und die Ärzte Thomas Southwood Smith (1788–1861) und John Simon (1816–1904). Insbesondere Chadwick und Smith widmeten sich der Arbeits- und Lebenssituation der unteren Klasse in den englischen Großstädten und galten als »Vorkämpfer aller sozialen Verbesserungen«. Berühmt geworden ist Chadwicks Parlamentsbericht, den er als Sekretär der Armengesetz-Kommission 1842 über die *Sanitary Condition of the Labouring Classes of Great Britain* verfasst hat. Vor

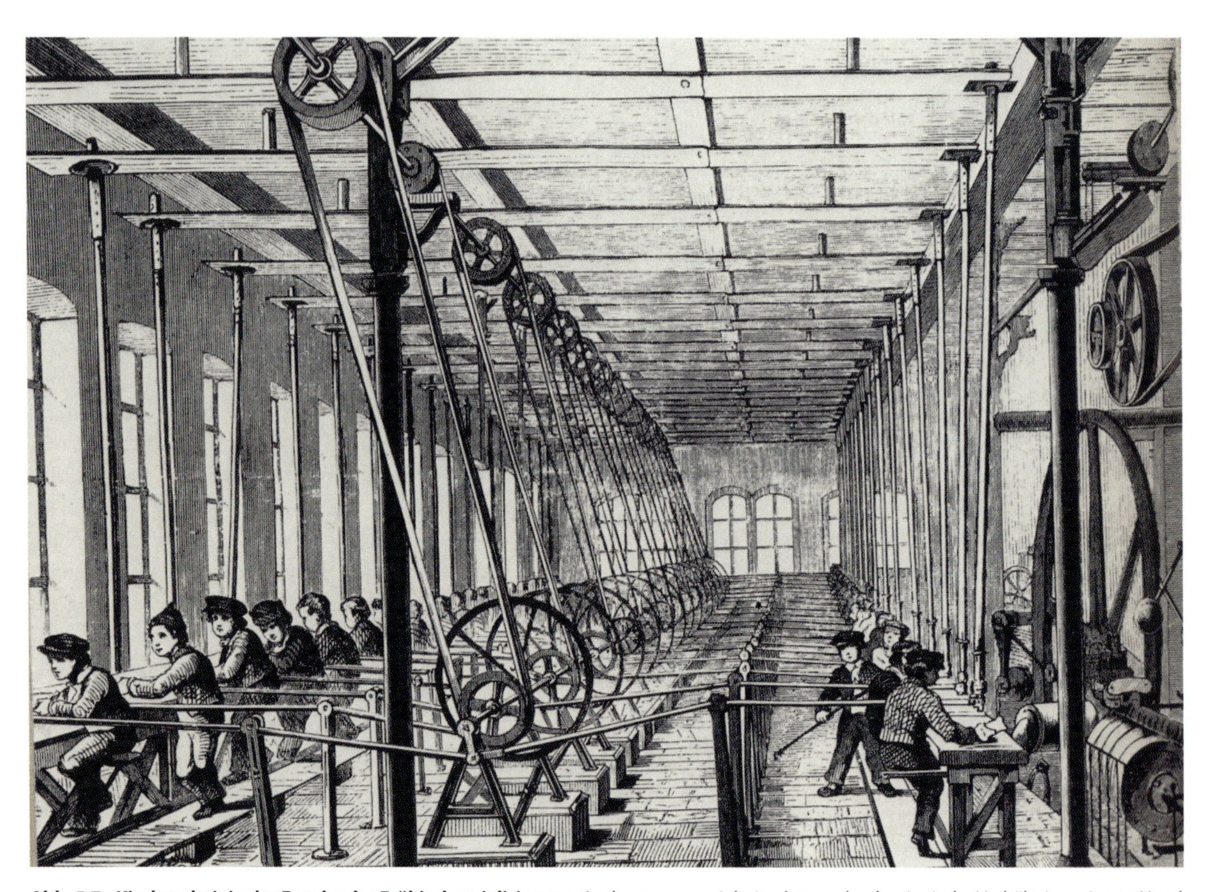

Abb. 5.7. Kinderarbeit in der Epoche der Frühindustrialisierung. Ausbeutung am Arbeitsplatz und unhygienische Verhältnisse gingen Hand in Hand.

Miasmentheorie (gr. Besudelung, Verunreinigung)

Bis zur Ära der Bakteriologie vorherrschende Auffassung, dass epidemische Krankheiten durch schlechte Ausdünstungen des Bodens, des Wassers, insbesondere feuchter Sumpfgebiete, oder durch krank machende Bestandteile der Luft verursacht und verbreitet werden (Pesthauch).

Wissenschaftliche Hygiene

In der ersten Hälfte des 19. Jahrhunderts durch Max von Pettenkofer (1818–1901) fundierte Bewegung zur Erforschung und Verbesserung der natürlichen Lebensumwelt des Menschen. Untersucht wurden die Einflüsse von Wasser, Luft und Boden sowie der Ernährung, Bekleidung und Wohnverhältnisse auf die menschliche Gesundheit. Grundlagen der frühen Hygiene waren die diätetisch-physikalische Chemie, medizinalpolizeiliche Vorstellungen des 18. Jahrhunderts und die frühe Idee einer öffentlichen Gesundheitspflege. Pettenkofers Idee basierte auf der nationalökonomischen Überzeugung, dass die Gesundheit der Bevölkerung ein wirtschaftliches Gut und damit unbedingt erhaltenswert sei. In der Bevölkerung bewirkte sie einen massiven Medikalisierungsschub, der in einer Hygienisierung des Privaten seinen Ausdruck fand.

dem Hintergrund dieses Berichtes kam es in England zur Bildung einer ersten zentralen Gesundheitsbehörde, eines General Board of Health, das sich hauptsächlich um die Führung einer exakten und unbeschönigten Gesundheitsstatistik bemühte. Bald folgten praktische Maßnahmen wie die Anlage von Kanalisationsnetzen, die Einführung von »water closets« und die Erneuerung von Frischwasserzuleitungen. Diese Maßnahmen setzten sich bald zumindest in den größeren Städten durch und führten zu einer ersten Beseitigung zumindest der gröbsten Missstände. Eine ursächliche Bekämpfung der Krankheiten erfolgte durch diese zweifellos wichtigen Präventivmaßnahmen freilich nicht. Der Theorie der großen Krankheitsseuchen lag noch die alte Miasmentheorie zugrunde, die von der Entstehung und Ausbreitung von Krankheiten durch schlechte »Ausdünstungen« insbesondere des Bodens, der Sümpfe und des Wassers oder verursacht oder durch krankmachende Bestandteile der (schlechten) Luft (Malaria, it. mal aria) ausging.

Max von Pettenkofer

Die alte Kontagienlehre, die bereits der italienische Arzt Girolamo Fracastoro (1478–1553) als Erklärungsmodell für die Entstehung und Ausbreitung epidemischer Krankheiten entwickelt hatte, war vergessen. Immerhin lag eine Verbesserung der hygienischen Lebenssituation auch in der Konsequenz der Miasmentheorie, so dass wir deren Wirksamkeit im Bereich der Krankheitsprävention nicht unterschätzen dürfen. Im Gegenteil, ihre Ausdifferenzierung in der ersten Hälfte des 19. Jahrhunderts bedeutete gleichzeitig den Anfang der modernen wissenschaftlichen Hygiene, auch wenn von Kontagien oder gar Bakterien noch keine Rede war.

In Kontinentaleuropa werden Ideen von einer wissenschaftlichen Hygiene um 1850 virulent. So unterschied wohl als Erster der Heidelberger Internist Friedrich Oesterlen (1812–1877) in seinem *Handbuch der Hygiene* (1850) eine »wissenschaftliche« und eine »künstlerisch-praktische Seite« der Hygiene; als »Wissenschaft« habe sie »die Bedingungen des Gesundseyns und Gesundbleibens sowohl des einzelnen Menschen als auch der Menschen im Verein, als Gesellschaft und Volk zu erörtern«. Als »Kunst« gebe sie »Mittel und Wege an die Hand, durch deren Einhalten jene Gesundheit, das körperliche und sogar das geistig-sittliche Wohlbefinden des Einzelnen wie der Menschen in Gesellschaft, als ganzer Bevölkerung erhalten werden« könne. Oesterlen konnte sich indes mit seinem Programm noch nicht durchsetzen und auch die von ihm 1859 gegründete *Zeitschrift für Hygiene, medicinische Statistik und Sanitätspolizei* überlebte nur wenige Hefte. Eigentlicher Begründer

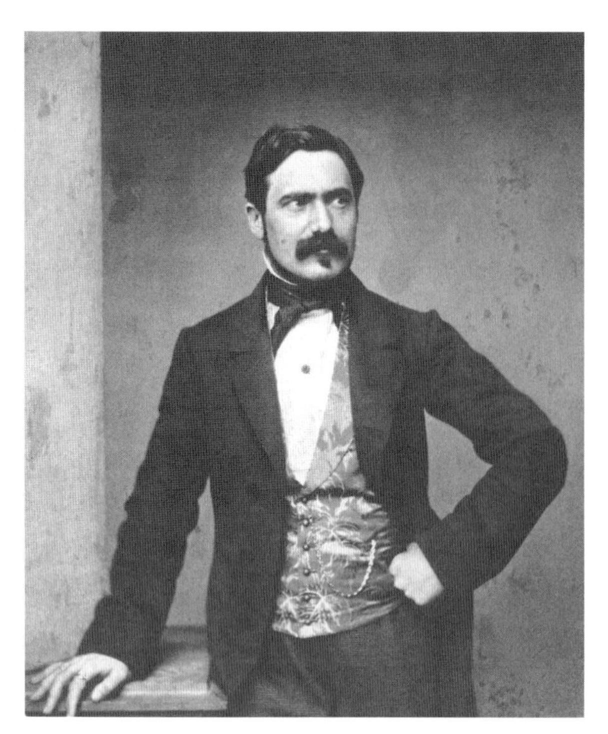

Abb. 5.8. Max von Pettenkofer. Erster Lehrstuhlinhaber für Hygiene (1865) in München.

der wissenschaftlichen Hygiene als Disziplin der Medizin zur Erforschung und Verbesserung der natürlichen Lebensumwelt des Menschen ist der Münchener Apotheker und Arzt Max von Pettenkofer (1818–1901). Der bayerische Arzt war einer der wichtigsten Vertreter dieser Frühphase der modernen wissenschaftlichen Hygiene. Der Sohn einer kinderreichen Bauernfamilie erhielt 1843 seine Approbation als Apotheker und Arzt und war schon während des Studiums mehr von den Zusammenhängen zwischen Chemie und Medizin als von der Aussicht auf eine praktische ärztliche Tätigkeit fasziniert. Ohne Bezahlung arbeitete Pettenkofer 1844 im chemischen Laboratorium von Justus von Liebig (1803–1873) und bereits drei Jahre später erhielt er eine außerordentliche Professur für medizinische Chemie an der Universität München.

Insbesondere der öffentlichen Gesundheitspflege nahm sich der junge Hochschullehrer an. Gesundheit war für Pettenkofer dabei nicht nur ein individuelles Gut, sondern auch ein wirtschaftlicher Wert, nämlich wichtigste Voraussetzung für eine prosperierende Nationalökonomie und damit zentrale Aufgabe staatlicher Aufsichtspflicht. Das Mühen um die Schaffung gesunder Wohn- und Ernährungsverhältnisse, die Verbesserung der Lebens- und Arbeitsbedingungen, die Entwicklung einer wissenschaftlich begründeten Kommunalhygiene und wissenschaftliche Untersuchungen zur Epidemiologie der wichtigsten Seuchen, insbesondere der Cholera und des Typhus, vereinigten sich in Pettenkofer auf ideale Weise. Als Hochschullehrer beschäftigte er sich in seinen *Vorträgen über Hygiene* vor allem mit Fragen der »diätetisch-physikalischen Chemie«, der »Medizinalpolizei« sowie der »Öffentlichen Gesundheitspflege für Ärzte, Architekten und Ingenieure«.

Pettenkofers Engagement in Forschung und Lehre, aber auch seinem Einfluss als Rektor der Münchener Universität ist es zu danken, dass in der bayerischen Metropole 1865 der erste Lehrstuhl für Hygiene und 1879 das erste Hygiene-Institut des deutschsprachigen Raumes eingerichtet werden konnte. International wurde dem bayerischen Hygieniker höchste Anerkennung zuteil, wenngleich sich seine miasmatische Bodentheorie von der Entstehung seuchenhafter Krankheiten als zunehmend unhaltbarer erwies.

Spätestens seit der Mitte des Jahrhunderts begannen andere Ideen zur Seuchenentstehung virulent zu werden. Die Vertreter solcher Ideen griffen die doch noch nicht ganz in Vergessenheit geratene Kontagienlehre des Girolamo Fracastoro wieder auf bzw. entdeckten die alte Theorie neu, dass kleine Lebewesen für die Verbreitung von Krankheiten verantwortlich seien. Bereits in der ersten Hälfte des 19. Jahrhunderts war es der Arzt Jakob Henle (1809–1885), der den Begriff des *contagium vivum* wieder in die Diskussion brachte, diese Vorstellung aber gegen übermächtige miasmatische Auffassungen nicht durchsetzen konnte. Die Idee freilich blieb virulent.

Auch einige Parasitenentdeckungen schienen sie zu stützen; so etwa die erste Trichinen-Beschreibung durch Richard Owen (1804–1892) im Jahre 1832, die Entdeckung des Trichomonas vaginalis durch Alfred Donné (1801–1878) drei Jahre später, die Beschreibung des Favus-Pilzes (1837) durch Lukas Schönlein (1793–1864) oder des Wurms Distomum haematobium (1851) durch Theodor Bilharz (1825–1862).

Der Boden für ein Umdenken und damit für die Entstehung einer neuen hygienischen Disziplin auf der Grundlage der Parasiten- und Bakterienlehre war indes noch nicht bereitet. Ihr standen als wichtigste Hindernisse drei allgemein verbreitete und in der Ärzteschaft weitgehend akzeptierte Hypothesen über den Charakter niederer Organismen entgegen: die Theorie ihrer Entstehung durch Urzeugung (Generatio spontanea), ihre Allgegenwart (Ubiquität) und Vielgestaltigkeit (Pleomorphie).

Vor allem die Beseitigung dieser Erkenntnishindernisse durch den französischen Chemiker Louis Pasteur (1822–1895) und Arztes Robert Koch (1843–1910) und nicht in erster Linie die frühen Erregernachweise ermöglichte die Durchsetzung kontagionistischer Vorstellungen und die damit verbundene Entstehung der Bakteriologie als wissenschaftliche Disziplin.

Antisepsis und Asepsis

In unmittelbarem Zusammenhang mit den neuen Erkenntnissen der aufstrebenden wissenschaftlichen Hygiene standen Bemühungen um keimarmes bzw. keimfreies Arbeiten in der Geburtshilfe und den operativen Behandlungsmethoden. Mit der Festigung der wissenschaftlichen Bakteriologie reifte gleichzeitig die Erkenntnis, dass Keime, die durch die Luft oder durch die Hände des Operateurs in eine Wunde gelangten, für die dramatischen Wundinfektionen verantwortlich waren, die dem chirurgischen Arbeiten bis weit ins 19. Jahrhundert hinein die Schranken gewiesen hatten. Das Bemühen um die Vernichtung bereits in die Wunde gelangter Keime (Antisepsis) und um die Keimfreiheit aller Gegenstände, die mit einer Operationswunde in Berührung kommen konnten (Asepsis), war eng mit den beiden Ärzten Ignaz Philipp Semmelweis (1818–1865) und Joseph Lister (1827–1912) verbunden.

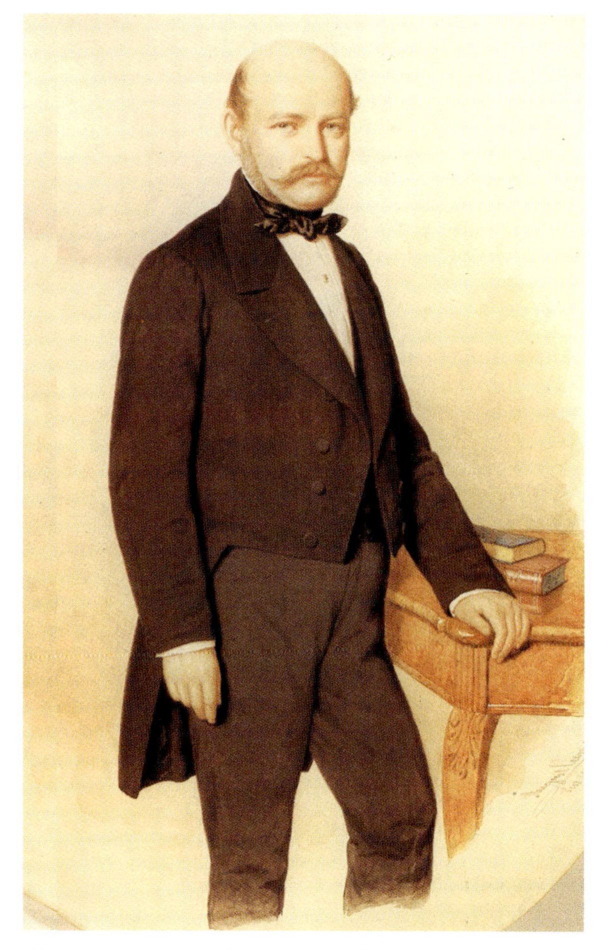

Abb. 5.9. Ignaz Semmelweis – »Retter der Mütter«. Aquarell von August Alexius Canzi (1808–1866), 1857.

Geburtshilfe

Der Geburtshelfer Ignaz Philipp Semmelweis (1818–1865) hatte als erster erkannt, dass das gefürchtete Kindbettfieber keineswegs von miasmatischen Verunreinigungen der Luft oder überwiegend von der »Unreinlichkeit der Wöchnerinnen« und der damit verbundenen Autoinfektion ausging, sondern in erster Linie von den Händen der gynäkologischen Untersucher und Geburtshelfer. Semmelweis hatte beobachtet, dass insbesondere solche Frauen dem Kindbettfieber zum Opfer fielen, die von Ärzten oder Studenten unmittelbar nach Sektionen untersucht oder behandelt wurden. Fasziniert von dieser Beobachtung trieb

Asepsis

Keimfreiheit aller Gegenstände (Hände, Instrumente, Verbandstoffe), die mit der Wunde in Berührung kommen; 1847 eingeführt in die Geburtshilfe (Waschungen in Chlorwasser) durch den Gynäkologen Ignaz Philipp Semmelweis (1818–1865). Modern ist damit die Gesamtheit aller Maßnahmen zur Verhinderung der Einschleppung von Keimen in den Organismus gemeint.

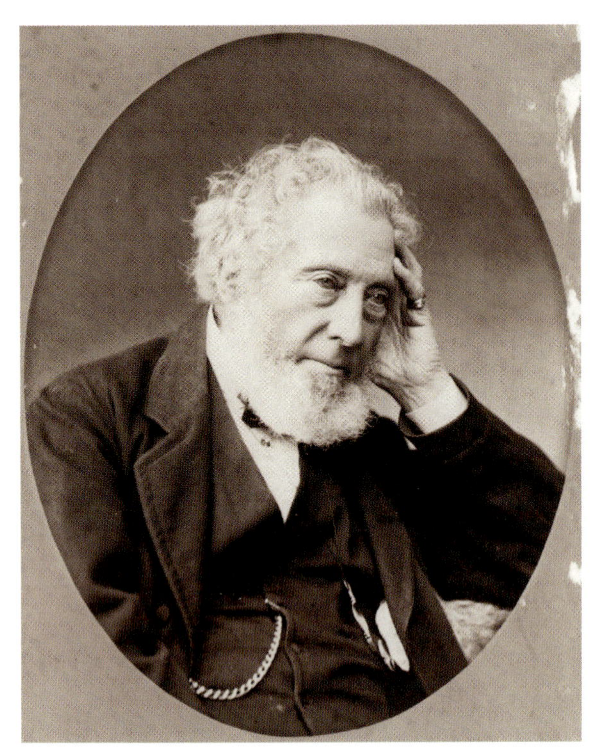

Abb. 5.10. Joseph Lister. Photographie um 1900. Zur Reinhaltung des Operationsfeldes von Keimen aus der Luft empfahl er Karbolsprays.

Semmelweis seine Untersuchungen voran und fand sie bald vielfach bestätigt. Als Konsequenz schrieb er gründliches Händewaschen in einer Chlorkalklösung, regelmäßiges Waschen des Bettzeuges sowie eine sorgfältige Reinigung der gynäkologischen Instrumente vor.

Es mag heute paradox klingen, für das Grundverständnis der Zeit um 1850, in die die Beobachtungen und Schlussfolgerungen des Gynäkologen fielen, war die heftige Ablehnung dieser neuen Idee durchaus konsequent. Der eigene Chef, Johann Klein (1788–1856), der durch die Einführung klinischer Sektionen und praktischer Unterweisung in die Gynäkologie an seiner Klinik für die hohen Mortalitätsraten der Wöchnerinnen indirekt verantwortlich war, bekämpfte seinen Mitarbeiter heftig und entließ ihn schließlich sogar. Nur mit großen Schwierigkeiten gelang es Semmelweis, sich 1850 zu habilitieren. Das breite Unverständnis vieler Zeitgenossen für seine Ideen veranlasste ihn kurz darauf, Wien verbittert zu verlassen. Am Sankt Rochus-Spital in Pest (Budapest) schließlich konnte er zwischen 1851 und 1855 seine Untersuchungen fortsetzen. Als Ergebnis legte Semmelweis 1861 die berühmte Abhandlung *Die Ätiologie, der Begriff und die Prophylaxis des Kindbettfiebers* vor und entfachte damit einen neuerlichen heftigen Streit. Hass, Missgunst, Neid und die heftige Auseinandersetzung um seine neuen Thesen verkraftete der Gynäkologe nicht. In geistiger Umnachtung starb er 1865 in der Landesirrenanstalt in Wien-Döbling. Die breite Akzeptanz seiner richtigen Lehre hat Semmelweis nicht mehr miterleben dürfen. Heute gilt er eben wegen dieser Entdeckungen als »Retter der Mütter« und als Begründer der Anti- und Asepsis in der Gynäkologie.

Chirurgie

In der Chirurgie hat sich insbesondere der englische Operateur Lister (1827–1912) um die antiseptische Methode bemüht. Durch einen Zufall war er auf die keimtötende Wirkung der Karbolsäure aufmerksam geworden, auf deren desinfizierenden Effekt bereits 1860 der französische Apotheker François Jules Lemaire (1814–1866) hingewiesen hatte.

Lister, der durch die Arbeiten Pasteurs beeindruckt und beeinflusst wurde, war am Ende der sechziger Jahre des 19. Jahrhunderts zunächst der Desinfektionswirkung

Antisepsis

(Bedingte) Vernichtung oder Hemmung der Wundinfektionserreger durch Desinfektionsmittel; durch den englischen Chirurgen (Lord) Joseph Lister (1827–1912) zuerst postuliert und in den sechziger und siebziger Jahren des 19. Jahrhunderts in die Chirurgie eingeführt. Frühe Desinfektionsmittel waren Phenol- bzw. Karbolsäure und Sublimat (durch Ernst von Bergmann eingeführt). Später setzte sich gespannter Dampf (Schimmelbusch-Trommel, benannt nach dem Schüler Bergmanns, Curt Schimmelbusch) durch.

von Chlorzink, Sulfid und Phenol nachgegangen, hatte sich dann aber aus Kostengründen und wegen der größeren Wirksamkeit allein auf Versuche mit Karbolsäure konzentriert. Hinter diesen Versuchen stand die Einsicht, dass man die Wunde vor dem Kontakt mit der Luft und den in ihr enthaltenen Luftkeimen schützen müsse. Deshalb kam es darauf an, den gesamten Operationsbereich durch die Zerstäubung des Desinfektionsmittels quasi einzunebeln. Dieses Verfahren steigerte die Effektivität der Maßnahme und verringerte noch dazu ihre Kosten. Die erste Publikation der neuen Methode datiert aus dem Jahre 1867.

In Deutschland wurde dieses antiseptische Verfahren vor allem durch den Chirurgen Richard von Volkmann (1830–1889) eingeführt. Tatsächlich gelang es, die Infektionshäufigkeit durch den Einsatz von zerstäubter Karbolsäure drastisch zu reduzieren. Ein weiteres bewirkte die Reinigung der Instrumente und der Hände der Operateure. Neben diesen unbestrittenen Vorteilen war aber die Einnebelung des Operationstisches mit Karbolsäure für Ärzte und Schwestern nicht gefahrlos. Allergische Reaktionen, Hautverätzungen und sogar Nieren- und Leberschädigungen, die durch das Einatmen der Karbolsäuredämpfe bewirkt wurden, häuften sich. Darüber hinaus zeigte sich aber auch im Laufe der Jahre, dass ganz offensichtlich die Bakteriendichte und die Bakterienvermehrung in der Luft überschätzt worden war. Beide Erkenntnisse haben schließlich dazu geführt, dass das Karbolzerstäubungsverfahren aufgegeben wurde.

Die durch Ernst von Bergmann (1836–1907) propagierte Sublimat-Desinfektion lieferte zunächst Ersatz, war aber auch nicht ungefährlich. Dem Berliner Assistenten Ernst von Bergmanns, Curt Schimmelbusch (1860–1895), gelang dann in den achtziger Jahren der Nachweis, dass strömender heißer Wasserdampf die keimtötende Wirkung der Karbolsäure bei weitem übertreffen konnte. Ausgehend von dieser Beobachtung konstruierte Schimmelbusch Dampfsterilisatoren, die bald nach seinem Namen benannt als Schimmelbusch-Trommeln in den Handel kamen. In ihnen konnte mit gespanntem Dampf endlich eine nahezu hundertprozentige Sterilisation der Operationsinstrumente durchgeführt werden.

Eine wirklich aseptische Operationstechnik war allerdings erst möglich, nachdem sich auch systematische Handwaschungen, die Desinfektion des Operationsfeldes und schließlich das Tragen von hauchdünnen Gummihandschuhen durchgesetzt hatten. Um die Desinfektion der Hände mit den weniger aggressiven Mitteln Seife und Alkohol hat sich in den späten achtziger Jahren des 19. Jahrhunderts insbesondere Paul Fürbringer (1849–1930) verdient gemacht. Die Desinfektion des Operationsfeldes durch Aufstreichen von Jodtinktur, wie sie bis weit in unser Jahrhundert praktiziert wurde, geht auf Antonio Grossich (1849–1926) zurück, während Paul Friedrich (1867–1925) in Deutschland und William Stuart Halsted (1852–1922) in Amerika das Tragen von Gummihandschuhen einführten.

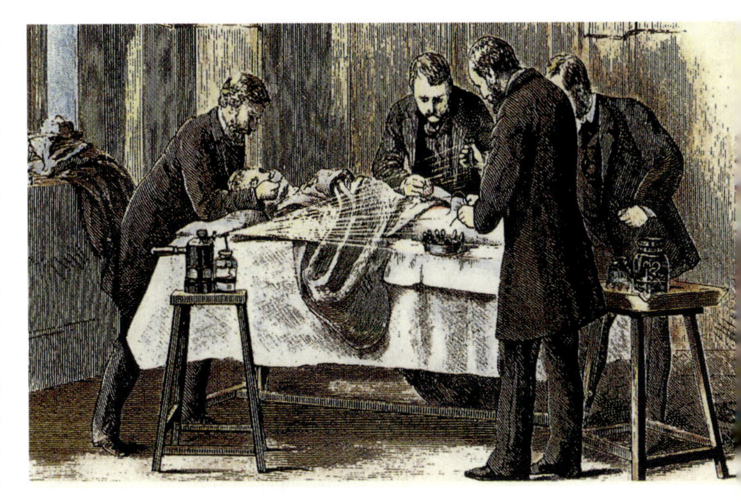

Abb. 5.11. Listers Karbolspray im Einsatz.

Die Bestrebungen der Antisepsis und der Asepsis vereinigten sich etwa um die Jahrhundertwende und das Bild des im Frack, ohne Mundschutz und ohne Gummihandschuhe operierenden Chirurgen verschwand allmählich.

Anfänge der wissenschaftliche Bakteriologie

Louis Pasteur

In Frankreich wandte sich der Physiker und Chemiker Louis Pasteur (1822–1895) in den fünfziger Jahren des 19. Jahrhunderts der Erforschung der Milchsäure- und alkoholischen Gärung zu und beschrieb diese biochemischen Prozesse als Ergebnisse mikroorganischer Tätigkeit. Darüber hinaus konnte Pasteur eine Reihe von Weinkrankheiten als erregerbedingte Veränderungen erklären und zeigen, dass man diese Erreger durch das Erzeugen einer bestimmten Temperatur abtöten konnte (Pasteurisieren), ohne die Qualität des Weines nachhaltig zu mindern. Vor dem Hintergrund dieser Untersuchungen gelang ihm

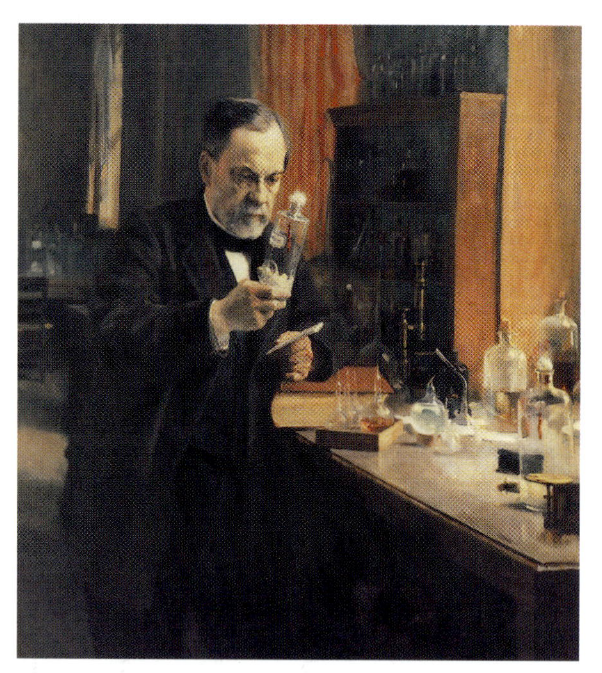

Abb. 5.12. Louis Pasteur. Öl auf Leinwand von Albert Edelfelt (1854–1905), 1885.

schließlich der Nachweis, dass Mikroben immer nur von Mikroben erzeugt werden und damit nicht Produkt einer Urzeugung sein können.

Pasteurs Forschungen zur Entstehung, Vermehrung und zum Lebenszyklus der Mikroben, seine Untersuchungen zur Ursache-Wirkungsbeziehung zwischen Mikroorganismus, Infektion und Krankheitssymptom lieferten der jungen Bakteriologie ein wichtiges Fundament. Bereits die Weinforschungen Pasteurs hatten den Chemiker zu der Vermutung veranlasst, dass auch bestimmte Krankheiten der Menschen und Tiere durch Mikroorganismen, Mikroben, verursacht sein könnten.

Seine Aufmerksamkeit galt vor allem der Milzbranderkrankung, deren Verursacher, den Bacillus anthracis, Robert Koch 1876 entdeckt hatte. Parallel dazu untersuchte er auch eine bakterielle Tierkrankheit, die Hühnercholera. Pasteur gab sich mit dem Erregernachweis nicht zufrieden. Sein Interesse galt der Verhütung dieser Krankheiten durch die Methode der von Edward Jenner (1749–1823) beschriebenen Vakzination.

Der erste Erfolg stellte sich 1880 ein, als es zum ersten Mal gelang, einen Impfstoff gegen Hühnercholera herzustellen. Bereits ein Jahr später folgte die Entwicklung des ersten wirksamen Impfstoffes gegen den Milzbrand. Vier Jahre später gelang die Herstellung einer Tollwutvakzine, mit der ein Patient durch eine erfolgreiche Immunisierung während der Inkubationszeit zum ersten Mal vor dem bis dahin immer tödlichen Schicksal der Tollwutinfizierten bewahrt werden konnte.

An den Impfforschungen waren vor allem die beiden Schüler Pasteurs, Emile Roux (1853–1933) und Charles Eduard Chamberland (1851–1908), beteiligt. Durch die Forschungsergebnisse Pasteurs und seiner Schule fielen die alten Urzeugungs- und Ubiquitätsthesen. Gleichzeitig wurden entscheidende Grundlagen für die Entwicklung der wissenschaftlichen Bakteriologie, der Desinfektionslehre, der Asepsis und der Antisepsis gelegt.

In Deutschland waren es vor allem Ferdinand Julius Cohn (1828–1898), Robert Koch (1843–1910) sowie dessen Schüler und Mitarbeiter Georg Theodor August Gaffky (1850–1918), die der Bakteriologie zum Durchbruch verhalfen und die alte lokalistische Theorie widerlegten.

Der Botaniker und Pflanzenphysiologe Cohn gehört neben Robert Koch zu den bedeutenden Begründern der wissenschaftlichen Bakteriologie in Deutschland. Schon früh hatte sich der Kaufmannssohn aus Breslau nach seinem Universitätsstudium in Breslau und Berlin mit dem Problemkreis pflanzlicher und tierischer Mikroorganismen beschäftigt.

Bakteriologie

Wissenschaft von den kleinsten einzelligen Mikroorganismen, ihrer krankheitserregenden Potenz und den Möglichkeiten ihrer Bekämpfung; Begründung der Bakteriologie durch den französischen Chemiker Louis Pasteur (1822–1885) und dem Arzt Robert Koch (1843–1910). Die Grundlage bildete die Widerlegung der in der vorbakteriologischen Ära vermuteten Eigenschaften niederer Lebewesen: Urzeugung, Ubiquität und Pleomorphie; Bestätigung der disziplinbegründenden Erregerpostulate Kochs: Nachweisbarkeit, Eindeutigkeit, Isolierbarkeit, Züchtbarkeit, Überimpfbarkeit, Wiedergewinnbarkeit.

Cohn interessierte sich insbesondere für die Einteilung, die Klassifikation der Bakterien. Kriterien wie Nahrungsaufnahme, fermentative Eigenschaften, Fortpflanzung, aber auch die äußere Erscheinungsform lieferten die Grundlage dieser Klassifikationen. Wichtige Untersuchungsergebnisse publizierte er in einer 1870 begründeten Schriftenreihe *Beiträge zur Biologie der Pflanzen*. Cohn wandte sich heftig gegen die alte Lehre von der Pleomorphie der Bakterien. Auch über die Pathogenität einzelner, klar abgrenzbarer und in immer wiederkehrenden Formen auftretender Bakteriengruppen hat sich Cohn geäußert. Zwei Jahre vor der Bestätigung durch Robert Koch vermutete Cohn bereits, dass Bakterien für die pathogenen Wirkungen bei milzbranderkrankten Tieren verantwortlich seien.

Robert Koch

Unter den Begründern der wissenschaftlichen Bakteriologie kommt dem Arzt und Mikrobiologe Robert Koch (1843–1910) zweifellos die größte Bedeutung zu. Dies gilt sowohl mit Blick auf seine Pionierleistung in der bakteriologischen Forschung, insbesondere in den Jahren 1873–1883, als auch mit Blick auf die prinzipiellen Aussagen zur bakteriologischen Wissenschaft, die deren weitere Entwicklung entscheidend bestimmten.

Bereits 1873 hatte der Sohn eines Oberharzer Bergamtsleiters nach seinem Medizinstudium in Göttingen und ärztlich praktischer Tätigkeit in Hamburg, bei Hannover, in Niemegk bei Potsdam und in Wollstein (Provinz Posen), begeistert erste Schritte auf dem Feld der Mikrobensuche gewagt. Seine Untersuchungen über die Ursachen der Milzbranderkrankung führten 1876 zum Erregernachweis und zur Reinzüchtung des Bacillus anthracis. Die Publikation seiner Ergebnisse wagte Koch erst nach einer Überprüfung durch den bereits erwähnten Botaniker Ferdinand Cohn.

Sechs Jahre später schon erfolgte die vielleicht wichtigste Entdeckung Kochs auf dem Gebiet der jungen Bakteriologie. Die Entdeckung des Mycobacterium tuberculosis im Jahre 1882 bedeutete einen ersten Höhepunkt in der Bakteriologiegeschichte. Mit Hilfe neuer Färbungstechniken und durch Anzüchtung des infektiösen Materials auf neuen geeigneten Nährböden gelang es Koch, »in allen tuberkulös veränderten Organen charakteristische, bis dahin nicht bekannte Bakterien zu finden«. Mit dieser revolutionären Entdeckung, deren Nachricht sich in kurzer Zeit über den Erdball verbreitete, verbanden sich gewaltige

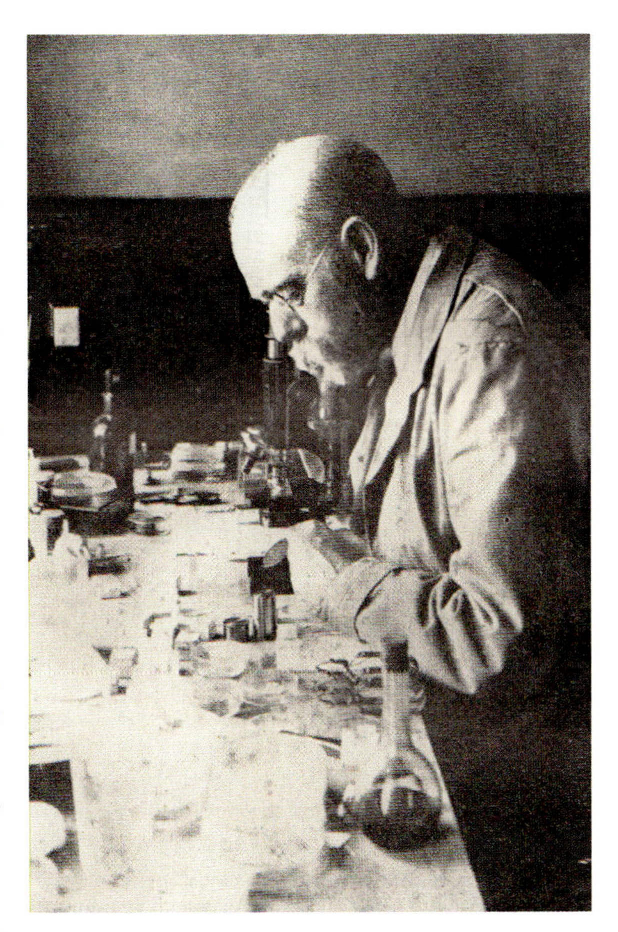

Abb. 5.13. Robert Koch im Labor.

Hoffnungen, die Geißel der Volkskrankheit Tuberkulose nun doch besiegen zu können. Bis zur Entwicklung wirksamer Medikamente gegen eine bereits ausgebrochene Tuberkulose sollte es aber viele Jahrzehnte dauern. Die sensationelle Entdeckung des vermeintlich wachstumshemmend auf die Tuberkelbazillen wirkenden *Tuberkulin* (1891) entpuppte sich bald als Fehleinschätzung. Zuvor war die Welt in einen wahren Tuberkulintaumel gestürzt. Doch die Hoffnung trog. Koch hatte die Wirkung des Glyzerinextraktes aus Reinkulturen von Tuberkelbakterien weit überschätzt. Dem »Taumel« folgte der »Katzenjammer«. Immerhin, die Grundlage für die diagnostische Tuberkulin-Probe war geschaffen.

Bereits ein Jahr nach der Darstellung des Tuberkulose-Erregers gelang Koch der dritte »große Wurf« durch die Entdeckung des Vibrio comma (sive cholerae), des Cholera-Erregers also. Diese Entdeckung war das Ergebnis eines Forschungsaufenthaltes auf dem indischen Subkontinent, zu dem ihn die britische Kolonialregierung eingeladen hatte.

Mit der Entdeckung des Tuberkulose- und Cholera-Erregers war der Durchbruch in der wissenschaftlichen Bakteriologie endgültig gelungen, war der alte Streit zwischen Lokalisten und Kontagionisten zugunsten der Letzteren entschiede. Max von Pettenkofer hatte im Zusammenhang mit der großen Hamburger Choleraepidemie 1892 in einem heroischen Selbstversuch mit Cholera-Erregern noch einmal versucht, die kontagionistische Auffassung aus den Angeln zu heben. Zwar führten damals die geringe Virulenz des gewählten Erregers oder eine nur geringe Keimzahl zu keinen gravierenden Krankheitserscheinungen, gleichwohl war der Versuch gescheitert. Pettenkofer resignierte und ließ sich zwei Jahre später (1894) von seinen Lehrstuhlverpflichtungen entbinden.

Entscheidender noch als die sensationellen Erregernachweise Kochs waren die prinzipiellen Überlegungen und Forschungsergebnisse für die weitere Entwicklung der wissenschaftlichen Bakteriologie. Die alten Theorien von Urzeugung und Ubiquität hatten bereits Louis Pasteur und seine Schüler ins Wanken gebracht; die These von der Pleomorphie niederer Organismen war schon von Cohn vehement in Zweifel gezogen worden und nun durch die Züchtung von Reinkulturen und die gezielte Verimpfung isolierter Kolonien endgültig zugunsten einer monomorphistischen Anschauung gefallen. Hinsichtlich der Identifizierung einer bakteriellen Infektionskrankheit entwickelten die Schüler Kochs (bes. Friedrich Loeffler) die von Koch selbst so nie formulierten »Koch`schen Erreger-Postulate«: mikroskopischer Nachweis des Erregers, Züchtung in Reinkultur, Überimpfung auf ein Versuchstier, Krankheitsausbruch und Erregernachweis im Versuchstier.

Wichtig waren neben diesen prinzipiellen Überlegungen und Forderungen auch die technischen Erweiterungen der Mikroskopie (Immersion, Abbe'scher Kondensator), die vielfach auf Kochs Vorschläge zurückgingen. Aber auch die Entwicklung neuer Färbemethoden und die Verbesserung der Nährböden erweiterten das Möglichkeitsspektrum bakteriologischer Forschungen.

Die Erfolge häuften sich insbesondere in den achtziger und neunziger Jahren des 19. Jahrhunderts. Armauer Hansen (1841–1912) fand 1873 den Erreger der Lepra (Mycobacterium leprae), Albert Neisser (1855–1916) entdeckte 1879 die Gonokokken, Karl J. Eberth (1835–1926) 1880 die Typhussalmonellen, Artur Nicolaier (1862–1942) fünf Jahre später den Erreger des Wundstarrkrampfs, das Clostridium tetani. Die Liste der Entdeckungen ließe sich um ein Vielfaches verlängern.

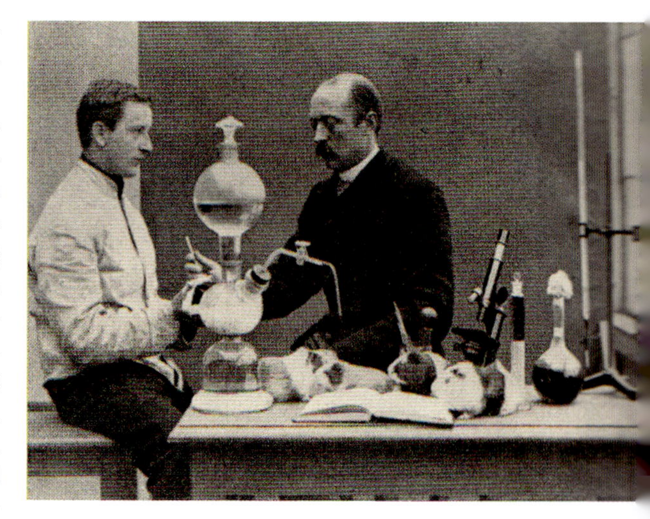

Abb. 5.14. Emil von Behring mit Mitarbeiter und Meerschweinchen im Koch'schen Labor.

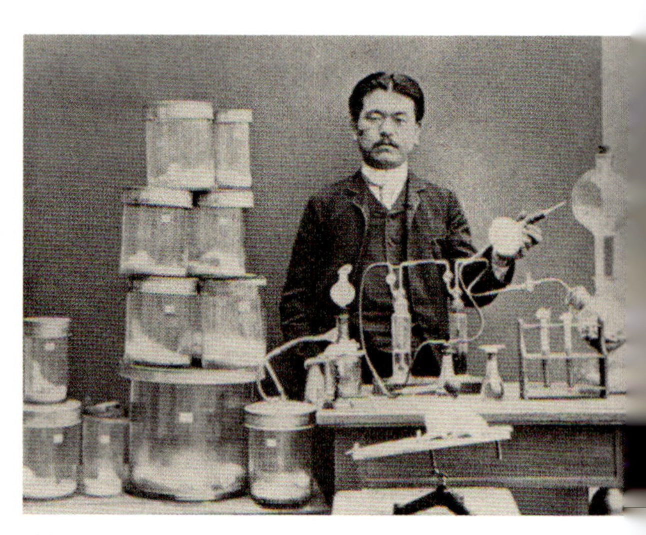

Abb. 5.15. Shibasaburo Kitasato im Koch'schen Labor.

Der Bakteriologie und Hygieniker Georg Theodor August Gaffky (1850–1918), der 1850 in Hannover als Sohn eines Schiffsagenten das Licht der Welt erblickt hatte, gehörte zweifellos zu den wichtigsten Schülern Robert Kochs. Gaffky assistierte Koch bei fast allen experimentellen Laborforschungen und begleitete seinen Lehrer bei Expeditionen nach Ägypten, Indien und zur Erforschung der Rinderpest nach Südafrika. Bereits 1885 wurde der Schüler Kochs an das

1876 gegründete Kaiserliche Gesundheitsamt kommandiert. Drei Jahre später übernahm er eine ordentliche Professur für Hygiene an der Universität Gießen. Während der Hamburger Choleraepidemie beriet und unterstützte Gaffky die Hamburger Gesundheitsbehörden in der Bekämpfung der Krankheit. Nicht zuletzt aufgrund dieser positiven Erfahrungen, in erster Linie wohl aber wegen wachsender kolonialer Bedürfnisse, konnte 1901 in Hamburg das erste deutsche Institut für tropenmedizinische Forschung, das Hamburger Institut für Schiffs- und Tropenkrankheiten, eröffnet werden. Nach der Jahrhundertwende schließlich löste Gaffky 1904 seinen Lehrer in der Leitung des von Koch 1891 begründeten Berliner Instituts für Infektionskrankheiten ab, nachdem sich dieser ganz der wissenschaftlichen Arbeit widmen wollte.

Selbstverständlich konnte die bakteriologische Forschung in ihrer frühen Entwicklungsphase der Erregernachweise nicht stehen bleiben. Bereits in den achtziger Jahren wuchs das Interesse an spezifischen Bakteriengiften, den Toxinen. Erste Ergebnisse legte Knud Faber (1862–1956) zur Wirkungsweise der Tetanustoxine (1890) vor. Immunisierungsversuche an Tieren, wie sie vor allem durch die Koch-Schüler und -Mitarbeiter Emil von Behring (1854–1917) und Shibasaburo Kitasato (1852–1931) durchgeführt wurden, belegten im gleichen Jahr die Bildung von Antitoxinen und markierten den Anfang der serumtherapeutischen Ära.

Institute und Gesetze – die Durchsetzung der Bakteriologie

Die Institutionalisierungsschritte der wissenschaftlichen Hygiene in Deutschland sind verschiedentlich bereits angedeutet worden. Der Errichtung des ersten Lehrstuhls für Hygiene in München und seine Besetzung mit Pettenkofer im Jahre 1865 folgte die Eröffnung des ersten Münchner Hygiene-Instituts 1879. Drei Jahre zuvor hatte in Berlin das Kaiserliche Gesundheitsamt seine Arbeit aufgenommen. Als institutionelles Enkelkind dieses Amtes arbeitete bis zu seiner Auflösung am 24. Juni 1994 das Bundesgesundheitsamt (BGA). Im Jahre 1885 wurde in Berlin zunächst das neu geschaffene Hygiene-Institut und schließlich 1891 das Institut für Infektionskrankheiten eröffnet; Gründungsdirektor beider Institutionen war Robert Koch. Weitere Lehrstühle für das junge Fach folgten. Von ihnen gab es Ende der 80er Jahre in Deutschland bereits sechs (München, Leipzig, Göttingen, Berlin, Gießen, Jena). Damit war ein starker Institutionalisierungsprozess in Gang gekommen.

Auf dessen Notwendigkeit hatte 1884 der erste Göttinger Hygieniker Carl Flügge (1847–1923) auf der Versammlung des *Deutschen Vereins für Öffentliche Gesundheitspflege* in Hannover hingewiesen: »Wenn anerkannt wird, dass die wahre Förderung der hygienischen Forschung in der Anwendung der experimentellen Methode beruht, dann sind auch besondere hygienische Institute unerlässlich. Denn das ist ganz undenkbar, dass etwa die ganze experimentelle Forschung in anderen medicinischen Fachinstituten stattfindet. Dazu erfordert die hygienische Forschung einen viel zu eigenartigen und viel zu complicierten Apparat.«

Auch auf dem Gebiet der Gesetzgebung fand die neue Grundwissenschaft der Bakteriologie ihren Niederschlag – deutlichstes Anzeichen für die allgemeine Durchsetzung ihrer Prinzipien. Im April 1874 wurde das Reichsimpfgesetz verabschiedet und in ihm die Pockenschutzimpfung mit Kälberlymphe kodifiziert. Fünf Jahre später, am 14. Mai 1879, kam es zur Verabschiedung eines ersten Nahrungsmittelgesetzes, das bakteriologische Untersuchungen bindend vorschrieb; am Beginn des neuen Jahrhunderts, am 30. Juni 1900, regelte das Reichsseuchengesetz erstmalig umfassend alle Präventiv- und Bekämpfungsmaßnahmen auf dem Gebiet des allgemeinen Seuchenschutzes. Das Reichsseuchengesetz und seine Erweiterungen stellt noch heute in seinen generellen Aussagen die Grundlage unserer Seuchengesetzgebung dar. Für die Überwachung seuchenhygienischer Maßnahmen und Gesetze war das am 16. Juli 1876 als zentrale Stelle für das Medizinal- und Veterinärwesen gegründete kaiserliche Gesundheitsamt (ab 1918: Reichsgesundheitsamt) verantwortlich.

Von der Serumtherapie zu den Antibiotika

Am Ende des 19. Jahrhunderts war die wissenschaftliche Bakteriologie – bedingt durch ihre unbestreitbaren Erfolge bei der Zurückdrängung der Cholera, vor allem aber durch die Entwicklung der Bakteriologie – zur unangefochtenen medizinischen Leitwissenschaft geworden. Eine Vielzahl von Erregern hatte nachgewiesen werden können; infektiöse Krankheitsverläufe waren studiert worden. Was fehlte, war eine spezifisch wirksame antibakterielle Therapie. Gerade gegen die klassischen Infektionskrankheiten, gegen die Tuberkulose, aber auch gegen Geschlechtskrankheiten lagen noch keine wirksamen Therapeutika vor. Bei der Tuber-

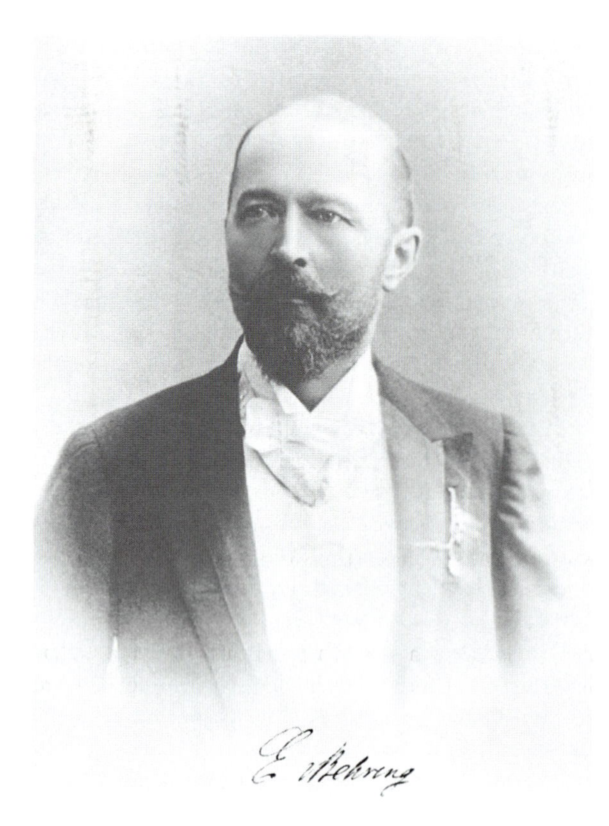

Abb. 5.16. Emil von Behring 1901.

kulose bemühten sich die Ärzte, durch Klimawechsel Stillstände im Krankheitsprozess zu erreichen. Eine Volksheilstätten-Bewegung mühte sich um die Errichtung von Tuberkuloseheimen und Sanatorien für alle Bevölkerungsschichten. Beherrschbar war die Krankheit dadurch freilich nicht geworden. Bei den Geschlechtskrankheiten waren es vor allem adstringierende Mittel und solche, die wie das Arsen zwar gegenüber den Syphilis-Erregern eine gewisse Wirksamkeit zeigten, aber auch den Organismus insgesamt schädigten.

Emil von Behring und die Serumtherapie

In das letzte Jahrzehnt des 19. Jahrhunderts fällt der Beginn wissenschaftlicher Bemühungen um eine wirksame und zielgerichtete antibakterielle Therapie, deren Erfolge das therapeutische Handeln auf dem Feld der Infektionskrankheiten nach der Jahrhundertwende bis heute bestimmen sollen. Es handelt sich hierbei um die Anfänge der Immunologie und in ihrem Zusammenhang insbesondere der Serologie sowie um die theoretische Grundlegung der Chemotherapie.

Die Anfänge der Immunologie verbanden sich insbesondere mit dem Namen des Arztes und Naturforschers Emil von Behring (1854–1917). Als Mitarbeiter von Robert Koch hatte sich Behring seit 1890 intensiv zunächst mit Desinfektionsmitteln beschäftigt, sich dann aber vor allem auf die antibakterielle Wirkung der Blutseren konzentriert. Über Immunisierungsversuche an Tieren führte der Weg zur Entdeckung des Diphtherie- und Tetanusserums im Jahre 1890.

Die Grundidee der vor allem von Behring entwickelten Blutserumtherapie fußte auf der Annahme, dass es gelingen müsse, die Erreger von Infektionskrankheiten nicht mit biodesinfizierenden Chemikalien, sondern mit Antitoxinen, also mit solchen Gegengiften zu bekämpfen, die vom Körper selbst im Rahmen der Abwehrreaktion produziert würden. Behring richtete sein besonderes Augenmerk auf die Bekämpfung der häufig infaust verlaufenden Diphtherieerkrankung und versuchte, ein Diphtherieserum zu entwickeln. Schon in den neunziger Jahren waren diese Versuche von Erfolg gekrönt. Zum ersten Male gelang es, diphtheriekranke Kinder mit dem entwickelten Heilserum erfolgreich zu behandeln.

An diesen Forschungen war neben Behring auch der Koch-Schüler Shibasaburo Kitasato (1852–1931) beteiligt. Behrings und Kitasatos Entdeckung belegte, dass der menschliche Organismus in der Lage war, körpereigene Antitoxine gegen Krankheiten, im speziellen Fall gegen Diphtherie und Tetanus zu bilden. Im Jahre 1901 erhielt Emil Behring für seine Forschungen den Nobelpreis und wurde geadelt. Mit seinem persönlichen Erfolg konnte der große Forscher und Arzt schlecht umgehen. Zu Lebzeiten bereits ließ er sich ein Mausoleum errichten.

Behrings Verdienste in der immunologischen Forschung werden durch seine persönlichen Eskapaden aber nicht geschmälert. Er produzierte seine Diphtherieseren in den eigenen Laboratorien und auf seine Anregung hin wurden seit 1913 Kinder regelmäßig mit einem ungiftigen Toxin-Antitoxin-Impfstoff aktiv gegen Diphtherie immunisiert. Damit war auch eine Diphtherieimpfung als wirksame prophylaktische Maßnahme möglich geworden. Die Krankheit konnte so in den zwanziger und dreißiger Jahren insgesamt zurückgedrängt werden. Gleichwohl ist es immer wieder zu zeitlich und räumlich begrenzten Epidemien gekommen.

Ein großer Triumph wurde Behring in seinen letzten Lebensjahren während des Ersten Weltkriegs zuteil. Sein Tetanusserum erwies sich sowohl als Therapeutikum als auch zur Prophylaxe des Wundstarrkrampfes als außerordentlich erfolgreich. Kaum einer kriegstypischen Infektionserkrankung ist während des Ersten Weltkrieges nach anfänglich hohen Erkrankungszahlen so gründlich durch Serumgaben vorgebeugt worden wie dem gefürchteten Wundstarrkrampf. Bei kaum einer anderen Erkrankung war indessen auch die Erkenntnislage bereits vor Kriegsbeginn so umfassend wie bei der durch Emil von Behring entwickelten Serumtherapie und Prophylaxe dieser schwerwiegenden Wundkomplikation. Den soliden experimentell-therapeutischen Grundlagen waren jedoch, trotz vorsichtiger Einsatzversuche beim deutschen Expeditionskorps in Ostasien 1900/01, keine klinische Erfahrungen im breiten Umfang gefolgt, was vielleicht die geringe Akzeptanz der Heeresleitung am Beginn des Krieges erklärt. Bereits in den ersten Kriegsmonaten zeigte sich, dass diese Zurückhaltung besonders auf dem westlichen Kriegsschauplatz zu hohen Verlusten mit Todesziffern um 70 % führte. Von August bis Dezember 1914 erkrankten von 431.726 verwundeten deutschen Soldaten 1656 (3,8 Promille) an Wundstarrkrampf. Dieses Verhältnis entsprach etwa dem des deutsch-französischen Krieges 1870/71; auf französischer und englischer Seite war die Morbidität vergleichbar. Bereits am 5. September 1914 ordnete der Chef der Feldsanität Otto von Schjerning, eine vermehrte Beschaffung von Tetanusantitoxin und die Verteilung des Serums bis hin in die Feldlazarette und Sanitätskompagnien an. Vom April 1915 an war es möglich, 165.000 Schutzdosen aus deutscher Produktion und zusätzliche 100.000 Dosen aus amerikanischer Produktion zur Verfügung zu stellen. Von diesem Zeitpunkt an konnte auch die prinzipielle Verabreichung angeordnet werden. Tatsächlich fielen die Erkrankungszahlen dramatisch und entsprachen vom Sommer 1915 an nur noch etwa 10 % der Werte der ersten Kriegsmonate, wozu auch die allmähliche Frage der Häufigkeit und zeitlichen Nähe der Nachimpfungen beigetragen haben dürfte.

Euphorisches Lob wurde Behring, dem »Retter der Kinder« durch sein Diphtherieserum, der nun, mitten im Krieg, auch als »Retter der deutschen Soldaten« galt, besonders anlässlich seines frühen Todes zuteil. In seiner nationalistisch gehaltenen Gedenkrede auf Behring formulierte Max von Gruber im Juni 1917:

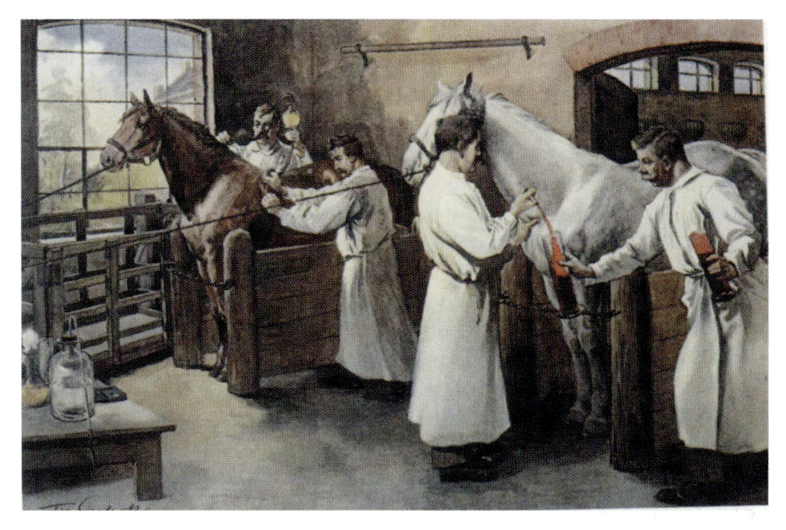

Abb. 5.17. Gewinnung von Pferdeblut zur Herstellung von Diphtherieserum.

> »Der Krieg hat Behring noch einen letzten Triumph bereitet [...]; seitdem das Tetanusserum prophylaktisch angewendet wird, hat der Wundtetanus, der anfangs so entsetzlich viele Opfer gefordert hatte, sozusagen aufgehört. [...] Erst die Hervorbringung von Männern, welche solches zu leisten vermögen, nicht die Masse der Alltäglichen, gibt einem Volke das Recht auf das Gefühl, sein Dasein zu verdienen.«

Die Forschungsarbeiten des Biologen und Hygieniker Max von Grubers (1853–1927) selbst sind eng mit den Anfängen der Serologie verbunden gewesen. Gruber war wenige Jahre nach dem serologischen Forschungserfolg Behrings die Beschreibung der Agglutinationsfähigkeit des Typhusimmunserums beim Kontakt mit noch lebenden Typhus-Erregern gelungen. Damit war erstmals die serologische Definierung eines Bakterienstamms durch die Bakterienagglutination mit bekannten Antiseren auf dem Objektträger (qualitativ) oder im Reagenzglas (quantitativ) möglich geworden.

Die Zeit vor dem Ersten Weltkrieg kann als Blütezeit der experimentellen Serumtherapie bezeichnet werden. Die Erfolge Behrings und von Grubers belegten die Entwicklungsfähigkeit dieses jungen Forschungszweiges. Auch auf dem Gebiet der Syphilisdiagnostik erwies sich die Serologie

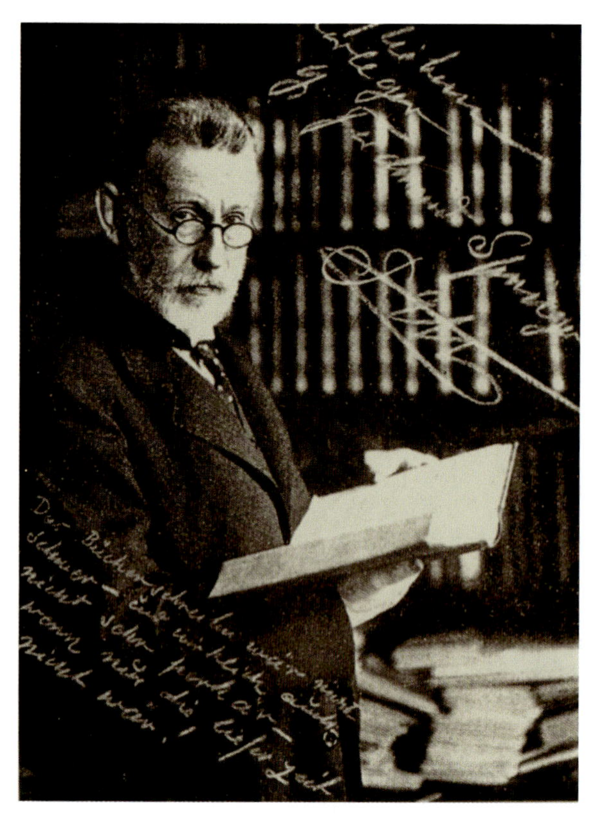

Abb. 5.18. Paul Ehrlich auf einer Widmungskarte.

als einsatzfähig. August Paul von Wassermann (1866–1925) gelang im Jahre 1906 zusammen mit seinem Mitarbeiter Carl Bruck (1879–1944) eine Komplementbindungsreaktion, die zum Nachweis bestimmter Reagine im Serum von Syphiliskranken herangezogen werden konnte. Die Reaktion stützt sich in klassischer Weise auf drei Systeme (Luisches System und Wassermann-Antigen; hämolytisches Indikatorsystem; Meerschweinchen-Serum als Komplement) und gehört als »Wassermann-Reaktion« zu den serologischen Standardmethoden in der Syphilisdiagnostik. Auch der Grundtypus der Komplementbindungsreaktion ist noch heute eine diagnostische Standardmethode, mit der es möglich ist, bei bekannten Antigenen den Antikörper oder umgekehrt bei bekannten Antikörpern das Antigen zu bestimmen.

Emil von Behring starb am 31. März 1917 in Marburg. Sein früher Tod im Alter von 63 Jahren ist sicher zum Teil auf seine bis zur physischen Erschöpfung führende Arbeit im Labor seiner Behring-Werke zurückzuführen. Nächtelange erschöpfende Arbeit, die der Serumreinigung und dem Ausbau der Schutzimpfungssmethode gewidmet war, aber auch Konflikte und Anfeindungen hatten seine Gesundheit allmählich, aber nachhaltig erschüttert. Bereits 1907 war nach physischen und psychischen Zusammenbrüchen ein dreijähriger Sanatoriumsaufenthalt notwendig geworden. Größter Ruhm wurde ihm während des Ersten Weltkrieges und in der Weimarer Republik zuteil. Die Nationalsozialisten allerdings hatten zunächst erhebliche ideologische Schwierigkeiten mit diesem Mann, aus dessen Ehe mit einer Frau jüdischer Herkunft, der Tochter eines Verwaltungsdirektors der Charité, sechs Söhne hervorgegangen waren. An der Bedeutung Behrings war freilich nicht zu rütteln und ein Totschweigen wie im Falle des jüdischen Begründers der Chemotherapie, Paul Ehrlich, war undenkbar. Hitler erklärte Behrings Söhne 1934 zu »Ariern« und ›rehabilitierte‹ den großen deutschen Forscher 1940 offiziell anlässlich der Feiern zur 50jährigen Wiederkehr der Entdeckung der Serumtherapie, nachdem Behring zunächst wegen der »Verunreinigung germanischen Bluts durch das Tierblut-Serum« verleumdet worden war und der *Stürmer* geschrieben hatte, Behring habe sogar sein eigenes Blut jüdisch »versaut«. Die Wiederkehr der Entdeckung der Serumtherapie gestaltete die NS-Diktatur 1940 zu einer pompösen Feier mit Wissenschaftlern aus 23 Nationen und einer Gedenkbriefmarke. »Die Welt dankt Behring«, konnte man nun in der staatlich gelenkten Presse lesen.

Schwächen und ethische Probleme

In der entscheidenden ersten Phase der Serumforschung um 1900, die vielfach ihre Probanden in wenig aufgeklärten Krankenhauspatienten fand, gab es indessen auch ethisch höchst bedenkliche Zwischenfälle, die die breite Öffentlichkeit erstmals auf das Problemfeld »Humanexperiment« aufmerksam machten. Ein Beispiel hierfür ist der Fall Neisser. Der berühmte Entdecker des Gonococcus, Albert Neisser (1855–1916), hatte in den Jahren vor 1900 als Direktor der Breslauer Dermatologischen Klinik das Serum syphilitischer Personen nicht erkrankten Prostituierten, z. T. Minderjährigen, injiziert, ohne die Betroffenen darüber zu informieren, geschweige denn ihre Einwilligung einzuholen. Neisser hatte *bona fide* gemeint, im Namen der Menschheit und im Dienste des Erkenntnisfortschrittes seine Experimente durchführen zu können. Vier von acht Probandinnen, eine Zwanzigjährige, an Gonorrhoe erkrankte Hausangestellte, sowie drei junge Prostituierte im

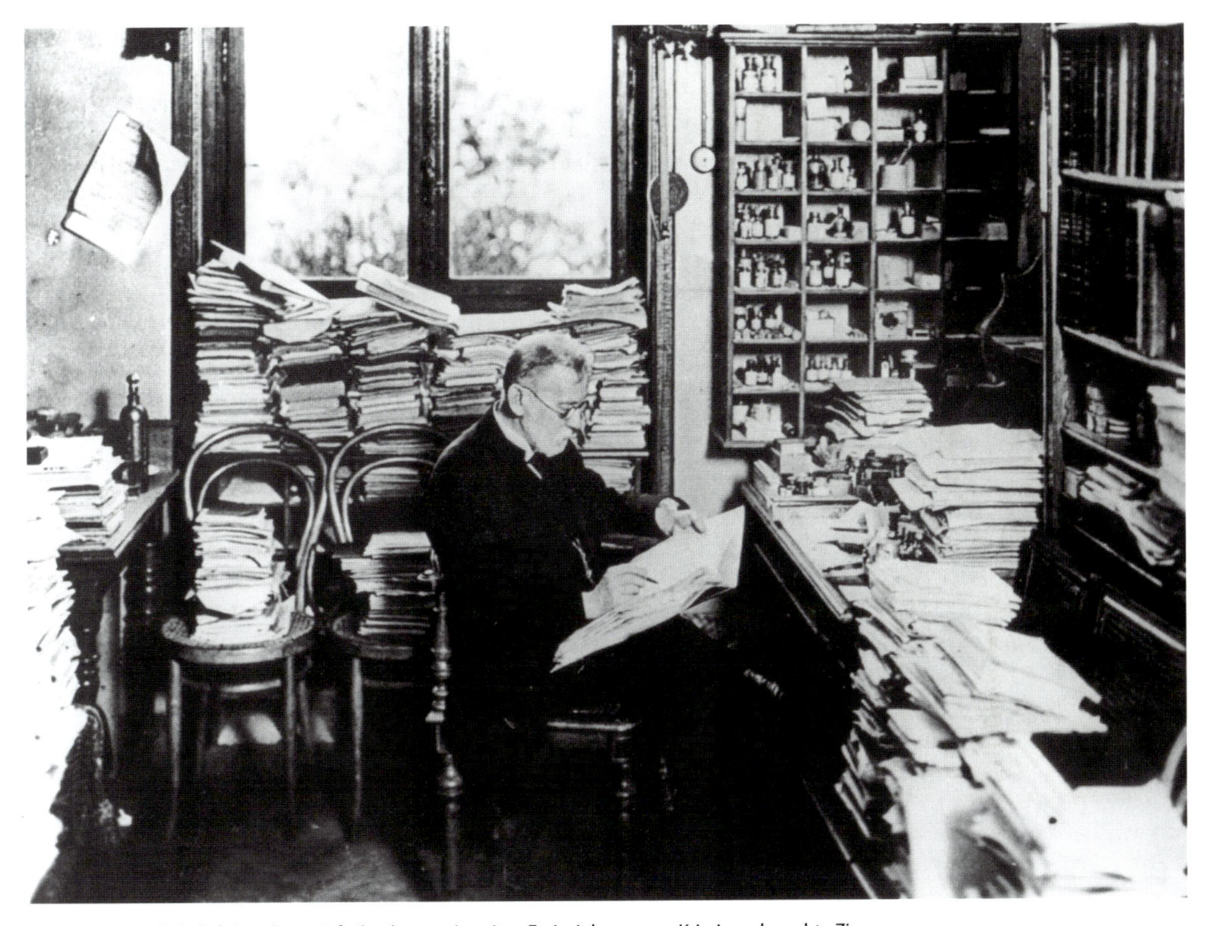

Abb. 5.19. Paul Ehrlich in seinem Arbeitszimmer. In seiner Freizeit las er gern Krimis und rauchte Zigarre.

Alter von 17 und 19 Jahren erkrankten nach den Injektionen an der Syphilis. Neisser, dem es um die Suche nach einem Immunserum ging, musste feststellen, dass eine Immunität durch diese Impfung nicht verliehen worden war, er musste sich aber auch die schwer wiegende Frage stellen: »Ist denn aber nicht die Syphilis vielleicht durch die Infusion selbst erzeugt worden?« Der Forscher glaubte, dies verneinen zu können, »weil es sich in all diesen Fällen um junge Prostituierte« gehandelt habe, die vor oder nach der Seruminjektion »auf andere, normale Weise inficirt worden sind«. Der Fall erregte die Öffentlichkeit in hohem Maße, führte zu einer geringfügigen Strafe, vor allem aber zu einer ersten Regelung des humanexperimentellen Forschens in preußischen Krankenhäusern als »Anweisung an die Vorsteher der Kliniken, Polikliniken und sonstigen Krankenanstalten – Preußisches Ministerium der geistlichen und der Unterrichtsangelegenheiten« (Anweisung vom 29. 12. 1900).

Paul Ehrlich und die Anfänge der antibakteriellen Therapie

Wenn die moderne Medizin der Infektionstherapie und Immunologie mit einem Namen verbunden ist, dann zweifellos mit dem ihres Begründers: Paul Ehrlich. Ehrlich wurde am 14. März 1854 im schlesischen Strehlen geboren und entstammte einer alteingesessenen jüdischen Familie. Noch als Student der Medizin gelang ihm im Wintersemester 1875/76 in Freiburg die Differenzierung der Mastzellen von den Plasmazellen, die kurz zuvor von Wilhelm von Waldeyer (1836–1921) entdeckt worden waren. Aufgrund dieser Arbeit wurde Ehrlich schon bald nach seiner Promotion 1878 als Oberarzt an die I. Medizinische Klinik der Charité von Friedrich Theodor von Frerichs (1819–1885) nach Berlin berufen. Keine zehn Jahre später habilitierte er sich der 31jährige 1887 mit einer Arbeit über *Das*

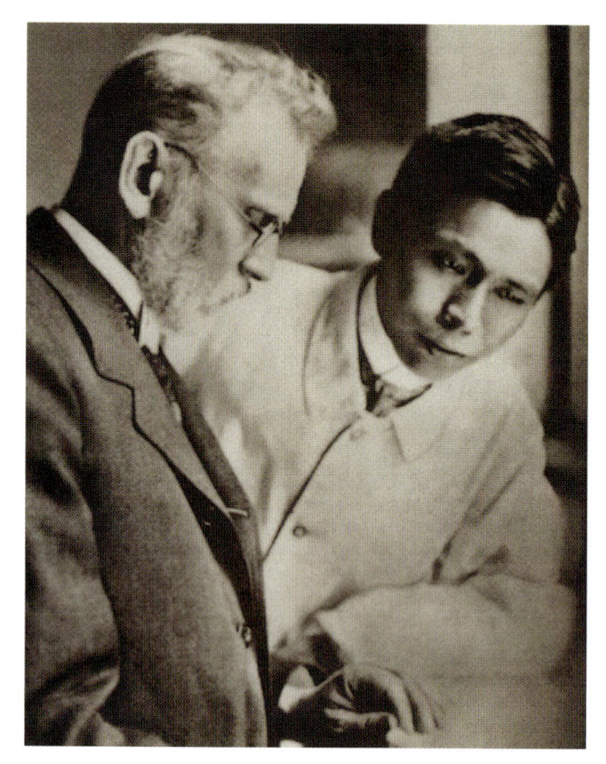

Abb. 5.20. Ehrlich und sein japanischer Mitarbeiter Sahachiro Hata. Beide entdeckten zusammen das *Salvarsan*.

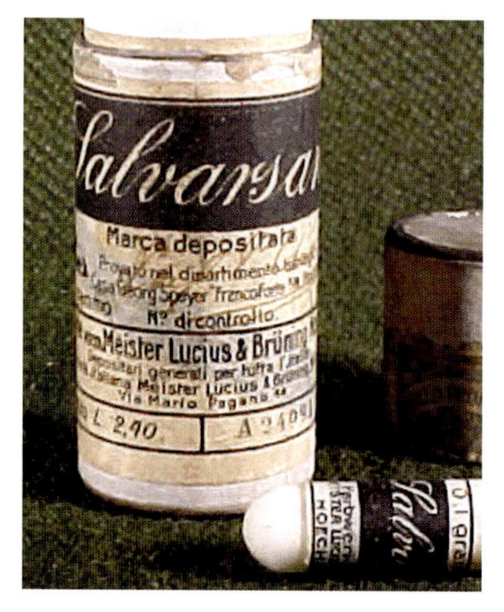

Abb. 5.21. Salvarsan, Originalverpackung.

Sauerstoffbedürfnis des Organismus. In der Folge wurde er außerordentlicher Professor und leitendender Anstaltsarzt der Charité. Wichtiger aber: Robert Koch berief ihn 1890 an sein Institut für Infektionskrankheiten. Für die dort durchgeführten Arbeiten auf dem Gebiet der Immunologie und Serumtherapie wurde ihm 1908 zusammen mit Ilja Metchnikov (1845–1916) der Nobelpreis für Medizin verliehen. Ehrlich war damit nach Behring der zweite deutsche Nobelpreisträger für Medizin.

Erste Schritte auf dem Weg zu einer antibakteriellen Therapie gelangen Ehrlich als Mitarbeiter Emil von Behrings. Paul Ehrlich war von der Entdeckung des Diphtherie-Antitoxins fasziniert und bemühte sich um die Klärung seiner Wirkungsweise. Er schloss, dass sich eine besondere Haftgruppe (Haptophore-Gruppe) am Toxinmolekül – analog zum Schlüssel-Schloss-Prinzip – an einer entsprechenden Rezeptorgruppe (Seitenkette) der Körperzelle anlagere und erst dort ihre toxische Wirkung entfalten könne. Auf solche Bindungen reagiere die Körperzelle durch die Bildung und Ausstoßung immer neuer Rezeptoren ins Blutplasma. Dort, so Ehrlich würden sich dann Toxine und Antitoxine durch die Haptophoren-Gruppe verbinden, ohne dass die Körperzelle überhaupt erreicht und geschädigt werde.

Diese Theorie, die als Seitenkettentheorie zum ersten Mal den Vorgang der passiven Immunisierung in der Serumtherapie erklärte, bildete zugleich den theoretischen Ausgangspunkt für Forschungen, die auf eine unmittelbare antibakterielle Therapie zielten. Analog zu den Immunisierungsvorgängen im Organismus postulierte Ehrlich, dass es auch bei der Herstellung chemischer Heilmittel möglich sein müsse, solche Haptophore zu finden, die zu den Körperorganen nur eine geringe Affinität hätten, zu entsprechenden Rezeptorgruppen von Parasiten aber eine vergleichsweise hohe. Der therapeutische Koeffizient eines Heilmittels bestimme sich aus eben dieser Eigenschaft.

Paul Ehrlich blieb nicht bei der theoretischen Konzeption einer antibakteriellen, chemotherapeutischen Wirksamkeit stehen. Intensive chemische Forschungsarbeiten sollten die Theorie praktisch belegen. Wenig erfolgreich waren zunächst Versuche mit Farbstoffen. Als Erfolg versprechender erwiesen sich arsenhaltige Präparate (Atoxyl, Arsenophenylglyzin, Arsazetin), deren »Entschärfung« bzw. Aussonderung Schritt für Schritt gelang. Das Präparat mit der Versuchsnummer 606 brachte endlich einen ersten Teilerfolg. Mit ihm, der ersten »Zauberkugel« gegen Infektionskrankheiten, wie Ehrlich es nannte, gelang es endlich, grobspezifisch und ohne schwerwiegende Beeinträchtigung des Patienten gegen die Erreger der gefürchteten Syphilis vorzugehen. Das Präparat kam 1910 als *Salvarsan* in den Handel. Der hohe Arsengehalt des Präparates war jedoch immer noch recht gefährlich. In den folgenden Jahren gelang es, ein mit weniger Nebenwirkungen behaftetes Medikament zu entwickeln, das 1912 als *Neosalvarsan* zugelassen wurde.

Damit waren erste wichtige Schritte auf dem Weg zu einer antibakteriellen Therapie erfolgt, wenngleich Ehrlichs Ziel, die »Therapia sterilisans magna«, nur annähernd erreicht war. Die neuen Präparate waren immer noch mit zu vielen Begleitwirkungen und Gefahren in der Anwendung behaftet, als dass man sie bedenkenlos hätte einsetzen können.

Ehrlichs letzte Lebensjahre waren vom Streit um das *Salvarsan* überschattet. Durch unsachgemäße Anwendung war es zu Zwischenfällen bei der Salvarsanbehandlung gekommen. Er wurde zum Opfer einer antisemitischen Kampagne und als ›jüdisch-kapitalistischer Verbündeter‹ der Farbenindustrie denunziert. Der Krieg und Tod beendete den Streit. Am 20. August 1915 verstarb der Forscher an den Folgen eines Schlaganfalls in Bad Homburg. Die Nationalsozialisten schwiegen Paul Ehrlich und seine Verdienste tot. Erst nach 1945 erinnerte man sich wieder an den Begründer der Chemotherapie.

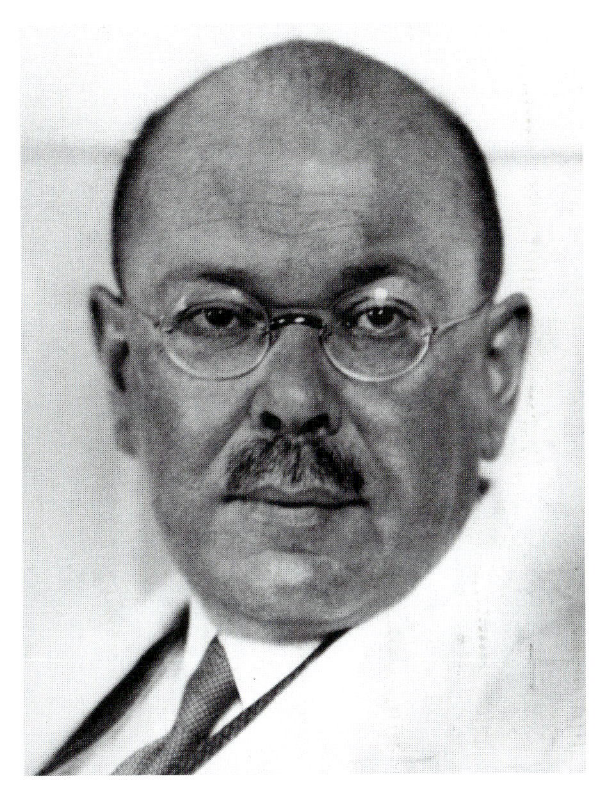

Abb. 5.22. Hans Sachs. Heidelberger Immunologe und Schüler Paul Ehrlichs.

Hans Sachs

Zu den bedeutendsten Schülern Paul Ehrlich gehört zweifellos der Serologe Hans Sachs (1877–1945). Sachs wurde als Sohn jüdischer Eltern in Kattowiz, heute Kattowice (Polen), geboren. Nach der Schulzeit an seinem Heimatort studierte Sachs 1895/96 bis 1900 Medizin in Freiburg, Breslau und Berlin, wo er 1899 sein Staatsexamen bestand und ein Jahr später promoviert wurde. Seine wissenschaftliche Karriere begann er noch im Jahr seiner Promotion als Volontär am Senckenbergischen Pathologischen Institut zu Frankfurt/Main. Seit 1901 hatte er dort auch eine Assistentenstelle inne, bevor er 1905 als Assistent zu Paul Ehrlich ans Institut für Experimentelle Medizin wechselte. 1907 wurde Sachs Titularprofessor und bekleidete zwischen 1915 und 1920 die Stelle eines stellvertretenden Direktors bei Ehrlichs Frankfurter Institut für experimentelle Therapie, bevor er 1920 einem Ruf als Ordentlicher Professor und Direktor der wissenschaftlichen Abteilung des Instituts für experimentelle Krebsforschung nach Heidelberg folgte. Sachs arbeitete vor allem auf den Gebieten der Immunitäts- und Serumforschung, die in den zwanziger und frühen dreißiger Jahren in Deutschland wesentlich durch ihn beeinflusst war. Als grundlegend galten seine Arbeit zur immunbiologischen Pathophysiologie (1928) und seine umfassende Darstellung *Antigene und Antikörper* (1930). Sachs festigte in dieser Zeit, die von Studienaufenthalten am Serum-Institut in Kopenhagen unterbrochen war, seinen immensen Ruf als einer der führenden Serologen in Deutschland, wenn nicht in Europa. Als Jude geriet er nach 1933 aber alsbald ins Visier der Nationalsozialisten, die ihn bald nach der Machtübernahme bereits »beurlaubten«. Sachs emigrierte zunächst nach England und schließlich nach Irland, wo er am 25. März 1945 in Dublin starb.

Entwicklung der Sulfonamide

Nach dem Krieg wurden die Forschungen vor allem durch drei Pharmakologen fortgeführt: Gerhard Domagk (1895–1964), Fritz Mietzsch (1896–1958) und Josef Klarer (1898–

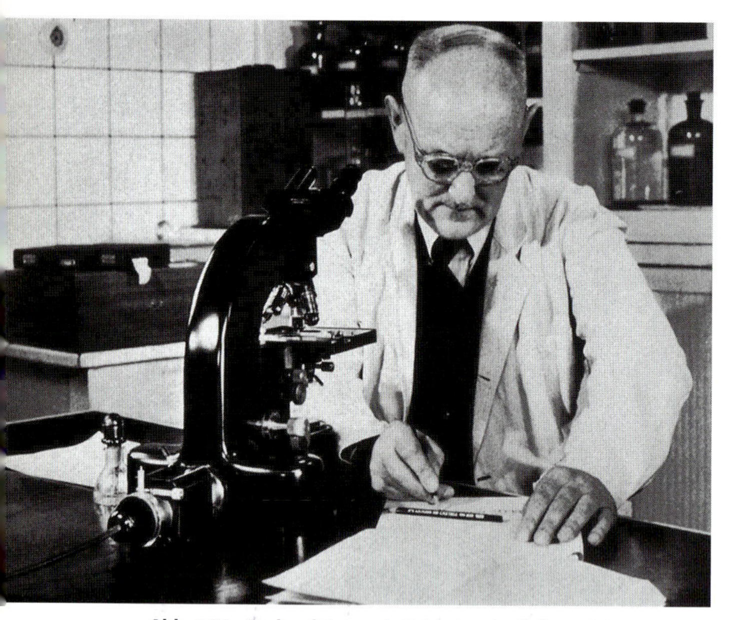

Abb. 5.23. **Gerhard Domagk.** Entdecker der Sulfonamide.

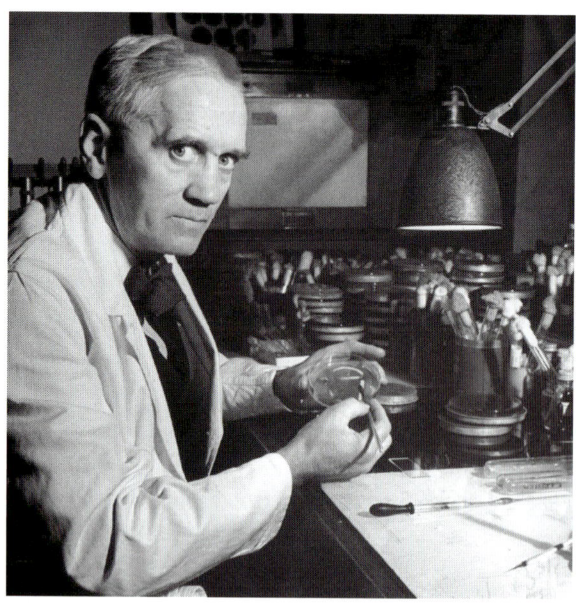

Abb. 5.24. **Alexander Fleming.** Entdecker des Penizillins.

1953). Am Anfang der neuen Forschungen stand ein neuer Gedanke: Domagk hatte beobachtet, dass Bakterien im Organismus umso schneller phagozytiert werden, je mehr sie bereits zuvor durch andere Stoffe geschädigt wurden. Es würde also bereits ausreichen, die Bakterien durch ein geeignetes Präparat im Organismus zu schädigen und sie so einer schnelleren Phagozytose auszuliefern, als von Anfang an auf eine »innere Desinfektion« zu spekulieren. Nicht mehr die Bakteriozidie, sondern Bakteriostase war das neue Ziel. Zu Ausgangspunkten der Forschungen wurden die Farbstoffe, mit denen sich bereits Paul Ehrlich in der Frühphase seiner chemotherapeutisehen Experimente beschäftigt hatte.

Im Jahre 1931 gelang es erstmalig, durch das Anhängen einer Sulfonamidgruppe an einen solchen Farbstoff tierexperimentelle Erfolge zu erzielen. Ein Jahr später glückte die gezielte chemotherapeutische Beeinflussung einer experimentellen Streptokokkeninfektion bei Mäusen und Kaninchen. Die Wirksamkeit des neuen Präparates wurde auch im klinischen Experiment am Menschen belegt. Unter der Markenbezeichnung *Prontosil* kam es im Jahre 1935 als erstes Sulfonamid in den Handel. Das von der Gruppe um Domagk entwickelte Medikament ist bis in die sechziger Jahre eingesetzt worden.

Entdeckung des Penizillins

Ausgehend von der Entdeckung der ersten Sulfonamide und ihrer bakteriostatischen Entwicklung durch die Gruppe um Domagk setzte bereits in den dreißiger Jahren international eine hektische pharmakologische Forschungsaktivität ein. Zahlreiche neue Sulfonamidabkömmlinge wurden dargestellt und klinisch erprobt. So gelang es, außerordentlich spezifisch wirkende Chemotherapeutika gegen die unterschiedlichsten Infektionskrankheiten zu entwickeln. Auch die Erfordernisse des Krieges trieben diese Forschungsarbeiten voran.

Vor allem in England und in den Vereinigten Staaten bemühte man sich um die Verbesserung der lokalen Wundversorgung durch Sulfonamide, wobei im Vordergrund der Bemühungen die Behandlung des durch Clostridien verursachten Gasbrandes stand. Dabei war der Grundstein für eine erfolgreiche Behandlung auch dieser Krankheit bereits 1928 durch eine Entdeckung des schottischen Arztes Alexander Fleming (1881–1955) gelegt worden. Fleming hatte sich bereits nach seiner wissenschaftlichen Assistentenzeit in den frühen zwanziger Jahren mit Problemen der Infektionsbekämpfung und dem Phänomen der körpereigenen Infektabwehr beschäftigt. Im Zusammenhang mit diesen Forschungen war ihm 1924 die Entdeckung des körpereigenen antibakteriellen Enzyms Lysozym gelungen. Beiläufig hatte Fleming im Rahmen dieser Forschungen auch bereits die bakterienkulturvernichtende Wirkung des Pinselpilzes Penicillium notatum registriert und in einer kleinen Publikation festgehalten.

Erst 1939, als Flemings alte Lysozym-Forschungen in Oxford durch Howard W. Florey (1898–1968) und den jungen Biochemiker Ernst Boris Chain (1906–1979) wieder aufgegriffen wurden, geriet auch die Penizillinbeobachtung wieder ins Blickfeld der Forschung. Bald zeigte sich die bakteriozide und breitbandige Wirkung des Pilzes, an dessen Reindarstellung man fieberhaft arbeitete. Sie gelang in den frühen vierziger Jahren und die Reinproduktion in hinreichend großen Mengen konnte beginnen. Parallel dazu wurde in England und in den USA seit 1943 die klinische Erprobung des Medikaments mit Hochdruck vorangetrieben. Ende 1944 bereits stand es den alliierten Invasionstruppen zur Verfügung.

In Deutschland hatte man zwar die Forschungen registriert, den Geheimhaltungsschutz, der sie umgab, freilich nicht durchbrechen können. Erst nach dem Ende des Zweiten Weltkrieges konnte Penizillin in Kontinentaleuropa und bald auch weltweit mit großem Erfolg eingesetzt werden. Fleming, Florey und Chain wurden 1945 für ihre Leistungen durch die Verleihung des Nobelpreises geehrt.

Noch heute verwenden wir in der antibiotischen Therapie eine ganze Reihe unterschiedlichster Penizillintypen, die inzwischen auch halbsynthetisch gewonnen werden können. Um ihre Wirksamkeit zu erhöhen, aber auch um der Penizillinresistenz verschiedener Bakterienstämme zu entgehen, die sich im Verlauf der Jahrzehnte entwickelt hat, werden die Penizilline häufig mit den Abkömmlingen des Streptomycins kombiniert. Dieses Antibiotikum ist 1943/44 von einer Forschergruppe um Selman Abraham Waksman (1888–1973) erstmalig aus dem Strahlenpilz Streptomyces griseus gewonnen worden.

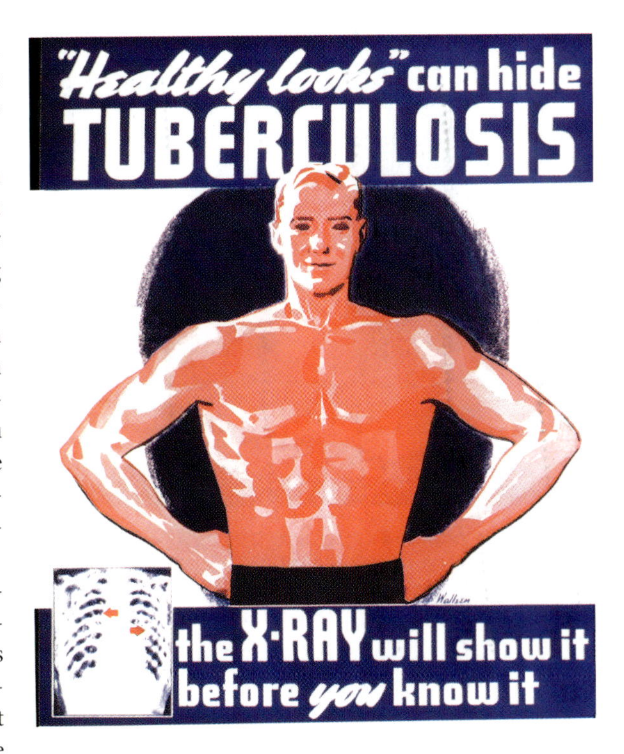

Abb. 5.25. Tuberkuloseplakat, USA, um 1935.

Bekämpfung der Tuberkulose

Immer wieder ist im Laufe der Sulfonamid- und Antibiotikaforschung auch versucht worden, mit den neuen Medikamenten die alte Volkskrankheit Tuberkulose zu bekämpfen. Alle Versuche, die Mykobakterien der Tuberkulose zu hemmen oder zu vernichten, scheiterten jedoch.

Erst die Beobachtung, dass durch Salicylsäure der Stoffwechsel der Mykobakterien angeregt werden konnte, brachte die Wende. Man versuchte nun, um am Mycobakterium tuberkulosis die gegenteilige Wirkung zu erzielen, einen Salicylsäureantagonisten ausfindig zu machen. Dies gelang 1946 mit der Paraaminosalicylsäure (PAS), die sich als deutlich tuberkulostatisch erwies. Ein weiteres Tuberkulostatikum wurde in den Bayer-Werken von einer Gruppe um Gerhard Domagk entwickelt und kam als Isonicotinsäurehydracit (*Isoniacid, INH*) 1952 auf den Markt. Mit diesen Medikamenten, die bald durch eine Reihe anderer ergänzt wurden (*Rifampicin, Pyracinamid, Aethambuthol* etc.), etablierte sich in der ersten Hälfte der fünfziger Jahre die erfolgreiche medikamentöse Tuberkulosetherapie. In Kombination mit den bereits früher eingeführten Diagnose- und Prophylaxemaßnahmen (Tuberkulinprobe, 1907; Tuberkuloseschutzimpfung mit BCG [Bile-Calmette-Guérin; in Rindergalle und Glyzerin gezüchtete, schwach virulente Rindertuberkelbazillen], 1926) konnte nun systematisch mit der Bekämpfung dieser Volkskrankheit begonnen werden.

Im Zusammenhang mit den Bemühungen um einen wirkungsvollen Tuberkuloseschutz muss auch ein tragischer Impfzwischenfall erwähnt werden, in dessen Folge 1931 vom Reichsministerium des Innern »Richtlinien für

Vaccinando
préservant par sa nouvelle methode Mme Ango des ravages de la petite vérole

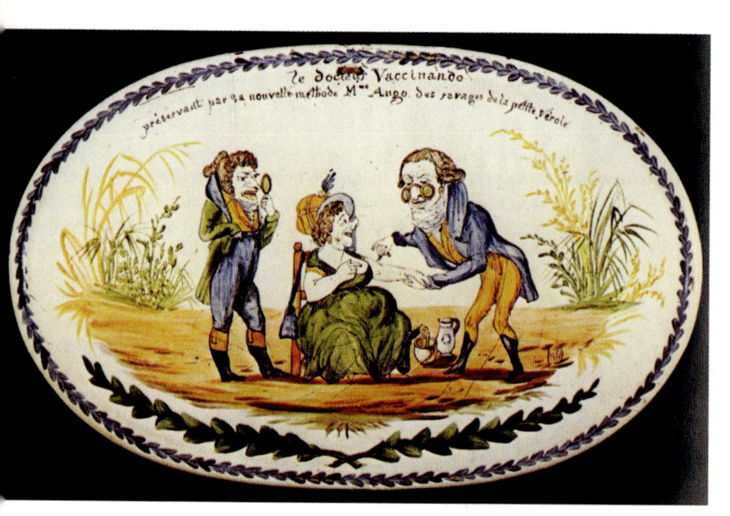

Abb. 5.26. Dr. Vaccinando. Scherzhafte Darstellung einer Pockenimpfung; Fayence, Frankreich, um 1800.

neuartige Heilbehandlung und für die Vornahme wissenschaftlicher Versuche am Menschen« erlassen wurden, die das wissenschaftliche Humanexperiment in bis heute vorbildlicher Weise regelten. Am 24.02.1930 hatte der Leiter des Allgemeinen Krankenhauses in Lübeck mit Hilfe des Lübecker Gesundheitsrates eine als Großversuch angelegte BCG-Schutzimpfungsaktion durchgeführt, in deren Folge 14 Kinder starben; die Presse schrieb vom »Lübecker Totentanz«.

Als Reaktion auf diesen Zwischenfall rief Reichsinnenminister Josef Wirth (1879–1956) eine Sondersitzung des Reichsgesundheitsrates ein, in der über die Zulässigkeit von Menschenversuchen diskutiert wurde. Zur Sache referierten der sozialdemokratische Arzt und Reichstagsabgeordnete Julius Moses (1868–1942, KZ Theresienstadt), Friedrich von Müller (1858–1941), Münchens berühmter Internist, Arthur Schlossmann (1867–1932), der Düsseldorfer Pädiater, sowie Alfons Stauder, der Vorsitzende der Bayerischen Landesärztekammer und des *Hartmannbundes*. Unter dem Vorsitz des Präsidenten des Reichsgesundheitsamtes, Carl Hamel (1870–1949), führte die Diskussion schließlich zur Abfassung jener berühmten Richtlinien, die am 28. Februar 1931 vom Reichsminister des Inneren den Landesregierungen zugestellt wurde. Präziser und umfassender als in vielen späteren Deklarationen wurden alle auch noch heute gültigen Gesichtspunkte für die Vorgehensweise bei neuartigen Heilbehandlungen sowie bei wissenschaftlichen Versuchen am Menschen behandelt. Vor allem wurde die Unzulässigkeit medizinischer Versuche beim Vorliegen von Abhängigkeitsverhältnissen oder in einer Notsituation erstmalig klargestellt.

Forschungsbereich Virologie

Weniger erfolgreich als die antibakterielle Chemotherapie- und Antibiotikaforschung war die Virologie in der Umsetzung ihrer wissenschaftlichen Erkenntnisse. Die Anfänge dieses Sonderforschungsbereichs liegen wie die der Chemotherapie im ersten Jahrzehnt unseres Jahrhunderts. Bakteriologen wie Paul Frosch (1860–1928), Emile Roux (1853–1933) oder Friedrich Loeffler (1852–1915) hatten bereits um die Jahrhundertwende beobachtet, dass einige der Krankheitserreger, nach denen sie fahndeten, offensichtlich so klein waren, dass man sie weder mikroskopisch erkennen, noch mit dem von Charles E. Chamberland (1851–1908) entwickelten und nach ihm benannten Bakterienfilter gewinnen konnte. Solche Erreger galten als »ultravisibel« und man gab ihnen die Namen Viren. Eines von ihnen, das sich wegen seiner außergewöhnlichen Größe gerade noch im Auflösungsbereich normaler Lichtmikroskope darstellen ließ, war das Variolavirus, der Pocken-Erreger also. Sein Nachweis gelang 1906 dem Hamburger Bakteriologen Enrique Paschen (1860–1936). Paschens Entdeckung der nach ihm benannten Elementarkörperchen leitete die Ära der Virologie ein. Entscheidende Fortschritte auf diesem jüngsten Feld der wissenschaftlichen Hygiene wurden aber erst durch die technische Verbesserung der Mikroskopie möglich. Insbesondere die Entwicklung des Elektronenmikroskops durch Max Knoll (1897–1969), Ernst Ruska (1906–1988) und Bodo von Borries (1905–1956) in den dreißiger Jahren brachte einen entscheidenden Fortschritt. Mit diesen damals noch unförmigen Instrumenten waren nun höchste Auflösungen möglich und eine Reihe von Viren konnte erstmalig beobachtet werden.

Im Jahre 1957 definierte der französische Serologe André Lwoff (1902–1994) fünf Charakteristika, die einer Abgrenzung der Viren gegenüber anderen Mikroorganismen dienen sollten: Viren enthalten nur DNS und RNS; sie reproduzieren sich nur durch ihre Nukleinsäuren (nicht durch Teilung) und weisen kein Wachstum in der extrazellulären Ruhephase auf; Viren besitzen keine Stoffwechselenzyme, und ihre Replikation erfolgt durch Ribosomen den Wirtszellen des befallenen Organismus. Anhand ihres Wirtsspektrums können sie in vier Gruppen eingeteilt werden: in Viren, die Bakterien befallen (Bakteriophagen), in solche, die Algen, Pilze und Protozoen befallen, in Viren, die Pflanzen infizieren und solche, die Tiere (Invertebraten und Vertebraten) befallen. Hinzu kommen noch zwei Arten von Viren, Rhabdoviridae und Bunyaviridae, die sowohl Pflanzen als auch Tiere infizieren können.

In den fünfziger Jahren begann die Aufklärung der Virusinfektionen und mit ihr die Suche nach präventiven und therapeutischen Maßnahmen gegen diese Erkrankungsgruppe. Während die Entwicklung von Impfstoffen gegen einige Viruserkrankungen gelang, blieb die Forschungen zur Entwicklung sogenannter Virostatika bis heute wenig vielversprechend. Zwar gelang es, Medikamente zu entwickeln, die erfolgreich in der Vermehrungsphase von Herpesviren angewendet werden konnten, bei vielen anderen lebensbedrohlichen Viruserkrankungen befinden sich die Virostatika allerdings noch im Erprobungsstadium. Besondere Hoffnungen werden dabei auf die 1957 von Alick Isaacs (1921–1967) und Jean Lindenmann (geb. 1924) entdeckten Interferone gelegt. 1978 gelang es zum ersten Mal, diese nach Infektion mit Viren gebildeten niedermolekularen Proteine erfolgreich gegen das Herpeskeratitis-Virus (HSV I) einzusetzen.

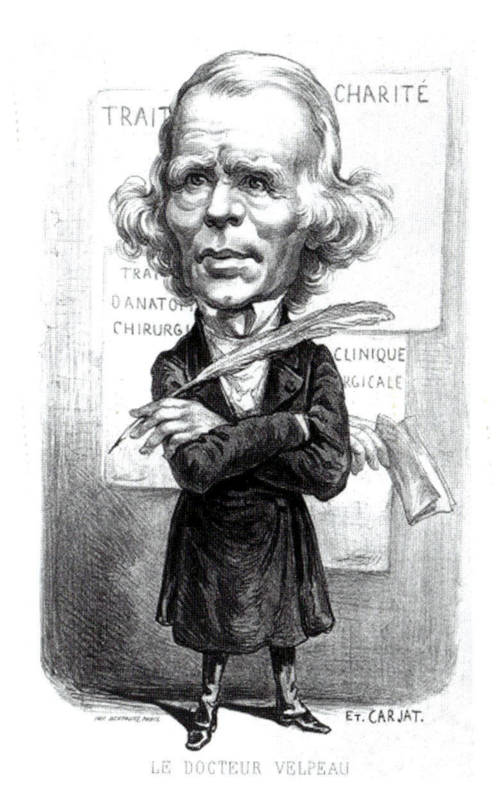

Abb. 5.27. Alfred Armand Velpeau. Er glaubte an eine kontagiöse Entstehung des Brustkrebses. Zeitgenössische Karikatur.

Tumorvirologie – Leitlinien der Forschungsgeschichte

Die Idee einer infektiösen Genese der bösartigen Neubildungen im menschlichen Organismus wird seit der Mitte des 19. Jahrhunderts im Zusammenhang mit dem Durchbruch kontagiöser Vorstellungen in der Pathogenese immer häufiger formuliert. Zweifellos wurde durch die Institutionalisierung der Krebsforschung um 1900 nicht zuletzt die Hoffnung beflügelt, Krebsparasiten als Krankheitserreger identifizieren und bekämpfen zu können. Zu erwähnen ist in diesem Zusammenhang etwa der französische Gynäkologe Alfred Armand Velpeau (1795–1867) mit seinen 1854 formulierten Hypothesen zur kontagiösen Ätiologie des Brustkrebses. Einen besonderen Aufschwung erfuhr die Idee der infektiösen Übertragung von Tumoren im letzten Jahrzehnt des 19. Jahrhunderts, als vor dem Hintergrund von Forschungen zur Tabakfleckenkrankheit, zur Übertragung von Hundewarzen und zur Maul- und Klauenseuche erstmalig Versuche stattfanden, Krankheiten auch durch Injektion zellfreier Filtrate zu übertragen. Man vermutete, dass sich in solchen Flüssigkeiten, die bakterienundurchlässige Filter passiert hatten, lichtmikroskopisch ultravisible Gifte oder Viren befänden, wobei der Begriff »Virus« in der Epoche vor der Elektronenmikroskopie und vor dem Einsatz der Ultrazentrifuge noch völlig unbestimmt war, zumindest mit seiner modernen Definition noch nichts gemein hatte.

Hühnersarkome und Kaninchenwarzen

Am Institut Pasteur hat sich nach der Jahrhundertwende besonders der Bakteriologe Amédée Borrel (1867–1936) vor dem Hintergrund seiner Studien zur Ätiologie der infektiösen Epitheliosen mit der Bedeutung unsichtbarer Erreger in der Pathogenese der bösartigen Geschwülste beschäftigt. Eine frühe Bestätigung der Überlegungen Borrels lieferten die Experimente von Peyton Rous (1879–1970) am New Yorker Rockefeller Institute (1910/11), Hühnersarkome durch ein zellfreies Filtrat zu übertragen. Gleichwohl fanden solche Überlegungen zur viralen Tumorgenese in ihrer Zeit kaum Beachtung oder ernteten allenfalls Widerspruch. Erst in den frühen 1920er Jahren sollten die Versuche Rous wieder aufgegriffen werden. Besonders bei Gye

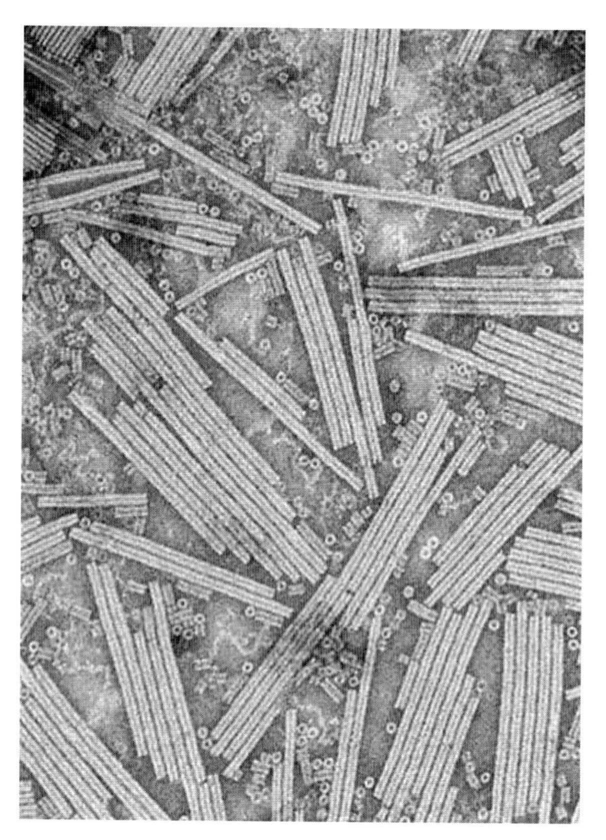

Abb. 5.28. Tabak-Mosaik-Virus.

in London fand das Rous'sche Hühnersarkom neue Beachtung als virusinduzierte Erkrankung, während Thomas M. Rivers (1888–1962) und Richard Shope (1901–1966) am Rockefeller Institute sich der Myxomatose der Kaninchen erneut annahmen und zeigen konnten, dass die Krankheit tatsächlich durch ultravisible Erreger übertragbar war. Shope hat seine Arbeiten in den 1920er und frühen 1930er Jahren besonders auf die Papilloma-Erkrankung einer wildlebenden Kaninchenpopulation (cottontail rabbit) in den Staaten Iowa und Kansas ausgedehnt. Auch hier konnte erstmals gezeigt werden, dass die Krankheit ganz offensichtlich durch mikroskopisch unsichtbare, filtrierbare Erreger, durch Viren also, übertragen wurde. Bei den Untersuchungen, die von Rous und Beard fortgesetzt wurden, zeigte sich auch, dass gutartige Papillomaerkrankungen von Wildstämmen auf Zuchtstämme übertragbar waren und dort allmählich in bösartige Neubildungen übergingen (1933/35), aber innerhalb der Zuchtpopulationen nicht weitergegeben werden konnten. Darüber hinaus gelang es Rous zu zeigen, dass bereits geringste Mengen chemischer Kanzerogene das bei den Wildstämmen wachstumsbegrenzte und zur Spontanremission neigende Papillom zu malignem Wachstum anregen konnten. Rous war auch der erste, der erkannte, dass sich die Verwandlung normaler Körperzellen in Krebszellen nicht notwendigerweise schnell vollziehen muss. Die Transformation in anarchistische Zellformen vollziehe sich oft langsam und schrittweise. Am Beginn dieses Verwandlungsprozesses (»tumor progression«) befänden sich die potentiellen Krebszellen noch im Wartezustand (»dormant state«). Zusammen mit Charles Huggins (Therapie des Prostatakarzinoms) wurde Peyton Rous (1879–1970) für seine bedeutenden Beiträge zum Verständnis der Tumorvirologie, insbesondere für die Aufklärung der Virusätiologie des Hühnersarkoms, 1966 der Nobelpreis in Medizin/ Physiologie verliehen. Paradoxerweise führten die Erkenntnisse Rous und der anderen genannten Forscher in ihrer Zeit zunächst nicht zur allgemeinen Akzeptanz der Existenzannahme kanzerogener Viren, wie sie Gye bereits 1925 in Bezug auf das Rous'sche Hühnersarkom postuliert hatte, sondern gaben vielmehr Anlass zu Spekulationen über eine *Generatio spontanea* solcher Viren in Tumoren. Die anachronistische Annahme einer Entstehung *de novo* schien offensichtlich attraktiver als die Akzeptanz einer biologischen Kuriosität.

Vererbung oder Infektion?

Bereits in der frühen Phase der Krebsforschung drängte sich neben der infektiösen Komponente auch die Annahme hereditärer Faktoren bei der Entstehung maligner Neoplasmen auf. Hinweise schienen besonders die Brustkrebserkrankungen der Mäuse zu liefern. Bemerkenswert ist die diesem Zusammenhang für die deutsche Forschungsgeschichte, die 1928 formulierte »Mutationstheorie« von Karl Heinrich Bauer (1890–1978). Schon 1914 hatte auch der Zoologe Theodor H. Boveri (1862–1915) die Genese maligner Tumoren mit Chromosomenstörungen in Verbindung gebracht. Daneben rückten andere, wie etwa chemische, physikalische oder hormonelle Faktoren der Krebsentstehung neben den hereditären zunehmend ins Blickfeld. Für den Fortgang der Tumorvirusforschungen, insbesondere für die Suche nach spezifisch onkogenen Substraten, waren erst in den frühen 1950er Jahren durch die Grundlegung der molekulargenetischen Forschung (James Watson, Francis Crick), durch die elektronenmikroskopischen Fortschritte der Virusforschung, durch die neuen Möglichkeiten der Zellkultivierung unter Laborbedingungen und durch den Einsatz der Ultrazentrifuge in der Molekulargenetik entscheidende Voraussetzungen geschaffen.

Zunächst gelang Alfred Gierer (geb. 1929) und Gerhard Schramm (1910–1969) 1956 der Nachweis, dass die pathogenen Eigenschaften des Tabak-Mosaik-Virus vermutlich in dessen Nukleinsäuren zu finden seien. Man sprach zwar in jenen Jahren bereits von »onkogenen« Faktoren bzw. Viren in der Krebsentstehung, indes war der Begriff der »Onkogenie« zunächst noch außerordentlich vage. Seit 1949 nutzte der italienische Arzt und Molekularbiologe Renato Dulbecco (geb. 1914) die neuen molekularbiologischen Forschungsbedingungen am California Institute of Technology in Pasadena. Dort arbeitete er zunächst sehr innovativ auf seinem alten Gebiet, der Makrophagenforschung, um dann in die Virusforschung überzuwechseln. In den späten 1950er Jahren begann er hier, angeregt durch die Studien seiner Mitarbeiter Howard Temin (1934–1994) und Harry Rubin am Rous-Sarkom-Virus, mit eigenen Untersuchungen auf dem Gebiet der Tumorvirologie besonders beim Polyomavirus (später auch SV40), wobei ihn besonders die transformationsinduzierende Virusinteraktion mit der Wirtszelle interessierte. Bei seinen Studien mit einfachen DNA-Tumorviren fand Dulbecco heraus, dass die Virusreplikation in der Wirtszelle entweder zu deren Zerstörung unter Freisetzung neuer Viruspartikel oder zur Zelltransformation führte. Da von den transformierten Wirtszellen keine Viruspartikel freigesetzt wurden, stellte sich nun die Frage, ob und wie die genetische Information des Virus in der transformierten Wirtszelle verblieb. Dulbecco und seine Mitarbeiter konnten schließlich belegen, dass das genetische Material des Virus in die DNA der Wirtszelle eingebaut und damit vererbbar wird.

Zellbiologie der viralen Krebsentstehung

Der in der Mitte der 1960er Jahre geläufig werdende Begriff »Onkogen« bezeichnete im Anschluss an die Forschungen Renato Dulbeccos (geb. 1914), Howard M. Temins (1934–1994) und David Baltimores (geb. 1938) bestimmte Fraktionen des genetischen Materials krebserzeugender Viren. Man glaubte, dass diese Fraktionen den Transformationsprozess einer normalen Wirtszelle in eine Tumorzelle entweder unter dem Einfluss anderer Teile des virusgenetischen Materials oder beeinflusst durch chemische bzw. physikalische Effekte unmittelbar bewirken könne. Die beherrschende Theorie ging von einer virusvermittelten Zelle-zu-Zelle Übertragung von Onkogenen als Ursprung aller Krebsformen aus. Diese Auffassung sollte sich allerdings als nicht richtig erweisen. Den Nachweis der tatsächlichen Herkunft der Onkogene erbrachten erst die 1976 publizierten Forschungen von Michael Bishop (geb. 1936)

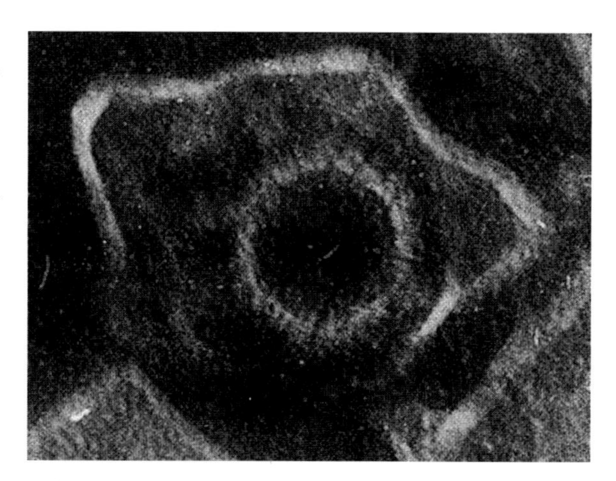

Abb. 5.29. Epstein-Barr-Virus.

und Harold Varmus (geb. 1939). Bishop und Varmus konnten durch Versuche mit einer Variante des Rous-Retrovirus zeigen, dass es sich beim viralen Onkogen tatsächlich nicht um ein originär virales Gen handelt, sondern stattdessen um ein normales Zellgen, das vom Virus lange zuvor während der Replikation seines Genmaterials in der Wirtszelle erworben wird. Dem zellulären Gen konnte eine zentrale Rolle bei der Kontrolle der Wachstums- und Teilungsvorgänge zugewiesen werden. Die Entdeckung des zellulären Ursprungs retroviraler Onkogene und ihrer wachstumssteuernden Funktion bedeutete einen erheblichen Erkenntniszuwachs hinsichtlich der Mechanismen der Tumorentwicklung. In schneller Folge wurden noch in den 1980er Jahren mehr als 40 unterschiedliche Onkogene nachgewiesen. Die Entdeckung gestattete darüber hinaus erstmals tiefere Einblicke in das überaus komplexe Signalsystem, das den normalen und krankhaften Wachstums-und Teilungsprozess der Zelle leitet. Auch Bishop und Varmus wurden für grundlegenden Arbeiten 1989 mit dem Nobelpreis für Medizin/Physiologie ausgezeichnet.

Humane Tumorviren

Die Geschichte der humanen Tumorvirologie als Teilgebiet der älteren Virologie beginnt streng genommen erst 1960, als es mit dem »Philadelphia-Chromosom« erstmals gelang, den Nachweis einer genetischen Veränderung bei einer menschlichen Krebserkrankung, der chronischen myeloischen Leukämie (CML) zu führen. In welcher Weise Viren an dieser Veränderung beteiligt waren, sollte sich freilich erst sehr viel später zeigen. Etwa in der Mitte der sechziger Jahre entwickelte sich ein bis heute andauernder

Wettlauf um die Entdeckung viraler Onkogene. Bereits 1964 war es gelungen, das Epstein-Barr-Virus zu isolieren und mit dem bei Kindern in Zentralafrika häufigen Burkitt-Lymphom sowie mit dem Karzinom des Nasenrachenraumes, das in einigen Regionen Chinas eine hohe Tumorinzidenz aufweist, in Verbindung zu bringen. Benannt wurde das Virus, das zur Gruppe der Herpes-Viren gehört, nach seinen beiden Entdeckern, Anthony Epstein (geb. 1921) und Yvonne Barr (geb. 1932). 1981 schließlich konnte ein Zusammenhang zwischen dem Hepatitis-B-Virus und der Leberkrebserkrankung hergestellt werden. Ebenfalls in den frühen 1980er Jahren gelang die Entdeckung einer Reihe von Onkogenen, die ursächlich mit bis dahin unerklärten Tumorgenesen in Zusammenhang gebracht werden konnten; so etwa die des myc-Onkogens (1982), dessen Aktivierung beim Burkitt Lymphom nachweisbar war. Im gleichen Jahr zeigte sich eine Aktivierung des abl-Onkogens bei Patienten mit einer chronisch-myeloischen Leukämie (CML). Auch konnten myc-Onkogene erstmals direkt in Leukämiezellen nachgewiesen werden. 1983 schließlich lieferte die Identifizierung des sis-Onkogen-Produkts als mutante Form des bekannten Wachstumsfaktor-Proteins »Platelet-derived growth factor« (PDGF), einen ersten Hinweis auf Beziehungen zwischen Onkogenen und Zeltproteinen mit bekannten Funktionen. Die Entdeckung des erbB-Onkogen-Produkts 1984 und seine Identifizierung mit einer Fraktion des auf der Oberfläche bestimmter Zellen lokalisierten epidermalen Wachstumsfaktors belegte, dass Mutationen in einem Onkogen die normale Funktion des entsprechenden Proteinprodukts aufheben können.

Hoffnungen auf Therapie

Besondere Bedeutung erlangte die Tumorvirologie durch die Entdeckung, dass virale Proteine die Suppression tumoröser Zeltveränderungen ausschalten können. Diese Beobachtung führte in den 1980er Jahren zur Auffindung besonderer Tumor-Suppressor-Gene. Das erste dieser Art, Gen Rbl des Retinoblastoms, konnte 1986 isoliert werden. Seine Inaktivierung bewirkt die Entwicklung des Tumors. Auch bei anderen Tumoren gelang bereits in den 1980er Jahren der Nachweis eines Zusammenhangs zwischen Zeltaktivität und Tumor-Supressor-Gene. Zu bislang insbesondere bei den betroffenen Patientinnen übersteigerten Hoffnungen auf dem Gebiet der Früherkennung des Mammakarzinoms veranlasste das 1990 durch Mary-Claire King (geb. 1946) identifizierte tumorprädisponierende Gen. 1994/1995 gelang dann ausgehend hiervon die Entschlüsselung der mit Brust- und Ovarialkrebs assoziierten Tumor-Supressor-Gene BRCA1 und BRCA2. Frauen, bei denen sich ein solches Gen finden lässt, weisen ein Brustkrebsrisiko von 85 % auf (gegenüber 11 % bei Nichtträgerinnen des Gens). Damit wurde die Geschichte der Brustkrebsforschung um einen prädiktiven Aspekt erweitert. Am Beginn des 21. Jahrhunderts gibt die beeindruckende Erfolgsgeschichte der molekulargenetischen Tumorvirologie zu berechtigten Hoffnungen Anlass, dass sich gerade die Tumor-Supressor-Gene als Angriffspunkte einer medikamentösen Krebstherapie der Zukunft erweisen könnten.

Nobelpreis für Harald zur Hausen

Die Entdeckung des Papilloma-Virus Sutyps HPV-16 durch Harald zur Hausen im Jahre 1983 markierte den Ausgangspunkt für einen bedeutenden neuen Therapieschritt: Die Bekämpfung des Gebärmutterhalskrebses. Ein Jahr nach der Entdeckung von HPV-16 konnte nämlich nachgewiesen werden, dass sich in Tumorzellen von Frauen mit Gebärmutterhalskrebs HPV-16 und -18 befinden. Heute weiß fast jeder Gynäkologe, dass die Mehrheit aller Patientinnen mit Gebärmutterhalskrebs mit Humanen Papillomaviren infiziert ist. In Deutschland erkranken jährlich rund 6.500 Frauen neu am sogenannten Zervixkarzinom. Nachdem Harald zur Hausen (geb. 1936) die Erreger identifiziert hatte, begann eine intensive Suche nach einem Impfstoff, der schließlich erfolgreich war. Seit 2006 ist die Vakzine mit dem Handelsnamen *Gardasil* von der Firma Merck & Co in Deutschland zugelassen. Sie soll vor dem ersten Geschlechtsverkehr geimpfte junge Frauen vor den HPV-Subtypen 6, 11, 16 und 18 schützen. Von GlaxoSmithKline ist seit September 2007 den Impfstoff *Cervarix* auf dem Markt, der eine Infektion mit HPV-16 und -18 verhindern soll. Für seine bahnbrechenden Entdeckungen auf dem Gebiet der Papilloma-Virus-Erkrankungen und seine Grundlagenforschungen für die Impfprophylaxe des Gebärmutterhalskrebses wurde dem Heidelberger Krebsforscher Harald zur Hausen 2008 der Nobelpreis für Medizin verliehen.

Mit dem Messer zum Organ – Chirurgen bahnen neue Wege

»Der Chirurg soll ein Mann in den besten Jahren sein oder doch von diesem Alter nicht zu weit entfernt. Eine gelenke, feste Hand, die nie zittert; mit der linken so gewandt wie mit der rechten. Die Augen scharf und hell; im Gemüt unerschütterlich; gerade so viel Mitgefühl, dass er den, der zu ihm kommt, geheilt wissen will, dagegen sich nicht von seinem Geschrei drängen lässt, mehr als es die Umstände erfordern, sich zu beeilen oder weniger als nötig zu schneiden. Vielmehr soll er so handeln, wie wenn er durch das Wimmern des Kranken sich nicht rühren lassen könnte.«

Aulus Cornelius Celsus, De Medicina, VI 14, 1. Jh. vor Christus

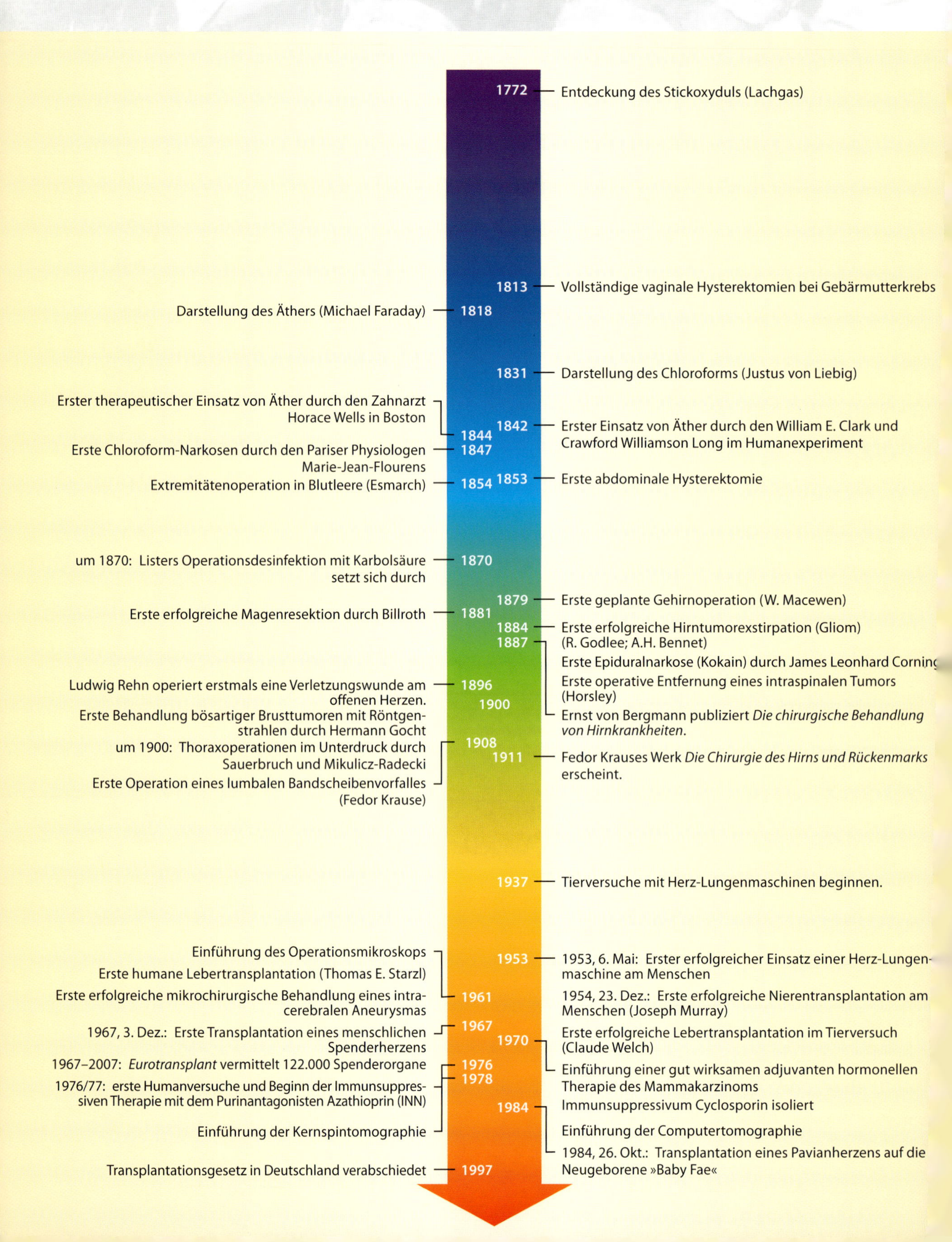
1772 Entdeckung des Stickoxyduls (Lachgas)
1813 Vollständige vaginale Hysterektomien bei Gebärmutterkrebs
Darstellung des Äthers (Michael Faraday) 1818
1831 Darstellung des Chloroforms (Justus von Liebig)
Erster therapeutischer Einsatz von Äther durch den Zahnarzt Horace Wells in Boston 1844
1842 Erster Einsatz von Äther durch den William E. Clark und Crawford Williamson Long im Humanexperiment
Erste Chloroform-Narkosen durch den Pariser Physiologen Marie-Jean-Flourens 1847
Extremitätenoperation in Blutleere (Esmarch) 1854
1853 Erste abdominale Hysterektomie
um 1870: Listers Operationsdesinfektion mit Karbolsäure setzt sich durch 1870
1879 Erste geplante Gehirnoperation (W. Macewen)
Erste erfolgreiche Magenresektion durch Billroth 1881
1884 Erste erfolgreiche Hirntumorexstirpation (Gliom) (R. Godlee; A.H. Bennet)
1887 Erste Epiduralnarkose (Kokain) durch James Leonhard Corning
Erste operative Entfernung eines intraspinalen Tumors (Horsley)
Ernst von Bergmann publiziert Die chirurgische Behandlung von Hirnkrankheiten.
Ludwig Rehn operiert erstmals eine Verletzungswunde am offenen Herzen. 1896
1900
Erste Behandlung bösartiger Brusttumoren mit Röntgenstrahlen durch Hermann Gocht
1908
um 1900: Thoraxoperationen im Unterdruck durch Sauerbruch und Mikulicz-Radecki
Erste Operation eines lumbalen Bandscheibenvorfalles (Fedor Krause)
1911 Fedor Krauses Werk Die Chirurgie des Hirns und Rückenmarks erscheint.
1937 Tierversuche mit Herz-Lungenmaschinen beginnen.
Einführung des Operationsmikroskops
Erste humane Lebertransplantation (Thomas E. Starzl)
Erste erfolgreiche mikrochirurgische Behandlung eines intracerebralen Aneurysmas 1961
1953 1953, 6. Mai: Erster erfolgreicher Einsatz einer Herz-Lungenmaschine am Menschen
1954, 23. Dez.: Erste erfolgreiche Nierentransplantation am Menschen (Joseph Murray)
1967, 3. Dez.: Erste Transplantation eines menschlichen Spenderherzens 1967
1970 Erste erfolgreiche Lebertransplantation im Tierversuch (Claude Welch)
Einführung einer gut wirksamen adjuvanten hormonellen Therapie des Mammakarzinoms
1967–2007: Eurotransplant vermittelt 122.000 Spenderorgane 1976
1978
1976/77: erste Humanversuche und Beginn der Immunsuppressiven Therapie mit dem Purinantagonisten Azathioprin (INN)
Einführung der Kernspintomographie
1984 Immunsuppressivum Cyclosporin isoliert
Einführung der Computertomographie
1984, 26. Okt.: Transplantation eines Pavianherzens auf die Neugeborene »Baby Fae«
Transplantationsgesetz in Deutschland verabschiedet 1997

Nicht ganz zu unrecht ist das 19. Jahrhundert gelegentlich auch das »Jahrhundert der Chirurgen« genannt worden. Diese Charakteristik ist einerseits zutreffend, denn das 19. Jahrhundert sieht die Entstehung der großen Chirurgie als institutionalisierte, anerkannte klinische Disziplin. Hierzu haben in Deutschland wesentlich Langenbeck und seine Schüler Theodor Billroth, Karl David Wilhelm Busch, Friedrich von Esmarch, Carl Hueter, Rudolf Ulrich Krönlein, Carl Wilhelm Schoenborn, Friedrich Trendelenburg, Karl Ernst Albrecht Wagner oder Carl Ludwig Schleich beigetragen. Andererseits war die Chirurgie, trotz ihrer gelegentlichen Zurücksetzung gegenüber anderen Teilen der praktischen Medizin, bereits seit dem 16. Jahrhundert in Europa vielerorts selbstverständlicher Teil des Hochschulunterrichts und schon im 16. Jahrhundert vereinzelt Gegenstand besonderer Nominalprofessuren. So gab es etwa in Wien und Prag früh eigene Lehrstühle nur für Chirurgie; an den anderen Universitäten war eine Fächerkombination von Anatomie, Chirurgie und Geburtshilfe seit der zweiten Hälfte des 18. Jahrhunderts durchaus die Regel, wenngleich vereinzelt noch bis gegen die Mitte des 19. Jahrhunderts mancherorts auch noch eine Personalunion von Anatomie und Chirurgie oder von Chirurgie und Geburtshilfe bestand. Die Exklusivität der großen Chirurgie aber beginnt tatsächlich im 19. Jahrhundert mit der Einführung der Narkose und der Durchsetzung von A- und Antisepsis. Erst auf dieser Grundlage konnte sich das Fach zu der Perfektion und Blüte entwickeln, das alte Vorurteil, eine schmutzige, schmerzhafte und wenig erfolgreiche Nebendisziplin der ‚akademischen' Medizin zu sein, restlos beseitigen und nun auch große Chirurgen wie von Langenbeck, von Esmarch oder Billroth hervorbringen.

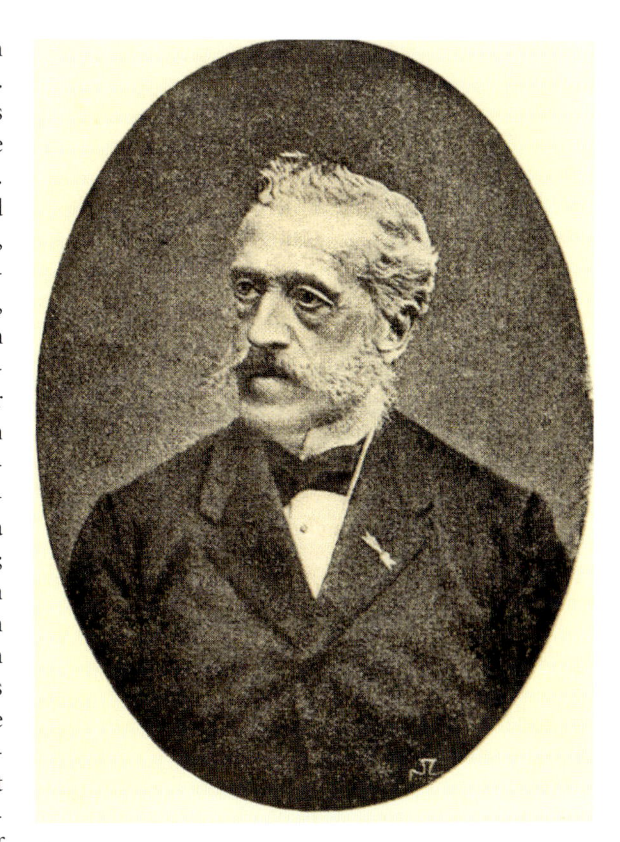

Abb. 6.1. Bernhard von Langenbeck (1810–1887).

Neue Voraussetzungen

Für die Modernisierung der klassischen Chirurgie und ihrer Umwandlung zu einer modernen klinischen Disziplin waren vor allem drei Faktoren verantwortlich: Zum einen die Durchsetzung des lokalistischen, organbezogenen Denkens auch in der Chirurgie, über dessen Entstehung bereits im Zusammenhang mit der »Geburt« der modernen Klinik berichtet wurde. Sie lieferte auch in der Chirurgie die entscheidende konzeptionelle Voraussetzung für die moderne Organchirurgie, die sich nun zunehmend als blutiges Hilfsmittel der internistischen Therapie, aber auch als Instrument klinischer Diagnostik verstand. Weiterhin ist es die Eröffnung neuer chirurgischer Möglichkeiten durch die Einführung der Anästhesie seit der Mitte des 19. Jahrhunderts. Sie erlaubte nun zeitlich ausgedehntere Operationen, aber auch die Entwicklung und Anwendung sehr viel differenzierterer Operationstechniken. Und schließlich ermöglichte vor dem Hintergrund neuer infektiologischer Erkenntnisse (Erregerlehre, Bakteriologie) die Durchsetzung der Anti- und Asepsis im Denken und Handeln auch der Chirurgen. Nun konnten mit Bauch- und Brustraum auch neue Körperregionen für die Chirurgie erschlossen werden, ohne befürchten zu müssen, den Patienten unweigerlich bald unter den Zeichen einer allgemeinen Sepsis zu verlieren.

Anästhesie

Von entscheidender Bedeutung für die Fortentwicklung der Chirurgie im 19. Jahrhundert sollten die Entdeckung und der gesteuerte Einsatz der Anästhesie sein. Das Bemühen der Chirurgen, ihre Operationen für den Patienten

Bernhard von Langenbeck

Bernhard (Rudolf Konrad) von Langenbeck (1810–1887) war ein deutscher Chirurg und Hochschullehrer. Er gründete 1860 – zusammen mit seinen Schülern Theodor Billroth und Ernst Julius Gurlt – die Zeitschrift *Archiv für klinische Chirurgie*, die heute noch als *Langenbeck's Archives of Surgery* besteht. Von ihm ging jene Initiative aus, die im Jahr 1872 zur Gründung der *Deutschen Gesellschaft für Chirurgie* führte, deren Präsident er bis 1885 war.

so schmerzfrei wie unter den gegebenen Bedingungen irgend möglich zu gestalten, sind sicher so alt wie die Chirurgie selbst. Frühe Versuche, den Operationsschmerz zu stillen, konzentrierten sich auf die Verwendung von Mohnsaft (Opium) und Bilsenkraut (Hyoscyamus). Die im Mittelalter eingesetzten Schlafschwämme, getränkt mit einem Absud verschiedener schmerzstillender Mittel, wurden in der Neuzeit durch Cannabis und besonders durch Opium in Form des *Laudanums* ersetzt. Beliebt war im 18. Jahrhundert das *Laudanum liquidum Sydenhami*, ein nach dem englischen Arzt Thomas Sydenham (1624–1689) benannter alkoholischer Auszug von Opium und Safran mit Nelken und Zimt. Übermäßige Gaben von Alkohol (Branntwein) kamen weniger als landläufig vermutet zum Einsatz, weil die Chirurgen glaubten, er erhitze das Blut und vermehre die Entzündungsneigung. Die Geschichte der modernen Anästhesie beginnt 1772 mit der Entdeckung des Stickoxyduls (Lachgas) durch Humphrey Davy (1778–1829). Sein Vorschlag (1800), Lachgas – ein Distickstoffoxid (N_2O) – als Narkotikum bei Operationen einzusetzen, blieb jedoch zunächst ungehört. Ins erste Drittel des 19. Jahrhunderts fällt auch die Entdeckung oder Beschreibung der im Tierversuch betäubenden Wirkung anderer Substanzen, des Chloroforms (Justus von Liebig, 1831), des Äthers (Michael Faraday, 1818) und der durch Kohlensäure angereicherten Luft (Henry Hill Hickman, 1824). Diese Substanzen sollten jedoch erst in den 1840er Jahren an Patienten erprobt werden: Äther zuerst 1842 vom Zahnarzt William E. Clark und Crawford Williamson Long (1815–1878) im Humanversuch bei operativen Eingriffen, systematisch und nicht ohne Zwischenfälle dann ab 1844 durch den Zahnarzt Horace Wells (1815–1848) in Boston. Wells nannte sein

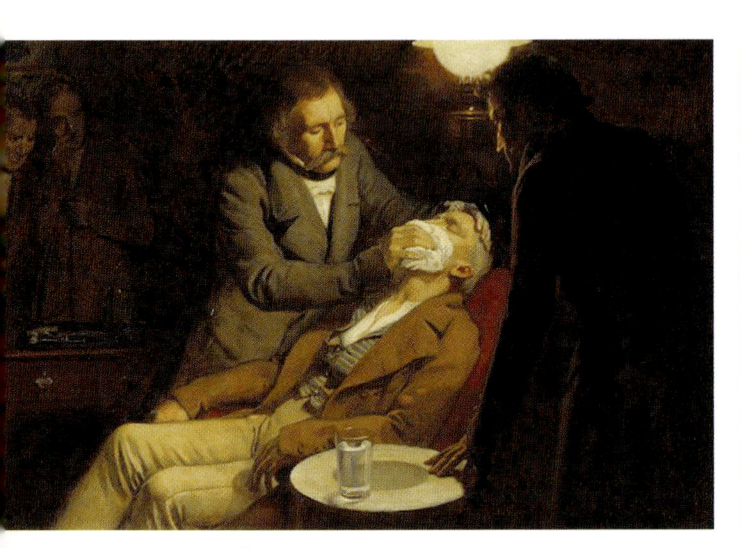

Abb. 6.2. Äthernarkose. Erste Äthernarkose 1846 durch William Morton. Gemälde von Ernest Board (1877–1934).

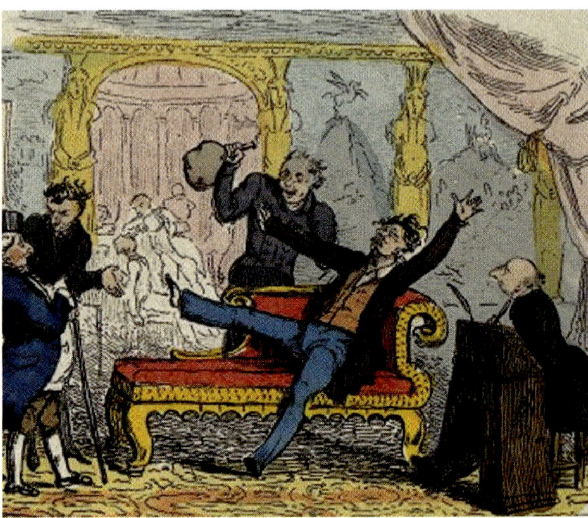

Abb. 6.3. Lachgasnarkose. Karikatur aus dem Jahr 1829.

Schwefeläther *Letheon* und konnte in einer öffentlichen Demonstration am 16. Oktober 1846 (»Ether Day«) im Operationssaal des Massachusetts General Hospital (Boston) den Halstumor eines jungen Buchdruckers unter Äthernarkose entfernen. Überliefert ist, dass sich der Chefchirurg des Hospitals nach der erfolgreichen Operationsbetäubung an die anwesenden Zuschauer mit den Worten wandte: »Gentlemen, this is no humbug!«. Es dauerte nur wenige Monate, bis die Äthernarkose unter der englischen Bezeichnung »Anesthesia« und im deutschen Sprachraum als »Narkose« auch in andere Operationssäle weltweit Einzug hielt (London, 1846; Paris und Bern, 1847). Im März 1847 gelang dem Pariser Physiologen Marie-Jean Flourens (1794–1867) unbeachtet von der Öffentlichkeit die erste Chloroformnarkose von Versuchstieren, die in der Geburtshilfe seit November 1847 zum Einsatz kam. Da Chloroformnarkosen allerdings in der Anfangsphase zu vielen Unglücksfällen (Chloroformtote) führten, blieb Äther in der frühen Narkoseära zunächst dominant. Ihre Etablierung erfolgte zunächst in der Gynäkologie durch den schottischen Arzt James Young Simpson (1811–1870) und schließlich auch in der allgemeinen Chirurgie sowie in der zweiten Hälfte des 19. Jahrhunderts mit der Einführung der Chloräthyl-Rauschnarkosen durch Viktor von Hacker (1852–1933). Durch lokale Formen der Betäubung (Lokalanästhesie) wurde die Gasnarkose erst in der zweiten Hälfte des 19. Jahrhunderts durch die Anwendung von Cocain (Cocainum hydrochloricum, seit 1859) und Einspritzungen von Chloralhydrat (Pierre-Cyprien Oré, 1874, Bordeaux) verdrängt. Zu den Pionieren der Kokain-Infiltrationsanästhesie gehört in Deutschland Carl Ludwig Schleich (1859–1922), während die Entwicklung der Leitungsanästhesie vor allem durch den Amerikaner William Stuart Halsted (1852–1922) und den Deutschen Maximilian Oberst (1849–1925) vorangetrieben wurde. Epidurale und intradurale Verfahren (Einspritzungen von Kokain um und unter die harte Hirnhaut des Rückenmarks) setzten sich erst am Ende des 19. Jahrhunderts durch (epidural, 1885, James Leonhard Corning; intradural, 1898, August Bier).

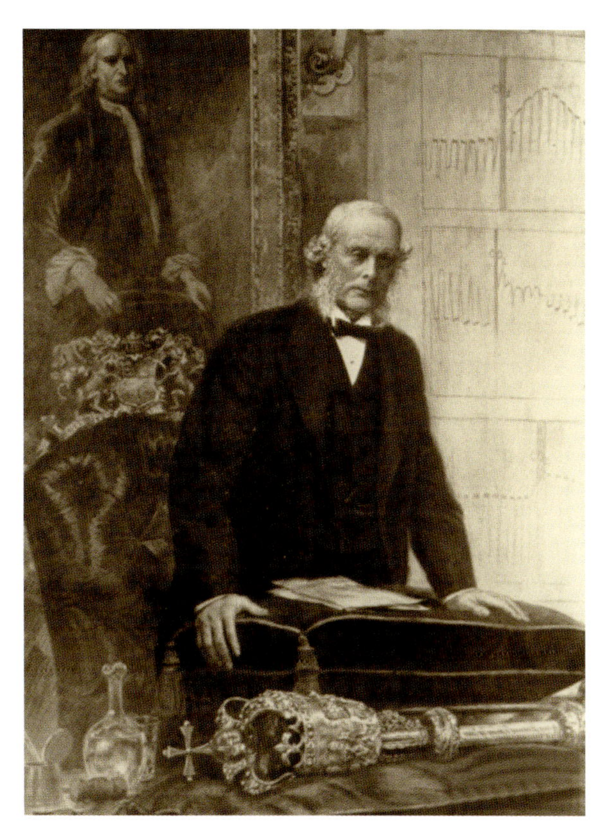

Abb. 6.4 Joseph Lister. Er führte die Karbolsäure-Desinfektion in den Operationssaal ein. Druck um 1890.

Antisepsis und Asepsis

Während die Chirurgie in der Mitte des 19. Jahrhunderts mit der Erfindung der Anästhesie eines ihrer größten Probleme zumindest ansatzweise gelöst hatte, so blieb doch als uraltes Problem die Infektion der Wunde. Selbst der geschickteste und schnellste Operateur musste fast immer damit rechnen, dass sein Patient nach dem erfolgreichen Abschluss auch schwieriger Eingriffe sehr bald in schwerstes Fieber fiel, dass sich Wunden und Nähte entzündet röteten und eiterten. Im schlimmsten Fall entwickelte sich eine allgemeine Sepsis und der Patient verstarb bald nach der Operation. Dies galt selbstverständlich für die unter schwierigsten Bedingungen operierende Kriegschirurgie, aber auch für die Situation der Hospitalchirurgie. Ein chirurgischer Patient war noch in der zweiten Hälfte des 19. Jahrhunderts im Krankenhaus »mehr möglichen Todesursachen ausgesetzt als der englische Soldat auf dem Schlachtfeld bei Waterloo«, musste voller Resignation der Edinburgher Chirurg und Erfinder der Chloroformnarkotiseur James Young Simpson (1811–1870) feststellen. Noch im Deutsch-Französischen Krieg (1870/71) überlebten 10.000 von 13.200 Soldaten ihre Amputationen nicht und starben am »Wundbrand«. Aber auch in Friedenszeiten war die Gefahr groß, nach der Geburt oder nach einer Operation Kindbettfieber oder am »Hospitalbrand«, also an einer allgemeinen Sepsis, zu sterben.

Ernst Gustav Benjamin von Bergmann (1836–1907) muss den großen Chirurgen des 19. Jahrhunderts zugerechnet werden. Bergmann hat sich wesentlich um die Einführung der Asepsis in der Wundbehandlung sowie in der Hirn- und Kriegschirurgie verdient gemacht. Nach Stationen in Dorpat und Würzburg trat von Bergmann 1882 an der Berliner Charité die Nachfolge Bernhard von Langenbecks antrat und übernahm das Direktorat der I. Chirurgischen Klinik bis 1907. Innovativ war seine Methode der konservativen Behandlung der Verletzungen des Kniegelenks unter Ruhigstellung im Gipsverband, wodurch die sonst tödlichen Verläufe dieser Verletzung dramatisch zurückgingen (*Die Behandlung der Schußwunden des Kniegelenkes im Kriege*, 1878). Früh hat sich von Bergmann überzeugt der Lister'schen Antisepsis zugewandt, die er seit 1875 in Dorpat mit Karbolsäure praktizierte. Seit 1886 bevorzugte von Bergmann allerdings in der Antisepsis ganz die Methode der Dampfsterilisation seines Schülers Curt Schimmelbusch (1860–1895). Auch methodisch innovativ standardisierte der Chirurg in seiner Zeit insbesondere die Appendektomie und die chirurgische Ösophagus- und Hydrozelenbehandlung. Pionierarbeit leistete er auf dem Gebiet der Gehirnchirurgie (*Die chirurgische Behandlung der Hirnkrankheiten*, 1888).

Erstaunlich ist dies rückblickend nicht, arbeiteten doch die Chirurgen meist in ihrer Straßenkleidung und wuschen ihre Hände vor den Eingriffen sicherlich, aber unter hygienischen Bedingungen sicher nicht effektiv. In der Geburtshilfe kam hinzu, dass Medizinstudierende in den Gebärkliniken oft unmittelbar aus der Pathologie mit ungewaschenen Händen in die Krankenzimmer der Wöchnerinnen eilten, dort die manuelle Untersuchung erlernten und ihre Patientinnen reihenweise infizierten. Obwohl Ignaz Semmelweis (1818–1865) im Allgemeinen Krankenhaus in Wien statistisch einwandfrei bewies, dass nach dem Händewaschen mit Chlorwasser die Sterblichkeit der Wöchnerinnen an Kindbettfieber dramatisch zurückging, hielt sich lange die für unumstößlich sicher gehaltene Meinung, dass nicht die Ärzte, sondern »übelriechende, atmosphärische Miasmen« offene Wunden befielen und Wundbrand, Blutvergiftung, Gangrän und die nahezu immer tödlich verlaufende Septikämie verursachen würden.

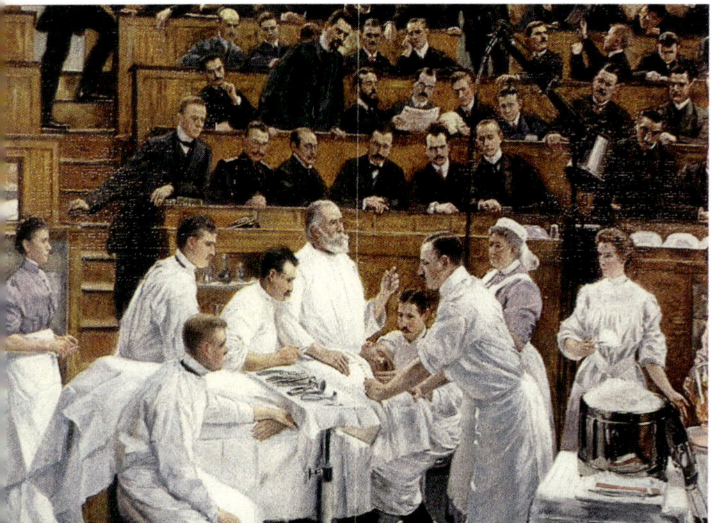

Abb. 6.5. Ernst von Bergmann. Gemälde von 1906.

Erst durch die Arbeiten des französischen Bakteriologen Louis Pasteur (1822–1895) angeregt, begann der schottische Chirurg Joseph Lister (1827–1912) im Jahr 1865 mit Verbandmaterial Versuche anzustellen, das er zuvor in Karbolsäure getränkt hatte. Ermutigt durch Erfolge mit dieser Methode, begann Lister systematisch mit Karbolsäure im Operationssaal zu arbeiten. Durch das Versprühen dieses Ärosols im Operationssaal versuchte er das Eindringen von Bakterien in die Operationswunden zu verhindern (Asepsis) oder die Erreger in den Wunden mit in Karbolsäure getränkten Verbänden abzutöten (Antisepsis).

Das »Listern« mit Karbolsäure, wie es bald hieß, erschwerte die Arbeitsbedingungen der Chirurgen erheblich, führte zu Hautreizungen und war wenig beliebt. Auf der bis heute nicht abgeschlossenen Suche nach dem optimalen Mittel und nach der besten Methode der Händedesinfektion kamen viele Substanzen zum Einsatz, von der Ichtyolseife über Sublimat und Alkohol bis hin zu Formaldehyd oder formaldehydhaltigen Mitteln. Leichter realisierbar gestaltete sich die Desinfektion von Instrumenten und

Verbandsmaterialien, die in einem Dampfsterilisator keimfrei gemacht werden konnten. Nach ihrem Erfinder Curt Schimmelbusch (1860–1895) benannte durchlöcherte Metalltrommeln dienten als Behälter während der Sterilisation mit gespanntem Wasserdampf.

Sicher eher die Angst vor der gefürchteten und kaum therapierbaren Karboldermatitis als die vor einer Infektion des Patienten brachten den jungen Chirurgen William Stuart Halsted (1852–1922) 1890 in New York auf die Idee, für seine an eben dieser Dermatitis leidende Verlobte Caroline, eine Operationsschwester, hauchdünne sterilisierbare Gummihandschuhe zu entwickeln. Diese »Handschuhe der Liebe« sollten sich im 20. Jahrhundert in Operationssälen der ganzen Welt durchsetzen. In der Anfangsphase setzten sich die Handschuhe allerdings schwer durch, denn sie behinderten einerseits die Fingerfertigkeit und wirkten andererseits nicht besonders männlich. Auf Dauer überzeugte jedoch ihre Wirksamkeit. Auch Mundschutz und OP-Kleidung setzten sich erst im letzten Jahrzehnt des 19. Jahrhunderts durch. Fast wehmütig bemerkte der berühmte Chirurg Theodor Billroth (1829–1894) einige Jahre vor seinem Tod: »Alle Chirurgen tragen jetzt die antiseptische Uniform, das Individuelle tritt gewaltig in den Hintergrund. Mit reinen Händen und reinem Gewissen wird der Ungeübteste jetzt weit bessere Resultate erzielen als früher der berühmteste Professor der Chirurgie.«

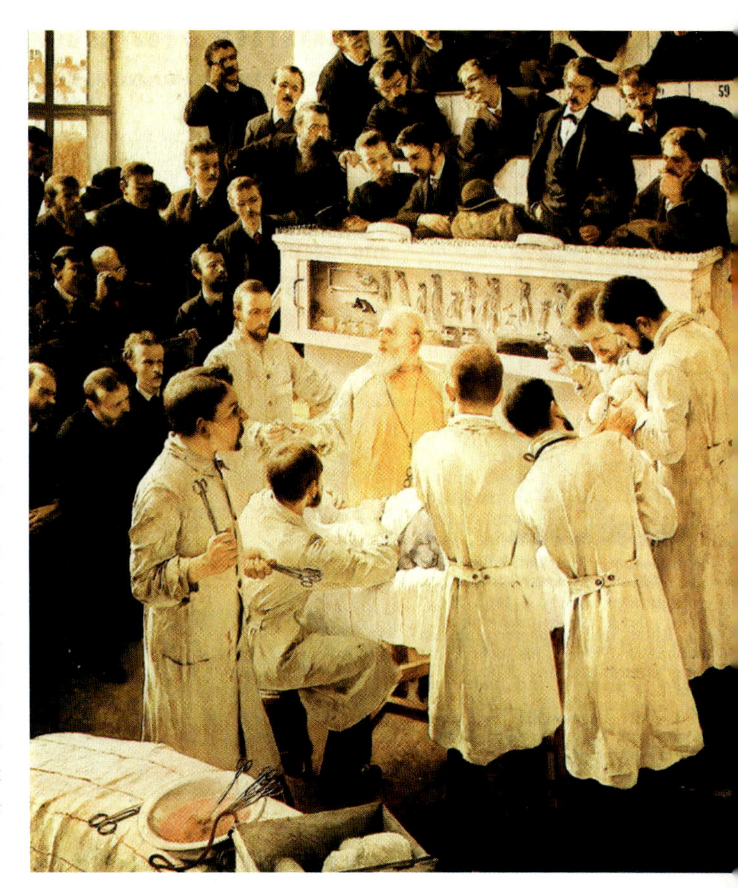

Abb. 6.6. Theoror Billroth operiert. Gemälde von Adalbert Franz Seligmann (1862–1945), 1890.

Neue Methoden

Unter Zuhilfenahme dieser drei neuen und für die moderne Chirurgie grundlegenden Techniken konnte sich auch die Operationsmethode vor allem in der zweiten Hälfte des 19. Jahrhunderts entscheidend weiterentwickeln. Langdauernde Baucheingriffe waren nun in der allgemeinen und in der gynäkologischen Chirurgie möglich, was insbesondere der Magen- und Uterusoperationstechnik zugute kam und auch großflächigere Eingriffe mit erheblichen Blut und Körpersubstanzverlusten wie etwa eine Brustresektion der Frau ermöglichte.

Bauchraumoperationen

Ihre neuen Grundlagen wurden vor allem durch den Chirurgen Theodor Billroth (1829–1894) gelegt. Billroth, der sich auf neue Nahtmethoden von Antoine Lembert (1802–1851) und Eduard Albert (1841–1900) stützen konnte, führte 1881 die erste erfolgreiche Magenresektion durch. Auch die Fortentwicklung der Magenteilresektion ging auf Billroth zurück. Solche Operationen wurden ebenfalls bereits vor 1900 durchgeführt. Noch heute stützt sich die Chirurgie auf die von Billroth entwickelten Techniken. Magenoperationen nach der 1881 entwickelten Methode Billroth I (Antrum-Pylorusresektion; Teilverschluss des Magens; End-zu-End-Vereinigung des Magenstumpfes mit dem Duodenum) sowie nach der 1885 erstmals erprobten Methode Billroth II (Resektion des erkrankten Magenabschnittes; Entfernung des Pylorus; blinder Duodenalverschluss und blinder Verschluss des Magens; Gastroenterostomie) sind noch heute gängige Verfahren. Auch die chirurgischen Fachtermini »Billroth'sche Jammerecke« (nahttechnisch kritische Region bei Magenoperationen nach Billroth) und »Billroth'sches Syndrom« (bei der Pylorushypertrophie)

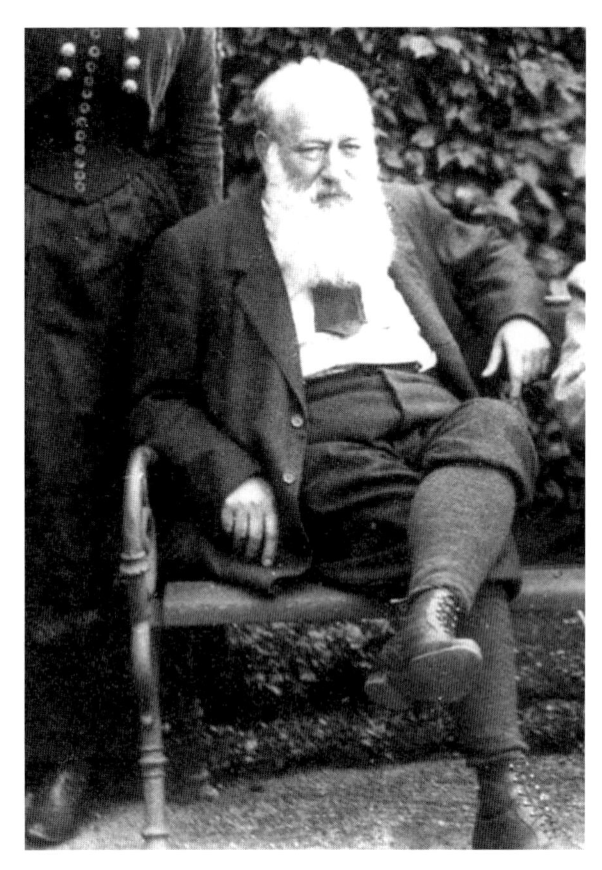

Abb. 6.7. Theodor Billroth – Altersportrait.

erinnern an den großen Chirurgen. Eine bedeutende Weiterentwicklung für die Unfall- und Verletzungschirurgie schließlich war die Einführung der Extremitätenoperation in absoluter Blutleere (1854) durch den Kieler Chirurgen Friedrich von Esmarch (1823–1908). Kompliziertere und länger dauernde Operationen im Gefäßbereich, eine gründlichere Blutstillung und eine vorsichtigere Gefäßversorgung waren allerdings erst durch die Einführung der Inhalationsnarkosen möglich. An die Stelle des alten Glüheisens traten nun der Thermokauter und die Blutstillungsverfahren durch Gefäßunterbindung und Umstechung. Sie alle sind noch heute gültige Methoden in der Chirurgie, wenngleich die Elektrokauterisation die alte Thermokauterisation abgelöst hat.

Exkurs: Christian Albert Theodor Billroth (1829–1894)

Theodor Billroth wurde als erstes von fünf Kindern einer Pastorenfamilie am 26. April 1826 in Bergen auf Rügen geboren. Als Billroth fünf Jahre alt war, starben der Vater, später auch seine Geschwister an Tuberkulose. Sehr früh zeigte sich seine große musische Begabung, die ihn später in die Nähe von Brahms und Wagner führen sollte. Billroth besuchte zunächst das Gymnasium, später die Universität in Greifswald, war allerdings, wie er selbst sagt ein »Schüler unter Mittelmäßigkeit«. Ein Studium der Medizin nahm er zunächst nur auf, um einen bürgerlichen Beruf zu erlernen. Viel lieber wäre er Musiker geworden. Als sein Mentor Wilhelm Baum (1799–1883) eine Professur für Chirurgie in Göttingen antrat, folgte der junge Billroth ihm dorthin. In Göttingen wurde er in Professorenkreise eingeführt und entwickelte schließlich doch noch großes Interesse an der Medizin, besonders an der Chirurgie. Nach dem Tod der Mutter wechselte Billroth nach Berlin, wo er Schüler des Chirurgen Bernhard von Langenbeck (1810–1887) und des experimentellen Pathologen Ludwig Traube (1818–1876) wurde. In Berlin wurde Billroth 1852 auch promoviert und arbeitete zunächst beim Begründer der Ophthalmologie, Albrecht von Graefe (1828–1870). Um seine Ausbildung zu komplettieren, besuchte er die damals führenden klinischen Zentren in Wien und Paris. Anschließend ließ er sich zunächst in Berlin als praktischer Arzt nieder. Da allerdings Patienten ausblieben, nahm er eine Stelle als Assistent an der Klinik Langenbecks an. Hier widmete er sich nicht nur der Chirurgie, sondern auch der pathologischen Histologie. 1856 wurde Billroth als Dozent für Chirurgie und pathologische Anatomie habilitiert. Eine Berufung als Professor für pathologische Anatomie nach Greifswald lehnte er ab. Wenig später ging er als Professor für Chirurgie nach Zürich. Er fand dort guten Boden für seine Forschungsschwerpunkte und die Möglichkeit, sich als Lehrer und Erneuerer des Studienbetriebs zu entfalten. Mit besonderem Interesse widmete er sich der postoperativen Wundbehandlung und es gelang ihm nachzuweisen, dass Wundfieber auf Infektionen der Wunden beruhen, die nicht durch Luft, sondern durch Kontakt mit »kleinsten Lebewesen« hervorgerufen werden. Diese Vermutung untermauerte er durch mikroskopische Untersuchungen, die auch die Forschungen Robert Kochs beeinflussten. Jedenfalls forderte Billroth für seinen Wirkungsbereich »Reinlichkeit bis zur Ausschweifung« und hatte damit auch Erfolg. Wesentliche Bedeutung hatten auch seine regelmäßigen Veröffentlichungen zur Tätigkeit seiner Klinik, in denen neben Statistiken auch Berichte über geglückte und misslungene operative Neuerungen berichtet wurden. Einige Berufungen an deutsche Universitäten, unter anderem nach Heidelberg, lehnte Billroth ab, jene in die »Weltstadt« Wien nahm er 1867 jedoch »mit großer Freude« an. Billroth wurde allerdings in Wien kein »Habsburger«, sondern er blieb ein bis zum Chauvinismus gesteigert, deutscher »Patriot«, nahm als Freiwilliger am Deutsch-Französischen Krieg 1870/71 teil und kam insbesondere in Kriegslazaretten (z.B. in Weißenburg im Elsass und in Mannheim) zum Einsatz. Bereits 1866 hatte er das »elende Vergnügen« bedauert, nicht auf dem Schlachtfeld zu stehen, sondern stattdessen Kolleg lesen und alte Menschen operieren zu müssen, um deren Leben ein wenig zu verlängern. Der Deutsch-Französische Krieg bot nun endlich die Chance, auf der preußischen Seite kriegschirurgische Erfahrungen zu sammeln und als Patriot zu dienen. Ende Juli 1870 reiste Billroth ins Elsass, um dort Kriegslazarette zu organisieren. Seiner Frau schrieb er: »Ja, man muss mitten drin sein im Krieg, um das Schreckliche desselben und auch das Großartige davon zu empfinden.« Sich selbst empfand der Chirurg dabei als »stark« und »famos gesund«, seine Arbeit als »außerordentlich glücklich und segensreich«. Kultiviert hat Billroth in jener Zeit seinen extremen Franzosenhass. Zurück in Wien sollte er sich weiterhin als »fanatischer Germane« und schließlich auch als dezidierter Antisemit profilieren:

> »Ich bin ein sehr fanatischer Germane, vielleicht sogar etwas germanischer Chauvinist; doch von einer selbständigen deutschen Naturwissenschaft können wir doch seit erst kurzer Zeit reden.«

Billroth verstand sich selbst als Speerspitze deutscher Wissenschaft und hoffte, auf seinem Gebiet alle internationale Konkurrenz, besonders auch die Amerikaner, zu schlagen. Billroths Antisemitismus entlud sich exemplarisch 1875 in der so genannten Billroth-Affäre. Der Chirurg hatte sich in einer Schrift bitter über »die große Menge polnischer und ungarischer Juden« beklagt, denen sowohl die geistige, als auch die moralische Befähigung zum Arztberuf fehle. Darauf hin kam es tumultartigen Demonstrationen gegen Billroth, derer sich besonders die politisch rechte Presse in Wien annahm:

> »Die jüdischen Studenten wollten eine tumultarische Demonstration gegen Billroth in dessen Hörsälen veranstalten. Sie begannen auch damit. Die Demonstration endete aber für die Hebräer kläglich, denn die derben Käuste ihrer germanischen Collegen beförderten Jung-Israel mit fabelhafter Schnelligkeit zum Hörsaal hinaus und die Treppe hinunter.«

Man muss allerdings solche Äußerungen vor dem Hintergrund eines sich in Wien und Berlin damals lautstark und polemisch bemerkbar machenden allgemeinen Antisemitismus sehen. In Zürich bereits, viel mehr aber noch in Wien, wurde Billroth zum Begründer der wissenschaftlichen Chirurgie, indem er pathologische Anatomie und Histologie mit der klinischen Medizin verband. In der praktischen Chirurgie verfeinerte er zahlreiche Operationsmethoden oder entwickelte ganz neue Techniken, die modifiziert zum Teil noch heute angewandt werden. Zu nennen sind hier Billroths Kehlkopf-Exstirpation, die Entfernung des Uterus durch die Vagina, Operationen an Harnblase, Speiseröhre, Milz, Leber und am Kropf. Berühmtheit erlangten seine operativen Eingriffe in den Magen-Darm-Trakt. Obwohl wesentliche Neuerungen, vor allem in der Magenchirurgie, auf ihn zurückgehen, machte er sich vor allem als Lehrer einen Namen und kümmerte sich intensiv um die Interessen seiner Studenten. Auch der Verbesserung des Wiener Gesundheitswesens galt sein Interesse. So gab er wesentliche Anregungen für den Bau der Krankenanstalt Rudolfinerhaus. Um die Reform des Medizinstudiums bemühte er sich in seinem Buch *Über das Lehren und Lernen der medicinischen Wissenschaften an den Universitäten der deutschen Nation* (1876). Neben seiner ärztlichen Tätigkeit widmete er sich intensiv dem Musikleben und pflegte Freundschaften mit Künstlern wie Johannes Brahms oder mit dem bekannten Wiener Medizinästheten und Musikkritiker Eduard Hanslick (1825–1904), der in seinen Lebenserinnerungen den Musikliebhaben Billroth verewigt hat:

> »Mitunter gab es auch einen zwanglosen Herrenabend; Billroth hatte bald die besseren musikalischen Geister Wiens an sich herangezogen und sah Goldmark, Nottebohm, Door, Epstein, Brüll, Robert Fuchs, Richard von Perger, Kalbeck u.a. gern als seine Gäste. Den engeren musikalischen Dreibund bildeten aber doch wir Drei: Billroth, Brahms und ich. Es war ein gar traulicher Abend nach einer schönen Konzertaufführung, als Brahms und Billroth das brüderliche »Du« mit mir tauschten.«

Theodor Billroth starb am 6. Februar 1894 im istrischen Seebad Abbazia.

Gebärmutter- und Brustamputation: Die gynäkologische Chirurgie

Obwohl Versuche, die Gebärmutter operativ zu entfernen, bis in die Antike zurückverfolgt werden können, war eine solche Operation wegen der immer drohenden Gefahr, ungewollt Blase oder Enddarm zu verletzen, sowie wegen des hohen Risikos infektiöser Komplikationen bis ins frühe 19. Jahrhundert praktisch nicht zu überleben. Dokumentiert ist ein solch gescheiterter Versuch aus dem Jahre 1812, als der lombardische Anatom und Primarchirurg Giovanni Battista Palletta (1748–1832) in Mailand einen Gebärmutterhals wegen eines Zervixkarzinoms entfernen wollte und dabei eine totale Hysterektomie durchführte, die die Patientin allerdings nur zwei Tage überlebte.

Erste vollständige Hysterektomien bei Gebärmutterkrebs auf vaginalem Weg gelangen 1813 dem Anatomen und Chirurgen Konrad Johann Martin Langenbeck (1756–1851) und dem Urologen und Geburtshelfer Friedrich Benjamin Osiander (1759–1822) in Kassel und 1822 Johann Nepomuk Sauter (1766–1840), einem ehemaligen Scherer und späterem Chirurgen und Stadtarzt in Kreuzlingen und Konstanz. Im November 1843 nahm Charles Clay (1801–1893), der britische »Vater« der Ovarektomie (1842), in Manchester eine suprazervikale Hysterektomie vor. Auch wenn Clay im Laufe der Jahre eine gewisse Routine in der Technik der Hystero- und Ovarketomie entwickelte, lagen die Mortalitätsraten solcher Eingriffe bis zur Einführung der Antisepsis und Asepsis doch immer noch um 30 Prozent oder darüber.

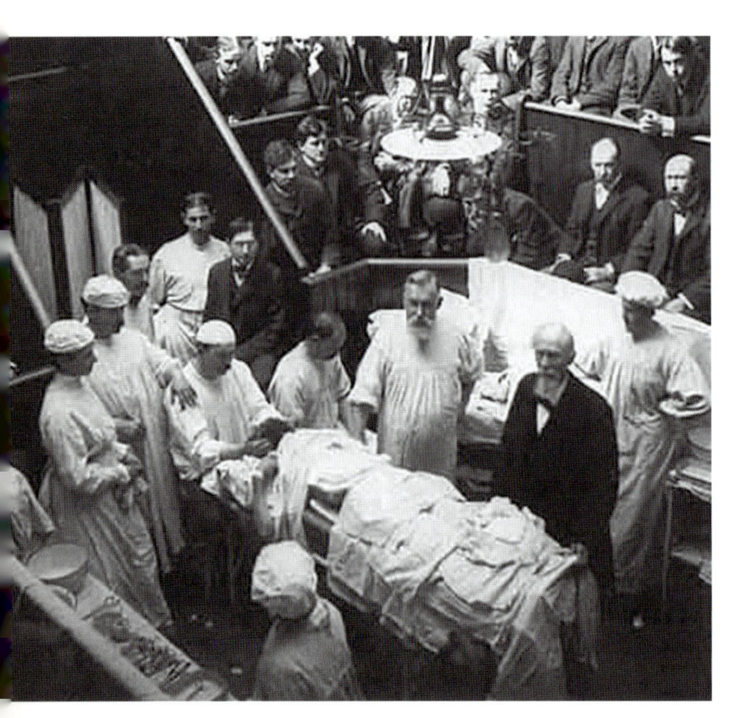

Abb. 6.8. Vincenz Czerny.

Erst jedoch nachdem James Young Simpson (1911–1870) im Jahre 1847 das Chloroform als Anästhetikum eingeführt hatte, waren auch in der operativen Gynäkologie größere und längere Eingriffe in den Bauchraum, sei es nun vaginal oder abdominal, möglich. Die erste erfolgreiche vollständige abdominale Hysterektomie gelang erst 1853 und ist mit dem Namen Gilman Kimball (1804–1892) verbunden. In Deutschland war es der Gynäkologe Wilhelm Alexander Freund (1833–1917), der 1878 in Breslau die erste vollständige Gebärmutterentfernung über einen Bauchschnitt vornahm. In jenen Jahren der heroischen Hysterektomien wurde heftig darüber debattiert, ob bei der Exstirpation des Uterus der vaginalen oder abdominalen Methode der Vorzug zu geben sein. Handwerklich schwieriger, aber für die Frauen weitaus ungefährlicher war die vaginale Methode, die vor allem durch den Heidelberger Chirurg Vincenz Czerny (1842–1916) propagiert und systematisiert wurde. Sie sollte sich als die schonendere Methode in der Folgezeit durchsetzen.

Erst in der Ära der Antibiotika, also etwa seit der Mitte des vorigen Jahrhunderts, setzte sich die vollständige abdominale Entfernung der Gebärmutter, insbesondere bei der chirurgischen Therapie und Prophylaxe des Gebärmutterhalskrebses durch, weil so die sonst oft verbliebenen Zervix sicher entfernt und so als Ort der Krebsentstehung ausgeschaltet war. Zur Perfektion brachte die radikale Operationsmethode über einen Bauchschnitt 1898 der österreichische Gynäkologe Ernst Wertheim (1864–1920). Sie sollte bis zur Einführung der laparoskopischen Hysterektomie (1988) durch Harry Reich (geb. 1941) in Pennsylvania führend bleiben.

Seit den frühen 1990er Jahren kommt es durch die Einführung neuer Operationstechniken zu einer zunehmenden Individualisierung der operativen Therapie, besonders des Gebärmutter- und Gebärmutterhalskarzinoms. Zu nennen sind die laparoskopische Radikalresektion nach Wertheim, die Uterusteilresektion unter Erhalt der Fertilität (Trachelektomie, 1994) oder die totale mesometriale Resektion des Uterus und der Möglichkeit der Lymphknotenentfernung auf laparoskopischen Weg.

Erwähnt werden muss schließlich im Zusammenhang mit der gynäkologischen Chirurgie auch die Entfernung von Gebärmutter und Eierstöcken zur Therapie der Hysterie, erwähnt und angewandt seit dem 18. Jahrhundert. Man nahm an, die Hysterie sei eine typisch weibliche Eigenschaft und hänge mit der Gebärmutter zusammen; eine Vorstellung, die sich bis in die Antike zurückverfolgen lässt. Operationen dieser Art waren bis in die zweite Hälfte des 19. Jahrhunderts gar nicht selten und gelegentlich erstreckten sie sich verstümmelnd und ohne jeden therapeutischen Wert auch in Europa auf die Entfernung äußerer Geschlechtsmerkmale der Frau im Genitalbereich (Klitoridektomie, Labiotomie).

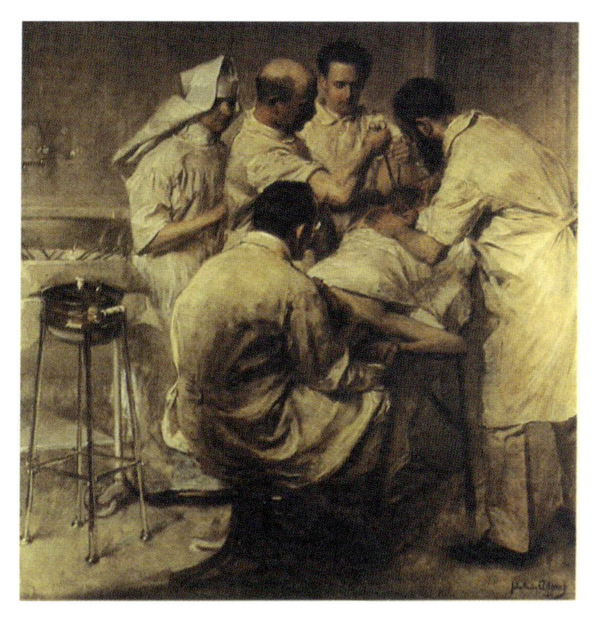

Abb. 6.9. Ernst Wertheim (1864–1920) operiert. Ölgemälde von John Quincy Adams (1874–1933), 1917.

Brustamputation

Noch 1829 bezeichnete der Berliner Gynäkologe Adam Elias von Siebold (1775–1828) den »Scirrhus«, die knotige Geschwulst der Brustdrüse, der regelmäßig in das »Krebsgeschwür« übergehe, als »die nächste Folge einer chronischen, venösen, lymphatischen Entzündung«. Nur die Amputation der Brust könne die Krankheit kurieren oder aufhalten. Zwar empfehle man immer noch allerlei andere Mittel, so die

> »Cicuta, die Belladonna, Calendula, das Ferrum carbonicum, Arsenicum, das flüchtige Laugensalz, das Kalkwasser, das onopordon, die Eidexen u. dgl., und zum äußerlichen Gebraue den Karottenbey, den Arsenik, den Balsamum locatelli, den Grünspan mit dem Sublimat, den Alaun, das ferrum aceticum, das Emplastrum nigrum Becholzii, die Krebsaugen, die lebendigen Kröten zum Saugen u. dgl.; allein, diese Mittel wirken höchst unsicher, oder vermehren das Übel oft weit mehr als sie es heilen«.

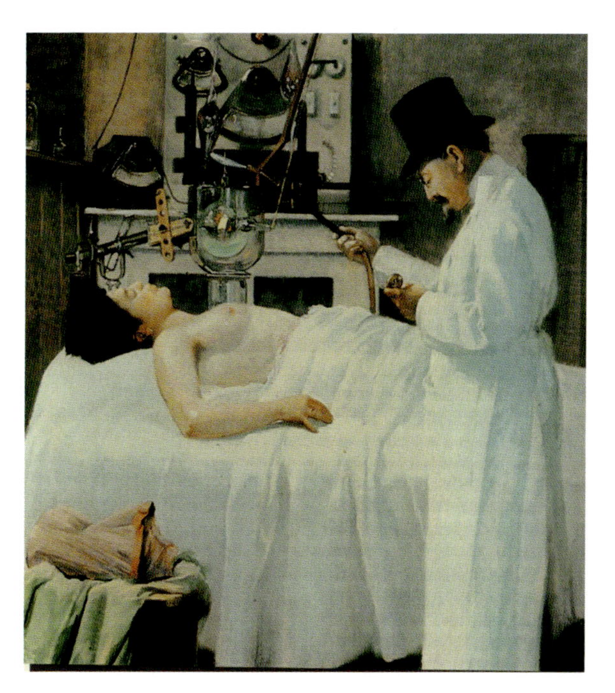

Abb. 6.10. Die erste Röntgenbestrahlung des Doctor Chicotot (1889–1907). Öl auf Leinwand, 1907.

Schon Siebold empfahl bei der allein angezeigten operativen Entfernung der Brust ein radikales Vorgehen, wobei man nach der Ausschälung der »krebshaften« Brust der »Umfang der Wunde genau untersuchen und alles, was verhärtet ist oder einen verdächtigen Anschein hat, selbst Theile von dem Brustmuskel, mit dem Messer ausrotten« müsse. Aufwendige Operationen dieser Art waren jedoch gegen Anfang des 20. Jahrhunderts ohne hinreichende Betäubung, vor allem aber ohne wirksame Mittel gegen gerade bei solch großflächigem Vorgehen immer drohenden Wundinfektionen bis hin zur Sepsis, überaus schmerzhaft und risikoreich. Erst nach der Einführung von Antisepsis und Anästhesie in die Chirurgie wurde ein radikaleres Vorgehen bei der Behandlung des Brustkrebses möglich. Man glaubte nun, den Kranken auch die schwersten Eingriffe zumuten zu können. Nach Josef Rotter (1857–1924) folgten

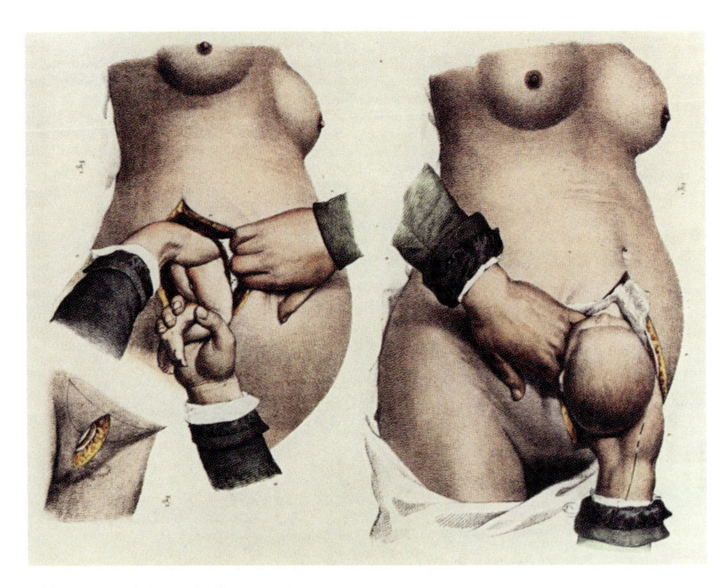

Abb. 6.11. Kaiserschnitt um 1870.

die »Krebskeime« den großen Lymphgefäßen und infizierten schon sehr früh den M. pectoralis (Brustmuskel). Rotter forderte deshalb, in allen Fällen von Brustkrebs die sternale Portion des M. pectoralis maior und minor (großer und kleiner Brustmuskel) zu exstirpieren und »die Achselhöhle in continuo samt der Brustdrüse zu entfernen«.

Ergänzt wurde die chirurgische Therapie des Mammakarzinoms durch die Entdeckung der zellzerstörenden, in der Krebsbehandlung aber gerade deshalb erwünschten Wirkung der Röntgenstrahlen. Bereits 1897 nahm der Orthopäde Hermann Gocht (1869–1938) die Behandlung bösartiger Brusttumoren mit Röntgenstrahlen auf. Andere folgten ihm. Heilungen freilich konnten die Pioniere der Mamma-Strahlentherapie noch nicht erzielen. Immerhin gelang ihnen neben der Schmerzstillung auch eine Wachstumsverzögerung. Der Radiologe Hans Meyer (1877–1964) kombinierte als Erster die radikale Brustamputation mit der anschließenden Röntgenbestrahlung. Es kam durch diese Verbesserung der operativen Behandlungsmethode zu einer deutlichen Erhöhung der Heilungsziffern. Schließlich zeigte auch das Verfahren der prä- und postoperativen Bestrahlung zusätzliche Erfolge. Die Auffassung, dass eine Röntgentherapie möglichst dort unterstützend heranzuziehen sei, wo ein chirurgisches Vorgehen allein nicht auszureichen schien, war in den ersten Jahren der Röntgentherapie noch umstritten, setzte sich aber nach 1900 durch. In Frankreich propagierte die *Fondation Curie* sogar die alleinige Röntgentherapie des Mammakarzinoms, was jedoch hohe Gesamtdosen und Behandlungen über Monate erforderte.

Bereits auf dem *Kongress der Deutschen Gesellschaft für Chirurgie* des Jahres 1889 hatte der Freiburger Chirurg Albert Schinzinger (1827–1911) vorgeschlagen, zur Verringerung des Erkankungsrisikos der älteren Frau »prophylaktische Kastrationen«, also operative Entfernungen der Eierstöcke, vorzunehmen, um so frühere Atrophien der Brustdrüsen zu erreichen. Schinzinger scheint nicht der Einzige gewesen zu sein, der in jenen Jahren der euphorischen gynäkologischen Chirurgie über solche Maßnahmen nachdachte. Unter ihnen der Glasgower Chirurg George Thomas Beatson (1848–1933), der 15. Juni 1895 bei einer dreiunddreißigjährigen Frau mit einem metastasierenden Mammakarzinom beidseitig die Tuben und Ovarien entfernte. Nach elf Monaten konnte Beatson die Patientin ohne erkennbare Krankheitszeichen der Edinburgher Ärzteschaft vorstellen. Bereits 1876 war Beatson die Ähnlichkeit zwischen der Epithelproliferation während der Laktation und beim Mammakarzinom aufgefallen. Er erfuhr, dass in Australien Kühe nach dem Kalben kastriert wurden, um eine zeitlich unbeschränkte Milchproduktion zu erzielen. Sein Ziel war es dementsprechend, die gehemmte Milchsekretion wieder in Gang zu bringen, um so die karzinomatöse Zellproliferation zu stoppen. Das geeignete Mittel schien ihm die Ovarektomie. Am 11. Juli 1896 gab Beatson das überraschend positive Ergebnis seiner ersten Operation bekannt. Die Ovarektomie als Therapie des Mammakarzinoms setzte sich zunächst nicht durch. Zwar wurden um die Jahrhundertwende einige Operationen in Frankreich und England durchgeführt, auch die Röntgenkastration wurde erfolgreich erprobt. Aber erst seit den vierziger Jahren etablierte sich die endokrine Therapie endgültig als wichtige Methode neben der chirurgischen Radikaloperation. Neben die Ovarektomie und die Röntgenkastration trat die Verabreichung männlicher Geschlechtshormone. In den fünfziger Jahren wagte man sich an immer radikalere Eingriffe wie die Adrenalektomie (chirurgische Entfernung der Nebenniere) und die Hypophysektomie (chirurgische Entfernung der Hirnanhangsdrüse), die 1952 zum ersten Mal beim metastasierenden Mammakarzinom durchgeführt wurden. Nachdem seit Beatson (1896) der Zusammenhang zwischen Ovarien und Mammakarzinomwachstum belegt war, wurden nach Entdeckung der Hor-

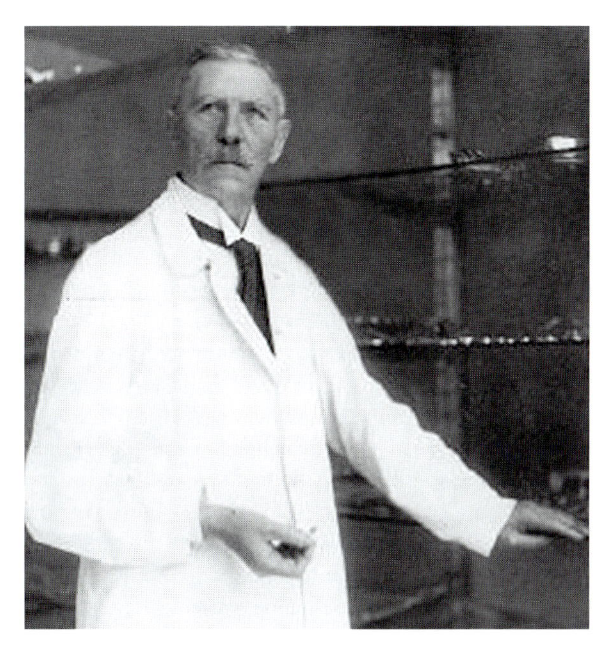

Abb. 6.12. Ludwig Rehn (1849–1930). Ludwig Rehn führte die erste erfolgreiche Operation am offenen Herzen durch.

mone (Erstsynthese von Östrogen, 1944) verschiedene hormonelle Behandlungskonzepte z.B. mit Östrogenen, Androgenen und Antiöstrogenen erprobt. Damit begann eine Entwicklung, die schließlich in den 1970er Jahren zur Einführung einer gut wirksamen adjuvanten hormonellen Therapie des Mammakarzinoms führen sollte.

Seit Mitte der fünfziger Jahre wurden die alten Therapieformen durch den Einsatz chemischer Medikamente (Zytostatika) ergänzt. Unter diesen setzten sich vor allem Mitosegifte, alkylierende Substanzen (*Endoxan*, *Trenimon*) und sog. Antimetabolite (Methotrexat) bald durch. Diese Medikamente waren aber wegen ihrer geringen Tumorzellspezifität noch von erheblichen Nebenwirkungen begleitet. Heute gewinnt der Einsatz der Monotherapien (z.B. Epirubicin) in der Palliation wieder an Bedeutung. Im Gegensatz dazu nimmt die Aggressivität in der adjuvanten Therapie zu – um hier eine höhere Heilungschance zu erreichen. Endokrine und zytostatische Kombinationen scheinen hier am wirksamsten.

In jüngster Zeit scheint sich die minimalinvasive Operation in Kombination mit intraoperativer Bestrahlung als Methode der Wahl durchzusetzen. Die Fünf-Jahres-Ergebnisse der Intraoperativen Bestrahlung (IORT) beim Brustkrebs übertreffen sogar die Erwartungen der Ärzte. Doch statt der erhofften leichten Verbesserung der »normalen« Rückfallrate von rund 3 bis 5 Prozent in den ersten fünf Jahren nach der Operation zeigte sich, dass nach intraoperativer Bestrahlung bei nur 1,5 Prozent der Patientinnen erneut ein Tumor in der Brust entsteht. Damit scheint die neue Methode wirksamer als die herkömmliche Therapie.

Herzoperationen

Operationen am offenen Herzen waren bis zu Ende des 19. Jahrhunderts – ohne das Leben des Patienten unmittelbar zu riskieren – technisch unmöglich und daher moralisch verwerflich. »Chirurgen, die versuchen, am Herzen zu operieren, können nicht auf den Respekt von Kollegen hoffen«, musste der Chirurg Theodor Billroth noch im Jahre 1880 feststellen. Die »Paracentese [Eröffnung] des hydropischen Herzbeutels«, so Billroth, befinde sich in der Nähe desjenigen »was einige Chirurgen Prostitution der chirurgischen Kunst, chirurgische Frivolität nennen«. Eine hoffnungslose Prognose auf die zukünftige Entwicklung der Herzchirurgie wagte 1896 auch der britische Chirurg Stephan Paget (1855–1926), als er schrieb: »Die Herzchirurgie hat vermutlich die Grenze erreicht, welche die Natur aller Chirurgie gesetzt hat. Keine neue Methode und keine neue Entdeckung kann die natürlichen Schwierigkeiten überwinden, die eine Herzwunde bietet«. Solcher Pessimismus schien berechtigt, denn die großen Chirurgen hatten zwar durch das 19. Jahrhundert Herzverletzungen sehr intensiv beobachtet und sogar Interventionen schon versucht, allerdings niemals erfolgreich. Unter den führenden Pariser Klinikern am Beginn des 19. Jahrhunderts etwa sind es besonders Jean Dominique Larrey (1766–1842) und Guillaume Dupuytren (1777–1835), die aufgrund ihrer unvorstellbar großen Sektionserfahrung zahlreiche Herzwunden beobachten und beschreiben konnten. Beide Ärzte widmen sich vor ihrem Erfahrungshintergrund besonders der Diagnostik und Prognostik der Herzverletzung. Larreys Beobachtungen sind insofern interessant, als sie wohl erstmals auf eine Parazentese oder Punktion des Herzbeutels weisen, für die der Chirurg Napoleons einen geeigneten Ort angibt. Damit deutet sich erstmals zaghaft der Versuch einer Relativierung der bis dahin gültigen Lehrmeinung an, nach der bei penetrierenden Herzverletzungen nur durch Schonung und Aderlass, keineswegs aber durch instrumentelle Manipulationen (Sonden) die Loslösung des lebensrettenden »Blutpfropfen« verhindert werden könne. Larrey selbst hat in einigen Fällen eine Parazentese und anschließende Drainage der Pleura durchgeführt, in einem Fall (1810) sogar eine gleichzeitige Parazentese der Pleura und (unfreiwillig?) des Herzbeutels durchgeführt; indes war der Ausgang bis auf zwei Fälle, in denen Larrey mit einem »weiblichen Catheter« drainiert hatte, immer tödlich. Erst am Ende des 19. Jahrhunderts sollte diese Haltung endgültig überwunden werden.

Das Jahr 1896 brachte den Umschwung. Im Frühherbst dieses Jahres sollte der Frankfurter Chirurg Ludwig Rehn (1849–1930), Professor der dortigen Universität und Chef der städtischen Krankenanstalten, durch eine gewagte Herzoperation zugleich eine neue Epoche der Chirurgie insgesamt begründen. Wir schreiben den 9. September 1896. Gerade zurück von einer Reise, trifft Rehn in seiner Klinik auf einen sterbenden Patienten. In der Nacht des 7. September war der vor ihm liegende 22 Jahre alte Mann Opfer eines Angriffs auf der Frankfurter Promenade geworden. Eine schwere Messerstichverletzung hatte ihn zunächst ohnmächtig werden lassen. Aus der Besinnungslosigkeit erwacht, schleppt er sich zunächst weiter, wird dann aber mit Hilfe eines Passanten und der Polizei doch ins Städtische Krankenhaus gebracht. Für den diensthabenden Chirurgen ist nach eingehender Untersuchung auch mit der Sonde die Diagnose Herzstich klar; damit ist die Prognose infaust, der Fall hoffnungslos, denn Dr. Siegel weiß: Am verletzten Herzen operiert man nicht, zu fürchten ist der sofortige Herztod. Auch Rehn weiß das, als er die Diagnose »rasch wachsender Hämatothorax« stellt, aber er handelt trotzdem. In einer sofort anberaumten Operation öffnet er mit einem 14 cm langen Schnitt den Zwischenrippenraum und das Lungenfell; viel dunkles Blut tritt aus und der linke Lungenflügel fällt sofort in sich zusammen. Aber das ist gut, verbessert die Sichtverhältnisse. In der Wand der rechten Herzkammer kann man einen 1,5 cm langen Stich erkennen, durch den das Herz ständig Blut ausstößt. Der gut ausgebildete Chirurg handelt nun automatisch nach dem kategorischen Imperativ des Blutungsnotfalls: Blutung stillen! Nach drei Stichen steht die Blutung, wobei jeder Stich den Herzschlag zu verzögern scheint. Es folgt ein schwieriger postoperativer Verlauf, aber der Patient kann schließlich geheilt entlassen werden. Vor dem 26. *Congress der Deutschen Gesellschaft für Chirurgie berichtet* der erfolgreiche Herzoperateur am 22. April 1897:

> »Meine Herren! Die Ausführbarkeit der Herznaht dürfte wohl von jetzt ab nicht mehr in Zweifel gezogen werden. [...] Ich hoffe aber zuversichtlich, daß der Fall nicht etwa ein Curiosum bleibt, sondern daß er die Anregung gibt, auf dem Gebiet der Herz-Chirurgie weiterzuarbeiten.«

Ihren wohl ersten literarischen Niederschlag fand die Herznaht im Roman *Mensch gegen Mensch* (1919) des Arztes und Schriftstellers Ernst Weiß (1882–1940). In einer klinischen Hörsaaldemonstration muss der Medizinstudent Alfred Dawidowitsch im Sommer 1914 – zwischen Sarajevo und Kriegsbeginn – die Herzoperation der geisteskranken Morphinistin Milada miterleben, in die er sich wenig zuvor bei einer psychiatrischen Visite verliebt hatte. Milada hatte sich mit Alfreds Federhalter, entwendet während der Visite, durch einen Herzstich selbst zu töten versucht. Das Herz kann vom Herzbeuteldruck (»Herztamponade nannte das Ernst von Bergmann«) entlastet werden, die Herznaht (»ist neu und bleibt größtes Verdienst des Frankfurter Chirurgen Rehn«) gelingt. Letzter Monolog des Chirurgen, der schon als General operiert:

> »Schluß der Wunde! Ein Glasdrain, Hautnaht, Schere, Gaze! Narkose: Schluß! Jede Stunde eine Spritze Kampfer! Verband. Jemand bleibt dauernd bei ihr. Adieu, meine Herren!«

Alfred Dawidowitsch bleibt bei Milada, bleibt über die Genesung der Herzverletzung hinaus bei ihr, bleibt, bis der Krieg auch sie trennt.

Rehns 1897 geäußerte Hoffnung auf baldige Fortschritte »auf dem Gebiet der Herzchirurgie« sollte schon bald in Erfüllung gehen, wozu nicht zuletzt Ernst Ferdinand Sauerbruch (1875–1951) und der Billroth-Schüler Johann von Mikulicz-Radecki (1850–1905) durch die Einführung der Thoraxoperation im Unterdruck beigetragen haben. Sie sollte von Sauerbruch selbst wenig später schon durch die künstliche Beatmung mit komprimierter Luft abgelöst werden. Beide Techniken verhinderten den gefürchteten Lungenkollaps. Sauerbruch hatte hierzu zusammen mit seinem Klinikchef eine besondere Unterdruckkammer hergestellt, die 1904 beim Chirurgenkongress in Berlin zum ersten Mal vorgestellt wurde. Nach anfänglichen Fehlschlägen, auch im Humanversuch (!), setzte sich die neue Methode der Thoraxchirurgie unter Unterdruckverhältnissen schnell durch. Sie wurde freilich bald von Sauerbruch selbst durch ein Verfahren ersetzt, bei dem die Verhältnisse gerade umgekehrt waren: Nun atmete der Patient komprimierte Luft ein, während der Thoraxraum unter normalem atmosphärischen Druck eröffnet werden konnte. Diese Methode markiert den Anfang der künstlichen, forcierten Beatmung. Bereits 1909 wurde dieses Verfahren dann durch die Methode der intratrachealen Beatmung unter Zuhilfenahme eines Tubus wesentlich vereinfacht. Die amerika-

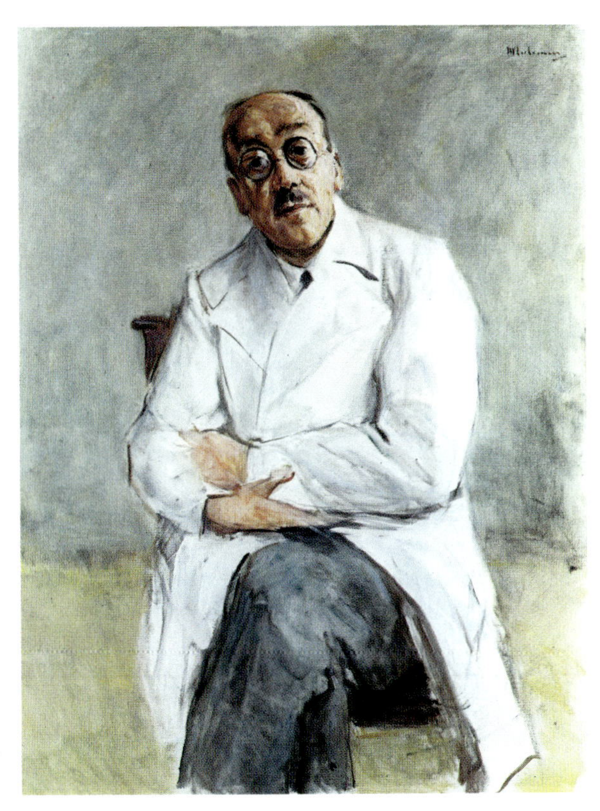

Abb. 6.13. Ernst Ferdinand Sauerbruch. Gemälde von Max Liebermann (1847–1935), 1932.

nischen Ärzte Samuel James Meltzer (1851–1920) und John Auer (1875–1948) zeichneten für diese Neuentwicklung verantwortlich, bei der es sich eigentlich um eine Wiederentdeckung handelte. Denn künstliche, intratracheale Beatmungen waren bereits von Anatomen des 17. Jahrhunderts im Tierexperiment erprobt worden. Die neuen Beatmungsmethoden eröffneten ein unermessliches Feld von Möglichkeiten. Komplizierte Ösophagusoperationen waren nun durchführbar, die Tuberkulosechirurgie wurde praktikabler. Von Routine allerdings konnte bei diesen ersten heroischen Operationen am offenen Herzen und am freigelegten Thorax noch überhaupt keine Rede sein; sie blieben der Ausnahmefall und nur wenigen Spezialisten vorbehalten. Routine kann nur durch große Praxis erworben werden und die große Praxis – auch für die Herzchirurgie – bietet zu Beginn des 20. Jahrhunderts der Große Krieg.

Tatsächlich sollte der Erste Weltkrieg einen dramatischen Erfahrungszuwachs hinsichtlich der Erscheinungsformen des mechanisch verletzten Herzens, aber auch hinsichtlich der Möglichkeiten und Grenzen seiner Behandlung bedingen. Wieder ist es Rehn, der in einem Bericht rückblickend auf wenigen Seiten frischen Erfahrungsschatz der jungen Herzchirurgie des Jahres 1918 ausbreitet und kaum einen Aspekt des facettenreichen und brutalen Bildes mechanischer Gewalt am Herzen auslässt. In der kühlen, systematisierenden Sprache des Kriegschirurgen heißt dies nun: Herzbeutelverletzungen in allen Varianten, Streifschüsse mit und ohne Eröffnung des Herzinneren, Geschosse in der Herzbeutelhöhle, Steckschüsse im Herzbeutel und in der Herzwand, Geschosse in Herzkammern, Durchschüsse durch eine oder mehrere Herzkammern, Herzbeutel- und Herzrupturen, Stichverletzungen, Entzündungen des Herzbeutels. Der Chirurg kann nun gelegentlich sogar schon helfen, aber er muss immer wissen, was er wann und warum tut. Zwei Indikationen zum sofortigen Eingriff treten klar hervor: Die Blutungsstillung durch Herznaht oder andere Maßnahmen, wo möglich und die Verhinderung der »Drosselung des Herzens«, der Herztamponade also. Rehn formuliert hierzu die klassischen Anweisungen und koloriert sie mit eigenen Erfahrungen:

> »Der Herzdruck gibt eine gebieterische Aufforderung, einzugreifen, gleichwie die Atemnot bei Kehlkopfstenose den Luftröhrenschnitt gebietet. Der Herzbeutel ist zu entspannen, gleichviel wie die äußeren Umstände liegen. Eine Punktion des Herzbeutels ist immer zu ermöglichen. Für die Freilegung des Herzens sind gewisse Vorbedingungen unentbehrlich, denn sie bringt Gefahren mit sich. Ich hätte mich bei unserem Vormarsch an die Marne nicht dazu entschließen können. Wir waren noch nicht eingerichtet, die Verhältnissse für aseptische Operationen zu mißlich, aber eine Punktion des Herzbeutels war immer möglich und ich hätte sie vorkommenden Falles sicher angewendet, selbst auf die Gefahr hin, einen nur vorübergehenden Erfolg zu erzielen. Es scheint [allerdings] so, als wenn der Eingriff sehr wenig gemacht worden wäre, zu wenig.«

Erst in den frühen zwanziger Jahren beginnt schließlich sowohl die Epoche der interventionellen Kardiologie mit Werner Forßmanns (1904–1979) erstem Herzkatheter als auch die der regulären Operationen am offenen Herzen und an den herznahen Gefäßen.

Zu den Pionieren der frühen Herzchirurgie gehört der Amerikaner Elliot C. Cutler (1888–1947), der bereits 1923 mit einem eigens konstruierten Valvulotom transventriku-

Interventionelle Kardiologie

Die Interventionelle Kardiologie beinhaltet vorwiegend die Behandlung struktureller Herzerkrankungen mittels Katheter. Viele Eingriffe am Herzen können heute unter Kathetereinsatz durchgeführt werden. Im Sommer 1929 schiebt der 25jährige Assistenzarzt Werner Forßmann (1904–1979) sich selbst mit eigener Hand einen Harnkatheter über die Ellenbeugenvene ins rechte Herz vor. Der in Dresden geborene Andreas Grüntzig (1939–1985) führt 1977 in Zürich die erste Ballon-Dilatation durch und begründete damit die interventionelle Kardiologie. 1980 wird an der Johns-Hopkins-Universität in Baltimore erstmals ein interner Defibrillator eingesetzt, um lebensbedrohliche Tachykardien und Kammerflimmern zu beenden. Der erste Stent, ein medizinisches Implantat, das in Hohlorgane – insbesondere in die Koronararterien – eingebracht wird, um sie offen zu halten, wird von Ulrich Sigwart (geb. 1941) in Lausanne entwickelt und 1986 erstmals eingesetzt.

läre Mitralklappensprengungen versuchte. Die Ergebnisse dieser Versuche waren anfangs freilich entmutigend; erst 1925 gelang dem englischen Chirurg Henry Souttar (1875–1964) in London die erfolgreiche operative Behandlung einer Mitralstenose. In den späten dreißiger Jahren beginnt die Chirurgie dann, sich systematisch den angeborenen Herzfehlern zu widmen. Nach und nach werden zwischen 1938 und 1976 die meisten Herzmissbildungen, die ein operatives Vorgehen gestatten, erfolgreich behandelt. Die Reihe beginnt 1938 mit der Operation des Ductus botalli apertus, führt über erfolgreiche Operationen der Fallot-Tetralogie (Blalock/Taussig 1944), des Vorhofseptumdefekts (1952), des Ventrikelseptumdefekts (1955) und endet 1976 mit der chirurgischen Behandlung der Transposition der großen Arterien.

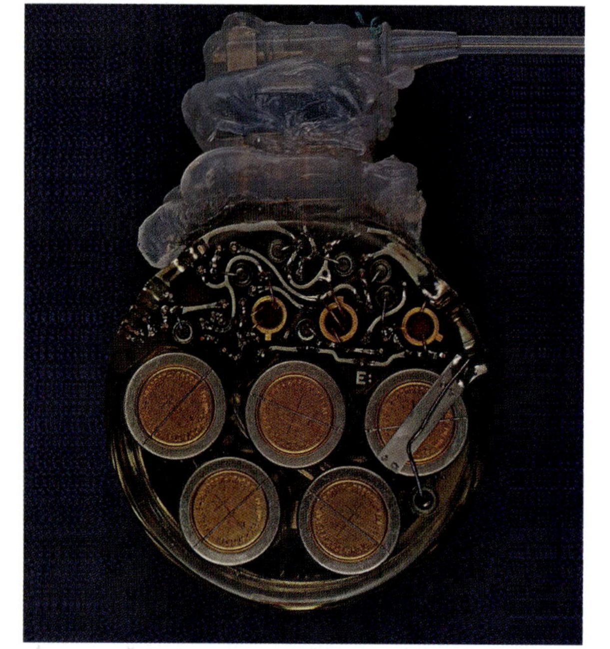

Abb. 6.14. Herzschrittmacher, um 1970.

Weniger spektakulär, aber von viel größerer Breitenwirkung sind die Implantationen der ersten Herzschrittmacher in den Jahren 1958 und 1960 durch Åke Senning (1915–2000) und William Chardack (1915–2006). Die ersten Geräte dieser Art sind noch plump, störanfällig, bedürfen der ständigen Wiederaufladung ihrer Batterien und sind zunächst alles andere als frequenzstabil. Die profitable Symbiose von Mensch und Maschine ist indessen eingeleitet. Heute ist die Entwicklung so weit vorangeschritten, dass sich Herzschrittmacher automatisch, gesteuert durch die Atemfrequenz des Patienten, an dessen jeweilige Leistungsbedürfnisse anpassen können.

Die neuen Spezialdisziplinen

Aus der alten Chirurgie entwickelte sich eine Reihe chirurgischer Teilbereiche zu eigenständigen Spezialdisziplinen. Zu ihnen gehörten die Ophthalmologie, die chirurgische Urologie, die Oto-Rhino-Laryngologie, aber auch der operative Zweig der modernen Orthopädie.

Ophthalmologie

Bereits am Anfang des 18. Jahrhunderts waren kleine Augenkliniken in Budapest und Erfurt gegründet worden. Den ersten Lehrstuhl für Ophthalmologie besetzte Georg Joseph Beer (1763–1821) im Jahre 1812 in Wien, nachdem

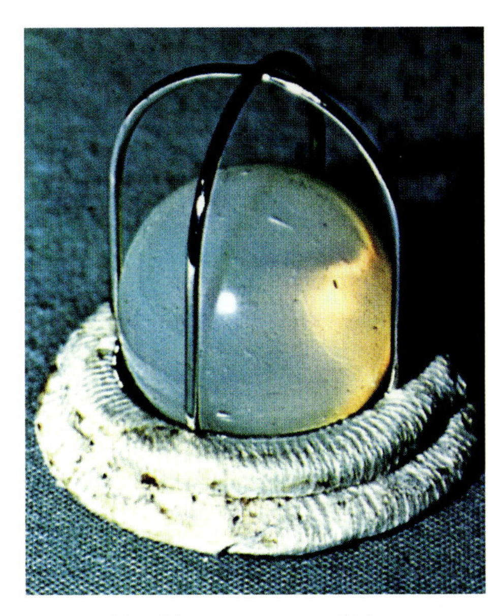

Abb. 6.15. Kugel-Herzklappenersatz, um 1970.

er dort bereits 1805 eine erste Klinik für Augenkranke eröffnet hatte. Eine entscheidende Weiterentwicklung auf dem Gebiet der ophthalmologischen Diagnostik waren die Erfindung des Augenspiegels durch Hermann von Helmholtz (1821–1894) im Jahre 1851 sowie die Entwicklung des Perimeters durch Richard Förster (1825–1902). Entscheidende Schritte in der Weiterentwicklung der ophthalmologischen Operationstechnik stellten die erste Glaukom-Iridektomie durch Albrecht von Graefe (1828–1870) im Jahre 1856 und nach der Jahrhundertwende die erste erfolgreiche Keratoplastik durch Eduard Zirm (1863–1944) im Jahre 1906 dar.

Otologie und Laryngologie

Die Abspaltung dieser beiden Spezialdisziplinen von der Chirurgie und der Inneren Medizin vollzog sich in den sechziger Jahren des 19. Jhd. Bereits 1863 gründete Johann Constantin August Lucae (1835–1911) eine erste private Poliklinik für Otologie in Berlin. Die erste Professur für Oto-, Rhino- und Laryngologie erhielt Otto Körner (1858–1913) im Jahre 1894 in Rostock. Wichtige Instrumente, die einer Verbesserung der oto-rhino-laryngologischen Diagnostik dienten, waren der durch Manuel Gracea (1805–1906) und Ludwig Türck (1810–1868) entwickelte Kehlkopfspiegel sowie der Ohrentrichter und die Parazentesenadel, die durch den bereits erwähnten J. C. A. Lucae eingeführt wurden.

Orthopädie

Ebenfalls aus der Inneren Medizin und der Chirurgie gleichermaßen leitete sich die 1741 bereits von Nicolas Andry (1658–1742) als »Orthopädie« bezeichnete Kunst ab, Deformitäten des kindlichen Körpers zu verhüten und zu heilen. Durch verbesserte Bandagiertechniken, orthopädische Apparate, Prothesen, Schienen und Bruchbänder wurde diese konservative Disziplin im 19. Jahrhundert vervollkommnet. Neue chirurgische Techniken, insbesondere in der knöchernen Extremitäten-, Gelenk- und Wirbelsäulenchirurgie, wurden am Ende des Jahrhunderts entwickelt.

Der eigentliche Disziplinbildungsprozess vollzog sich freilich erst nach der Jahrhundertwende. Wegmarken waren die Gründung der *Deutschen Gesellschaft für Orthopädische Chirurgie* im Jahre 1901, die Eröffnung der ersten staatlichen Orthopädischen Klinik in München (1903), die Etablierung der Krüppelfürsorge 1905 und die Arbeitsaufnahme der ersten Krüppelanstalt im Jahre 1906. In diesem Jahr gab es im Deutschen Reich mehr als 100.000 jugendliche Krüppel, von denen über 50.000 heimbedürftig waren. Ihnen standen aber nur 4.000 Heimbetten zur Verfügung.

Besonders ›begünstigt‹ wurde die Disziplinbildung der Orthopädie durch die beiden Weltkriege des 20. Jahrhunderts. Der Erste Weltkrieg hinterließ ein Heer von kriegsversehrten Invaliden, die das städtische und ländliche Straßenbild Deutschlands über Jahrzehnte prägen sollten. Der Zweite Weltkrieg schuf diesem Heer der »Krüppel« unerhörten Zuwachs, so dass in den Jahren nach 1945 die ungewohnte Situation entstand, dass Kriegsversehrte zweier Weltkriege und Angehörige zweier Generationen, die der überwiegend im letzten Jahrzehnt des 19. Jahrhunderts Geborenen und die derjenigen, die im Umfeld des Ersten Weltkrieges das Licht der Welt erblickt hatten, zusammen als körperlich und seelisch Gezeichnete an das Grauen der Schlachten von 1914/18 und 1939/45 erinnerten. Die Bilanz des Ersten Weltkrieges allein war bedrückend. So veranschlagte der Sanitätsbericht über das Deutsche Heer 1934 die Anzahl der durch Verwundung, Unfall, Selbstmord und Krankheit zwischen dem 2. August 1914 und dem 31. Juli 1918 verstorbenen Soldaten auf 1.202.042; dieser Zahl, die nach Abbruch der Truppenkrankenrapporte im Juli 1918 bis zum Kriegsende noch erheblich anwuchs, stand für den gleichen Berichtszeitraum die der insgesamt 702.778 aus dem Heer als »dienstunbrauchbar« Entlassenen (503.713 mit, 199.065 ohne Versorgung) gegenüber. Von der Gesamtzahl der »Dienstunbrauchbaren« mit Versorgung wiederum waren 89.760 als »Verstümmelte« mit Ansprüchen auf eine »Verstümmelungszulage« anerkannt. Zu jener Gruppe gehörte der überwiegende Teil der schwer- und schwerstbeschädigten Kriegsinvaliden der Nachkriegszeit. Hinter dem Begriff »Verstümmelte« verbargen sich 15.503 Arm- (383 beidseitig) und 24.145 Beinamputierte (862 beidseitig), 34.972 deren ein- oder beidseitige Funktionsstörung der oberen oder unteren Extremität einer Amputation gleichkam. Ihre Sprache hatten 230 verloren, ihr Gehör auf beiden Ohren 1.058, das Augenlicht beidseitig 1.445, einseitig 3.408. Als geisteskrank mit Versorgungsansprüchen wurden 3.955 und »wegen schwerer Gesundheitsstörungen« mit Pflege- und Wartungsbedürftigkeit weitere 5.034 Soldaten entlassen. Auch wenn diese Zahlen nur den Stand vom 1. August 1918 spiegeln, so wird doch auch ohne die zwingend notwendige Korrektur nach oben klar: Der Weltkrieg hinterließ ein Heer der Versehrten, der Blinden, der Amputierten, der an Körper und Seele Zerschmetterten und Entstellten, wie sie die Straßenbilder aller Kriegsparteien nur allzu bald beherrschten. Bereits in den ersten Kriegsmonaten zeichnete sich ab, mit welchen Invalidenzahlen bei einer Fortdauer des Krieges zu rechnen sein würde. Anfang 1915, noch vor den Materialschlachten im Westen, schätzte der Orthopäde Konrad Biesalski (1868–1930) die Zahl der bereits verstümmelten deutschen Soldaten auf etwa 30.000. Seine Befürchtungen sollten bei weitem übertroffen werden.

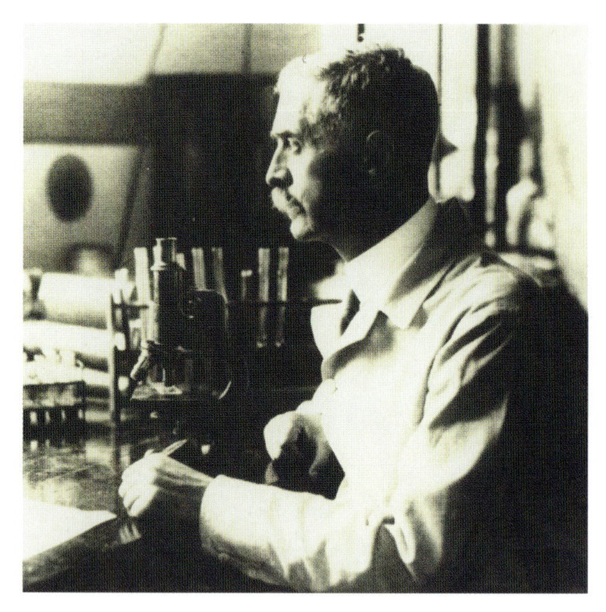

Abb. 6.16. Karl Landsteiner (1868–1943).

Die Chirurgie des 20. Jahrhunderts – Möglichkeiten, Probleme, Visionen

Der Übergang zu aseptischen Operationsverfahren, die neuen Möglichkeiten der Anästhesie und die wachsenden physiologischen Kenntnisse, insbesondere auf den Gebieten der Gefäß- und Neurophysiologie, bildeten die wichtigsten Grundlagen für die beeindruckende Fortentwicklung der Chirurgie im 20. Jahrhundert.

Transfusionen

Von entscheidender Bedeutung für die Chirurgie war auch die Behandlung der sog. Operationskrankheit, die durch Blut- und Elektrolytverlust bei umfangreicheren Eingriffen insbesondere in die Bauchhöhle entstand und die den Erfolg auch technisch gelungener Operationen bis um die Jahrhundertwende dramatisch in Frage stellte. Bereits im 19. Jahrhundert wurde tierexperimentell die Methode des Flüssigkeitsersatzes durch Salzlösungen erprobt. Um 1900 begannen amerikanische Chirurgen routinemäßig mit isotonen Kochsalzlösungen Volumensubstitutionen durchzuführen und nachdem 1901 dem österreichischen Serologen Karl Landsteiner (1868–1943) die differenzierte Beschreibung des ABO-Blutgruppensystems gelungen war, konnten auch Bluttransfusionen gefahrloser durchgeführt werden. Die ersten »sicheren« Transfusionen sind bereits im ersten Jahrzehnt des Jahrhunderts als Direkttransfusionen Vene-zu-Vene via Glasröhrchen durchgeführt worden. Auch die Transfusion von Leichenblut (Frischverstorbener) ist praktiziert worden. Das größte Problem der frühen Transfusionstherapie war jedoch die Konservierung und Gerinnungsverhinderung des Transplantationsblutes. Bereits vor 1914 wurden erste Versuche mit chemischen Antikoagulantien (Citrat) unternommen. Dieses Verfahren ist in der Zwischenkriegszeit verfeinert worden. Die Anlage von regelrechten Blutbanken sowie die regelmäßige Transfusion von Konservenblut begann jedoch erst während des Zweiten Weltkrieges.

Hirnchirurgie

Mit Ausnahme des Thoraxraumes hatte die lokal- und organbezogene Krankheitsauffassung des 19. Jahrhunderts auch die Chirurgie in den letzten Jahrzehnten vor 1900 zunehmend ermuntert, Organoperationen im Bauch- und Beckenraum durchzuführen. Hierüber wurde bereits berichtet. Der neue Lokalismus, der sich in der Psychiatrie in der Auffassung geäußert hatte, dass Geisteskrankheit nichts anderes als Hirnkrankheit sein könne, führte bereits in den achtziger Jahren zu ersten hirnchirurgischen Eingriffen. Ernst von Bergmann (1836–1907) konnte schon 1888 eine Abhandlung über *Die chirurgische Behandlung bei Hirnkrankheiten* publizieren, die eine völlig neue Epoche in der Neurochirurgie einleitete. Doch nicht nur in Deutschland entwickelte sich dieser Zweig der Chirurgie, wohlgemerkt noch ohne die diagnostischen Möglichkeiten der Röntgenologie oder Computertomographie, mit großer Geschwindigkeit. In England war es Victor Horsley (1857–1916), der in den neunziger Jahren des 19. Jahrhunderts erste Hirnoperationen durchführte. In Schottland tat sich zur gleichen Zeit William MacEwen (1848–1924) auf diesem Gebiet hervor. In Nordamerika trieb vor allem Harvey Cushing (1869–1939) die junge Disziplin der Neurochirurgie voran. Um 1900 entwickelte er die Methoden der anästhetischen Nervenblockaden und der Lymphdrainage beim Hydrozephalus; auch erste Operationen an der Hirnbasis wurden von ihm durchgeführt. Sein spezielles Augenmerk galt der operativen Hirndruckentlastung bei subduralen Hämatomen und unzugänglichen Hirntumoren. Die neuen Möglichkeiten der röntgenologischen Hirndiagnostik durch die Einführung der Pneumenzephalographie durch den Amerikaner Walter E. Dandy (1886–1946) sowie die tierexperimentelle und humane Hirnangiographie in den späten zwanziger und frühen dreißiger Jahren (Moniz, 1931) leitete eine völlig neue Epoche in der Neurochirurgie ein. Man konnte nun, wo dies möglich war, gezielt operieren. In den späten vierziger Jahren begannen erste Versuche, krankhafte Hirnregionen, die für die »Grobchirurgie« nicht zugänglich waren, unter Röntgenkontrolle mit Hilfe von Zielnadeln punktuell zu beseitigen oder stillzulegen. Zur klinischen Routine gehörte dieses therapeutische Vorgehen seit 1959 an der neurochirurgischen Klinik der Universität Freiburg. Zielkrankheit war insbesondere das Parkinson-Syndrom. Fast gleichzeitig (1957) begannen in Schweden Versuche, strahlenchirurgisch gegen unzugängliche Hirntumore vorzugehen (L. Leksell). Auf ihrer Grundlage entwickelten sich die modernen strahlentherapeutischen Verfahren der Gehirn-»Chirurgie«, die freilich mit dem klassischen Instrument des Chirurgen, dem Messer, nichts mehr gemein haben.

Technischer Organersatz

Neue technische Organe nach dem Vorbild der Natur zu schaffen oder Organe durch Fremdorgane zu ersetzen, gehörte immer schon zu den großen Visionen der Chirurgie. Lange vor der Etablierung der Orthopädie als eigenständiges klinisches Fach im 19. Jahrhundert hatte sich die Chirurgie um technische Extremitätenprothesen bemüht. Bereits dem französischen Chirurgen Ambroise Paré (1510–1590) war es gelungen, einfache Prothesen und orthopädische Apparate zur Rehabilitation Amputierter zu entwickeln. Insbesondere eiserne Hände kennen wir seit dem 16. Jahrhundert.

Das 20. Jahrhundert forcierte die Entwicklung der prothetischen Chirurgie durch die beiden Weltkriege, die auf allen Schlachtfeldern eine immense Zahl von Extremitätenamputationen nötig werden ließen. Auch hier war es wieder Ernst Ferdinand Sauerbruch (1875–1951), der durch seine Perfektionierung der Armprothetik neue Wege wies. Mit dem nach ihm benannten »Sauerbrucharm« gelang es, durch Ausnützung der am Amputationsstumpf verbliebenen Muskeln die mechanische Prothese willkürlich beweglich zu machen. Hierzu war es erforderlich, einen sog. kineplastischen Amputationsstumpf zu entwickeln, an dem die verbliebenen Stumpfmuskeln über Stifte auf Seilzüge der Prothese einwirken konnten. Verfeinerter Extremitätenersatz war aber noch kein Organersatz. Erste Schritte auf dem Weg zu einer technischen Substitution lebenswichtiger Organe wurden in den fünfziger Jahren beschnitten. So benötigte etwa die Herzchirurgie zur Verbesserung ihrer Operationsmöglichkeiten dringend eine extrakorporale Kreislaufmaschine. Denn eine weitere Differenzierung des chirurgischen Arbeitens am Zentralorgan des Menschen war nur unter den Bedingungen des ruhenden und unblutigen Herzens möglich. Vorversuche in diese Richtung hatte der amerikanische Chirurg John H. Gibbon (1903–1973) bereits gegen Ende der dreißiger Jahre an Katzen unternommen, wobei ihm 1937 tatsächlich der kurzfristige Ersatz von Herz- und Lungenfunktion gelang. Der Krieg unterbrach zunächst alle Forschungsarbeiten; sie konnten erst in den fünfziger Jahren wieder aufgenommen werden. Am 6. Mai 1953 konnte dann erstmals eine verbesserte Herz-Lungen-Maschine bei einer Operation des menschlichen Herzens eingesetzt werden. Die von Gibbon konstruierte Maschine übernahm für 26 Minuten Herz- und Lungenfunktion eines 18jährigen Mädchens, in dessen Herz der Chirurg einen Vorhofseptumdefekt erfolgreich verschloss. Die Herz-Lungen-Maschine sollte freilich immer nur ein Hilfsinstrument der Herzchirurgie sein, das es gestattete, bis an die Grenzen der operativen Möglichkeiten zu gelangen. Mit der Herz-Lungen-Maschine beginnt auch die Epoche der partiellen Herzprothetik. Künstlicher Klappenersatz kann nun mit der gebotenen Ruhe und Sorgfalt ins blutleere und stillliegende Herz implantiert werden. 1953 gelingt es zum ersten Mal, eine Kugelprothese in die deszendierende Aorta einzusetzen. In den folgenden Jahren wurde ausnahmslos jede Herzklappe ersetzbar. Parallel dazu bemühen sich verschiedene Forschergruppen intensiv um die Konstruktion eines kompletten Kunstherzen. Tatsächlich werden 1966 von Michael Ellis DeBakey (1908–2008) erste Pumpen implantiert, die im Sinne eines »Ventrikelbypass« kurzfristig die Herzfunktionen ersetzen können. Weitere Entwicklungen folgen und bis heute sind bereits mehrfach komplette Kunstherzen implantiert worden, freilich ohne dass diesen Versuchen dauerhafter Erfolg beschieden gewesen wäre. Zu groß ist die mechanische Dauerbelastung des Kunstherzens, die Druckbelastung der übrigen Organe des menschlichen Organismus und schließlich die psychische Belastung des Patienten, der ein implantiertes Kunstherz tragen muss.

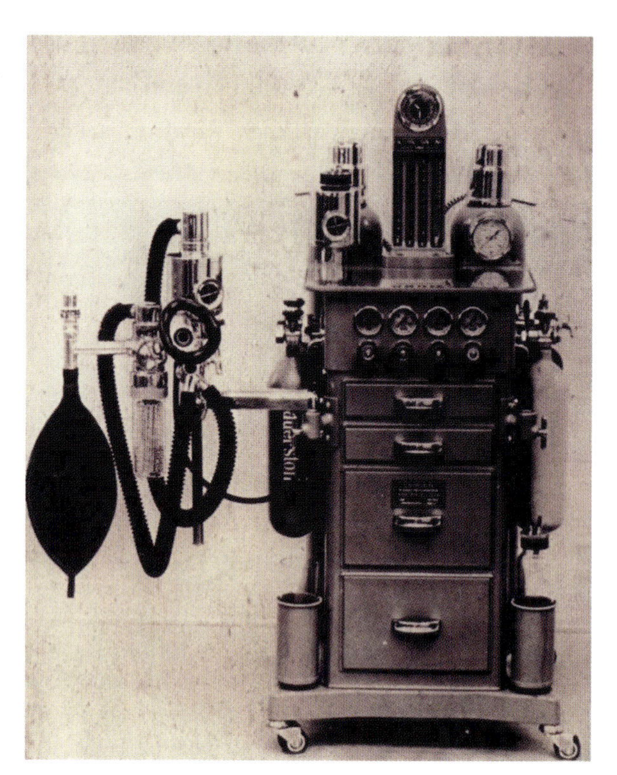

Abb. 6.17. Narkosegerät »Romulus« der Firma Dräger um 1950.

Neues Herz und neue Niere: Transplantationschirurgie

Der Traum, fehlende Körperteile oder schwer geschädigte Organe durch Transplantation zu ersetzen, übte auf die Menschen seit jeher große Faszination aus. Sagen, Mythen und Legenden berichten seit der Antike immer wieder von Organ- und Gewebeübertragungen. Bereits im 17. Jahrhundert gab es Versuche, zerstörte menschliche Haut durch Gewebe von Tieren zu ersetzen oder Blut zu transfundieren. Erst zu Beginn des 20. Jahrhunderts entwickeln sich mit ausgedehnten Fortschritten auf dem Gebiet der Gefäßchirurgie und der Entdeckung der organschonenden chirurgischen Hypothermie die Voraussetzungen zur Transplantation von Organen. Im Vordergrund des Interesses standen zunächst Herz und Niere, bevor auch über die Transplantation anderer Organe intensiv nachgedacht wurde.

Herztransplantation

Früh haben Herzchirurgen deshalb auch parallel zur Entwicklung künstlicher Herzen Forschungsarbeiten auf die Transplantation von natürlichen Herzen gerichtet. Im Mai 1953 führt John H. Gibbon (1903–1973) in Boston die erste Herzoperation mit seiner in 16 Jahren entwickelten Herz-Lungen-Maschine durch. Bereits 1959 gelingt es den amerikanischen Chirurgen Richard Lower und Norman Edward Shumway (1923–2006) zum ersten Male, einem Hund ein fremdes Herz einzusetzen. Tatsächlich überlebt er für einige Tage. Bis 1965 kann die Überlebenszeit dann schließlich auf mehrere Monate gesteigert werden, wofür u. a. die inzwischen mehr oder weniger beherrschbare Abstoßungsreaktion mit dem 1959 entwickelten immunsuppressiven Purinantagonisten Azathioprin (INN) und verbesserte Methoden zur Konservierung des Spenderherzens beitragen.

Am 3. Dezember 1967 transplantiert der bis dahin unbekannte südafrikanische Chirurg Christian Barnard (1922–2001) am Groote-Shuure-Krankenhaus in Kapstadt zum ersten Male ein menschliches Herz. Die Operation gelingt. Organspenderin ist Denise Darvall, die bei einem Verkehrsunfall ums Leben gekommen war; Organempfänger ist der Lebensmittelhändler Louis Washkansky. Die Operation weckt ein immenses öffentliches Interesse und löst eine bis heute anhaltende Debatte um die ethischen und rechtlichen Bedingungen der Transplantationsmedizin aus. Zwar glückt die Operation, Washkansky jedoch stirbt nur 18 Tage später an einer nicht beherrschbaren Infektion. Die Transplantation wurde in Südafrika durchgeführt, weil sich die US-Behörden zu keiner Genehmigung hatten durchringen konnten. Eine erregte Debatte wird schließlich auch darüber geführt, ob es angängig sein kann, das Organ eines Farbigen in den Körper eines Weißen zu verpflanzen. Nur 5 Tage nach dem südafrikanischen Transplantationserfolg verpflanzt Adrian Kantrowitz (1918–2008) am Miamonides Hospital in Brooklyn ein Kinderherz, doch diese Operation scheitert. Schon am 2. Januar 1968 transplantiert Christiaan Barnard das zweite Herz. Es kommt jedoch zu einer schweren Abstoßungsreaktion. Kurz danach verpflanzt Shumway an der Stanford University das erste Herz in den

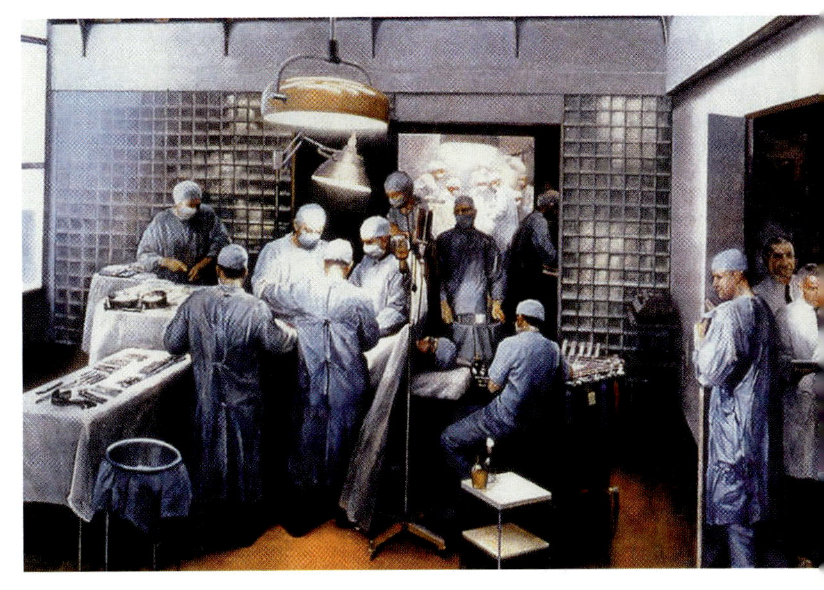

Abb. 6.18. Nierentransplantation 1954.

Abstoßung und Immunsuppression

Um nicht nur genetisch identische Individuen – eineiige Zwillinge – transplantieren zu können, mussten Mittel gefunden werden, um die ausgelöste Abstoßungsreaktion des Empfängerorganismus zu unterdrücken. Zunächst wurde versucht, die Immunabwehr mittels einer radioaktiven Ganzkörperbestrahlung auszuschalten. Doch bald wurde klar, dass diese Methode viel zu aggressiv war, denn unter der Bestrahlung verstarben viele der Patienten. Die Entwicklung von Arzneimitteln zur spezifischen Unterdrückung der Immunabwehr begann in den 60er-Jahren in den USA. Bereits vor 1960 wurden Kortikosteroide und Azathioprin bei transplantierten Patienten eingesetzt. Sie brachten weitere Fortschritte in der Organtransplantation. Ein Durchbruch auf diesem Gebiet gelang jedoch erst Ende der 70er-Jahre mit dem Wirkstoff Cyclosporin, einem sehr spezifisch immunsuppressiv wirkenden Inhaltsstoff eines Pilzes, der gezielter als alle bis dahin eingesetzten Mittel die Abstoßung des Transplantats unterdrückt. Die Überlebensraten von Herz-, Leber-, Nieren- und Pankreastransplantaten verbesserten sich danach dramatisch.

Cyclosporin

1971 zuerst bei Sandoz aus dem Pilz *Tolypocladium inflatum* isoliert, wurde zunächst als wenig erfolgversprechendes Antibiotikum beforscht. Bald erkannten die Pharmakologen Jean Francois Borel (geb. 1933) und Hartmann F. Stähelin (geb. 1925) allerdings seine immunsuppressive Wirkung. Cyclosporin bindet sich an Cyclophilin, ein Protein des Cytosols, wodurch die zu den weißen Blutkörpern gehörigen T-Lymphozyten gehemmt und so gewollt inaktiviert werden. Erste Studien an Menschen wurden 1976 mit dem schwer verträglichen Präparat durchgeführt; hier zeigte sich, dass die Kombination von Cyclosporin mit Kortikosteroiden die Wirkung verbessern und verträglicher machen konnte. 1983 konnte Cyclosporin in der Transplantationsmedizin zugelassen und bis heute bei mehr als 90 % aller Transplantations-Patienten eingesetzt werden.

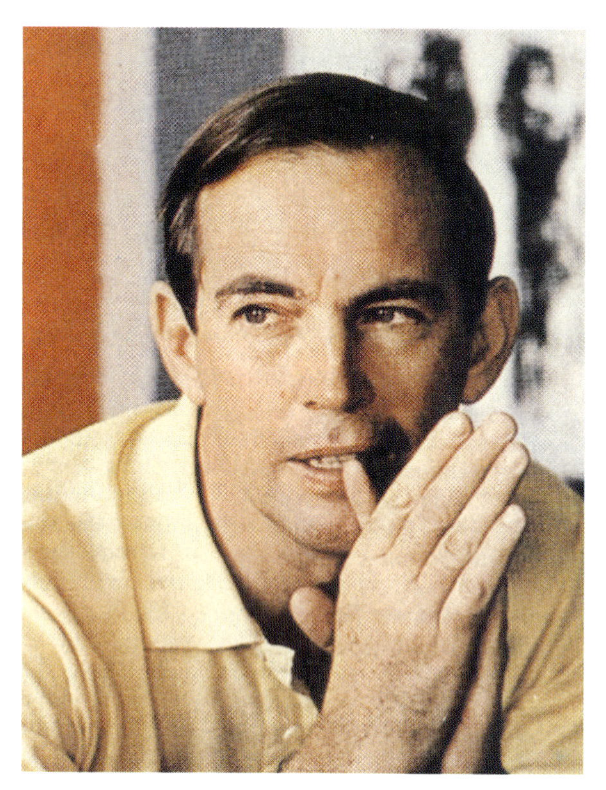

Abb. 6.19. Christiaan Barnard (1922–2001).

USA, am 27. April transplantiert Christian Cabrol (geb. 1925) in Paris das erste Herz in Europa. Am 13. Februar 1969 führen Rudolf Zenker (1903–1984), Fritz Sebening (geb. 1930) und Werner Senner in München die erste Herztransplantation in Deutschland durch. Die 36-jährige Empfängerin überlebt den Eingriff wegen des vorgeschädigten Spenderherzens allerdings nur 27 Stunden. Nur ein Jahr nach der ersten Herztransplantation sind bereits 102 Herzen weltweit transplantiert worden, doch die Langzeitergebnisse waren nicht zufrieden stellend. Und so kam es, dass von 1969 bis 1977 nur noch etwa 30–40 Herztransplantationen pro Jahr durchgeführt wurden. Der erste Versuch einer kombinierten Herz-Lungen-Transplantation durch Denton Cooley (geb. 1920) am 15. September 1968 scheiterte. Eine Reihe ähnlicher Operationen folgt in den nächsten Jahren, doch die Probleme dieser Phase der Herztransplantation, insbesondere in der Bekämpfung der Abstoßungsreaktion des Organismus sind zu groß, als dass es zu wirklich dauerhaften Erfolgen kommen könnte. Immerhin stehen seit 1969 Leukozyten-Antiglobuline zur Verfügung. Wenige Jahre später erleichtert die transvenöse Myokardbiopsie die Frühdiagnostik der Abstoßungsreaktion und seit 1980 ist das Immunsuppressivum Cyclosporin A einsatzbereit. In den folgenden Jahren steigt die Ein-Jahres-Überlebensrate der Transplantationspatienten kontinuierlich.

Barnard, Christiaan Neethling (1922–2001)

Internist, Chirurg, erster Herztransplanteur; der Sohn eines protestantischen Missionars erhielt nach dem Studium der Medizin und der Promotion in Cape Town (1953) seine chirurgische Ausbildung während eines Aufenthaltes in den USA (1953–55) an der Universität von Minnesota (seit 1955), wo er auch seine ersten Herzoperationen durchführte. Zurück in Kapstadt (1958, Master of science in surgery, PhD) arbeitete Barnard zunächst als Praktiker, wurde (1960) Direktor der Medical School der Universität Kapstadt und 1962 Associated Professor für Thoraxchirurgie. Seit 1963 unternahm Barnard Tierversuche zur Vorbereitung der Herztransplantation. Am 3. Dezember 1967 gelang ihm erstmalig die Transplantation eines menschlichen Spenderherzens; der Patient Louis Washkansky erhielt im Groote-Schuur-Krankenhaus/Cape Town das Herz der kurz zuvor verstorbenen Denise Ann Darvall. An der Operation wirkte ein dreißigköpfiges Team mit. Dieser »Sprung ins kalte Wasser« machte ihn zu einem der populärsten Ärzte des 20. Jahrhunderts; 1983 gibt er die Operationstätigkeit als Folge einer schweren Arthritis auf und richtet stattdessen sein Engagement für herzkranke Kinder in der *Christian-Barnard-Foundation*. Es folgen Forschungen zu Alterungsproblemen und Engagement für selbstbestimmtes Sterben. Barnard war auch bekannt als »blendend aussehender Mediziner« und selbstbekennender Erotoman. Mit drei Ehefrauen hatte er sechs Kinder.

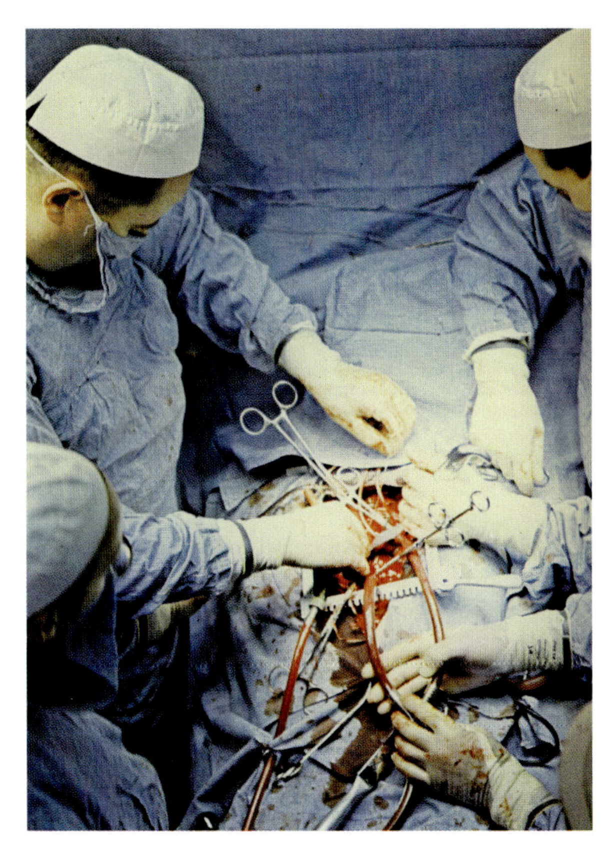

Abb. 6.20. Herzoperation um 1970.

Nierentransplantation

Auch auf dem Gebiet der Nephrologie verlaufen Versuche, ein maschinell-chemisches Ersatzsystem für die gestörte oder ausgefallene Nierenfunktion zu entwickeln, erstmals in den fünfziger Jahren positiv. Die Methode der Nierentransplantation ist zu diesem Zeitpunkt allerdings schon entschieden weiter entwickelt als die der Herztransplantation. Erste Experimente in dieser Richtung waren schon 1902 von Emerich Ullmann (1861–1937) und Alexis Carrell (1873–1944) und 1936 von Serge Voronoff (1866–1951) unternommen worden. Erste Versuche der Nierentransplantation vom Tier auf den Menschen waren 1906 im Krankenhaus Hôtel-Dieu in Lyon durch Mathieu Jaboulay (1860–1913) gewagt worden. Doch auch diese Operationen scheiterten, genauso wie die experimentellen Transplantationen Ernst Ungers (1875–1938) an der Rudolf-Virchow-Klinik in Berlin. Erst am 17. Juni 1950 gelingt es am Mary-Hospital in Chicago, die erste Niere von einer verunglückten Spenderin erfolgreich in eine menschliche Empfängerin zu transplantieren, nachdem sich der behandelnde Chirurg (Richard H. Lawler) von der möglichst weitgehenden Übereinstimmung der Spender- und Empfängerblutgruppen überzeugt hatte. Dass die Patientin überlebte, war freilich mehr das Verdienst ihrer wohl noch funktionsfähig gebliebenen Restniere, denn die eingepflanzte Niere stellte ihre Funktion bald nach der Transplantation ein. Die erste vollkommen erfolgreiche Nierentransplantation findet schließlich am 23. Dezember 1954 in Boston statt, Operateur ist Joseph Murray (geb. 1919). Der Empfänger lebte fortan in völliger Gesundheit, heiratete bald nach der Operation und gründete eine Familie. Allerdings erfolgte diese Organverpflanzung zwischen eineiigen, also gewebeidentischen Zwillingen (Isotransplantation). Sie machte aber immerhin deutlich, dass erfolgreiche Transplantationen technisch möglich waren. Fünf Jahre später gelingt es dann fast zeitgleich in Boston und Paris, erstmalig eine Niere zwischen zweieiigen, also genetisch unterschiedlichen Zwillingen zu transplantieren und die nachfolgende Abstoßung mit Hilfe von Bestrahlung zu begrenzen. Beide Patienten sollten ihre Transplantation 20, beziehungsweise 26 Jahre. Die Erforschung der Abstoßungsreaktionen hat in den folgenden Jahrzehnten auch das Risiko der Nierentransplantation vermindert und Abstoßungsreaktionen seltener gemacht. Heute sind Nieren- und Herztransplantationen weitestgehend Routineoperationen. Theoretisch könnte jeder niereninsuffiziente Patient geheilt werden, wenn eine hinreichende Anzahl von Nieren zur Verfügung stünde. Eben dies aber ist nicht der Fall. War es in der Anfangsphase der Nierentransplantation das erhebliche Operationsrisiko für den Organempfänger, das die Forschungen zur Entwicklung einer künstlichen Niere vorantrieb, so ist es heute die völlig unzureichende Zahl von Spendernieren, die den Einsatz der inzwischen hochleistungsfähigen Hämodialyseverfahren in sog. künstlichen Nieren weiterhin unumgänglich macht. Die Geschichte des klinischen Einsatzes der künstlichen Niere beginnt im Jahre 1954, als an der Medizinischen Klinik der Universität Freiburg ein erster Prototyp der künstlichen Niere erfolgreich eingesetzt wird. Mit der Einführung und Fortentwicklung der segensreichen Hämodialyse haben wir aber die Chirurgie bereits verlassen und sind auf das Gebiet der Inneren Medizin übergewechselt.

Lebertransplantationen

Die Geschichte der Lebertransplantation beginnt vergleichsweise spät im Jahre 1955 mit Claude Welch (1906–1996), der den ersten Eingriff dieser Art im Tierversuch durchführt. Erst acht Jahre später wagte der amerikanische Chirurg Thomas E. Starzl (geb. 1926) nach über 200 Tierexperimenten die ersten drei Lebertransplantationen an Menschen, allerdings mit geringem Erfolg: Der erste Patient starb noch während der Operation, der zweite nach siebeneinhalb und der dritte nach 22 Tagen. Parallel zu seinen Arbeiten entwickelt Starzl die Organkonservierung durch Einführung der so genannten in-situ-Perfusion in der Hoffnung weiter, durch diese Technik die Lebensdauer des Spenderorgans zunächst im Spenderorganismus zu verlängern. Die erste Lebertransplantation in Deutschland wird 1968 in der Bonner Universitäts-Klinik von Alfred Gütgemann (1907–1985) durchgeführt. Lebertransplantationen gelten jedoch nach den bis dahin gemachten Erfahrungen weiterhin als hochproblematisch, vor allem, weil die Leber in möglichst kurzer Zeit nach der Trennung von der Blutversorgung des Spenders implantiert werden muss. Nach den ersten Programmen von Starzl und Calne seit 1963 haben sechs Jahre später weltweit rund 30 Teams 109 Transplantationen durchgeführt. Überlebt hatten allerdings lediglich acht Patienten, wobei die maximale Überlebensdauer 26 Monate betrug. Auch hier bedingt die Einführung der Immunsuppressiva und die Erhöhung der Überlebensdauer des explantierten Organs allmählich eine Verlängerung der Überlebensraten. 1972 startet vor diesem Hintergrund der Chirurg Rudolf Pichlmayr (1932–1997) an der Medizinischen Hochschule Hannover das für lange Jahre größte deutsche Lebertransplantationsprogramm. Auf Rudolf Pichlmayr geht auch die Einführung des Begriffs »Transplantationsmedizin« zurück.

Bisherige Bilanz der Transplantationsmedizin

Die Entwicklung der Organtransplantation hat insbesondere im letzten Jahrzehnt einen immer schnelleren Verlauf genommen. Den ersten Herztransplantationen folgten bald Transplantationen von Herz- und Lungenpaketen und einer ganzen Reihe anderer Organe. In vielen Ländern der westlichen Welt entwickeln sich Transplantationszentren, so etwa in Deutschland am Münchener Universitätsklinikum Groß-Hadern, am Klinikum Bonn, am Universitätsklinikum Heidelberg an der Medizinischen Hochschule Hannover und im Klinikum Steglitz der FU Berlin.

Für die unabhängige, nichtkommerzielle Erfassung und gerechte Vermittlung von Spenderorganen steht *Eurotransplant*, eine 1967 von Jon van Rood gegründete Stiftung mit Sitz in Leiden, Niederlande, zur Verfügung. Sie ist die Vermittlungsstelle für Organspenden in den Benelux-Ländern, Deutschland, Österreich, Slowenien und Kroatien. An der internationalen Zusammenarbeit dieser Länder sind alle Transplantationzentren, Gewebetypisierungslaboratorien und Krankenhäuser, in denen Organspenden durchgeführt werden, beteiligt. Vorrangiges Ziel von *Eurotransplant* ist die optimale Verfügbarkeit von Spenderorganen und -geweben. Zwischen 1967 und 2007 hat *Eurotransplant* 122.000 Menschen durch die Vermittlung eines Spenderorgans helfen können. In diesen 40 Jahren wurden im Eurotransplant-Gebiet mehr als 14.000 Herzen, 4.000 Lungen, 79.000 Nieren, 21.000 Lebern und 4.200 Bauchspeicheldrüsen transplantiert. Neben *Eurotransplant* arbeitet in Europa eine ganze Reihe vergleichbarer Institutionen, so etwa *Swisstransplant* in der Schweiz, die *Associazione Italiana Donatori Organi* (AIDO) in Italien oder *Francetransplant* für Frankreich, um nur einige exemplarisch zu nennen. In den USA sind es insgesamt 58 Organ Procurement Organizations (OPOs), die Spenderorgane jeweils auf einen Staat bezogen aber auch die Staatsgrenzen überschreitend Spenderorgane nichtkommerziell distribuieren.

Ethische und rechtliche Aspekte der Transplantationsmedizin

So segensreich die Entwicklung der Transplantationsmedizin in den siebziger und achtziger Jahren auch sein mag, mit ihr wurde die Medizin um ein ganzes Bündel neuer ethischer Probleme bereichert. Diese Probleme erstrecken sich auf die Auswahl von Spenderorganen, auf ihre Gewinnung, Entnahme und Distribution sowie auf das Leben des Transplantierten nach der Operation. Die ethischen und rechtlichen Probleme beginnen bereits vor der eigentlichen Transplantation mit der Indikationsstellung zur Organverpflanzung, aus der grundsätzlich eine Verbesserung der Lebensqualität des Patienten resultieren sollte. Die technische »Machbarkeit« darf auch hier nicht allein ärztliches Handeln leiten. Sodann muss der Patient umfassend über die Risiken der Operation aufgeklärt werden, die immer noch höher liegen als die anderer chirurgischer Eingriffe. Im unmittelbaren Umfeld der Transplantation werfen sowohl die Lebendspende als auch die Organentnahme von Verstorbenen erhebliche rechtliche und ethische Probleme auf (Stichworte sind hier: Freiwilligkeit, Einwilligungsfähigkeit, irreversibler Funktionsausfall, Todesbestimmung etc.). Problematisch ist weiterhin die Transplantation von Sexualorganen, von Organen anenzephaler Neugeborener und schließlich jede xenogene bzw. heterogene Transplantation (Beispiel: Transplantation eines Pavianherzens auf die Neugeborene »Baby Fae« am 26.10.1984). Ein besonderes Problem stellt schließlich der Organhandel dar. In

Hirntod

Die Kriterien für die Diagnostik des Hirntodes wurden erstmals 1968 durch eine Kommission der Harvard-Universität benannt. Der Wissenschaftliche Beirat der Bundesärztekammer hat am 29. Juni 1991 den Hirntod definiert. Es handele sich bei ihm um einen »Zustand des irreversiblen Erloschenseins der Gesamtfunktion des Großhirns, des Kleinhirns und des Hirnstamms bei einer durch kontrollierte Beatmung künstlich noch aufrechterhaltenen Herz-Kreislauffunktion. Mit dem Hirntod ist naturwissenschaftlich-medizinisch der Tod des Menschen festgestellt« (bestätigt in der 3. Fortschreibung der BÄK, 1997). Wichtigstes apparatives Kriterium für den Hirntod ist das Null-Linien-EEG. Die EEG-Untersuchung soll in Anlehnung an die Richtlinien der *Deutschen Gesellschaft für klinische Neurophysiologie* durchgeführt werden. Ergibt die EEG-Ableitung über einen Zeitraum von mindestens dreißig Minuten eine hirnelektrische Stille, also ein sogenanntes Null-Linien-EEG, so ist die Irreversibilität des Hirnfunktionsausfalls ohne weitere Beobachtungszeit nachgewiesen.

Deutschland regelt das »Gesetz über die Spende, Entnahme und Übertragung von Organen« die Transplantation. Leitprinzip ist die Einwilligung des Organspenders.

Transplantationsgesetz

Das Transplantationsgesetz (TPG) regelt seit 1997 in der Bundesrepublik Deutschland die Zulässigkeit von Organspenden, sowohl beim Lebenden als auch beim Verstorbenen. Es gilt die erweiterte Zustimmungslösung, d. h., ohne Zustimmung des Spenders oder der nächsten Familienangehörigen (im Falle des Hirntodes) ist eine Organentnahme nicht zulässig. Voraussetzung für die Entnahme nichtpaarig vorhandener lebensnotwendiger (vermittlungspflichtiger) Organe ist der Tod, das heißt der Ausfall der Gesamtfunktion des Großhirns, des Kleinhirns und des Hirnstamms (Hirntod). Er muss nach Verfahrensregeln unzweideutig festgestellt werden, die dem Stand der Erkenntnisse der medizinischen Wissenschaft entsprechen.

Vermittlungspflichtige Organe dürfen nur in dafür besonders ausgewiesenen Transplantationszentren implantiert werden. Die Transplantationszentren führen Wartelisten der Personen, die ein vermittlungspflichtiges Spenderorgan benötigen. Die Entscheidung über die Reihenfolge von Organ- und Gewebespenden darf ausschließlich nach medizinischen Kriterien (Erfolgsaussicht, Dringlichkeit) erfolgen, nicht nach sozialen oder finanziellen Kriterien. Dies gilt nicht für die Organspenden von Lebenden an ihnen eng verbundene Personen. Jeder Handel mit Organen ist bei Androhung von Strafe untersagt. Ein Spenderausweis signalisiert die Bereitschaft, nach dem Tode als Organspender zur Verfügung zu stehen. Liegt eine solche schriftliche Willensbekundung (auch nicht im Sinne einer Ablehnung) nicht vor, so sind die nächsten Angehörigen in abfallender Reihenfolge (Ehegatte, Lebenspartner, volljährige Kinder, Eltern als/oder Sorgerechtsinhaber, volljährige Geschwister, Großeltern) zu befragen, wobei der mutmaßliche Wille des Spenders zu beachten ist. Mit dem Gewebegesetz vom 20. Juli 2007 ist das Gesetz auch auf menschliches Gewebe anwendbar. Für Blut, Blutbestandteile und Blutprodukte gilt das Transfusionsgesetz. Das Transplantationsgesetz wurde am 25. Juni 1997 vom Deutschen Bundestag verabschiedet und trat zum 1. Dezember des Jahres in Kraft. Bedauerlicherweise ist die Spendebereitschaft in der deutschen Bevölkerung bislang gemessen an der Zahl benötigter Organe noch viel zu gering. Am 24. April 2007 veröffentliche der Nationale Ethikrat in Deutschland aus diesem Grunde eine Stellungnahme mit dem Ziel, die Zahl der Organspenden zu erhöhen. Dabei wurde die Widerspruchsregelung (keine Organentnahme bei Verstorbenen nur bei ausdrücklichem vorherigem Widerspruch) favorisiert. In der Stellungnahme heißt es u. a.: »Im Jahr 2005 haben sich trotz der im TPG niedergelegten Meldepflicht nur 45 % der Krankenhäuser mit Intensivstationen an der Organspende beteiligt, d. h. mindestens Kontakt mit der zuständigen Koordinierungsstelle aufgenommen. Dieser Missstand ist sowohl auf mangelnde Anreize für Krankenhäuser, sich an der Organspende zu beteiligen, als auch auf mangelnde Sanktionen für die Nichtbeteiligung zurückzuführen.« Derzeit ist allerdings eine Novellierung des TPG im Sinne einer Widerspruchsregelung nicht in Sicht, obwohl die Diskussion andauert.

Von Irren und Ärzten – Ketten, Hirne, Analysen

»Man stelle sich ein geräumiges Gebäude ähnlich einem Palast eines Adligen vor: luftig, erhaben und elegant, umgeben von ausgedehnten und hügeligen Ländereien und Gärten. [...] Alles ist sauber, ruhig und ansprechend. Die Bewohner scheinen allesamt von derselben Freude getrieben, alle sind beschäftigt und freuen sich daran. [...] In dieser Gemeinschaft gibt es keinen Zwang, keine Peitschen, keine körperliche Züchtigung – einfach weil sich all dies als weniger wirksam erwiesen hat als Überzeugung, Nachahmung und der Wunsch nach Genugtuung.«

William Alexander Francis Brown (1806–1885), What Asylums Were, Are, and Ought to Be (1837).

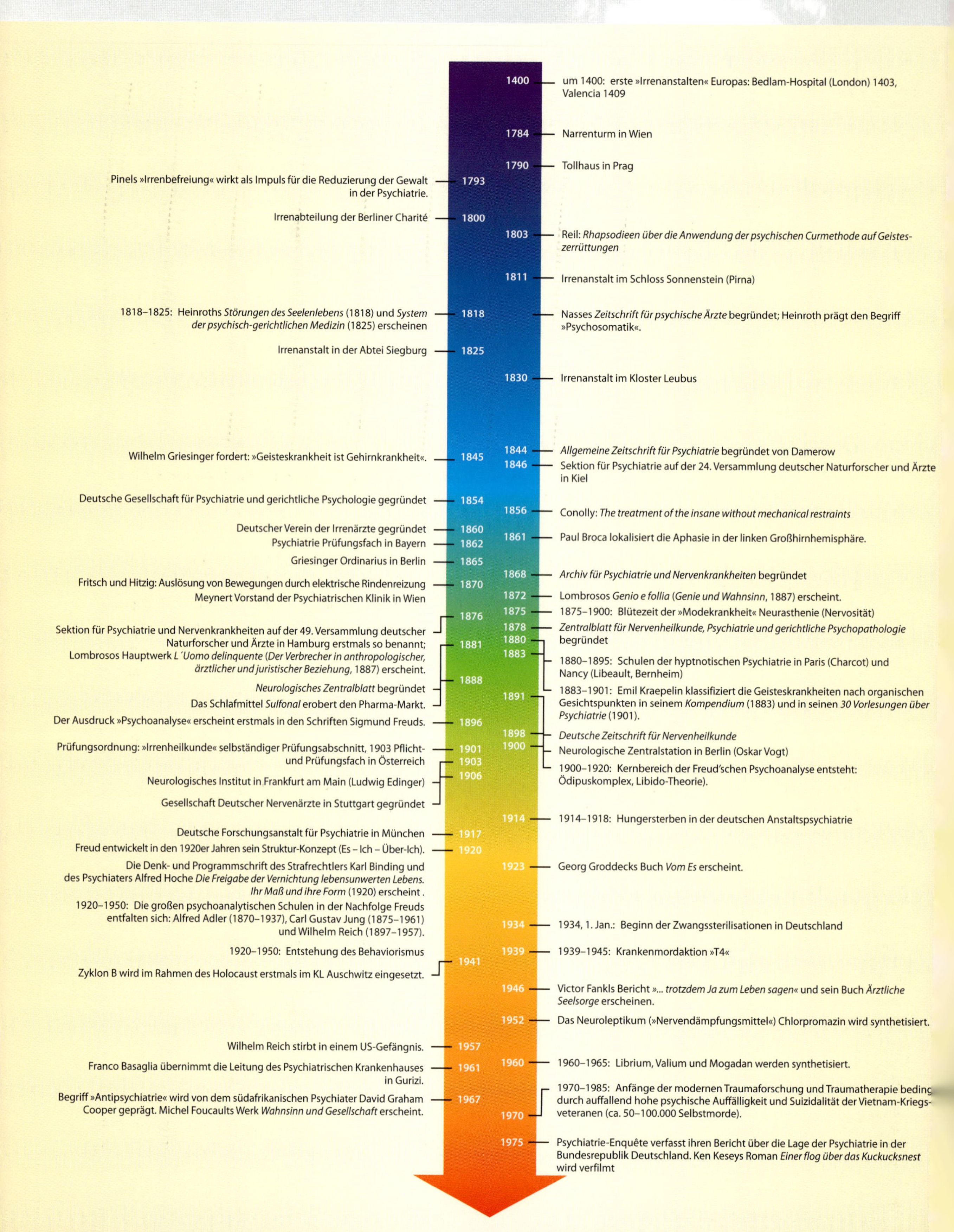
1400 um 1400: erste »Irrenanstalten« Europas: Bedlam-Hospital (London) 1403, Valencia 1409
1784 Narrenturm in Wien
1790 Tollhaus in Prag
1793 Pinels »Irrenbefreiung« wirkt als Impuls für die Reduzierung der Gewalt in der Psychiatrie.
1800 Irrenabteilung der Berliner Charité
1803 Reil: *Rhapsodieen über die Anwendung der psychischen Curmethode auf Geisteszerrüttungen*
1811 Irrenanstalt im Schloss Sonnenstein (Pirna)
1818 1818–1825: Heinroths *Störungen des Seelenlebens* (1818) und *System der psychisch-gerichtlichen Medizin* (1825) erscheinen
Nasses *Zeitschrift für psychische Ärzte* begründet; Heinroth prägt den Begriff »Psychosomatik«.
1825 Irrenanstalt in der Abtei Siegburg
1830 Irrenanstalt im Kloster Leubus
1844 *Allgemeine Zeitschrift für Psychiatrie* begründet von Damerow
1845 Wilhelm Griesinger fordert: »Geisteskrankheit ist Gehirnkrankheit«.
1846 Sektion für Psychiatrie auf der 24. Versammlung deutscher Naturforscher und Ärzte in Kiel
1854 Deutsche Gesellschaft für Psychiatrie und gerichtliche Psychologie gegründet
1856 Conolly: *The treatment of the insane without mechanical restraints*
1860 Deutscher Verein der Irrenärzte gegründet
1861 Paul Broca lokalisiert die Aphasie in der linken Großhirnhemisphäre.
1862 Psychiatrie Prüfungsfach in Bayern
1865 Griesinger Ordinarius in Berlin
1868 *Archiv für Psychiatrie und Nervenkrankheiten* begründet
1870 Fritsch und Hitzig: Auslösung von Bewegungen durch elektrische Rindenreizung
Meynert Vorstand der Psychiatrischen Klinik in Wien
1872 Lombrosos *Genio e follia* (*Genie und Wahnsinn*, 1887) erscheint.
1875 1875–1900: Blütezeit der »Modekrankheit« Neurasthenie (Nervosität)
1876 Sektion für Psychiatrie und Nervenkrankheiten auf der 49. Versammlung deutscher Naturforscher und Ärzte in Hamburg erstmals so benannt;
1878 *Zentralblatt für Nervenheilkunde, Psychiatrie und gerichtliche Psychopathologie* begründet
1880
1881 Lombrosos Hauptwerk *L´Uomo delinquente* (*Der Verbrecher in anthropologischer, ärztlicher und juristischer Beziehung*, 1887) erscheint.
1883
1880–1895: Schulen der hyptnotischen Psychiatrie in Paris (Charcot) und Nancy (Libeault, Bernheim)
1883–1901: Emil Kraepelin klassifiziert die Geisteskrankheiten nach organischen Gesichtspunkten in seinem *Kompendium* (1883) und in seinen *30 Vorlesungen über Psychiatrie* (1901).
1888 *Neurologisches Zentralblatt* begründet
Das Schlafmittel *Sulfonal* erobert den Pharma-Markt.
1891
1896 Der Ausdruck »Psychoanalyse« erscheint erstmals in den Schriften Sigmund Freuds.
1898 *Deutsche Zeitschrift für Nervenheilkunde*
1900 Neurologische Zentralstation in Berlin (Oskar Vogt)
1900–1920: Kernbereich der Freud'schen Psychoanalyse entsteht: Ödipuskomplex, Libido-Theorie).
1901 Prüfungsordnung: »Irrenheilkunde« selbständiger Prüfungsabschnitt, 1903 Pflicht- und Prüfungsfach in Österreich
1903
1906 Neurologisches Institut in Frankfurt am Main (Ludwig Edinger)
Gesellschaft Deutscher Nervenärzte in Stuttgart gegründet
1914 1914–1918: Hungersterben in der deutschen Anstaltspsychiatrie
1917 Deutsche Forschungsanstalt für Psychiatrie in München
1920 Freud entwickelt in den 1920er Jahren sein Struktur-Konzept (Es – Ich – Über-Ich).
Die Denk- und Programmschrift des Strafrechtlers Karl Binding und des Psychiaters Alfred Hoche *Die Freigabe der Vernichtung lebensunwerten Lebens. Ihr Maß und ihre Form* (1920) erscheint .
1920–1950: Die großen psychoanalytischen Schulen in der Nachfolge Freuds entfalten sich: Alfred Adler (1870–1937), Carl Gustav Jung (1875–1961) und Wilhelm Reich (1897–1957).
1920–1950: Entstehung des Behaviorismus
1923 Georg Groddecks Buch *Vom Es* erscheint.
1934 1934, 1. Jan.: Beginn der Zwangssterilisationen in Deutschland
1939 1939–1945: Krankenmordaktion »T4«
1941 Zyklon B wird im Rahmen des Holocaust erstmals im KL Auschwitz eingesetzt.
1946 Victor Fankls Bericht »... *trotzdem Ja zum Leben sagen*« und sein Buch *Ärztliche Seelsorge* erscheinen.
1952 Das Neuroleptikum (»Nervendämpfungsmittel«) Chlorpromazin wird synthetisiert.
1957 Wilhelm Reich stirbt in einem US-Gefängnis.
1960 1960–1965: Librium, Valium und Mogadan werden synthetisiert.
1961 Franco Basaglia übernimmt die Leitung des Psychiatrischen Krankenhauses in Gurizi.
1967 Begriff »Antipsychiatrie« wird von dem südafrikanischen Psychiater David Graham Cooper geprägt. Michel Foucaults Werk *Wahnsinn und Gesellschaft* erscheint.
1970 1970–1985: Anfänge der modernen Traumaforschung und Traumatherapie beding durch auffallend hohe psychische Auffälligkeit und Suizidalität der Vietnam-Kriegs-veteranen (ca. 50–100.000 Selbstmorde).
1975 Psychiatrie-Enquête verfasst ihren Bericht über die Lage der Psychiatrie in der Bundesrepublik Deutschland. Ken Keseys Roman *Einer flog über das Kuckucksnest* wird verfilmt

Im 18. Jahrhundert wird die Psychiatrie zur eigenständigen wissenschaftlichen Disziplin, was wesentlich mit dem immensen philanthropischen Interesse der Aufklärer und der Abkehr vom Fatalismus der Unheilbarkeit zusammenhängt. Geisteskrankheit wird damit zugleich pathologisiert und aus der Sphäre der unabänderlich kriminellen Devianz herausgehoben. Exemplarisch wird dies am Wandel der Auffassungen zum Wahn. Noch in der Mitte des 17. Jahrhunderts ist der Wahn eher »ungegründete Meynung« ohne unmittelbare Krankheitsentität. In Zedlers *Universallexikon* wird 1747 definiert: »Wahn, ist eine ungegründete Meynung von der Gewißheit unserer Erkänntnis, oder eine leere Einbildung, die keinen Grund hat. Man bildet sich von einer Sache etwas ein, und weiß oft selber nicht warum; oder, wenn man eine Ursache zu haben vermeynet, so ist sie doch entweder falsch, oder nicht hinlänglich.« Der Umgang mit Geisteskrankheit änderte sich grundlegend durch die französische Schule der Psychiatrie. Es sind besonders Philippe Pinel (1745–1826) und sein Schüler Jean Etienne Dominique Esquirol (1772–1840), die die Psychiatrie als neues klinisches Fach begründen. Sein Konzept einer *Manie sans delire* brach mit der Vorstellung, psychische Störungen ausschließlich als Störungen der Verstandestätigkeit zu deuten (wie es etwa John Locke [1632–1704] oder Etienne Bonnot de Condillac [1714–1780] nahelegen). Pinels Ansatz eröffnete in der Psychiatrie nun auch den Blick auf Veränderungen der Stimmung, des Antriebs oder Störungen, die wir heute als Neurosen (Persönlichkeitsstörungen) verstehen würden. Die gelegentlich ins Sprichwörtliche erhobenen Forderung Pinels nach der »Befreiung der Geisteskranken von den Ketten« ist im Grunde nur Anerkennung des Krankheitswertes von Geisteskrankheit und die Forderung, solche Kranke, wenn kein Gefährdungspotential für sie selbst und andere von ihnen ausgeht, auch zu behandeln wie Kranke und nicht wie Verbrecher.

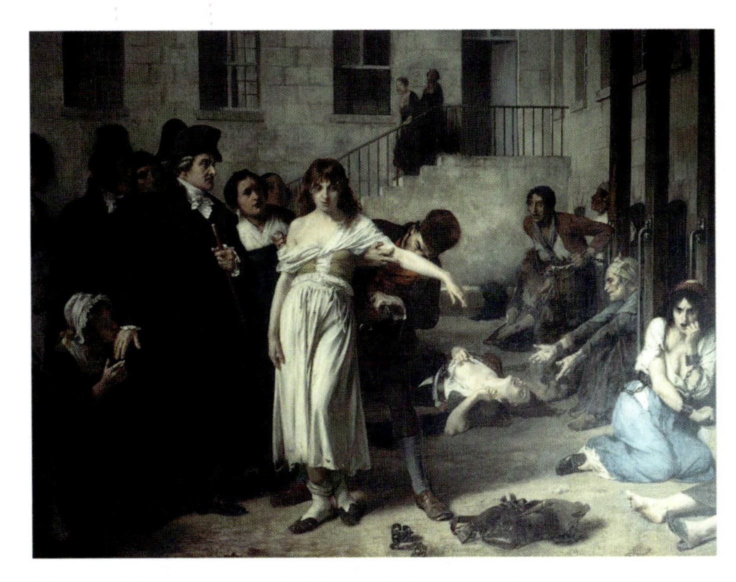

Abb. 7.1. Philippe Pinel befreit 1795 an Salpêtrière der die »Irren« von den Ketten. Gemälde von Tony Robert-Fleury (1838–1912).

Pinel und die Folgen

Die Bedeutung Philippe Pinels (1745–1826) lag nicht nur auf dem Gebiet der internistischen klinischen Medizin, sondern vor allem auf dem der Psychiatrie. Bereits früh hatte sich der versierte Kliniker und Pathologe mit dem Studium der Geisteskrankheiten beschäftigt und bald die kriminalisierende Behandlung der »Irren« heftig kritisiert. Zu seiner Zeit wurden geisteskranke Patienten häufig mit Gewalttätern zusammengesperrt, in Ketten gelegt und auf diese entwürdigende Weise bis zu ihrem Tode verwahrt. Pinel bekämpfte heftig diese inhumanen Methoden unter erheblichen persönlichen Schwierigkeiten und empfahl stattdessen eine ärztliche Behandlung geisteskranker Patienten. Seine Reformen bildeten den Ausgangspunkt für eine Reihe ähnlich motivierter Bemühungen in England und Deutschland. In England knüpfte die »no-restraint«-Bewegung an die Forderung Pinels nach der Befreiung der Geisteskranken von ihren Ketten an. Ihr Initiator war der Arzt John Conolly (1794–1866). In Deutschland befürwortete der Psychiater Wilhelm Griesinger (1817–1868) die Ziele der Bewegung und plädierte für eine humane Behandlung und Pflege psychisch Kranker.

Anfänge der Psychiatrie in Deutschland: Psychiker und Somatiker

Die Anfänge einer deutschen Psychiatrie sind eng mit dem Namen des Halleschen und Berliner Arztes und Professors

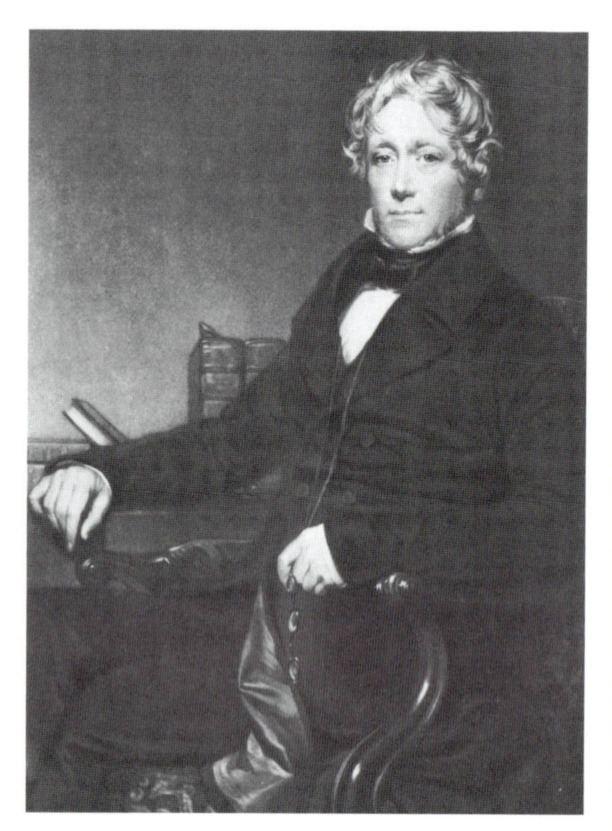

Abb. 7.2. **John Conolly (1794–1866).** Nach einem zeitgenössischen Porträt.

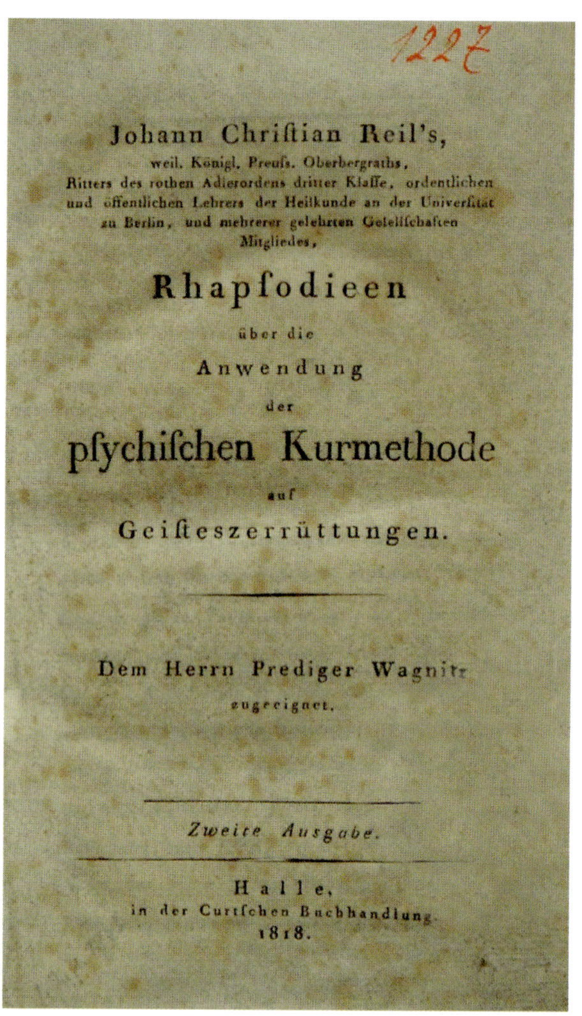

1227

Johann Chriſtian Reil's,
weil. Königl. Preuſs. Oberbergraths,
Ritters des rothen Adlerordens dritter Klaſſe, ordentlichen
und öffentlichen Lehrers der Heilkunde an der Univerſität
zu Berlin, und mehrerer gelehrten Geſellſchaften
Mitgliedes,

Rhapſodieen
über die
Anwendung
der
pſychiſchen Kurmethode
auf
Geiſteszerrüttungen.

Dem Herrn Prediger Wagnitz
zugeeignet.

Zweite Ausgabe.

Halle,
in der Curtſchen Buchhandlung.
1818.

Abb. 7.3. **Reils »Rhapsodieen« (1803).** Titelblatt der zweiten Auflage (1818)

der Medizin Johann Christian Reil (1759–1813) verbunden. Der Leibarzt Goethes und Berater Wilhelm von Humboldts prägt in seinen *Rhapsodieen über die Anwendung der psychischen Curmethode auf Geisteszerrüttungen* (Halle 1803) den Begriff »Psychiaterie«, dem bald der der »Psychiatrie« folgt. Reil war sich bewusst, mit seinem Programm einer besonderen »Curmethode« für die Geisteskranken eine neue medizinische Disziplin zu entwerfen, die so bedeutsam sei, dass sie bald sogar mit einem eigenen Doktortitel (»Doctor der psychischen Heilkunde«) neben die allgemeine Medizin und die Chirurgie treten könne. Doch seine Ideen blieben nur Anstöße. Reil erlag 1813 einer Typhusinfektion im Gefolge der Völkerschlacht bei Leipzig. Die Entstehung einer wissenschaftlichen Subdisziplin Psychiatrie verband sich mit anderen Namen und war in den ersten Jahrzehnten des 19. Jahrhunderts wesentlich durch zwei Gruppen gekennzeichnet, die der Psychiker, die der romantischen Bewegung verschrieben waren und Geisteskrankheit ausschließlich als Krankheiten der körperlosen Seele betrachteten und die wesentlich nüchterneren Somatiker, die nach den körperlichen Erscheinungen der Geisteskrankheit fahndeten. Hauptvertreter der Psychiker waren die Ärzte Johann Christian August Heinroth (1773–1843), Karl Wilhelm Ideler (1795–1860), der Dichterarzt Justinus Kerner (1786–1862) und der Arzt, Philosoph und Okkultist Adolf Karl August von Eschenmayer (1768–1852). Unter den frühen Somatikern sind an erster Stelle Friedrich Nasse (1778–1851), Johannes Baptist Friedreich (1796–1862) und Maximilian Jacobi (1775–1858) zu nennen.

Johann C. A. Heinroth ist unter den Psychikern zweifellos der Prominenteste. Im Jahre 1811 wird er in Leipzig außerordentlicher Professor für Psychische Therapie, acht

Jahre später (1819) an der gleichen Universität erster deutscher Ordinarius für Psychiatrische Heilkunde überhaupt. Heinroth versuchte die Psychiatrie anthropologisch zu fundieren. Der Leib ist für ihn – letztlich wesensgleiches – Organ der Seele. Diese selbst aber ist nicht körperlich, sondern geistig. Es lassen sich »die Seelenstörungen aus Leichenöffnungen weder erklären, noch heilen« schreibt er 1818 im Vorwort seiner *Störungen des Seelenlebens*. Der rigide moralische Charakter seiner theozentrischen Menschenlehre führte dazu, dass er psychische Krankheit moralisierend als »Sünde« betrachtete. Alle ihre Formen, seien es nun »Geisteszerrüttungen, Verstandesverwirrungen, Wahnsinn, Gemüthskrankheiten«, waren für Heinroth »Seelenkrankheiten« und zugleich Ausdrucksformen tiefster Unfreiheit, ja des Verlustes menschlicher Existenz:

> »Die Individuen demnach, an denen diese Zustände haften, existieren nicht mehr im Gebiete der Menschheit, welches das der Freyheit ist, sie folgen dem Drange innerer und äußerer Naturnothwendigkeit, und sind nicht sowohl [nicht einmal] Thiere, die ja von einem heilsamen Instinkt geleitet werden, als viel mehr Maschinen, nur noch im leiblichen Leben durch die Gesetze des Lebens bestehend.«

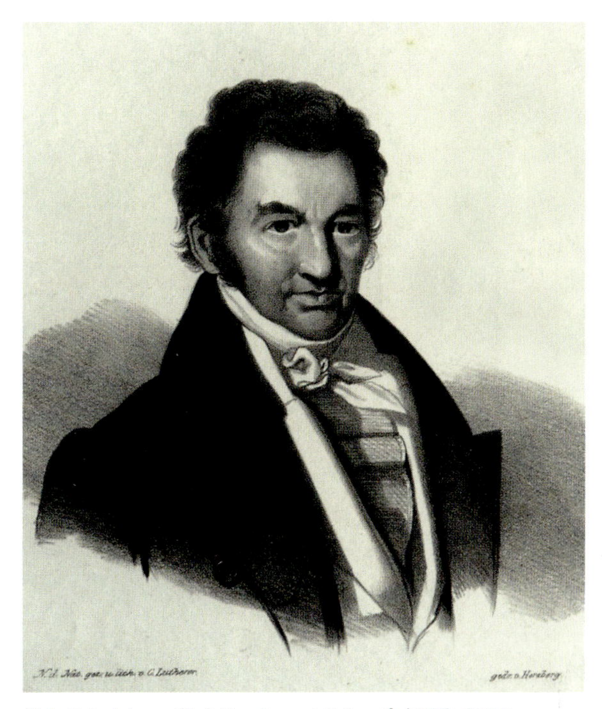

Abb. 7.4. Johann Christian August Heinroth (1773–1843). Stahlstich um 1811.

Die *Störungen des Seelenlebens* (1818) und das *System der psychisch-gerichtlichen Medizin* (1825) gelten als Heinroths bedeutendste Werke. Auch in seiner *Anthropologie* (1822/31) ist die Perspektive auf den Menschen eine ganz von Vernunft, Moral und Freiheit geprägte. Der Mensch ist »nur als moralisches Wesen zu begreifen«. Nicht seine organischen Lebenserscheinungen sind Gegenstand der Anthropologie, sondern seine Bestimmung, durch die Vernunft ein freier Mensch zu werden, da er nur so in das »Reich des Geistes« eingehen könne. Neben der psychiatrischen Heilkunde ist Heinroth durch eine Reihe pädagogischer und philosophischer Schriften hervorgetreten, besonders bemerkenswert hierunter seine *Grundzüge der Criminal-Psychologie oder: Die Theorie des Bösen* (1833). Ausgangspunkt ist hier der »Unfug, der schon seit geraumer Zeit mit der Entschuldigung fast aller und jeder Capital-Verbrechen durch sogenannte krankhafte Gemüthszustände getrieben« werde. Dies aber sei nichts als »Betrug«, denn das »Verbrechen müsse »um seiner selbst willen bestraft werden, weil es Verbrechen, weil es Rechtsverletzung« sei und dem Recht die »moralische Idee der Gerechtigkeit« zugrunde liege. Ein weiterer wichtiger Vertreter der Psychiker war Karl Wilhelm Ideler (1795–1860). Nach der Habilitation (1831) und seiner Ernennung zum ordentlichen Professor wurde er 1840 Direktor der Direktor der Psychiatrischen Klinik in Berlin berufen. Auch in Idelers Vorstellungen der Seelenkrankheiten dominierten moralische Prinzipien, Sünde und Strafe. Eine »bis aufs äußerste gesteigerte Individualität« und pathologisches Unmaß in den »Leidenschaften« seien Ausgangspunkte der Geisteskrankheit. Ideler beschäftigte sich auch mit dem Zusammenhang zwischen Religiosität und Wahnsinn (*Versuch einer Theorie des religiösen Wahnsinns*, 1848/1850). Bei Justinus Kerner (1786–1862) und Adolf Karl August von Eschenmayer (1768–1852) schließlich wird der rückwärtsgewendete, »regressive« Charakter der romantischen Psychiatrie deutlich. Beide glaubten an Besessenheit von Dämonen und empfahlen exorzistische Methoden der Therapie. Eschenmayer etwa unterschied zwischen Therapien auf der Grundlage des Magnetismus und magischen Heilungen durch den Glauben. Das gemeinsame Interesse an parapsychologischen Phänomenen führte ihn mit Justinus Kerner zusammen. Neben einem umfangreichen Briefwechsel kam es sogar zu gemeinsamen Veröffentlichungen über Besessenheit. In seiner Zeit galt Eschenmayer als prototypischer Vertreter der parapsychologischen Mode, die auch literarische Niederschläge fand. Die Denkwelt der Psychiker war insgesamt

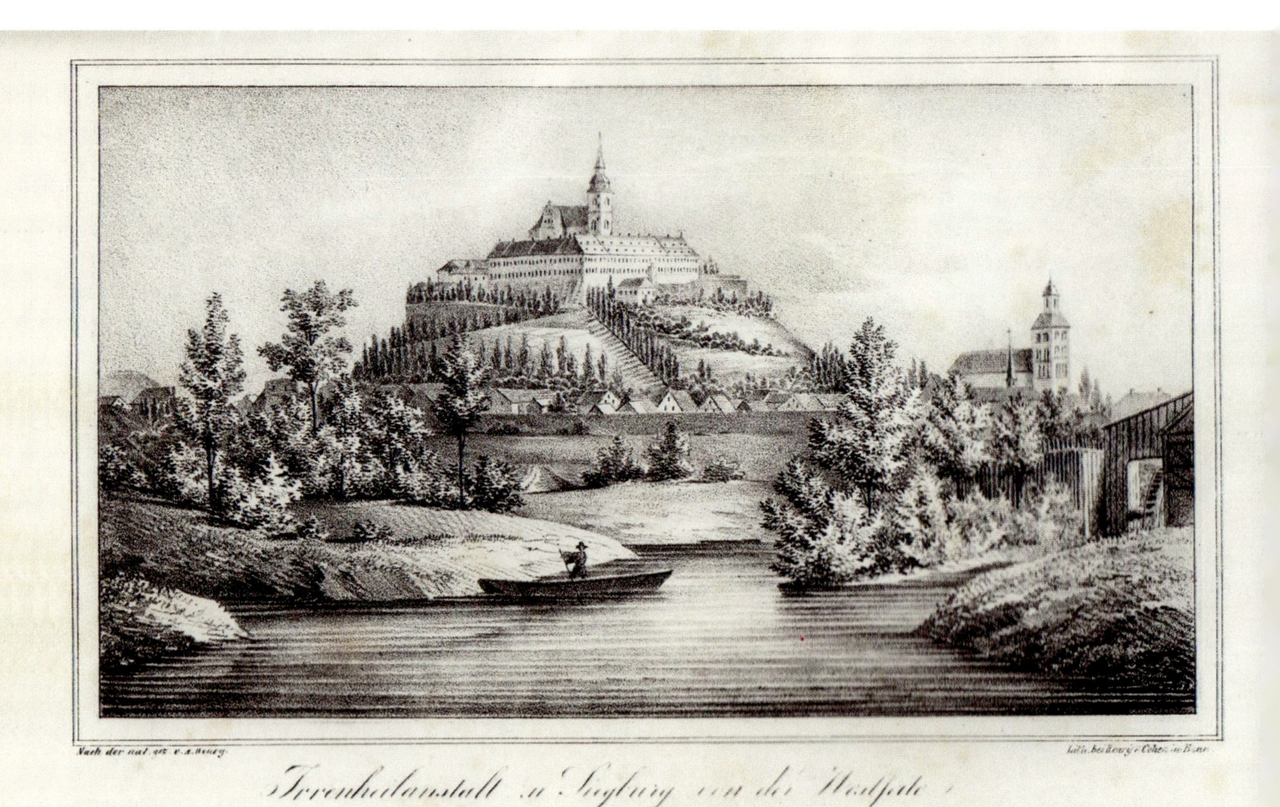

Abb. 7.5. Jacobis Irrenanstalt in Siegburg. Zeitgenössischer Stahlstich.

stark idealistisch geprägt und teils der romantischen Naturphilosophie verpflichtet, teils aber auch von älteren Krankheitskonzepten, wie dem der Säftelehre, bestimmt. An eigenen klinischen Erfahrungen war die Gruppe der Psychiker insgesamt noch arm, jedem Lokalismus oder Somatismus abgeneigt.

Wesentlich beobachtungs- und somatisch orientierter arbeitete die Gruppe der Somatiker, wenngleich auch sie von idealistisch-romantischen Vorstellungen und spekulativen Annahmen nicht frei waren. Christian Friedrich Nasse (1778–1851) etwa – er gehörte zur ersten Professorengeneration der Bonner Universität und vertrat vehement die Bedeutung des Sektionsbefundes für die Medizin – engagierte sich stark für eine Psychiatriereform, vertrat eine psychisch orientierte Temperamentenlehre, interessierte sich für die körperlichen Effekte der Seelentätigkeit, etwa am Herzen und gilt als erster deutscher Kliniker, der die Diagnostik am Krankenbett ausgeübt und in die Vorlesungen einbrachte. Nasse gründete 1818 die *Zeitschrift für psychische Ärzte*, die später unter dem Titel *Jahrbücher für Anthropologie* weiter erschienen. Leib und Seele, so sein »synthetischer Dualismus«, seien zwar vereint (nicht indes »Eins«) und könnten gelegentlich auch unabhängig voneinander agieren. Wesentlich unterschieden seien sie dadurch, dass nur im Leib wirkliche Krankheit auftrete, die Seele hingegen von Affekten, Sünde und Schuld bestimmt sei. Gleichwohl muss Nasse im Gegensatz zu den Psychikern als somatisch orientierter Arzt eingeordnet werden, denn seelische Veränderung manifestiere sich in Kopf, Brust und Bauch. Johann Baptist Friedreich (1796–1862), mehr an der Theorie als an der Praxis der Psychiatrie interessiert, war ab 1820 Professor der Heilkunde in Würzburg und von 1850 bis 1855 Gerichtsarzt und Professor in Erlangen. Seine Publikationen betreffen vor allem Psychiatrie und gerichtlichen Medizin. Psychopathie entspringt für ihn besonders aus dem Temperament und auch für den Semiotiker Friedreich haben alle Seelenstörungen das gemeinsame und wesentliche Kennzeichen des Verlustes der Freiheit.

»Freiheitslosigkeit oder Mangel an Selbstbestimmungskraft ist ein allgemeines Zeichen aller Seelenkrankheiten; so hat z.B. der Melancholiker nicht die Kraft, sich von seinem Insichversenktsein, der Wahnwitzige nicht die Kraft, von seiner fixen Idee, und der Wahnsinnige die Kraft nicht, sich von den Bildern seiner Träumerei loszureissen.«

Bedeutsam unter seinen Werken sind besonders sein *Versuch einer Literärgeschichte der Pathologie und Therapie der psychischen Krankheiten* (1830), seine *Allgemeine Diagnostik der Psychischen Krankheiten* (1832) sowie seine *Historisch-kritische Darstellung der Theorien über das Wesen und den Sitz der psychischen Krankheiten* (1836). Ein weiterer wichtiger Vertreter der Psychiker, Maximilian Jacobi (1775–1858), war als langjähriger Leiter der Irrenanstalt in Siegburg (1824–1858) ein erfahrener Praktiker, interessierte sich für die körperlichen Veränderungen bei Geisteskranken (Puls, chemische Analysen) und hat sich auch in seinen Publikationen um Betrieb und Aufgaben der Irrenanstalten bemüht. (*Ueber die Anlegung und Einrichtung von Irren-Heilanstalten*, 1834). Jacobi setzt sich nachdrücklich für eine stationäre Behandlung gegenüber der damals noch weit verbreiteten privaten Irrenfürsorge ein. Nur in gut geführten Irren-Heilanstalten sei eine erfolgreiche Behandlung möglich, denn

»vielfältig ist der arme Irre gerade hier [in privater Umgebung] den schrecklichsten Misshandlungen und den peinigendsten Entbehrungen und Vernachlässigungen am meisten ausgesetzt, indem die Umgebung des Kranken, bey dem Mangel an den zweckmässigen Mitteln und an dem erforderlichen Geschick ihn zu lenken und zu handhaben, [...] unter dem Drange von schreckenden und Gefahr drohenden Umständen, sich nur zu bald behufs ihrer eigenen Sicherstellung und einer hinreichenden Bändigung des Irren, zu den äußersten Maaßregeln zu schreiten und dabey alle Menschlichkeit und Schonung bey Seite zu setzen, veranlasst finden«.

Die Phase der ersten inhaltlichen Orientierung der deutschen Psychiatrie im ersten Drittel des 19. Jahrhunderts war begleitet von einer institutionellen Organisation, die ihren Ausdruck in einer Vielzahl von Anstaltsgründungen fand, deren Leiter vielfach bedeutende Psychiater waren; so etwa 1811 die bei Pirna gelegene Anstalt Sonnenstein (Ernst Gottlob Pienitz [1777–1853]), 1825 Siegburg im Rheinland (unter Maximilian Jacobi), 1830 Sachsenberg/Schwerin (unter Carl Friedrich Flemming [1799–1880]), wenig später 1834 im württembergischen Winnenthal (unter Ernst Albert Zeller [1804–1877]), Halle 1836 (unter Heinrich Philipp August Damerow [1798–1866]) und 1842 die Illenau (unter Christian Friedrich Wilhelm Roller [1802–1878]), die in ganz Europa den Ruf einer Musteranstalt erlangen sollte. In Salzburg eröffnete der Lehrer Gotthard Guggenmoos (1775–1838) 1816 die erste Schule für zwergwüchsige Geisteskranke (Kretine); in der Schweiz folgte 1840 der Arzt Johann Jakob Guggenbühl (1816–1863), der gegen erhebliche Widerstände eine solche Anstalt auf dem Abendberg bei Interlaaken eröffnete. Deutschland und Großbritannien scheinen mit 30 bzw. 38 Anstaltseröffnungen die europäische Spitze zu bilden, in Frankreich waren es immerhin 18 Neugründungen. So gehören Anstaltsdirektoren, nicht Universitätsprofessoren, denn die Psychiatrie als Lehrfach etablierte sich gerade erst, zu den führenden Psychiatern der ersten Phase. An den Universitäten vollzog sich die Etablierung langsamer. Erste Honorar- und außerordentliche Professuren etablierten sich in Berlin (1836), Erlangen (1849), München und Basel (1859), Breslau (1851), Wien, Graz und Jena (1870). Ordinariate folgten in München (1864), Berlin und Zürich (1869), Wien (1873), Straßburg und Basel (1875), Marburg und Heidelberg (1877). Im ersten Jahrzehnt des 20. Jahrhunderts ist auch dieser Prozess abgeschlossen. Er war einher gegangen mit der *de facto* Etablierung der Psychiatrie als Prüfungsfach, den Bayern 1862 anführte; 1869 folgte der Norddeutsche Bund, 1872 das gesamte Reichsgebiet. *De jure* war die Psychiatrie im Deutschen Kaiserreich allerdings erst mit der Gültigkeit der Approbationsordnung für Ärzte (beschlossen 1901) im Jahre 1906 vollständig etablierter Prüfungsgegenstand der Medizinerausbildung.

Geisteskrankheit ist Gehirnkrankheit – die neue klinische Psychiatrie

Über die Befreiung der Geisteskranken von den Ketten wurde bereits im Kapitel über die Anfänge der klinischen Medizin berichtet. Die Herauslösung der Geisteskrankheiten aus ihrer diskriminierenden Isolierung durch Philippe Pinel (1745–1826) am Übergang zum 19. Jahrhundert bildete die entscheidende Grundlage für den fortschreitenden Prozess ihrer weiteren Entkriminalisierung, aber auch ihrer Entmystifizierung.

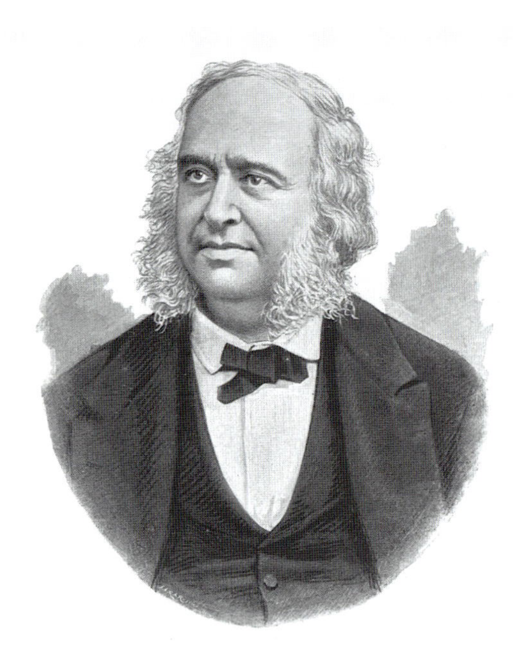

Abb. 7.6. Paul Broca (1824–1880). Lithographie um 1870.

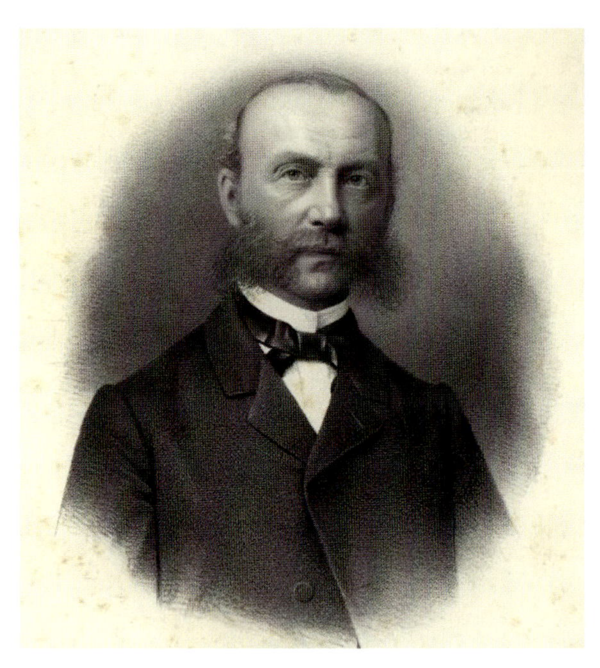

Abb. 7.7. Wilhelm Griesinger (1817–1868). Zeitgenössischer Stahlstich.

Der neue Lokalismus in der Medizin des beginnenden 19. Jahrhunderts konnte vor diesem Hintergrund auch in der Psychiatrie Fuß fassen und unter seinem Einfluss begann ein Prozess, an dessen Ende die Geisteskrankheiten zu lokalisierbaren Hirnkrankheiten avanciert waren. Geisteskrankheiten waren zu Symptomen neuropathologischer Organveränderung geworden. Am Anfang dieses Entwicklungsprozesses standen die neuen Erkenntnisse in der Gehirnpathologie, die sich bereits in der ersten Hälfte des Jahrhunderts auf den Zusammenhang von umschriebenen Bereichen des Gehirns mit spezifischen psychophysiologischen Funktionen bzw. Funktionsstörungen konzentriert hatte. Im Mittelpunkt dieser Entwicklung stand der französische Arzt und Anthropologe Paul Broca (1824–1880). Seine Arbeiten über die Lokalisation von Gehirnfunktionen waren bahnbrechend für die weitere Entwicklung der Psychiatrie und schließlich auch der Neurophysiologie. Broca gelang es 1861 erstmals, anhand eines Falles von motorischer Aphasie das motorische Sprachzentrum bei Rechtshändern in der linken Großhirnhemisphäre zu lokalisieren. Wenngleich spätere Forschungen gezeigt haben, dass diese erste neurophysiologische Funktionszuordnung nicht ganz exakt gelungen war, so bestehen doch an der Bedeutung dieser Entdeckung keine Zweifel. Sie gab den Anstoß zu einer systematischen Erforschung weiterer Gehirnfunktionen.

Die somatische Psychiatrie

In Deutschland war es vor allem der Stuttgarter Psychiater Wilhelm Griesinger (1817–1868), ein Schüler Johann Lukas Schönleins (1793–1864), der seit der Mitte des Jahrhunderts darauf bestand, dass jeder psychischen Störung eine physiologisch-pathologische Gehirnveränderung zugrunde liegen müsse. Griesinger, der seine Theorie von der *Geisteskrankheit als Gehirnkrankheit* 1845 publizierte, wurde zum Begründer der wissenschaftlichen Somatopsychiatrie, die sich fortan vor allem auf die genaue Analyse des klinisch-pathologischen Erscheinungsbildes, eine genaue Untersuchung des psychologischen Status und auf die permanente Überprüfung des pathologisch-anatomischen Bildes in der Psychiatrie stützte. Griesingers somatisch-empirische Richtung der Psychiatrie bemühte sich um einen Ausgleich zwischen den ausweglos zerstrittenen Somatikern und Psychologen am Anfang des 19. Jahrhunderts.

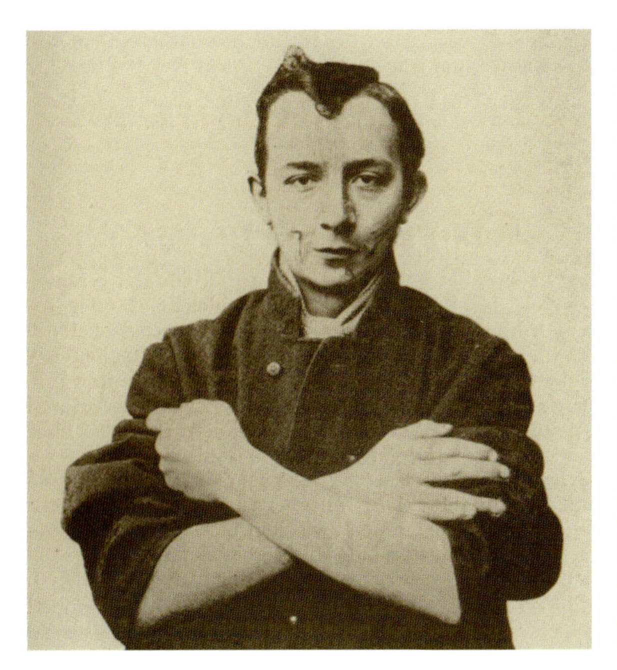

Abb. 7.8. Patient mit der Diagnose »Demnentia praecox«. Photographie um 1890.

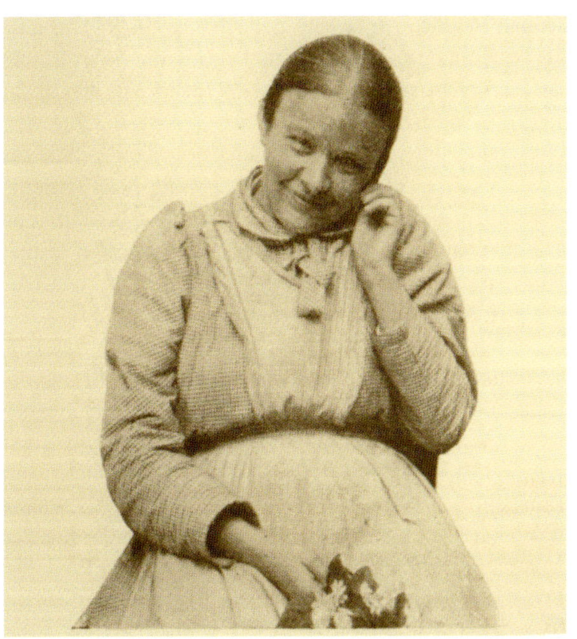

Abb. 7.9. Patientin mit der Diagnose »Hebehrenie«. Photographie um 1890.

Neben Griesinger waren es vor allem der Wiener Psychiater Theodor Meynert (1833–1892), Carl Wernicke (1848–1905) in Berlin und Breslau und Emil Kraepelin (1856–1926) in Dorpat, Heidelberg und München, die sich um die neue somatische Psychiatrie verdient gemacht haben. Meynert, dem eine Vielzahl von Entdeckungen zur Anatomie und Physiologie des Gehirns zuzuschreiben sind, war zwischen 1889 und 1892 Herausgeber der *Jahrbücher für Psychiatrie*, des ersten Forums der neuen Gehirnkrankheitslehre. Wernicke beschrieb die sensorische Aphasie, die Alexie und Agraphie und gab zwischen 1897 und 1904 einen anatomisch-pathologischen Atlas des Gehirns heraus. Emil Kraepelin ist vor allen Dingen wegen seiner Klassifikation der Geisteskrankheiten nach organischen Gesichtspunkten (1883) wichtig geworden. Diese Klassifikationsversuche wurden in einem *Kompendium* (1883) und in seinen *30 Vorlesungen über Psychiatrie* (1901) publiziert. Auch die konzeptionelle Erfassung der Dementia praecox und des manisch-depressiven Irreseins geht auf Kraepelin zurück. Für die Medizingeschichte ist insbesondere sein 1918 publizierter Rückblick auf *Hundert Jahre Psychiatrie* wichtig.

Vor allem die *Völkerpsychologie* (10 Bde., 1900–1920) des Physiologen (Heidelberg) und Psychologen (Leipzig) Wilhelm Wundt (1833–1920) regte Kraepelin später zu einer transkulturellen Psychiatrie an, die sich auch auf seinen ungewöhnlichen Reisedrang stützte. Eine unruhige Karriere führte Kraepelin nach vielen Zwischenstationen 1886 auf eine psychiatrische Professur in Dorpat und 1891 auf das Ordinariat in Heidelberg. Hier gelangen Durchbrüche in der klinisch-psychiatrischen Diagnostik (Zählkarten), eine neue, nicht nur die Symptomatik, sondern auch Krankheitsursachen berücksichtigende psychiatrische Systematik, insbesondere durch die von ihm entwickelten Krankheitsbezeichnungen Dementia praecox und manisch-depressives Irresein, sowie therapeutische Erfolge durch Dauerbad und beruhigende Medikamente. Trotz enger persönlicher Verankerung in Heidelberg nahm Kraepelin 1904 den Ruf nach München wegen der dort günstigeren klinischen Arbeitsbedingungen an. Die hier von ihm und seinen Schülern begründete *Münchener Schule* galt weltweit als psychiatrisches Zentrum. Die 1917 von Kraepelin im Krieg mit Unterstützung eines US-Mäzenaten gegründete Deutsche Forschungsanstalt für Psychiatrie wurde später von der Kaiser-Wilhelm-Gesellschaft übernommen und besteht als Max-Planck-Institut für Psychiatrie fort.

Sein, allerdings auch biographisch begründeter, nachgerade fanatischer Kampf gegen den Alkohol, sein Engagement für Schulpsychologie und -hygiene und seine wegweisenden Beiträge zur Arbeitsmedizin (psychische Arbeitskurve, Ermüdungsexperimente) belegen die Fernwirkung des Physiologen und Psychologen Wilhelm Wundts (1832–1920). Sein streng biologistischer Ansatz brachte den »Eklektiker mit somatischer Tendenz« in Opposition zur Psychoanalyse. So sehr Kraepelins streng positivistisch-experimenteller Szientismus die Psychiatrie als klinische Wissenschaft vorantrieb, war seine Persönlichkeit durch Widersprüche und Grenzüberschreitungen gekennzeichnet. Reisedrang und intensive literarische Produktion verbanden sich mit dem strengen Methodiker, Analogien zwischen psychiatrischer Diagnostik und politischer Prognostik gaben dem im Weltkrieg eher deutschnational exponierten Gelehrten ein schillerndes Gepräge.

Erwähnenswert ist neben Meynert, Wernicke und Kraepelin aber auch der Schweizer Psychiater Paul Eugen Bleuler (1857–1939), der die Psychosen in die Gruppe der zyklischen Erkrankungen und in den Formenkreis der Dementia praecox unterteilte. Die Begriffe der Schizophrenie (Spaltungsirresein) und Autismus (Dominanz des »Innenlebens«, Kontaktverlust) – beide 1911 geprägt – gehen auf ihn zurück.

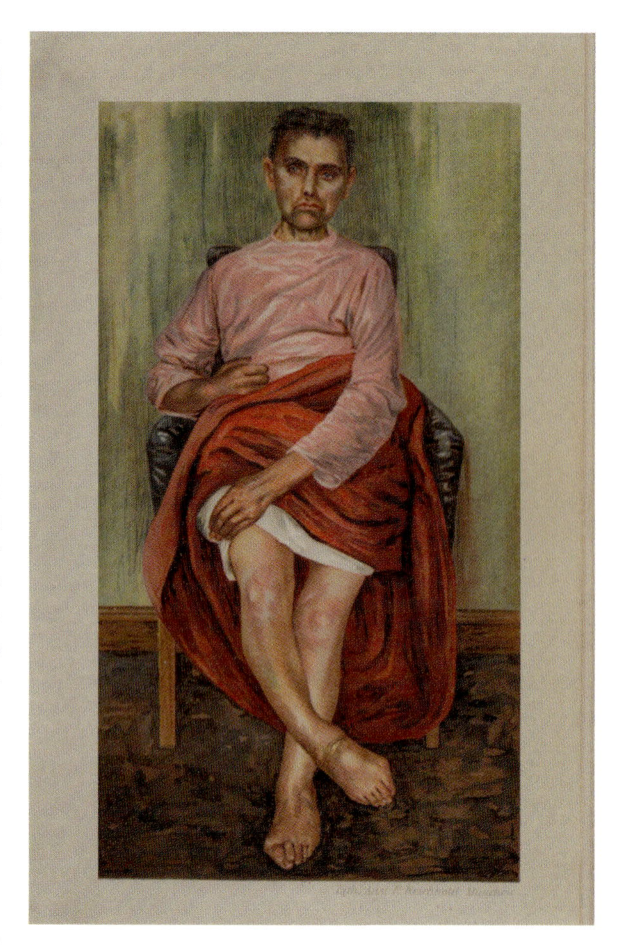

Abb. 7.10. Patient mit der Diagnose »Demente Paralyse«. Lithographie nach einer Photographie um 1890.

Nervös in den Untergang Neurasthenie um 1900

Die Begriffe Neurasthenie, Nervenerschöpfung, vor allem aber der Ausgangsbegriff Nervosität sind um 1900 bereits Schlagwörter mit unerhörten Verbreitungsgraden. Als Erster hat 1906 die – freilich kurze – Geschichte des »wichtigen und ungemein elastischen Schlagwortes« Nervosität, des »universalsten Lückenbüßer[s], den die Wörterbücher je gesehen« hätten, der Wortbedeutungsforscher Otto Ladenburg umrissen. Die Karriere des Begriffs der »heutigentags [1904] zum Überdruß oft gebraucht und gemißbraucht« werde, habe ihren Ausgang im frühen 18. Jahrhundert bei der Bedeutung »sehnig, kraftvoll, eindringlich« genommen, sei dann aber, vermittelt durch die Reiz- und Reizbarkeitslehren der Physiologie des 18. und 19. Jahrhunderts zunächst in die Literatur (Empfindsamkeit) und schließlich in den populären Schlagwortschatz der Gesellschaft des sich neigenden 19. Jahrhunderts gelangt. Hierbei habe sich ein Bedeutungswandel vom Kraftvollen hin zum Nervenbezogenen und endlich zum Schwächlichen, zum Aufgeregten, zur Aufgeregtheit (»erregt, nervenschwach, nervenkrank«), von der Empfindsamkeit zur nervösen »Empfindelei« vollzogen. In diesem Prozess sei die »medizinische Färbung immer mehr und mehr« verblichen, während sich die »Gebrauchssphäre« des Begriffs »zusehends erweitert« habe und der Begriff selbst endlich »stark abgebraucht« worden sei. Verständlich sei daher, dass man »nach neuen, wirkungsvolleren Ersatzworten für den in Frage kommenden Begriff« Ausschau gehalten und im Terminus Neurasthenie schließlich auch gefunden habe. Ladendorf erkennt hier recht genau das Phänomen der versuchten Remedikalisierung eines Begriffes, der der medizinischen Fachterminologie flüchtig geworden ist, ins allgemein Gesellschaftliche oder gar ins humoristisch Triviale (Trottoirkrankheit, trottoirnervenkrank) abgeglitten war. Dass auch dem Kunstwort *Neurasthenie* bald nach 1900 kein besseres Schicksal als das seines Schwesterwortes Nervosität vergönnt sein sollte und am Ende des 20. Jahr-

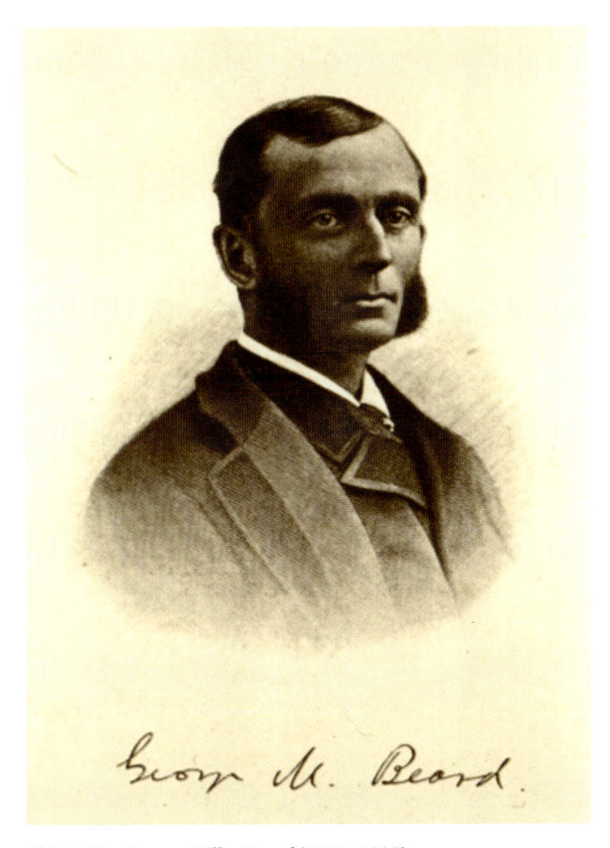

Abb. 7.11. George Miller Beard (1839–1883).

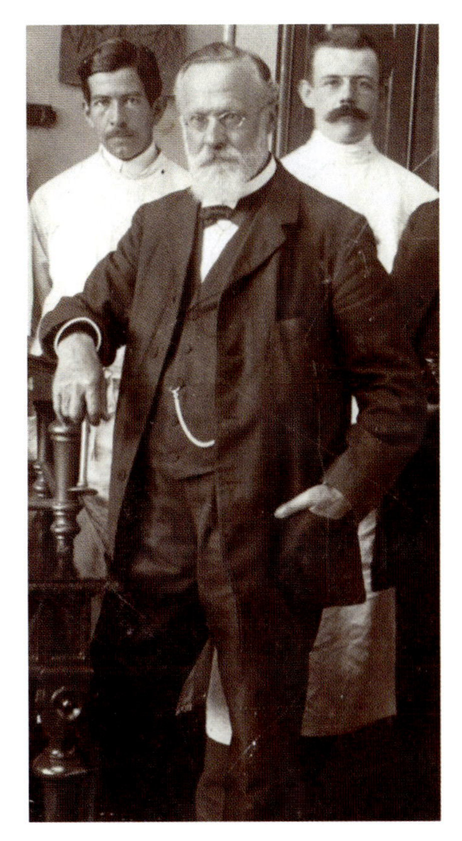

Abb. 7.12 . Wilhelm Erb (1840–1921). Photographie von 1908.

hunderts die Neurasthenie weitgehend vergessen sein, die Nervosität aber als populärer Begriff und unscharfer neuropsychiatrischer Terminus technicus überlebt haben würde, das freilich hatte Ladendorf nicht voraussehen können. – In den folgenden Anmerkungen soll nun der Versuch unternommen werden, der Diskussion der Begriffe Nervosität und Neurasthenie in ihrem kulturpathogenetischen Kontext in den beiden Jahrzehnten um 1900 nachzugehen.

Akademischer Ritterschlag für die Nervosität

Bereits in den frühen 1890er Jahren boomt der Begriff der Neurasthenie oder Nervosität weltweit. So finden sich allein in der wohl umfangreichsten Index-Bibliographie der Zeit, dem *Index Catalogue of the Library of the Surgeon-General's Office* (1906) auf eng bedruckten Seiten Tausende von Einträgen wissenschaftlicher Publikationen unter den Stichworten Neurasthenia/Nervousness. Das Problem wird, angestoßen durch den amerikanischen Neurologen George Miller Beards (1839–1883) Werk über die *American Nervousness* (1881), weltweit und in allen gängigen Kultursprachen durch Ärzte behandelt. Dass dabei die unterschiedlichsten, auch je nationalen Kulturspezifika angesprochen werden, verwundert nicht. Der exemplarische Blick auf die deutsche Situation zu Beginn der 1890er Jahre, wie sie etwa durch Heidelberger Neurologen Wilhelm Erb (1840–1921) aufgegriffen wird, belegt dies sehr gut. Erb schreibt und spricht gern *Ueber die wachsende Nervosität unserer Zeit* (1893). Es könne »nicht zweifelhaft sein, dass die politischen, socialen, culturellen Verhältnisse und alles, was darunter zu begreifen [sei], einen hervorragenden Einfluss auf das Nervensystem des Menschen« habe. Jedenfalls gebe es eine hinreichende Anzahl zwingender Indizien und Gründe für den Schluss, »dass die Nervosität gegen Ende des 19. Jahrhundert ausserordentlich zugenommen [...] und dem vielberufenen Fin de siècle ein eigenartiges Gepräge« verliehen habe. Die »Gründe« hierfür sieht Erb in den fraglos besonderen »Zeitverhältnissen, in den modernen Lebensgewohnheiten, in den Fortschritten und der Verfeinerung unserer Cultur, in den neuen Gestaltungen des modernen Daseins und Verkehrs«.

Der Internist einer traditionsfixierten Stadt und Universitätsfestung hat außerordentlich klare Vorstellungen von den Faktoren, die »mächtigen Einfluß auf die ganze Culturwelt und damit auch auf das Nervensystem der Culturvölker« ausüben. Da sind in erster Linie die angewandten Naturwissenschaften:

»Gegen die Mitte des Jahrhunderts«, so der dramatische Rückblick des Internisten auf ein technomorphes Halbsäkulum, »dämmert das Zeitalter des Dampfes herauf und es tritt die unendliche Verwerthbarkeit der wunderbaren Kraft der Elektricität hinzu: Dampfschifffahrt und Eisenbahn, Maschinen aller Art, Telegraph und Telephon werden von den rapide fortschreitenden mechanischen und technischen Wissenschaften der Menschheit zu Verfügung gestellt«. Weltumspannender Verkehr, eine »gewaltige Werthe producirende Industrie«, »in's Ungemessene gesteigerte Concurrenz auf allen Gebieten«, »ganze Nationen« im gewaltigen »Kampfe um ihr Dasein«. Aber auch die politischen Veränderungen des Jahrhunderts, allen voran die »48er Revolution«, der überall gesteigerte »Nationalitätsgedanke«, das »deutsche Reich [...] in neuer, ungeahnter Machtfülle [...] Vormacht Europas«, aber auch die »Verschiebung der wirksamen politischen und socialen Mächte, [...] gewaltige finanzielle, industrielle und Handelskrisen«, schließlich das »rapide Anwachsen der Grossstädte«, »die Schaffung mächtiger, von Proletariern erfüllter Centren der Industrie«, die »Wiederbelebung alter politischer und Geisteskämpfe zwischen Papst- und Kaiserthum«, das »Auftauchen ganz neuer socialistischer Staatsgedanken« verwirren die »unklaren Köpfe der Massen«, verfehlen ihren ebenso mächtigen wie schädigenden Einfluss auf das Nervensystem nicht. Die unausbleiblichen Folgen sind »Nervenschwäche«, allgemeine »Neurasthenie«; ihr Ausdruck »Überbürdung«, »Schwäche, Ermüdung und Erschöpfbarkeit«, »gesteigerte Erregbarkeit«, »verminderte Leistungsfähigkeit«, Angst.

Passagen wie diese erinnern stark an Theorien des Phänomens »Stress«, die erst 1914 von Walter Cannon (1871–1945) (*Fight-or-flight*) oder 1936 von Hans Selye (1907–1982) entwickelt werden sollten.

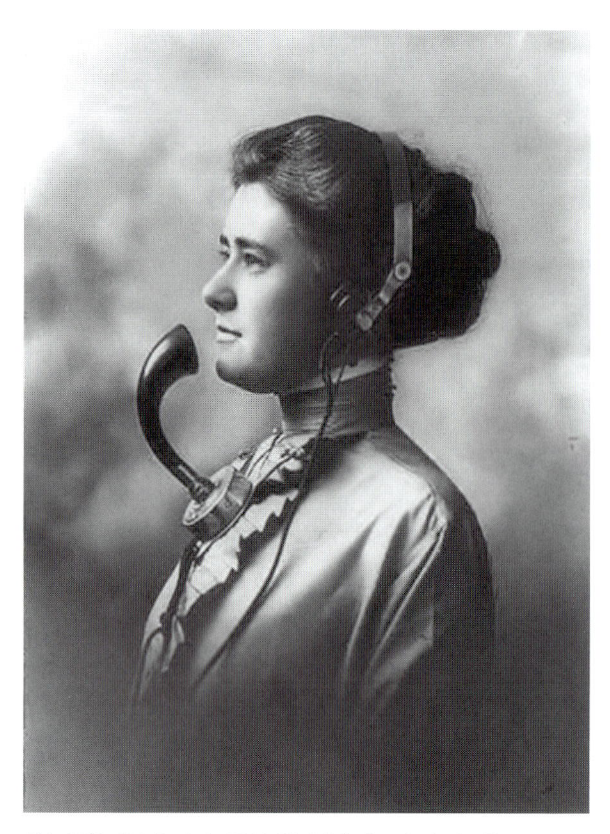

Abb. 7.13. Telefonistin 1911. Die Telefonie galt als eine Hauptverursacherin der Neurasthenie.

Am Wendepunkt des Fortschritts

Alles deutet für Erb darauf hin, dass Erwerb und Erhaltung der »ausserordentlichen Errungenschaften der Neuzeit«, des »Fortschritts« schlechthin, aber auch aller »Ansprüche an die Leistungsfähigkeit des Einzelnen im Kampf um's Dasein« nur unter »Aufbietung aller [...] geistigen Kräfte« möglich sein werden. Die Welt steht am Wendepunkt und man muss sich fragen: »Treiben wir einer immer grösseren und weiter verbreiteten Nervosität entgegen und wird sie uns und alle heutigen Culturvölker zum endlichen Verfall führen? Gibt es noch unberührte Völkerfamilien, welche mit frischem Gehirn und leistungsfähigem Nervensystem dereinst unserer Stelle einnehmen werden?« – Selbstverständlich sind diese Fragen rhetorischer Natur. Es gibt Hoffnungen und Prophylaktika, so verblüffend sich diese aus der Feder des internistischen Elektroneurologen Erb, eines Klinikers, lesen, dessen harte naturwissenschaftliche Orientierung über jeden Zweifel erhaben war. Erb hofft im

Sinne der Darwin'schen Lehre auf eine gesteigerte Anpassungs- und »Leistungsfähigkeit des Gehirns der Kulturmenschen«; das Zurückschrauben der Kultur zu einfacheren Lebensformen scheint ihm ebenso zwecklos wie eine »Beschränkung der Heirathen unter Nervösen, besonders unter nervösen Blutsverwandten«. Es sind andere Forderungen, die zur Rettung des kulturellen Fortschritts und der »Existenz der Culturvölker« erhoben werden müssen: Bessere Pflege der Kinder und Ausbildung der heranwachsenden Jugend, Schul- und Arbeitshygiene im Sinne der Psychohygiene zur Vermeidung der »Ueberbürdung«, körperliches Training, Verzicht auf Genussmittel, Umgestaltung der Städte durch die Schaffung von Ruhezonen und die Anbindung an Naherholungsgebiete. Nur so könne es gelingen, der »grossen Gefahr«, die dem »geistigen Fortschritte«, der »führenden Stellung [der] Nation« und den »Culturvölkern Europas überhaupt in der gewaltigen Zunahme der Nervosität« drohe, zu begegnen und »den Fortschritt der Cultur und schließlich auch die Existenz der Culturvölker zu retten«.

Die Therapeutika des Heidelberger Internisten sind in mehrerer Hinsicht interessant, weil sie einerseits dem Darwinismus das Wort reden und ohne wirkliches Verständnis desselben in offensichtlich kurzer Frist höhere Leistungsfähigkeiten des überlasteten menschlichen Hirns durch Zuchtwahl erhoffen, andererseits den aktiven züchterischen Einfluss im Sinne der jungen Eugenik (Francis Galton) und Rassenhygiene (Alfred Ploetz) – etwa durch Heiratsverbote – aber ablehnen. Zurückgewiesen wird auch der Rückfall in einfache Lebensformen, die Eskapismen der Lebensreform also. Was aber bleibt, sind ärztliche Psycho-, Schul- und Arbeitshygiene, sportliches Training und lebensfreundliche Umgestaltung der Städte, auch diese sicherlich unter ärztlicher Anleitung. Hier wird sie also wiederum fassbar, die Steigerung ärztlicher Deutungs- und Interventionsmacht als probater Weg aus der durch Pathologisierung der Reaktion auf die Moderne zu einem guten Teil auch konstruierten Nervenkrise.

Psychiater, Morgenröten und Götzendämmerungen

Herausragende Repräsentanten der zeitgenössischen deutschsprachigen Forscher und Schreiber auf dem Gebiet der Neurasthenie waren um 1900 der Jenenser Psychiater Otto Binswanger (1852–1929) und sein Wiener Kollege Richard Freiherr von Krafft-Ebing (1840–1903). Beide

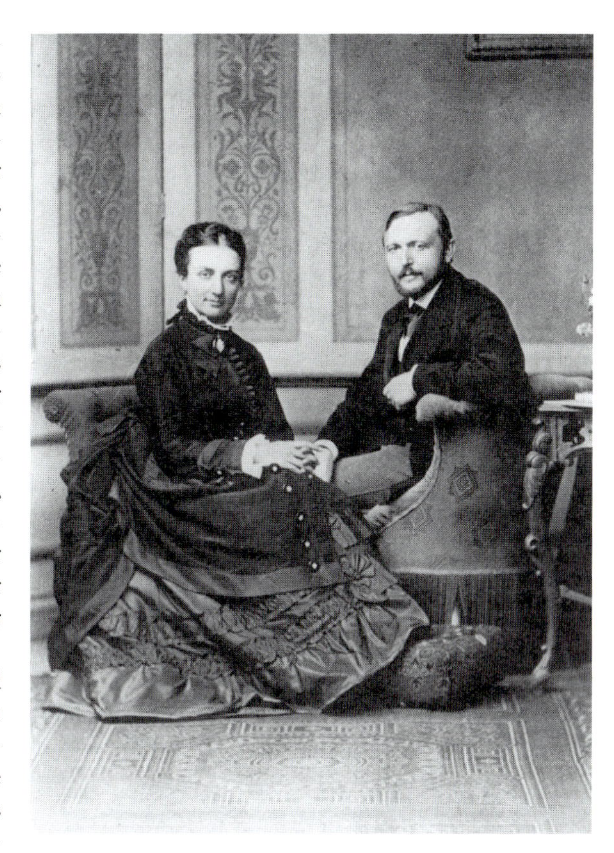

Abb. 7.14 . Richard Freiherr von Krafft-Ebing mit Gattin Maria Luise. Photographie (vor 1900).

äußern sich ähnlich wie Erb in kultur- und sozialpathologischer Weise über die Zusammenhänge zwischen merkantil-technischer Kultur und Neurasthenie, wenngleich mit unterschiedlichen Akzentuierungen. So deutet Binswanger 1896 auf die »nahen Beziehungen, welche das moderne Leben, das ungezügelte Hasten und Jagen nach Geld und Besitz, die ungeheuren Fortschritte auf technischem Gebiete [...] zu dieser Krankheit aufweisen«. In der fünften Auflage (1903) seiner Abhandlung über *Gesunde und kranke Nerven* (1885) heißt es: »Der Wurm, der an der Frucht des Kulturlebens nagt und Lebensfreude und Lebensenergie unzähliger Menschen vergiftet, ist die sogenannte Nervosität, ein allgemeiner, verschwommener, populärer Ausdruck für Zustände von Schwäche und Erregtheit des Nervensystems bis zu ausgesprochener Nervenkrankheit. Auf diese krankhafte Reaktionsweise der Nerven ist großenteils jener Zug von Weltschmerz und Pessimismus zu begründen, der durch breite Schichten der modernen Gesellschaft geht«. Spannend ist bei von Krafft-Ebing die für die Nervosität ursächliche Lust auf Erregung einerseits, der ja kaum Anderes als Langeweile zugrunde liegen kann und dem Pessimismus der Massen, der Kurzatmig- und Schnelllebigkeit der Zeit ebenso wenig wie dem neuen Klassen- und Rassenhass gewachsen zu sein. Man fragt sich, welcher Ruhe und gemütlichen Beschaulichkeit der Psychiater in eigentümlicher Melancholie hier eigentlich nachtrauert; vermutlich der der Spätromantik und des Biedermeier, auf die wir in den Bildern eines Carl Spitzweg (1808–1885) treffen.

Decrepid, debauchirt, nicht selten syphilitisch

Interessant ist, dass der Psychiater von Krafft-Ebing das ätiologische Kapitel seiner Neurasthenie-Schrift 1895 bereits mit der Überschrift *Sociologische oder allgemein prädisponirende Ursachen* versieht und damit auf den sozialpsychologischen, bzw. sozialpsychiatrischen Deutungsanspruch seiner Schrift verweist. So heißt es über die Beziehungen zwischen Industrialisierung, Kapitalismus, sozialer Lage und Nervengesundheit:

> »Der durch den Welthandel und die internationale Concurrenz bedingte Niedergang des Kleingewerbes und des Ackerbaus schuf aber nothwendig eine Verschiebung der socialen und der Besitzverhältnisse. Nur der Grosskaufmann und Grossindustrielle, nur das Grosscapital und die Association sind concurrenzfähig. Neben tausenden von reichen oder wohlhabenden Leuten sind Millionen Proletarier erstanden, die in unseliger Verblendung dem Capital als solchem ihren Pauperismus zuschreiben. Dadurch entsteht Unzufriedenheit der Massen, Drang nach gewaltsamer Aenderung der Besitzverhältnisse im Sinne des Socialismus und Anarchismus. Indem die Menschen nach den Städten drängen, entwickeln sich auf Kosten der körperlichen und speciell der Nervengesundheit die Haupt-, Handels- und Fabrikstädte in unheimlichen Dimensionen, während das flache Land entvölkert wird.«

Als weitere prädisponierenden Ursachen für die Nervosität nennt Krafft-Ebing den Umstand, dass »zahllose moderne Menschen ihr Leben statt in freier Luft [sic!] in dumpfen Werkstätten, Fabriken, Comptoirs u. dgl.« zubrächten, einen durch »vermehrte Arbeit« bedingten »Anspruch auf ein genussreicheres Dasein«, fieberhafte Erregung auf der

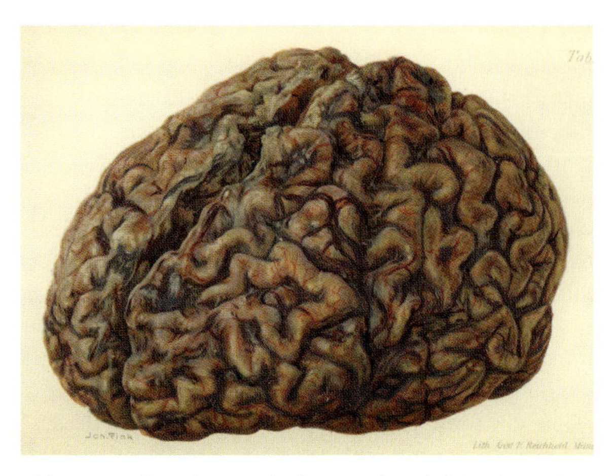

Abb. 7.15. Gehirn eines Paralytikers (nach Syphilis). Lithographie vor 1900.

»Jagd nach Gelderwerb«, eine »überhastete Culturentwicklung in Gestalt von Eisenbahn, Post, Telegraph«, vermehrte Bedürfnisse nach »Genuss- und Reizmitteln (Kaffee, Thee, Alkohol, Tabak)«, die Unfähigkeit, bei den »geschraubten Existenzbedingungen [...] einen eigenen Herd zu gründen« und als deren Folge den »ausserehelichen Geschlechtsverkehr«: »Kommt endlich ein solcher moderner Geschäfts- und Arbeitsmensch zum Heiraten, so ist er an Jahren vorgerückt, decrepid, debauchirt, nicht selten syphilitisch, und mit den bescheidenen Resten seiner Manneskraft, mitten in der Hast und Erschöpfung des Berufslebens, zeugt er nun kränkliche, schwächliche, nervöse Kinder!«

Sexualmoral und *Sulfonal*

Mittelbar angeregt durch von Krafft-Ebings *Psychopathologia sexualis* (1886) und unmittelbar durch die Sexualethik des Prager Philosophen Christian von Ehrenfels (1859–1932) hat sich 1907 schließlich auch Sigmund Freud den pathogenetischen Faktoren der Kultur in seiner Schrift über *Die kulturelle Sexualmoral und die moderne Nervosität* zugewandt. Anders als Erb, Binswanger oder von Krafft-Ebing interpretiert Freud nicht die aufreibenden, überbürdenden Anforderungen der modernen Kultur als auslösende Faktoren für Neurasthenie oder Nervosität, sondern besonders die der modernen Kultur eigene »schädliche Unterdrückung des Sexuallebens der Kulturvölker (oder Schichten) durch die bei ihnen herrschende *kulturelle* Sexualmoral«: »Unsere Kultur ist ganz allgemein auf der Unterdrückung von Trieben aufgebaut. Jeder einzelne hat ein Stück seines Besitzes, seiner Machtvollkommenheit, der aggressiven und vindikativen Neigungen seiner Persönlichkeit abgetreten. [...] Die Erfahrung lehrt, daß es für die meisten Menschen eine Grenze gibt, über die hinaus ihre Konstitution der Kulturanforderung nicht folgen kann. Alle, die edler sein wollen, als ihre Konstitution es ihnen gestattet, verfallen der Neurose; sie hätten sich wohler befunden, wenn es ihnen möglich geblieben wäre, schlechter zu sein.« Geschlechtsspezifische Unterschiede in der Fähigkeit oder Unfähigkeit, sich über die »kulturelle Sexualmoral« hinwegzusetzen, modifizierten das Phänomen. So seien »dementsprechend« in »vielen Familien die Männer gesund, aber in sozial unerwünschtem Maße unmoralisch, die Frauen edel und überverfeinert, aber – schwer nervös«. Man mag die geschlechtsdifferenzierende Beurteilung Freuds teilen oder auch nicht; der Umstand, dass die ersten Todesopfer des 1888 von der Farbenfabrik Bayer in den Handel gebrachte Schlafmittels *Sulfonal* ausnahmslos Frauen waren, die sich von der allgemeinen Schlafmittelbegeisterung zu heftig hatten hinreißen lassen, spricht für sich. Die Opfer dieser »Droge des fin de siècle« starben an den Folgen schwerer Leberschädigungen, die sich in akuten Porphyrien äußerten. Auch Freud gehörte zu den Verabreichern des Modepräparates *Sulfonal.*

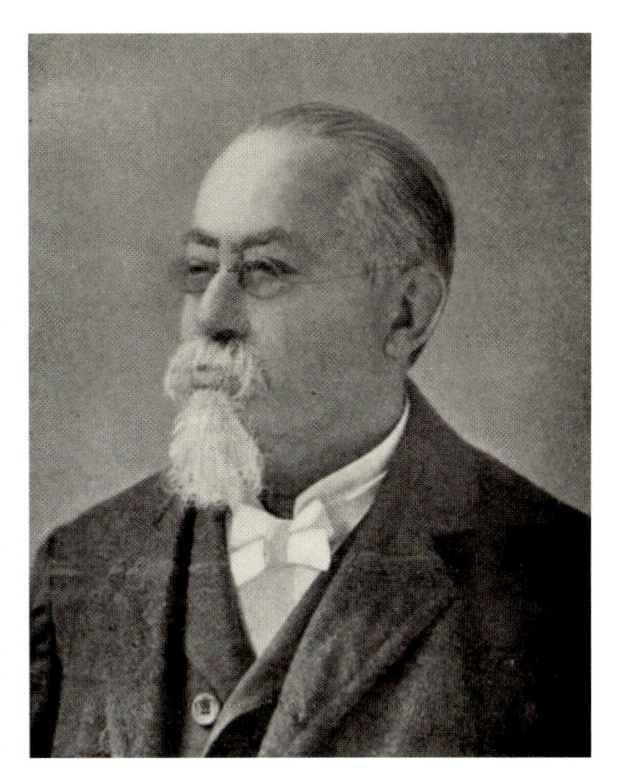

Abb. 7.16. Cesare Lombroso (1835–1909).

Forensische Psychiatrie

Während die deutsche Entwicklung der Psychiatrie in der zweiten Hälfte des 19. Jahrhunderts durch einen zunehmenden Somatizismus geprägt war und Geisteskrankheit zur Gehirnkrankheit wurde und mit der Nervosität auch die Frage der Degeneration unter kulturellem Stresseinfluss in den Fokus des Interesses geriet, bemühte sich in Italien der somatisch orientierte Psychiater Cesare Lombroso (1835–1909) um die Frage, in welcher Weise Geisteskrankheit und Verbrechen auf der einen Seite, aber auch Genie und Wahnsinn auf der anderen miteinander in Beziehung treten. Er deshalb auch gilt als Begründer der kriminalanthropologisch-kriminalpsychiatrisch ausgerichteten *Scuola positiva di diritto penale* (*Positiven Schule der Kriminologie*). Ihr wird neben Lombroso auch der römische Kriminologe Enrico Ferri (1856–1929) und der Jurist Raffaele Garofalo (1852–1934) zugerechnet. Ihrem Selbstverständnis nach sah sich die *Positive Schule* als Gegenpol zur *Klassischen Schule der Kriminologie*, der Männer wie der Sozialreformer und Rechtsphilosophen Cesare Beccaria (1738–1794) oder Jeremy Bentham (1748–1832) zu zuordnen sind und trat dafür ein, dass im 19. Jahrhundert nicht nur juristisch, sondern auch naturwissenschaftlich ausgebildete Fachleute, insbesondere Mediziner, Biologen und Anthropologen sich der bis dahin klassischen juristischen Disziplin Kriminologie annäherten. Unter ihrem Einfluss vollzieht sich zumindest teilweise eine Medikalisierung des Verbrechens, die zunehmend Psychiater als Verbrechensgutachter auf der Plan der Gerichte treten lässt.

Lombroso wirkte seit 1876 als Professor für Gerichtsmedizin und Hygiene in Turin. Bei seinen kriminalforensischen Studien meinte Lombroso beobachtet zu haben, das sich in der kriminell aktiven Bevölkerung ein höherer Anteil physischer, seelischer (meist nervöser) und mental schwer pathologischer Anomalien zeige, als in der kriminell unauffälligen Bevölkerung. Als Ursachen hierfür müsse man entweder Degeneration oder atavistische Entwicklungsstörungen verantwortlich machen.

Theorie- und schulenbegründend ist sein zuerst 1876 veröffentlichtes Hauptwerk *L´Uomo delinquente* (*Der Ver-*

brecher in anthropologischer, ärztlicher und juristischer Beziehung, 1887). Kennzeichnend für seine neue Betrachtungsweise der Kriminologie ist der Übergang vom Tat- zum Täterstrafrecht. Nicht die Konsequenz des Staates in der Anwendung gleicher Strafe für die gleiche Tat, wie in der aufgeklärten Kriminologie des 18. Jahrhunderts, sondern auch die psychische Disposition zur Tat und die aus ihr erwachsende unterschiedliche Schuldfähigkeit seien zu beachten. Allerdings war seine Lehre vom *delinquente nato* – vom geborenen Verbrecher – nicht unumstritten. Traf doch Lombrosos Tätertypenlehre, in der sich der Täter an einem bestimmten Punkt auf der Skala zwischen Wahnsinn und atavistischer Primitivität befinde, massiv auf lange gewachsene Vorstellungen vom konstanten Verhältnis zwischen Täter, Tat und dem Strafmaß bestimmenden Staat. Damit wurde zugleich der Kriminelle als anthropologisch determinierter Typus zum Objekt einer neuen wissenschaftlichen Disziplin, der forensischen Phrenologie.

Mit seiner Tätertypenphysiologie, die sich auf Gesichtsmerkmale (Augenbrauenform, Ohrläppchen etc.), Schädelformen und phrenologische Anomalitäten bezog und konstatierte, dass äußere Merkmale den Täter trotz überdeckender, aber nur angeeigneter positiver sozialer Verhaltensweisen verraten würden, stand Lombroso in gewisser Weise in der Tradition des Arztes, Anatomen, Phrenologen und Physiognomikers Franz Joseph Gall (1758–1828). Auch Gall hatte nicht nur gemeint, persönliche Charakterzüge oder Eigenschaften des Menschen an der Gesichtsmimik ablesen, sondern auch geglaubt, über die durch das Gehirn bestimmte Schädelform kraniometrisch auf bestimmte, tief verwurzelte psychische Fakultäten (Fähigkeiten) und Charaktertypen schließen zu können. Lombrosos Fernwirkung bis ins 20. Jahrhundert war fatal. Unter Berufung auf seine kriminalbiologischen Thesen führten nationalsozialistische Ärzte zwischen 1933 und 1945 in Deutschland im Rahmen ihrer medizinisch-eugenischen Programme umfangreiche Zwangssterilisationen bei unterstellt »Kriminellen« und »Geisteskranken« durch.

Lombrosos zweites berühmtes Werk, *Genio e follia* (*Genie und Wahnsinn*, 1887), ein psychiatrisch-anthropologisches Werk, mit dem Lombroso schnell einem größeren Publikum vertraut wurde, erschien 1872. Die hierin vertretene Position, dass es sich bei Genie bedeutender geistesschaffender Persönlichkeiten um nichts anderes als um einen psychischen Ausnahmezustand (im Sinne der Ekstase) handle und letztlich der kriminellen Disposition durchaus vergleichbar sei, traf in seiner Zeit auf einen interessierten Resonanzboden. In *Genio e follia* (dt. *Genie und Irrsinn*, 1887) vergleicht Lombroso geniale Literaten wie Tasso, Rousseau, Hölderlin oder Kleist mit klinischen Fällen von Wahnsinn (»Genie und Wahnsinn«). Sowohl das Genie als auch der Irrsinnige repräsentierten lediglich angeborene extreme Abweichungen von der zivilisierten Norm, stünden im Grunde aber beide für den abnormal-chaotischen, ungesteuerten Naturzustand des Primitiven. Auch diese Position sollte später den Nationalsozialisten sowohl als Folie für die Pathologisierung moderner Kunst als auch für die Verachtung und Vernichtung der *Bildnerei der Geisteskranken* (Hans Prinzhorn, 1922) dienen, so wie sie sich in der NS-Ausstellung *Entartete Kunst* (1937) manifestierte.

Die Beeinflussung der Seele – psychotherapeutische Konzepte des 20. Jahrhunderts

Trotz seiner anfänglich großen Überzeugungskraft erwies sich der Somatizismus in der Psychiatrie des ausgehenden 19. Jahrhunderts bald auch als begrenztes Erklärungsmodell psychopathologischer Vorgänge. Komplexere Phänomene geistiger Störungen waren durch die pathophysiologischen und anatomisch pathologischen Möglichkeiten der Diagnostik nicht immer zu erfassen. Auch die therapeutischen Möglichkeiten erschöpften sich bald. In dieser Situation griffen einige Psychiater auf alternative Angebote zur Erkennung und – zaghaft zunächst – auch zur Therapie seelischer Krankheiten zurück, die bereits im 18. Jahrhundert als Vorformen der Hypnose bzw. der Hypnotherapie entwickelt worden waren. Unter den Vorgängern dieser Methoden war es vor allem Franz Anton Mesmer (1734–1815), der durch seine magnetische Methode des Mesmerismus im Grunde nichts anderes als eine frühe Variante der Hypnose entwickelt hatte. Von Mesmer beeinflusst war auch der englische Arzt James Braid (1795–1860), der sich insbesondere um den Zusammenhang von Hypnose und Suggestion bemühte. Seine Methode, die Induzierung eines hypnotischen Schlafes durch die Fixierung eines pendelnden oder festen Gegenstandes, wird auch als Braidismus bezeichnet.

Auf Braid wiederum fußten erste methodische Ansätze zu einer Ausnutzung der Hypnose im Sinne der Psychotherapie. Diese Versuche verbinden sich mit dem Namen des französischen Arztes Jean Martin Charcot (1825–1893). Charcot, der führende Kopf in der *Pariser Schule* der hypnotischen Psychiatrie, bewertete die in der Hypnose erhöhte Erinnerungsfähigkeit als einen wichtigen Schritt auf dem Weg zur individuellen Versachlichung und Neutralisierung seelischer Konflikte. Hysterische Symptome, so die Auffassung der *Pariser Schule*, seien durch Hypnose oder auch durch seelische Ausnahmezustände (Psycho-Schock, Psycho-Trauma) bei Männern und Frauen induzierbar, die Hypnosefähigkeit selbst bereits ein Symptom angeborener hysterischer Schwäche. Parallel zu der *Pariser Schule* bildete sich in Nancy um Ambroise-Auguste Liébeault (1823–1904) und Hippolyte Bernheim (1840–1919) eine zweite Schule der hypnotischen Psychiatrie, die jedem Gesunden bis zu einem gewissen Grad bereits Hypnosefähigkeit zusprach. Übergänge zwischen psychischer Gesundheit und psychischen Krankheiten seien fließend.

In beiden Schulen (Paris 1885/86; Nancy 1889) hospitierte der Wiener Arzt Sigmund Freud, nachdem er durch seinen Freund und Kollegen Josef Breuer (1842–1925) in Wien bereits in die hypnotherapeutischen Techniken eingeführt worden war. Die französischen Eindrücke bildeten zunächst die Grundlage des psychotherapeutischen Arbeitens der beiden Wiener Kollegen Freud und Breuer. Bald jedoch wuchs die Distanz zu Frankreich vor allem durch Breuers Entdeckung, dass hysterische Symptome nicht, wie es die Pariser Schule forderte, Zeichen einer angeborenen Degeneration des Hysterikers, sondern eher Ausdruck durch traumatische Erlebnisse erworbener und verdrängter, durch hypnotische Erinnerung aber immer wieder neu durchlebbarer und so schließlich auch zu bewältigender Erscheinungen sei (Katharsis).

Während Breuer bei dieser Theorie von der Verdrängung allgemeiner traumatischer Erlebnisse und der Umwandlung der Verdrängungsenergie in hysterische Symptome ausging, war für Freud der Ursprung hysterischer Krankheitsbilder vor allem als Unterdrückung sexueller Traumatisierungen oder Phantasien zu erklären. Unterdrückungsenergie, so Freud, führe zu Konversion, d. h. zur Umwandlung traumatischer Erlebnisse und diese schließlich zur psychischen Erkrankung. Später relativiert Freud diese Theorie und weist sie dem triebtheoretischen Bereich zu. Traumatische Erlebnisse entfalten ihre pathogene Wirkung nur im Kontext der ödipalen Lebensphase.

An dieser unterschiedlichen Konzeption zerbrach die Zusammenarbeit zwischen Freud und Breuer bereits am Anfang der neunziger Jahre. Die hypnotische Methode Breuers sollte fortan in seinen therapeutischen Überlegungen keine Rolle mehr spielen. Stattdessen wandte sich Freud der Methode der freien Assoziation und der Traumdeutung zu. Mit der Schrift *Die Traumdeutung* (Leipzig/ Wien 1900) beginnt im strengen Sinn die Entwicklung der Freud'schen Psychoanalyse, deren Konzept freilich bereits vor 1900 skizziert worden war. Eine dritte Phase in der Konzeptualisierung psychotherapeutischer Methoden schloss sich mit der Entwicklung des Struktur-Konzepts in den Jahren 1920 bis 1929 an.

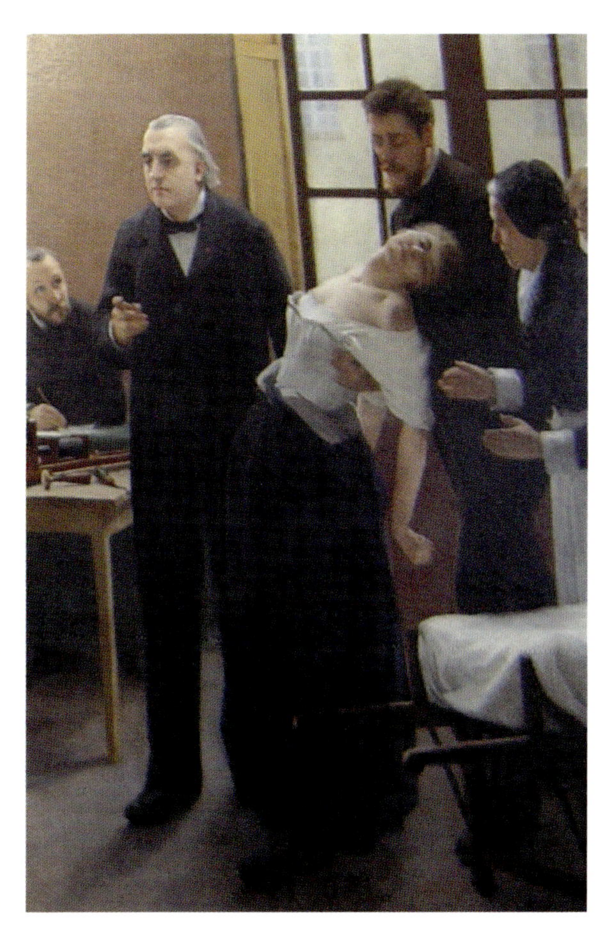

Abb. 7.17. Charcot führt seine hysterische Paradepatientin Blanche Wittman (1859–1913) vor. Gemälde von Pierre André Brouillet (1857–1914).

Die Psychoanalyse Sigmund Freuds

Wichtige Phasen in der Entwicklung des Freud'schen Theoriegebäudes sind: die bis etwa 1900 reichende Traumatheorie (früheres seelisches Trauma, hypnotische Katharsis, freie Assoziation), die eigentliche Entstehungsphase der

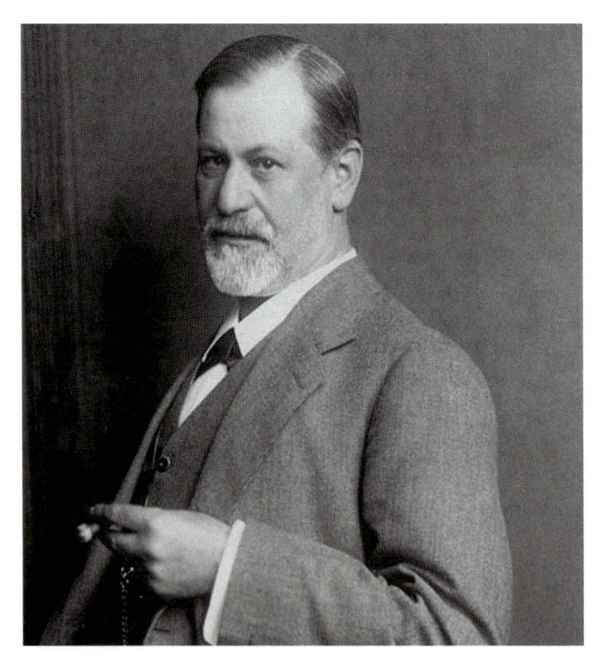

Abb. 7.18. Sigmund Freud um 1900.

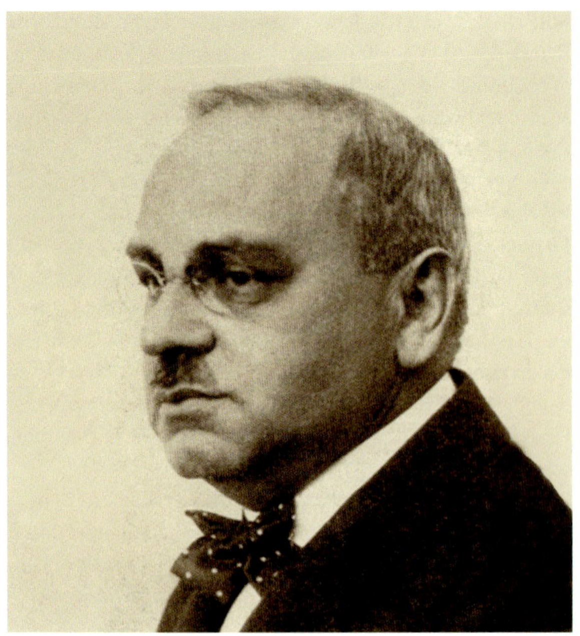

Abb. 7.19. Alfred Adler (1870–1937).

Psychoanalyse von etwa 1900 bis 1920 (Ödipuskomplex, Libido-Theorie) und die Entwicklung des Struktur-Konzepts (*Es – Ich – Über-Ich*) nach 1920.

Die Anfänge der Freud'schen Psychoanalyse liegen bereits vor der Jahrhundertwende; 1894 verwendet Freud den Begriff »Analyse« zum ersten Mal, der Ausdruck »Psychoanalyse« erscheint 1896 in seinen Schriften. Es ist kaum möglich, das psychoanalytische Verfahren von dem sich ihm anschließenden und sich mit ihm verschränkenden psychotherapeutischen Verfahren zu trennen. Ebenso schwierig sind bündige Definitionen von Analyse und Therapie im unmittelbaren Konzeptionsbereich Freuds. Kernpunkt der Lehre ist die Hypothese, dass das seelische Verhalten des Menschen von seinem unbewussten Triebleben (*Es*) getragen wird, das seinerseits wiederum hemmenden bzw. sublimierenden Einflüssen vom *Ich* und *Über-Ich* ausgesetzt ist. Nach Freud kommt der Libido die Funktion des zentralen Triebes zu. Sie entfaltet ihre Energie in den Phasen der kindlichen Entwicklung: »orale Phase« (1. Lebensjahr), »anale Phase« (2. bis 3. Lebensjahr), »phallische Phase« (frühes Schulalter). Die Fixierung der Libido auf Frühstadien ihrer Entwicklung bewirkt seelische Fehlhaltungen, während jede Verdrängung libidinöser Vorstellungen und Wünsche zu Komplexen und zu neurotischem Verhalten führt.

Als diagnostische Methode konzentriert sich die klassische Psychoanalyse insbesondere auf die Aufdeckung unbewusster Seelenprozesse (Träume, Fehlleistungen, psychoneurotische Symptome) unter Zuhilfenahme der freien Assoziation und der sich anschließenden psychoanalytischen Deutung. Der Analytiker unterstützt und begleitet den Aufdeckungsprozess mit »gleich schwebender Aufmerksamkeit« und fördert die intellektuelle, emotionale und affektive Durch- und Verarbeitung des Aufgedeckten durch den Klienten in der analytisch-therapeutischen Situation. Dabei treten Klient und Analytiker in eine enge Beziehung zueinander, die sich in positiven und negativen Übertragungsphänomenen vom Klienten auf den Psychotherapeuten (Konflikte, Ängste, Zuneigungen, Abneigungen) sowie in Phänomenen der Gegenübertragung (Klienteneinfluss auf die Therapeutenreaktion, Reaktion des Therapeuten auf den Klienten) manifestiert.

Die Individualpsychologie Alfred Adlers

Zu den bedeutendsten unmittelbaren Schülern Sigmund Freuds, die dessen Theorien aufgegriffen und weiter entwickelt haben, gehören Alfred Adler (1870–1937), Carl

Gustav Jung (1875–1961) und Wilhelm Reich (1897–1957). Alfred Adler, der in Wien als praktischer Arzt tätig war, hat seine psychotherapeutische Richtung, die er hauptsächlich im ersten Jahrzehnt des 20. Jahrhunderts entwickelte, 1912 selbst als »Individualpsychologie« bezeichnet. In diesem Jahr erschien sein Buch *Über den nervösen Charakter*, das seine Hauptthesen vorstellt. Kernpunkt der Lehre ist die Deutung, dass jedem Menschen während seiner frühen Entwicklung, bei der Durchsetzung seines »Lebensplanes«, hemmende Erlebnisse widerfahren, die zu »Minderwertigkeitsgefühlen« sowie zur Entwicklung kompensatorischer »Geltungsbedürfnisse« und dem aus ihnen resultierenden »Geltungsstreben« führen. Die Phänomene der kompensatorischen Gegenreaktion können zur »Überkompensation« (krankhaftes Geltungsstreben, Hunger nach Macht) führen. Die Ziele der Adler'schen Psychotherapie weisen auf ein ausgeglichenes Verhältnis von »Lebensplan« und »Lebensstil«, das in die Entwicklung eines positiven »Gemeinschaftsgefühls« einmündet.

Die analytische Psychologie C. G. Jungs

Zusammen mit Sigmund Freuds Psychoanalyse und Alfred Adlers Individualpsychologie bildet die »analytische Psychologie« Carl Gustav Jungs das dritte Element im System der klassischen tiefenpsychologischen Schulen. In der Theorie Jungs ist im Unterschied zur Auffassung seines älteren Freundes Freud die Libido keine Zentralenergie des Sexualtriebes, sondern eine allgemeine psychische Kraft, in der sexuellen Aspekten keine bedeutende Rolle zukommt. Unbewusstes ist für Jung nicht nur verdrängtes, individuelles Erleben, sondern ein kollektives, allen Menschen gleichermaßen zukommendes Phänomen. Es gibt ein »kollektives Unbewusstes«, dessen Inhalte Jung als »Urbilder« bzw. »Archetypen« bezeichnet. Für die Typenlehre, die er auf dem Boden dieses Konzeptes der Psyche aufbaut, sind komplementäre Begriffspaare (Bewusstsein/Unbewusstsein, Introversion/Extraversion, Denken/Fühlen, Empfinden/Intuieren, Animus/Anima) charakteristisch.

In Jungs Lehre werden »ektopsychische« Funktionen von »endopsychischen« Funktionen des Bewusstseins unterschieden: Ektopsychische Funktionen regeln die Beziehung zur Außenwelt und steuern die Orientierung in ihr (Empfindung, Denken, Fühlen, Intuition) sowie endopsychische Funktionen ermöglichen und steuern innerpsychische Prozesse (Gedächtnis, Subjektivität, Emotion, Affektsteuerung).

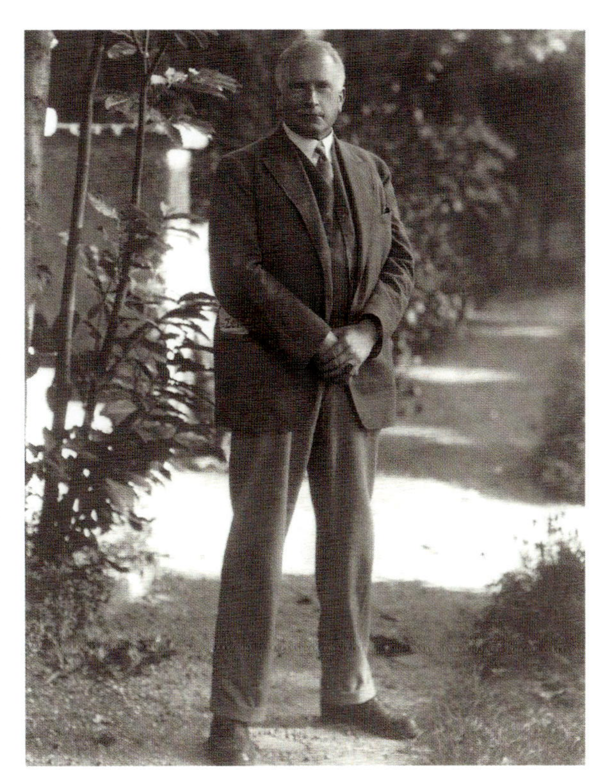

Abb. 7.20. Carl Gustav Jung (1875–1961). Eine gute Einführung in sein Werk bietet die Autobiographie *Erinnerungen, Träume, Gedanken* (1962)

Die Ziele der Jung'schen Psychotherapie richten sich nicht unmittelbar auf eine Heilung im Sinne der Beseitigung von Krankheitssymptomen, sondern auf seelisches Wachstum. Hierbei sind Traumdeutung und Traumarbeit entscheidende Hilfsmittel. In seiner Neurosenlehre unterscheidet Jung hauptsächlich zwei Entstehungsursachen: die Bewusstwerdung einer minderwertigen Funktion oder die Störungen der Gesamtpsyche durch abgespaltete Teilpsychen, sog. »Komplexe«. Ursachen für die Abspaltung und Verdrängung von »Komplexen« sind schockartige Verletzungen der Seele. Die Psychotherapie zielt auf die Auseinandersetzung des Klienten mit seinem Unterbewusstsein, dem Ort der Komplexablagerung und fördert durch diese Auseinandersetzung sein seelisches Wachstum.

Die Theorie Wilhelm Reichs

Der Psychoanalytiker Wilhelm Reich (1857–1957) ist im geistigen Umfeld der frühen Psychoanalyse auf dem Boden

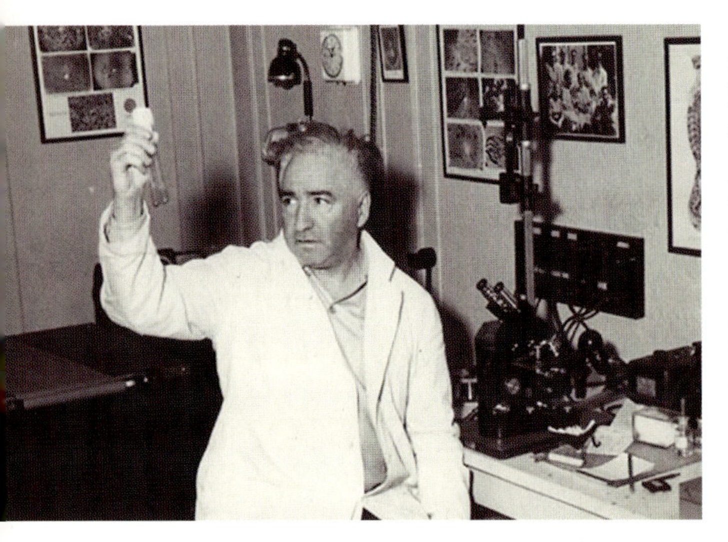

Abb. 7.21. Wilhelm Reich (1897–1957) in seinem Labor 1947.

der Freud'schen Lehre sicherlich am schwierigsten einzuordnen. Sein Werk ist heterogen und reicht von den Basisnaturwissenschaften bis hin zur politischen Soziologie. In seinen psychoanalytisch-psychotherapeutischen Arbeiten bauen die Theorien Reichs das Lehrgebäude Freuds weiter aus. Gleichwohl werden bereits sehr früh Divergenzen zwischen dem Schüler und seinem Lehrer deutlich. Während sich Freud und seine Schüler spätestens in den zwanziger Jahren immer stärker auf die »Ich-Psychologie« und damit verbunden auf Strukturfragen des »psychischen Apparates« konzentrierten, blieb Reich der ursprünglichen Triebenergietheorie der Freud'schen Lehre treu und entwickelte sie weiter (*Der triebhafte Charakter*, 1925; *Die Funktion des Orgasmus*, 1927). Die Problemkreise dieser Weiterentwicklung lassen sich mit den Konzeptstichworten »Orgastische Potenz«, »Orgasmusreflex«, »Charakterstruktur«, »Charakterpanzer« (*Charakteranalyse*, 1933) und »Vegetotherapie« erklären. Im Mittelpunkt der energietheoretischen Überlegungen Reichs stand seine umspannende Theorie einer kosmischen Lebensenergie, die er »Orgontheorie« nannte. Hierzu konstruierte der Freud-Schüler sogar einen »Orgon-Akkumulator«, einen Apparat, mit dem die von ihm postulierte Orgon-Energie gesammelt, konzentriert und zu therapeutischen Zwecken bereitgestellt werden sollte. In seiner Charakterstruktur-Theorie unterschied Reich sechs prinzipielle Charaktertypen: den phallisch-narzisstischen, den passiv-femininen, den männlich-aggressiven, den hysterischen, den zwangsgeleiteten und schließlich den masochistischen Charakter.

Um die Theorie des »Körperpanzers« (neurotische Störungen und Widerstände manifestieren sich durch Muskelverspannungen) kreisen die vegetotherapeutischen Vorstellungen Reichs. Sie gehen von der These aus, dass die »psychische Erregung [...] funktionell identisch mit der körperlichen Erregung« sei. Psychische Erregung führe zu bestimmten vegetativen Innervationszuständen und schließlich zu Veränderungen der Organfunktionen (z. B. Muskelverhärtung). Auf dem umgekehrten Wege komme es zu einer Rückwirkung auf die Psyche und bei der Wiederholung dieses Prozesses zu einem Hochschaukeln der Spannungszustände. Reich sah eine enge Beziehung zwischen Sexualität und Gesellschaft. Seine Erklärungsversuche zielen auf eine Theorieverbindung von Psychoanalyse und Sozialismus/Kommunismus.

Das Leben des Juden und engagierten Kommunisten Wilhelm Reich, der nach seinem Eintritt in die KP im Jahre 1928 zunächst in Wien Sexualberatungszentren gegründet hatte und seit 1930 als Arzt in Berlin praktizierte, verlief schicksalshaft. Durch seine als entpolitisierend charakterisierten Sexualtheorien entfremdete er sich gleichzeitig von der kommunistischen Partei wie auch von der internationalen psychoanalytischen Vereinigung. Aus beiden Vereinigungen wurde er 1934 ausgeschlossen, nachdem ihn 1933 die Machtübernahme der Nationalsozialisten zunächst in die dänische und dann in die nordamerikanische Emigration getrieben hatte. Nach einem fruchtbaren Neubeginn in den Vereinigten Staaten von Amerika in den Jahren zwischen 1937 und 1947 begann in den frühen fünfziger Jahren auch dort eine Phase der Diffamierung und Verfolgung Reichs, die auch vor dem Hintergrund des zügellosen Antikommunismus der McCarthy-Ära interpretiert werden muss. Die amerikanische Food and Drug Administration konzentrierte sich insbesondere auf Reichs »Orgon-Akkumulator«. Die Kampagne gegen den Psychoanalytiker bediente sich des Vorwurfs der »Scharlatanerie«. Auf dem Höhepunkt der Kampagne wurde Reich 1957 inhaftiert. Man zerstörte seinen Orgon-Akkumulator und verbrannte viele seiner Manuskripte. Am 3. November 1957 starb Reich im Gefängnis.

Viktor Frankl

Will man Sigmund Freud als den Begründer der ersten und Alfred Adler als den der zweiten Wiener Schule der Psychotherapie bezeichnen, so muss abschließend der Blick auch auf den Wiener Neurologen und Psychiater Viktor Emil

Frankl (1905–1997) fallen. Frankl studierte Medizin und spezialisierte sich bald auf die Themenfelder Depression und Suizid. Er hatte persönlich Kontakt zu Sigmund Freud und Alfred Adler. Zwischen 1933 bis 1937 leitete er im Allgemeinen Psychiatrischen Krankenhaus in Wien den »Selbstmörderinnenpavillon« und betreute dort als Oberarzt jährlich Tausende von selbstmordgefährdeten Frauen. Nach dem »Anschluss« Österreichs an das NS-Reich wurde ihm 1938 aufgrund seiner jüdischen Herkunft untersagt, »arische« Patienten zu behandeln. Frankl übernahm dann 1940 die Leitung der neurologischen Abteilung des Rothschild-Spitals, des einzigen Krankenhauses, in das in Wien noch jüdische Patienten aufgenommen werden durften. Einige seiner Gutachten aus dieser Zeit sollten Patienten davor bewahren, dem nationalsozialistischen Euthanasieprogramm zum Opfer zu fallen. 1942 wurde er zusammen mit seiner Frau und seinen Eltern ins Ghetto Theresienstadt deportiert. Sein Vater starb dort 1943, seine Mutter wurde in Auschwitz ermordet, seine Frau im KZ Bergen-Belsen. Frankl wurde am 19. Oktober 1944 von Theresienstadt nach Auschwitz verschleppt, einige Tage später in das KZ-Kommando Kaufering VI (Türkheim), wo er schließlich am 27. April 1945 von der vorrückenden US-Armee befreit wurde.

In allen seinen Arbeiten zur Suizidprävention hat Frankl immer wieder die Sinnfrage menschlicher Existenz ins Zentrum gestellt, so auch in seinem wohl wichtigsten Buch, der *Ärztlichen Seelsorge* (1946). Hier gibt Frankl eine systematische Darstellung des von ihm begründeten psychotherapeutischen Systems der Logotherapie (von gr. *logos*: u.a. »Sinn«) und Existenzanalyse. Ausführlich dargestellt und begründet werden sowohl die theoretischen Grundlagen als auch die klinisch-therapeutische Praxis der Logotherapie und Existenzanalyse besonders bei neurotischen Störungsbildern und bei existentiellen Sinnkrisen. Immer hält Frankl dabei dem Leser das Ziel vor Augen, die menschliche Person – auch in Erfolglosigkeit und Erkrankung, denn »Erfolglosigkeit bedeutet nicht Sinnlosigkeit« und auch »Leiden schafft eine fruchtbare, *revolutionäre Spannung*« – als verantwortungsfähiges, freies und nach Sinn strebendes Wesen zu sehen.

Beherrschend in seinem psychotherapeutischen Denken ist die Idee vom Sinn, von der Sinnhaftigkeit des Lebens. Ihre Wahrnehmung kann aufgrund bedrückender Situationen und schrecklicher, traumatischer Erlebnisse gestört, ja scheinbar verloren sein. Dann ist es die Aufgabe des Therapeuten, seinem leidenden Gegenüber, dem *homo patiens* zu helfen, den Sinn des Lebens wieder zu entdecken und so wieder zu gewinnen. Dieser Sinn aber ist biographisch bestimmt, ist für jeden Menschen und für jede seiner Lebenssituation besonders, »einzigartig und einmalig«. Kompliziert wird das Problem allerdings dadurch, dass der Mensch, so Frankl, nicht selbst darüber befinden kann, worauf der Sinn seines Lebens sich richtet. Dieser ist bereits determiniert, steht also fest, und es kommt nur darauf an, ihn suchen zu lernen und so zu finden. Der Mensch soll sich auf diese Weise auf etwas ausrichten, das über ihn selbst hinausgeht. Die Aufgabe der Psychotherapie in einer solchen Situation der Hilfsbedürftigkeit ist schwierig und bedarf der ständigen Individualisierung, Selbstreflektion und Korrekturbereitschaft. »So muß sich denn«, schreibt Frankl, »die Psychotherapie auf einer Jakobsleiter bewegen, auf- und absteigen [...], sie darf weder ihre eigene metaklinische Problematik unberücksichtigt lassen, noch den Boden klinischer Empirie unter den Füßen verlieren«.

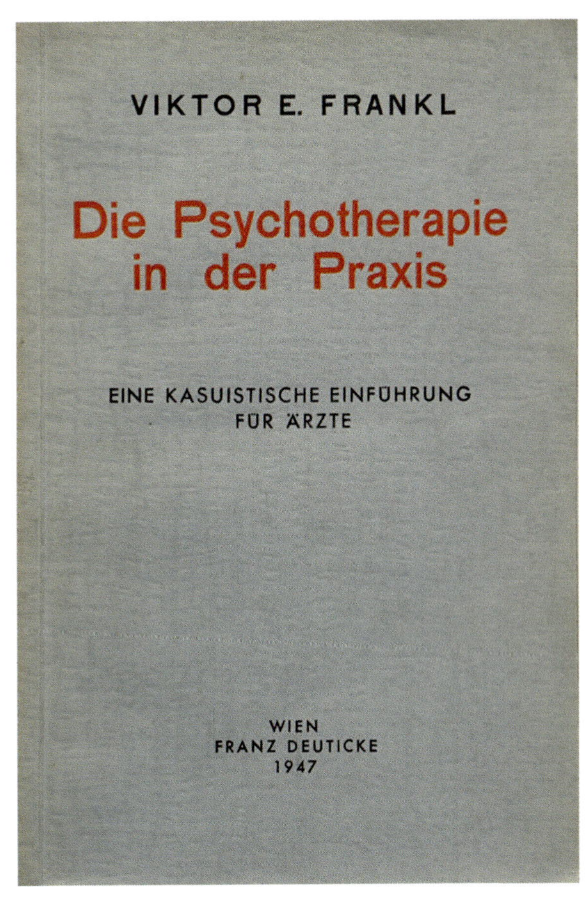
VIKTOR E. FRANKL

Die Psychotherapie in der Praxis

EINE KASUISTISCHE EINFÜHRUNG FÜR ÄRZTE

WIEN
FRANZ DEUTICKE
1947

Abb. 7.22. Titelblatt: *Psychotherapie in der Praxis* von Victor Frankl.

Die Neuauflage (2005) der zentralen Schrift *Ärztliche Seelsorge* (1946), präsentierte erstmals in einem Band mit der *Ärztlichen Seelsorge* einen weiteren bedeutenden Text Frankls: die *Zehn Thesen über die Person* (1950). Darin fasst Frankl das Menschenbild der Logotherapie und Existenzanalyse in konzentrierter Form zusammen. Zu den beeindruckendsten Kapiteln in Frankels *Seelsroge* aber zählt das zur *Psychologie des Konzentrationslagers*. In den Lagern, so beschreibt Frankl, »erlitt das menschliche Dasein eine Deformierung«, die in Zweifel ziehen ließ, ob ihr erduldender »Beobachter« selbst »noch eine genügende Objektivität seines Urteils behalten konnte«. Die erniedrigte Existenz unter der NS-Diktatur im Vorfeld, vor allem aber im Konzentrationslager durch den Aufnahmeschock, die permanente Demütigung des Lagerlebens und selbst noch die Situation der Befreiung und Entlassung warfen die Opfer in tiefe Sinnkrisen, Sinnentleerungen und gelegentlich sogar, wie bei Primo Levi (1919–1987) beschrieben, in paradoxe Schuldempfindungen. Frankl aber bleibt nicht stehen bei der traumatisierten Hoffnungslosigkeit, bei der existentiellen Sinnleere der einmal aus dem Lager Entlassenen, die alle Tiefen ihrer dortigen »provisorischen Existenz ohne Termin« durchlebt hatten. Selbst das traumatisierende Erleben der Hölle, so ist Frankl am Ende des Kapitels zu verstehen, kann sinnstiftend sein, und sei es im Gewinn neuen Glaubens: »Ist ihm am ersten Tag der Freiheit die Gegenwart wie ein schöner Traum erschienen, dann ist er aber eines Tages so weit, dass ihm die Vergangenheit nur mehr wie ein böser Traum erscheint.« Es beherrscht ihn nun das »köstliche Gefühl [...] nichts mehr auf der ganzen Welt fürchten zu müssen – außer seinen Gott«.

Als Opfer des nationalsozialistischen Terrors und Überlebender des Holocausts wusste Viktor E. Frankl, worüber er als seelsorgender Arzt dachte, hatte erlebt, wovon er schrieb und was er lehrte. Seine Eindrücke und Erfahrungen in den KZs verarbeitete er auch in dem ergreifenden und zugleich sachlichen Bericht »*... trotzdem Ja zum Leben sagen*«, der zuerst 1946 als zusammenfassende Edition dreier Vorträge erschien. Von der englischsprachigen Ausgabe *Man's search for meaning* (1962/63) sind bis heute mehr als 10 Millionen Exemplare erschienen. Zu einem der zehn most influential books in America wurde sie von der *Library of Congress in Washington* erklärt. Viktor Emil Frankl starb, hochbetagt und hochgeehrt durch Professuren für Neurologie und Psychiatrie (Wien, 1955) und Logotherapie (USA Int. Univ., 1970) sowie durch zahlreiche internationale Ehrendoktorate, am 2. September 1997 in Wien.

Behaviorismus

Gleichsam als Gegenströmung zur Psychoanalyse und der auf ihren Grundlagen entwickelten Psychotherapie formierte sich bereits in den zwanziger Jahren ein völlig anderes psychologisches Therapiekonzept, das als Behaviorismus umrissen werden kann. Der Behaviorismus basiert auf der Grundannahme, dass alle seelischen Merkmale durch Verhaltensbeeinflussung steuerbar, d. h. letztlich als Produkte von Erziehung erklärbar seien. Er beinhaltet den Versuch, unabhängig von den tiefenpsychologischen Verfahren der frühen Psychoanalyse, eine naturwissenschaftlich begründbare Psychologie und psychologische Therapie zu entwerfen.

Die Konzeption des Behaviorismus geht zurück auf die psychophysiologischen und experimental-psychologischen Forschungsergebnisse von Ivan P. Pawlow (1849–1936), Wladimir Bechterew (1857–1927) und Edward L. Thorndike (1874–1949). Stichworte dieser grundlegenden Forschungsergebnisse sind: »bedingter Reflex«, »Psychoreflexologie«, »Gesetz des Effektes«. Als eigentlicher Protagonist des Behaviorismus ist John B. Watson (1878–1958) anzusehen (*Behaviorismus*, 1930; *Psychische Erziehung im frühen Kindesalter*, 1930).

Der Behaviorismus hat zu Anfang des 20. Jahrhunderts vor allem in den USA eine schnelle Verbreitung gefunden. Er muss letztlich als Versuch einer Überwindung der als wenig fruchtbringend interpretierten psychoanalytischen Methode der Introspektion Freuds und seiner Schule gedeutet werden. Der Behaviorismus lieferte die wissenschaftlichen Voraussetzungen für die in den dreißiger Jahren von amerikanischen Lehrtheoretikern (Clark L. Hull [1884–1952], Edward Tolman [1886–1959], Burrhus Frederic Skinner [1904–1990], Edwin Guthrie [1886–1959]) entwickelte Verhaltenstherapie.

Psychotraumatologie

Die Psychotraumatologie ist ein eigenständiger Zweig der Psychotherapie. Sie befasst sich mit der Erforschung und Behandlung seelischer Verwundungen (Traumata) in der Unmittelbarkeit lebensbedrohlicher Ereignisse (akute Traumatisierungen) und im Rahmen zeitlich verzögerter Folgestörungen (PTSD, engl. post traumatic stress disorder). In den Medien und auch der Fachliteratur ist gleichbedeutend gelegentlich auch von »Traumatherapie« die Rede. Im Grunde könnte die Psychotraumatologie auf eine bereits mehr als einhundert Jahre lange Geschichte zurückblicken, wenn nicht ihre Interessen und Forschungsergebnisse diskontinuierlichere Verdrängungs- und Wiederentdeckungsprozessen unterlegen gewesen wären. Bei massenhaftem Auftreten von Opfergruppen mit seelischen Traumatisierungen wurde das Thema jeweils wieder akut, initial wohl bei den ersten Großunfällen mit Eisenbahnen in der zweiten Hälfte des 19. Jahrhunderts. Man spekulierte damals bei körperlich unversehrten aber schockgezeichneten Überlebenden solcher Unfälle über Mikroverletzungen des Rückenmarks (*railway spine*) und dachte über traumatische Neurosen nach, wobei allerdings immer noch von schwer nachweisbaren Mikroverletzungen des Gehirns ausgegangen wurde (Hermann Oppenheim). Aber auch hysterische Grundkonstellationen wurden diskutiert (Jean-Martin Charcot). Danach gewann das Thema infolge der Weltkriege größte Aktualität und wurde bei den kriegsteilnehmenden Nationen breit diskutiert (Kriegsneurosen, Kriegszitterer, Kriegshysteriker, shellshock). In den 1970er Jahren erfuhr die Traumaforschung und ihr folgend die Traumatherapie einen neuen Aufschwung durch die auffallend hohe psychische Auffälligkeit und Suizidalität der Vietnam-Kriegsveteranen (ca. 50–100.000 Selbstmorde). Wichtige Impulse zur Weiterentwicklung erfuhr die Psychotraumatologie auch von der Beschäftigung mit Spätfolgen und zum Teil generationsübergreifenden Leidensbildern Überlebender des Holocaust und ihrer Kinder. Generationsübergreifende Traumafolgen zeigten sich auch bei Kindern von Vietnamkriegsverteranen, die wie ihre Väter eine signifikant höhere Suizidalität aufwiesen. Impulse kamen auch aus der Frauenbewegung (sexueller Missbrauch, Vergewaltigung, häusliche Gewalt) sowie aus der Arbeit mit Flüchtlingen und Folteropfern. Auch die historische Forschung zur Geschichte der deutschen Zivilbevölkerung während der Kriegsereignisse vor und um 1945 (Bombenkrieg, Vertreibung, Massenvergewaltigungen) hat die Bedeutung der modernen Trauma- und Traumafolgenstörungsforschung unterstrichen. Besondere Aufgaben wuchsen der Disziplin auch aus technischen Katastrophen wie dem Zugunglück in Eschede 1998, *man-made* Katastrophen wie dem genannten Anschlag auf das World Trade Center 2001 und Naturereignissen wie der Tsunamikatastrophe in Asien 2004 zu. Inzwischen geht die Traumaforschung sicher von hirnphysiologischen Speicher- und Erinnerungsprozessen (Hypothalamus, Amygdala) traumatischer Ereignisse aus. Die drei bedeutenden diagnostischen Kriterien sind: plötzliche Einbrüche von Trauma-Erinnerungselementen in den Alltag (Intrusionen), Vermeidungsverhalten traumatisierungsnaher oder ähnlicher Situationen (Avoidance) und Übererregung (Hyperarousal) mit starker Angst, Beklemmung und Schreckhaftigkeit zusammen mit körperlichen Symptomen. Bei den komplexen Posttraumatischen Belastungsstörungen (PTSD, post traumatic stress disorder) treten gelegentlich auch dissoziative Störungen hinzu. Zu den Intrusionen gehören auch die sogenannten Flashbacks, Wiedererinnerungen an psychotraumatisierende (lebensbedrohliche) Ereignisse, die durch Geräusche, Bilderlebnisse, Gerüche und andere an sich harmlose, im Kontext der Trauma-Erinnerung allerdings höchst bedrohliche Sensationen hervorgerufen werden können. In der Traumatherapie kommen alle psychotherapeutische Verfahren zum Einsatz; als besonders angemessen und auch erfolgreich haben sich verhaltenstherapeutische Methoden, daneben das so genannte Debriefing (aktive und wiederholte Narration des Erlebnis bis zur Erregungsabflachung), vor allem aber das EMDR (eye movement desensitization and reprocessing), eine von der New Yorker Psychologin Francine Shapiro, geb. 1948, entwickelte Methode) erwiesen. Bei dieser Methode wird eine intensive Koordination und Zusammenarbeit beider Hirnhälften angestrebt, um zu einer schnelleren und tieferen Integration des Geschehens zu kommen.

Psychiatrie und Politik – missbrauchende Psychiatrie des 20. Jahrhunderts

Patienten der Anstaltspsychiatrie waren während des 19. und 20. Jahrhunderts immer besonderen Gefährdungen aus gesetzt, sei es durch an Folter grenzende Therapien, sei es durch disziplinierende mechanische oder chemische Gewalt nach der psychopharmakologischen Revolution. Sie waren aber immer auch in besonderer Weise durch den Tod bedroht. Hierbei zeichnen sich wesentlich zwei Tendenzen einer missbräuchlichen Psychiatrie ab, zum einen die totale Ausnutzung und körperliche Ausbeutung der Psychiatriepatienten bis hin zu Verstümmelung und Mord, zum anderen die »Psychiatrisierung« mental Gesunder als besondere Maßnahme der Disziplinierung durch Hospitalisierung, Gehirnwäsche und Folter.

Hungersterben in der deutschen Anstaltspsychiatrie 1914–1918

Während des Ersten Weltkrieges zeigte sich, dass Psychiatriepatienten viel stärker als die übrige Zivilbevölkerung und vielfach sogar gezielt oder billigend in Kauf genommen, dem Hunger ausgesetzt waren. Unter den Vorzeichen der »Hungerblockade« war die deutsche Bevölkerung praktisch von Beginn des Krieges im August 1914 bis über den Waffenstillstand 1918 hinaus einer extremen Mangelversorgung mit Lebensmitteln ausgesetzt. Die Ursachen hierfür waren vielfältig: einerseits gab es massive Importbeschränkungen, andererseits erwies sich die Front als übermäßig gefräßig, vor allem aber war die Zivilverwaltung offensichtlich nicht in der Lage, regulierend und gerecht verteilend in einen Lebensmittelmarkt einzugreifen, der durch Wucherpreise, künstliche und reale Verknappung, Horten und Hamstern und kriegsbedingt durch permanent insuffiziente Transportmöglichkeiten bestimmt war. Bereits während des Krieges wurden Stimmen laut, die darauf hinwiesen, dass Insassen psychiatrischer Anstalten, weit mehr als etwa in Gefängnissen, dieser besonderen Hungersituation erlagen. Heute wissen wir, dass während des gesamten Ersten Weltkriegs in deutschen psychiatrischen Anstalten 140.234 Menschen verstarben. Vergleicht man diese Gesamtsterblichkeit mit der durchschnittlichen Sterblichkeitsrate der Vorkriegszeit (ca. 5,5 %), dann ergibt sich in den Anstalten eine Übersterblichkeit von 71.786. Allein für Preußen lässt sich bei einer Sterberate von bis zu 15,5 % (1918) die gigantische Zahl von 42.325 »Kriegsopfern« in öffentlichen psychiatrischen Anstalten konstatieren. Ein Blick in den Verwaltungsalltag der betroffenen Anstalten zeigt, dass die Anstaltsleitungen in den seltensten Fällen aktiv der Unterversorgung durch besondere Aktionen und Hilfeaufrufe gegensteuerten, um die Not der Insassen zu lindern, wie das in privaten oder kirchlichen psychiatrischen Einrichtungen oft der Fall und in anderen Typen der Anstaltsunterbringung, Tuberkuloseeinrichtungen, Kinderheime, Gefängnisse, offensichtlich die Regel war. So drängt sich der Eindruck auf, dass die Insassen der »totalen Institution« der geschlossenen Psychiatrie als »unnütze Esser« aus »patriotischen Gründen« eher als Opfer der Kriegsernährungskrise in Kauf genommen wurden als andere potentiell produktive oder reproduktive zivile Bevölkerungsgruppen.

60 000 RM
kostet dieser Erbkranke die Volksgemeinschaft auf Lebenszeit
Volksgenosse das ist auch Dein Geld
Lesen Sie
neues Volk
Die Monatshefte des Rassenpolitischen Amtes der NSDAP

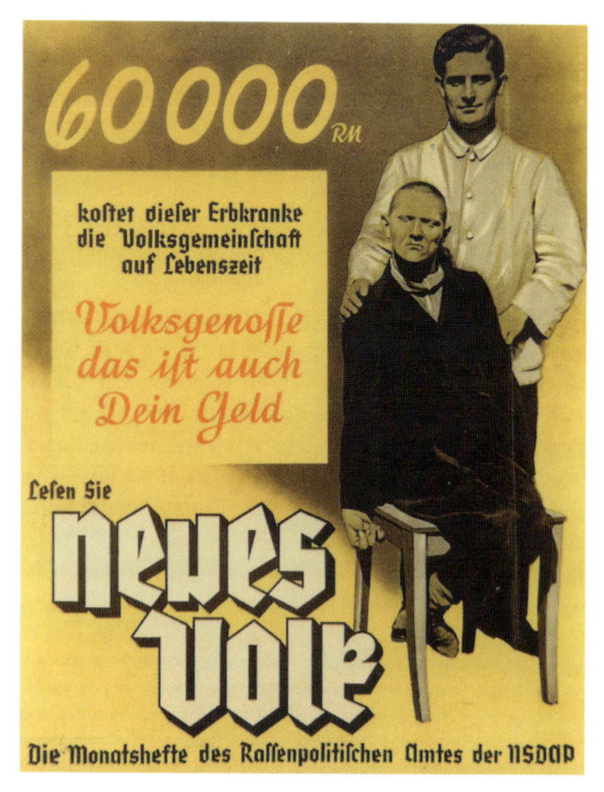

Abb. 7.23. NS-Plakat gegen psychisch Kranke, um 1938.

Zwangssterilisationen

In besonderer Weise hat Missbrauch in der Psychiatrie während des 20. Jahrhunderts unter der nationalsozialistischen Diktatur in Deutschland und den von deutschen Truppen besetzten Teilen Europas stattgefunden. Hier ist zunächst die systematisch auf dem Boden des »Gesetz[es] zur Verhütung erbkranken Nachwuchses« Zwangssterilisierung zu nennen, die am 14. Juli 1933 beschlossen und mit dem 1. Januar 1934 in Kraft getreten war. Das Gesetz ermögliche die systematische Unfruchtbarmachung psychisch Kranker in der ambulanten und Anstaltspsychiatrie. Die Praxis der Zwangssterilisation in der Anstaltspsychiatrie muss klar im Kontext der nationalsozialistischen Reformpsychiatrie gesehen werden. Sie rückte zwar einerseits soziale Aspekte der psychiatrischen Behandlung stärker ins Zentrum ihres Bemühens, hielt jedoch andererseits an der erbbiologisch höchst modern aufgefassten Idee einer eugenischen Prophylaxe fest, die einen strikten genetischen Determinismus voraussetzte. Damit zielte sie einerseits darauf ab, den Folgeschäden einer permanenten Hospitalisierung entgegenzuwirken, andererseits durch die eugenische Prophylaxe das »Übel der Geisteskrankheit an der Wurzel« und damit scheinbar auch in der Generationenfolge »auszurotten«. Erst die Kombination von moderner Therapie therapierbarer (Elektroschock, Insulinschock, etc.), individueller Rehabilitation und erbbiologischer Prävention schien manchen Psychiatern geradezu als Inbegriff »moderner« Psychiatrie. Es überrascht daher nicht, dass gerade der sich modern generierende Reformflügel der Anstaltspsychiatrie ganz auf die eugenische Sterilisation setzte. Der Staat hingegen verfolgte andere Interessen. Ihm lag daran, durch die Unterbrechung der Erbfolge psychischer Krankheit, die noch erhaltene Arbeitskraft der Betroffenen voll auszubeuten, ohne das Risiko ökonomischer Folgeschäden durch erbliche Weitergabe eingehen zu müssen. Zwangssterilisiert wurden ab Frühjahr 1937 auch alle farbigen deutschen Kinder, sog. »Rheinlandbastarde«. Spätestens im Sommer 1938 diskutierte man bereits Möglichkeiten, die im Rahmen eines »Asozialen-Gesetzes« Betroffenen in Konzentrationslager zu bringen und zu sterilisieren.

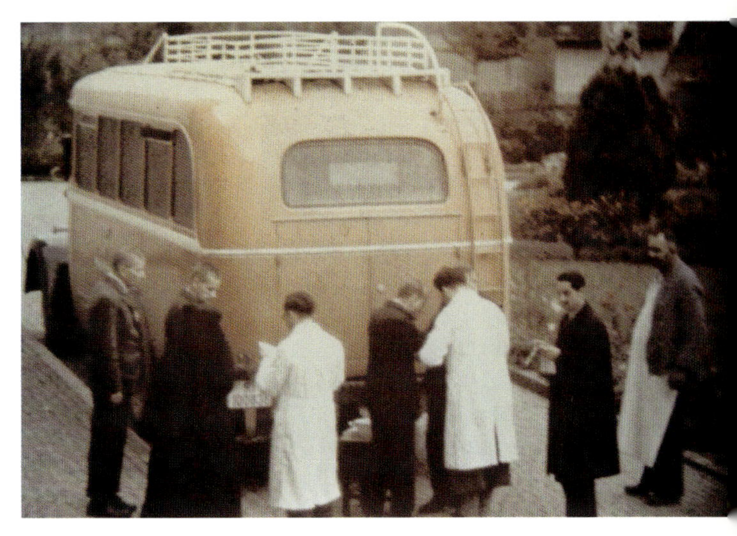

Abb. 7.24. Abtransport von Patienten zur Tötung im Rahmen des NS-»T4«-Programms.

Krankenmord

Zeitgleich wird die Ermordung geistig Behinderter vor dem Hintergrund einer seit dem späten 19. Jahrhundert um diese Idee kreisenden Debatte und der populären Denk- und Programmschrift *Die Freigabe der Vernichtung lebensunwerten Lebens. Ihr Maß und ihre Form* (1920) zweier Freiburger Professoren, des Strafrechtlers Karl Binding (1841–1920) und des Psychiaters Alfred Hoche (1865–1943), systematisch vorbereitet. Wenig mehr als einen Monat nach dem Beginn des Aggressionskrieges gegen Polen (1. September 1939) eröffnet Hitler im Reich die Möglichkeit, in bestimmten Fällen den »Gnadentod« zu »gewähren«.

Im Januar 1940 beginnt unter dem Tarnnamen »T4« die praktische Umsetzung der als »Euthanasie« verbrämten Tötungsaktion. Bis September 1941 werden in Heil- und Pflegeanstalten, in mobilen Vergasungswagen und in Konzentrationslagern mehr als 70.000 Geisteskranke ermordet. Der Krankenmord wurde in vielfältiger Gestalt vollzogen: in stationären und mobilen Gaskammern mit Kohlenmonoxid oder bisweilen direkt mit Auspuffgasen; getötet wurde auch durch die Injektion schwerer Narkotika wie etwa Morphium, Scopolamin, *Luminal* und ähnlichen.

Zentrale Orte des Mordens waren das hessische Hadamar (ca. 15.000 Morde), Schloss Grafeneck bei Reutlingen (ca. 10.000 Morde), Schloss Hartheim bei Linz (mehr als 18.000 Ermordete), die Vergasungsanstalt Sonnenstein in Pirna bei Dresden (ca. 14.000 Krankenmorde), die Heil- und Pflegeanstalt Bernburg (annähernd 9.000 Ermordete) und das Zuchthaus Brandenburg (annähernd 10.000 Morde). Während die NS-Ärzte und Krankenmordorganisatoren die Kriterien für die klinische Hinrichtung in den folgenden

Euthanasie (gr. eu-thanatos – »guter Tod«)

In seiner ursprünglichen Bedeutung ein Begriff, der sich auf alle Maßnahmen erstreckt, die ein würdiges Sterben ermöglichen. Ausgehend von der Ideologie des Sozialdarwinismus wurde der Begriff seit ca. 1900 und insbesondere in der NS-Diktatur pervertiert (»Vernichtung lebensunwerten Lebens«) und zur Handlungsgrundlage zehntausendfachen Mordens (»Euthanasie-Aktion«). Aktive Sterbehilfe wird in Deutschland heute als Tötungsdelikt (§ 211, 212, 216 StGB) geahndet.

Jahren nach innen zugleich ausweiteten und differenzierten, wurden nach dem Überfall Deutschlands auf die Sowjetunion (22. Juni 1941) dort unterschiedslos alle Insassen psychiatrischer Krankenhäuser umgebracht.

Die Krankenmordaktion lässt sich – nach einer initialen Phase des Kindermordes – grob in zwei Phasen unterteilen, deren erste bis zum August 1941 dauerte, als die »Erfassungs«-Zahl von etwa 70.000 Getöteten erreicht war. Danach begann eine zweite Phase, die dadurch charakterisiert war, dass immer neue Menschengruppen in den Kreis derer, die selektiert und dann getötet werden sollen, hineingestellt wurden: Tuberkulosekranke, Alte und Schwache, wohnungslose »Streuner«, Arbeitsunwillige, schwache und kränkliche KZ-Insassen, insbesondere sowjetische Kriegsgefangene, als »Zigeuner« diffamierte Sinti und Roma und viele andere mehr. Diese Phase mündete unmittelbar in die »Endlösung der Judenfrage«, die auf der Wannseekonferenz am 20. Januar 1942 besiegelt wurde. 1942 gab die für die Organisation des Krankenmordes verantwortliche Aktionszentrale »Tiergartenstraße 4« über 100 ihrer Verwaltungsspezialisten an die Vernichtungslager im besetzten Polen ab. Die ersten Kommandanten der Lager Belzec, Sobibor und Treblinka kamen aus der »T4« und wurden weiterhin von ihr bezahlt. Nur ein Jahr später waren bereits 2,4 Mio. europäischer Juden in Konzentrationslager verschleppt und ermordet. Beim Zusammenbruch der NS-Diktatur sollten es annähernd 6 Mio. sein. Die »Krankenmord-Aktion T4« ist vom millionenfachen Mord an der jüdischen Bevölkerung Europas nicht zu trennen, denn die Spirale des organisatorisch und technisch perfekten Tötens, die sich seit der Erprobung von Zyklon B im KZ-Ausschwitz am 3. September 1941 immer schneller zu drehen begann, hatte ihren Ausgang bei den Kohlenmonoxidvergasungen der Euthanasieaktion genommen.

Sowjetunion: Psychiatrie als sozialer und politischer Tranquilizer

Konnten in der Sowjetunion noch in den 1930er Jahren gegen Dissidenten leicht verschiedene außergerichtliche Formen der Unterdrückung (Erschießung, Verschleppung, versteckte Gefängnisunterbringung) erfolgreich angewandt werden, so war um 1950 bereits eine gewisse rechtliche Handhabe erforderlich geworden. Nun waren spektakuläre Sonderprozesse an der Tagesordnung, die in den wenigsten Fällen in den Freispruch, fast immer aber in den Tod oder in die Verbannung führten. Zwar hatte man auch in der 1930/40er Jahren schon Erfahrungen mit der »Psychiatrisierung« von Systemgegnern, besonders mit der Methode der Gehirnwäsche während der Schauprozesse von 1936–1938, sammeln könnten, diese aber noch nicht gezielt eingesetzt. Diese Methode scheint in der 1960er Jahren erfunden und zur planmäßigen Regierungspolitik entwickelt worden zu sein. So konnte man doch durch solche Verfahren reguläre Strafverfahren, die in der poststalinistischen Ära unerwünscht, leicht die Aufmerksamkeit der Öffentlichkeit erregt hätten, dadurch umgehen, dass man Systemkritiker auf unbestimmte Zeit quasi als Zwangsinternierte in psychiatrischen Kliniken sperrte und zugleich deren politische Ideen und Überzeugungen als solchen von Geisteskranken diskreditieren.

Exemplarisch steht für dieses Vorgehen die Biographie von Vladimir Konstantinowitsch Bukowski. Er (geb. 1942) gilt – zusammen mit Alexander Solschenizyn (1918–2008) und Andrej Sacharow (1921–1989) – bis heute als einer der bedeutendsten Dissidenten und Kämpfer für Menschenrechte in der Sowjetunion. Bereits mit 16 Jahren schloss er sich einer antisowjetischen Untergrundorganisation an und wurde wegen Herausgabe und Verbreitung einer handschriftlichen, satirischen Zeitschrift aus der Schule entlassen. 1960 wird Bukowski einer der Mitorganisatoren der Lesungen verbotener Gedichte vor dem Monument von Wladimir Majakowski (1893–1930). Die Versammlungen werden auseinander getrieben, die Wohnungen der Organisatoren durchsucht. 1961 wird Bukowski auf staatliche Anweisung von der Biologischen Fakultät der Moskauer Universität entlassen, 1963 unter dem Vorwand »Besitz antisowjetischer Literatur« erstmals verhaftet, für »unzurechnungsfähig« erklärt und in eine spezielle psychiatrische Anstalt in Leningrad eingeliefert, aus der er erst zwei Jahre später, 1965, freikommt. Ende 1965 nimmt er an der Organisation einer Demonstration zur Unterstützung verhafteter Schriftsteller teil, wird drei Tage vor der Demonstration wieder festgenommen und nun für ein Jahr in eine psychiatrische Anstalt gesteckt. Von dort wird er mit Hilfe von *Amnesty International* zunächst befreit, dann aber wieder verhaftet. Nach der Entlassung 1970 schreibt er ein Dossier über den Missbrauch der Psychiatrie in der Sowjetunion, unter anderem mit Originalen vielen Diagnosen von besonders bekannten Regimegegnern, die für »unzurechnungsfähig« erklärt wurden. Er verschickt das Dossier an die *Weltorganisation für Psychiatrie* (WPA) und ausländische Massenmedien. Als Folge davon hat die WPA 1977 in Bezugnahme auf diesen Bericht die Praktiken des politischen Missbrauchs der Psychiatrie verurteil. Die

UdSSR musste deshalb 1983 aus der WPA austreten. Bukowski verbringt insgesamt 12 Jahre seines Lebens unter Freiheitsentzug. Mitte der 70er Jahre fordert die Öffentlichkeit in Europa und USA immer stärker die Freilassung von Bukowski. Am 18. Dezember 1976 wird Bukowski endlich auf Entscheidung des Zentralkomitees der Kommunistischen Partei nach Zürich gebracht und dort gegen den ehemaligen chilenischen KP Vorsitzenden Luis Corvalán (1916–2010) eingetauscht. In den folgenden Jahrzehnten reißen Berichte über Psychiatriemissbrauch in der UdSSR nicht ab und es formiert sich vor allem in England und in den USA unter Psychiatern massiver Protest gegen den systematischen Missbrauch der Psychiatrie, der schließlich unter den Vorzeichen von Glasnost und Perestrojka nachlässt.

In der Phase des Kalten Krieges erreichen auch aus anderen Ländern des Ostblocks Berichte über ähnliche Fällen von Psychiatriemissbrauch das westliche Ausland. Aber auch der Westen ist nicht zimperlich. Die CIA und andere Zivil- und Militärbehörden der USA untersuchten während des Kalten Kriegs in langjährigen und kostspieligen, teilweise auch illegalen Forschungsprojekten die Möglichkeit, Menschen durch Gehirnwäsche in willenlose mentale Sklaven zu verwandeln, die wie Automaten jeden Befehl ausführen und koste es auch das eigene Leben. Exemplarisch hierfür steht das von 1953 bis in die 1970er Jahre das als »MKULTRA« bezeichnete Forschungsprogramm über Möglichkeiten der Bewusstseinskontrolle, das auch Menschenversuche beinhaltete.

Die psychopharmakologische Revolution

Die ersten Jahrzehnte der Psychiatriegeschichte des 19. Jahrhunderts sahen in der Therapie so gut wie keinen Einsatz von Medikamenten vor. Aktive Therapeutika der Wahl, wenn nicht ohnehin nur verwahrt oder auf eine »erziehliche«, also pädagogische Einflussnahme auf den Patienten gesetzt wurde, waren Blutentziehungen, die »Ekel«- und »Schmerz«-Therapie (Brechmittel, Abführmittel, Hungerkuren, Zwangsstehen, Drehstühle, Drehbetten, »herzhafte Prügel«, Peitschungen mit Nesseln) sowie ein gelegentlich massiver Einsatz von kaltem Wasser in Form von Duschen und meist plötzlichen und vom Patienten unerwarteten Stürzgüssen. Auch Senfpflaster, Ameisen, Elektrizität und glühende Eisen kamen zum Einsatz.

Sicher ist es auch vereinzelt zum Einsatz beruhigender pflanzlicher Aufgüsse gekommen. Sie waren aber in der Wirkung unsicher und setzten auch eine Mitwirkung des meist agitierten Patienten voraus. Die Geschichte der medikamentösen Therapie in der Psychiatrie beginnt mit dem Einsatz des Chloralhydrats (seit den 1870er Jahren), das per os oder rektal appliziert werden konnte. Mit dem *Sulfonal* kam 1888 erstmals ein starkes synthetisches Schlafmittel auf den Markt, das allerdings mit erheblichen Nebenwirkungen behaftet war und wegen seiner schlechten Ausscheidung die Gefahr der Kumulation in sich barg. In Meyers *Konversations-Lexikon* hieß es 1905:

> »Bei Schlaflosigkeit durch fieberhafte Krankheiten, welche die Anwendung von Morphium oder Chloral ausschließen, leistet S. ausgezeichnete Dienste, ebenso besonders bei Schlaflosigkeit aus nervösen Ursachen, bei Geisteskrankheiten und bei Kindern. Der Schlaf tritt erst nach einer halben bis ganzen Stunde ein, aber er ist tief, dauert 6–8 Stunden, und Nebenwirkungen, wie Kopfschmerz etc., treten selten ein.«

Das war so nicht richtig, denn um 1900 war längst bekannt, dass *Sulfonal* zu akuten Porphyrien mit gelegentlichen Todesfällen führen konnte, bisweilen paradox wirkte und statt zu beruhigen zu heftigen Erregungszuständen führte. Wenig später wurde es kaum noch verschrieben. Parallel zum *Sulfonal* wurden in der psychiatrischen Behandlung seit 1905 auch gern organische Bromverbindungen, namentlich Bromural und Carbromal, eingesetzt, nachdem sich Bromsalze, die etwa seit 1860 Epileptikern verabreicht worden waren, wegen ihrer unangenehmen Nebenwirkungen (Bromismus) wenig bewährt hatten. Eine Revolution in der Entwicklung der Hypnotika sollte sich mit der Synthese des Malonylharnstoff (Barbitursäure) (Adolf von Baeyer, 1863) verbinden, aus der allerdings erst Jahrzehnte später durch Substitution hochwirksame Verbindungen hergestellt werden konnten, so etwa 1903 das *Veronal* (Mering/Fischer) und 1912 das *Luminal*, das wegen seiner zusätzlichen antikonvulsiven Wirkung bald als Antiepileptikum eingesetzt wurde. *Veronal* und *Luminal* beherrschten bis in die 1930er Jahre den Markt. Nach anfangs euphorischer Verschreibung der Barbiturate führte im Laufe der Zeit die bemerkbar deutliche Zunahme vom Suiziden schließlich zu größerer Zurückhaltung im Einsatz. Nach dem Zweiten Weltkrieg verdrängten neue Hypnotika die Barbiturate allmählich, unter ihnen allerdings auch das zunächst gern verschriebene Thalidomid unter der Bezeich-

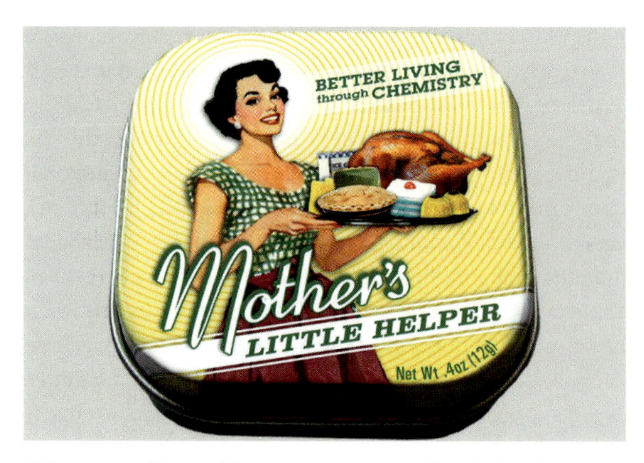

Abb. 7.25. Valium-Reklame (um 1965). »Mother's little helper« werden berühmt durch den gleichnamigen Song der Rolling Stones (1965/66).

nung *Contergan* (Grünenthal), das 1961 mit 20 Millionen Tagesdosen 20 % Marktanteil unter den Schlafmitteln erobert hatte. Als sich schwerste Missbildungen Neugeborener häuften, deren Mütter zu *Contergan* gegriffen hatten, wurde das Präparat schließlich im November 1961 wieder vom Markt genommen. Neue Marktbeherrscher entstanden gleichzeitig mit dem *Revonal* (1960) und den bis heute verschriebenen Benzodiazepinen *Librium* (1960), *Valium* (1963) (»Mother's Little Helper«) und *Mogadan* (1965), die sich gegenüber ihren Vorläufern durch geringere Toxizität, Fehlen der narkotischen Wirkung und ihre geringe Beeinflussung des Schlafprofils auszeichnen.

Mit der Entdeckung des Neuroleptikums (»Nervendämpfungsmittel«) Chlorpromazin (1952) brach das Zeitalter der modernen Psychopharmaka an. Antidepressiva und Lithiumbehandlungen wurden in rascher Folge eingeführt. Inzwischen gibt es eine große Vielfalt von Medikamenten in den einzelnen Gruppen der Psychopharmaka, die Verträglichkeit hat sich wesentlich verbessert, was es den Betroffenen erleichtert, die oft notwendige Langzeitbehandlung mitzumachen. Die Entwicklung moderner Psychopharmaka brachte die Öffnung neuer psychiatrischer Krankenhäuser mit sich, in denen Hunderttausende zwar nicht von ihrer Krankheit, jedoch wenigstens vom Zwang der Dauerhospitalisierung befreit werden konnten. Vielen Menschen wurde ein normales Leben außerhalb der Anstalten möglich.

Die Einführung der Psychopharmaka veränderte die Psychiatrie dramatisch. Man könnte sogar von einer psychopharmakologischen Revolution sprechen. Mögen die Psychopharmaka in mancher Hinsicht unvollkommen sein, sie eröffnen vielfältige Einwirkungsmöglichkeiten auf krankhaftes menschliches Verhalten sowie Stimmungen und Gefühle. Diese Chance für die psychiatrische Behandlung beinhaltet zugleich eine Gefahr. Die missbräuchliche Anwendung der Medikamente ist nicht auszuschließen. Innerhalb der Psychiatrie wurde die medikamentöse Ruhigstellung von Patienten zunehmend auch als »chemische Zwangsjacke« bezeichnet, als Disziplinierungsmittel, zum Zweck der Beruhigung und Anstaltsanpassung ohne Entwicklungsperspektive für den Patienten. Dies traf in den überfüllten, schlecht ausgestatteten psychiatrischen Krankenhäusern der fünfziger und sechziger Jahre fast in der ganzen Welt in weitem Umfang zu und geriet in den 1960/70er Jahren massiv in den Fokus der Antipsychiatrie.

Antipsychiatrie – und Psychiatriereform

Der Initiierung der klinischen Psychiatrie im Gefolge der Französischen Revolution in Paris unter Philippe Pinel (1745–1826) folgte zunächst eine Anstaltspsychiatrie, die immer noch von massiver Gewaltanwendung bestimmt war. Bestimmte Formen der Gewalt, die nahezu an Folter erinnerten, ließen sich zwar in der englischen »no-restraint«-Bewegung und ihren Folgebewegungen auf dem europäischen Kontinent im 19. Jahrhunderts reduzieren; es blieb freilich der insgesamt gewalttätige Alltag in der »totalen Institution« der psychiatrischen Anstalt (Irving Goffmann [1922–1982]), der bis in die zweite Hälfte des 20. Jahrhunderts durch Isolation, Entmündigung, Würdelosigkeit, versteckte und offene therapeutische Gewalt von der Elektrokrampftherapie bis zur Lobotomie, massiven Einsatz von Psychopharmaka (»chemische Zwangsjacke«) und eine dumpfe Eintönigkeit gekennzeichnet war. Man sprach von Psychiatriemissbrauch. Vor diesem Hintergrund entwickelte sich in der westlichen Welt in den 1960er Jahren eine »Anti-Psychiatrie-Bewegung«, die grundlegende Reformen in der Anstaltspsychiatrie anstrebte.

Wichtige Einflüsse auf die Antipsychiatriebewegung der 1960er Jahre gingen allerdings auch von den Werken des Philosophen und Historikers Michel Foucault (1926–1984) aus. Foucault veröffentlichte 1961 sein richtungsweisendes Werk *Wahnsinn und Gesellschaft: Eine Geschichte des Wahns im Zeitalter der Vernunft*, das sich mit der Frage beschäftigt, an welchem Punkt in der europäischen Geistesgeschichte »die aufklärerische Vernunft sich endgültig vom Wahnsinn

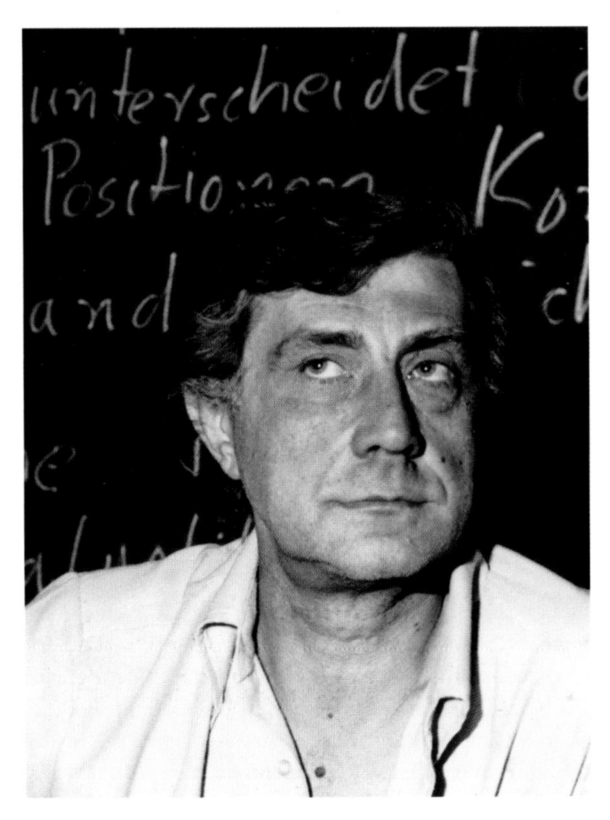

Abb. 7.26. Franco Basaglia (1979).

als ihrem manifesten Gegenteil« getrennt habe. Der Terminus »Antipsychiatrie« wurde erstmals 1967 von dem südafrikanischen Psychiater David Graham Cooper (1931–1986) verwendet, der zusammen mit Ronald David Laing (1927–1989) und Thomas Szasz (geb. 1920) zu den wichtigsten Vertretern der Antipsychiatriebewegung zählt. Außerdem werden der Bewegung der französische Psychiater Jan Foudraine (geb. 1929), der italienische Psychiater Franco Basaglia (1924–1980), Pierre-Félix Guattari (1930–1992) aus Frankreich sowie der französische Philosoph Gilles Deleuze (1925–1995) zugerechnet.

Beispielgebend für die europäische Bewegung der Psychiatriereform war vor allem der italienische Psychiater Franco Basaglia. Er prangerte öffentlich die Zustände der italienischen Irrenanstalten an und konnte tatsächlich deren Schließung erreichen. Als Basaglia 1961 die Leitung des Psychiatrischen Krankenhauses in Gurizi in Nordostitalien übernahm, war er von der dort herrschenden Situation schockiert. Die Anstalt wurde geführt wie ein Gefängnis für Schwerverbrecher. Anschnallen, Zwangsjacken, Zwangsbäder und Elektroschocks waren an der Tagesordnung. Schizophrene Patienten wurden in großer Zahl lobotomiert (Durchtrennung der Nervenbahnen zwischen Thalamus und Frontallappen mit der Folge schwerster Persönlichkeitsveränderungen). Basaglia betrieb vor diesem Hintergrund die Schließung dieser Anstalten und strebte die ambulante Behandlung psychisch kranker Menschen als reguläre Form der Therapie an. Tatsächlich gelang es ihm, den italienischen Gesetzgeber zu überzeugen und am 13. Mai 1978 wurde im italienischen Parlament mit dem berühmten »Legge centottanta« (Gesetz 180) eine weit reichende Reform der Psychiatrie verabschiedet, die unter anderem auch die Abschaffung der Irrenanstalten beinhaltete.

Auch im Film der 1960/70er Jahre erfuhr die Antipsychiatrie ihren Niederschlag. Man erinnert sich etwa an Filme wie *Titicut Follies* (1967, USA), der die inhumanen Bedingungen im Bridgewater State Hospital in Massachusetts thematisiert und in den USA fast zwei Jahrzehnte nicht gezeigt werden durfte oder an *Family Life* (1971, GB), an *Equus* (1977, USA, GB) sowie an den Roman *Einer flog über das Kuckucksnest* von Ken Kesey, der 1975 verfilmt wurde. Die meisten dieser dramatischen Verfilmungen stehen unter dem unmittelbaren Eindruck der Antipsychiatriebewegung und brachten sie einem breiten Publikum nahe.

Ein deutsches Kind der Antipsychiatriebewegung ist die Psychiatriereform als ein bis heute andauernder Prozess der Umstrukturierung der psychiatrischen Landschaft. Ziel ist eine permanente und nachhaltige Verbesserung der Situation psychisch erkrankter Menschen. Ausgangspunkt für die Psychiatriereform in Deutschland war die 1975 veröffentlichte Psychiatrie-Enquête (»Bericht über die Lage der Psychiatrie in der Bundesrepublik Deutschland«).

Psychosomatik

Unter Psychosomatik (.gr. ψυχή »Seele«; σῶμα »Körper«) wird in der Medizin eine Betrachtungsweise bezeichnet, in der die geistig-seelischen Bedingungen und Reaktionen des Menschen in Gesundheit und Krankheit in ihrer Beziehung zu körperlichen Symptomen und sozialen Bedingungen in Beziehung gesetzt werden. Im Grunde ist die Psychosomatik in einem weiten Sinn so alt wie die europäische Medizin überhaupt. Heilhandeln, das die Beziehungen zwischen Körper und Seele nicht berücksichtigen würde, ist kaum vorstellbar. Im engeren Sinne werden aber

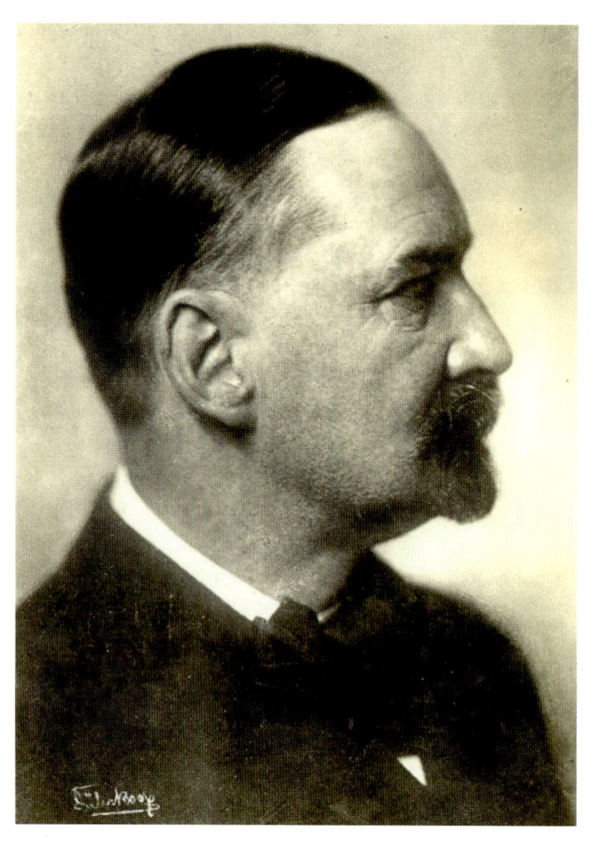

Abb. 7.27. **Ludolf von Krehl um 1930.**

unter der modernen Psychosomatik eine Reihe von überwiegend psychoanalytisch geprägten Schulen verstanden, die während des 20. Jahrhunderts entstanden und – überwiegend im deutschsprachigen Raum – bis heute praktiziert werden. In der angelsächsischen Welt ist die Psychosomatik heute nur noch von margialer Bedeutung.

Der Begriff Psychosomatik wurde vermutlich erstmals 1818 von Johann Christian August Heinroth (1773–1843) benutzt. Heinroth versuchte, das Krankheitsgeschehen in seinen psychischen wie somatischen und lebensgeschichtlichen Gesamtzusammenhängen zu verstehen. Heinroths Vorstellungen waren aber stark moralisch geprägt, so dass ihnen in späteren Epochen keine Bedeutung mehr zukam. Ein Jahrhundert nach Heinroth hat vor allem der Arzt und Schriftsteller Georg Groddeck (1866–1934) den Begriff nachhaltig geprägt. Groddeck ergänzte in seinen Baden-Badener Sanatorium physiotherapeutische Massnahmen wie etwa Massagen durch »Lockerungen von Seelenverkrampfungen«, bei denen er sich der Freud'schen Psychoanalyse bediente. Grundlegend für diese neue Therapierichtung sollte sein 1923 erschienenes *Buch vom Es* werden, in dem er eine Deutung der physischen Krankheitssymptome des Körpers als Symbole deutete, mit denen sich in der Öffentlichkeit verdrängte oder unterdrückte Äusserungen des Lebens Ausdruck verschafften. So wurde für Groddeck vor dem Hintergrund der Freud'schen Lehre körperliches Leiden zum Ausdruck unbewußter Konflikte oder Traumata. Groddecks psychanalytischer Ansatz ist in der Folgezeit durch eine Reihe anderer Analytiker modifiziert oder ergänzt worden. Zu nennen sind hier etwa Felix Deutsch (1884–1964), Franz Gabriel Alexander (1891–1964), der langjährige »Leibarzt« Freuds Max Schur (1897–1969), der Hamburger Analytiker Arthur Jores (1901–1982) oder Alexander Mitscherlich (1908–1982). Insgesamt war er aber doch richtungsweisend für eine bis heute in der deutschsprachigen Medizin noch weit verbreiteten Ansatz der psychosomatischen Medizin. Weitere Ansätze der Psychosomatik waren philosophisch-anthropologischer Gestalt (Krehl, Siebeck, Weizsäcker), folgten psychobiologischen (Helen Flanders Dunbar) oder psychophysiologischen Entwürfen (Walter Cannon: Affekte und Vegetative Veränderung, Iwan Petrowitsch Pawlow: bedingte Reflexe, Hans Selye: psychosomatisches Stressmodell). In den letzten Jahrzehnten des 20. Jahrhunderts werden vor allem systemtheoretische Ansätze (Thure von Uexküll, Wolfgang Wesiak) oder salutogenetische Modelle (Herbert Weiner) wichtig.

Von exemplarischer Bedeutung für die vielen unterschiedlichen Strömungen der Psychosomatik des 20. Jahrhunderts ist die in Heidelberg um Ludolf von Krehl (1861–1937), Viktor von Weizsäcker (1886–1957) und Richard Siebeck (1883–1965) entstandene Schule der anthopologischen Medizin. Es geht in ihr nicht um die Behandlung von Krankheiten, sondern um die Behandlung des kranken Menschen. Der Patient ist hierbei nicht mehr das Objekt, sondern der Arzt tritt mit dem Kranken als Subjekt in eine persönliche Beziehung ein. Hierbei steht »Das Ganze des Leib-Seele-Wesens Mensch« mit Leib, Seele, individueller Biographie und ihren vielfaltigen Beziehungen zur biologischen und sozialen Umwelt im Vordergrund. Man müsste, hatte Krehl bereits in der Zeit des Ersten Weltkriegs formuliert, um wirklich

> »einen Kranken zu kennen, sein ganzes Wesen genau kennen. Aber das wollen im Allgemeinen weder die Kranken noch die Ärzte. Die Kranken wollen sich nicht in die Seele sehen lassen und den Ärzten macht es zuviel Mühe, hineinzusehen«.

Gleichwohl sei es nötig, den Menschen als Ganzes zu betrachten, wenn man »seine Krankheit« wirklich entdecken wolle. Die Einheit von Geist und Körper, die individuelle, personale Bestimmtheit des Krankseins interessiert daher den Internisten auch im Krieg, wenngleich nicht ohne Angst, als Okkultist oder Mystiker verkannt zu werden:

> »Ich bin kein biologischer oder ärztlicher Mystiker. Ich bin auch kein Okkultist oder so etwas. Aber was Geist ist, ist Geist, und der Mensch ist ein Ganzes mit Geist und Körper. Diese Zweiteilung ist nur eine Folge alter religiöser und methodisch naturwissenschaftlicher Erwägungen. Für mich gehört beides in einer wunderbaren Weise nicht nebeneinander, sondern ineinander zusammen.«

Unstrittig war Krehl dabei allerdings auch die Macht des Göttlichen auf das Unbewusste. Die materialistische Interpretation des Menschen als Lebenserscheinung, die ausschließlich auf »Gesetze der Physik und Chemie zurückzuführen« sei und deren Kranksein umfassend »nach Art eines physikalischen bzw. chemischen Prozesses« gedeutet werden könne, in der der Arzt aber einem »Techniker« gleiche, »der eine Maschine repariert«, sei grundfalsch. Den ganzen Menschen, nicht nur seine physikalisch-chemischen Lebensprozesse, sondern auch seine individuelle »Persönlichkeit« in ihrer Umwelt und in ihrer Geschichtlichkeit habe der diagnostizierende Arzt in den Blick zu nehmen. Die wahre »Fortentwicklung« der Medizin, so formuliert Krehl 1928, sei daher nicht mehr natur- sondern geisteswissenschaftlich. Ebenso zeittypisch wie die Kritik an der nonpersonalen, materialistischen Medizin und die sich aus ihr begründende Inauguration einer Medizin der Persönlichkeit ist der Ruf nach neuer, personaler Autorität des Arztes. Die Ausprägung idealtypischer Vorstellungen von der beobachtenden, autoritativen, gestaltenden und führenden Arztpersönlichkeit bei Krehl dürfte ebenfalls vorwiegend während seiner Tätigkeit als beratender Internist im Ersten Weltkrieg erfolgt sein. Krehl liest in jenen Jahren den mystisch-autoritativen Standesentwurf *Der Arzt* (1906) des Bismarckleibarztes Ernst Schweninger (1850–1924) mit Interesse und »Gruseln«. Wenige Jahre später wird er begeistert sein von der dünnen Schrift *Der Arzt und seine Sendung* (1926) des Danziger Arztschriftstellers Erwin Liek (1878–1935), die den gesundheitlichen Führermythos der Medizin im Nationalsozialismus wie keine andere Schrift begründen sollte. Im Jahr des Todes (1937) wird als letzte Schrift Krehls sein idealtypischer Entwurf *Der Arzt* erscheinen. In ihr wird Krehl selbst – nicht unbeeinflusst vom Mythos des Führerarztes, den die Ideologie der NS-Diktatur auf der Grundlage Schweningers und Lieks entworfen hatte – noch einmal die rigorose autoritäre Sittlichkeit des Arztes fordern, der durch sein Verhalten den Therapieerfolg entscheidend beeinflusse.

Die beiden bedeutendsten Schüler Krehls sind Richard Siebeck (1883–1965) und der drei Jahre jüngere Viktor von Weizsäcker (1886–1957). Sie lassen sich vom Denken Krehls tief beeindrucken, gehen in der Folgezeit aber ihre eigenen Wege als Ärzte und Forscher. Währen Siebeck allerdings in seinen Forschungen weitgehend naturwissenschaftlichen Ansätzen verpflichtet bleibt, versucht Weizsäcker, das Problem durch eine umfassende Theorie der »medizinischen Anthropologie« (1927), die auch die begeistert aufgenommene Freud'sche Psychoanalyse einbezieht, zu lösen. Die experimentelle Grundlage bilden dabei Versuche zum sog. »Gestaltkreis«. Schon 1927 verdeutlicht Weizsäcker, was er sich unter einem Gestaltkreis vorstellt:

> »Wenn ich bei geschlossenen Augen einen Schlüssel abtaste, so hängt Form und Folge der Reize auf meinen Tastorganen von Form und Folge meiner Tastbewegungen ab; die Reizgestalt ist also von zwei Seiten determiniert: vom Objekt und von der Reaktion. Den Gesamtvorgang können wir jetzt als einen Kreisprozess verstehen, indem die Kette der Ursachen und Folgen in sich zurückläuft in Bezug auf das Gestaltetsein des Vorgangs.«

Bei einem »Gestaltkreis«, so Weizsäcker, kommt es immer auf die »Wertung« des Subjekts an, das sich entscheiden muss, ob es die Reizgestalt als Ursache der Reizwahrnehmung annimmt oder umgekehrt. Es handelt sich hierbei um ein psychodynamisches Interaktionsmodell mit philosophischen Ambitionen, das fruchtbar gemacht werden soll sowohl für die Arzt-Patient-Arzt-Beziehung als auch für die kontinuierliche Interaktion von Kranksein und Gesundsein, von Soma und Psyche. »Wenn [hier] also ein Schema aufgestellt werden soll«, schreibt Weizsäcker,

> »dann darf es eben nicht bilateral gebaut sein, sondern es muss schon Kreisform haben: Das Psychische ›wirkt‹ nicht nur auf das Physische, sondern auch umgekehrt dieses wieder auf das Psychische. Jedes wirkt aufs andere, das Ganze ist nicht als Kausalkette, sondern als in sich geschlossener Kreisprozess zu denken und nur als ein Werden darstellbar, in welchem man nicht weiß und auch gar nicht zu wissen braucht, wer angefangen hat – der sogenannte psychische oder der sogenannte physische Faktor«.

Die Interaktion von Physis und Psyche also – durchaus unter Einbeziehung der Psychoanalyse – ist für den neurologischen Internisten Viktor von Weizsäcker der Schlüssel für eine praktische, integrative Medizin der Zukunft, aber sie steckt doch auch voller Mystik. Philosophie ist das nicht und auch keine Psychoanalyse. Seinem Vorbild Sigmund Freud entlockten die Ideen Weizsäckers deshalb nicht die erhoffte Bewunderung, sondern eher erschrockene Skepsis, wie sich bei einer persönlichen Begegnung mit Weizsäcker im Herbst 1926 in Wien, herausstellte: Der Heidelberger Gast Freuds berichtete später über das Ende dieser Begegnung:

> »Ich sagte etwas abrupt, es schiene mir ein merkwürdiges Zusammentreffen, dass mein Besuch bei ihm gerade auf den Allerseelentag fiele. Der unerwartete Erfolg war, dass Freud erstaunt frug: wieso? Ich kam etwas in Verwirrung und versuchte zu erklären, ich sei ‚im Nebenamte wohl auch etwas Mystiker'. Darauf aber wandte er sich mir rasch zu und sagte mit einem geradezu entsetzten Blick: Das ist ja furchtbar!«

Kritisch wurde der psychosomatische Ansatz Viktor von Weizsäckers in der naturwissenschaftlichen Physiologie und Pathophysiologie der zweiten Hälfte des 20. Jahrhunderts aufgenommen. Im Zentrum stand dabei vor allem die »Unverbindlichkeit der psycho-genetischen Interpretation« in Weizsäckers psychodynamischer Pathogenetik. Der Versuch, vor einem solchen Hintergrund »Körperanalogien zu seelischen Motiven aufzuzeigen«, kritisierte etwa der Physiologe, Medizintheoretiker und Medizinhistoriker Karl Eduard Rothschuh (1908–1984) (*Konzepte der Medizin in Vergangenheit und Gegenwart*, 1978), werde so leicht »zum Akt der Willkür« und müsse »auf Zweifel stoßen«. Zu Viktor von Weizsäckers Gestaltkreis schließlich sei zu bemerken, dass dieser »zwar sehr früh die Phänomene selbsttätiger Regelung festgestellt« und auf diese Weise der »Entwicklung der biologischen Kybernetik« vorgegriffen habe. Die Entwicklung der modernen Informationstheorie jedoch erübrige »die Einführung von hypothetischen Mitspielern (Subjekt, Seele, Person, moralische Situation) in die Theorie des Organismus«.

Kranke, Ströme, Strahlenfelder – Medizin und Elektrizität um 1900

»Seit der Mitte des 19. Jahrhunderts dämmert das Zeitalter des Dampfes herauf und es tritt die unendliche Verwerthbarkeit der wunderbaren Kraft der Elektricität hinzu: Dampfschifffahrt und Eisenbahn, Maschinen aller Art, Telegraph und Telephon werden von den rapide fortschreitenden mechanischen und technischen Wissenschaften der Menschheit zu Verfügung gestellt.«

Wilhelm Erb, Über die zunehmende Nervosität unserer Zeit (1893)

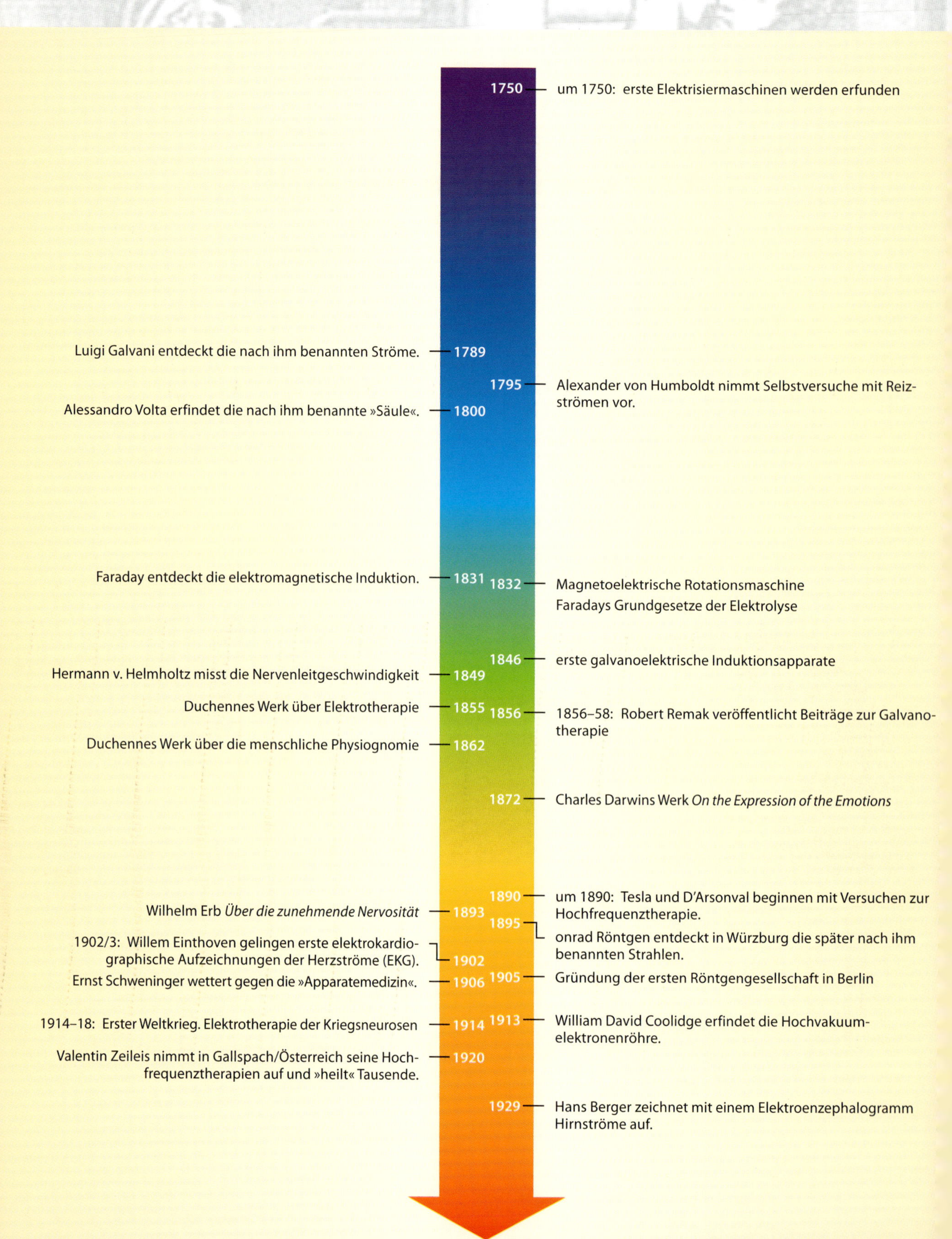
1750
um 1750: erste Elektrisiermaschinen werden erfunden
Luigi Galvani entdeckt die nach ihm benannten Ströme.
1789
1795
Alexander von Humboldt nimmt Selbstversuche mit Reizströmen vor.
Alessandro Volta erfindet die nach ihm benannte »Säule«.
1800
Faraday entdeckt die elektromagnetische Induktion.
1831
1832
Magnetoelektrische Rotationsmaschine
Faradays Grundgesetze der Elektrolyse
1846
erste galvanoelektrische Induktionsapparate
Hermann v. Helmholtz misst die Nervenleitgeschwindigkeit
1849
Duchennes Werk über Elektrotherapie
1855
1856
1856–58: Robert Remak veröffentlicht Beiträge zur Galvanotherapie
Duchennes Werk über die menschliche Physiognomie
1862
1872
Charles Darwins Werk *On the Expression of the Emotions*
1890
um 1890: Tesla und D'Arsonval beginnen mit Versuchen zur Hochfrequenztherapie.
Wilhelm Erb *Über die zunehmende Nervosität*
1893
1895
onrad Röntgen entdeckt in Würzburg die später nach ihm benannten Strahlen.
1902/3: Willem Einthoven gelingen erste elektrokardiographische Aufzeichnungen der Herzströme (EKG).
1902
Ernst Schweninger wettert gegen die »Apparatemedizin«.
1906
1905
Gründung der ersten Röntgengesellschaft in Berlin
1914–18: Erster Weltkrieg. Elektrotherapie der Kriegsneurosen
1914
1913
William David Coolidge erfindet die Hochvakuumelektronenröhre.
Valentin Zeileis nimmt in Gallspach/Österreich seine Hochfrequenztherapien auf und »heilt« Tausende.
1920
1929
Hans Berger zeichnet mit einem Elektroenzephalogramm Hirnströme auf.

Die Beziehungsgeschichte zwischen äußeren Kräften, wundersamen Fluiden oder magnetischen Feldern und der Medizin ist alt. Bereits lange vor 1900 hatten beide eine durchaus innige Verbindung konstituiert, die gleichwohl nicht immer frei von Wunderglauben, Scharlatanerie und Betrug war. Stellvertretend hierfür mag die Geschichte des Mesmerismus gelten, der zunächst im französischen Ancien régime, aber bald auch im revolutionären Frankreich und schließlich in ganz Europa heftigste Debatten um die Heilkraft des tierischen Magnetismus, des animalischen Fluidums auslöste und doch kaum mehr war als subtile Suggestion. Es gab daneben aber jenseits profitabler Scharlatanerie seit dem Altertum immer wieder auch die ernsthafte Beschäftigung mit der Heilwirkung der Elektrizität. Über den Einsatz der reibungselektrischen Wirkungen des Bernsteins (Elektron) hatten bereits die antiken medizinischen Schriftsteller Scribonius Largus, Plinius und Dioscorides berichtet, bevor die Reibungs- und statische Elektrizität seit der Mitte des 18. Jahrhunderts nach der Erfindung besonderer »Elektrisiermaschinen« (1744) als »belebendes Reizmittel bei entsprechend isolierten Patienten in der Form des sogenannten elektrischen Bades oder »Hauches« oder »Funkens« bei allerlei Krankheiten (Lähmungen, Veitstanz, Neuralgien, Rheumatismus) Anwendung finden sollten. Auch außerhalb Europas, so etwa in Westafrika, hatte die ›natürliche‹ Elektrizität der Zitterrochen, die in besonderen Teichen gehalten wurden, lange vor dem Kontakt mit der europäischen Medizin die Heilkunde bereichert, ohne dass freilich die physikalischen Hintergründe dieser »mythischen elektrischen Bäder« bekannt gewesen wären. Erst die Elektrophysik der Aufklärung lieferte ein breiteres, rational nachvollziehbares Anwendungsspektrum des therapeutischen Einsatzes der Elektrizität. Der Streit zwischen Alessandro Volta (1745–1827) und Luigi Galvani (1737–1798) um die Existenz tierischer Elektrizität erregte die aufgeklärten europäischen Gelehrtenköpfe und befruchtete die Literatur bis in die Romantik. Allenthalben wurde nun auch mit dieser geheimnisvollen Elektrizität experimentiert. So nahm Alexander von Humboldt 1795 Selbstversuche mit galvanischen Reizströmen vor, die erst wenige Jahre zuvor (1789) entdeckt worden waren. Therapeutische Experimente dieser Art wurden durch die Entdeckung der Volta'schen Säule (1800) auf einem weiten Indikationsfeld populär.

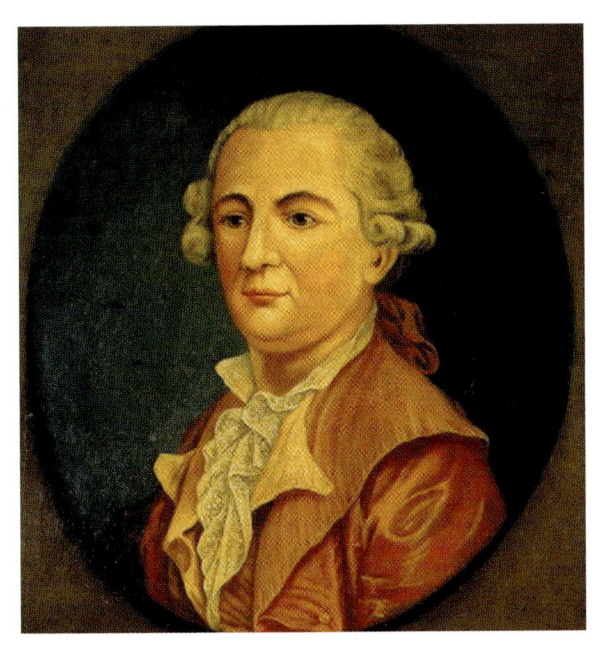

Abb. 8.1. Franz Anton Mesmer. Ölbild, 1766.

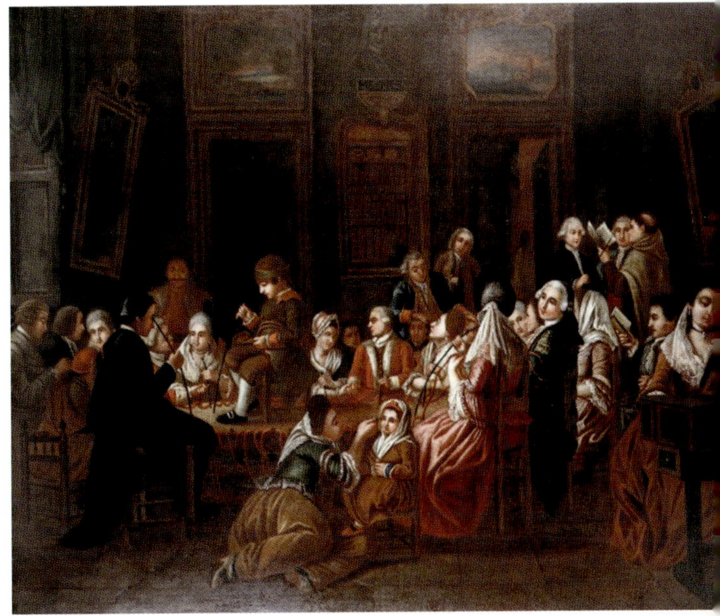

Abb. 8.2. Harmonische Gesellschaft mesmerierend. Frankreich um 1780, Ölgemälde.

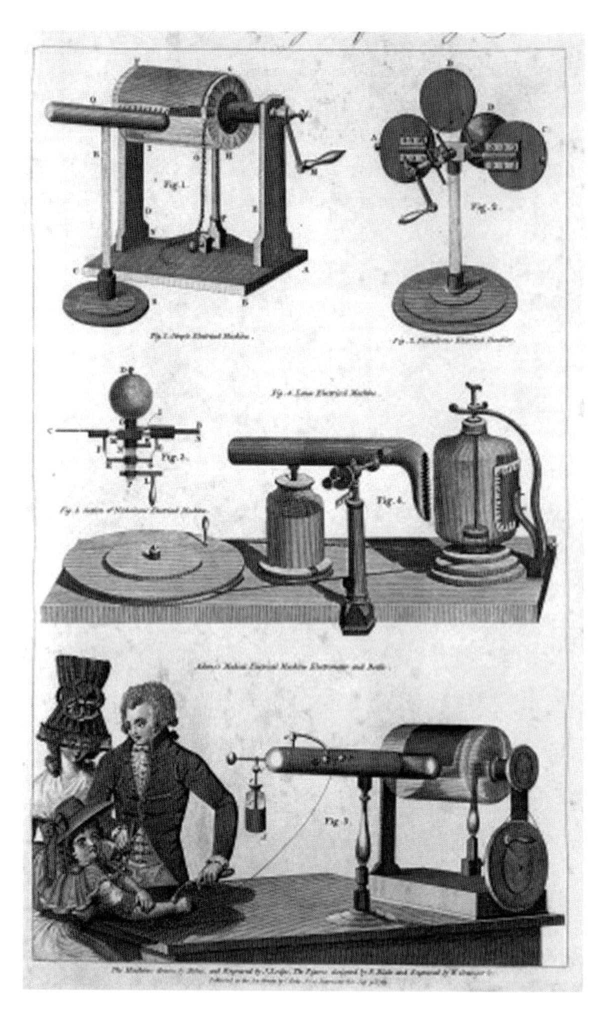

Abb. 8.3. **Elektrisiermaschine, spätes 18. Jh.**

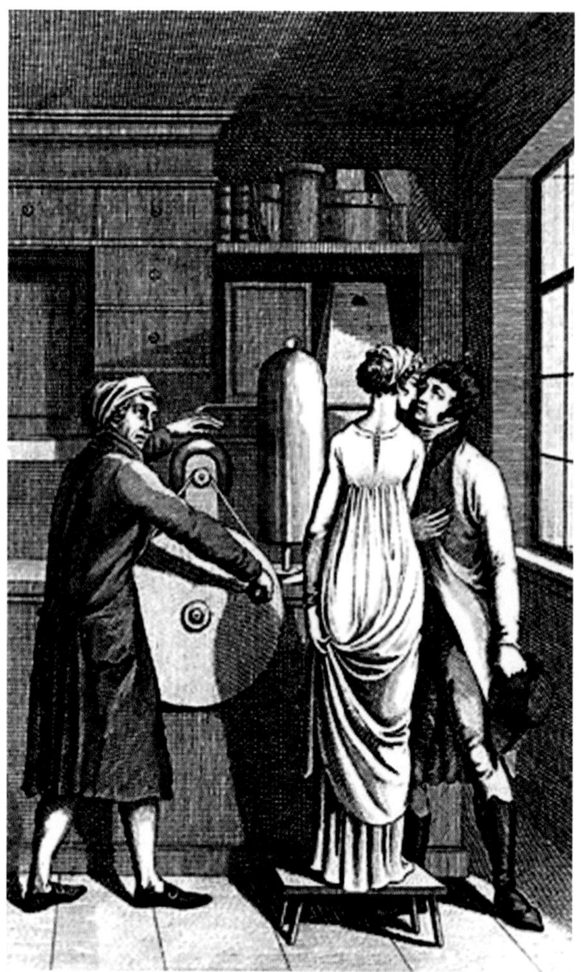

Abb. 8.4. Georg Matthias Boses *elektrischer Kuss*. Bose (1710–1761) lädt mit seiner Elektrisiermaschine eine junge Frau auf, bis die Funken überspringen.

Frühe Elektrotherapie

Erst nach der Beschreibung der Induktionselektrizität durch Faraday (1831) und der technischen Konstruktion »magnetoelectrischer Rotationsmaschinen« (1832) und »selbstthätiger galvanoelektrischer Inductionsapparate« (1846) hielt die Elektrotherapie auf breiter Front Einzug in die Medizin des 19. Jahrhunderts. Es entwickelte sich eine schnell expandierende, ja fast unkontrolliert wuchernde Elektrotherapie, die bis weit ins 20. Jahrhundert fortwirken sollte. Der französische Arzt Guillaume Duchenne (1806–1875) propagierte seit 1847 die lokalisierte Faradisation als kräftiges Erregungsmittel der Muskeln und der Haut; durch seine Fortentwicklung und Popularisierung dieser Anwendungsmethode in ganz Europa, insbesondere bei Lähmungen, Atrophien und Sensibilitätsstörungen, darf Duchenne als Begründer der modernen Elektrotherapie im engeren Sinne bezeichnet werden. Um die physiologischen Hintergründe der modernen Elektrotherapie mit faradayschen und konstanten galvanischen Strömen hat sich 1856–1858 in verschiedenen Beiträgen in der *Deutschen Klinik* und besonders durch seine Untersuchung über *Galvanotherapie der Nerven- und Muskelkrankheiten* (1858) der deutsche Pathologe Robert Remak (1815–1865) verdient gemacht.

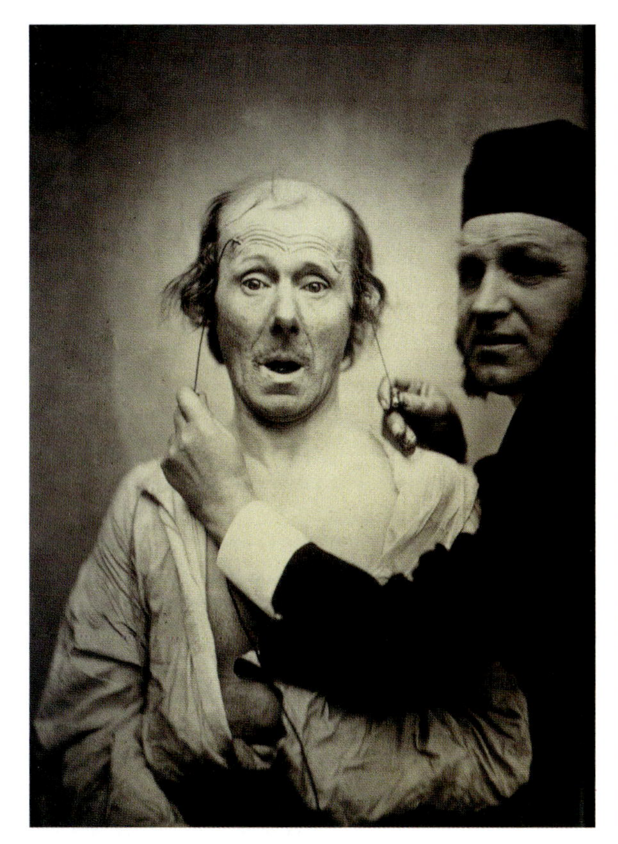

Abb. 8.5. Duchennes Elektrisierversuche aus dem 1862 erschienen Buch *Méchanism de la physionomie humaine.* Die Versuchsperson wirkt erstaunt.

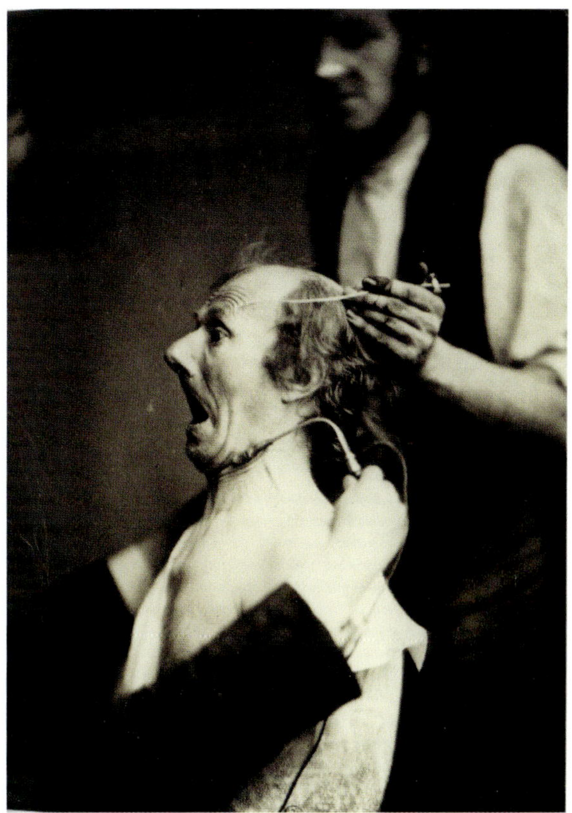

Abb. 8.6. Stromstöße provozieren Mimik.

Muskeln der Lüsternheit und die Orthographie des Gesichts

Als der französische Arzt und Privatgelehrte Guillaume Benjamin Amand Duchenne (1806–1875) im Jahre 1855 in Paris sein großes Hauptwerk *De l'electrisation localisée et de son application à la pathologie et à la Thérapeutique* veröffentlichte, befand sich die klinische Elektrophysiologie noch in den Kinderschuhen. Allenfalls das von den Physiologen François Magendie (1783–1855) und Jean-Baptiste Sarlandières (1787–1838) entwickelte Verfahren der Elektropunktur, eine für die Probanden schmerzhafte und verletzende Quälerei, war bekannt. Genau dieses Verfahren aber entwickelte Duchenne durch Vereinfachung und gefahrlose Anwendung auf den Menschen zu einer wichtigen neuen Methode der klinischen Diagnostik und Therapie weiter, der »Electrisation localisée«, die bald gleichberechtigt neben den einfachen physikalischen Untersuchungsmethoden der jungen Pariser Klinik, der Perkussion und der Auskultation, stehen sollte. Duchenne gelang es, durch »Applikation gut angefeuchteter und auf die Haut aufzudrückende Stromgeber« (Faradisation cutanée), sowie durch den Gebrauch eines eigens entwickelten »faradischen Pinsels« elektrische Reizungen, besonders der Gesichtsmuskeln, hervorzurufen, mit denen nun Muskelkrankheiten besser als zuvor nachgewiesen werden konnten. Die spätere Entdeckung der progressiven Muskelatrophie (-dystrophie) und vieler anderer Lähmungen konnte so gelingen. Auf den der Publikation von 1855 vorausgegangenen Versuchen fußten alle späteren Arbeiten Duchennes und anderer, die die Fortentwicklung der Elektrotherapie nach Einführung des konstanten Stromes (1857) ermöglichen sollten. Duchenne, der die Patienten und Probanden, das »Kran-

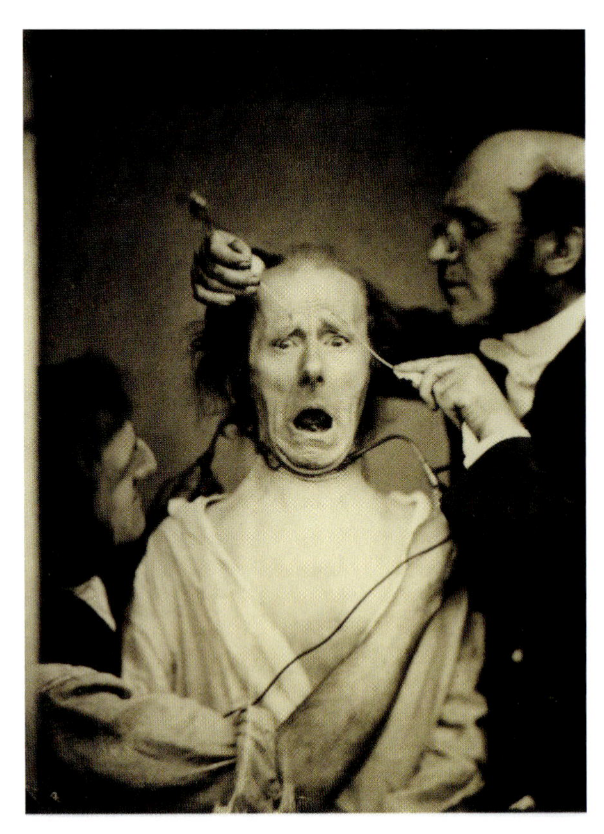

Abb. 8.7. Ein Bild des Erscheckens.

kenmaterial« für seine Elektroexperimente, auf systematischen Streifzügen durch die Pariser Kliniken fand, wurde zum Vater der Elektrodiagnostik und -therapie .

Sein besonderes Interesse galt der Physiognomie des Gesichts, dessen Entschlüsselung ihm durch Einsatz seiner Elektrostimulationen vorschwebte. Ziel war die Entwicklung einer »Orthographie des Gesichtsausdrucks«, die dem Forscher als Methode dienen sollte, die geheimnisvollen Beziehungen zwischen Emotion und Mimik zu entlarven. Hierzu – wie lange Zeit üblich – Leichen zu benutzen, war unter dieser Fragestellung natürlich ausgeschlossen und dem Forscher ein Graus. Duchenne benötigte lebende Probanden, die er auch in großer Zahl fand und seinen Versuchen unterzog. Sie wurden, angereichert mit dem faszinierenden Bildmaterial der jungen wissenschaftlichen Photographie 1862 unter dem Titel *Méchanism de la physionomie humaine* veröffentlicht. Den Gesichtsmuskeln, die Duchenne in erster Linie interessierten, gab der Forscher Namen nach den Gefühlen, für die sie seines Erachtens standen: Muskeln der Traurigkeit, des Schmerzes, des Lachens, der Lüsternheit. Die Namen seiner Probanden freilich hat der Arzt nie preisgegeben; einige von ihnen kennen wir aber doch, so den alten zahnlosen Schuhmacher von »beschränkter Intelligenz«, aber »charakterlicher Gutartigkeit«, der an einer Gefühllosigkeit des Gesichts litt und wohl auch deshalb von den Stromstößen nichts spürte. Er ist auf vielen Photographien des Experimentators zu entdecken und mit seiner künstlich erregten Mimik in die Photographiegeschichte eingegangen. Objekt seines Forscherinteresses war auch die junge Patientin, deren Augenleiden Duchenne mit Elektrostimulation zu heilen trachtete und die ihm zugleich als Mime theatralischer Szenen diente, als lasziv lächelnde Dame oder gar als Lady Macbeth mit dem Messer in der Rechten, der Linken bruststützend und dem Experimentator zur Seite, der ihre Stirn- und Augenmuskeln reizt. Es wird so deutlich, dass die Ansprüche Duchennes weit über den »Anatomischen Realismus« und das Neurophysiologische hinaus reichten und sich auf das Gebiet der Theaterkunst erstreckten. Es musste doch Regeln geben, die es dem Künstler ermöglichen würden, nach »strikter wissenschaftlicher Analyse« das Zusammenspiel von Emotion und Physiognomie so authentisch wie möglich in Szene zu setzen. Duchenne ahnte, dass seine Forschungen erst den Anfang einer neuen Epoche der Diagnostik, Therapie und der Physiognomik markierten. Jahrzehnte des Experimentierens würden noch folgen müssen. »Wird mein Leben dazu ausreichen? Ich hoffe es mit Gottes Hilfe und meiner Kollegen!« – schrieb der klinische Neurologe 1855 im Vorwort seines Hauptwerkes, zwanzig Jahre, bevor er an einer Hirnblutung starb.

Wohl angeregt durch Duchenne verfasste der Biologe und Weltreisende Charles Darwin (1809–1882) 1872 sein berühmtes Werk *On the Expression of the Emotions in Man and Animals* (*Der Ausdruck der Gemütsbewegungen bei dem Menschen und den Tieren*), in dem er darlegen wollte, dass auch die Gefühle und deren Ausdrucksweise bei Mensch und Tieren gleich und wie äußere Merkmale durch Evolution entstanden sind. Viele Illustrationen des Werks erinnern stark an die elektrophysiologischen Experimente Duchennes aus dessen Werk *Méchanism de la physionomie humaine.*

Selbst die Alternativmedizin entdeckte die natürliche Elektrizität als wohlfeiles Heilangebot der Natur. Als Vorkämpfer der Freikörperkultur und in diesem Zusammenhang als Verfechter einer Licht-, Luft- und elektrischen Wärmetherapie wird der Schweizer Färbereibesitzer Arnold Rikli (1823–1906) gewertet. Rikli entwickelte eine Theorie der »Thermoelektrizität« durch Temperaturwechsel, die

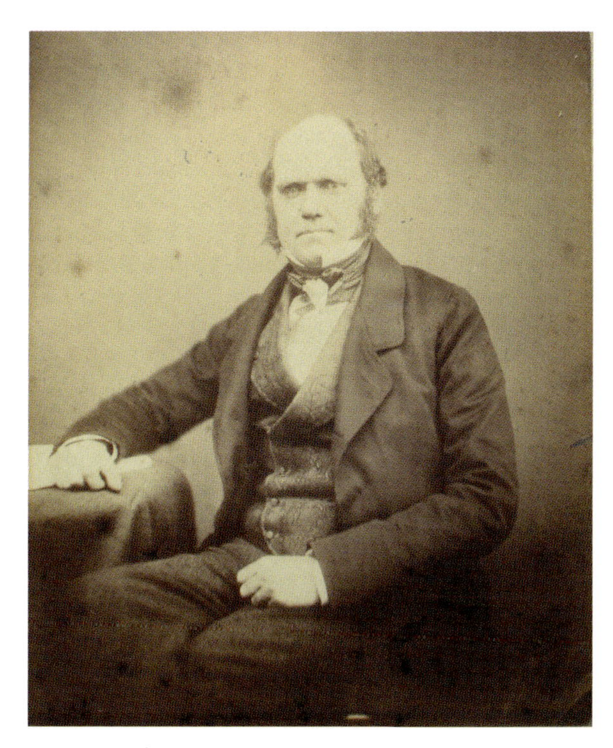

Abb. 8.8. Charles Darwin (1809–1882).

über das Nervenzentrum Einflüsse auf die menschlichen Organe und das Gefäßsystem ausüben sollte und gründete 1854/55 in Veldes/Oberkrain eine erste »Sonnenheilanstalt«. Die Grundidee Riklis war schlicht, aber offensichtlich im Kontext nicht nur der blühenden Naturheilkunde, sondern eben auch der zeittypischen Elektrotherapie nicht unpopulär: »Jeder Temperaturwechsel, also wesentlich durch Sonnenlicht, Schatten, Wind, Regen, Nebel bedingt, provocirt eine elektrische Spannung in unserem peripheren Nervennetz, [...] welche wir Thermoelectricität heißen. Diese electrische Strömung in den peripheren Nerven (Innovation genannt) pflanzt sich auf das Nervencentrum (Gehirnmasse) fort, und wird von diesem [...] mittels feiner Nervenfäden auf die drüsigen und innerhäutigen Schleim-Organe, sowie auf das Gefäßsystem (Blut- und Lymph-Röhrennetz) übertragen.« Damit hatte auch die Naturheilkunde zumindest einen Fuß auf das Terrain der Elektrotherapie – wenngleich der natürlichen – gesetzt.

Seit den 60er Jahren des 19. Jahrhunderts gehörten auch die Galvano-, Farado- und Franklinotherapie (Reibungselektrizität) zum festen Repertoire der europäischen und nordamerikanischen Hospitalmedizin. In der Inneren Medizin, besonders auf dem Gebiet der Neurologie, in der

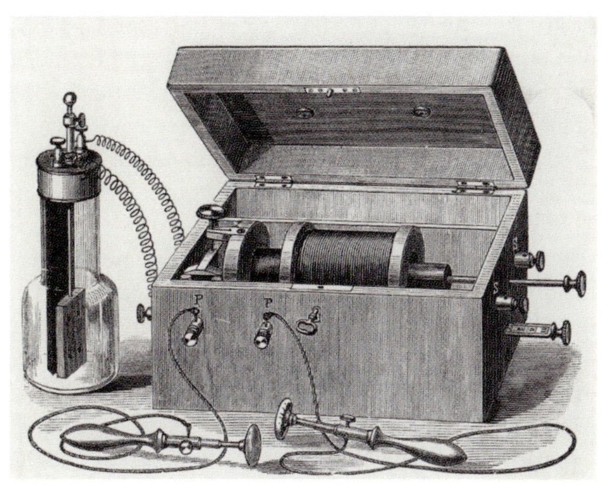

Abb. 8.9. Induktionselektrisiermaschine.

Psychiatrie, ja sogar in der Gynäkologie wurde elektrotherapiert, was das Zeug hielt, wobei den sich gelegentlich bei »disponicrten elektrosensitiven Personen« einstellenden »Nebenwirkungen«, insbesondere bei der Rückenmarks- und Gehirngalvanisation (Schwindel, Betäubung, Übelkeit, Erbrechen) auffallend geringe Rechnung getragen wurde. Man war modern und die Elektrotherapie gehörte zum Modernsten der klinischen Medizin jener Zeit überhaupt.

Diese Auffassung verband sich bei vielen Medizinern mit einer geradezu abgöttischen Bewunderung der Elektrizität schlechthin. So waren Dampfkraft und Elektrizität auch für den Heidelberger Neurologen Wilhelm Erb (1840–1921) bedeutende Errungenschaften mit mächtigem »Einfluß auf die ganze Culturwelt und damit auch auf das Nervensystem« der Menschheit. »Gegen die Mitte des Jahrhunderts«, so der Rückblick des Internisten auf ein technomorphes Halbsäkulum,

> »dämmert das Zeitalter des Dampfes herauf und es tritt die unendliche Verwerthbarkeit der wunderbaren Kraft der Elektricität hinzu: Dampfschifffahrt und Eisenbahn, Maschinen aller Art, Telegraph und Telephon werden von den rapide fortschreitenden mechanischen und technischen Wissenschaften der Menschheit zu Verfügung gestellt«.

Das Armamentarium der Elektrotherapie des ausgehenden 19. Jahrhunderts war noch relativ einfach, die erhoffte Effektivität aber groß. Für die Galvanotherapie benötigte der Therapeut eigentlich nur eine gute galvanische Batterie, sogenannte Stromwähler und -wender, Leitungen und

Elektroden; zur Faradisierung waren Induktionsapparate und Stromwechsler erforderlich, und bald schon standen auch »transportable Inductionsapparate« zu Verfügung; die Franklinotherapie schließlich ermöglichten eine einfache Elektrisiermaschine sowie die Benutzung einer Leydener Flasche als Speicher des elektrischen Stroms.

Vielfältigste Indikationsstellungen, von der elektrischen Lähmungsbehandlung bis hin zur Therapie der Spermatorrhoe, bei der rektal und perineal elektrisiert wurde, über die Bekämpfung des nächtlichen Einnässens, zur Behandlung der Amenorrhoe und Dysmenorrhoe oder der Einleitung der Wehentätigkeit durch Elektroden in Muttermund und Rektum, ermunterten zu ungeahnter Experimentierfreudigkeit. Ob die geradezu rauschhafte Elektrisierwut von den armen Patienten immer nur positiv aufgefasst wurde, mag zu Recht bezweifelt werden. Im großen Stil hielt die Elektrizität als neues therapeutisches und diagnostisches Hilfsmittel in den 1890er Jahren Einzug in die Medizin. Vorreiterin war die bereits charakterisierte Elektrotherapie, über die man in Albert Eulenburgs (1840–1917) *Real-Encyclopädie der Gesammten Heilkunde* 1886 hatte lesen können: »Während im weitesten Sinne hierher jedwede Anwendung der Elektricität zu Heilzwecken gehören würde, wird in der Regel [...] unter der Elektrotherapie nur die therapeutische Anwendung der Elektrizität auf die unverletzte Haut zu wesentlich physiologischen Wirkungen verstanden.« Weniger als ein Jahrzehnt später bereits sollte der Wiener Elektrotherapeut Rudolf Lewandowski (1847–1902) die Elektrotherapie als »das elektrische Licht in der Heilkunde« bezeichnen und damit die euphorische Stimmung einfangen, die den allgemeinen Siegeszug der Elektrizität ins alltägliche Leben und nun eben auch in die Medizin einfing.

Neben der älteren Elektrotherapie wurde in den letzten Jahrzehnten des 19. Jahrhunderts elektrischer Strom auch zu diagnostischen Zwecken nutzbar gemacht. Unter Elektrodiagnostik verstand man die methodische Untersuchung aller elektrischen Reaktionen der Nerven und Muskeln des lebenden Menschen in physiologischen und pathologischen Zuständen. Früh wurden auch bereits die Sinnesnerven, besonders die Gehörnerven (Elektrootiatrik), in solche Untersuchungen einbezogen. Zum Einsatz kamen hierbei neben der galvanischen auch die Induktions- und Spannungselektrizität. Technisch bedienten sich die Elektrodiagnostiker eines Induktionsapparates (Schlittenmagnetelektromotor) – populär war um 1890 der Remak-Hirschmann'sche Apparat – sowie unterschiedlicher Elektrizitätsquellen (Akkumulatoren): anfänglich der nach ihren Entwicklern benannten Bunsen'sche oder Grove'schen Elemente, die aber wegen erheblicher Belästigung durch aufsteigende Dämpfe bald kaum noch zum Einsatz kamen, später der Siemens'schen sowie der Leclanche'schen Zink-Kohle-Brausteinelemente.

Auch Thermoinduktoren, die mit Bunsenbrennern unter erheblichem Spiritusverbrauch in Betrieb gehalten wurden, kamen zur Anwendung. Problematisch war bei all diesen Anordnungen stets das große Gewicht der Akkumulatoren, Induktoren und der übrigen Gerätschaften; wie überhaupt die erheblichen Dimensionen der ganzen Untersuchungsapparaturen häufig eher das Ambiente einer Elektrowerkstatt oder eines physikalischen Laboratoriums ausstrahlten als das eines klinischen Untersuchungszimmers. Hierzu trugen nicht zuletzt die unterschiedlichsten Messinstrumente (Hirschmann's Vertical- und Horizontalgalvanometer, Kohlrausch' Stromwaage) bei, denn man wollte ja schließlich wissen, welche Ströme flossen. Heute mag uns das elektrotechnische Genre jener Zeit befremdlich anmuten, für die Zeitgenossen aber war es höchst modern und entsprach nachgerade der Ikone zeitgemäßer Laboratoriumsmedizin, dem zeittypischen Signum modernen ärztlichen Handelns. Dass auch Kritik an solchen Entwicklungen laut wurde, dafür steht etwa der Leibarzt Bismarcks, Ernst Schweninger (1850–1924), der in seiner Schrift *Der Arzt*

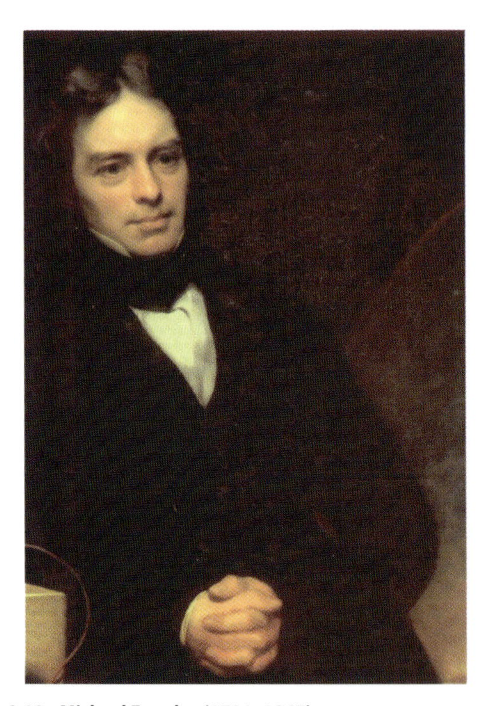

Abb. 8.10. Michael Faraday (1791–1867).

INTERNATIONALE
ELEKTRO-TECHNISCHE
AUSSTELLUNG
MAI-
OCTOBER 1891
ZU FRANKFURT AM MAIN

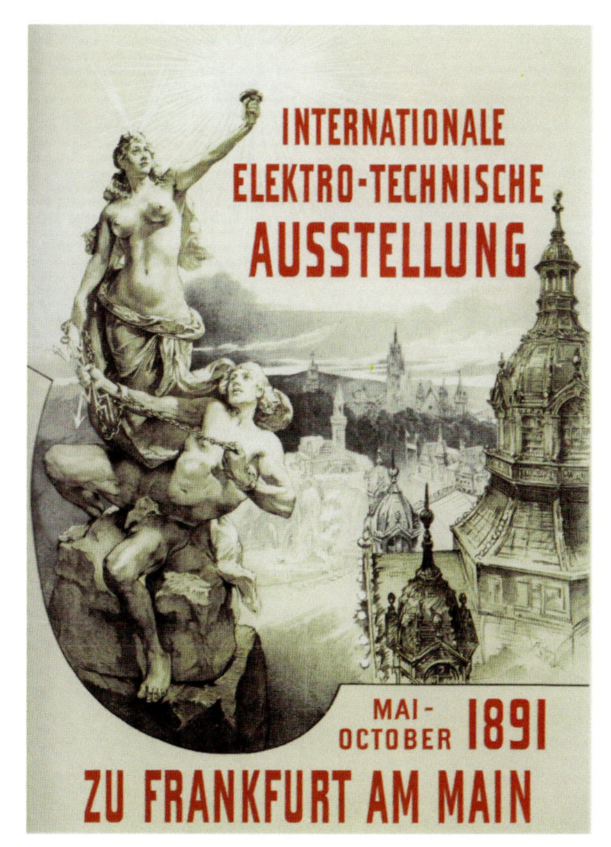

Abb. 8.11. Elektrizitätsausstellung in Frankfurt, 1891.

1906 die Laboratoriumsmedizin jener Jahre scharf geißelte und über die Ärzte, die Zauberer solcher Medizin, schrieb:

> »Sie führen Wagenladungen von Apparaten mit sich, um den Kranken zu untersuchen, ihn zu behandeln. Ihre Sprechzimmer sind mit Maschinen und Einrichtungen ausgestattet, wie das Laboratorium einer Fabrik. Sehr schön! Unsere Ärzte sind Gelehrte! Wenn sie aber einen Kranken anfassen, dann tun sie ihm wehe, indem sie ihm beim nichtigsten Anlaß Sonden, Lampen und photographische Apparate durch alle gangbaren Körperöffnungen einführen, um zu erkunden, wie er inwendig beschaffen sein mag. Sie erregen ihm Ekel, indem sie ihm widerliche Chemikalien und stinkende Salben applizieren. Sie ermüden ihn, wenn sie seinen kümmerlichen Leib mit dem Aufgebot eines täglich größer werdenden Arsenals von mechanisch-elektrisch-optisch-akustisch-magnetischen Methoden außen und innen bearbeiten.«

Nicola Tesla und die Hochfrequenz-Wärmetherapie

Neben dem unmittelbaren Einsatz des galvanischen Gleichstroms (Remak) sowie des faradayschen Induktionsstroms (Duchenne) in der frühen Phase der Elektrotherapie wur-

Michael Faraday

1791 geboren, wurde Michael Faraday, der zuvor nur Lesen und Schreiben gelernt hatte, mit 14 Jahren Buchbinderlehrling. Während der siebenjährigen Lehrzeit erwachte sein Interesse an den Naturwissenschaften und er fertigte dann Notizen über seine Beobachtungen und Überlegungen an. Nachdem er dem Chemiker Humphry Davy einige Muster seiner Notizen zugesandt hatte, stellte ihn Davy 1813 als Assistent in der Royal Institution in London an. Diese Forschungsanstalt übertrug ihm 1821 die Funktion eines Oberinspektors, 1825 die eines Direktors und 1827 die eines Professors der Chemie, die er bis 1867 innehatte. Gleichzeitig war er Professor der Chemie an der Militärschule in Woolwich. Die größten Beiträge lieferte Faraday für den Bereich der Elektrotechnik. 1821, kurz nachdem der dänische Chemiker Ørsted das Phänomen des Elektromagnetismus entdeckt hatte, baute Faraday zwei Vorrichtungen, um das herzustellen, was er *elektromagnetische Rotation* nannte: eine konstante kreisförmige Bewegung einer magnetischen Kraft um einen Draht. Zehn Jahre später, 1831, begann er mit einer Serie von Experimenten, die schließlich am 29. August zur Entdeckung der elektromagnetischen Induktion führten. Diese Experimente bildeten die Grundlage der modernen elektromagnetischen Technologie. Sie ermöglichten es ihm, den ersten Dynamo (Generator) zu konstruieren. Im Jahre 1832 stellte Faraday die Grundgesetze der Elektrolyse (Faraday'sche Gesetze) auf. 1845 entdeckt er den Faraday-Effekt. Im Bereich der Elektrostatik zeigte Faraday, dass die Ladung nur an der Außenseite eines geladenen Leiters konzentriert ist. Die Ladung außen hat keinen Einfluss auf Objekte, die sich innerhalb des vom Leiter umschlossenen Raumes befinden. Dieser Abschirmeffekt wird heute Faraday'scher Käfig genannt.

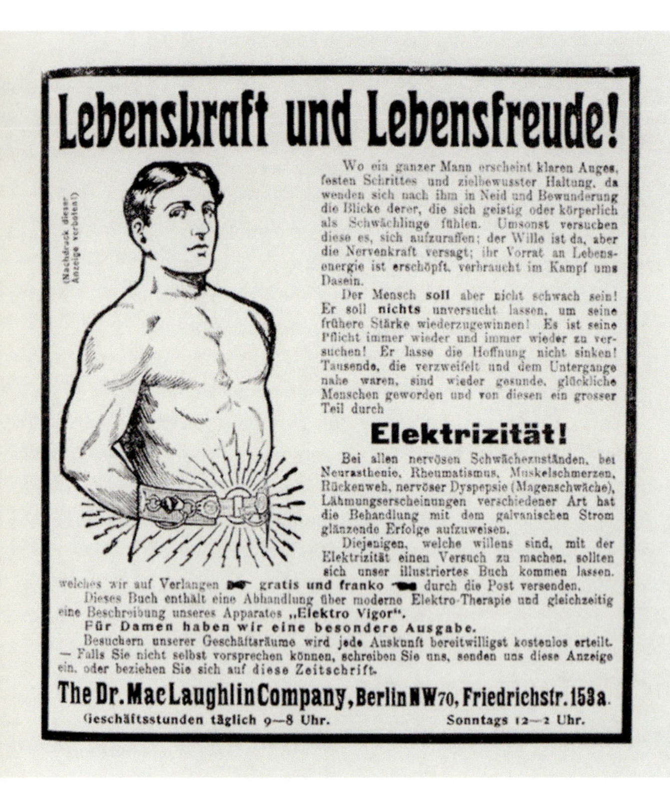

Abb. 8.12. Lebenskraft durch Elektrizität. Anzeige um 1890.

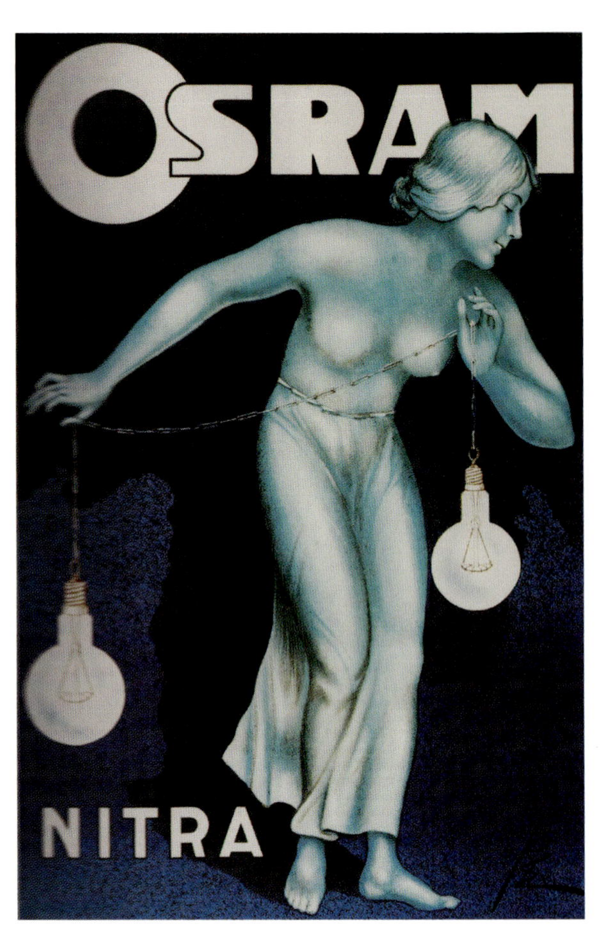

Abb. 8.13. Osram-Reklame 1915.

den in den 1890er Jahren auch bereits Versuche angestellt, hohe Wechselströme unterschiedlicher Frequenz ohne direkten Körperkontakt auf dem Wege der Beeinflussung des menschlichen Organismus im elektrischen Feld in die Therapie einzuführen. Noch heute kennt und nutzt die Medizin die Ausläufer dieser frühen Versuche im Rahmen der Diathermiebehandlung. Die biophysikalische Wirkung der Kurzwellen beruht auf ihrer Wärmewirkung. Die Energie der eingestrahlten Hochfrequenzwellen wird dabei vom Gewebe absorbiert und in Wärme umgewandelt. Ohne hier ausführlich die physikalisch-mathematischen Grundlagen dieses Phänomens erörtern zu können, soll aber dennoch auf die frühen Indikationsfelder und Anwendungstechniken dieser Zusammenhänge eingegangen werden. Die Geschichte dieser Form der Elektrotherapie beginnt in den 90er Jahren des 19. Jahrhunderts und ist eng mit den Namen des amerikanischen Physikers Nicola Tesla (1856–1943) und des französischen Arztes Jaques-Arsène D'Arsonval (1851–1940) verbunden. Tesla und D'Arsonval waren die Ersten, die die verschiedenen Phänomene der höherfrequenten Wechselströme hoher Spannung und ihre Wirkung auf den menschlichen Körper entdeckt und diese in der Therapie ausgenutzt haben. Während dem Physiker Tesla das Verdienst zukommt, in einem Vortrag vor dem American Institute of Electrical Engineers am Columbia College zu New York vom 20. Mai 1891 erstmals und im Frühjahr 1892 auch in Paris und London vor der Société Française de Physique und der Royal Institution of Electrical Engineers auf die physikalischen Eigenschaften von Wechselströmen hoher Frequenz und Spannung hingewiesen zu haben, geht die praktische Nutzbarmachung und technische Realisierung dieser Beobachtungen auf D'Arsonval zurück. Bereits 1891 hatte freilich auch Tesla auf die möglichen Anwendungsgebiete der später nach ihm benannten Teslaströme hingewiesen. Man müsse sich deren Wirkungen im Sinne einer Massage zur Erwärmung der Haut vorstellen. So schrieb er in einem Artikel des *Electrical Engineer* vom 23.12.1891:

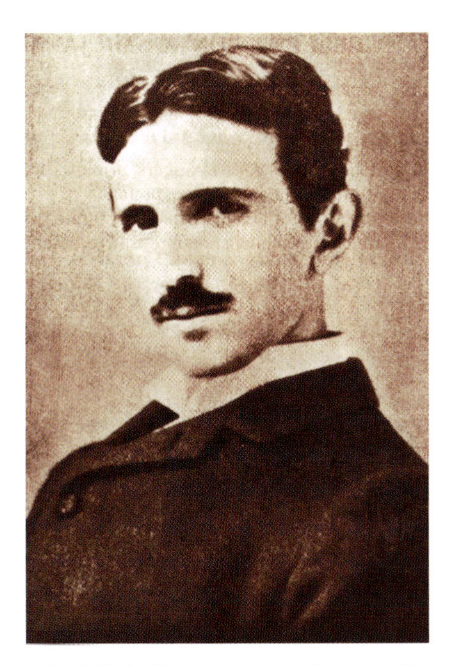

Abb. 8.14. Nicola Tesla. Photographie von Napoleon Sarony (1821–1896).

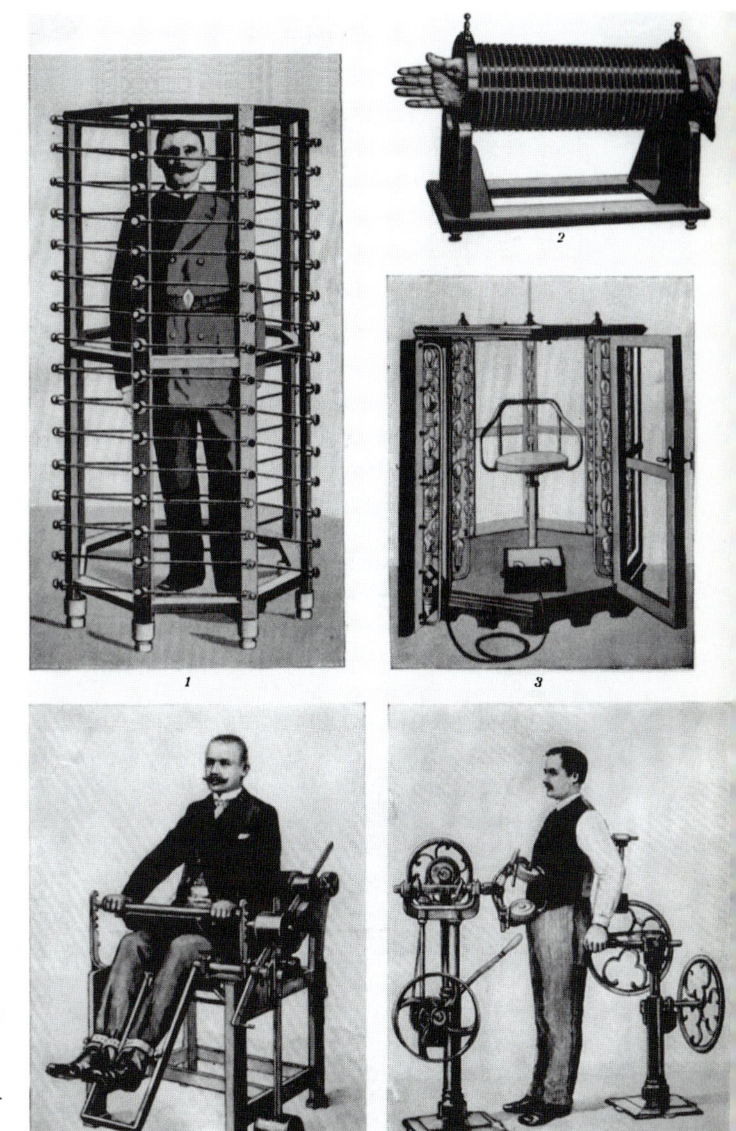

Abb. 8.15. Arsonvalisation.

»Es möge daran erinnert werden, [...] dass ein in der Luft vollkommen isolierter Körper durch einfache Verbindung desselben mit einer Electrizitätsquelle von rasch wechselnder hoher Spannung erhitzt wurde. Die Erwärmung ruht in diesem Falle höchstwahrscheinlich von dem Bombardement des Körpers durch die Luft oder möglicher Weise irgend eine anderes Medium her, welches von molekularem oder atomischen Gefüge ist und dessen Vorhandensein unserer Kenntnis bisher entgangen ist.«

Tesla hatte beobachtet, dass eine solche Erwärmung auf der Oberfläche der Haut stattfand, unabhängig davon, ob nun die Person bekleidet sei oder nicht. Dass die Ärzteschaft unmittelbar Interesse an Teslas Beobachtungen entwickelte, die ja immerhin versprachen, ihr Therapiespektrum erheblich zu erweitern, verwundert nicht. Der französische Arzt D'Arsonval war der Erste, der sich mit den möglichen medizinischen Anwendungsspektren der Teslaströme befasste und auch Geräte für deren Einsatz entwickelt. Zwei elektrotechnische Neuerungen ermöglichte diese Versuche: Zum einen der von Tesla entwickelte Transformator, mit dem Hochfrequenzströme mit hohen Spannungen erzeugt werden konnten, zum anderen ein von dem deutschen Physiker Heinrich Hertz (1857–1894) entwickelter Apparat, mit dem 3–5 Millimeter lange Funken in der für damalige Verhältnisse extrem hohen Frequenz von 200.000 Hertz pro Sekunde produzierbar waren, ohne jedoch einen motorischen Nerven zu erregen. Vor diesem technischen Hintergrund entstanden nun unter dem Oberbegriff der »Hochfrequenztherapie« verschiedene Anwendungsformen, unter denen die lokale »Arsonvalisation«

zunächst dominierte. Ihre Applikationsdauer lag in der Regel zwischen 5 und 30 Minuten, wobei die mit den Funken behandelte Haut sich sofort stark erhitzt anfühlen (ohne Verbrennungserscheinungen aufzuweisen), stark vaskularisiert sein und bis zu einer halben Stunde anhaltende Analgesie aufweisen sollte. Als weitere Wirkungen wurden eine Erhöhung des respiratorischen Stoffwechsels, eine erhöhte Ausscheidung der Harnsäure, des gesamten Stickstoffs einschließlich der Phosphate im Harn, Blutdrucksenkung und sogar eine Abtötung von Bakterien postuliert. Eine weit verbreitete Skepsis gegenüber diesen Effekten behinderte zunächst die Verbreitung der Methode. Man hielt das Ganze eher für eine Suggestivwirkung und bezweifelte jede biophysikalische Wirkung. Parallel zu der wissenschaftlichen Auseinandersetzung um die Wirksamkeit der Arsonvalisation wurde indes besonders zwischen 1900 und 1914 heftig weiterexperimentiert, wobei man zum Teil heroische Versuchsanordnungen entwickelte und erprobte. So wurde der Patient etwa bei der Methode der allgemeinen Arsonvalisation in das Innere einer großen Spule gebracht, durch die ein hochfrequenter und hochgespannter Wechselstrom floss. Das Objekt des Therapieversuchs war auf diese Weise einem sich ständig verändernden magnetischen Feld ausgesetzt. Mit diesem »großen Solenoid« erhoffte man sich allgemeine Stoffwechselauswirkungen besonders in der Gicht-, Diabetes- und Harnsteintherapie. Die Ergebnisse waren allerdings äußerst umstritten. Bei der nach Theodor Rumpf (1851–1934) benannten »Rumpf'schen Behandlung« stand das ›Behandlungsobjekt‹ auf einer unten mit Stanniolpapier (Elektrode) belegten und zum Boden mit einer Gummimatte isolierten Glasplatte. Als zweite Elektrode diente eine dünnwandige Glasflasche, die innen mit Stanniol, Messingfäden oder Silber ausgekleidet war. Erzeugt wurden mit 10–12 Volt bei 2 Ampere (!) Funkenstrecken von ca. 1 cm Länge. Wurde die Glasfasche auf die Haut aufgesetzt, der Patient also zwischen die beiden Elektroden gebracht, resultierten zunächst ein prickelndes Gefühl, dann ein »fibrilläres Wogen« und schließlich allgemeine, unangenehme, gelegentlich äußerst schmerzhafte Muskelkontraktionen. Wohl ein Vorläufer der späteren Diathermie war das »Kondensatorbett« von George Apostoli (1847–1900). Hier befand sich der Patient leitend zwischen zwei Kondensatorplatten, durch die Strom floss. Apostoli gilt auch als Protagonist der gynäkologischen ›Elektrotherapie‹ besonders der Gebärmuttererkrankungen und gründete 1880 die Société d'électrothérapie. Bei der, allerdings erst nach 1918 breiter erprobten, »Effluvienbehandlung« wurden feine Metallspitzen in Bürstenform als Elektroden aus einer Entfernung von mindestens 20 cm an den Patienten herangeführt. Bei Spannungen von ca. 200–300 KV und Strömen um 10 mA und einer Wellenlänge von etwa 500 m entstanden unter eindrucksvoller Lichtwirkung (!) sogenannte »Effluvien«, die der Patient als fühlbaren ›Hauch‹ empfand. Um die Urheberrechte der eigentlichen »Diathermie-Behandlung«, bei der mittels Elektroden hochfrequente Wechselströme direkt auf den Patienten appliziert wurden, stritten sich zwischen 1907 und 1910 die Mediziner Nagelschmidt, von Zeynek und von Bernd. Ihr Ziel war es, mittels fließender Hochfrequenzströme unmittelbar Wärme zu erzeugen. Fand die Methode vor und während des Ersten Weltkrieges zunächst nur zögerliche Anwendung, so erfuhr sie in der Nachkriegszeit einen rasanten Aufschwung, nicht zuletzt durch die industrielle Herstellung von Diathermiegeräten und lebt bis heute fort.

Allerdings war der gesamte Komplex der Hochfrequenztherapie bereits vor dem Ersten Weltkrieg durchaus umstritten. Neben begeisterten Befürwortern, zu denen auch der Leiter der Berliner Universitätspoliklinik für Nervenkrankheiten Albert Eulenburg (1840–1917) gehörte, fand sich auch eine zunehmende Zahl von extrem skeptischen Kritikern, unter ihnen besonders der Neurologe Tobias Cohn (1866–1929), der 1907 auf einer Sitzung der Berliner Vereins für Innere Medizin resigniert feststellen musste: »Es existiert eigentlich kein einziges Indikationsgebiet, auf welchem unter den Autoren Einigkeit herrschte: der eine findet Erfolge, wo der andere nur Misserfolge findet. Es bleibt tatsächlich nichts Anderes übrig, als zunächt ein non licet auszusprechen.«

Wenig empfehlenswert für den Praktiker sei das Verfahren auch wegen seines umständlichen und kostspieligen Instrumentariums. Um so erstaunlicher ist der große Verbreitungsgrad, den die vielfältigsten Methoden der Arsonvalisation nach dem Ende des Ersten Weltkriegs erfuhren, was wohl wesentlich damit zusammenhing, dass nun die Elektroindustrie diesen Produktionszweig entdeckte und einfachere, billigere, aber auch leistungsschwächere Apparate auf den Markt warf. Verbunden war die zunehmende Verbreitung allerdings auch mit einem deutlichen Abdriften der Methode in den umstrittenen paramedizinischen Bereich. Sogar Drogerien und Parfumläden verbreiteten nun die handlichen Geräte und auch das Indikationsgebiet erweiterte sich verdächtig schnell. Von Akne bis Zahnschmerz versprach die industrielle Werbung Linderung durch Hochfrequenzbehandlung und berief sich dabei selbstverständlich nur auf die Befürworter der Methode. Kritiker blieben unerwähnt. Nicht ohne einen Anflug von Ironie berichtete rückblickend 1931 der österreichische Arzt Josef Kowarschik (1876–1965):

> »Ueber den derzeitigen Stand der Hochfrequenztherapie: Heute verfügt wohl jeder Friseur, jeder Masseur, jeder Hühneraugenoperateur, der Standesbewußtsein hat, jede Manikure oder Pedikure, die etwas auf sich hält, über einen solchen Apparat.«

Hochfrequenzvereine und Gesellschaften, die sich die Popularisierung der Methode auf ihr Banner geschrieben hatten, wurden gegründet. Für eine regelrechte Massensuggestion in Laien- und Ärztekreisen sorgte ein gewisser Valentin Zeileis (1850–1939), der vorgab, die Hochfrequenztherapie mit einer Radiumbestrahlung zu kombinieren und damit die Elektro- und Radiumeuphorie der 1920er Jahre verband. Zeileis unterhielt seit 1920 im oberösterreichischen Gallspach, wo er als Wunderheiler galt, ein »Ambulatorium für elektrophysikalische Therapie« (später »Institut Zeileis«), das von seinem Sohn fortgeführt wurde.

Der Publikumserfolg des Wunderheilers Zeileis war grandios. Allein 1929 erfasste die Meldebehörde des Kurortes Gallspach mehr als 95.500 ‚Zeileis'-heilsuchende Gäste, ca. 50.000 weitere, für die der Ort keine Unterkunft mehr bereit halten konnte, quartierten sich in Nachbargemeinden ein. Am Tag wurden in 8 Stunden an die 3.000 Patienten (!) im Sekundentakt diagnostiziert und behandelt, meist in Großgruppen zu je 1.000 Heilsuchenden; sein Salär hatte der elektrotherapierende Magier eingangs bereits höchstpersönlich in die Hand kassiert. Danach ging alles blitzschnell und professionell: Zeileis, untersetzt, klein, graubärtig, mit gütigen, vertrauenerweckenden Augen und einem gemütlichen Bäuchlein, die Virginia-Zigarre immer im Mundwinkel, näherte sich seinen Patienten mit der Hochfrequenzdusche wie mit einem modernen Zauberstab. Er bestrich seine Gläubigen kurz nur an den erkrankten Körperteilen. Eine leuchtende Aura erhellte blitzartig den verdunkelten Raum. Funkenbüschel flackerten strahlend wie Heiligenscheine: Gesund! Befreit! – Bisweilen erschien es dem Meister nötig, eine Kontaktplatte direkt auf die nackte Haut aufzulegen, dann schossen gelegentlich auch schon einmal Funkenbogen spektakulär selbst aus den Zehen oder aus den Fußsohlen seiner Patienten; jenseits des blendenden Bluffs handelte es sich freilich um ein im Grunde ungefährliches, indes höchst imposantes, vor allem aber auch absolut unwirksames Verfahren, eine elektrische Gaukelei. Begleitet wurde das mirakulöse Prozedere von lakonischen, scherzhaften, bisweilen auch derben Bemerkungen und Zurufen des überaus verbindlich wirkenden Wunderheilers. Wer wollte übel nehmen, wenn sich der charismatische Therapeut gelegentlich durch einen Strich mit dem hochfrequenten Zauberstab über das wohlgeformt-rundliche Rückenende seiner Patientinnen ... und Patienten verabschiedete? Es überrascht kaum, dass Zeileis und seine Adepten wortreich versuchten, das Diagnose- und Heilverfahren wissenschaftlich herzuleiten. Es wirke durch Resonanzen der hochfrequenten elektrischen Strahlen mit den Schwingungen des Organismus. Doch der »eigentliche Zauber« steckte am wenigsten in der wundersamen Elektrotherapie des Heilers, sondern zweifellos und ausschließlich »in dem Menschen Zeileis«. Was da werbewirksam als Therapieerfolg angepriesen wurde, war letztlich kaum mehr als der gelegentlich auch individuelle Ausdruck eines »suggestiven Massenerfolges«. Es entstanden nach diesem Vorbild zahlreiche weitere Zeileisinstitute im deutschen Kulturraum, ein wahrer Hochfrequenzrummel á la Zeileis brach aus. Der Umstand, dass Valentin Zeileis – eine für die 1920er Jahre durchaus nicht untypische, charismatische Figur mit außerordentlichem Sendungsbewusstsein – seine Hochfrequenz-Radium-Therapie als Streben nach einer »Synthese von Intellekt und Seele« auch mit umfassenden Gemeinschaftserlebnissen »auf mittelalterlichen Wallfahrtswegen« zu kombinieren suchte, verstärkte einerseits deren Massensuggestivkraft, rief anderer-

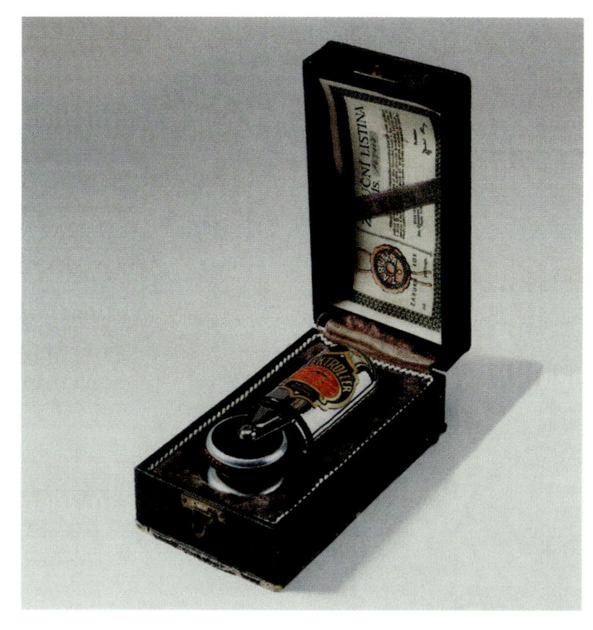

Abb. 8.16. Elektroroller 1931.

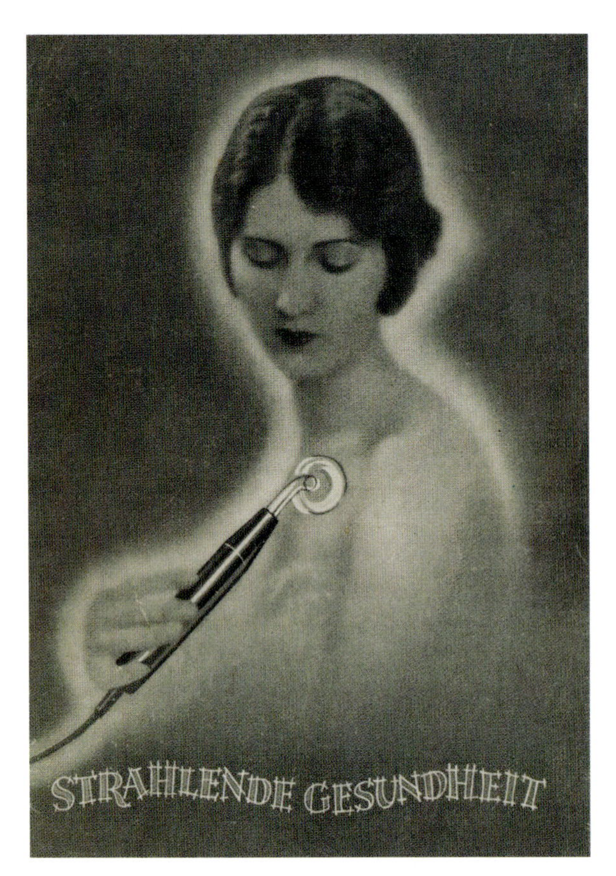

Abb. 8.17. Werbung für eine Hochfrequenztherapie 1931.

seits aber auch erbitterte ärztliche Gegner auf den Plan. Als indessen alle Versuche scheiterten, die umstrittene Methode als Kurpfuscherei rechtswirksam anzuprangern, entwickelten sich die Kritiker zu Konkurrenten, wechselten durch geschäftliche Überlegungen maßgeblich geleitet ebenfalls ins Lager der Hochfrequenztherapeuten und benannten allenfalls die Methode unverdächtig neu. Hochfrequenzinstitute schossen wie Pilze aus dem Boden. Eine gewisse Ernüchterung machte sich erst in den frühen 1930er Jahren breit, da aufgrund ausbleibender Heilerfolge bei breitester Indikationsstellung die Verfahren zunehmend skeptischer beurteilt wurden.

Elektrizität und Strahlung

Am 8. November 1895 experimentierte in Würzburg ein ebenso unbekannter wie ehrgeiziger Physiker wieder einmal unter größtem Elektrizitätseinsatz mit einer jener Kathodenstrahlröhren, die der Engländer William Crookes (1832–1919) bereits knapp 20 Jahre zuvor konstruiert hatte. Bei dem im bergischen Lennep geborenen Physiker, der bereits 1876 in Straßburg zum Professor der Physik ernannt worden und 1888 über Gießen nach Würzburg gelangt war, handelte es sich um Wilhelm Conrad Röntgen (1845–1923). An jenem denkwürdigen 8. November unternahm Röntgen mit den Emissionen der Kathodenstrahlröhre eine Reihe von Experimenten. Er ließ mit ihnen Fluoreszenzschirme im Dunkeln aufleuchten und belichtete photographische Platten, zunächst durch schwarzes Papier hindurch, dann durch seine Geldbörse und schließlich durch seine eigene Hand. Bei diesen Versuchen zeigte sich, dass die Münzen in seiner Geldbörse ebenso wie die Knochen seiner Hand als helle Schatten auf der photographischen Platte festgehalten wurden. Es mussten Strahlen sein, die aus der Kathodenstrahlröhre entwichen. Da der Physiker aber natürlich nichts über die Natur dieser Strahlen wusste, nannte er sie X-Strahlen. Später wurden diese Strahlen nach seinem Namen benannt.

Noch im November informierte Röntgen die Öffentlichkeit über seine Entdeckung, deren Tragweite insbesondere für die medizinische Diagnostik bald klar wurde. 1901 erhielt er für seine Entdeckung den Nobelpreis. Röntgens Experimente waren relativ einfach, leicht reproduzierbar und daher überaus publikumswirksam. Seine Entdeckung umkreiste in wenigen Wochen die Erde und wurde bald Gegenstand spektakulärer Kabinettstücke und zahlloser Varietéwitze. Eine wahre Durchleuchtungseuphorie machte sich breit. Aber auch die ernsthafte Anwendung der neuen Strahlen in der Medizin und hier insbesondere in der Chirurgie ließ nicht lange auf sich warten. Bald erkannte man, dass sich mit der jungen Methode der Röntgenographie Frakturen, Dislokationen, Fremdkörper (u.a. Geschossprojektile) leicht darstellen ließen. Bereits um die Jahrhundertwende wurden erste Versuche unternommen, Hohlorgane des Körpers durch die Applikation von Kontrastmitteln sichtbar zu machen. Mit oral applizierten Wismutpasten gelang es, Bewegungen des Magens (1898) und des Darmtraktes (1901) darzustellen. Schnell erweiterten Röntgens Durchleuchtungsgeräte das diagnostische Arsenal vieler Krankenhäuser. Auch das Militär bemächtigte sich der neuen Entdeckung. So gehörte bereits bei der Niederschlagung der sog. Boxerrebellion in China (1900/1901) ein Röntgenzug zum Tross der alliierten europäisch-amerikanischen Imperialmächte auf dem chinesischen Festland. Es ist erstaunlich, wie schnell die Röntgendiagnostik von

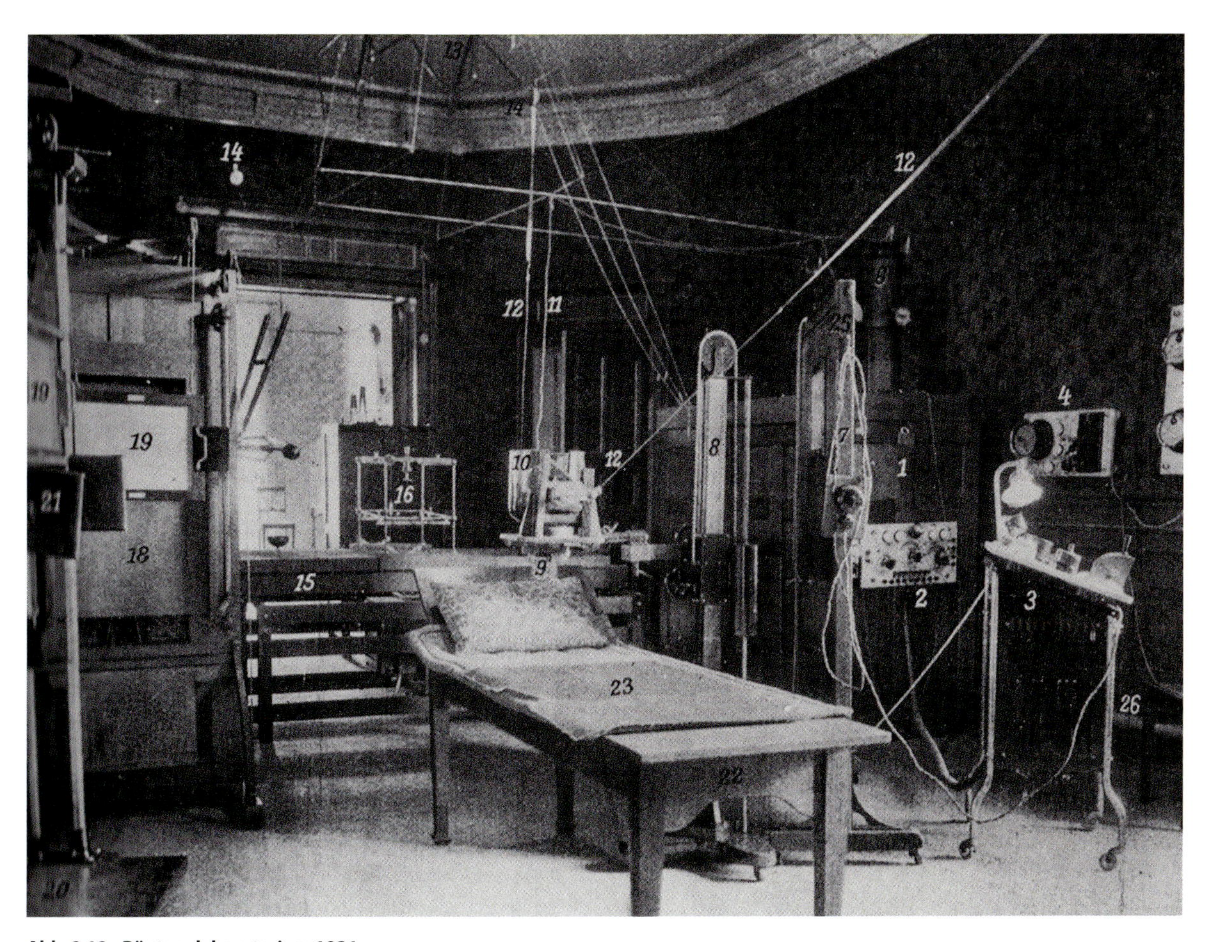

Abb. 8.18. Röntgenlaboratorium 1921.

Ärzten und Patienten akzeptiert wurde. Dies galt auch für den therapeutischen Einsatz der Röntgenstrahlen, der ebenfalls schon im ersten Jahrzehnt dieses Jahrhunderts begann. Erste Röntgenkongresse fanden 1900 in Paris, 1902 in Bern und 1904 in Mailand statt; die erste Röntgengesellschaft wurde 1905 in Berlin gegründet.

Röntgendurchleuchtungen waren um 1900 technisch recht aufwendige Verfahren. Man benötigte eine etwa fußballgroße Röntgenröhre, Verstärkerspulen und eine massive Kaliumbichromatbatterie. Die Patienten dürften sich auch hier vorgekommen sein wie in einem elektrophysikalischen Laborversuch. Erhebliche Erleichterungen brachte die Entwicklung einer neueren Röntgenröhre durch den amerikanischen Physiker William David Coolidge (1873–1975) im Jahre 1913. Bei ihr handelte es sich um eine Hochvakuumelektronenröhre mit Wolframglühkathoden und einer schräg gestellten Anode (Antikathode). Weitere Verbesserungen in der Röntgentechnik ergaben sich durch die Einführung der Elektronenfokussierung durch Arthur R. W. Wehnelt (1871–1944), durch die Verkleinerung des Röntgen-Brennflecks (Strichfokus) sowie durch die Entwicklung einer rotierenden Anode (Wolframteller) in den fünfziger Jahren. Pure charlatanerie blieben die von der Spielzeugfirma Schuco in den 1950er Jahren in vielen Schuhgeschäften eingesetzten Fuß-Röntgen-Geräte (Schucoskop), die in den 1960er Jahren wieder verboten wurden.

Elektrodiagnostik

Von vergleichbar großer Bedeutung wie die Röntgendiagnostik ist die Einführung der elektrographischen Diagnosemethoden am Anfang dieses Jahrhunderts. Ihre Vorgeschich-

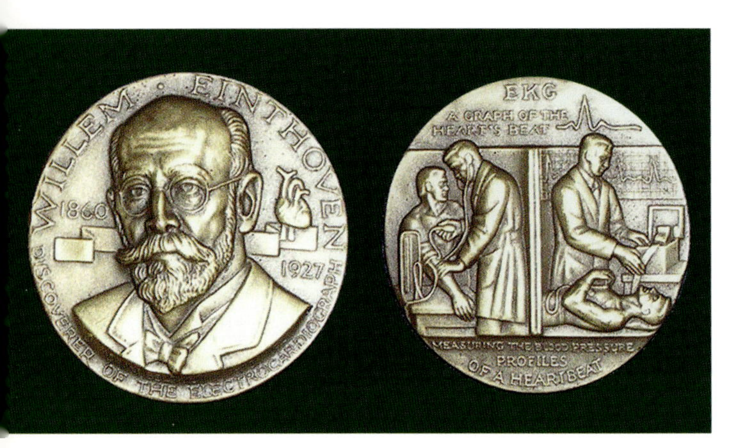

Abb. 8.19. Einthovenmedaillen 1927.

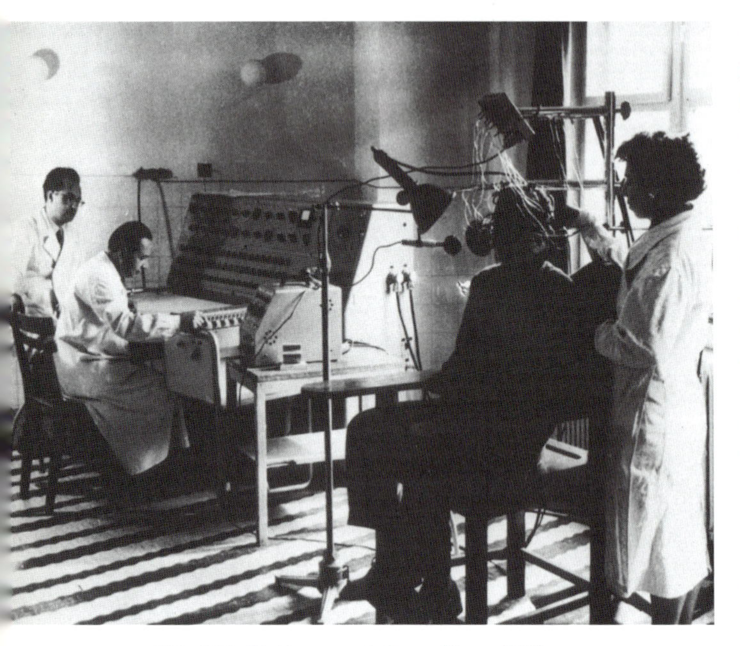

Abb. 8.20. Elektroenzephalographie um 1950.

te beginnt bereits in der zweiten Hälfte des 19. Jahrhunderts mit ersten Versuchen, den Herzschlag elektrometrisch aufzuzeichnen. Galvanometrische Studien folgten in den frühen achtziger Jahren des 19. Jahrhunderts. Der entscheidende Schritt in die moderne Elektrographie der Herzaktionen sollte jedoch dem niederländischen Physiologen Willem Einthoven (1860–1927) gelingen. Einthoven darf somit als Begründer der modernen Elektrokardiographie gelten. Mit einem von ihm eigens zur Aufzeichnung der elektrischen Herzströme konstruierten Saiten-Galvanometer gelangen dem Physiologen 1902/3 die ersten korrekten Aufzeichnungen. Das Instrument konnte sowohl in der Physiologie als auch in der klinischen Medizin eingesetzt werden; Voraussetzung war freilich, dass der Arzt die Aufzeichnungen richtig interpretierte. Auch auf diesem theoretischen Gebiet begründete Einthoven die moderne Elektrokardiographie. Für das von ihm entwickelte und nach seinem Namen benannte Einthoven-Dreieck, mit dem die elektrokardiographischen Aufzeichnungen berechen- und analysierbar wurden, erhielt er 1924 den Nobelpreis.

Das röntgendiagnostische Verfahren hatte bereits am Anfang des Jahrhunderts auch neue Einblicke ins menschliche Gehirn gestattet. Die Einführung der Pneumenzephalographie durch den Engländer W. E. Dandy (1886–1946) im Jahre 1918 erlaubte dann zum ersten Male differenziertere Analysen der Gehirnmorphologie am lebenden Menschen. Raumfordernde Prozesse, soweit sie die Ventrikel einengten, waren nun erkennbar, wenngleich die Möglichkeiten, chirurgisch in das krankhafte Geschehen einzugreifen, begrenzt blieben. Pathologische Gehirnvorgänge, die ohne raumfordernde oder substanzvermindernde Prozesse abliefen, konnten durch dieses Verfahren jedoch auch weiterhin nicht sichtbar gemacht werden. Einen wichtigen Schritt in der Entwicklung der Gehirndiagnostik stellte daher die Entwicklung der Elektroenzephalographie (EEG) durch den Jenenser Psychiater Hans Berger (1873–1941) dar. Berger gelang es 1929, ein erstes brauchbares EEG zu schreiben. Durch die Registrierung und graphische Darstellung bioelektrischer Potentialschwankungen des Gehirns war es nun möglich, krankhafte Hirnveränderungen (Epilepsie, toxische Schädigungen, Hirndruckzeichen) genauer zu analysieren.

Bereits in den 30er Jahren des 20. Jahrhunderts hatte man sich allerdings von den heroischen Jahren der elektrischen Großgerätetherapie und -diagnostik weit entfernt. Zwar waren die ersten EEG-Geräte bis zur Einführung der Halbleitertechnik nach 1950 immer noch zentner-, ja tonnenschwer. Die gigantischen Akkumulatoren, Induktionsmaschinen und Funkenunterbrecher aber hatten bereits den Weg aus den »fortschrittlichen Forschungsinstituten« in die Museen angetreten, wie es 1947 der Psychiater Wolfgang Holzer (1906–1970) rückblickend auf eine erlebte Epoche der Elektrotherapie formulierte. An die Stelle einer fast trunkenen Elektromodernität im Fin de siècle des 19. Jahrhunderts – mit ihren therapeutischen Höhen und ethischen Aberrationen – war auch in der Elektrotherapie und Elektrodiagnostik schließlich die nüchtern bedachte Praktikabilität getreten.

Medizin und Diktatur – Deutschland, 1933–1945

»Nicht wir, die Überlebenden, sind die wirklichen Zeugen. Das ist eine unbequeme Einsicht, die mir langsam bewußt geworden ist, während ich die Erinnerungen anderer las und meine eigenen nach einem Abstand von Jahren wiedergelesen habe. Wir Überlebenden sind nicht nur eine verschwindend kleine, sondern auch eine anomale Minderheit; wir sind die, die aufgrund von Pflichtverletzung, aufgrund ihrer Geschicklichkeit oder ihres Glücks den tiefsten Punkt des Abgrunds nicht berührt haben. Wer ihn berührt hat, konnte nicht mehr zurückkehren, um zu berichten, oder er ist stumm geworden.«

Primo Levi, Die Untergegangenen und die Geretteten, 1986

1920 — *Die Freigabe der Vernichtung lebensunwerten Lebens* von Karl Binding (1841–1920) und Alfred Hoche (1865–1943) erscheint.

1920, 24. Januar: Gründung der NSDAP

1920–33: Blütezeit der Sozialhygiene

1923 — *Grundriss der menschlichen Erblichkeitslehre und Rassenhygiene* (Bauer, Fischer, Lenz) erscheint.

1925 — Hitlers *Mein Kampf* thematisiert die Frage der Sterilisation als politisches Programm.

1926 — Reichsnotgemeinschaft Deutscher Ärzte

1927 — Gründung eines Kaiser-Wilhelm-Instituts für Anthropologie, menschliche Erblehre und Eugenik in Berlin-Dahlem unter dem ersten Direktorat Eugen Fischers

1929 — Nationalsozialistischer Deutsche Ärztebund (NSDÄB)

Nürnberger Parteitag der NSDAP. Hitler spricht die Frage des Krankenmordes an.

1930 — 1930–33: Annäherung des Hartmanbundes unter Karl Haedenkamp an den NSDÄB

1933 — 1933, 1. April: »Allgemeiner Judenboykott« (1. April 1933)

1933, 25. Juli: »Gesetz zur Verhütung erbkranken Nachwuchses« erlassen; Inkrafttreten am 1. Januar 1934); bis 1945 werden etwa 400.000 Menschen zwangssterilisiert.

1933, 30. Januar: Beginn der NS-Diktatur

1933, 7. April: »Gesetz zur Wiederherstellung des Berufsbeamtentums«; Beginn der Vertreibung jüdischer und politisch missliebiger Ärztinnen und Ärzte

1935 — 1935, 1. Juni: Führerschule der deutschen Ärzteschaft im Mecklenburgischen Alt-Rehse gegründet.

1935, 12. Dezember: Der Lebensborn e. V. wird in Berlin gegründet.

1935, 25. Mai: Reichsarbeitsgemeinschaft für eine Neue Deutsche Heilkunde in Nürnberg gegründet.

1937 — »unauffällige« Sterilisation der »Rheinlandbastarde«, farbiger Kinder aus der Zeit der Rheinlandbesetzung durch französische Truppen

1937, Frühjahr: Reichsarbeitsgemeinschaft für eine Neue Deutsche Heilkunde wird aufgelöst.

1938 — 1938, Juli: Erlöschen aller Bestallungen jüdischer Ärzte durch die 4.Verordnung zum Reichsbürgergesetz

1938, Mai: Ausschluss jüdischer Ärzte von der gesamten Behandlung in der Heilfürsorge

1939 — 1939, 1. September: Hitler ermächtigt in einem Schreiben an den Leiter der Parteikanzlei des Führers, Philipp Bouhler (1899–1945) und den ärztlichen Vertrauten Hitlers, Prof. Karl Brandt (1904–1948), zum »Gnadentod« unheilbar Kranker. Beginn des Zweiten Weltkriegs mit dem deutschen Überfall auf Polen

1939, Oktober: systematische Erfassung und Tötung von Kranken beginnt. Bis 1945 werden etwa 200.000 Patienten getötet.

1940 — 1940–1945: verbrecherische Humanexperimente in deutschen Konzentrations- und Kriegsgefangenenlagern und im Rahmen der Kinder-»Euthanasie«

1941 — 1941, 22. Juni: Überfall auf die Sowjetunion auf breiter Front zwischen der Ostsee und den Karpaten. Anschwellen des »wilden« Krankenmordens

1941, 8. August: Predigt des 2005 selig gesprochenen Bischofs Clemens August von Galen (1878–1946) gegen den Krankenmord

1942 — 1942, 20. Januar: Wannseekonferenz beschließt Ermordung der europäischen Juden. Bis 1945 werden etwa 6 Mio. Menschen in diesem Kontext getötet.

1945 — 1945, 8. Mai: bedingungslose Kapitualtion Deutschlands

Spätestens um die Wende zum 20. Jahrhundert waren die Grenzen der wissenschaftlich-experimentellen Hygiene und der jungen Bakteriologie als Leitwissenschaften öffentlicher Gesundheitspflege deutlich geworden. Weder durch eine technische Assanierung und Hygienisierung der Städte noch durch individualisierte Krankheitskonzepte der Bakteriologie oder durch die fortschrittliche Sozialgesetzgebung des Zweiten Deutschen Kaiserreichs war es gelungen, die überwältigenden sozialen und hygienischen Probleme der zweiten Phase der Industrialisierung in den schnell expandierenden Städten zu lösen. In der Medizin wird nun, besonders in den Jahren der Weimarer Republik und damit in einer Zeit, in der Zusammenhänge zwischen Krankheit und sozialer Lage immer deutlicher hervortreten, die bereits vor dem verlorenen Weltkrieg entstandene Sozialhygiene bedeutend. Sie liefert in einer durch Wirtschaftskrisen, aber auch vor dem Hintergrund einer durch das scheinbare Versagen der Laboratoriumsmedizin ausgelösten »Krise der Medizin« wichtige Antworten auf brennende Probleme und Fragen der Zeit. Parallel dazu wächst aber auch die radikalnationalistische und antisemitische Bewegung der am 24. Januar 1920 aus der *Deutschen Arbeiterpartei* hervorgegangenen NSDAP, die von Anfang an eine hohe Affinität für Ärzte aufweist, meist männliche Ärzte, denn die frühe NS-Bewegung ist männerbündisch. Unter den frühen ärztlichen Mitgliedern sind es meist ehemalige Frontkämpfer, am Kapp-Putsch beteiligte oder Freikorpsmitglieder. Charakteristisch ist ihre deutschnationale Haltung, ihr Antikommunismus, ihr Sehnen nach einer neuen Volksgemeinschaft, die »organisch« sein soll, »wuchshaft verbunden mit der Erde«, nach einer neuen völkischen »Ethik«, die sich gerade auch auf den »Willen zum Wert« des Menschen erstreckt und Fremdes, Nichtdeutsches, Ungewöhnliches als »wertlos« ablehnt. Besonders der Antisemitismus findet hier seinen Nährboden. Die Marburger Medizinerschaft fasst schon 1919 den Beschluss, Juden aus ihren Reihen auszuschließen. Aber es sind auch blanke wirtschaftliche Interessen, die gerade Ärzte der NSDAP zuführen. Der *Hartmannbund*, ein Berufsverband für Ärzte, hatte die schwierige soziale Lage vieler Ärzte, besonders der Jungärzte und Kriegsteilnehmer ohne Kassenzulassung, bewusst emotionalisiert. Die Beschränkung der Kassenzulassung wurde insbesondere auf den Einfluss linksradikaler, kommunistischer und jüdischer Ärzte zurückgeführt. Hinzu trat das propagandistisch gern geschürte Argument der »Überjudung« deutscher Hochschulen und Krankenanstalten. Dass die NSDAP aus solchem Angst- und Frustrationspotential erfolgreich schöpfte, verstärkt seit 1926 aus der rechts-orientierten *Reichsnotgemeinschaft Deutscher Ärzte* und dem ärztlichen Berufsstand, der bereits 1929 mit der Parteiunterorganisation des *Nationalsozialistischen Deutschen Ärztebundes* (NSDÄB) ein eigenes Sammelbecken schuf, erklärt sich leicht. Auf der Leipziger Tagung des NSDÄB im Spätherbst 1931 versprach dessen Vorsitzender, Dr. Hans Deuschl (1881–1953), dass man »die Führung der deutschen Ärzteschaft« an dem Tage »übernehmen« werde, an dem das Hakenkreuzbanner vom Brandenburger Tor wehe. Bis dahin sollten kaum mehr 15 Monate ins Land gehen und aus einer stark durch die Sozialhygiene geprägten Medizin der Weimarer Republik entwickelte sich eine politisch geprägte Heilkunde im Dienste des Staates, deren Ziele sich ganz an den Orientierungsgrößen der Rasse, des Volkes, der Leistungssteigerung, der biologisch-experimentellen Ausbeutung »gemeinschaftsfremder« Körper und der »Ausmerze« des biologisch-ökonomischen »Unwertes« orientieren, die Gesundheitsbedürfnisse des Individuums aber weitgehend aus dem Auge verlieren sollte.

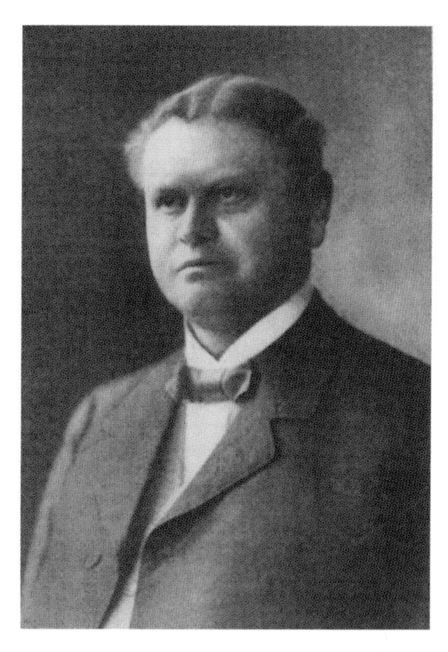

Abb. 9.1. Hermann Hartmann (1863–1923). Gründer des nach ihm benannten *Hartmannbundes*.

Am Ende der nationalsozialistischen Diktatur lag der Anteil der Ärzte, die Mitglied in einer NS-Massenorganisation geworden waren, bei annähernd 70 %.

Von der Sozial- zur Rassenhygiene

Gegenüber der durch Robert Koch (1843–1910) und Max von Pettenkofer (1818–1901) vorgezeichneten wissenschaftlichen Hygiene verstand sich die in den ersten zwei Jahrzehnten des 20. Jahrhunderts entstandene Sozialhygiene als Erweiterung des hygienischen Aufgabenkreises auf alle Krankheiten, die ursächlich mit den sozialen Lebensbedingungen der Bevölkerung, insbesondere des großstädtischen Proletariats zusammenhingen (»Krankheit und soziale Lage«). Die Grundlage einer Sozialmedizin hatten bereits der Berliner Arzt Salomon Neumann (1819–1908) und Rudolf Virchow (1821–1902) entwickelt. Blütezeit praktischer Sozialhygiene waren die zwanziger und frühen dreißiger Jahre. Durch alle politischen Lager öffnete sich die Sozialhygiene in dieser Zeit aber auch rassenhygienischem bzw. eugenischem Gedankengut. Ihr Anteil an der ideologischen Vorbereitung rassenhygienischer Praxis unter der NS-Diktatur ist daher nicht zu vernachlässigen.

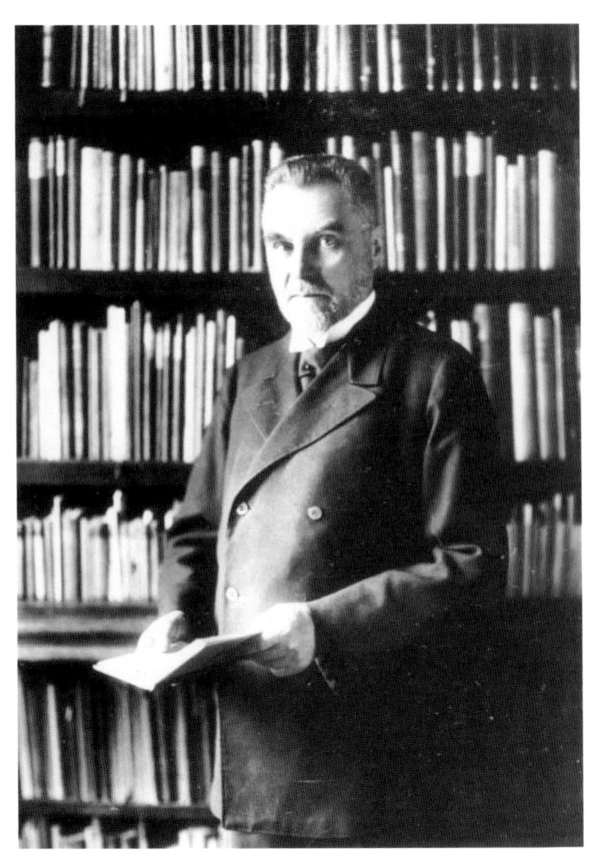

Abb. 9.2. Alfred Grotjahn (1869–1931). Erster Lehrstuhlinhaber für Sozialhygiene.

Sozialhygiene

Unter den Ärzten, die sozialhygienische Zusammenhänge erkannten und auf der Grundlage dieser Erkenntnis erste theoretische Konzepte von einer neuen sozialen Hygiene entwickelten, war es der sozialdemokratische Arzt Alfred Grotjahn (1869–1931), der für die praktische Umsetzung einer sozialhygienisch orientierten öffentlichen Gesundheitspflege insbesondere in der Weimarer Republik von zentraler Bedeutung sein sollte. Sein Hauptwerk *Soziale Pathologie* (1923) legte die Ziele der neuen Leitwissenschaft öffentlicher Gesundheitspflege fest. Für Grotjahn war es wichtig, dass die Hygiene unter Einbeziehung kulturhistorischer, psychologischer, nationalökonomischer und politischer Erwägungen zu einer sozialhygienischen Gesamtdisziplin werde. Sozialhygiene müsse eine *deskriptive* und eine *normative Wissenschaft* sein. Es ging also nicht nur um die Beobachtung des Zusammenhangs zwischen Gesundheit und sozialer Lage, sondern um eine aktive Beeinflussung dieses Gefüges. Soziale Hygiene sollte als eine Methode präventiver Medizin im Großen die brennenden gesundheitlichen Probleme des neuen Jahrhunderts lösen. Neben Grotjahn müssen unter den theoretischen und praktischen Begründern dieser neuen Disziplin auch der Karlsruher praktische Arzt Alfons Fischer (1873–1936), der Ministerialdirektor der Gesundheitsabteilung im preußischen Ministerium für Volkswohlfahrt, Adolf Gottstein (1857–1941), der Pädiater Arthur Schlossmann (1867–1932), sowie in Wien Ludwig Teleky (1872–1957) und der Mediziner und Sozialreformer Julius Tandler (1869–1936) genannt werden.

Der theoretische sozialhygienische Entwurf wurde allerdings erst auf breiter Ebene erst nach dem Ersten Weltkrieg vor allem in den großen preußischen Industrie- und Ballungszentren in die Praxis umgesetzt. »Sozialhygienische Akademien« entstanden 1920 in Breslau, Berlin-Charlottenburg und Düsseldorf. Sie vermittelten die theoretischen Grundlagen der Sozialhygiene und wiesen in das breite Spektrum der gesamten Gesundheits- und Sozialfürsorge ein. Der 4-Millionen-Stadt Berlin kam exemplarischer Charakter zu. Dort entstanden, getragen von den über alle Stadtbezirke verteilten kommunalen Gesundheitsämtern, an die 100 Schwangeren-, Säuglings- und Kleinkinderfürsorgestellen, Eheberatungsstellen, Fürsorge- und Beratungseinrichtungen für Tuberkulöse und Geschlechtskranke, städtische Einrichtungen der Alkoholiker-, Psychopathen-, Sucht- und Krüppelfürsorge.

Wenngleich das politisch-ideologische Spektrum der in der Sozialhygiene engagierten Ärztinnen und Ärzte breit war, so kann doch eine Dominanz sozialistischer, kommunistischer und jüdischer Vertreter und Vertreterinnen konstatiert werden. Von ihnen wurden vielfach auch Ambulatorien und Gesundheitshäuser getragen. Es handelt sich hierbei um Beratungsstellen, teilweise aber auch um Großpraxen mit angestellten Ärzten (sog. Nothelfern). Sie waren teilweise mit modernsten medizinischen Geräten ausgestattet und entwickelten sich bald zu Zentren praktischer Sozialmedizin mit präventiver, gesundheitspädagogischer Ausrichtung. Gestützt wurden diese Einrichtungen insbesondere durch die *Arbeitsgemeinschaft sozialdemokratischer Ärzte* und den *Verein sozialistischer Ärzte*.

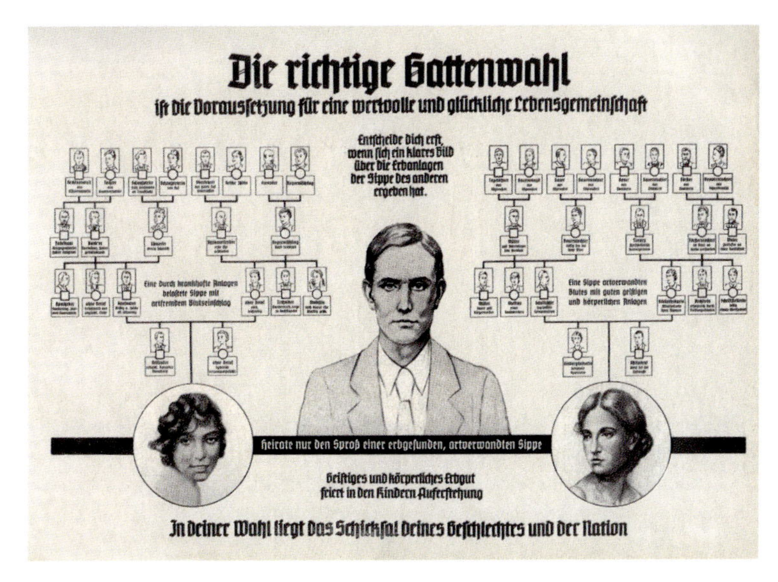

Abb. 9.3. Ehegattenwahl als eugenisches Programm.

Heftig bekämpft wurden die Sozialhygiene aus den Reihen der standesorganisierten Ärzte, die um ihre Pfründe fürchteten, allen voran der Reichstagsabgeordnete der DNVP, Karl Haedenkamp (1889–1955), der sich zwischen 1930 und 1933 für eine Annäherung zwischen dem *Hartmann-Bund* und dem NSDÄB einsetzen sollte. Unter diesen Ärzten galten die Ambulatorien als »Behandlungsfabriken« mit »Massenabfertigung« und die dort arbeitenden Ärzte als sozialistische Feinde eines »freien und berufsfreudigen Arztseins«. Solche Diffamierungen wurden u. a. getragen durch dumpf-autoritative Ideologeme vom »Arzt und seiner Sendung«, wie sie etwa durch Männer wie den Arzt Erwin Liek (1878–1935) vertreten wurden. Der Keim des Hasses gegen die sozialhygienischen Einrichtungen war bei der Machtübernahme der Nationalsozialisten längst gesät.

Rassenhygiene

Neben der Sozialhygiene hat sich in den zwanziger Jahren – von breitesten Bevölkerungskreisen rezipiert und akzeptiert – eine zweite Disziplin verselbständigt und institutionalisiert: die Rassenhygiene. Sie hatte sich ebenfalls bereits vor 1914 (1905: *Gesellschaft für Rassenhygiene*) teils unabhängig, teils im Rahmen der Sozialhygiene entwickelt. Die Grundlagen dieser von Alfred Ploetz (1860–1940) im Jahre 1895 benannten und umrissenen Lehre fußten in der Gedankenwelt des durch Charles Robert Darwin (1809–1882) begründeten biologischen *Darwinismus* (»Struggle for life«, »Survival of the fittest«, Selektionstheorie), des auf ihm errichteten *Sozialdarwinismus* (Übertragung des biologischen Darwinismus auf die Gesellschaft) sowie auf der jungen wissenschaftlichen Vererbungslehre. Das Ziel der Rassenhygiene richtete sich auf die »Erhaltung und Fortpflanzung der biologischen Rasse unter den günstigsten Bedingungen«, wobei es ihr als *quantitative Rassenhygiene* um die »Mehrung«, als *qualitative Rassenhygiene* oder Eugenik um die »Verbesserung« oder »Hebung« des Volksbestandes ging. Als positive bzw. negative Rassenhygiene stünden ihr zu diesem Zweck, so glaubte man, die Mittel der »Auslese« bzw. der »Ausmerze« zur Verfügung.

Wie radikal bereits in den zwanziger Jahren gerade der Aspekt der Auslese gedacht wurde, zeigt etwa die 1920 publizierte Schrift über *Die Freigabe der Vernichtung lebensunwerten Lebens* von Karl Binding (1841–1920) und Alfred Hoche (1865–1943). Sowohl die quantitative als auch die qualitative Rassenhygiene fanden nach dem Ersten Weltkrieg geradezu ideale Diskussions- und Betätigungsfelder. Die eugenisch-biologistischen Vorstellungen gingen quer durch die politischen Lager in bürgerlichen und sozialistischen Ärztekreisen der Republik von Weimar. Es entwickelte sich im Schoß, aber auch neben der Sozialhygiene eine eugenische Bewegung der Weimarer Republik. Diese

Eugenik

Von Francis Galton (1822–1911) begründete Lehre auf der Basis des Darwinismus, in deren Kernbereich die Vision einer Menschenzüchtung im Sinne der Herausbildung biologischer Eliten (Zuchtrassen) stand. Als negative Eugenik sollte sie der Verschlechterung der Erbanlagen vorbeugen, als positive Eugenik deren Verbesserung fördern. Die Eugenik wurde von Alfred Ploetz (1860–1940) als »Rassenhygiene« im deutschsprachigen Raum popularisiert.

Bewegung wuchs stetig und radikalisierte sich in großen Teilen der bürgerlichen Ärzteschaft als sozialdarwinistische Rassenhygiene zunehmend.

Auch als »wissenschaftliche« Disziplin waren Rassenhygiene und Eugenik lange vor 1933 innerhalb und außerhalb der Universitäten institutionalisiert. Ihre Begründung, Ausformung und Institutionalisierung war in Deutschland eng mit den Namen der Ärzte Wilhelm Schallmayer (1857–919) und Alfred Ploetz (1860–940) verbunden. Ebenso mit Eugen Fischer (1874–1967), Fritz Lenz (1887–1976) und Otmar Freiherr von Verschuer (1896–1969), die am 1927 gegründeten Kaiser-Wilhelm-Instituts für Anthropologie, menschliche Erblehre und Eugenik tätig waren.

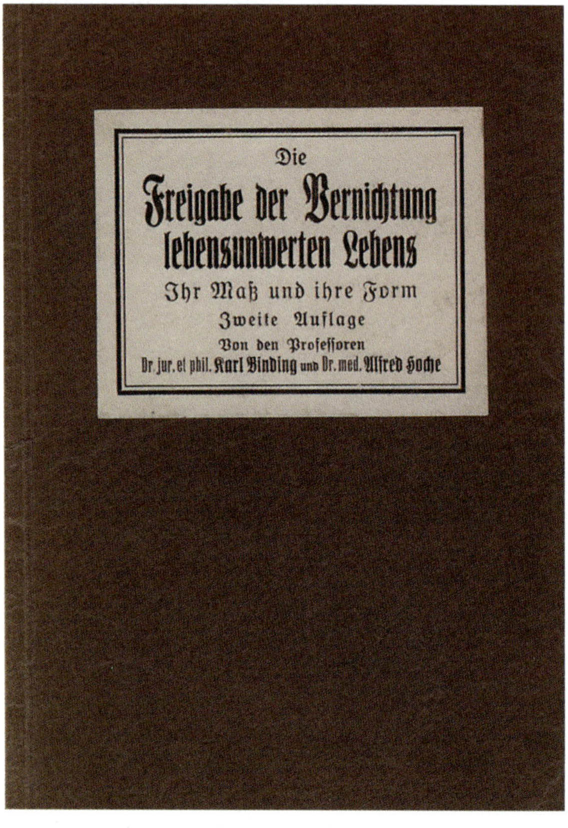

Abb. 9.4. Binding und Hoches Schrift *Die Freigabe der Vernichtung lebensunwerten Lebens* (1920).

Der Paradigmenwechsel

Dass es meist jüdische, sozialistische oder kommunistische Ärzte waren, die in ihren Praxen, den Beratungsstellen und Kassenambulatorien gerade den Schwachen und Schwächsten der Gesellschaft ihre Hilfe widmeten, ließ nationalsozialistischen Ärzten und Gesundheitspolitikern und solchen, die sich bereits im Sog der nationalsozialistischen Ideologie befanden, die Sozialhygiene schon lange vor dem 30. Januar 1933 (Ernennung Adolf Hiltlers zum Reichskanzler) bekämpfenswert erscheinen. Ins Bild des verhassten, als liberal und sozial nivellierend diffamierten Weimarer Staates fügte sich die öffentliche Gesundheitspflege auf der Grundlage einer Sozialhygiene, die sich als helfende, praktisch-fördernde, präventive und soziale Gesundheitswissenschaft in der Ehegesundheitsberatung, der Sexualhygiene, der Säuglings- und Kleinkinderfürsorge oder in Ambulatorien für die sozialen Unterschichten eingesetzt hatte. Dies geschah mit dem Wissen um eugenische Probleme, aber unter Verzicht auf radikale Umsetzungsstrategien biologistischer, sozialdarwinistischer Bevölkerungsideologien und war damit in den Augen der Nationalsozialisten letztlich »kontraselektorisch«. Auf solchem Humus sei es zu einer zunehmenden »Volksentartung« gekommen.

Dieser 30. Januar 1933 leitete das abrupte Ende jener fürsorgerisch-sozialhygienisch orientierten Gesundheitspflege ein. Ihre schnelle Zerschlagung ging einher mit der definitiven Umwandlung öffentlicher Gesundheitspflege in eine nationalsozialistische Erb- und Rassenpflege. Dabei wurde die Sozialhygiene als alte Leitwissenschaft der öffent-

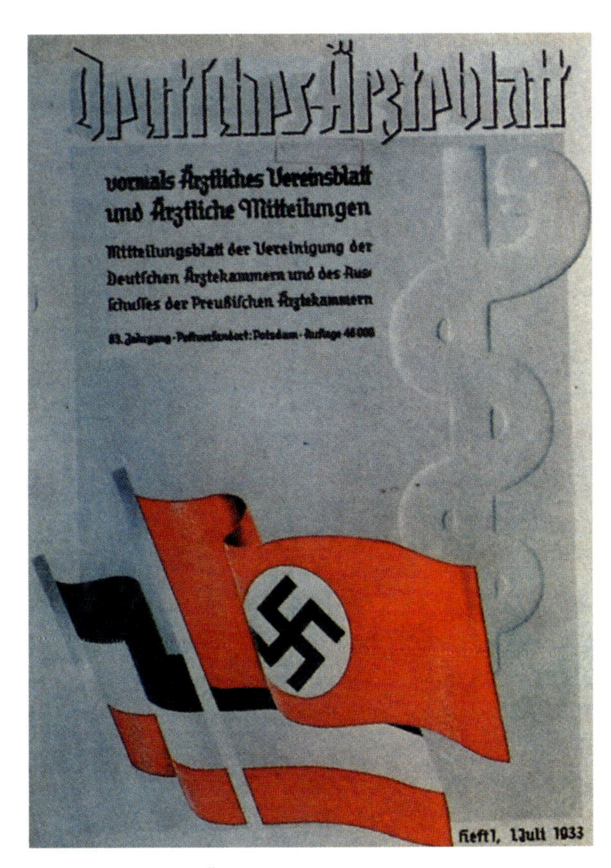

Abb. 9.5. ***Deutsches Ärzteblatt,*** **1. Juli 1933.**

lichen Gesundheitspflege durch die rücksichtslos-sozialdarwinistische Rassenhygiene als ihre neue Leitideologie ersetzt.

Exemplarisch für das Ergebnis dieses Paradigmenwechsels kann der programmatische Beitrag des Würzburger Arztes und Hochschullehrers Ludwig Schmidt-Kehl (1891–1942) über *Hygiene, Sozialhygiene, Rassenhygiene* stehen, der die Inauguration der neuen Leitideologie öffentlicher Gesundheitspflege darstellte. Dieser Beitrag erschien 1934 im *Ziel und Weg*, der Zeitschrift der NSDÄB, und richtete sich heftig gegen das »demokratische«, gleichwertende, caritative Bemühen des Arztes um jeden Menschen. Solche Bemühungen, wie sie die Weimarer »Systemzeit« gekennzeichnet hätten, seien durch die Ergebnisse der neueren »Erbforschung« gründlich überholt. Es könne nun, so der Autor, nicht mehr darum gehen, ganz im Sinne des »Salus aegroti suprema lex«, in der öffentlichen Gesundheitspflege nur das Wohl des einzelnen im Auge zu haben. »Sozialpolitik, Hygiene und Sozialhygiene« hätten »unbewusst die natürliche Auslese weitgehend ausgeschaltet und damit die Geburtensiege der Unerwünschten ermöglicht. Die darin liegende Gefahr« habe »die aristokratisch werdende Rassenhygiene erkannt«. Es heiße nun nicht mehr »Salus aegroti«, sondern »Salus populi suprema lex«.

Die Dinge entwickelten sich schnell auf eben dieser Leitlinie. Der Bruch mit dem verhassten caritativen Individualismus in der sozialhygienisch orientierten Gesundheitspflege war dabei aber nicht nur ein ideologischer Bruch – der Bruch mit einer Leitwissenschaft –, er hatte auch unmittelbare personale Konsequenzen. Die gesetzlich reglementierte Zerschlagung der alten Sozialhygiene und ihrer Vertreter begann mit dem Inkrafttreten des »Gesetzes zur Wiederherstellung des Berufsbeamtentums« am 7. April 1933. Auf der Basis dieses Gesetzes wurden jüdische, aus jüdischen Familien stammende und politisch »unzuverlässige« oder »staatsfeindliche« Ärzte entlassen, die Lehrer der alten Sozialhygiene beseitigt und die Ortskrankenkassen von rassisch belastetem oder national unzuverlässigem Personal »gesäubert«. In die frei werdenden Stellen rückten arische und politisch »zuverlässige« Ärzte. In Berlin allein belief sich der »Austausch« in nur wenigen Monaten auf nahezu 50 %.

Die Stationen der Vertreibung jüdischer und politisch missliebiger Ärztinnen und Ärzte sind Eskalationsstufen eines legalistischen Terrors. Sie reichten vom »Allgemeinen Judenboykott« (1. April 1933) über einen fortschreitenden Prozess der Ausgrenzung (Versetzung in den Ruhestand, Entzug der Kassenzulassungen, Studien- und Promotionsverbot etc.) bis hin zum Ausschluss jüdischer Ärzte von der gesamten Behandlung in der Heilfürsorge (Mai 1938) und dem Erlöschen aller Bestallungen jüdischer Ärzte durch die 4.Verordnung zum Reichsbürgergesetz (25. Juli 1938). Von den zu diesem Zeitpunkt verbliebenen 3.152 jüdischen Ärzten dürfen noch 709 als »Krankenbehandler« mit widerruflicher Genehmigung weiterarbeiten. Es waren bis zu diesem Zeitpunkt von etwa 8.000 bis 9.000 jüdischen oder »staatsfeindlichen« Ärztinnen und Ärzten in Deutschland (N=52.000) nahezu 90 % entlassen und vertrieben worden. Zur gleichen Zeit erfreute sich die nationalsozialistische Ideologie in der verbliebenen deutschen Ärzteschaft zunehmend wohlwollender Resonanz. Innerhalb weniger Jahre waren mehr als 40 % in nationalsozialistischen Organisationen eingeschrieben und wir dürfen heute nach neueren Hochrechnungen auf der Basis der Mitgliederkartei der Reichsärztekammen von einem ärztlichen Organisationsgrad in nationalsozialistischen Vereinigungen ausgehen, der bis 1945 bei mehr als zwei Dritteln der Ärzteschaft entsprach.

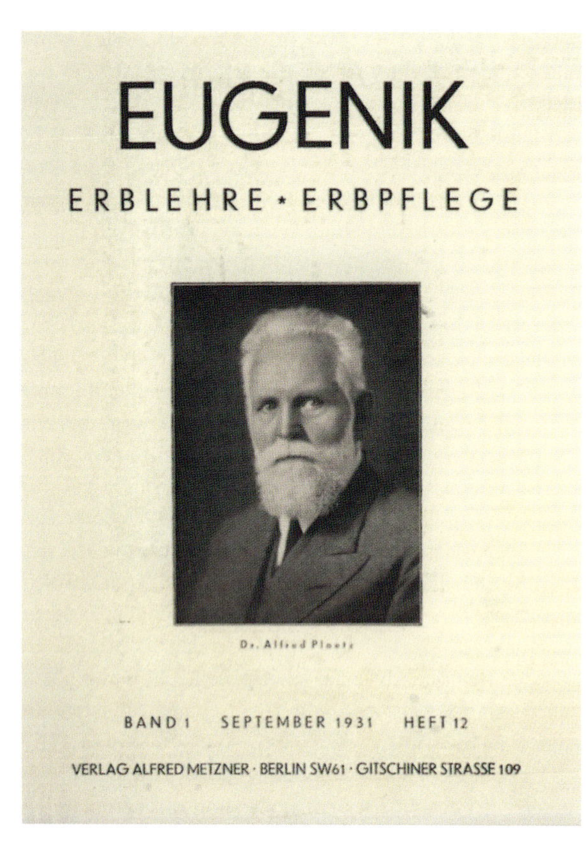

EUGENIK

ERBLEHRE • ERBPFLEGE

Dr. Alfred Ploetz

BAND 1 SEPTEMBER 1931 HEFT 12

VERLAG ALFRED METZNER · BERLIN SW61 · GITSCHINER STRASSE 109

Abb. 9.6. *Eugenik, Erblehre, Erbpflege.* Titelblatt der Zeitschrift im September 1931, mit dem Porträt von Alfred Ploetz.

Sterilisations- und Rassengesetzgebung auf dem Boden der Rassenhygiene

Die Sterilisierungsdebatte hatte in Deutschland lange vor der Machtergreifung der Nationalsozialisten begonnen. Die Übertragung der Vererbungstheorie Darwins auf den Menschen und seine Rassen vor allem durch den Vetter Darwins, Francis Galton (1822–1911), die Annahme einer Gefährdung der menschlichen Rasse durch fehlende oder verhinderte Auslese »erbgesunder«, die Vision einer möglichen Menschenzüchtung im Sinne der Herausbildung biologischer Eliten durch die züchterischen Mittel der »Auslese« und »Ausmerze«, die Prägung und Füllung des Begriffs »Eugenik« durch Galton, die Etablierung und Popularisierung der »Rassenhygiene« durch Alfred Ploetz (1860–1940) in Deutschland schließlich bildeten noch vor der Jahrhundertwende den Hintergrund für erste Überlegungen und Vorschläge, den Erbgang der Krankheitsträger oder »Entarteten« durch Unfruchtbarmachung zu unterbrechen. Nicht nur im kolonialen Kontext des kaiserlichen Deutschland, wo über den züchterischen Auftrag des Kolonialarztes als Rassenhygieniker (Ludwig Külz [1875–1938]) offen nachgedacht und in Deutsch-Südwestafrika vor 1914 mit Eheverboten zwischen weißen Siedlern und farbigen Eingeborenen dem »Bastardisierungs«-Problem praktisch entgegengetreten worden war, auch im Reich selbst konkretisierten sich um 1900 ärztliche Vorstellungen zur Unfruchtbarmachung. In Heidelberg war es der Gynäkologe Ferdinand Adolf Kehrer (1837–1914), der 1897 die erste an die Öffentlichkeit gedrungene Unfruchtbarmachung zur Verhütung »minderwertiger« Nachkommen durchführte. Das erste Jahrzehnt des 20. Jahrhunderts spült den Gesamtkomplex der Rassenhygiene mit ihren Menschenzüchtungsvisionen in mächtiger Strömung an die Oberfläche des öffentlichen Bewusstseins. Die im Rahmen der »Practical eugenics« in einigen der Vereinigten Staaten von Amerika bereits geübte Praxis der Sterilisation, etwa von Gewohnheitstrinkern, wird im Kaiserreich popularisiert; Zeitschriften und Gesellschaften für Rassenhygiene werden gegründet. Es ist eine sich als jung und modern empfindende eugenische Bewegung, die sich in Deutschland und anderswo am Vorabend des Ersten Weltkrieges formiert und antritt, die biologische Substanz des deutschen Volkes zu heben. Ihre Träger sind in erster Linie Ärzte, aber auch Naturwissenschaftler, Theologen, Juristen, Politiker, Diplomaten finden sich in ihrem Gefolge.

Schließlich legt Reichskanzler Theobald von Bethmann Hollweg (1856–1921) dem Reichstag am 4. Juli 1914 den ersten deutschen Entwurf einer gesetzlichen Regelung von Sterilisation und Abtreibung vor, die sich freilich eugenischer Begrifflichkeiten nicht bedient, lediglich auf eine medizinische Indikation abzielt, aber einen Einstieg in die legitimierte Sterilisations- und Abtreibungspraxis bedeutet hätte. In § 1 des Entwurfs, der wegen des deutschen Kriegseintritts am 1. August 1914 nicht mehr weiter beraten wird, heißt es vielseitig ausdeutbar:

> »Eingriffe oder Verfahren zum Zwecke der Beseitigung der Zeugungs- oder Gebärfähigkeit eines anderen oder der Tötung der Frucht einer Schwangeren sind zur Abwendung einer schweren, anders nicht zu beseitigenden Gefahr für Leib oder Leben der behandelten Person zulässig und nur einem staatlich anerkannten (approbierten) Arzt erlaubt.«

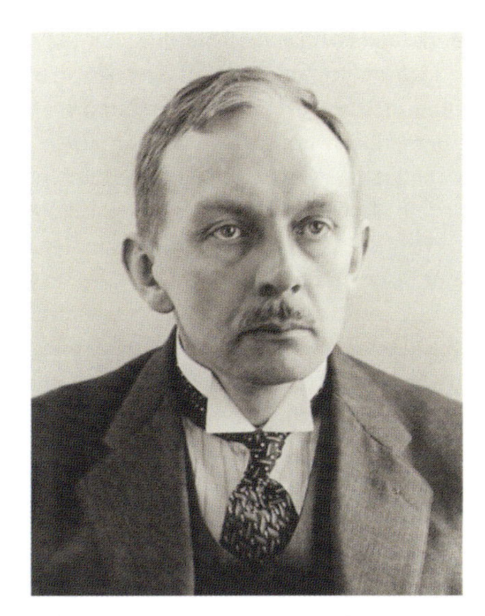

Abb. 9.7. Fritz Lenz (1887–1976), einer der führenden Rassenhygieniker seiner Zeit, maßgeblicher Theoretiker des »wissenschaftlichen« Rasissmus.

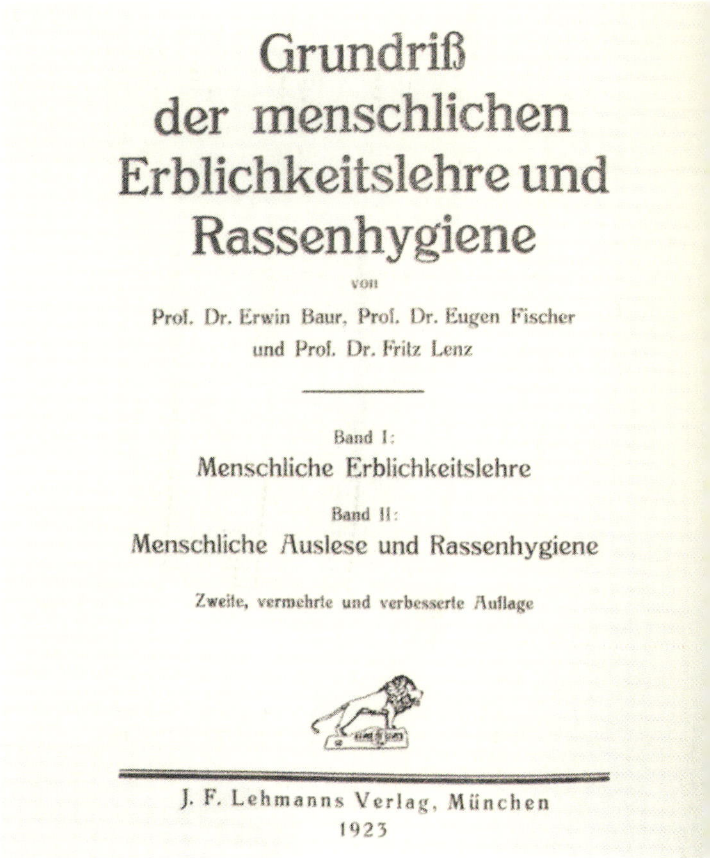

Grundriß
der menschlichen
Erblichkeitslehre und
Rassenhygiene

von

Prof. Dr. Erwin Baur, Prof. Dr. Eugen Fischer
und Prof. Dr. Fritz Lenz

Band I:
Menschliche Erblichkeitslehre

Band II:
Menschliche Auslese und Rassenhygiene

Zweite, vermehrte und verbesserte Auflage

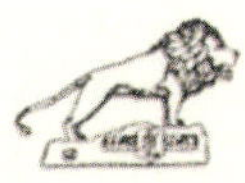

J. F. Lehmanns Verlag, München
1923

Abb. 9.8. ***Grundriß der menschlichen Erblichkeitslehre und Rassenhygiene*** **(1923).**

Zusammen mit dem Rassehygieniker Fritz Lenz (1887–1976) und Erwin Baur (1875–1933), Professor für Vererbungslehre an der landwirtschaftlichen Hochschule Berlin, arbeitet der zwischenzeitlich zum Direktor des anatomischen Instituts in Freiburg avancierte Eugen Fischer (1874–1967) in den folgenden Jahren am ersten Lehrbuch der Rassenhygiene, das 1923 als *Grundriß der menschlichen Erblichkeitslehre und Rassenhygiene* erscheinen und einer breiten akademischen Öffentlichkeit der Republik von Weimar als eugenische Informations- und Diskursgrundlage dienen wird. Die vermutlich folgenschwerste Rezeption des »Baur-Fischer-Lenz«, wie man das Standardwerk bald kurz nannte, wurde dem *Grundriß der menschlichen Erblichkeitslehre und Rassenhygiene* in seiner zweiten Auflage 1923 auf der Festung Landsberg am Lech zuteil, wo der wegen Hochverrats gefangengesetzte Hitler die Darstellung liest, die vermutlich wenigen ihm verständlichen Passagen agitatorisch zuspitzt und in sein politisches Programm einwebt.

In *Mein Kampf* heißt es dann bereits 1925 zur Frage der Weitergabe von Erbkrankheiten:

> »Es ist eine Halbheit, unheilbar kranken Menschen die dauernde Möglichkeit einer Verseuchung der übrigen gesunden zu gewähren. Es entspricht dies einer Humanität, die, um dem einen nicht wehe zu tun, hundert andere zugrunde gehen läßt. Die Forderung, daß defekten Menschen die Zeugung anderer ebenso defekter Nachkommen unmöglich gemacht wird, ist eine Forderung klarster Vernunft und bedeutet in ihrer planmäßigen Durchführung die humanste Tat der Menschheit. Sie wird Millionen von Unglücklichen unverdiente Leiden ersparen, in der Folge aber zu einer steigenden Gesundung überhaupt führen.«

Dies bedeute, so formuliert Hitler vermutlich kurz vor seiner Haftentlassung im Dezember 1924, dass man nötigenfalls »zur unbarmherzigen Absonderung unheilbar Erkrankter schreiten« müsse, »eine barbarische Maßnahme für den unglücklich davon Betroffenen, aber ein Segen für die Mit- und Nachwelt. Der vorübergehende Schmerz eines Jahrhunderts kann und wird Jahrtausende vom Leid erlösen«. Hitler will nicht missverstanden werden. Nicht der Erbkranke sei moralisch niedrigstehend oder gar ein Ver-

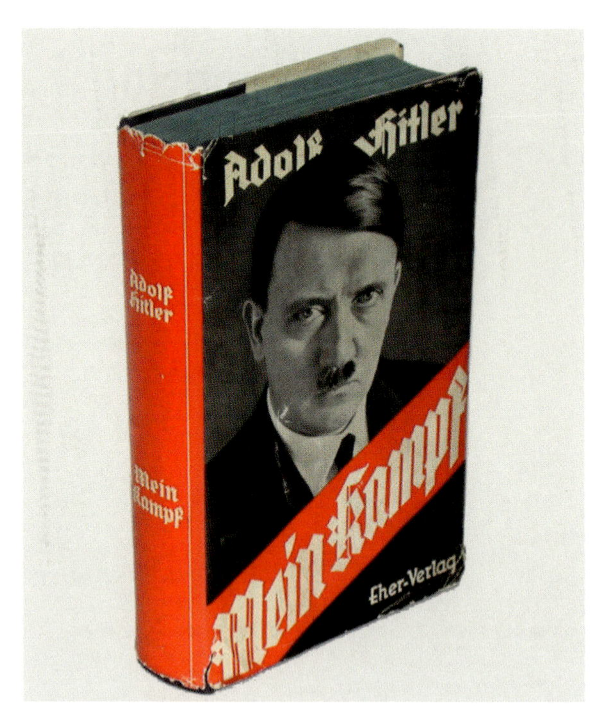

Abb. 9.9. Adolf Hitlers agitatorische Programmschrift *Mein Kampf* (1925).

brecher, er werde es aber durch die Weitergabe seiner Erbanlagen. Spott und Hass trifft in der gleichen Schrift den erbbiologisch handlungsunfähigen, ja kontraselektorisch agierenden Staat von Weimar, der die Unfruchtbarmachung »Entarteter« nicht zulasse und zugleich die Zeugungsverhütung der »Allerbesten« billigend und wohlwollend in Kauf nehme:

> »In diesem heutigen Staate der Ruhe und Ordnung, in den Augen seiner Vertreter, dieser tapferen bürgerlich-nationalen Welt, ist also die Verhinderung der Zeugungsfähigkeit bei Syphilitikern, Tuberkulosen, erblich Belasteten, Krüppeln und Kretins ein Verbrechen, dagegen wird die praktische Unterbindung der Zeugungsfähigkeit bei Millionen der Allerbesten nicht als etwas Schlechtes angesehen und verstößt nicht gegen die guten Sitten dieser scheinheiligen Gesellschaft, nützt vielmehr der kurzsichtigen Denkfaulheit. Denn anderenfalls müßte man sich immerhin den Kopf wenigstens darüber zerbrechen, wie die Voraussetzungen zu schaffen seien für die Ernährung und Erhaltung derjenigen Wesen, die als gesunde Träger unseres Volkstums dereinst der gleichen Aufgabe bezüglich des kommenden Geschlechtes dienen sollen.«

Die Anmerkungen Hitlers zur Sterilisation, die nach der Machtübernahme millionenfach in den deutschen Haushalten hätten gelesen werden können, sind in mehrerer Hinsicht bemerkenswert. Sie zeigen zum einen, welcher Grad der Radikalisierung im rassenhygienischen Denken bereits erreicht war; sie diffamieren und kriminalisieren die vermeintlichen Träger vermeintlich krankhafter Erbanlagen, sie sind Beleg für die Ökonomisierung der rassenhygienischen und damit der Sterilisationsdebatte und sie weisen deutlich auf die zu erwartende Anwendung von Zwangsmaßnahmen bei der Erfassung Erbkranker und bei der Durchführung ihrer Unfruchtbarmachung für den Fall einer nationalsozialistischen Machtübernahme. Sie zeigen schließlich bereits 1925, dass die Machtübernahme der Nationalsozialisten nicht nur eine politische, sondern im Sinne einer radikalen rassenhygienischen Bevölkerungspolitik auch eine Machtübernahme der Biologie im Sinne einer biopolitischen Diktatur sein wird.

In der Frage der Verrechtlichung der Sterilisation war die polemische Aussage Hitlers irreführend. Tatsächlich nahm die Sterilisationsdebatte stetig an Heftigkeit zu und es lag auch bereits 1924 ein zweiter, wenngleich in Privatinitiative erstellter Entwurf für ein Sterilisationsgesetz vor, das als »Lex Zwickau« in die Debatte eingehen sollte. Der Zwickauer Bezirksarzt Gustav Boeters (1869–1942) hatte 1924, angeregt durch den Aufsatz eines örtlichen Kollegen, über *Die künstliche Sterilisierung Schwachsinniger*, diesen Entwurf formuliert, dessen Wortlaut hier wiedergegeben werden soll:

> »Kinder, die bei ihrem Eintritt in das schulpflichtige Alter wegen angeborener Blindheit, angeborener Taubheit, wegen Epilepsie oder Blödsinn als unfähig anerkannt werden, am normalen Volksschulunterricht teilzunehmen, sind baldmöglichst einer Operation zu unterziehen, durch welche die Fortpflanzungsfähigkeit beseitigt wird. Die inneren sekretionswichtigen Organe sind zu erhalten (Sterilisierung). Geisteskranke, Geistesschwache, Epileptiker, Blindgeborene und Taubgeborene dürfen erst nach erfolgter Unfruchtbarmachung eine Ehe eingehen. Frauen und Mädchen, die wiederholt Kinder geboren haben, deren Vaterschaft nicht feststellbar ist, sind auf ihren Geisteszustand zu untersuchen. Hat sich erbliche Minderwertigkeit ergeben, so sind sie entweder unfruchtbar zu machen oder bis zum Erlöschen der Befruchtungsfähigkeit in geschlossenen Anstalten zu verwahren.«

Die Vorschläge Boeters wurden in der ärztlichen Öffentlichkeit breit diskutiert und die Meinungen gingen weit auseinander. Das Spektrum reichte von der ausdrücklichen Ablehnung der Sterilisation als staatlicher Maßnahme, über Hinweise, dass die Entwicklung der Erblichkeitslehre hierfür noch nicht reif sei bis zur totalen oder eingeschränkten Befürwortung unter der Maßgabe der Freiwilligkeit. Entscheidend auf die Forcierung und Radikalisierung der weiteren Gesetzesdiskussion in Preußen vor 1933 sollten sich zwei Faktoren auswirken: zum einen die beginnende Institutionalisierung der Rassenhygiene, die ihren vorläufigen Höhepunkt in der 1927 erfolgten Gründung eines Kaiser-Wilhelm-Instituts für Anthropologie, menschliche Erblehre und Eugenik in Berlin-Dahlem unter dem ersten Direktorat Eugen Fischers fand, zum anderen aber die allgemeinen Auswirkungen der Weltwirtschaftskrise. Während die Institutionalisierung der menschlichen Erblehre, das wissenschaftliche Fundament praktischer eugenischer Maßnahmen immer fester erscheinen ließ, waren es die Jahre der Weltwirtschaftskrise, die dem ökonomischen Diskurs in der Eugenikdebatte zu einer erheblichen Steigerung verhalfen. Dass die suggestiven Gegenüberstellungen von Kosten etwa für die jährliche Unterbringung und Behütung geistig behinderter Anstaltskinder (900 RM) und die Erziehung gesunder Volksschüler (120–150 RM) in einer 1931/32 dem preußischen Staatsrat zugeleiteten Denkschrift, wenn auch nicht expressis verbis, so doch in letzter Konsequenz eher auf die Euthanasie als auf eine Unfruchtbarmachung hinausliefen, ist von den Zeitgenossen vielleicht noch in aller Klarheit erfasst worden, drängt sich ex post freilich vehement auf. Vor dem Nürnberger Parteitag der NSDAP hatte Hitler immerhin schon 1929 deutlich Hypothesen in diese Richtung formuliert: »Würde Deutschland jählich 1 Million Kinder bekommen und 700.000–800.000 der Schwächsten beseitigen, dann würde am Ende das Ergebnis vielleicht sogar eine Kräftesteigerung sein.«

Das »Gesetz zur Verhütung erbkranken Nachwuchses« wurde am 25. Juli 1933, auf der Grundlage der Kabinettsentscheidung vom 14. Juli, veröffentlicht. Die Bekanntmachung des Zwangssterilisationsgesetzes war mit wohl bedachter Rücksicht auf den Abschluss des Reichskonkordates 11 Tage zurückgehalten worden. Aus dem Vatikan nämlich war bereits im Dezember 1930 durch die päpstliche Enzyklika *Casti connubii* jeder Sterilisation, es sei den »als körperliche Strafe für begangene Verbrechen« eine Absage erteilt und durch die katholischen Bischöfe in Deutschland und die Caritas geteilt worden, so dass ein Scheitern der Konkordatsverhandlungen zu befürchten gewesen wäre.

Das Gesetz, das sich in den wesentlichen Paragraphen fast wortgleich an die preußische Gesetzesvorlage anlehnte

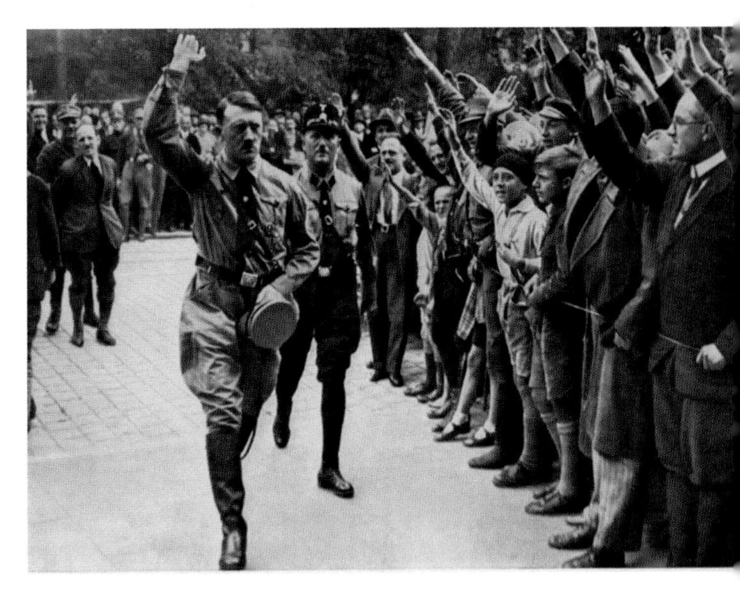

Abb. 9.10. Hitler auf dem Weg zum Nürnberger Parteitag 1929. Hitler entwirft den Krankenmord vor den Parteitagsmitgliedern.

und sich wie sein Vorbild rassenhygienischer Formulierungen völlig enthielt, ein Umstand, der bei den alliierten Siegermächten und in der nachkriegsdeutschen Justiz bis in die 60er Jahre große Zurückhaltung in seiner kritischen Beurteilung erschleichen sollte, sah die Sterilisierung »auch gegen den Willen des Unfruchtbarzumachenden« und gegebenenfalls unter »Anwendung unmittelbaren Zwanges« bei angeborenem Schwachsinn, Schizophrenie, zirkulärem (manisch-depressivem) Irresein, erblicher Fallsucht, erblichem Veitstanz (Huntington`sche Chorea) erblicher Blindheit, erblicher Taubheit, schwerer erblicher körperlicher Missbildung sowie bei schwerem Alkoholismus vor. Das Antragsrecht lag beim Betroffenen selbst oder seinem Vormund, bei beamteten Ärzten sowie bei den Leitern von Kranken-, Heil- und Pflegeanstalten. Erstinstanzlich lag die Entscheidung bei regional zu bildenden Erbgesundheitsgerichten, letztinstanzlich bei den Oberlandesgerichten anzugliederndnen Erbgesundheitsobergerichten. Ein Einspruch des Betroffenen war mit zunächst aufschiebender Wirkung möglich, hatte aber in aller Regel keine große Aussicht auf Erfolg. 1935 bereits waren es mehr als 200 Erbgesundheitsgerichte und 30 Erbgesundheitsobergerichte, die in Deutschland erlassenes Unrecht sprachen.

Der Kabinettsoktroi des »Gesetzes zur Verhütung erbkranken Nachwuchses« war so zweifellos eben nicht nur Rückgriff auf eine Weimarer Gesetzesvorlage – die Nationalsozialisten erwähnten seine Entstehungsgeschichte nie –;

er stand vielmehr für einen radikalen Paradigmenwechsel, weg vom caritativ-fürsorgenden, hin zum rassenpolitisch wertenden und aussondernden Prinzip. Der ansonsten eher unbedeutende Würzburger Hygieniker und Rassenhygieniker Ludwig Schmidt-Kehl (1891–1942) hat diesen radikalen Umschwung am 1. »Ostermond« (April) 1934, drei Monate nach dem Inkrafttreten des Sterilisationsgesetzes unmissverständlich formuliert:

»Sozialpolitik, Hygiene und Sozialhygiene, ja Zivilisation und Kultur überhaupt haben unbewußt die natürliche Auslese weitgehend ausgeschaltet und damit die Geburtensiege der Unerwünschten ermöglicht. Die darin liegende Gefahr hat die aristokratisch wertende Rassenhygiene erkannt. Sozialpolitik, Hygiene und Sozialhygiene wird und muß es immer geben in einem Kulturvolk. Es darf aber nicht weiter aus dieser Tätigkeit Gefahr für den Bestand des Volkes drohen. Unzweckmäßig wäre es, im alten Sinne weiterzuarbeiten und Rassenhygieniker mit der nachträglichen Sorge um Schadensvermeidung zu betrauen. Vielmehr muß alle und damit alle sozialhygienische Arbeit im neuen Deutschland (...) den Geist des Nationalsozialismus atmen; dieser Geist aber ist auf Rasse gerichtet. Soll das deutsche Volk leben, so muß der Individualismus überwunden werden, das Wohl des Einzelnen darf nicht mehr im Vordergrund stehen [...]. Auch die Arbeit des Arztes wird eine andere Einstellung erhalten; das individualistische salus aegroti [der Weimarer Systemzeit] wird dem Arzte nur insofern Wegweiser des Handelns bleiben, als dadurch dem Wohle des Ganzen kein Abbruch geschieht: salus populi suprema lex«.

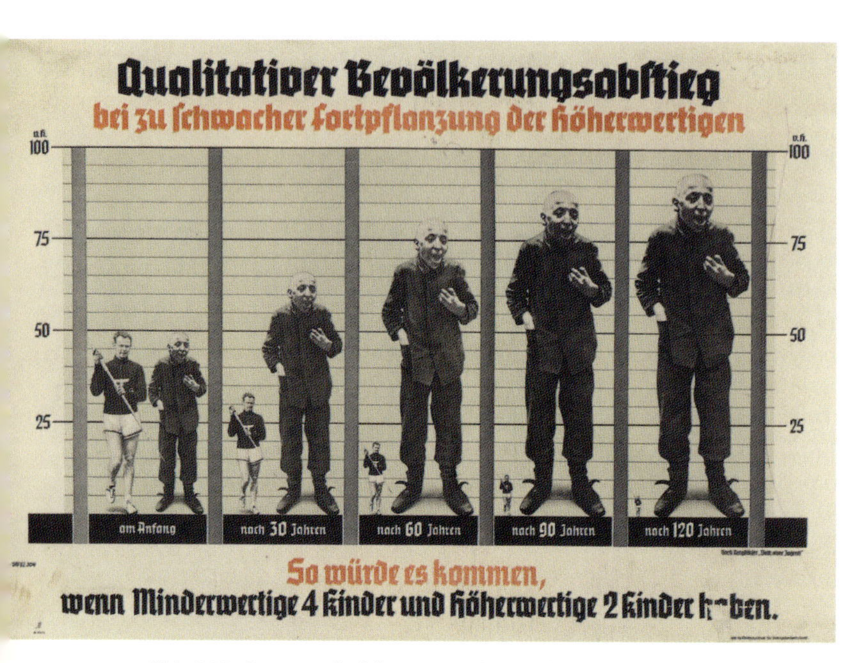

Abb. 9.11. Propagandaplakat zur Sterilisationfsfrage, 1938.

Es war, neben der politischen und antisemitischen Machtergreifung der Nationalsozialisten, die instrumentalisiert durch das »Gesetz zur Wiederherstellung des Berufsbeamtentums« vom 7. April 1933 auch in der Medizin brutal in Szene gesetzt worden war, nach der cum grano salis relativ unproblematischen Gleichschaltung der ohnehin NS-durchsetzten ärztlichen Spitzenverbände, nun die biologische Machtergreifung durch eine radikale Umsetzung der negativen Eugenik, die sich anschickte, den Volkskörper in den erbbiologischen Gleichschritt zu zwingen.

Mit unverhülltem Pathos wertete etwa der Heidelberger Chirurg Karl Heinrich Bauer (1890–1978), der in den 20er Jahren bereits mit Begeisterung und Optimismus rassenhygienische Vorlesungen gehalten hatte, im Mai 1934 in der Zeitschrift *Der Chirurg* das Gesetz. Es bedeute für das deutsche »Volk nichts anderes und nichts geringeres, als den gigantischen Versuch, die Volksgesundheit in ihrer tiefsten Wurzel, nämlich in ihren Erbanlagen zu erfassen, sie von vielerlei Formen von Erbschäden zu befreien und damit die Erbanlagenbeschaffenheit des Volkes von Generation zu Generation fortschreitend zu verbessern«. Als »wichtig« hebt Bauer ausdrücklich hervor, dass die endlich legitimierte »Ausmerze von Erbübeln« durch die »Unfruchtbarmachung« nun »selbstverständlich« auch mit »Zwangsmaßnahmen« durchgeführt werden könne. »Die Stätte, an der der Grundgedanke des Gesetzes in die schließlich allein befreiende Tat umgesetzt« werde, sei »der Operationssaal des Chirurgen«.

Das harte Zwangsgesetz zu »Verhütung erbkranken Nachwuchses« trat am Neujahrstag des Jahres 1934 in Kraft. Für die ersten Jahre liegen Zahlen über seine Umsetzung vor, die vom Reichsjustizministerium ermittelt wurden und auf persönliche Weisung Hitlers geheim bleiben sollten. 1934 wurden 84.604 Sterilisationsanträge gestellt, 62.463 Sterilisationen beschlossen, allerdings nur 32.268 durchgeführt. 1935 waren es dann schon mehr als 73.000 Männer und Frauen, die ihre Zeugungsfähigkeit einbüßen mussten, 1936 weit mehr als 63.000. In diesem Zeitraum, auch darüber berichtet die Statistik, starben an der Sterilisationsoperation aufgrund verschiedenster Komplikationen insgesamt 367 Frauen und 70 Männer. Die Rate der Anwendung unmittelbarer Gewalt bei der Durchführung der Sterilisation stieg von 7,7% (1934) auf 9,4% (1936); zwischen 1933 und 1945 insgesamt dürften nach einer tief angesetzten Schätzung des Bundesjustizministeriums etwa 400.000 Menschen in Deutschland ihrer Zeugungsfähigkeit gewaltsam beraubt worden sein. Die Formulierung »Menschen in Deutschland« ist deshalb berechtigt, weil das Gesetz von Anfang an auch Ausländer in Deutschland betraf, was bald zu ganz erheblichen außenpolitischen Schwierigkeiten besonders mit Japan, Indien und China führte, die durch persönliche Intervention Hitlers schließlich ausgeräumt wurden. In Deutschland festigte das ebenfalls in den 20er Jahren entworfene [Schubladen-] »Gesetz über die Vereinheitlichung des Gesundheitswesens« vom 3. Juli 1934 mit seinen rassenhygienischen Festlegungen schließlich die bevölkerungsbiologische Machtergreifung der Nationalsozialisten.

Insgesamt sechs Novellierungen hat das Sterilisationsgesezt bis 1939 erlebt und jede von ihnen bedeutete letztlich eine Verschärfung des Vorgehens gegen seine Opfer, selbst dann, wenn es sich scheinbar um Erleichterungen handelte. Ein Beispiel hierfür ist die auf Intervention der katholischen Kirche erwirkte Erleichterung, dass auf die Sterilisation dann verzichtet werden könne, wenn die absolut geschlossene Anstaltsunterbringung gewährleistet sei. – Häufig waren es einzelne Organisationen oder Repräsentanten der

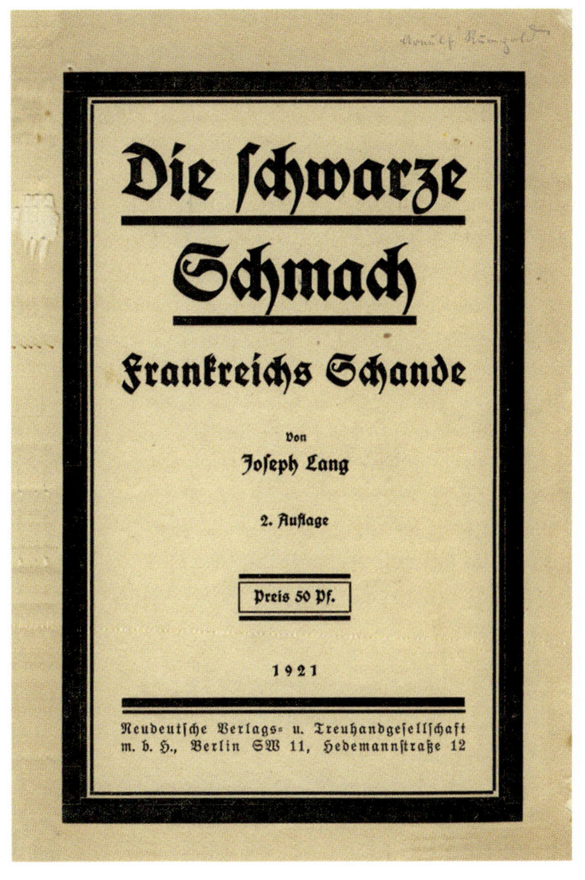

Die schwarze Schmach

Frankreichs Schande

von

Joseph Lang

2. Auflage

Preis 50 Pf.

1921

Neudeutsche Verlags- u. Treuhandgesellschaft m. b. H., Berlin SW 11, Hedemannstraße 12

Abb. 9.12. Propagandaschrift gegen afrikanische Besatzungstruppen im Rheinland, 1921. Der Keim des Hasses gegen »farbige« Besatzungskinder wurde früh gesäht.

Die Sterilisation der »Rheinlandbastarde«

Völlig unabhängig vom »Gesetz zur Verhütung erbkranken Nachwuchses« und auch sonst im absolut rechtlosen Raum diskutierte man seit dem Frühjahr 1935 in der Arbeitsgemeinschaft II des Sachverständigenbeirats für Bevölkerungs- und Rassenpolitik die Sterilisierung auch der sog. Rheinlandbastarde, farbiger Besatzungskinder, die während der alliierten Besetzung des Rheinlandes und einiger rheinischer Großstädte nach 1920 gezeugt und geboren worden waren. Diskutiert wurden eine »stillschweigende Übereinkunft« zwischen Kreisarzt, Erbgesundheits- und Erbgesundheitsobergericht, eine »neue Gesetzesregelung« und schließlich die »illegale Sterilisierung«, für die man sich dann entschied. Im Frühjahr 1937 wurde eine »Sonderkommission 3« der Geheimen Staatspolizei mit der »unauffälligen Sterilisierung der Rheinlandbastarde« beauftragt. Die Entscheidung zur Durchführung der Maßnahme im Einzelfall oblag einer anonymen Kommission, die aus zwei Ärzten, einem Juristen und zwei anthropologischen Gutachtern bestand. Damit wurde bereits früh unter Ausschluss eines Gerichtsentscheides ein Verfahren praktiziert, das 1939 in der Krankenmordaktion (»T4«) wieder Anwendung finden sollte. Zwischen 500 und 800 Kinder und Jugendliche wurden auf diese Weise unfruchtbar gemacht.

Partei, die auf eine Verschärfung der Abtreibungspraxis drängten. So betrieb etwa Reichsärzteführer Gerhard Wagner (1888–1939) spätesten seit Anfang Januar 1934 offensiv die Verknüpfung von Sterilisation und Schwangerschaftsunterbrechung in solchen Schwangerschaftsfällen, auf die die Erbkrankheitsdefinition des Sterilisationsgesetzes anwendbar schien.

Das Sterilisationsgesetz vom 14. Juli 1933 wurde durch seine 6. Durchführungsverordnung 1939 außer Kraft gesetzt, was die Zahl der Unfruchtbarmachungen im nunmehr völlig gesetzlosen Raum jedoch allenfalls drastisch reduzierten, nicht aber die Praxis beendete. Die letzte Durchführungsverordnung des Gesetzes begrenzte dessen Wirksamkeit mit dem 31. August 1939. Am folgenden Tag befand sich das Reich in der selbstausgelösten Sondersituation des Krieges, überfielen die Hitlerarmeen Polen, ermächtigte Hitler ein weiteres Mal zur Eskalation der negativen Eugenik, diesmal im Gewand der rücksichtslosen Tötung. Auf Unfruchtbarmachung folgte nun hunderttausendfacher Mord.

Krankenmord als »Gnadentod« – die Aktion »T4«

Dass über die Elemente der künstlichen »Auslese« und der künstlichen »Ausmerze« des Menschen durch den Menschen bereits lange vor 1933 planend gedacht wurde, davon zeugt nicht zuletzt die 1920 publizierte Schrift des Juristen Karl Binding (1841–1920) und des Psychiaters Alfred Hoche (1865–1943) über *Die Freigabe der Vernichtung lebensunwerten Lebens*. Der Begriff des Unwerts wurde von beiden in vielerlei Hinsicht ausgeleuchtet: individuell als dauerhafter Verlust der Selbstwahrnehmung und damit vermeintlich jeder Lebensfreude, biologisch und sozial als Unwert der generativen Potenz, ökonomisch als unproduktive und dauerhafte Belastung für die Familie, die Gesellschaft, den Staat. In der nationalsozialistischen Rassenhygiene und in der nationalsozialistischen Leistungsmedizin sind bereits bald nach der Machtübernahme Hitlers alle biologischen und sozialen Elemente enthalten, die seit Oktober 1939 zur systematischen Erfassung und Ermordung von insgesamt mehr als 200.000 Psychiatriepatienten, Krankenlagerinsassen, Verzweifelten oder kulturell und sozial unangepassten Menschen führen sollte. Der völligen physischen Vernichtung, der Ermordung jener unglücklichen Menschen also, war im Rahmen der Zwangssterilisation bereits die systematische Vernichtung der reproduktiven Potenz eines noch größeren Kreises vorausgegangen. Eine Erweiterung der Gruppe der Erbkranken und Alkoholiker auf Asoziale sowie Sinti und Roma durch ein nie verabschiedetes, aber gleich illegal wohl praktiziertes »Asozialen-Gesetz« wird spätestens seit dem Sommer 1938 diskutiert. Zu diesem Zeitpunkt wird bereits auch Euthanasie durch Hunger, wie etwa in der hessischen Anstalt Herborn, durchaus praktiziert. In einem Bericht des Psychiaters Prof. von Kleist über diese Anstalt, der vom 24. März 1938 datiert, heißt es aber noch:

> »Aber auch diejenigen, die nicht mehr gerettet werden können, haben, solange es noch kein Gesetz zur Vernichtung unwerten Lebens gibt, das Recht auf eine erhaltende und freundlich gestaltete Fürsorge. Auch die Aufwendungen für diese Unglücklichen dürfen nicht unter eine erträgliche Grenze sinken.«

Zu dieser Zeit aber wurde bereits über ein entsprechendes Gesetz nachgedacht. Wir kennen die Denker und wir kennen die wichtigsten Passagen jenes Gesetzes, das die Praxis des Tötens legitimieren sollte und dann doch nicht mehr erlassen werden sollte, weil seine Zielvorgabe bereits nach wenigen Jahren durch die Tötungspraxis erreicht war. Gleichwohl ist es interessant, woran die Ordinarien für Psychiatrie, die Professoren Max de Crinis (1889–1945), Friedrich Mauz (1900–1979), Berthold Kihn (1895–1961), Kurt Pohlisch (1893–1955) und Carl Schneider (1891–1946), der Anthropologe Fritz Lenz (1887–1976), verschiedene Anstaltsdirektoren, SS-Ärzte und Medizinalbeamte in den Monaten vor Kriegsbeginn 1939 gefeilt haben. Parallel zu den Beratungen über ein Euthanasie-Gesetz war indessen bereits die erste Stufe der praktischen Umsetzung der Euthanasie, die »planwirtschaftliche Erfassung« der Patienten aller Heil- und Pflegeanstalten durch die Entwicklung eines Meldebogens im Reichsinnenministerium in Gang gesetzt worden. Dieser Meldebogen wurde ab Oktober 1939 nach Regionen gestaffelt an private und öffentliche Heil- und Pflegeanstalten und alle psychiatrischen Kliniken des Reichsgebietes verschickt. Ohne Wertung hatten die Anstalten den subtil gestalteten Fragebogen, der Angaben zur Krankheit und zum gesamten Lebensbereich der Patienten enthielt, auszufüllen und an ein Gutachtergremium des Ministeriums zurückzuschicken, das sich aus angesehenen Psychiatrieprofessoren, die zum Teil gleichzeitig am Euthanasiegesetz arbeiteten, und 39 weiteren Ärzten zusammensetzte. Der Preis für die Bearbeitung der Fragebögen durch die Gutachter lag zwischen 5 und 10 Pfennig.

Ein rotes Kreuz im Bewertungskasten bedeutete den Tod. Insgesamt sind 283.000 Fragebögen bearbeitet und begutachtet worden. Die Zahl der Kreuze, hinter denen je ein Toter stand, belief sich schließlich auf 70.273.

Die Adresse der Koordinationsstelle der Euthanasieaktion, die gleichzeitig Startsignal und Modellfall war für den nationalsozialistischen Massenmord an Juden, Sinti und Roma, Schwulen und Lesben, politischen Gegnern und Kriegsgefangenen und vielen anderen mehr, war die Berliner Tiergartenstraße 4. Sie gab auch dem staatlich organisierten Töten den Decknamen »T 4«. Wie war diese Aktion legitimiert, wer zeichnete verantwortlich? Hierzu verfügen wir nur über einen schriftlichen Hinweis Hitlers, bei dem es sich im strengen Sinne weder um einen Befehl und schon gar nicht um ein Gesetz handelte, sondern allenfalls um eine Ermächtigung zum Töten. Es ist dies ein Brief Hitlers vom 1. September 1939, also vom Datum des deutschen Überfalls auf Polen, an den Leiter der Parteikanzlei des Führers, Philipp Bouhler (1899–1945), und den ärztlichen Vertrauten Hitlers Prof. Karl Brandt (1904–1948). Sein Inhalt:

> »Reichsleiter Bouhler und Dr. med. Brandt sind unter Verantwortung beauftragt, die Befugnisse namentlich zu bestimmender Ärzte so zu erweitern, dass nach menschlichem Ermessen unheilbar Kranken bei kritischster Beurteilung ihres Krankheitszustandes der Gnadentod gewährt werden kann.«

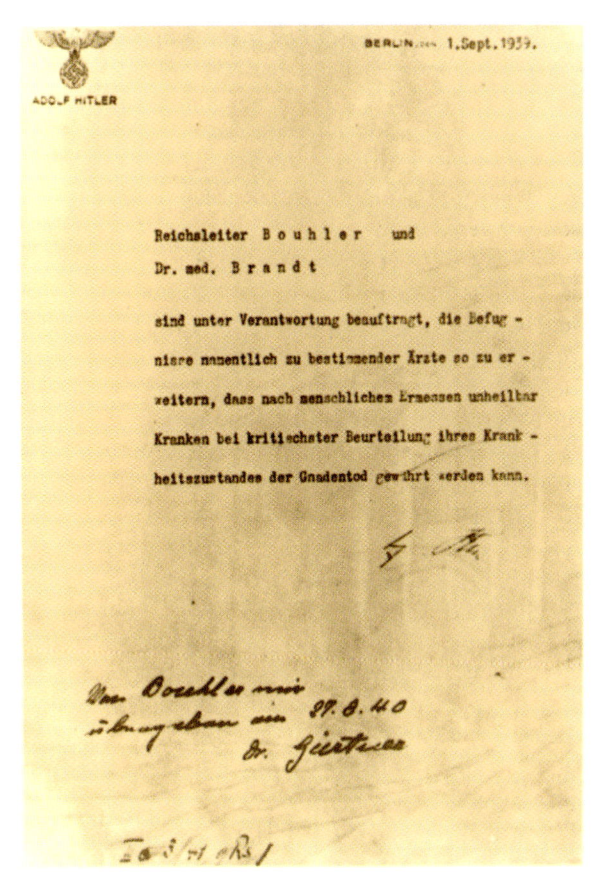

ADOLF HITLER

BERLIN, den 1.Sept.1939.

Reichsleiter B o u h l e r und
Dr. med. B r a n d t

sind unter Verantwortung beauftragt, die Befugnisse namentlich zu bestimmender Ärzte so zu erweitern, dass nach menschlichem Ermessen unheilbar Kranken bei kritischster Beurteilung ihres Krankheitszustandes der Gnadentod gewährt werden kann.

Von Bouhler mir übergeben am 27.8.40 Dr. Gürtner

Abb. 9.13. Hitlers Brief zur Freigabe der Krankentötung vom 1. September 1939.

Das Schreiben stellt ein Meisterstück offener Formulierung dar. Sein Verfasser nimmt sich scheinbar aus jeder Verantwortung und gibt diese zur weiteren Delegation an zwei seiner Vertrauten weiter. Unter dem Strich bleibt letztlich nicht mehr als ein weitest möglicher Ermessensspielraum im Töten, der dann auch tatsächlich in jeder Hinsicht ausgeschöpft worden ist.

Das Töten begann wenig später und es wurde in vielfältiger Gestalt vollzogen: in stationären und mobilen Gaskammern mit Kohlenmonoxyd der IG-Farben oder einfach direkt mit Auspuffgasen, getötet wurde auch durch die Injektion schwerer Narkotika wie etwa Morphium, Scopolamin, *Luminal* und ähnlichen. Zentrale Orte des Mordens waren das hessische Hadamar (ca. 15.000 Tötungen), Schloss Grafeneck bei Reutlingen (ca. 10.000 Tötungen), Schloss Hartheim bei Linz (mehr als 18.000 Ermordete), die Vergasungsanstalt Sonnenstein in Pirna bei Dresden (ca. 14.000 Tötungen), die Heil- und Pflegeanstalt Bernburg (annähernd 9.000 Ermordete), das Zuchthaus Brandenburg (annähernd 10.000 Tötungen). Während die Nazis die Kri-

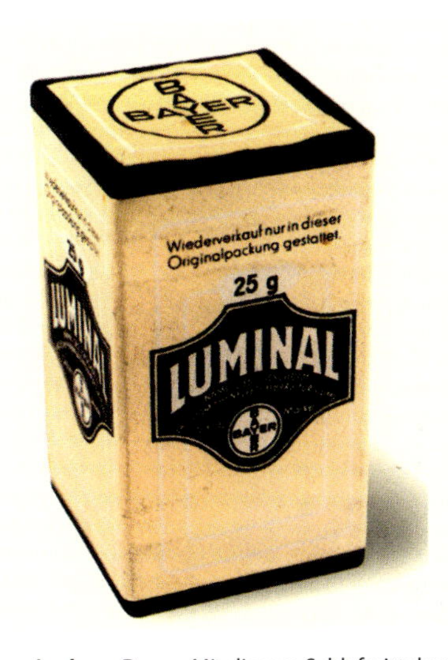

Abb. 9.14. ***Luminal*** **von Bayer.** Mit diesem Schlafmittel wurden Kranke häufig ermordet.

Kindermorde

Zwischen 1939 und 1945 wurden auf der Suche nach sogenanntem »lebensunwerten Leben« in Deutschland und im angeschlossenen Österreich etwa 100.000 Kinder zwischen deren Geburt und dem 16. Lebensjahr in den unterschiedlichsten pädiatrischen und psychiatrischen Anstalten »erfasst« und nach der Ausprägung ihres psychischen Krankheitsbildes oder ihrer sozialen Auffälligkeit sowie hinsichtlich ihrer »Bildungsfähigkeit« als Element ihrer volksökonomischen Prognose beschrieben und bewertet. Etwa 20.000 der auf einfachen Meldebögen dokumentierten Kinder- und Krankheitsschicksale, die dem »Reichsausschuß zur Wissenschaftlichen Erfassung von erb- und anlagebedingten schweren Leiden« zugegangen waren, gerieten in den engeren Kreis des Todes und wurden von den drei Gutachtern des »Reichsausschusses«, Dr. Hans Heinze (1895–1983), Dr. Ernst Wentzler (1891–1973) und Prof. Werner Catel (1894–1981), auf ihren Lebens- und Nutzwert hin abschließend beurteilt. Ein kleines Kreuz auf dem Meldebogen bedeutete »Behandlung«, also Tötung, dieser Kinder und Jugendlichen, ein Minuszeichen die Belassung in ihren Anstalten, Heimen und Kliniken oder bei den Eltern, also Leben. Wir können heute relativ sicher davon ausgehen, dass die Anzahl der Kreuze bei ca. 5.000 gelegen hat. Die Kinder hinter diesen 5.000 Kreuzen auf 5.000 Meldebögen wurden in mindestens 30 bekannte »Kinderfachabteilungen« und dort nach einem mehr oder weniger aufwendigen Diagnoseverfahren meistens mit Überdosen *Luminal* von Ärzten Schwestern und Pflegern zu Tode »behandelt«, also ermordet.

terien für die klinische Hinrichtung in den folgenden Jahren nach innen zugleich ausweiteten und differenzierten, töteten sie nach dem Überfall der Sowjetunion dort unterschiedslos alle Insassen psychiatrischer Krankenhäuser unmittelbar nach dem Einmarsch.

Die Euthanasieaktion »T4« lässt sich grob in drei Phasen unterteilen. Die der teils vorgeschalteten, teils bis 1945 weitergeführten Kindertötungen, die erste Hauptphase der Erwachsenenmordes, die bis zum sog. »Stopp« im August 1941 dauerte, als mehr als 70.000 Menschen worden waren und mündete schließlich die Phase der »Neuorientierung« des Mordens ein, die dadurch charakterisiert ist, dass immer neue Menschengruppen in den Kreis derer, die selektiert und dann getötet werden sollen, hineingestellt werden: Tuberkulosekranke, Alte und Schwache, wohnungslose »Streuner«, Arbeitsunwillige, schwache und kränkliche KZ-Insassen, insbesondere sowjetische Kriegsgefangene, Sinti und Roma und viele andere mehr. Diese Phase mündet unmittelbar in die »Endlösung der Judenfrage« die, längst in den Köpfen von Politikern und Ärzten beschlossen, auf der Wannseekonferenz am 20. Januar 1942 besiegelt wird. 1942 gibt die Aktionszentrale »Tiergartenstraße 4« über 100 ihrer Spezialisten zur »Endlösung der Judenfrage« nach Osten ab. Die ersten Kommandanten der Lager Belzec, Sobibor und Treblinka kamen aus der »T4« und wurden weiterhin von ihr bezahlt.

Selbstverständlich hat sich die Euthanasie-Aktion nicht geheim halten lassen. Zu viele Menschen waren ihre Opfer, zu viele Menschen waren an ihrer Durchführung beteiligt. Es gibt sichere Indikatoren dafür, dass die Akzeptanz der Bevölkerung diesen Vorgängen gegenüber stetig sank. Bekannt ist auch der Widerstand Einzelner. Dass die Euthanasieaktion nicht legitimierbar war, davon zeugt auch der Umstand, dass ihr rechtfertigendes Schubladengesetz in den Schubladen blieb, obwohl es bereits 1940 bis auf das letzte Komma fertiggestellt war. Unzweideutig sind auch vielerlei Stellungnahmen aus den beiden großen Kirchen zur Vernichtung »lebensunwerten Lebens«. Zwar konnte es die eine einheitliche Stellungnahme der evangelischen Kirche nicht geben, aber in den Jahren des Krankenmordens ist diese Entschlossenheit von evangelischen Anstaltsleitern, Ärzten, Pflegern und Fürsorgern vielfach praktisch unter Beweis gestellt worden. Auch in der katholischen Kirche war das Bestreben unübersehbar, die Ablehnung der Vernichtung »lebensunwerten« Lebens immer wieder zu unterstreichen und so zum Schutz der potentiellen Opfer starke Barrieren aufzurichten. In beiden großen Kirchen hat es nach 1939 auch aktiven Widerstand gegeben. Es ist heute schwer abzuschätzen, ob dabei die spektakuläre öffentliche Verurteilung der Gesamtaktion, etwa in der Predigt des 2005 selig gesprochenen Bischofs Clemens August von Galen (1878–1946) vom 8. August 1941 in Münster oder die versteckte Verurteilung durch die besondere Betonung des 5. Gebotes in einem gemeinsamen Hirtenbrief der deutschen Bischöfe, der am 12.9. und 19.9.1943 in allen katholischen Gottesdiensten ungekürzt verlesen wurde, hilfreicher war als der einzelne lebensrettende Versuch »im Kleinen«.

Wie haben die Ärzte selbst ihr Handeln im Rahmen der Euthanasieaktion interpretiert? Viele Planer des Krankenmordes fühlten sich als Reformer, als diejenigen, die dem dumpfen Anstaltsmilieu den Todesstoß geben würden. Sie planten, die Zahl der chronisch Kranken nicht nur durch ihre Art der klinischen Exekution, sondern auch durch möglichst frühe und intensive Therapie zu verringern. Altmodische Begriffe wurden abgeschafft: aus »Krüppel« und »Idioten« wurden »Behinderte« und »Heil- und Pflegeanstalten« benannten sie in »Kliniken« um. Eine Zukunftsvision jener auf der Grundlage von Mord und Modernisierung zu reformierenden Psychiatrie findet sich in einem Planungspapier des Jahres 1942. Dort heißt es:

> »In der Ausübung des zu erwartenden Euthanasie-Gesetzes wird man nicht Anstalten haben dürfen, die sehr bald in den Ruf von Sterbeanstalten kommen würden, d.h. Anstalten, in denen der dorthin Verlegte vom Tod erwartet wird. Eine der wesentlichsten Forderungen bei der Ausführung der Euthanasie wird die möglichst unauffällige Form sein. Die Euthanasieverordnungen und ihre Ausführung müssen sich vollkommen im Rahmen des üblichen Anstaltsgeschehens vollziehen. So wird sich auch mit wenigen Ausnahmen der Tod eines Euthanasierten vom natürlichen Tod kaum unterscheiden. Das ist das erstrebte Ziel [...] also für die Zukunft: keine Pflegeanstalten für tiefstehende Fälle, sondern Heilanstalten mit aktivster Therapie und wissenschaftlicher Arbeit und – mit Euthanasiemöglichkeit.«

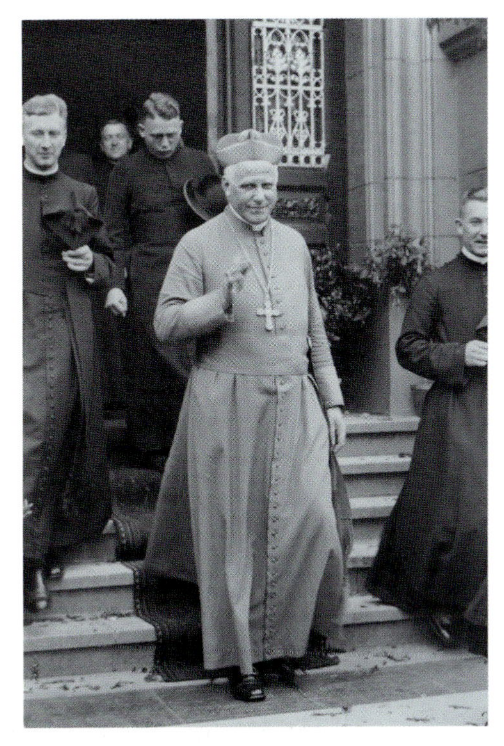

Abb. 9.15. Bischof Clemens August von Galen. Der Münsteraner Bischof verurteilte den Krankenmord 1941 in Hirtenbriefen und von der Kanzel.

Auslese und Fürsorge – *Lebensborn* und NSV

Die nationalsozialistische Rassenpolitik beschränkte sich nicht auf die »Ausmerzung Minderwertiger«, sondern sie erstreckte sich gezielt auch auf die »Auslese Hochwertiger«, sie betrieb im Sinne Galtons negative ebenso wie positive Eugenik. Eine systematische »Menschenzüchtung«, wie sie durchaus zum Programm einiger Gruppierungen der rassisch und eugenisch orientierten Lebensreformbewegung bereits vor dem Ersten Weltkrieg erhoben worden war, hat es in der Zeit des Nationalsozialismus zwar nicht gegeben. Allerdings kam in allen Bereichen der Sozial- und Gesundheitsfürsorge das Prinzip der Selektion, der Hege, Pflege und Förderung der Besten im Sinne eines arisch-germanischen Deutschtums schon allein deshalb radikal zur Anwendung, weil im Jargon der Machthaber alles »Minderwertige«, die jüdische Bevölkerung, rassisch und politisch Diffamierte und Verfolgte und die große Gruppe der »Gemeinschaftsfremden«, von den Homosexuellen bis hin zu »Asozialen« »Arbeitsscheuen«, »Arbeitsunwilligen«, »Arbeitsverweigerern« und »Drückebergern« gar nicht erst unter den Schirm der Förderung genommen wurde. Im Sinne einer eugenischen Selektion war das Spektrum der einzelnen Fürsorge- und Förderungsmaßnahmen sehr unterschiedlich und reichte in seinen Dimensionen vom platten Konkretismus bis hin zur diskreten Anspielung, von der Verleihung des Mutterkreuzes für hohe Gebärfreudigkeit über die Säuglingsfürsorge der NS-Volkswohlfahrt bis hin zu kostenlosen Kartoffel- und Kohlelieferungen für Kinderreiche. »Pimpfe«, BDM und Hitlerjugend dienten sicherlich nicht unmittelbar eugenischen Zuchtideen, prägten aber früh die nationalsozialistische Geschlechterperspektive und bahnten bald den Wahn von arischer Weiblichkeit,

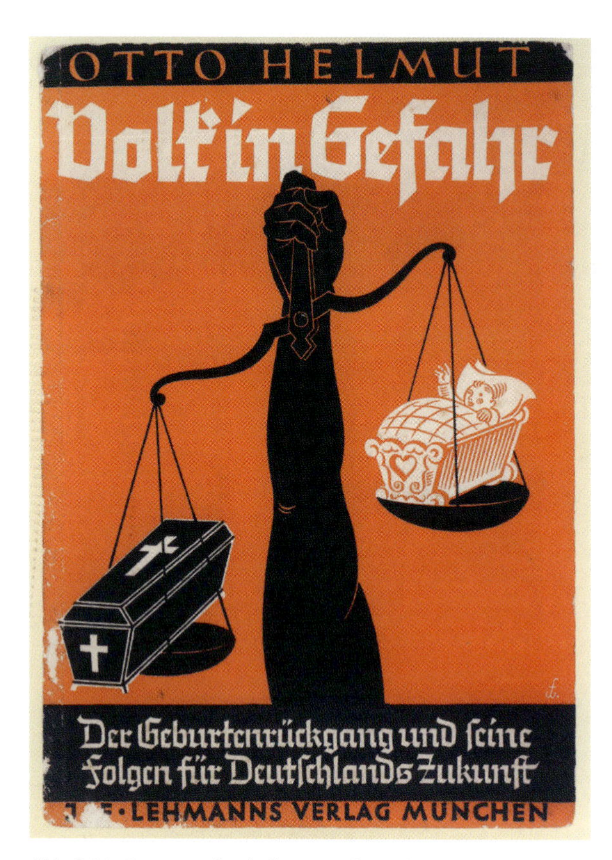

Abb. 9.16. Propagandaschrift gegen den Geburtenrückgang 1934.

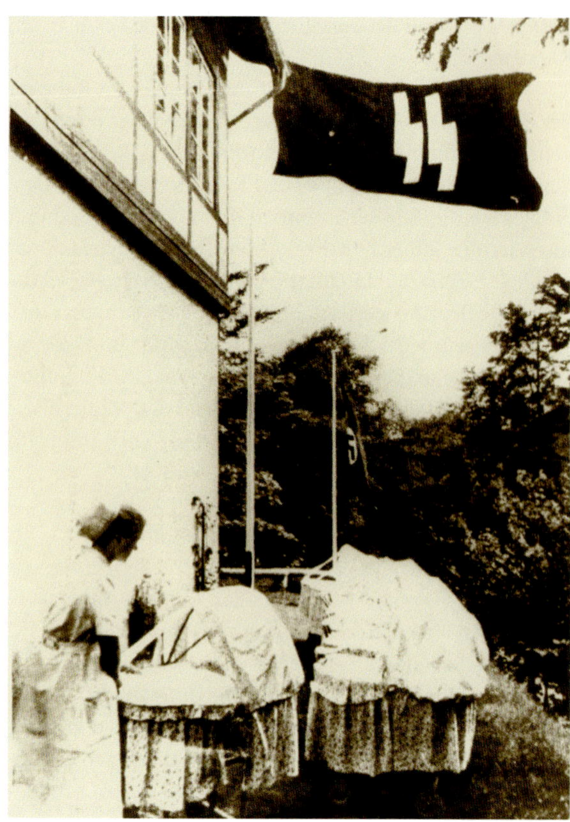

Abb. 9.17. Säuglingspflege in einem Heim des *Lebensborns*.

völkischer Mutterschaft und dominanter Männlichkeit, die dann in der Brachialästhetik des nationalsozialistischen Körperkult ihre Anknüpfungspunkte fanden. Und wenn auch nicht jeder KDF-Volkswagen ins Eheglück fuhr, so war doch allen klar, dass sich hinter der populären Parodie auf Wilhelm Bornemanns romantischen Volksliedtext »Im Wald und auf der Heidi, verlor ich Kraft durch Freudi, die Folgen davon sind: Mutter mit Kind« eine Anspielung auf die Organisation »Kraft durch Freude« verbarg.

Als sehr konkretes Beispiel für eine geburtenfördernde Rassenpolitik hat der *Lebensborn e. V.* zu gelten. Der *Lebensborn e. V.*, gegründet am 12. Dezember 1935 in Berlin, war ein Projekt des Reichsführers-SS Heinrich Himmler (1900–1945), das sich an den beiden zentralen bevölkerungspolitischen Leitlinien des Nationalsozialismus orientierte: Rettung der »nordischen Rasse« vor dem angeblich drohenden »Untergang« durch Maßnahmen zur Steigerung der Geburtenrate und qualitative Verbesserung des Nachwuchses unter »Zuchtkriterien« im Sinne der Eugenik, beziehungsweise der nationalsozialistischen Rassenhygiene. Seine Bedeutung wuchs nach dem Überfall auf Polen und vor dem Hintergrund der Erfahrungen des Ersten Weltkrieges auch als Gegenmaßnahme zu einem befürchteten kontraselektorischen Effekt des Krieges. In einem Befehl Heinrich Himmlers an die gesamte SS und Polizei vom 28. September 1939 hieß es:

> »Jeder Krieg ist ein Aderlaß des besten Blutes. Mancher Sieg der Waffen war für ein Volk zugleich eine vernichtende Niederlage seiner Lebenskraft und seines Blutes. Hierbei ist der leider notwendige Tod der besten Männer, so betrauernswert er ist, noch nicht das Schlimmste. Viel schlimmer ist das Fehlen der während des Krieges von den Lebenen und der nach dem Krieg von den Toten nicht gezeugten Kinder. [...] Im vergangenen Krieg hat mancher Soldat aus Verantwortungsbewußtsein, um seine Frau, wenn sie wieder ein Kind mehr hatte, nicht nach seinem Tode in Sorge und Not zurücklassen zu

müssen, sich entschlossen, während des Krieges keine weiteren Kinder zu erzeugen. Diese Bedenken und Besorgnisse braucht Ihr SS-Männer nicht zu haben. [...] Für alle während des Krieges erzeugten Kinder ehelicher und unehelicher Art wird die Schutzstaffel während des Krieges, für die werdenden Mütter und für die Kinder, wenn Not oder Bedrängnis vorhanden ist, sorgen.«

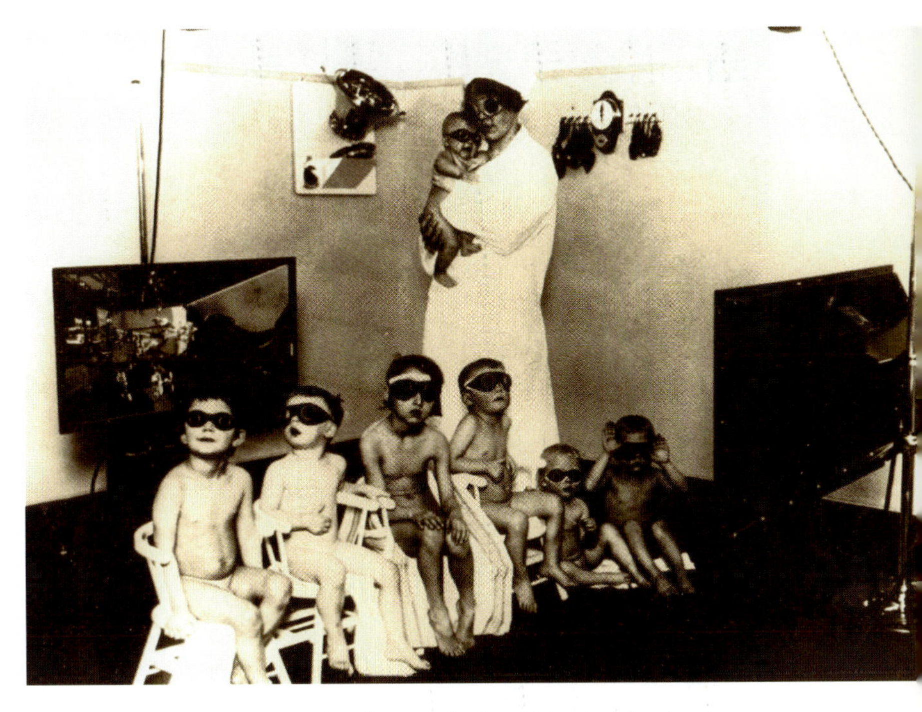

Abb. 9.18. Höhensonne zur Rachitisvorbeugung in einem Heim des *Lebensborns*.

Vor dem Krieg sollte der *Lebensborn* unter Anwendung des Selektionsprinzips eine Intensivierung der Unehelichenpolitik zur Minderung des Geburtenrückgangs beitragen. Zwar darf die bis heute vorherrschende Meinung, dass der *Lebensborn* eine menschliche Zuchtanstalt gewesen sei, indem er Zeugungen organisiert habe, inzwischen als Mythos gelten. Ebenso wenig handelte es sich beim *Lebensborn* um eine Institution, die ausschließlich karitativen Zwecken diente. Vielmehr verfolgte der Verein in seinen Entbindungs- und Kinderheimen das Ziel, durch die Betreuung lediger Mütter und ihrer Kinder biologischen Nachwuchs für die SS gewinnen. Er diente damit ganz unzweifelhaft der natalistischen Bevölkerungspolitik des Regimes. Erbbiologische und rassische Auslese – durchaus auch im Sinne einer Zusammenführung Reproduktionswilliger –, rechtswidrige Geheimhaltungsmaßnahmen sowie ein quasi institutionalisierter Missbrauch der Fürsorgegewalt waren dabei an der Tagesordnung. Hierzu gehörten nicht nur anonyme Entbindungen und die teils rechtswidrige Vermittlung der Neugeborenen zur Adoption an Familien von SS-Angehörigen, die »Evakuierung« von Besatzungskindern, sondern auch der Raub und die gezielte Verschleppung von Kindern aus den besetzten Gebieten. Galten solche Kinder im Sinne der NS-Rassenideologie ihren äußeren Merkmalen nach als »arisch«, wurden sie in Lebensborn-Heimen im Reich und in den besetzten Gebieten untergebracht. In den besetzten Gebieten dienten die Lebensborn-Heime nicht zuletzt dem Schutz von Mutter und Kind vor Diskriminierung durch die unterdrückte Bevölkerung, so etwa in Norwegen, wo bis September 1944 insgesamt 6.584 Norwegerinnen in völlig überbelegte Lebensborn-Entbindungsheime aufgenommen wurden. Bis zum Ende der deutschen Besatzung wurden in den Heimen mehr als 10.000 Kinder geboren.

Die *Nationalsozialistische Volksfürsorge* (NSV) wurde am 18. April 1932 ins Leben gerufen. Die nach der *Deutschen Arbeitsfront* (DAF) zweitgrößte Massenorganisation des NS-Regimes zählte 1943, elf Jahre 1943 nach ihrer Gründung, etwa 17 Millionen Mitglieder. Zentrale Leitungsfigur der NSV wird im Frühjahr 1933 Erich Hilgenfeldt (1897–1945). Auf Weisung von Rudolf Heß (1894–1984) schaltet Hilgenfeldt die *Freie Schwesternschaft* zur *NS-Schwesternschaft* gleich, bildet den *Reichsbund der freien Schwestern und Pflegerinnen* (RBdfS) und koordiniert die *Schwesternschaft des Roten Kreuz* (DRK) (vgl. zum Roten Kreuz im Nationalsozialismus das folgende Kapitel) ebenso wie die katholischen und evangelischen Schwesternschaften. Schließlich gestaltet er 1938 wesentlich das »Reichsgesetz zur Ordnung der Krankenpflege« und zwingt damit auch die konfessionellen Verbände zur Ausbildung von NS-Schwestern. Während der Kämpfe um Berlin stirbt (vermutlich durch Suizid) Hilgenfeldt 1945. Im Arbeitsmittelpunkt seiner NSV standen Gesundheitsfürsorge, Vorsorgeuntersuchungen sowie die medizinische Betreuung, die während des Zweiten Weltkriegs vor allem von Bombenopfern in Anspruch genommen werden musste. In der Wahrnehmung

Gesunde Eltern -
gesunde Kinder!

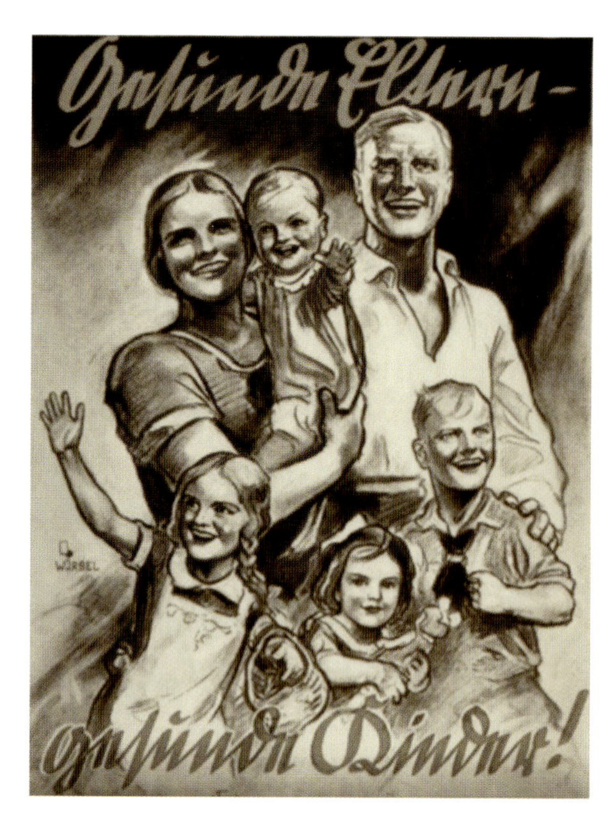

Abb. 9.19. **Plakat der NS-Volkswohlfahrt, 1937/38.**

10 JAHRE HILFSWERK MUTTER UND KIND 1934-1944
12+8
GROSSDEUTSCHES REICH

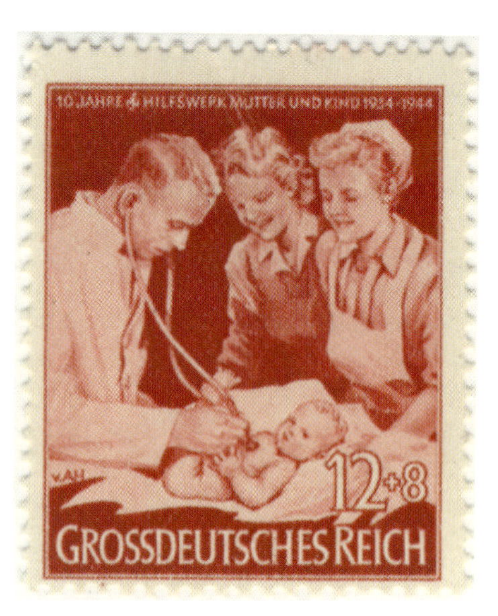

Abb. 9.20. ***Hilfswerk Mutter und Kind,*** **1944.**

ihrer Aufgaben konzentrierte sich die NSV auf Gesundheitsführung, Wohlfahrtspflege und Rechtsberatung. Hierzu gehörten als Einzelaufgabengebiete: Kindergärten, Horte, Wohnungshygiene, Wohnungsbeschaffung, Schädlingsbekämpfung, Jugendschutz, Haftverschonung für Jugendliche, Kleingärtenvermittlung, Naherholung, Brandverhütung, Berufsberatung, Müttererholung, vorbeugende Jugendhilfe, Aufklärung über Volksseuchen. Untergliederungen des NSV waren das *Winterhilfswerk* und das *Hilfswerk Mutter und Kind*.

Besonders aktiv war die NSV in Ostpreußen, die der dortige Gauleiter Erich Koch (1896–1986) persönlich überwachte. Hier zeigt sich, wie eng arische »Volkswohlfahrt« und Vernichtung der »Unerwünschten« in der Person Kochs, der maßgeblich an der Verfolgung und Ermordung mindestens 2 Millionen polnischer und ukrainischer Juden beteiligt war, beieinander lagen. In Ostpreußen, wo die Säuglingssterblichkeit aus verschiedenen Gründen außerordentlich hoch war, hatte Koch eigens eine Forschungsgemeinschaft zur Bekämpfung der Säuglings- und Kleinkindersterblichkeit gegründet. Es ist ganz unzweifelhaft, dass es sich bei dieser sozialpolitischen Angelegenheit nicht um die pure Sozialphilanthropie handelte, sondern zu einem keineswegs geringen Anteil auch um eine propagandistische Aktion, die in der NS-Presse, besonders in Kochs Gauorgan *Preußische Zeitung* in größter Aufmachung als nationalsozialistische Errungenschaft gefeiert und vom Gauleiter als höchstpersönlicher Verdienst betrachtet wurde. Finanziert wurde sie darüber hinaus durch die von Koch ganz beherrschte Erich-Koch-Stiftung, einem gigantischen Mischkonzern, dessen Stammkapital größtenteils durch Raub und Rechtsbruch zusammengetragen worden war. Bereits 1942 konnte die NSV in Ostpreußen auf einen grandiosen Einsatz von Menschen und Material verweisen. Mehr als 1.500 Kräfte arbeiteten für das radikal »arisch« orientierte *Hilfswerk Mutter und Kind*; 1.218 Kindergärten für etwa 35.000 »arische« Kinder, 216 Hilfs- und Beratungsstellen für »arische« Mütter und sechs Säuglingsschwesterschulen mit 137 Schülerinnen waren eingerichtet worden und mit annähernd 3 Millionen Hausbesuchen war die NS-Wohlfahrt und mit ihrer Arier-Ideologie in den Intimbereich von Mutter und Kind eingedrungen.

Dem 1934 gegründeten *Hilfswerk Mutter und Kind* (Finanzvolumen durch Sammlungen 1934: 10 Millionen Reichsmark, 1937 bereits 78,4 Millionen) war vor allem die Aufgabe zugedacht, »arische« Schwangere, junge Mütter und deren Säuglinge zu betreuen. Zu den Aufgaben des *Hilfswerks*, das dem Hauptamt für Volkswohlfahrt in der Reichsleitung der NSDAP direkt unterstand und sich per-

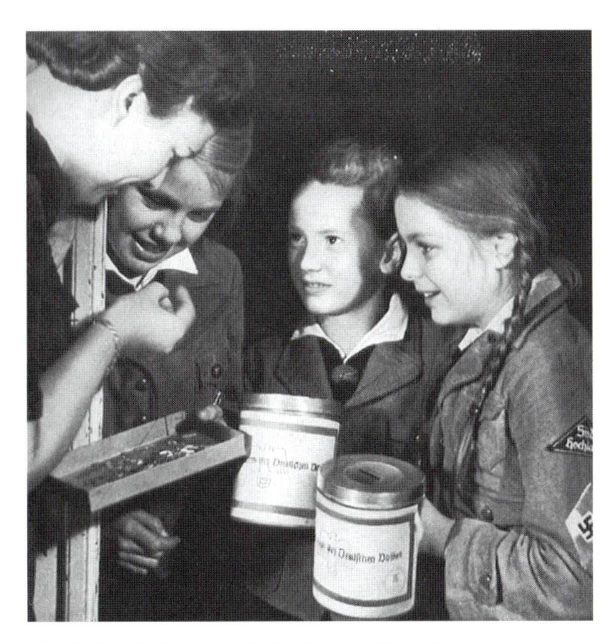

Abb. 9.21. Kinder sammeln fürs Winterhilfswerk.

Kommt mit in die
Kinderlandverſchickung
Anmeldungen für die 3...10 jährigen erfolgen bei der NSV,
für die 10...14 jährigen in den Schulen

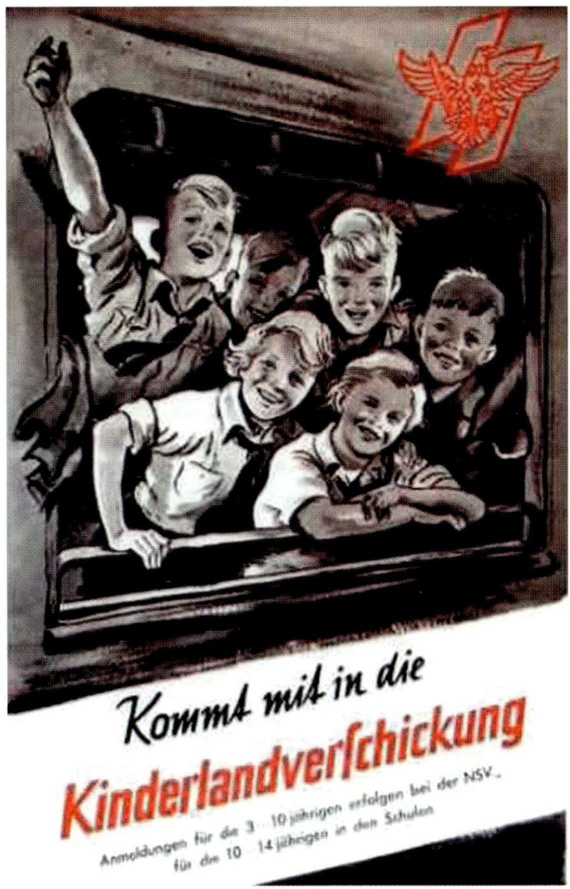

Abb. 9.22. Kinderlandverschickung. Plakat, um 1940/41.

sonell überwiegend aus der NS-Frauenschaft und der NS-Volkswohlfahrt rekrutierte, gehörten im Einzelnen: Familienhilfe und Gemeindepflege in Kooperation mit der NS-Schwesternschaft, Wöchnerinnen- und Jungmütterfürsorge, Müttererholungsfürsorge, Erziehung und Gesundheitsfürsorge in Kindertagesstätten, wobei die Anzahl der Kindertagesstätten im Sinne einer Zurückdrängung der Frau aus dem öffentlichen Leben unter Neubetonung ihrer »primären« Rolle als Gattin, Hausfrau und Mutter bewusst gering gehalten wurde. Hinzu traten Fürsorgebereiche wie die »Jugendhilfe« durch »Jugenderziehungsberatungsstellen« und NS-»Jugendheimstätten« sowie seit 1940 die Mitwirkung bei der »Kinderlandverschickung« (KLV) vor dem Hintergrund zunehmender Bombenangriffe und der dadurch gravierend anwachsenden Versorgungsprobleme in den Städten. In diesem Arbeitsbereich, bei dessen Organisation das Hilfswerk eng mit der seit 1940 federführenden Hitlerjugend kooperierte, wurden bis Kriegsende rund 2,5 Millionen Jungen und Mädchen in ländliche Gebiete evakuiert und in etwa 9.000 Lagern untergebracht.

Das unter direkter Aufsicht des Reichspropagandaministeriums stehende *Winterhilfswerk* (WHW), ursprünglich gedacht als Nothilfeaktion bei der Bekämpfung der Folgen von Arbeitslosigkeit und Armut, nahm bald nach seiner Gründung (September 1933) sowohl als Massenorganisation als auch hinsichtlich seines penetranten Sammelaktivismus und seines Spendenvolumens gigantische Ausmaße an und wurde schließlich zu einer den Alltag unter der NS-Diktatur bestimmenden Erscheinungen. Wer in die Sammelbüchse warf, erhielt eines der über 8.000 verschiedenen, gemeinschaftsbildenden Abzeichen in Millionenauflage. Überaus gewinnbringend waren auch die reichsweit einzuhaltenden Eintopfsonntage. Hier war der Differenzbetrag zum Preis einer normalen Sonntagsmahlzeit an das WHW abzuführen. Mitarbeiter der NSV klopften an jede Haustür und forderten die Beträge ein. Kaum jemand wagte es, die »Spende« zu verweigern. Hausraubzüge solcher Art erbrachten etwa im Winter 1935/36 über 31 Millionen Reichsmark. Intensiv wirkte an den Sammlungen für das WHW durch Winterpfennige, Lotterien und Kulturveranstaltungen auch das dem NS-Regime gleichgeschaltete *Deutsche Rote Kreuz*. Nur in der Anfangsphase dienten die Einnahmen allgemeinen Arbeits- und Obdachlosenhilfen. Bald bereits

KRIEGS-WINTER-HILFSWERK
Eintopf,
Opfer-Sonntag!

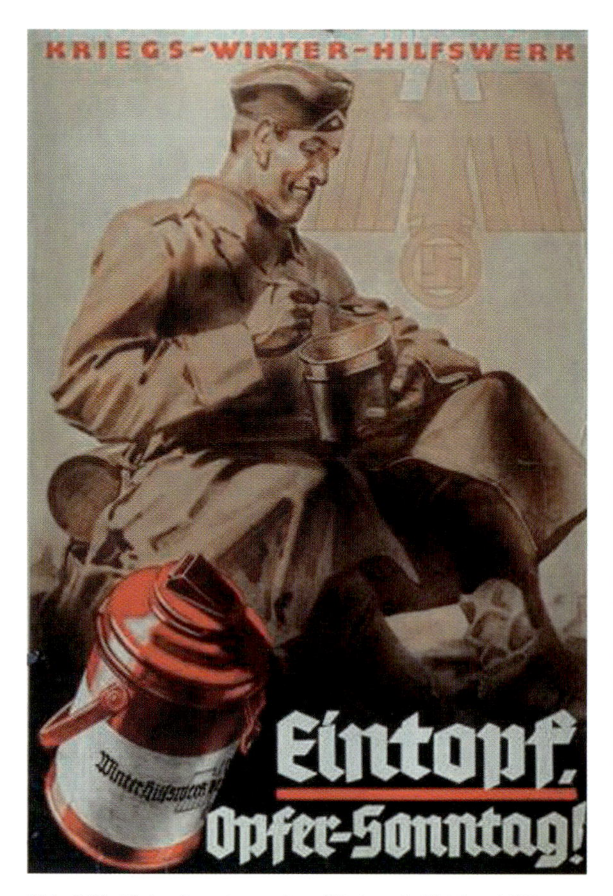

Abb. 9.23. **Eintopfsonntage, eingeführt am 1. Oktober 1933.** Plakat, 1935/36.

Vollkornbrot
Volksgesundheit
Eßt
Vollkornbrot
denn es ist besser und gesunder

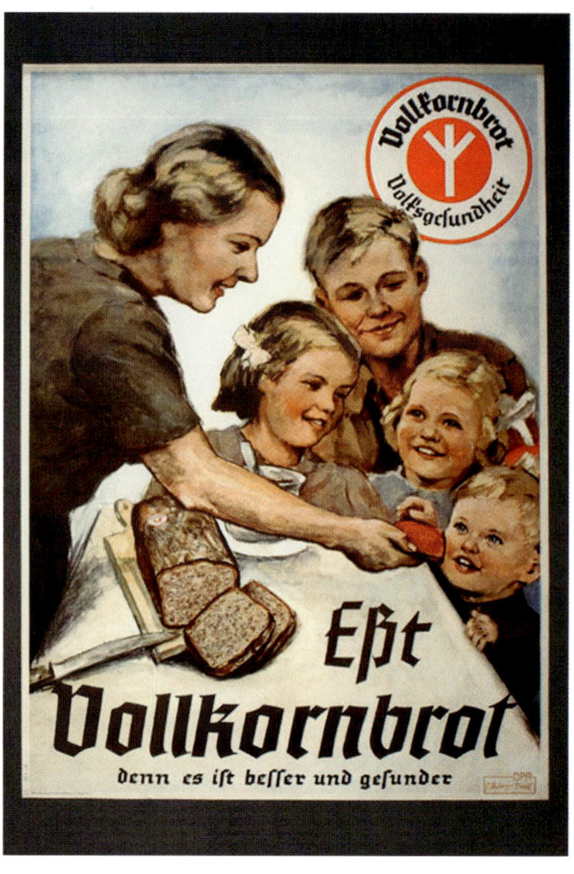

Abb. 9.24. NSV wirbt für Vollkornernährung.

bildeten sie die wesentliche Basis der NS-Volkswohlfahrt. Mit zunehmender Intensität des Bombenkrieges erschöpfte sich allerdings die Opferbereitschaft der Bevölkerung.

Man könnte nun meinen, dass die beschriebenen Organisationen überwiegend sozialen Zwecken gedient hätten; damit aber würde man ihre politische Zielsetzung wesentlich verkennen. Nationalsozialistische Volksvürsorge war in allen ihrer Facetten politische Agitation, Instrument der sozialen Ausgrenzung aller, die nicht in den NS-Volkskörper »passten« und nicht zuletzt subtiles Instrument der Eugenik, denn der gesunde »Volkskörper« sollte vor allem dem »Führer Kinder schenken«.

»Neue Deutsche Heilkunde« und Gesundheitsführung

In der Anfangsphase der nationalsozialistischen Diktatur wurde mit politischer Unterstützung versucht, alternativmedizinischen Vorstellungen einen hohen Stellenwert innerhalb der Heilberufe einzuräumen. Dafür wurde der Begriff der »Neuen Deutschen Heilkunde« geprägt. Die »Neue Deutsche Heilkunde« sollte sich um eine Zusammenführung der klassischen Schulmedizin mit traditionellen Heilformen bemühen, wie sie die Naturheilkunde des 19. Jahrhunderts hervorgebracht hatte. Ihre wesentlichen Charakterzüge waren: die Kritik an einer rein naturwissenschaftlichen Medizin, die Bezugnahme auf die Volks- und Naturheilkunde, die Individualisierung von Krankheit und Gesundheit, eine heroisch-asketische Lebensauffassung sowie eine radikale Kostendämpfung im Gesundheitswesen durch Rückgriff auf die landeseigene *Materia medica*. Im Grunde nahm die »Neue Deutsche Heilkunde« (NDH) den Begriff »Neue Deutsche Heilkunst« auf, der in den späten 1929er Jahren erstmals aufgetaucht war. Der nationalkonservative, völkisch orientierte Naturheiler, religiöse Schwärmer und Arzt Karl-Christoph Strünckmann (1872–1953), der bereits 1900 eine »freien, biologische Heilkunst« beschwor, nahm seit Mitte der 1920er Jahre an der öffentlichen Debatte um die angebliche »Krise der Medizin« teil und erweiterte sie um eine radikal völkische Ausrichtung:

> »Es ist mein Glaube, daß das deutsche Volk berufen ist, nach und nach eine ganz neue, rein deutsche Heilkunst zu entwickeln. Diese deutsche Heilkunst der Zukunft wird dann Tatsache geworden sein, wenn das Heilwissen der Heilpraktiker und das Heilwissen der Schulmediziner eine neue Synthese eingegangen sind.«

Damit stand Strünckmann nicht allein. Das naturwissenschaftliche Erklärungsmonopol der Heilkunde war bereits um die Jahrhundertwende ins Wanken geraten, auch wenn das Schlagwort von der «Krise der Medizin« erst in der Mitte der 1920er Jahre in aller Munde gerät. Anzeichen einer schweren Krise waren sowohl die Kritik, die an einer materialistischen, mechanistischen Medizin geübt wurde, als auch die Entwicklung einer sozialen Hygiene. Signale der Krise waren fraglos auch die Popularität, der sich die Psychoanalyse erfreute und der ungeheure Zulauf, den nichtärztliche Heiler trotz ihrer Diffamierung als »Kurpfuscher« genossen. Ihren frühen Ausdruck hatte die Umbruchstimmung in der Medizin bereits durch den Leibarzt Bismarcks und Naturheiler Ernst Schweninger (1850–1924) gefunden, der 1906 mit seiner standesethisch-berufspolitischen Schrift *Der Arzt* (1906) an die Öffentlichkeit getreten war. Autoritatives, »obrigkeitliches« Verhalten des Arztes gegenüber seinem Patienten sind die Charakteristika des von Schweninger entworfenen Bildes eines Arzttypus, der die »entseelte« naturwissenschaftliche Laboratoriumsmedizin verachtet, Psychologie und Naturheilkunde aber zu seinen einzigen Therapeutika erhebt. Der Arzt ist kein Wissenschaftler, kein »Schablonenarzt«, der sein »Sprechzimmer [...] mit Maschinen und Einrichtungen ausstattet, wie das Laboratorium einer Fabrik«, sondern »Künstlerarzt«. »Die Wissenschaft des Arztes tötet seine Humanität«, hindert ihn am »Arzten«! In den 1920er Jahren ist es dann der Danziger Arzt Erwin Liek (1878–1935), der durch die

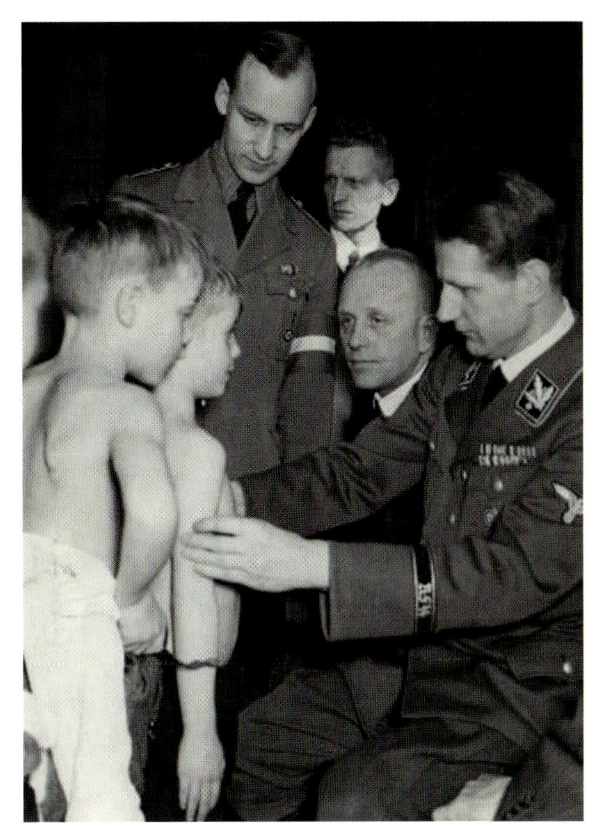

Abb. 9.25. Reichsgesundheitsführer Leonardo Conti untersucht Kinder.

populärê konservativ-standespolitische Schrift *Der Arzt und seine Sendung* (1925) seinen Weg aus der »Krise« skizziert. Ärztliche Führerschaft und Arzt-Priestertum, ethisch-ständisches Handeln und biologistisches Denken charakterisieren den Arztberuf, Eugenik und Euthanasie werden befürwortet. In die Debatte um die Krise der Medizin brachte sich auch der Heidelberger Internist Ludolf von Krehl (1861–1937) ein, wenngleich erheblich zurückhaltender als Schweninger oder Liek. Bereits in seiner Schrift *Über die Naturheilkunde* (1935) hatte Krehl warnend hervorgehoben:

> »Aber über allem waltet die Persönlichkeit des Arztes; das ist immer und unter allen Umständen obenan zu setzen. Es gibt unter den Naturheilkundigen einzelne sehr hervorragende Menschen. Nur ein Teil der ärztlichen Tätigkeit ist ja die Medizin, ein großer Teil ist menschliche Klugheit und Erfahrung: Die Fähigkeit, schnell und gründlich zu sehen, was vorliegt und wie der Kranke es verarbeitet.«

Diese Fähigkeit dürfe dem Suggestiven der Naturheilkunde nicht nachstehen. In seiner kleinen Schrift *Der Arzt* (1937) legte Krehl kurz vor seinem Tod noch einmal die Auffassungen vom Wesen der ärztlichen Persönlichkeit zusammenfassend dar. Die Schrift sollte offensichtlich anknüpfen an Schweninger und Liek, blieb aber auffallend nüchtern und um Sachlichkeit bemüht; vieles in der Naturheilkunde mache offensichtlich nicht nur in der inneren Wirkung, sondern »auch in der Form Eindruck« auf den Patienten. »Sobald aber Wert auf das Äußere gelegt wird, ist es nur noch ein Schritt zur Suggestion«, der junge Arzt aber habe sich »auf das eingehendste davor zu hüten, [...] in Form des Schwindels zu suggerieren«.

Bereits 1933 verkündete der Reichsärzteführer Gerhard Wagner (1888–1939) eine besondere Wertschätzung von »Heilmethoden, die nicht im Einklang mit der Schule« stehen. Die gesundheitspolitischen Entscheidungsträger des Nationalsozialismus wollten alternative Heilmethoden und -therapien als gleichberechtigte Therapieformen neben die sogenannte Schulmedizin stellen. Es wurde die Forderung erhoben, Naturheilmittel staatlich zu fördern, weiterzuentwickeln und als gleichwertige Methoden anzuerkennen. Ein wichtiger Aspekt einer radikalen nationalsozialistischen Gesundheitsreform war somit die Hinwendung zu einer alternativ-ganzheitlichen, »biologischen« Medizin. Zunächst stand eine ideelle Unterstützung alternativmedizinischen Gedankenguts im Sinne einer besonderen deutschen Bewegung im Vordergrund. Um diesen Bestrebungen auch einen institutionellen Charakter zu verleihen, wurde schließlich am 25. Mai 1935 in Nürnberg die *Reichsarbeitsgemeinschaft für eine Neue Deutsche Heilkunde* als Zusammenschluss folgender Verbände gegründet: *Deutsche Allgemeine Gesellschaft für Psychotherapie, Deutsche Gesellschaft für Bäder- und Klimakunde, Deutscher Zentralverein Homöopathischer Ärzte, Kneipp-Ärztebund, Reichsverband der Naturärzte, Reichsverband Deutscher Privatkrankenanstalten* und *Vereinigung anthroposophischer Ärzte.* In einem programmatischen Aufsatz charakterisierte Gerhard Wagner den Umdenkungsprozess zu einer »Neuen Deutschen Heilkunde« wie folgt: »Wenn wir heute eine neue Heilkunde aufbauen wollen, so kann das Fundament dieser Heilkunde niemals die exakte Naturwissenschaft sein, sondern das Fundament kann nur sein unsere nationalsozialistische Weltanschauung.«

Kritische Stimmen zu diesen Entwicklungen wurden bereits im Jahr der nationalsozialistischen Machtergreifung durch entsprechende Drohungen unterdrückt. Dabei zielten die nationalsozialistischen Machthaber vor allem auf

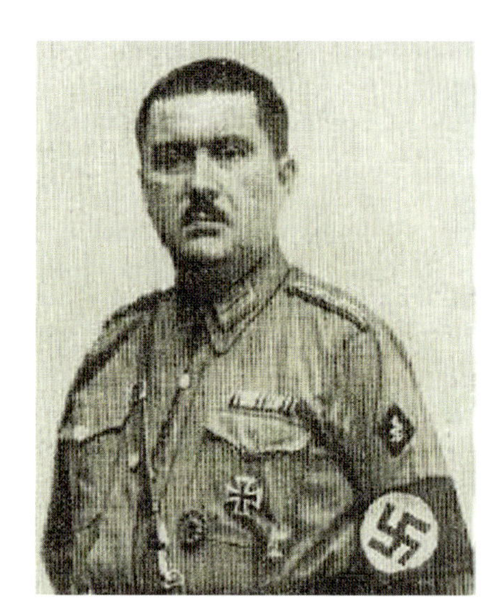

Abb. 9.26. Reichsärzteführer Gerhard Wagner.

einzelne Vertreter von Universitäten ab. So sah sich Reichsärzteführer Gerhard Wagner 1933 veranlasst, in einem Kommentar zu einer Erklärung von Adolf Hitlers Stellvertreter Rudolf Heß (1894–1987), dem die Unterstützung der »Neuen Deutschen Heilkunde« ebenfalls ein großes Anliegen war, folgendes auszuführen: »Und ich erkläre endlich, daß [...] ich daher gegenüber weiteren Störungsversuchen mit aller Schärfe nach staatspolitischen Grundsätzen und Übungen vorgehen werde. Insbesondere sei dies gewissen Hochschullehrerkreisen gesagt, die es für nötig erachten, sogar die junge Medizinerschaft für ihre reaktionären und damit staatsfeindlichen Pläne vor ihren Wagen spannen zu wollen.« Diese Drohungen führten dazu, dass von Universitätsseite nahezu keine kritischen Einwände gegenüber der »Neuen Deutschen Heilkunde« mehr erhoben wurden.

Gleichwohl sollte der *Reichsarbeitsgemeinschaft* keine lange Zukunft beschieden sein, denn die Unvereinbarkeit der so unterschiedlichen Gruppen, die unter ihrem Dach gleichgeschaltet werden sollten, verhinderte nicht nur jede Gleichschaltung nach Innen, sondern stand auch einer angestrebten »ideologische Durchdringung« der Ärzteschaft unüberwindbar entgegen. Anfang 1937 wurde die *Reichsarbeitsgemeinschaft* aufgelöst, wohl auch, weil man zur Kriegsvorbereitung (nach dem Vierteljahresplan 1936) naturgemäß mehr auf die naturwissenschaftliche Schulmedizin setzte als auf alternativmedizinische Strömungen.

Bestehen blieben bis 1941 immerhin die gesundheitlich organisierten Laienverbände, die 1935 als *Reichsarbeitsgemeinschaft der Verbände für naturgemäße Lebens-*

und Heilweisen unter Leitung des Journalisten Georg Gustav Wegener (geb. 1885) gegründet worden waren. Nach dem Überfall auf Polen wurden die Verbände unter den Bedingungen des Krieges von Reichsgesundheitsführer Leonardo Conti (1900–1945) straffer geführt und zusammengefasst. Auch sie standen nun propagandistisch und praktisch ganz im Dienste der Krankheitsvorbeugung und der Gesundheitspflicht. Verbandstypische Heilverfahren traten immer mehr in den Hintergrund. Stattdessen stellten die Ortsvereine der Einzelverbände Licht-, Luft- und Badeanlagen in den öffentlichen Dienst und reihten sich ansonsten den allgemeinen Aufgaben der Gesundheitsaufklärung und »Gesundheitsführung« unter. Korruptionsvorwürfe gegen Wegener führten schließlich 1941 auch zur Auflösung dieses Dachverbandes. Wegeners Nachfolger, Karl-Heinrich Franke (1869–1943), überführte die einzelnen Bünde der ehemaligen naturheilkundlichen *Reichsarbeitsgemeinschaft* in den *Deutschen Volksgesundheitsbund* als Einheitsverband. Auch alle Zeitschriften und Mitteilungsblätter der einzelnen Verbände wurden unter den Bedingungen des Krieges eingestellt und im April 1942 durch das Einheitsblatt *Volk und Gesundheit* ersetzt.

In engem Zusammenhang mit der »Neuen Deutschen Heilkunde« standen die ineinander verwobenen nationalsozialistische Konzepte der »Gesundheitsführung« und der »Leistungsmedizin«, die 1936 vom stellvertretenden Reichsärzteführer Friedrich Bartels (1892–1968) ausformuliert wurden. Gesundheitsführung und Leistungsmedizin gingen davon aus, dass der Mensch mehr als nur ein ärztlich-biologischer Wert sei. Der ganze Mensch sollte sich den nationalsozialistischen Leitprinzipien unterordnen, in seiner Freizeit und am Arbeitsplatz. In beide Lebensbereiche griff die Gesundheitsführung dirigistisch-diktatorisch und ausblutend ein. Ihr Ziel war Arbeits- und Produktivitätssteigerung. Arbeit und Arbeitsfähigkeit galten als sittliche Pflicht, nicht verhütete Krankheit und körperliche Schwäche als asozial. Mit ihrer Orientierung auf eine »Gesundheitspflicht« wurde dem einzelnen Volksgenossen zugleich das Recht auf Krankheit abgesprochen, es sei denn, Krankheit resultiere aus Kriegsdienst und Verwundung. Der Zusammenhang zwischen Leistungsschwäche und eigennütziger Rentensucht wurde permanent hergestellt. Gesundheitsführung war gleichzeitig immer auch als Vorbereitung auf den Krieg, auf Leistung und Soldatentum zu verstehen. Im Frieden habe der deutsche Arbeiter »aufgrund seines Erb- und Rassegutes« selbst dafür Sorge zu tragen, seine körperliche »Leistungsfähigkeit« für die Volksgemeinschaft zu erhalten. Leistungsabfall vor Erreichen des Rentenalters sei nicht hinnehmbar. Zwar beinhaltete dieses Programm die Stärkung der Präventionsidee in der Medizin, zugleich aber auch einen weiteren Schritt auf dem Wege zu einer Entindividualisierung der Person. Und was heute vielleicht als Stärkung der Arbeitsmedizin erscheinen könnte, war *de facto* weit entfernt von jedem Arbeitsschutzdenken, sondern bedeutete am Arbeitsplatz konkret ein bedrängendes, menschenunwürdiges Maß an Kontrolle und Überwachung des Gesundheits- und Leistungsverhaltens. Im Zusammenhang von Wehrertüchtigung und Sport kam dem nationalsozialistischen Körperkult größte Bedeutung zu. Das Schlagwort »Arzttum ist immer Kämpfertum« galt in besonderer Weise für die Ärzte der Wehrmacht und der SS. Diesem Prinzip trug auch die Heeressanitätsinspektion und die Leitung des Wehrmachtssanitätswesens durch intensive Forschungen zur körperlichen Leistungsfähigkeit Rechnung.

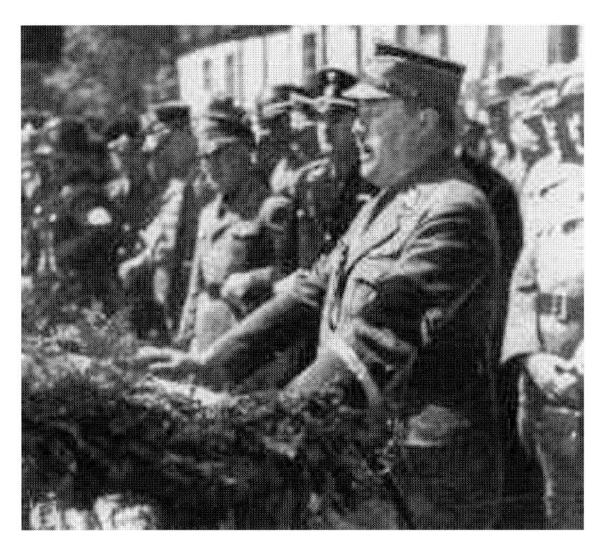

Abb. 9.27 Reichsärzteführer Wagner eröffnet die »Führerschule« für Ärzte in Altrehse, 1935.

Im Zusammenhang mit der Frage körperlicher Ertüchtigung im Sport und als Vorbereitung auf den Kriegsdienst, aber auch als Ausdruck eines überwiegen männlichen Körperkultes trat besonders der Weltkriegsoffizier, frühe fanatische NS-Anhänger und Sportbuch-Autor Hans Surén (1885–1972) hervor. Surén gelang nach der Machtübernahme eine steile Karriere im Reichsarbeitsdienst, in dem er für Leibeserziehung zuständig war. 1936 erreichte er eine Neuauflage seines bereits 1924 schnell zum Bestseller aufgestiegenen Buches *Der Mensch und die Sonne* und wurde zugleich »Sonderbevollmächtigter des Reichsbauernführers für Leibeserziehung«. In seinem Buch hatte Surén

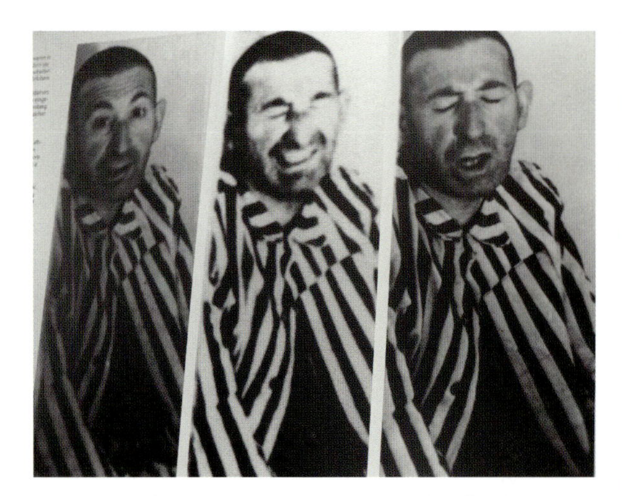

Abb. 9.28 Häftlinge im Unterdruckversuch. Höhenforschung im KL Dachau.

das Ziel verfolgt, die deutsche Jugend zu Freiluft- und Sonnenleben, zu gesunder und harter Leibesübung und sportlichem Leben in Nacktheit zu erziehen. Diese Ideen verbanden sich ideal mit den Zielen der Gesundheitsführung und so überrascht es wenig, dass sich nicht nur der »Reichsbauernführer« Walter Darre (1895–1953), sondern auch Himmlers SS zunehmend für die Idee einer völkischen Freikörperkultur im Sinne Suréns interessiert, wobei nun besonders deren Ideal einer »rassischen Aufartung« und »Auslese« durch strengste »Leibeszucht« und »artgerechte Gattenwahl« im Vordergund standen. So wurde die Freikörperkultur, deren alte Hauptvertreter Richard Ungewitter (1869–1958) und Heinrich Pudor (1865–1943) den Machthabern verdächtig geworden waren, auch im Nationalsozialismus wieder hoffähig. Ihr künstlerischer Propagandist wurde der Bildhauer Arno Breker (1900–1991) mit seinen plastischen Darstellungen martialischer Nacktheit, in denen das männlich Kämpferische deutlich dominierte. Auch in der Ärzteschaft würde das Führerprinzip, nun im Gewand der Gesundheitsführerschaft, radikal umgesetzt.

Eine besondere Einrichtung, auf der der nationalsozialistische ärztliche Führertypus herangebildet werden sollte, schuf sich der *Nationalsozialistische Deutsche Ärztebund* schließlich, nach einer Idee seines Geschäftsführers Hans Deuschl (1881–1953), am 1. 6. 1935 in der »Führerschule der deutschen Ärzteschaft« im Mecklenburgischen Alt-Rehse, die an diesem Tag im Beisein bedeutender Vertreter der NS-Führung eröffnet wurde. Neben dem Stellvertreter Adolf Hitlers, Rudolf Heß und seinem Stabsleiter Martin Bormann, versammelten sich die gesamte Reichsärzteführung unter Leitung des Reichsärzteführers Gerhard Wagner und der Reichsstatthalter und Gauleiter von Mecklenburg-Schwerin Friedrich Hildebrandt (1898–1948). Um der großen Bedeutung der »Führerschule« zu gerecht zu werden, übertrug der Hamburger Rundfunk die Eröffnung direkt in alle Landesteile Deutschlands. In der Eröffnungsrede des ersten Schulungsleiters hieß es:

> »Der Arzt ist berufener weltanschaulicher Lehrer und Erzieher, der Arzt ist berufener Politiker sowie politischer Lehrer und Erzieher des Deutschen Volkes. [...] Die Erhaltung des artgleichen und gesunden Bestandes des deutschen Volkes ist die Hauptaufgabe des Arztes.«

Damit war die völkisch-eugenische Ausrichtung auch der Führerschule der Ärzteschaft von vorn herein klar festgelegt. Noch deutlicher formulierte der NS-Ideologe Alfred Rosenberg (1893–1948) in einem seiner Vorträge in Alt-Rehse den radikalen Anspruch des Nationalsozialismus gegenüber der Ärzteschaft: »Der nationalsozialistische Rassegedanke fordert eine Ausmerzung der Erbuntüchtigen und eine Förderung alles wertvollen Rassengutes.«

Humanexperimente in den Konzentrationslagern

Ihren extremen Ausdruck fand die nationalsozialistische »Medizin ohne Menschlichkeit« (Mitscherlich/Mielke) unter der NS-Diktatur in den ungezählten Humanexperimenten, die gewissenlose Ärzte vorwiegend in Konzentrationslagern aus eigener Initiative und auf Weisung durchführten. Heilen und Töten war auch in der verbrecherischen Experimentalmedizin für die der NS-Diktatur hörigen Ärzte zwei unmittelbar und untrennbar miteinander verknüpfte Handlungsstrategien. Als Idealisten einer biopolitischen Diktatur verfolgten sie im Sinne einer jeder Moral entkleideten instrumentellen Modernität Heil- und Vernichtungsabsichten gleichermaßen. Ihr Machtstreben richtete sich auf das menschliche Leben in seiner ganzen Totalität. Ihre Bewertung des Lebens, insbesondere das rassisch, religiös oder politisch »unterwertiger«, war vollkommen bar jeder Idee von Menschenwürde und eröffnete den totalen Zugriff auf die in den Sondersituationen der Lager und Heilanstalten zu ihrer Disposition stehenden Forschungsobjekte. Zu den rücksichtslosesten Versuchen am Menschen, die während der nationalsozialistischen Diktatur in

Deutschland durchgeführt wurden gehörten die Versuche zur Rettung aus großer Höhe und die Versuche über langdauernde Unterkühlung, die sämtlich im Konzentrationslager Dachau an Häftlingen vorgenommen wurden und ausschließlich dazu bestimmt waren, Erkenntnisdefizite in der medizinischen Kriegsführung zu schließen. Innerhalb beider Versuchsreihen nimmt der ehemalige Stabsarzt der Luftwaffe, Sigmund Rascher (1909–1945), eine Schlüsselstellung ein, weil er anfänglich zugleich als SS-Untersturmführer über direkte Beziehungen zu Himmler verfügte und von ihm die Erlaubnis zu Experimenten in Dachau erhielt. Soweit der dokumentarische Nachweis ein Urteil gestattet, scheint es sich bei den von Dr. Rascher angeregten und durchgeführten Dachauer Versuchen um die ersten Menschenexperimente einer besondereren Gattung gehandelt zu haben, bei welcher der »terminale Versuch« – wie Dr. Rascher dies nannte –, also die Tötung der Versuchsperson, zur unmittelbaren Absicht des Experimentes gehörte.

Seit dem 15. August 1942 wurden in Dachau auch Unterkühlungsversuche am Menschen durchgeführt, die zur Klärung von Fragen dienen sollten, die sich im Laufe des Krieges durch den Absturz von Fliegern ins Meer ergeben hatten. Man suchte für die Praxis eine zweckmäßige Schutzkleidung. Außerdem sollten die verschiedenen Wege der Wiederaufwärmung nachgeprüft werden. Bereits am 24.2.1942 hatte der Physiologe Ernst Holzlöhner (1899–1945), Kiel, vom Inspekteur des Sanitätswesens der Luftwaffe einen entsprechenden Forschungsauftrag erhalten, der darauf hinzielte, »die Wirkung der Abkühlung auf den Warmblüter« zu untersuchen. Federführend auch bei diesen Versuchen war der Stabsarzt Sigmund Rascher.

Zu den Menschenversuchen, die den Kriegszielen der Hitlerarmee dienten, gehörten auch die Versuche zur Trinkbarmachung von Meerwasser. Aus den Erfahrungsberichten der Luftwaffe ging seit dem Jahre 1941 hervor, dass mit der Zunahme des Luftkrieges über dem Mittelmeer und dem Atlantik sich die Fälle von Seenot häuften, deren Hauptgefahr in den warmen Gegenden der Durst war. Alle Versuche wurden im Konzentrationslager Dachau durchgeführt.

Die bereits aus dem ersten Weltkrieg bekannte Fleckfiebergefahr, die besonders bei langen Liegezeiten der Soldaten und der damit verbundenen Verlausungsgefahr auftrat, womit besonders an der Ostfront gerechnet werden mußte, führten Ende 1941 zu einer Reihe von Experimenten, in denen Fleckfieberimpfstoffe ausgetestet wurden. Diese Versuche sind wesentlich im Konzentrationslager Buchenwald durchgeführt worden, darüber hinaus aber auch in Kriegsgefangenen- und Durchgangslagern im Hinterland der Ostfront. Die Kenntnisse über die Fleckfieber-Experimente im Konzentrationslager Buchenwald stützen sich im wesentlichen auf das Stations-Tagebuch des im Lager arbeitenden SS-Hauptsturmführers und Arztes Erwin Ding-Schuler (1912–1945). Die Probanden wurden systematisch artifiziell infiziert und dann experimentell mit unterschiedlichsten Impfstoffen behandelt, wobei als Referenzgruppe immer eine unbehandelte Anzahl von Patienten, die aber ebenfalls infiziert worden waren, zur Verfügung stand. Fleckfieber-Therapie-Versuche wurden aber auch mit den Substanzen Acridin, Methylen Blau, Rotenol und Acridin-Granulat durchgeführt. Wir kennen die genaue Anzahl der Todesopfer dieser Versuche nicht. Es kann jedoch sicher davon ausgegangen werden, dass es sich um Hunderte gehandelt haben muß, da die Versuchsgruppen immer relativ groß waren, wie ein tabellarisches Versuchsprotokoll belegt.

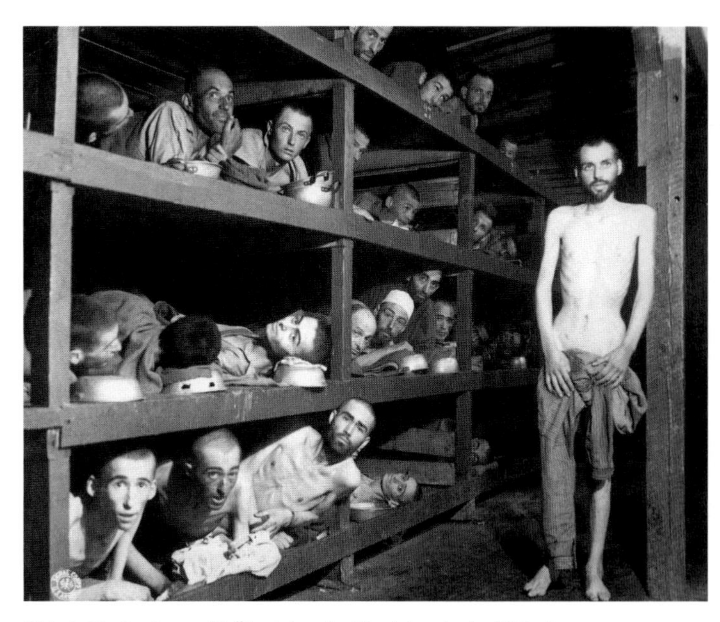

Abb. 9.29. Buchenwald-Überlebende. Überlebende des KZ Buchenwald, in dem zahllose Arzneimittel-Experimente durchgeführt worden sind.

In die Reihe der für kriegswichtig erachteten Menschenexperimente in Konzentrationslagern gehörten auch Testreihen, die im Dienste der Infektionsbekämpfung stehen sollten. So wurde im Rahmen der Sulfonamid-Versuche eine Versuchsgruppe in dem von der orthopädischen Heilanstalt Hohenlychen 12 km entfernten Frauenkonzentrationslager Ravensbrück durchgeführt. Systematisch wurden vor allem an polnischen Jüdinnen Verletzungen im Muskelbereich gesetzt, mit Gasbranderregern, aber auch

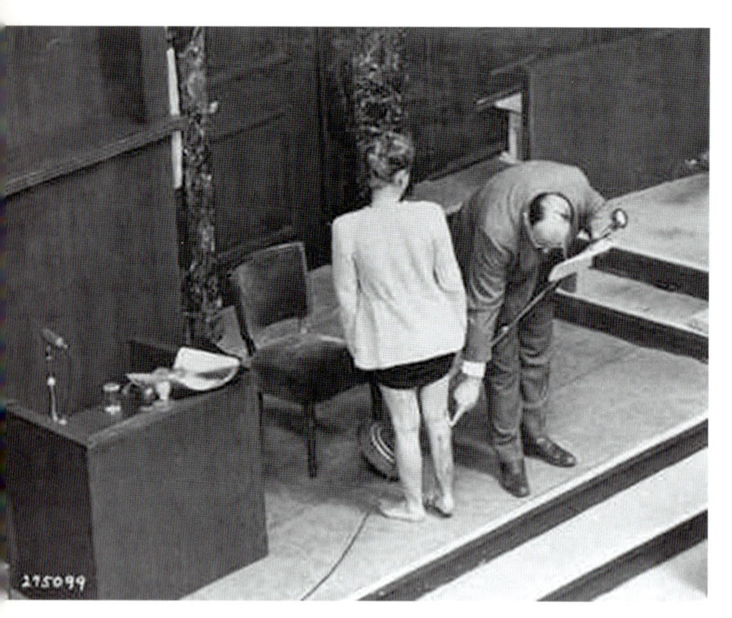

Abb. 9.30. Nürnberger Ärzteprozess 1947. Opfer des Frauen-KL Ravensbrück.

mit anderen Kulturen infiziert, was bisweilen durch das Einlegen von verschmutzten Verbandsfetzen geschah und dann Therapieexperimente mit Sulfonamid-Präparaten der Bayer-Werke durchgeführt. Gerade diese Versuche müssen sich unter entsetzlichen Qualen der Probandinnen vollzogen haben. Beteiligt war auch die Lagerärztin Herta Oberheuser (1911–1978), federführend bei den Versuchen war der SS-Arzt Gerhard Schiedlausky (1906–1947). Nach Abschluss der Versuche mit artifizieller Erregung von Gasbrand meldeten Karl Gebhardt (1897–1948) und Fritz Fischer (1912–2003) für die *3. Arbeitstagung Ost der beratenden Fachärzte vom 24. bis 26. Mai 1943* in der Militärärztlichen Akademie Berlin ein Referat an. Der Titel lautete: *Besondere Versuche über Sulfonamid-Wirkungen*. An der Tagung nahmen etwa 200 beratende Ärzte der Wehrmacht teil. Das von Fischer gehaltene Referat wurde durch Gebhardt eingeleitet. Gebhardt erläuterte dabei – sachlich falsch –, dass die Versuche auf Befehl höchster staatlicher Stellen veranlasst worden waren, dass sich die Versuchspersonen aus zum Tode Verurteilten zusammengesetzt hatten, denen Begnadigung zugesichert worden sei. Bei der Diskussion des Vortrags wurde ein Widerspruch gegen die Art der Menschenversuche, wie sie Gebhardt und Fischer vorgenommen hatten, nicht laut.

Eine weitere Gruppe von Experimenten, die im Konzentrationslager Ravensbrück an weiblichen Häftlingen ausgeführt wurden, sind Knochenregenerations- und Transplantationsversuche. Andere Infektionsexperimente wurden in Dachau durchgeführt. Bei ihnen handelte es sich um sog. Phlegmonen-Versuche. Während der Jahre 1942 und 1943, also gleichzeitig mit den Versuchen im Konzentrationslager Ravensbrück, wurden in Dachau künstliche Phlegmonen erzeugt, um vergleichsweise die Wirksamkeit allopathischer und biochemischer Therapeutika beobachten zu können. Als Versuchspersonen wurden, nach Aussagen eines Zeugen beim Nürnberger Ärzteprozess, aus dem geistlichen Block des Lagers Dachau – katholische Geistliche aller Nationen und Ordensbrüder – durch den Chefarzt Waldemar Wolter (1908–1947) ausgesucht, nachdem vorher eine Versuchsreihe mit 10 deutschen Häftlingen durchgeführt worden war. Die künstliche Infektion wurde im Operationssaal des Lagerkrankenhauses gesetzt. Häufig kam es im Rahmen dieser Versuche zur Ausbildung einer schweren Sepsis, die mit den damals vorhandenen Sulfonamid-Präparaten nicht beherrscht werden konnte und daher sicher zum Tode führen musste.

Die Erfahrungen des Gaskrieges der Jahre 1914 bis 1918 schließlich bildeten den Hintergrund für Kampfstoffversuche, die zwischen September 1939 und April 1945 in den Konzentrationslagern Sachsenhausen und Natzweiler-Struthof mit Lost und Phosgen durchgeführt worden sind. Sinn dieser Versuche, denen Vorversuche in der Militärärztlichen Akademie vorausgegangen waren, war die Ermittlung der besten therapeutischen Maßnahmen gegen Lostwunden. Es wurden hierzu bei einer vergleichsweisen geringen Anzahl von Häftlingen Ätzungen an beiden Armen vorgenommen. In diese Verätzungen, wurden in ausgedehnten Versuchen verschiedene Infektionskeime eingebracht, um eine voraussehbare Verschmutzungssituation im Felde zu simulieren. Die Verätzungen wurden dann mit Sulfonamid-Präparaten und anderen Medikamenten behandelt. Über die Anzahl der Todesopfer bei diesen Versuchen ist nichts bekannt. Wir wissen aber, dass es sich insgesamt um außerordentlich schmerzhafte Versuche gehandelt hat, die noch dazu wegen der bewussten Zurückhaltung beim Einsatz von Kampfstoffen im Zweiten Weltkrieg ohne jeden Sinn waren.

Nürnberger Ärzteprozess

Die exponiertesten Täter der humanexperimentellen Verbrechen unter der NS-Diktatur wurden im Nürnberger

Ärzteprozess am 20. August 1947 verurteilt. Die Anklageschrift, die am 25. Oktober 1946 im sogenannten »Ärzteprozess« vor dem ersten amerikanischen Militärtribunal (US Military Tribunal No. I) in Nürnberg vorgelegt wurde, umfasste vier Hauptanklagepunkte: Verschwörung zur Begehung von Kriegsverbrechen und Kriegsverbrechen (insbesondere medizinische Menschenversuche), Verbrechen gegen die Menschlichkeit und Mitgliedschaft in verbrecherischen Organisationen. Hinter den abstrakten Vorwürfen standen konkrete Personen. Angeklagt waren eine Ärztin, neunzehn Ärzte, ein Jurist und zwei Verwaltungsspezialisten. Ihre Vergehen: hunderttausendfacher »Euthanasie«-Mord, brutale und tödliche Menschenexperimente, sadistische medizinische Quälereien bislang unbekannter Art. Das Gerichtsverfahren selbst dauerte vom 9. Dezember 1946 bis zum 20. Juli 1947. Am 20. August 1947 wurden die nicht revisionsfähigen Urteilssprüche verkündet. Für sieben der Angeklagten lautete der Urteilsspruch auf »Tod durch den Strang«: SS-Oberführer Viktor Brack (1904–1948), NSDAP-Oberdienstleiter in der Kanzlei des Führers; SS-Gruppenführer Karl Brandt, Reichskommissar für das Sanitäts- und Gesundheitswesen; SS-Standartenführer Rudolf Brandt (1909–1948), persönlicher Referent Heinrich Himmlers; SS-Gruppenführer Karl Gebhardt, Präsident des *Deutschen Roten Kreuzes* und Leibarzt Himmlers; SS-Hauptsturmführer Waldemar Hoven (1903–1948), Lagerarzt im Konzentrationslager Buchenwald; SS-Oberführer Joachim Mrugowsky (1905–1948), oberster Hygieniker der SS und SS-Standartenführer Wolfram Sievers (1905–1947), Generalsekretär der Gesellschaft *Ahnenerbe*, bezahlten für das hunderttausendfache Leid, das sie anderen durch Euthanasie, durch vorsätzlichen Mord, durch in Kauf genommenen Tod oder durch physische und seelische Verstümmelung zugefügt hatten, mit dem eigenen Leben. Brack und Karl Brandt hatten sich als Schreibtischtäter für ihre akribische Planung und organisatorische Leitung des als »Euthanasie« verbrämten systematischen und zehntausendfachen Mordens an psychisch Kranken zu verantworten. Rudolf Brandt, Gebhardt, Hoven, Mrugowsky und Sievers wegen ihrer führenden Rollen bei der Planung und Umsetzung »verbrauchender«, d. h. den Tod bewusst in Kauf nehmender Menschenversuche in Konzentrationslagern.

Zu lebenslänglichen Haftstrafen verurteilte das Tribunal bedeutende SS- und Wehrmachtsärzte, denen vorgeworfen werden konnte, sich in den Dienst menschenverachtender Humanexperimente gestellt zu haben: Fritz Fischer, Assistenzarzt in Hohenlychen und Sturmbannführer der Waffen-SS; Karl Genzken (1885–1957), SS-Gruppenführer und Chef des Sanitätswesens der Waffen-SS; Generaloberstabsarzt Siegfried Handloser (1885–1954), Chef des Wehrmachtssanitätswesens und Heeressanitätsinspekteur; die Luftwaffengeneralärzte Oskar Schröder (1891–1958) und Gerhard Rose (1896–1992), ferner den Referenten für Luftfahrtmedizin beim Sanitätsinspekteur der Luftwaffe, Hermann Becker-Freyseng (1910–1961) sowie die grausame Ärztin des Frauen-Konzentrationslagers Ravensbrück, Hertha Oberheuser. Zu Haftstrafen von fünfzehn bzw. zehn Jahren verurteilten die Richter den ersten Oberarzt der Wiener Medizinischen Klinik, Wilhelm Beiglböck (1905–1963), der an Humanversuchen zur Trinkbarmachung von Meerwasser teilgenommen hatte, sowie den leitenden Arzt im SS-Rasse- und Siedlungs-Hauptamt, Helmut Poppendick (1902–1994). Kaum einer der zu lebenslänglichen Strafen Verurteilten starb in Haft. Es kam zu vorzeitigen Entlassungen und beschämenden Rehabilitationsversuchen. Helfer und Helfershelfer blieben weitgehend unbehelligt. Freigesprochen wurden Kurt Blome (1894–1969), Adolf Pokorny (geb. 1895), Hans W. Romberg (1911–1981), Paul Rostock (1892–1956), Siegfried Ruff (geb. 1907), Konrad Schäfer (geb. 1911) und Georg A. Weltz (geb. 1898).

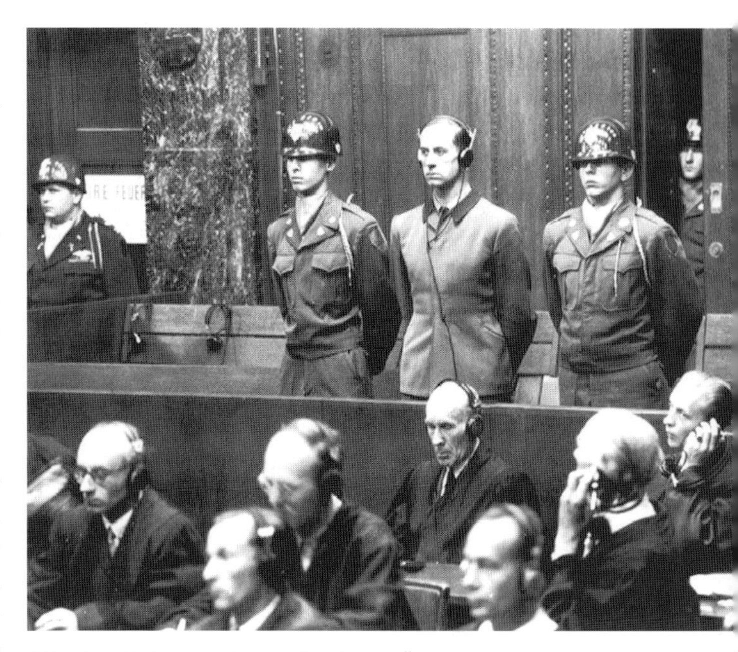

Abb. 9.31. Karl Brandt für dem Nürnberger Ärzteprozess, 1946/47.

Auf der Nürnberger Anklagebank saß, neben den wenigen stellvertretenden Haupttätern, auch die in großen

Teilen willfährige deutsche Medizin unter der NS-Diktatur, eine Medizin, deren Hauptvertreter es verstanden hatten, ihre allgemeinpolitischen und standespolitischen Interessen mit denen der NS-Ideologie auf einen Nenner zu bringen, die sich – wenn nicht insgesamt, so doch in großen Teilen – bereitwillig in den Dienst der NS-Diktatur gestellt und sich deren irrationalen rassenhygienischen, leistungsideologischen und vernichtungsorientierten Zielen eher angebiedert und angegliedert als unterworfen hatten. Wesentlich mehr Täter als die in Nürnberg vor Gericht gestellten und auch mehr als die nach dem Ärzteprozess von den westdeutschen Ärztekammern gemutmaßten 350 Medizinverbrechern hätten zur Verantwortung gezogen werden können, wenn sich nicht viele von ihnen durch Flucht, Tarnung oder Selbsttötung dieser Verantwortung entzogen hätten. Es gab indessen auch frühe Parallelprozesse des Nürnberger Ärzteprozesses, wie etwa den Frankfurter und Dresdener Euthanasieprozess (1947). Andere Täter, die sich in den Nachkriegswirren zunächst erfolgreich getarnt hatten, konnten in den folgenden Jahrzehnten ermittelt und in ebenso aufsehenerregenden wie unbefriedigenden Prozessen vor Gericht gestellt werden, wie etwa der Euthanasiegutachter und Leiter der »T4-Aktion«, Dr. med. Werner Heyde (1902–1964) (inhaftiert 1959, »Heyde-Prozess«); vielen jedoch, vielleicht den meisten, gelang die Camouflage.

Aber es gab auch Nachkriegskarrieren der Mörder wie etwa die des Kinderarztes Werner Catel (1894–1981), der seit 1940 im Rahmen der »Kindereuthanasie eine »Kinderfachabteilung« in Leipzig-Dösen, später auch an der Leipziger Kinderklinik einrichtete. Dort tötete er Kinder, die er für hoffnungslos behindert hielt nach dem »Luminal-Schema« von Hermann Paul Nitsche oder mit Scopolamin. Catel war auch einer der drei Gutachter, die anhand der »Aktenlage« über Leben oder Tod der von den Gesundheitsämtern des Reiches gemeldeten behinderten Kinder entschied. Bei Kriegsende vernichtete Catel alle belastenden Akten und verließ Leipzig 1946 in Richtung Westen. Catel wurde 1947 in Wiesbaden als »unbelastet« eingestuft und leitete dann die Kinderheilstätte Mammolshöhe in der Nähe von Kronberg, 1949 wurde er in Hamburg beim Entnazifizierungs-Tribunal freigesprochen und 1954 Professor für Kinderheilkunde an der Universität Kiel. Aufgrund öffentlichen Drucks wurde er 1960 vorzeitig emeritiert.

Der Nürnberger Ärzteprozess sollte von Anfang an mehr als nur die Abrechnung mit den Haupttätern einer pervertierten Medizin darstellen. Er sollte ein Signal für den humaneren Umgang einer zunehmend technizistischen und experimentierfreudigen Medizin mit dem Menschen geben und auch Markstein sein auf dem Weg einer ärztlichen Kunst, die den Patienten nicht mehr als Objekt, sondern als Subjekt betrachtet. In seinem Urteil fasste das Gericht richtungsweisende Kriterien für das Humanexperiment zusammen, die als »Nürnberger Kodex« (»Nuremberg Code«) die Debatte um Zulässigkeit und Durchführung medizinischer Versuche am Menschen in den Nachkriegsjahrzehnten beeinflusst haben und den medizinethischen Diskurs bis heute bestimmen. Auch das Genfer Ärztegelöbnis von 1948, die medizinethischen Deklarationen von Helsinki (1964) und Tokyo (1975) zum Humanexperiment sind unmittelbare und mittelbare Folgen des Nürnberger Ärzteprozesses.

Von Solferino bis Kabul – Krieg, medizinischer Fortschritt und die Ambivalenz der Moderne

»Der nächste Krieg wird von einer Furchtbarkeit sein wie noch keiner seiner Vorgänger.«

Bertha von Suttner, Friedensnobelpreisträgerin 1905

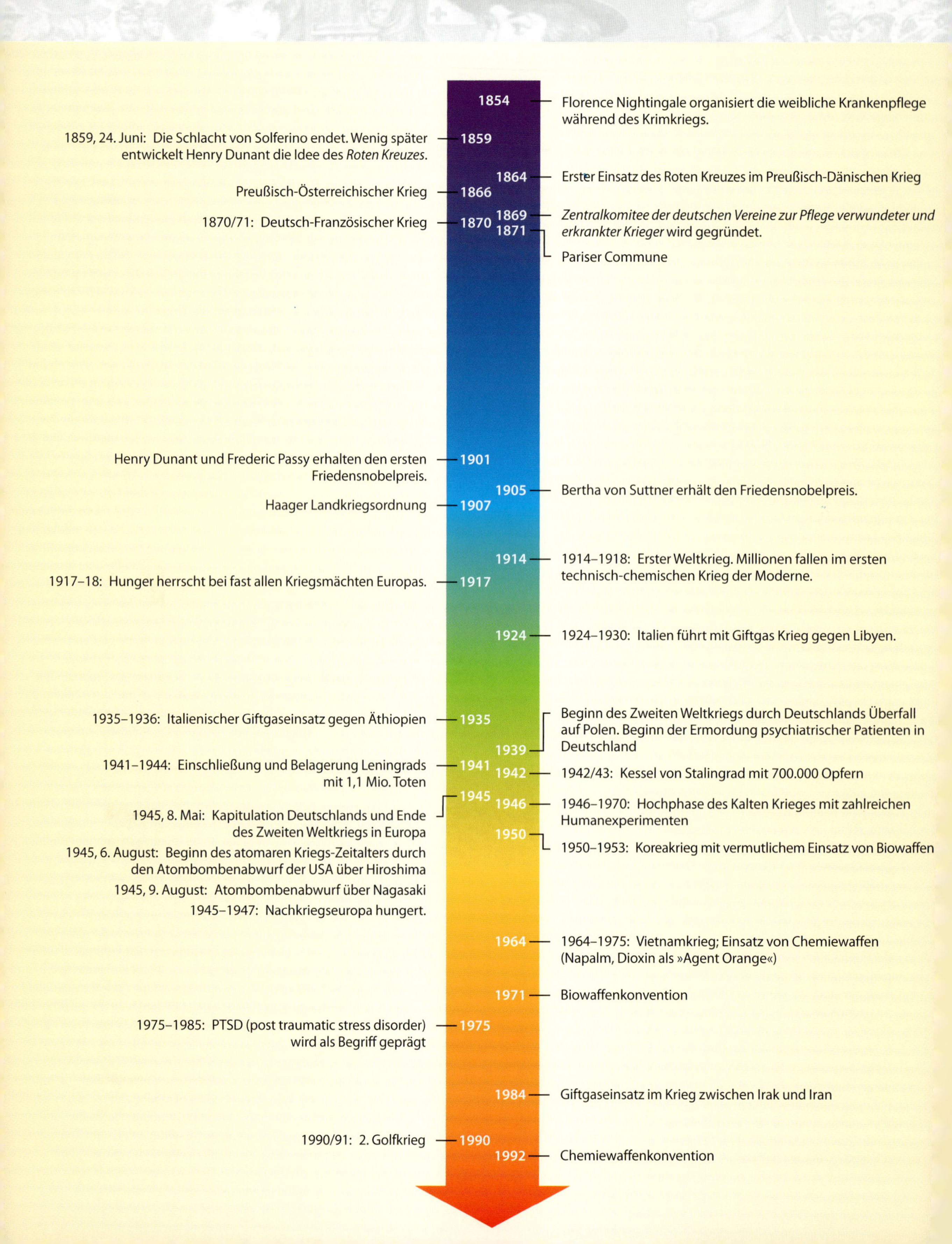

1854
Florence Nightingale organisiert die weibliche Krankenpflege während des Krimkriegs.
1859, 24. Juni: Die Schlacht von Solferino endet. Wenig später entwickelt Henry Dunant die Idee des *Roten Kreuzes*.
1859
1864
Erster Einsatz des Roten Kreuzes im Preußisch-Dänischen Krieg
Preußisch-Österreichischer Krieg
1866
1869
Zentralkomitee der deutschen Vereine zur Pflege verwundeter und erkrankter Krieger wird gegründet.
1870/71: Deutsch-Französischer Krieg
1870
1871
Pariser Commune
Henry Dunant und Frederic Passy erhalten den ersten Friedensnobelpreis.
1901
1905
Bertha von Suttner erhält den Friedensnobelpreis.
Haager Landkriegsordnung
1907
1914
1914–1918: Erster Weltkrieg. Millionen fallen im ersten technisch-chemischen Krieg der Moderne.
1917–18: Hunger herrscht bei fast allen Kriegsmächten Europas.
1917
1924
1924–1930: Italien führt mit Giftgas Krieg gegen Libyen.
1935–1936: Italienischer Giftgaseinsatz gegen Äthiopien
1935
1939
Beginn des Zweiten Weltkriegs durch Deutschlands Überfall auf Polen. Beginn der Ermordung psychiatrischer Patienten in Deutschland
1941–1944: Einschließung und Belagerung Leningrads mit 1,1 Mio. Toten
1941
1942
1942/43: Kessel von Stalingrad mit 700.000 Opfern
1945
1945, 8. Mai: Kapitulation Deutschlands und Ende des Zweiten Weltkriegs in Europa
1945, 6. August: Beginn des atomaren Kriegs-Zeitalters durch den Atombombenabwurf der USA über Hiroshima
1945, 9. August: Atombombenabwurf über Nagasaki
1945–1947: Nachkriegseuropa hungert.
1946
1946–1970: Hochphase des Kalten Krieges mit zahlreichen Humanexperimenten
1950
1950–1953: Koreakrieg mit vermutlichem Einsatz von Biowaffen
1964
1964–1975: Vietnamkrieg; Einsatz von Chemiewaffen (Napalm, Dioxin als »Agent Orange«)
1971
Biowaffenkonvention
1975–1985: PTSD (post traumatic stress disorder) wird als Begriff geprägt
1975
1984
Giftgaseinsatz im Krieg zwischen Irak und Iran
1990/91: 2. Golfkrieg
1990
1992
Chemiewaffenkonvention

Alle Kriege sind schrecklich und die meisten sind vermeidbar. Sie sind das Ende der Humanität, sie töten, verstümmeln und verletzen, sind Nährboden für Infektionskrankheiten und Seuchen; und nahezu immer bedeuten sie für die Zivilbevölkerung zumindest der unterlegenen Kriegsparteien Vergewaltigung der Schutzlosen, Krankheit, Hunger und Elend. Medizin im Krieg ist einerseits Ausdruck humanitären Bemühens unter extremen Bedingungen, andererseits aber auch unmittelbares Instrument des Krieges, indem sie vor dessen Entfachung Soldaten für den Fall ihrer Verwundung oder Erkrankung das Gefühl bestmöglicher körperlicher Versorgungssicherheit suggeriert und in seinem Verlauf Soldaten für den Kriegseinsatz wieder bereitstellt. Die größte Widersprüchlichkeit der Kriege, der alten wie der neuen, besteht allerdings darin, dass sie selbst oft bedeutende Neuentwicklungen der Medizin aus dem Druck der Notwendigkeit heraus angeregt haben und anregen, die auch in Friedenszeiten der Wiederherstellung von Gesundheit oder einer angemessenen Funktionsfähigkeit des Körpers dienen können.

Der Krimkrieg und die Anfänge der Kriegskrankenfürsorge

Der erste Krieg der Moderne, durch den das bis dahin ungelöste Problem der Menschlichkeit im Umgang mit den Verwundeten und Erkrankten der Schlachtfelder in ein breites öffentliches Bewusstsein der kriegführenden Nationen rückte, war der Krimkrieg (1853–1856). Dieser erste Krieg von eurasischen Dimensionen war zugleich auch der erste moderne Stellungskrieg, wobei die Kriegsteilnehmer allerdings noch nicht wie später im Ersten Weltkrieg durch die moderne Feuerkraft einer zielgenauen und weitreichenden Artillerie um ihr Leben gebracht wurden, sondern vor allem an Seuchen und Krankheiten infolge unsachgemäßer Wundbehandlung zugrunde gingen. Zur charismatischen Figur einer bis dahin nicht gekannten Kriegs-Caritas wurde in dieser brutalen Auseinandersetzung zwischen Russland auf der einen und zunächst der Türkei, später dann auch Frankreich, Großbritannien und Sardinien auf der anderen Seite, die britische Krankenschwester Florence Nightingale (1820–1910), die 1853 der britischen Regierung ihre Hilfe als Verwundetenfürsorgerin und Krankenpflegerin für deren Soldaten in diesem Krieg anbot. Florence Nightingale hatte 1851 in der von Theodor Fliedner gegründeten Kaiserswerther Diakonie eine dreimonatige pflegerische Ausbildung erhalten. Vor allem erlernte sie in Kaiserswerth die Bedeutung planmäßiger Organisation von Krankenhäusern und einer nachhaltigen Ausbildung professioneller Pflegekräfte kennen. In England hatte sie zuvor alle ihr zugänglichen Berichte über Krankenhäuser und öffentliches Gesundheitswesen studiert und war dabei mit Sicherheit auch auf die epochemachende Analyse Edwin Chadwicks (1800–1890) über die *Sanitary Condition of the Labouring Classes in Great Britain* (1842) gestoßen, die bis heute als Meilenstein des angelsächsischen *Sanitary movements* und der internationalen Geschichte des öffentlichen Gesundheitswesens gilt.

Nachdem Nightingale im Winter 1854 mit 38 Krankenschwestern und ihrer medizinischen Ausrüstung (Gerätschaften, Medikamente) das Lazarett von Scutari in Üsküdar erreicht hatte, zeigte sich bald, dass ihre schlimmen Befürchtungen hinsichtlich der Versorgung verwundeter und erkrankter Soldaten noch übertroffen wurden. Die Zustände waren katastrophal. Verwundeten und Kranke lagen

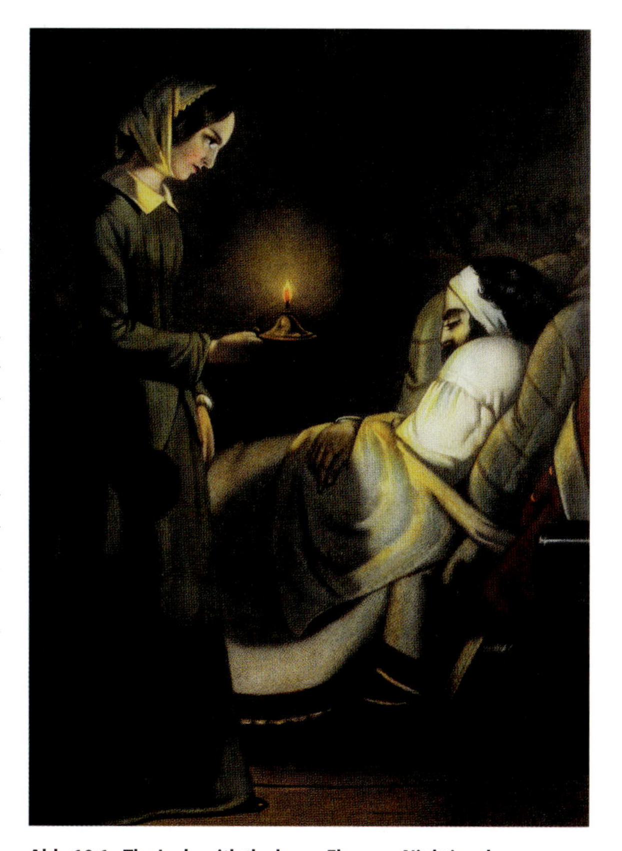

Abb. 10.1. The Lady with the lamp. Florence Nightingale (1820–1910).

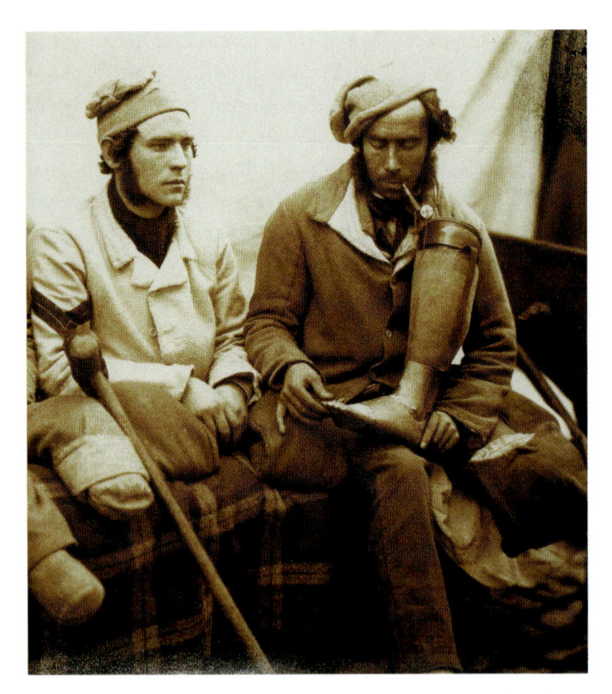

Abb. 10.2. Die neue Prothese. Amputierte Veteranen des Krimkriegs.

ohne hinreichende hygienische Einrichtungen auf Stroh und Lumpen in stinkenden, rattenverseuchten Stationen. Von einer Versorgung der verwundeten Soldaten, etwa 5.000 allein in diesem Stützpunkt, konnte so gut wie keine Rede sein. Die Militärärzte operierten und amputierten zwar; nach der Erstversorgung der Wunden allerdings blieben die Soldaten auf sich gestellt. Wer sein Feldgeschirr in der Schlacht verloren hatte, verhungerte. Mit unermüdlichem Einsatz und größter Willenskraft widmeten sich Florence Nightingale und ihre Helferinnen der dringend notwendigen Versorgung, anfangs sogar gegen den deutlichen Widerstand der Militärs, die kein Einmischen von Zivilistinnen in ihre Angelegenheiten wünschten. So hatte sich die weibliche Pflegegruppe zunächst darauf zu beschränken, solche Soldaten zu versorgen, die ihnen von den Ärzten geschickt wurde. Immerhin gelang es nach einiger Zeit, die Hygiene- und Versorgungssituation im Lazarett langsam zu verbessern. Dazu war unendlich viel Verwaltungs- und Organisationskraft aufzubringen, und oft kam die barmherzige Schwester erst abends dazu sich nach der Organisationsarbeit um ihre Kranken zu kümmern. Bei den Soldaten überaus beliebt, galt sie wegen ihrer nächtlichen Besuche mit der Öl-Lampe bald nur noch als die »Lady with the lamp« oder als »Engel der Barmherzigkeit«. Florence Nightingale erkrankte allerdings bald selbst an einem schweren Fieber und musste die Krim verlassen.

Bei ihrer Rückkehr nach England am 7. August 1857 hatte sie in England eine Bekanntheit erlangt, die der Queen Victorias gleichkam. In den folgenden Jahrzehnten bis zu ihrem Tod hat sich die engagierte Krankenschwester für die Verbesserung des öffentlichen Gesundheitssystems in England, im Rahmen der topographisch-epidemiologischen Statistik (Stadtbezirkshygiene) und nicht zuletzt in der Frauenemanzipationsbewegung engagiert. Unmittelbar nach ihrer Rückkehr von der Krim-Halbinsel scheint sie besonderen Eindruck auf einen Genfer Philanthropen gehabt zu haben, der sich selbst einen Namen in der Krankenpflege auf dem norditalienischen Kriegsschauplatz Solferino gemacht hatte und in den frühen 1860er Jahren die Verabschiedung einer ersten internationalen Konvention zur Verbesserung des Schicksals verwundeter und kranker Soldaten initiieren würde, Henry Dunant.

Tutti Fratelli – Solferino und die »Erfindung« der Menschlichkeit im Kriege

Am Abend des 24. Juni 1859 ging mit der totalen Niederlage Österreichs vor Solferino, südlich des Lago di Garda, nach grausamen und verlustreichen Kämpfen zwischen den Truppen Österreichs und den alliierten Einheiten Piemont-Sardiniens und Frankreichs unter Führung Napoleons III. der zweite italienische Unabhängigkeitskrieg zu Ende. Das Tor zum *Risorgimento* Italiens war weit geöffnet. Zugleich markierte das Kriegsgemetzel mit annähernd 300.000 Teilnehmern, etwa 40.000 Verwundeten und 6.000 Gefallenen den Beginn eines Mythos um die Erfindung der Menschlichkeit im Kriege, eines Mythos, dem wir bis heute gern folgen, ohne ihn doch wirklich je realisieren zu können. Immerhin, die Schlacht bei Solferino war das blutige Ereignis, das die Geburt des *Roten Kreuzes* einleitete.

»Österreicher und Alliirte tödten einander auf den [...] Leichnamen, sie morden sich mit Kolbenschlägen, zerschmettern sich das Gehirn, schlitzen sich mit Säbeln und Bajonetten die Leiber auf: kein Pardón wird mehr gegeben, es ist ein Gemetzel, ein Kampf wilder, wüthender, blutdürstiger Thiere, und

selbst die Verwundeten vertheidigen sich bis zum Aeußersten; wer keine Waffen mehr besitzt, faßt seinen Gegner an der Gurgel und zerfleischt ihn mit den Zähnen.«

So berichtet der erweckungsbewegte Genfer Philanthrop, Leiter der *Schweizerischen Evangelischen Allianz* und Kolonialabenteurer in Algerien, Jean-Henry Dunant (1828–1910), in seinem auf Effekte wohl bedachten späteren Weltbestseller *Eine Erinnerung an Solferino* (1863); das Buch war ein Jahr zuvor unter dem harmlosen Titel *Un souvenir de Solferino* als Privatdruck des Genfer Verlegers Jules-Guillaume Fick in einer Auflage von nur 1600 Exemplaren erschienen. Die Erlebnisse der Schlacht hatten sich bei Dunant mit der zeitlichen Distanz gesetzt und waren inzwischen zu einem philanthropisch-pazifistischen Programm gereift; auch hatte Dunant wohl inzwischen vergessen, dass er keineswegs als »einfacher Tourist« rein zufällig und dem »Zwecke dieses großen Kampfes vollkommen ferne stehend« Augenzeuge eines der blutigsten Schlachtengemetzel des 19. Jahrhunderts geworden war, sondern als flammender Anhänger Napoleons III., während den Österreichern keinerlei Sympathien galten; am allerwenigsten galten sie Kaiser Franz Joseph I., der verspätet auf dem Schlachtfeld eingetroffen, konfus und verwirrt erschienen war. Dem Heerführer der alliierten Truppen, eines bunt gewürfelten, aber überwiegend disziplinierten Haufen französischer, algerischer und piemontesischer Krieger, darunter blutjunge Gesichter, nordafrikanische Kolonialkämpfer – »sich mit der Wuth des Afrikaners und dem Fanatismus des Muhamedaners auf ihre Feinde [...] gleich blutgierigen Tigern niederwerfend« – und alte Haudegen, galt die unverhohlene Sympathie des 31jährigen Genfers. Er sah Napoleon III. (1808–1873) als großen Feldherrn und durchaus auf dem Weg zu einem »Empire de Chalemagne rétabli«, als strahlenden französischen Kaiser eines zukünftigen »Saint-Empire romain reconstitué«. Dunant, seit 1858 auch französischer Staatsbürger, hatte sich in die Lombardei begeben, um den als neuen Imperator eines wiedererstandenen Heiligen Römischen Reiches geschmeichelten Kaiser um Landkonzessionen für ein kolonialwirtschaftliches Unternehmen in Algerien anzugehen. Die Sache scheiterte an den kriegerischen Auseinandersetzungen, in die Dunant wohl nicht ganz unerwartet geriet. Die tiefen Eindrücke des Krieges sollten ihm andere Perspektiven eröffnen, als am Morgen nach der Schlacht das ganze Grauen des Gemetzels offenkundig geworden war.

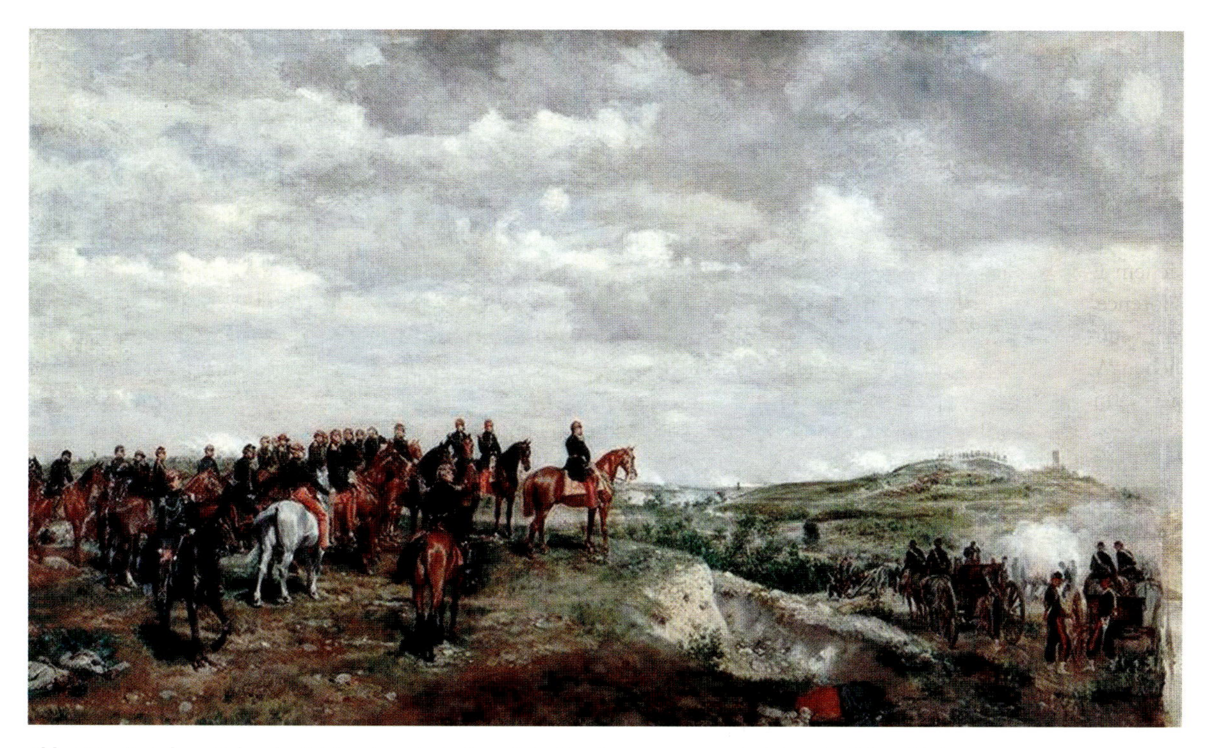

Abb. 10.3. Napoleon III. bei der Schlacht von Solferino, 1863. Gemälde von Jean-Louis Meissonier (1815–1891).

»Die ersten Sonnenstrahlen der Sonne des 25. beleuchteten eines der furchtbarsten Schauspiele, das sich dem Auge darzubieten vermag. Ueberall war das Schlachtfeld mit Menschen- und Pferdeleichen bedeckt; auf den Straßen, in den Gräben, Bächen, Gebüschen, auf den Wiesen, überall lagen Todte umher, und die Umgebung von Solferino war im wahren Sinne des Wortes damit übersäet, [...] und überall sah man größere und kleinere Blutlachen .«

Während der Stunden des Kampfes bei Tage und des elenden Menschenjammers in der grässlichen Nacht nach der Schlacht wird in den Erinnerungen Dunants das »Ich« des Autors wach, beginnt die große Selbstinszenierung der Philanthropie im Kriege. Dunant beobachtet das Elend von Verwundung und Sterben, verhindert aktiv Übergriffe französischer Soldaten gegenüber Österreichern, dokumentiert grausame Exzesse österreichischer Soldaten gegenüber sardinischen, denen sie Augen ausstechen und Finger abschneiden. Dunant koordiniert ärztliche Hilfe und organisiert die Hilfe der verängstigten Frauen von Castiglione, dient ihnen als selbsternanntes Vorbild:

»Allein da die Frauen von Castglione sahen, dass ich keinen Unterschied zwischen den Nationalitäten machte, ahmten sie meinem Beispiele nach, indem sie alle diese Leute von so verschiedener Abkunft [...] mit demselben Wohlwollen behandelten. ›Tutti fratelli‹, sagten sie oft mit bewegter Stimme«.

Überhaupt ist das Frauenbild Dunants im Kriege spannend und auch gelegentlich auch nicht ganz frei von subtiler Erotik. Während sich die französischen Marketenderinnen »wie einfache Soldaten unter dem Feuer des Feindes in die Reihen der Kämpfenden« drängten, so die Erinnerung des Philanthropen, um den »armen verstümmelten Soldaten beizustehen«, eilten die einfachen »lombardischen Frauen« aus dem Volke zu denen, »welche am stärksten schrieen, ohne gerade immer die Unglücklichsten zu sein«. Besonders aber beeindruckten Dunant die jungen und hübschen freiwilligen Helferinnen, vor allem wohl wegen ihrer psychologischen Wirkung:

»Einige dieser improvisierten Krankenwärterinnen waren schöne und niedliche junge Mädchen; ihre Sanftmuth, ihre Güte, ihre schönen mitleidigen und mit Thränen gefüllten Augen, sowie ihre aufmerksame Pflege trugen viel dazu bei, um einigermaßen den moralischen Muth der Kranken zu heben.«

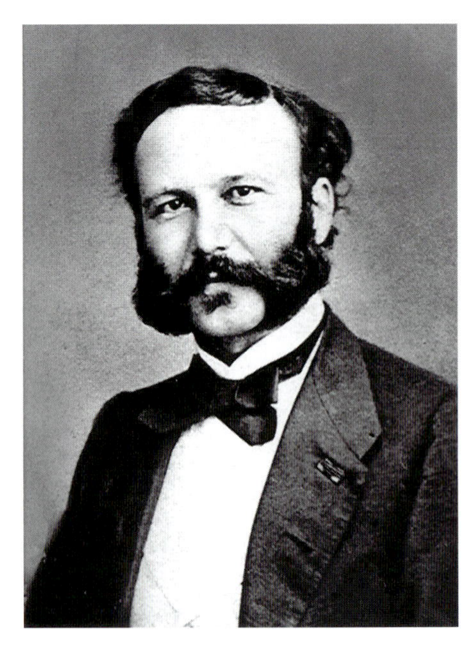

Abb. 10.4. Jean-Henry Dunant (1828–1910).

Henry Dunants Schlachtengemälde ist von Beginn an als Programmschrift konzipiert und auch so inszeniert. Dunant wird ›rein zufällig‹ Zeuge des Schlachtengemetzels, durchläuft eine Metamorphose vom entsetzten Beobachter des »ergreifenden Schauspiels« zum unerschrockenen unermüdlichen Helfer und Hilfsorganisator. Andere Freiwillige zerbrechen unter dem Trauma des Schrecklichen, werden »in Folge des ergreifenden Eindruckes krank«. Private Ärzte treten neben Militärchirurgen auf die Bühne, Marketenderinnen und Frauen unterschiedlicher Herkunft pflegen und helfen moralisch. Hauptfigur allerdings ist ein frankophiler Philanthrop mit französisch-schweizer Staatsangehörigkeit namens Henry Dunant, der engelsgleich agiert, wie ein strahlender *Deus ex machina* hier und dort auftaucht wie vom Himmel gesandt – »Wir nannten Sie den weißen Herrn«, erzählt ihm ein französischer Invalide 1861 auf der Pariser Rue de Rivoli nahe dem Jardin des Tuileries, kolportiert Dunant selbst gern und nicht ohne Stolz in einer Fußnote seiner Erinnerungen – und schließlich, gekleidet in eine rhetorische Frage, eine verheißungsvolle Botschaft verkündet: »Wäre es nicht möglich, freiwillige Hülfsgesellschaften zu gründen, deren Zweck ist, die Verwundeten in Kriegszeiten zu pflegen oder pflegen zu lassen«? Der Moment erscheint ihm günstig, geeignet, die »Zeit der momentanen Ruhe und Friedensstille« zu nutzen, um eine

Die Entstehung des *Roten Kreuzes*

Der Fortgang der Ereignisse nach Solferino ist bekannt. Das Elend der Kriegsverletzten, das Dunant in der Schlacht kennengelernt und beschrieben hatte, wurde zum Auslöser für die Initiative zur Gründung des *Roten Kreuzes*. Die Umsetzung von Dunants Vorschlägen führte im Februar 1863 zur Gründung des *Internationalen Komitees der Hilfsgesellschaften für die Verwundetenpflege*, seit 1876 unter dem Namen *Internationales Komitee vom Roten Kreuz*. Und schon am 22. August 1864 gelang im Rahmen einer diplomatischen Konferenz der Abschluss der ersten Genfer Konvention zur Verbesserung des Loses verwundeter Soldaten. Auch wurde bereits beschlossen, in Anlehnung an die Schweizer Nationalflagge, ein rotes Kreuz (Symbole anderer Religionen folgten) auf weißem Grund als Erkennungs- und Neutralitätszeichen für Verwundete und Kranke sowie das für ihre Pflege verantwortliche Personal und dessen Material zu nutzen. Die erste Genfer Konvention (1864) wurde in den folgenden Jahrzehnten ergänzt und erweitert durch die Beschlüsse der ersten (1899) und zweiten (1907) Haager Friedenskonferenz, durch die Genfer Konvention von 1929 (Schutz Kriegsgefangener) sowie das Genfer Abkommen von 1949 (Schutz der Kriegsopfer). Henry Dunant wurde 1901 für sein Werk zusammen mit dem Mitbegründer der *Société d'arbitrage entre les Nations* (1867), Frédéric Passy (1822–1912), der erste Friedensnobelpreis verliehen. Ihnen folgte 1905 mit der entschiedenen österreichischen Pazifistin Bertha von Suttner (1843–1914) die erste Frau, die sich vorbehaltlos für die Vermeidung zukünftiger Kriege und für die Linderung des Kriegsteilnehmerloses eingesetzt hatte. In deutschnationalen Kreisen mochte man die Verfasserin der pazifistischen Kampfschrift *Die Waffen nieder!* (1889) nicht und nannte sie nur verächtlich die »Friedens-Bertha«.

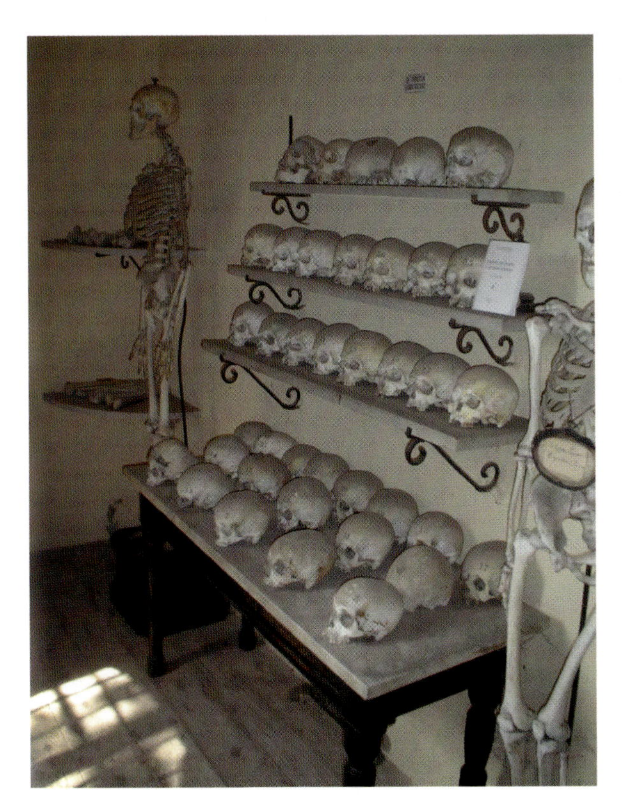

Abb. 10.5. Schädel der Gefallenen. Schädel- und Knochensammlung aus der Schlacht von Solferino.

Frage von so hoher Wichtigkeit aus der Perspektive der Menschlichkeit und des Christentums zu erwägen. Und die Zeit drängt, denn es ist zu beobachten, dass in den meisten europäischen Metropolen die Vergöttlichung des Krieges »immer schrecklichere Zerstörungsmittel als die bisherigen erfindet, [...] sich immer mehr rüstet«. Interessant ist, dass Dunant seine Vorbilder für das Ideal disziplinierter Humanität und Menschlichkeit im Kriege dem Ethos der französischen Generalität entlehnt. Ausführlich zitiert er aus dem Appell des Marschall Regnand de St. Jean d'Angely vom 18. Mai an die kaiserliche Garde, in der Schlacht Ordnung, Disziplin und Mäßigung zu wahren; vor allem aber aus der Proklamation des General Trochu vom 4. Mai 1859, den »Krieg nämlich mit Menschlichkeit, im Geiste der Gesittung« zu führen. Dunant ist nicht naiv genug, den alten Idealen der Ritterlichkeit oder naiven Hoffnungen und Wünschen romantischer Friedensgesellschaften zu vertrauen. Kriege, humanitär im Geiste der Gesittung zu führen, ist die Quadratur des Kreises, ihnen aber gewisse humanitäre Regeln aufzuoktroyieren und freiwillige Krankenhilfe zu organisieren, dies scheint nicht gänzlich aussichtslos.

Kann vor diesem Hintergrund der Wunsch Henry Dunants nach einer Humanisierung des Krieges als gelungen bezeichnet werden? Eine Antwort hierauf fällt, zumal aus deutscher Perspektive, nicht leicht. Zwar bildeten

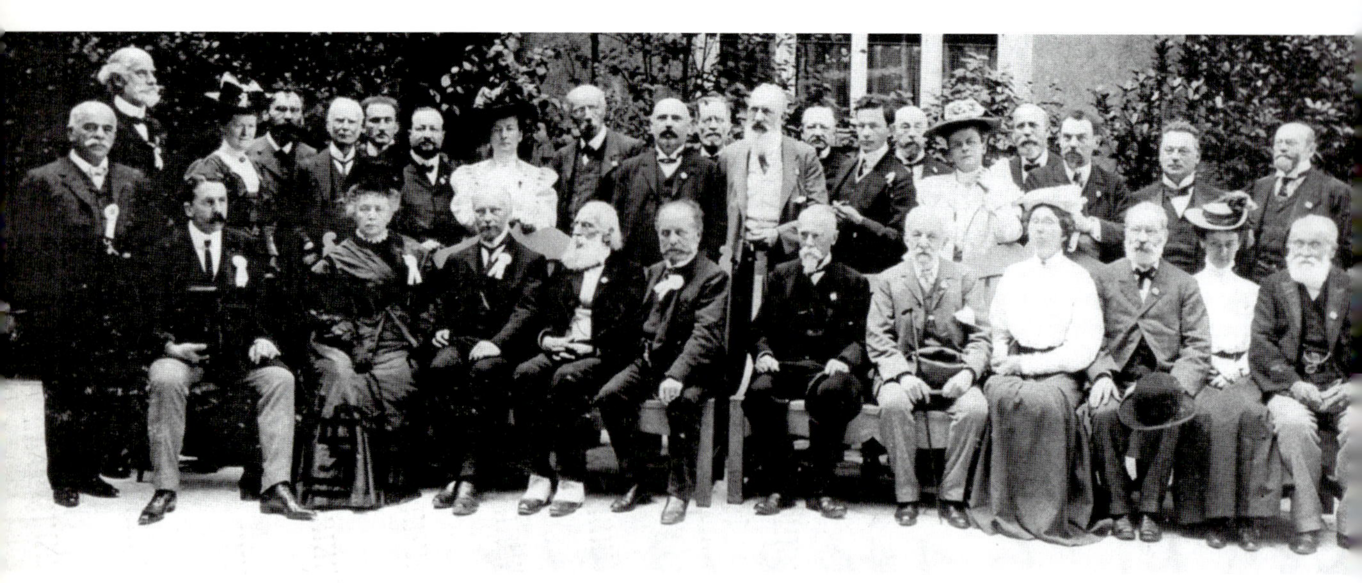

Abb. 10.6. Weltfriedenskongress 1907, Bertha von Suttner (sitzende Reihe, Zweite von links), Frédéric Passy (rechts daneben).

humanitäre Hilfsvereine im zweiten Deutschen Kaiserreich einen integrierenden Teil der nationalen Organisation des *Roten Kreuzes* für die Verwundeten und Kranken im Krieg sowie bei Notständen in Friedenszeiten. Andererseits wurden gerade sie in Deutschland zu Keimzellen einer patriotisch-nationalistischer Mentalität, die sich in diesem Rahmen bis in die letzten Winkel des Kaiserreichs ausbreiten konnte und nicht nur einer humanitären Hilfe des Krieges, sondern paradoxerweise auch dem Krieg selbst in den Köpfen junger Männer und Frauen permanenten Raum schuf. Die in Deutschland konstituierten *Landesvereine vom Roten Kreuz* schlossen sich am 20. April 1869 zum *Zentralkomitee der deutschen Vereine zur Pflege verwundeter und erkrankter Krieger* zusammen, das während des Preußisch-Französischen Krieges 1870/71 erstmals aktiv wurde. Innerhalb des Zentralkomitees waren die *Frauenvereine vom Roten Kreuz* besonders rührig. Ihr ältester (1866) und größter Verein, der unter dem Protektorat der Kaiserin stehende *Vaterländische Frauenverein vom Roten Kreuz* konnte 1908 allein in Preußen auf 234.741 Mitglieder verweisen. Dabei gingen Emanzipationsbewegung und Militarisierung Hand in Hand. Waren es zunächst nur adelige und großbürgerlichen Töchter, die in die Uniformierung des *Roten Kreuzes* schlüpften, beschloss die Satzung vom 7. November 1900, dass nun jede »unbescholtene Frau oder Jungfrau ohne Unterschied des Glaubens oder Standes« Mitglied werden durfte. Aus den

Das Schlachtfeld, wo aus Männermorden
Blutrot erblühen Schmerz und Leid- +
Es ist ein Saatfeld auch geworden +
Der heilenden Barmherzigkeit. + +

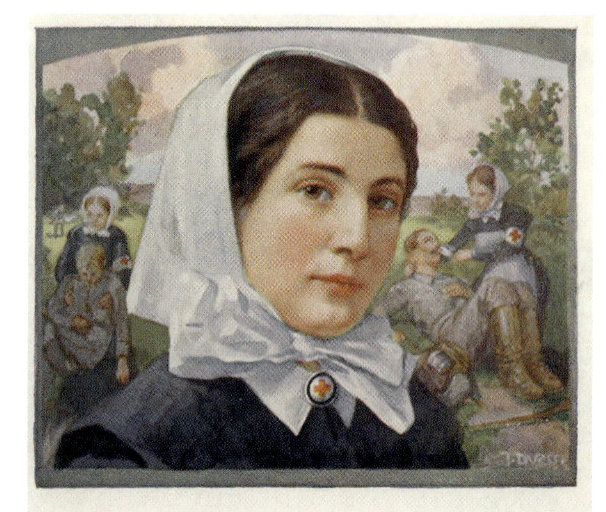

Abb. 10.7. Schwesternpropaganda des Ersten Weltkriegs. Eine Rot-Kreuz-Krankenschwester.

»schönen und niedlichen jungen Mädchen« mit ihren »schönen mitleidigen und mit Tränen gefüllten Augen« Dumants waren patriotische Pflegerinnen im Zeichen des Kriegsgottes Mars geworden.

Im August 1914 sollte sich die angstvolle Vision Dunants aus dem Jahre 1862 von der schrecklichen Vergöttlichung des Krieges, immer schrecklicheren Zerstörungsmitteln und der Hochrüstung in den Metropolen Europas bewahrheiten. Bei Kriegsbeginn bestand allein das *Deutsche Rote Kreuz* aus 6.297 Vereinen mit insgesamt 1.083.000 Mitgliedern. Man war in Deutschland, aber auch anderenorts in Europa, personell wie materiell bestens gerüstet für den lange geprobten Einsatz in einem neuen Krieg; Krieg, grässlicher und blutiger als alle anderen je zuvor, drei Jahre und zwei Monate nach dem Tod des Henry Dunant.

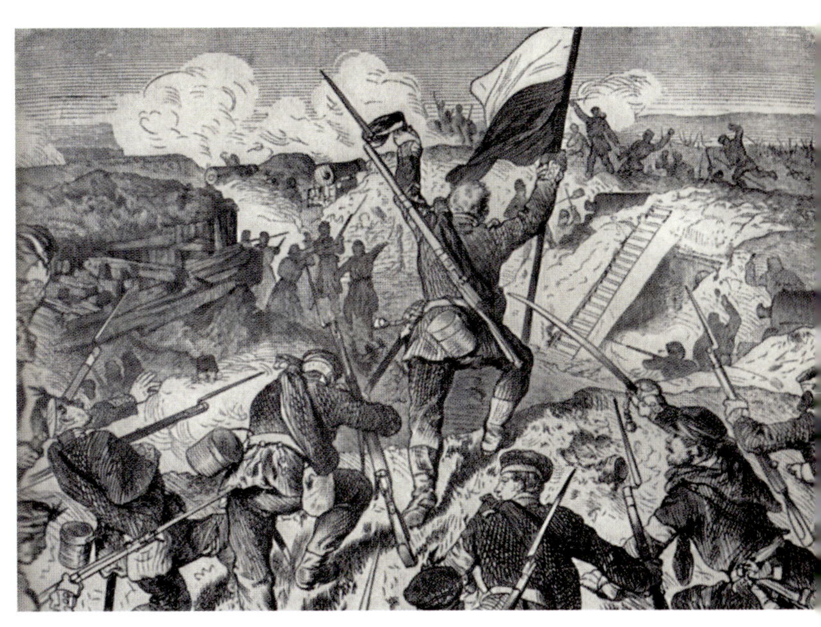

Abb. 10.8. Sturm auf die Düppeler Schanzen 1864. Deutsch-Dänischer Krieg 1864.

Verwundung und Krankheit in den Kriegen 1864, 1866 und 1870/71

Zum ersten Einsatz des *Roten Kreuzes* während eines Landkrieges kam es während des Deutsch-Dänischen Krieg um das Herzogtum Schleswig zwischen dem Deutschen Bund und dem Königreich Dänemark vom 1. Februar bis 30. Oktober 1864. Entscheidend war die blutige Schlacht bei den Düppeler Schanzen am 18. April 1864, in deren Verlauf etwa 3.600 Dänen und 1.200 Preußen umkamen. Zusammen betrachtet starben oder erkrankten während des relativ kurzen Kriegsverlaufs etwa zehn mal mehr Soldaten durch Krankheiten als an Verwundungen. Während des gesamten Krieges waren der Schweizer Chirurg Louis Appia (1818–1898) und der niederländische Kapitän, Kartograph und Kunstmaler Charles van de Velde (1818–1898) die ersten Delegierten des *Roten Kreuzes* in der Geschichte, die mit den typischen Armbinden (rotes Kreuz auf weißem Grund) als neutrale Beobachter die Kämpfe und Hilfeleistungen überwachten. Appia, der sich 1859 in norditalienischen Feldlazaretten (Turin, Mailand, Brescia, Desenzano del Garda) um das Los der italienischen Solferino-Verwundeten bemüht hatte, ist zusammen mit dem preußischen Militärarzt Gottfried Friedrich Franz Loeffler (1815–1874) Urheber dieses inzwischen weltweit bekannten Emblems. Van de Velde und Appia verfügten über ein Mandat des Genfer *Internationalen Komitees vom Roten Kreuz* und der lokalen Genfer *Rotkreuz*-Vereinigung, aus der wenig später das *Schweizerische Rote Kreuz* hervorgehen sollte. Aufgrund dieser Ermächtigungen war es den beiden Delegierten möglich, als anerkannte Neutrale am Schlachtgeschehen beobachtend und helfend teilzunehmen. Während Appia auf der preußischen Seite im Einsatz war, wurde Van de Velde zu den dänischen Truppen geschickt. Noch 1864 hat Appia unter dem Titel *Les Blessés dans le Schleswig pendant la guerre de 1864* einen umfangreichen Bericht über seine Hilfstätigkeit veröffentlicht; Van de Velde übermittelte 1864 seine Eindrücke als *Rapport [...] sur sa mission auprès de l'armée danoise* dem Internationalen Komitee.

Auch im Preußisch-Österreichischen Krieg des Jahres 1866 verstarben oder erkrankten trotz seiner Schnelligkeit besonders in der zweiten Kriegshälfte auf beiden Seiten mehr Soldaten an Infektionskrankheiten als durch Verwundungen. Verantwortlich hierfür war vor allem die Cholera, die in den Sommermonaten ausbrach. Dieses Verhältnis geriet erstmals im Deutsch-Französischen Krieg von 1870/71 in Bewegung, als auf deutscher Seite den ca. 26.000 Gefallenen und an den Folgen ihrer Verwundung erlegenen, »nur« ca. 14.600, an Krankheiten – überwiegend Typhus und Ruhr –, gestorbene Soldaten gegenüber lagen. Auf der

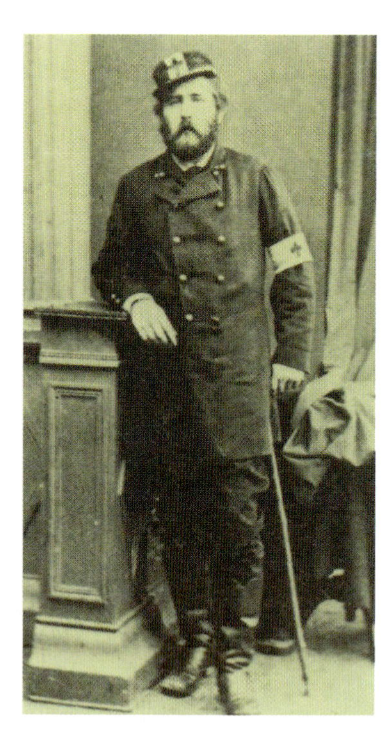

Abb. 10.9. Französischer Sanitäter mit Rotkreuz-Armbinde, 1870.

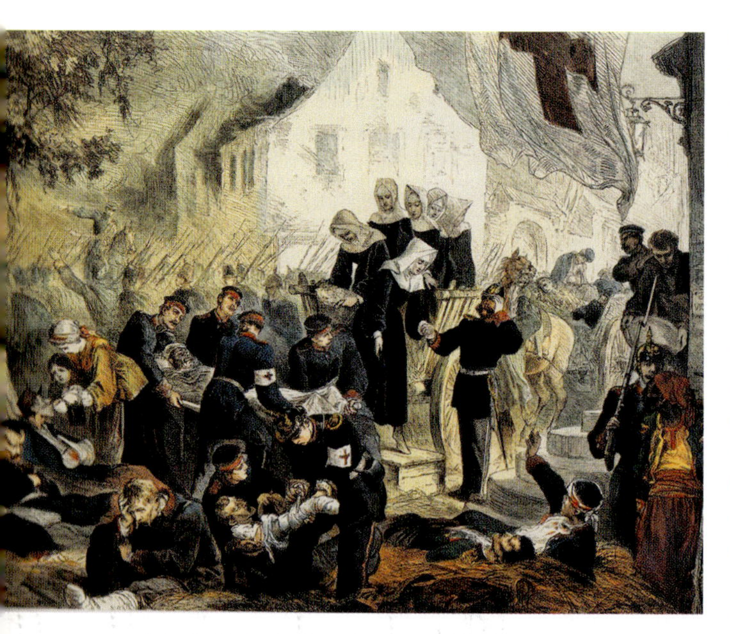

Abb. 10.10. Rotes Kreuz bei Rezonville, 1870.

französischen Seite allerdings überwogen weiterhin Todesfälle aufgrund von Erkrankungen deutlich; nicht freilich, weil dort die hygienischen Verhältnisse oder die Lazarettversorgung prinzipiell schlechter gewesen wären, sondern in erster Linie, weil in der französischen Armee der seit 1831 bestehende und immer wieder erneut befohlene Pocken-Impfzwang nicht konsequent genug gehandhabt wurde und aufgrund der Verwendung von Kinder- oder Rekrutenimpflymphe, bisweilen kam gar Pustelschorf zum Einsatz, lediglich im Bereich von 30 % lag. Bedeutender allerdings war der Umstand, dass im bürgerlich-liberalen und katholischen Frankreich – Papst Leo XII (1823–1829) hatte 1824 die Impfung gar als Gotteslästerung (*La vaccinazione è una sfida contro il Cielo*) gebrandmarkt und verboten – anders als in vielen deutschen Staaten bei Ausbruch des Krieges noch keine generelle Impfpflicht für die Gesamtbevölkerung bestand. Preußen besaß in Berlin bereits seit 1802 eine staatliche Pocken-Impfanstalt und förderte die Kinderimpfung, Bayern erließ 1807 einen staatlichen Impfzwang und viele Bundesstaaten folgten. Ähnlich stand es um die Revakzination beim Eintritt ins Heer (Württemberg 1829, Preußen 1834, Hannover 1837, Baden 1840, Bayern 1843). So kam es auf deutscher Seite 1870/71 zwar auch zur Pockenerkrankung von ca. 5.000 Soldaten, denen aber nur 278 erlagen.

Katastrophal hingegen waren die Verhältnisse auf französischer Seite, wo etwa 23.500 Soldaten an Pocken starben, was etwa 7 % aller französischen Kriegstodesfälle durch Krankheit oder Erfrierung (328.000) entsprach. International war es allerdings bereits 1869 zu großen regionalen Pockenepidemien in Indien, Japan, Nordamerika und Europa gekommen, so dass das Übergreifen der Pocken auf die deutsche Zivilbevölkerung 1870/71 wohl nicht nur kriegsgefangenen Franzosen geschuldet war, sondern auch einem allgemeinen Anstieg der Pockenzahlen generell entsprach und eine Zivilbevölkerung traf, die anders als ihre Soldaten überwiegend lediglich durch eine einzige Impfung und somit nicht hinreichend geschützt war. Die dramatischen Pockenerfahrungen der Jahre 1870–72, die allein in Berlin auf 400.000 Erkrankungsfällen mit 6.500 Todesfällen beruhten – in ganz Deutschland waren allein 1870 ca. 60.000 Menschen den Pocken erlegen –, führten bald nach der Reichsgründung zur intensiven parlamentarischen Vorbereitung eines Reichsimpfgesetzes, dass für alle Neugeborenen des Deutschen Reichs eine Pockenimpfung mit tierischer Lymphe und die Wiederimpfung aller Kinder im 12. Jahr zwingend vorschrieb, wodurch die Pocken in weniger als drei Jahren in Deutschland praktisch erloschen waren. Frankreich zog mit einer vergleichbaren Gesetzgebung

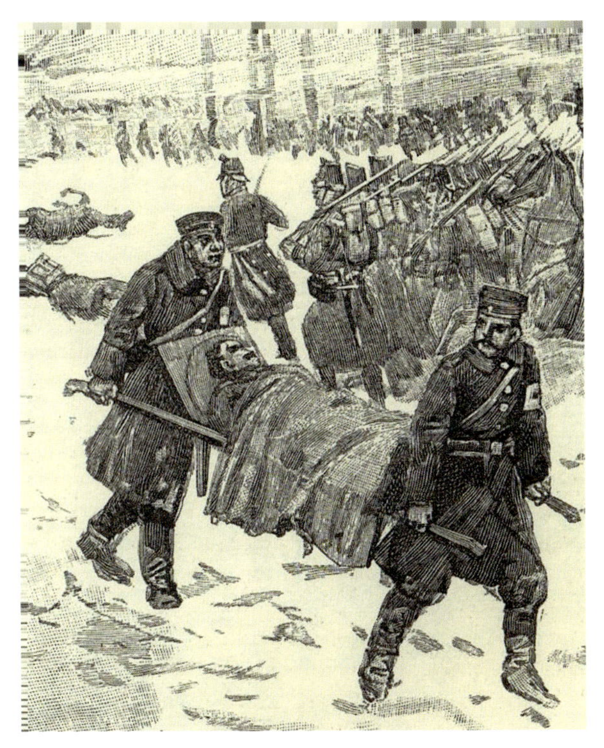

Abb. 10.11. Sanitäter tragen Verwundeten vom Schlachtfeld, 1870.

nach heftigen politischen Debatten um mögliche impfzwangsbedingte Einschränkungen der »persönliche Freiheit« erst 1902 nach und hatte bis dahin jährlich ca. 10.000 Pockentote zu verzeichnen.

Besonders dramatisch hat sich die Belagerung von Paris durch deutsche Truppen im Winter 1870/71 auf den Gesundheitszustand der Bevölkerung ausgewirkt. Ziel der deutschen Belagerung war, die Stadt auszuhungern. Tatsächlich blieben die Verluste unter der Zivilbevölkerung durch die deutsche Beschießung verhältnismäßig gering. Hunger, Kälte und Krankheiten (bes. Tuberkulose, Pocken, Erkältungskrankheiten) forderten ungleich mehr Opfer. Pro Woche musste man durchschnittlich 800 bis 1.000 Tote beklagen. Bis in die zweite Januarhälfte hinein erhöht sich deren Zahl auf 5.000, bis schließlich Ende des Monats die Widerstandskraft der Pariser erlahmt. Die republikanische Regierung lässt am 23. Januar ihren Friedenswillen erkennen und die seit Dezember andauernde Beschießung von Paris wird sofort eingestellt. Am 28. Januar 1871 kapituliert Paris. Wenig später wurde die Pariser Commune ausgerufen und die Belagerung von Paris, nun durch eigene Truppen, setzte sich fort. In den Kämpfen im Mai 1871 und den folgenden Massenexekutionen wurden etwa 30.000 Menschen getötet und etwa 40.000 inhaftiert. Die meisten gefangenen Kommunarden wurden entweder sofort standrechtlich erschossen, von Schnellgerichten abgeurteilt oder nach Versailles deportiert.

Der Erste Weltkrieg, 1914–1918

Auch für die Medizin war der Erste Weltkrieg der erste große Krieg im naturwissenschaftlich-technischen Zeitalter, und es sollte sich zeigen, dass die Auswirkungen eben dieses Zeitalters auch in der Medizin ihren Niederschlag finden würden. Mit dem Weltkrieg übertrafen Verluste durch Kampfhandlungen nicht mehr nur in der Tendenz, sondern de facto deutlich solche, die die durch Infektionskrankheiten oder Kriegsseuchen verursacht waren. Dies beruhte allerdings keineswegs nur auf den Leistungssteigerungen der Medizin, etwa in der bakteriologischen Hygiene, die eine effektive Bekämpfung von Fleckfieber, Typhus oder Cholera erstmals ermöglichten. Das Schlachtgeschehen selbst wurde gefährlicher: Trotz medizinischer Versorgung stieg die Wahrscheinlichkeit, an einer Verwundung zu sterben, im Weltkrieg gegenüber früheren Kriegen ganz erheblich an. Zu denken ist hierbei an die Verletzungsspezifika des Stellungskrieges durch Granatsplitter und Hochgeschwindigkeitsgeschosse. Bestimmte Zweige, wie z. B. die plastische Chirurgie, die Prothetik, aber auch im deutschen Fall die chemische Hygiene und Toxikologie,

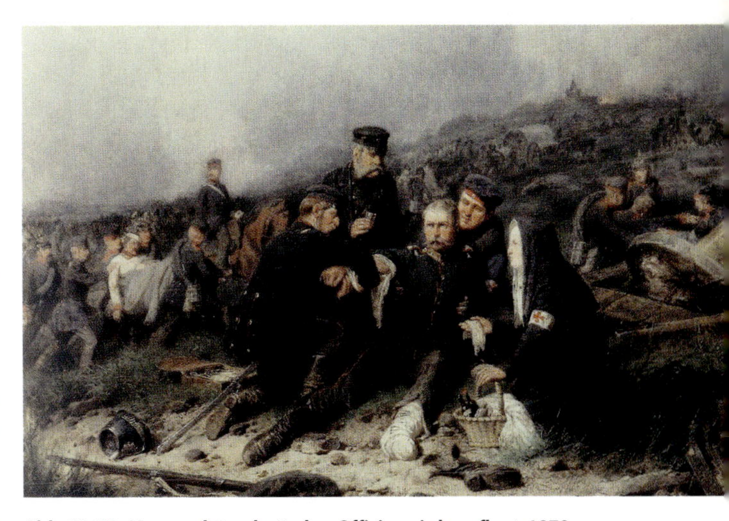

Abb. 10.12. Verwundeter deutscher Offizier wird gepflegt, 1870.

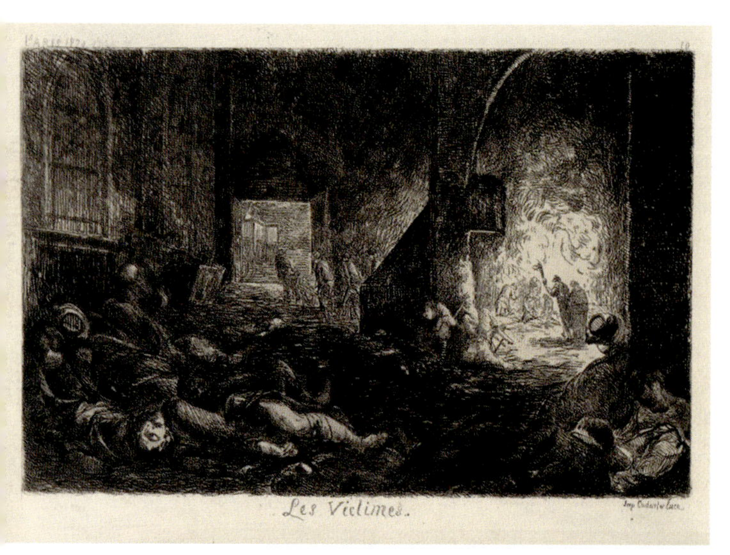

Abb. 10.13. Kranke und Verwundete in Pariser Kellern während der Commune, 1871.

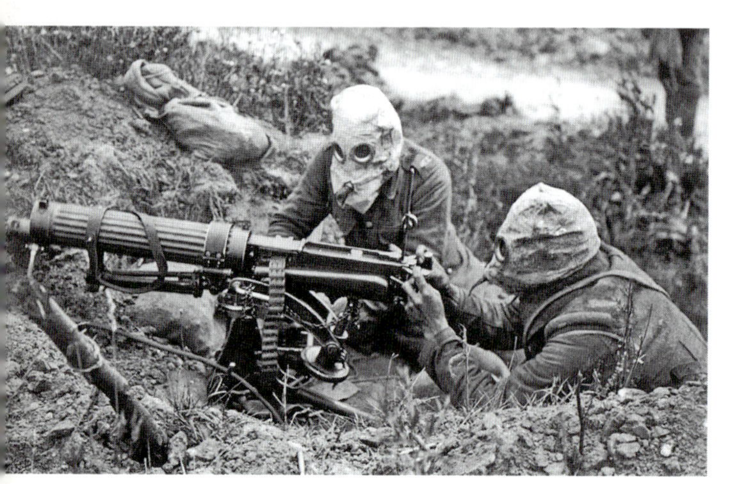

Abb. 10.14. Britische Soldaten im Stellungskrieg in Gräben der Westfront, 1914–18.

erlebten eine rege Weiterentwicklung. Neben diesen eher prinzipiellen Aspekten ist während des Weltkrieges eine zunehmende Einbindung der Medizin in den disziplinarischen Bereich zu registrieren, die für das deutsche Beispiel durchaus als Folge des Ausbaus der Gesundheitsversorgung im Kaiserreich erklärt werden kann. Die Etablierung von Unfall- und Krankenversicherung, von Invalidenrenten und der Ausbau des Krankenhauswesens hatten dazu geführt, dass Definitionen von Gesundheit und Krankheit zunehmend exklusiv in die Begutachtungskompetenz von Ärzten fielen. Der Arzt entschied über einen etwaigen Lazarettaufenthalt, seine Dauer, Rücksendung zur Front oder in die Heimat sowie auch über Rentenansprüche.

Blut, Chemie und Läuseplage – Aspekte der Modernisierung

Zweifellos stieß gerade der Erste Weltkrieg wegen seiner besonderen Anforderungen an viele Teildisziplinen der Medizin einen bedeutenden Modernisierungsschub an. Diesem Aspekt soll anhand von drei Beispielen, der Bluttransfusion, der Kampfgasforschung sowie der Hygiene und Bakteriologie, nachgegangen werden. Bei der Bluttransfusion handelte es sich um eine im Prinzip auch vor dem Krieg bereits bekannte Maßnahme. Schon bei Karl Landsteiners (1868–1943) Beschreibung der Blutgruppen von 1900 existierten Verfahren zum Test auf Unverträglichkeit von Spender- und Empfängerblut sowie auf gefährliche Infektionskrankheiten. Der Weltkrieg förderte nun die Weiterentwicklung und Ausbreitung der Bluttransfusion auf vielfältige Weise, nicht nur durch die massenhaft auftretenden stark blutenden Wunden. Gleichzeitig stand mit den Soldaten erstmals eine Gruppe kontrollierbarer Blutspender, deren jeweilige Blutgruppe sich im Voraus ermitteln ließ, zur Verfügung. Die Anwendung in Extremsituationen und der häufige Zwang zur Improvisation unterstützten zusätzlich das Experimentieren mit unterschiedlichen Verfahren – bei gleichzeitig hoher Risikobereitschaft. So wurde etwa auf die in Friedenszeiten unerlässlichen Tests vor der eigentlichen Transfusion von Fall zu Fall verzichtet. Auf andere Weise beförderte die Kriegssituation zusätzlich die Verbreitung bereits entwickelter Verfahren aus den USA und Kanada. Mit dem Ende des Krieges durfte schließlich die vorher angezweifelte Nützlichkeit der Bluttransfusion als gesichert gelten, zumal ihre Verfahren inzwischen vereinheitlicht waren. Entsprechend ausgebildete Ärzte standen nun in ausreichender Zahl zur Verfügung, die Techniken waren so weit entwickelt, dass die Bluttransfusionen binnen kurzem zur Routineangelegenheit gerieten. Die Transfusion wurde als Regelleistung in die ärztliche Gebührenordnung integriert und zunehmend mehr Krankenhäuser organisierten den dafür notwendigen Blutspendedienst.

Auch das Beispiel der chemischen Kriegführung zeigt die Verflechtung von medizinischer und militärischer

Technologie. Im chemischen Krieg erforderten Entwicklung und Einsatz von Kampfgasen zwingend umfangreiche medizinische und pharmakologische Kenntnisse. Das Wissen über die pathophysiologische Wirkung der meisten Kampfgase beruhte vor allem auf Tierversuchen. Im Kriegseinsatz war dann allerdings eine Grenze zwischen Waffen- und Schutz- oder Therapieforschung kaum zu ziehen: Der Einsatz von Kampfgasen gegen den militärischen Gegner und der Schutz der eigenen Mannschaften vor gegnerischem (oder eigenem) Kampfgas basierten auf der gleichen Forschung. Entsprechend verfügte Fritz Habers Kaiser-Wilhelm-Institut für Physikalische Chemie in Berlin-Dahlem, das der Erforschung der Gaswaffen diente, ab 1916 über eine schnell wachsende toxikologische Abteilung. Die deutsche Armee, die als erste seit April 1915 Kampfgas einsetzte, war aus diesem Grunde dem militärischen Gegner nicht nur in der Erforschung der Waffe, sondern auch in der medizinischen Versorgung weit voraus. Entsprechend ihrer medizinisch-technologischen Modernität erweiterten Kampfgase schließlich das Szenario möglicher Bedrohung und Verletzung von Soldaten um eine neuartige Variante, die seitens der medizinischen Experten als extreme Angstwirkung gezielt untersucht und zum Maßstab der Weiterentwicklung der Waffe erhoben wurde. Kampfgase verletzten den Körper nicht immer unmittelbar, sie zerstören ihn viel häufiger allmählich in Stunden oder Tagen. Die Symptome waren qualvoll und beängstigend und traten unter Umständen lange nach der Vergiftung auf.

Große Hoffnungen im Sinne der wissenschaftlichen Ausbeute verbanden auch andere medizinische Disziplinen mit dem Krieg, so etwa die Hygiene und Seuchenforschung. Schon bald nach seinem Beginn wurde der Weltkrieg von herausragenden Ärzten als grandiose Möglichkeit aufgefasst, in einem gewaltigen Experiment besonders hygienische und bakteriologische Erfahrungen zu sammeln, die in ereignismageren Friedenszeiten nur schwerlich zu gewinnen waren. So begeisterte sich der Hygieniker und Tropenmediziner Carl Mense (1861–1938) im Januarheft 1915 des *Archivs für Schiffs- und Tropenhygiene:*

> *»Vor unseren Augen aber spielt sich der größte Versuch ab, den die Einbildungskraft ersinnen kann. Menschen der verschiedensten Zonen werden gegen einander geführt und leben und ringen unter den ungünstigsten hygienischen Verhältnissen. Die Völker des Erdballs stellen dadurch ein so riesiges epidemiologisches Experiment auf, wie es die Seuchenforschung nie erträumen konnte.«*

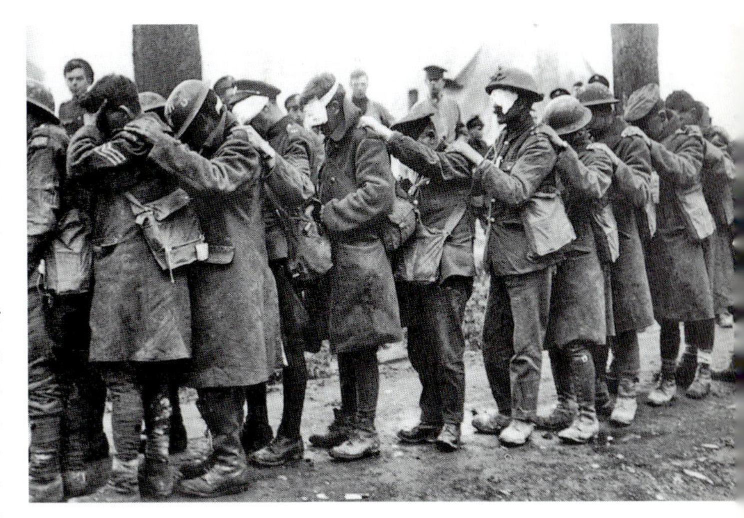

Abb. 10.15. Britische Gaskriegsopfer 1918.

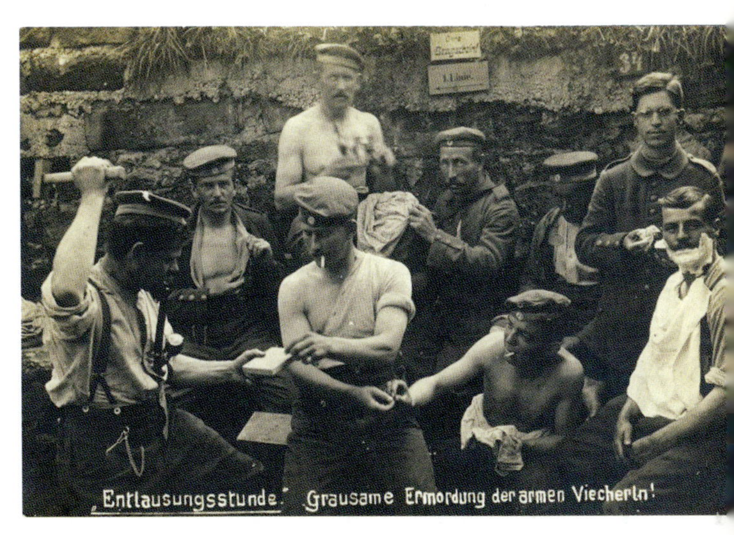

Abb. 10.16. Entlausungsstunde im Graben, Postkarte ca. 1917.

Mense stand zu Beginn des Krieges nicht allein; mit ihm fassten viele den Krieg als den »großen Lehrmeister« auch in medizinischen Fragen auf und erhofften sich neue Ruhmesblätter für die deutsche medizinische Wissenschaft. Der Berliner Hygieniker Wilhelm Hoffmann, Herausgeber des Hygiene-Bandes der *Ärztlichen Erfahrungen im Weltkriege,* brachte solche Hoffnung 1922 auf den Punkt; die »angestrengte Geistestätigkeit« deutscher Ärzte auf den verschiedenen Gebieten der Hygiene sei nicht ohne Folgen geblieben:

Fleckfieber-Opfer

Die Erkrankungszahlen sind beeindruckend und sie stiegen von Kriegsjahr zu Kriegsjahr. 1914/15 waren es bei der Truppe und in den Lazaretten zusammen 929, 1915/16 schon 1.262, im nächsten Berichtszeitraum 2.633 und 1917/18 schließlich 3.900, mithin insgesamt 8.724 Erkrankte. Von den insgesamt 5.982 in Lazarette aufgenommenen Fieberkranken starben 1.345 (22,5 Prozent). Dramatischer war freilich die Situation in den Kriegsgefangenenlagern. Schwerste Epidemien führten dort zu erheblichen Infektionsraten und forderten nachweislich zehntausende Opfer. In der Frühjahrsepidemie 1915 erkrankten in den elf am meisten betroffenen mitteldeutschen Kriegsgefangenenlagern von insgesamt 127.700 Gefangenen 44.185 (34,6 Prozent), 3.650 starben. Das Kaiserreich blieb durch massive Entlausungsmaßnahmen in den besetzten Gebieten und an der Ostgrenze von einer Ausbreitung des Fleckfiebers verschont.

»Neue Entdeckungen bisher unbekannter Infektionserreger [...] mehrten den Ruhm deutscher Forschung; die unerbittliche Notwendigkeit von eingreifenden Einschränkungen in der Ernährung, die durch die Blockade unserem Vaterlande aufgezwungen waren, stellte führende Männer vor bedeutungsvolle Entscheidungen, die bis zur Grenze des für das ganze Volk hygienisch Zulässigen gingen; die übrigen hygienischen Fragen erheischten die Lösung komplizierter organisatorischer Probleme.«

Am Beispiel der Fleckfieberforschung zeigt sich sehr deutlich, wie der Krieg einerseits zur Modernisierung der bakteriologischen Forschung, andererseits aber auch zur Grenzüberschreitung der Hygiene auf das Gebiet anthropologischer und gesellschaftspolitischer Feststellungen beitrug. Der »Typhus exanthematicus«, besser bekannt unter seiner deutschen Bezeichnung Fleckfieber gehörte zweifellos zu den bedeutendsten Infektionskrankheiten, von denen Feld- und Besatzungsheer während der vier Kriegsjahre, vornehmlich im Osten, heimgesucht wurden. Fleckfieber, eine typische Kriegsseuche, wird durch den Erreger Rickettsia Prowazekii verursacht, der seinerseits nur durch Läuse von Mensch zu Mensch übertragen werden kann; die Krankheit verläuft fulminant, weist unbehandelt eine hohe Letalität auf, hinterlässt aber überstanden Immunität. Bei Kriegsbeginn war die Epidemiologie der Krankheit durchaus bekannt.

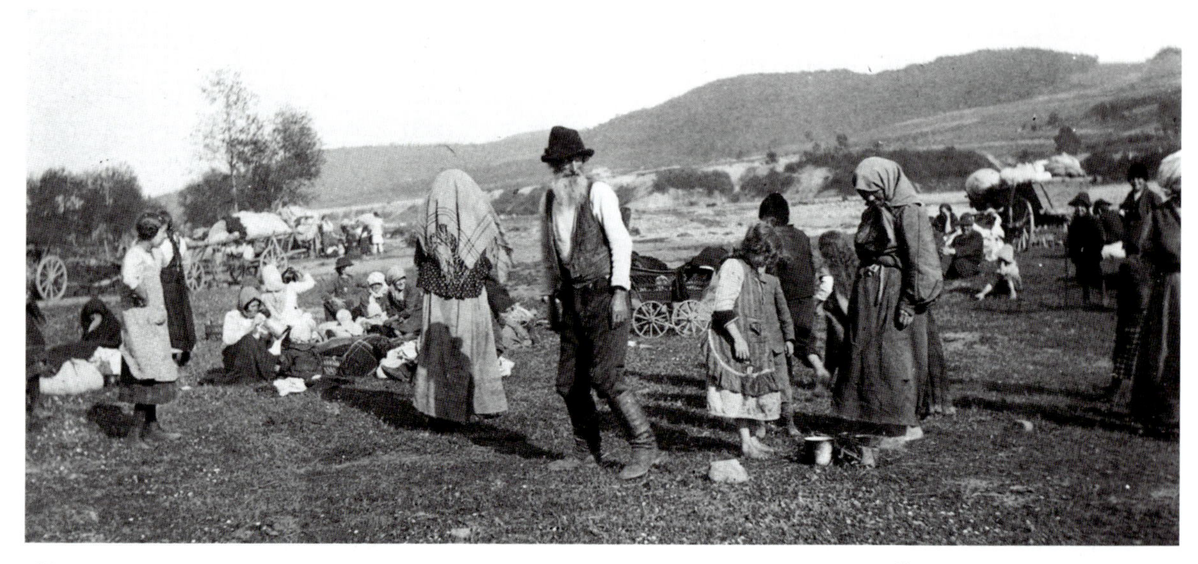

Abb. 10.17. Aussonderung und Entlausung der jüdischen Bevölkerung in Galizien, Bolchow um 1915 (Österr. Kriegsarchiv, Wien).

Bemerkenswert ist, dass der Krieg gegen das Fleckfieber im besetzten Osten von Anfang an auch die Auseinandersetzung mit der als Haupttrágergruppe identifizierten jüdischen Bevölkerungsgruppe expressis verbis und nicht frei von antisemitischen Untertönen einbezog. Als »Hauptherd der Seuche« machte etwa der beratende Hygieniker Richard Otto (1872–1952) »die größeren Städte mit ihrer zahlreichen armen und verschmutzten jüdischen Bevölkerung« aus, wobei dem Autor der Hinweis auf die »rassisch«, bedingte Widerstandsfähigkeit der jüdischen Bevölkerung wichtig war. Dieser Bevölkerungsgruppe gelte daher, neben Prostituierten, Gefängnisinsassen und Bettlern, die besondere Aufmerksamkeit des Seuchenhygienikers. Neben den üblichen Vorgehensweisen der Seuchenhygiene enthielt das Programm auch unmittelbare Eingriffe in die kulturelle Autonomie des Hauptherdes, wie etwa »die Schließung der jüdischen Chederschulen und Bethäuser«. Seuchentrupps suchten nach verheimlichten Kranken und überprüften die Entlausung, bei der Männer und Knaben völlig enthaart, Frauen und Mädchen jedoch »meist nur die Kopfhaare entfernt« wurden. Während der Entlausung der Wohnräume wurden deren Insassen in Quarantäneanstalten verbracht. Wo diese Maßnahmen auf Vorbehalte oder Widerstände stießen, kam es zur Erfassung der Unwilligen und zur Zwangssanierung. Zu solchen »Zwangssanierungen« kam es etwa in Bialystok durch die deutsche und in Lublin durch die österreichisch-ungarische Verwaltung. In Litauen wurden, laut Otto, von Januar bis August 1918 »im ganzen rund 19.000 Wohnungen in 1.670 Orten« saniert.

Krieg im Kopf – Schädelschüsse und Kriegsneurosen

Bereits die Anfänge der wissenschaftlichen Neurologie im 19. Jahrhundert hatten sehr bald Probleme der Hirnphysiologie und Hirnpathologie in den Vordergrund des Interesses gerückt. Auf die ausgedehnten Vorarbeiten hierzu durch Paul Broca (1824–1880) auf französischer sowie Carl Wernicke (1848–1905), Theodor Meynert (1833–1892) und Ludwig Lichtheim (1845–1928) auf deutscher Seite kann an dieser Stelle nicht ausführlich eingegangen werden. Der Erste Weltkrieg sollte der neurologischen Forschung auf diesem Feld durch die ungeheure Zahl der Hirnverletzungen, die er mit sich brachte, zu einer vollkommen neuen Grundlage verhelfen. Ohne Umschweife wurde das Kriegsgeschehen, so grausam es sich auch für Hunderttausende Hirnverletzter auswirkte, als große Chance nicht nur für die

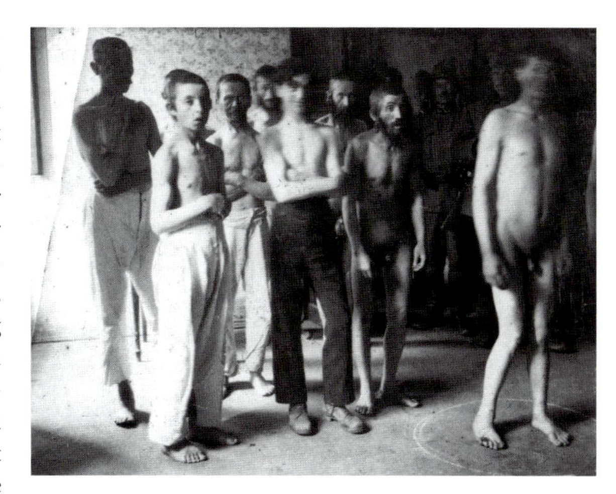

Abb. 10.18. Jüdische Flüchtlinge, Bolechow, Galizien um 1915 (Österr. Kriegsarchiv, Wien) .

Hirnchirurgie, sondern gerade auch für die neurologische Aphasieforschung gedeutet. Auch wurde er als ein durchaus unterstützender Faktor auf dem Wege der Neurologie zu ihrer institutionellen und wissenschaftlichen Selbstständigkeit gesehen. So zumindest schreibt Max Lewandowsky (1876–1918), im Vorwort seiner Darstellung über *Die Kriegsschäden des Nervensystems und ihre Folgeerscheinungen* (1919):

> »Die Neurologie hat sich im Kriege auch äußerlich die Selbständigkeit errungen, die ihr im Frieden wenigstens innerhalb Deutschlands fast überall noch mißgünstig vorenthalten wurde. Die Militärbehörden haben nicht gezögert, sowohl in der Heimat wie im Felde in großer Anzahl Nervenstationen einzurichten und diese unter Leitung von Fachärzten zu stellen. Es ist nirgends ein Zweifel, daß die ihnen durch die Not des Krieges gegebene Selbständigkeit im Frieden nicht wieder verloren geht.«

Das Symptom der Aphasie scheint besonders geeignet, den Aussagen Lewandowskys zum Effekt des Krieges auf die Neurologie nachzugehen. Detaillierte Kasuistiken in Verbindung mit neuropathologischen Befunden bildeten vor dem Ersten Weltkrieg das Kernstück der Aphasieforschung. Statistisch verwertbare Ergebnisse in großer Zahl lieferte dann im Krieg besonders der Stellungskrieg in den Gräben der Westfront mit seiner großen Zahl an Kopfschussverletzten. Der Psychiater Max Isserlin (18791941) spricht 1930 noch von ca. 25.000 lebenden Hirnverletzten aus dem Ersten Weltkrieg. Es erweis sich sogar als notwendig, besonde-

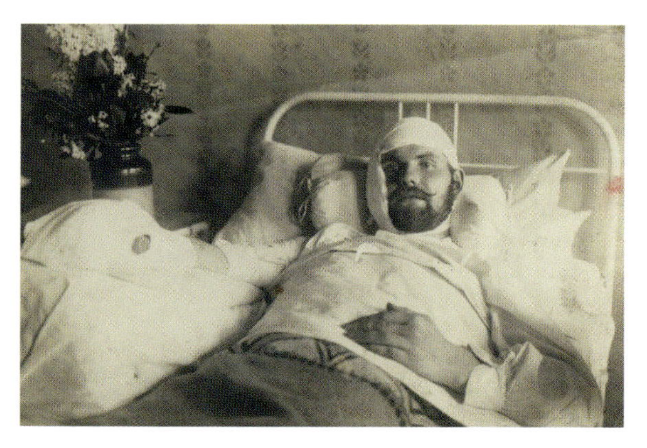

Abb. 10.19. Kopfschussverletzter Soldat im Lazarett, Postkarte, 1916.

re Hirnverletztenabteilungen zu schaffen, wo die Folgen solcher Verwundungen behandelt und auch studiert werden konnten. So betrachtet bot der Krieg, so befremdlich dies heute auch klingen mag, »ideale« Voraussetzungen, um die Aphasieforschung ein gutes Stück voranzubringen. Es war daher mehr als gerechtfertigt, die neurologischen Erfahrungen im Weltkrieg in einem Handbuch zusammenzutragen. Dieses Handbuch geht auf die Initiative des Chefs der deutschen Feldsanität Otto von Schjerning (1853–1921) zurück. Mit der Bearbeitung des Kapitels über Hirnpathologie wurde Karl Kleist (1879–1961) betraut. Die Bearbeitung dieses Kapitels nahm für Kleist über 12 Jahre in Anspruch, so dass sein Beitrag zum Handbuch mit seinen ärztlichen Erfahrungen als gesonderter Band herausgegeben wurde und er diese Erfahrungen auch gleichzeitig als Lehrbuch zur Gehirn- und Psychopathologie veröffentlichte. Kleist war besonders prädestiniert für diese Arbeit, weil er sich schon lange Zeit mit den Problemen der Aphasieforschung beschäftigt hatte, im Krieg selbst als Militärarzt in einem Kriegslazarett tätig gewesen war, selbst operiert und Gehirne seziert hatte und darüber hinaus ab 1916 auch mit der Leitung eines Sonderlazaretts in Rostock beauftragt worden war, wo er die Spätfolgen bzw. Rehabilitationsmaßnahmen bei Hirnverletzten verfolgen konnte. Kleist verkörpert somit in fast idealer Weise die Strukturen, die nötig waren, um die Kriegserfahrungen für die Forschung nutzbar zu machen. Vor allem ging es ihm darum, immer mehr Hirnregionen ausfindig zu machen, die für die verschiedenen Ausprägungen und Formen der Sprache verantwortliche sein sollten. Vor allem stellte sich die Frage, ob der als beschädigt erkannte Gehirnteil wirklich das Substrat für den Verlust einer bestimmten Sprachfunktion sei oder ob die Formen der Aphasie nicht auf »Fernwirkungen« der Läsionen beruhten, Ausdruck einer globalen Hirnschädigung sind oder möglicherweise gar Kompensationsmechanismen der unbeschädigt gebliebenen Gehirnareale sind, somit also gar nichts mit »gesunder« Sprache zu tun haben. Constantin von Monakow (1853–1930) hatte diesbezüglich den Begriff der »Diaschisis« eingeführt. Er versuchte damit paradoxe Phänomene beim Auftreten von Hirnläsionen zu erklären, wie etwa den Wechsel von schlaffer zu spastischer Lähmung. Die Diaschisis wird als Schutzvorgang angesehen, der dem eigentlichen Krankheitsherd Entlastung verschafft und Heilungsmöglichkeiten einräumt. Kleist war der Auffassung, gestörte psychische Funktionen müssten ein lokalisierbares organisches Korrelat haben, aber er stieß bei seiner Arbeit auch an die Grenzen einer lokalisationistischen Zuordnung im Bereich der Großhirnoberfläche. Zusammenfassend macht der Blick auf die Aphasieforschung der Kriegs- und Nach-

Feigheit vor dem Feind oder Kriegsneurose?

Im Zusammenhang mit der allgemeinen Sozialgeschichte des Weltkrieges ist besonders der Kriegsalltag der Soldaten zu einem Thema der Medizingeschichte geworden. Hier lässt sich zeigen, wie Ärzte ganz konkret mit der Aufrechterhaltung und alltäglichen Durchsetzung der militärischen Disziplin befasst waren. Klassisches Beispiel dafür sind die vergleichsweise gut erforschten Kriegsneurosen. Die Umdefinition eines disziplinarischen Vergehens, das man – wie andernorts geschehen – als Feigheit vor dem Feind hätte bestrafen können, in ein Krankheitsbild führte zu einer Therapie, die ihrerseits durchaus Strafcharakter hatte. Entsprechend gab es im deutschen Heer nur die geringe Zahl von 300 ergangenen Todesurteilen (von denen 48 vollzogen wurden) wegen »Feigheit vor dem Feind« oder ähnlichem. Dem standen in der britischen Armee, wo der Begriff der »männlichen Hysterie« sich ungleich schwerer durchsetzte, 3.000 vergleichbare Schuldsprüche (346 Vollstreckungen) gegenüber.

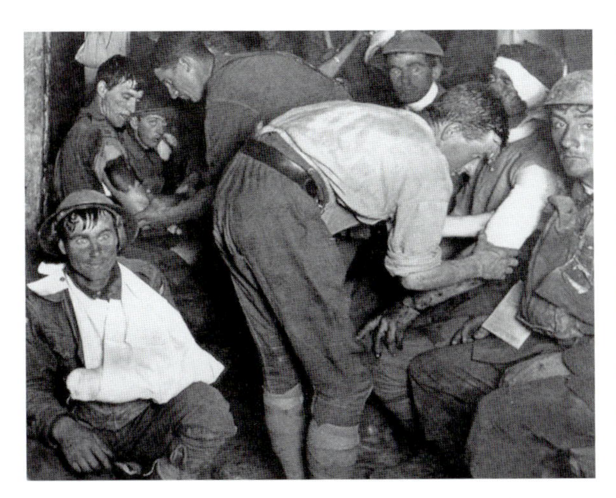

Abb. 10.20. **Shellshock-Patienten mit starrem Blick an der Westfront in Ypern, Belgien.**

Mit Gott für Kaiser und Vaterland.
Hurra! Hurra! So gings in den Kampf
Granaten platzten, rings Pulverdampf,
Mich hatte die Kugel ausersehen.
Doch ist es für Kaiser und Reich geschehen.
7080/6

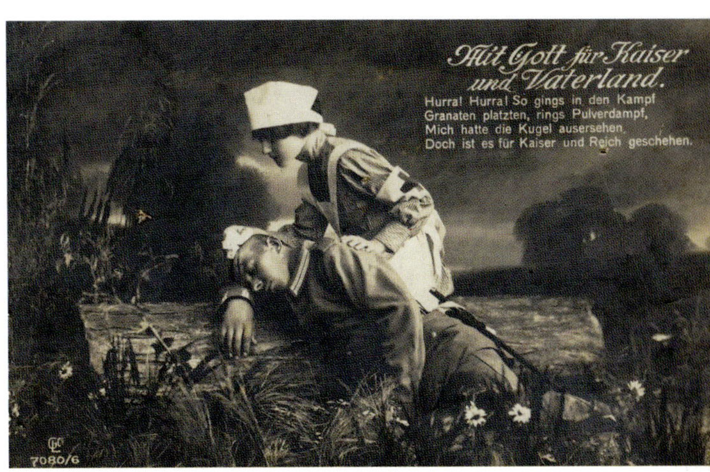

Abb. 10.21. **Schwesternpropaganda im Ersten Weltkrieg.**

kriegszeit deutlich, welchen Erkenntnisschub das Kriegsgeschehen für Detailprobleme der Hirntraumatisierung auslösen konnte; die Erweiterung der Perspektive auf die gesamte Neurologie aber zeigt, wie hier ein vor dem Weltkrieg noch vielerorts der Psychiatrie zu- und untergeordnetes Fach an Eigenständigkeit und Unabhängigkeit dramatisch gewinnen konnte. Der Krieg hat mit seinem vielfältigen Erfahrungspotential auf dem schrecklichen Feld der Zerebraltraumatisierung den Institutionalisierungsprozess der Neurologie unumkehrbar beschleunigt.

Das Thema Kriegsneurose, Granatschock, Kriegshysterie – heute würde man vermutlich von akuter psychischer Traumatisierung oder einem Posttraumatischen Belastungssyndrom (PTBS) sprechen – beherrschte die deutsche Psychiatrie der Kriegsjahre unmittelbar und uneingeschränkt. Freilich sollten die Kriegspsychiater niemals Verbündete ihrer Patienten werden, sondern immer Aufklärer vermeintlicher »Simulation« und »Willensschwäche« bleiben und sich damit regelmäßig als Feinde ihrer Schutzbefohlenen erweisen. Simulanten zu entlarven, Kriegsgegner zu erkennen, ihren Unwillen zu brechen, ihren Willen aber für das Morden gefügig zu machen, dies war das politische Behandlungsziel jener Zeit. So pervers wie dieses Ziel, so pervertiert waren auch die »therapeutischen« Instrumente der Behandler: elektrische Stromstöße als Überrumplungsmaßnahmen, stundenlange Anwendung schmerzhaftester elektrischer Sinusströme – die »Kaufmann-Kur« –, die Nötigung, Erbrochenes wieder herunterzuschlucken, Röntgenbestrahlungen in Dunkelkammern, wochenlange Isolationsfoltern, die Provokation von Erstickungstodesangst durch Kehlkopfsonden oder Kugeln, herzlos inszenierte Scheinoperationen in Äthernarkose, von den Betroffenen empfunden wie Hinrichtungen. Seelisch Gebrochene blieben zurück, wenn sie nicht zuvor aus Gründen der Abschreckung direkt in die Trommelfeuer zurückgeschickt und so herzlos vernichtet worden waren. Die Methoden, die Kriegsneurosen zu heilen, damit aber vor allem den Überlebenswillen ihrer Patienten zu brechen, waren ebenso brutal wie vielfältig.

Dies gilt in besonderer Weise die Versuche, Kriegsneurotiker durch die Applikation elektrischer Ströme zu »heilen«. Dabei wurden Faraday'sche Ströme nicht nur lokal angewandt, etwa bei psychogener Taubheit auf Ohrmuscheln und Nasenschleimhäute oder bei psychogener Stummheit auf die Halsgegend, sondern auch generalisiert und bisweilen über lange Zeiträume. Weit verbreitet war die nach ihrem Erfinder F. Kaufmann benannte Methode, bei der stärkste Sinusströme stundenlang und außerordentlich schmerzhaft von den Opfern ertragen werden mussten. Kaufmann verfolgte mit seiner Methode den Zweck, kriegsneurotische Soldaten zu überrumpeln und Heilung »unbeirrbar konsequent« möglichst in einer Sitzung zu erzwingen. Dabei wurden auch Todesfälle ganz offenbar in Kauf genommen. Der brachiale Heilungsversuch Kaufmanns sollte sich in zwei Schritten vollziehen: An die suggestive Vorbereitung der Heilung, in der dem Patienten unmissverständlich die Entschlossenheit des Therapeuten signalisiert werden sollte, schloss sich die Verabreichung »kräftiger Wechselströme« in drei- bis fünfminütigen Intervallen an. Begleitet wurde auch sie durch Suggestion, die in scharfem militärischen Befehlston zu halten war. Unabhängig davon, ob sich die Behandlung über mehrere Stunden hinzog, war die »Erzwingung der Heilung in einer Sitzung« oberstes Prinzip. Der »gewaltige Schmerzeindruck«, so Kaufmann, würde schließlich alle »negativen Begehrungsvorstellungen« des Patienten verdrängen und ihn »in die Gesundung hinein« zwingen.

Max Nonne (1861–1959) verdanken wir einen Bericht, der auf eindrückliche Weise die bedrückende Praxis der Stromtherapie nach Kaufmann beleuchtet. Die 1922 publizierte Szene wirkt bereits impressionistisch verfärbt und deutet auch schon Elemente der Gewaltästhetisierung an, wie sie den Kriegsroman der Zwanziger Jahre – von Jünger über Remarque bis Beumelburg – beherrschen sollten. Lassen wir uns einen Moment gefangen nehmen von der deskriptiven Suggestivität und der psychischen Totalität der Situation:

> »Im Halbdunkel, umgeben von allerlei phantastischem Gerät, liegt ein alter Hysteriker in meinem Heilzimmer auf dem Behandlungstisch. Vorgestern abend war er angekommen, ein früherer Offiziersbursche mit guten Manieren und einem offenen anständigen Gesicht. Das heißt: er schleppte sich auf zwei Stöcken hängend, zitternd, mit steifen verkreuzten Beinen in unbeschreiblich grotesken Gangfiguren. Wie dieser Mann nun auf dem Behandlungstisch liegt und ich nehme die schmerzlose Elektrode zur Hand – eben hatte er noch gelassen und freundlich mit mir gesprochen –, da geschieht etwas unbegreifliches: er verwandelt sich unter meinen Augen in einen anderen – plötzlich, so wie wenn man an einer sacht laufenden Maschine den Hebel drückt, und es fällt unversehens ein brausendes Räderwerk ein. Ein steifer Blick, ein verzerrtes Gesicht, die Muskeln wie Stricke angespannt, fortstrebend, dagegenstrebend und zusammengekrümmt über etwas Unsichtbarem, was man ihm entreißen will. Man spricht ihm freundlich und beruhigend zu – es ist, als ob man gegen ein zischendes Mühlrad redet. Und mit dem blinden Sträuben und Drängen läuft gleich noch ein zweiter Gang an: Ein Zittern, Krachen und Zucken – die Zähne klappern, die Haare sträuben sich, der Schweiß tritt auf das blaßgewordene Gesicht. Was noch durch diesen Tumult hindurchdringt, das sind kurze, scharfe Zurufe, festes Anfassen, rascher kräftiger Schmerz. Und unter diesen Reizen tritt, wieder mit einem plötzlichen Ruck, eine zweite Verwandlung ein. Man hat ein fast körperliches Gefühl davon, so als ob ein ausgedrehtes Gelenk wieder einschnappte. Auf einmal ist der Wille glatt und gerade und die Muskeln folgen beruhigt, willig seinem Antrieb.«

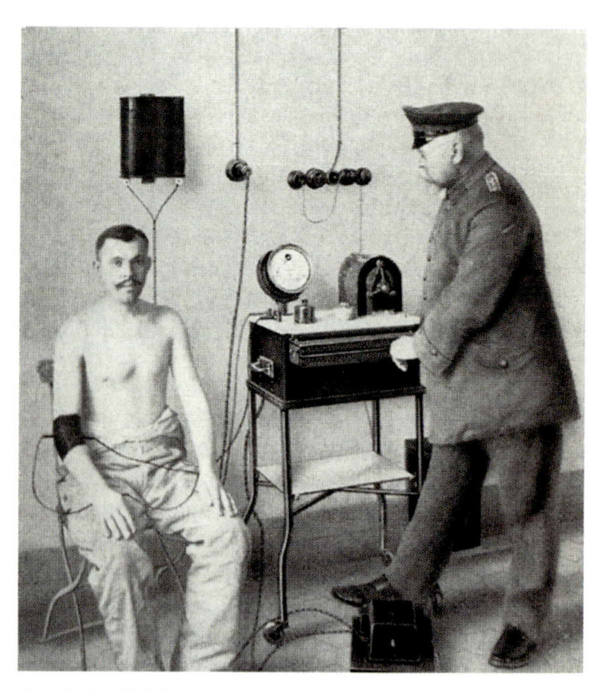

Abb. 10.22. Militärische Elektrotherapie (Diathermie) 1915.

Es ist bemerkenswert, dass Nonne diese gespenstische Szene totaler psychischer und physischer Gewalt des Therapeuten über seinen Patienten als so vollkommen typisch für den »Kriegstherapeuten« hielt, dass man »sich noch in der Erinnerung daran zu langweilen« beginne.

Krieg zuhause – Hunger

Im Kaiserreich, jedoch nicht nur dort, sondern bei allen kriegsführenden Parteien, herrschte spätestens ab 1915/16 der Hunger. Die unerwartet lange Dauer des Weltkrieges, besonders aber die gegenseitigen Blockaden von Lebensmittelimporten und mit der Kriegsdauer und steigender Ernährungsnot der Mittelmächte Deutschland und Österreich sich immer radikaler gestaltende Ausbeutung der besetzten Gebiete in Ost- und Südosteuropa waren hierfür wesentliche Auslöser. Über die Festlegung von Höchstpreisen für Brot und Getreide bis hin zur Zuteilung einzelner Eier entstand im Laufe des Kriegs ein umfassendes System der Zwangsbewirtschaftung von Lebensmitteln, das Schritt für Schritt ausgebaut wurde. Im Februar 1915 wurden in zahlreichen Städten die ersten Brotkarten und Brotbücher ausgegeben. Bereits Anfang 1915 wurde in Deutschland ein »Kriegsbrot« eingeführt, das durch Beimischung von Kartoffelmehl und anderen minderwertigen Ausmahlungen hergestellt wurde. Bald folgten Lebensmittelkarten und andere Rationierungsmaßnahmen. Auch Ersatzlebensmittel beherrschten den Markt bereits gegen Ende 1915; am Ende des Krieges würden annähernd 11.000 Lebensmittel-»Surrogate« auf dem Markt sein. Die Festlegung der Rationen oblag den kommunalen Behörden. Berlin begann die Bewirtschaftung mit Wochenrationen von 2 Kilogramm Brot oder 225 Gramm Mehl pro Tag und Kopf. In Aachen erhielten die erwachsenen Bürger vierzehntägig 3.000 Gramm Brot und 550 Gramm Mehl oder Zwieback. Im November 1915 wurden gesetzliche Maßnahmen zur Rationierung der Milchversorgung erlassen, im Frühjahr 1916 setzte die Kartoffelbewirtschaftung ein. Im Laufe des Jahres 1916 wurden für das ganze Reich gesetzliche Richtlinien für die Bewirtschaftung von Fleisch- und Wurstwaren erlassen. Im »Kohlrübenwinter« 1916/17 konnte selbst der errechnete Mindestbedarf an Grundnahrungsmitteln für die Bevölkerung nicht gedeckt werden, die allgemeine Lebensmittelknappheit schlug in eine regelrechte Hungersnot um. Im Winter 1916/17 lag die Kartoffelernte bei nur 50 Prozent des durchschnittlichen Ertrags. Als Ersatz für das Grundnahrungsmittel wurden rationierte Kohl- bzw. Steckrüben ausgegeben. Der »Hungerwinter« 1916/17 kam unerwartet und zermürbte die physische Widerstandskraft der Bevölkerung. Der gravierende Mangel an landwirtschaftlichen Arbeitskräften, an Kunstdünger und Zugtieren ließ auch die Getreideernte 1917 auf die Hälfte eines normalen Ertrags sinken. Im Sommer 1917 hatten die zugeteilten Lebensmittel durchschnittlich 1.000 Kalorien. Das Reichsgesundheitsamt hatte hingegen einen täglichen Bedarf von 2.280 Kalorien errechnet. In den Städten war die Bevölkerung vom Hunger am stärksten betroffen. Schleichhandel und Wuchergeschäfte blühten. Während »Kriegsgewinnler« mit schnell verdientem Geld reich wurden, starben in Deutschland zwischen 1914 und 1918 über 750.000 Menschen an Hunger und Unterernährung. Da vor allem die Anstaltsversorgung von der allgemeinen Hungersnot betroffen war, vollzog sich auch das Hungersterben besonders dort, in den Heil- und Pflegeanstalten des Kaiserreichs. Durch ihre Internierung in der Psychiatrie waren diese Patienten von der Nahrungsbeschaffung ausgeschlossen und in ihrer Versorgung ganz der jeweiligen Anstaltsleitung ausgeliefert. Und diese unterließen es oft aus »patriotischen« Gründen, die Not der ihnen anvertrauten Menschen zu lindern. Während des 1. Weltkrieges starben etwa 70.000 Psychiatrie-Patienten

Gut versorgt im Deutschen Land, wenn Kartoffelkarte zur Hand!
Kartoffelkarte
Berlin
XXIX
1914–1916.
Kartoffel, Kartoffel! wie bist du begehrt!
durch diese Karte kennt man deinen Wert!....

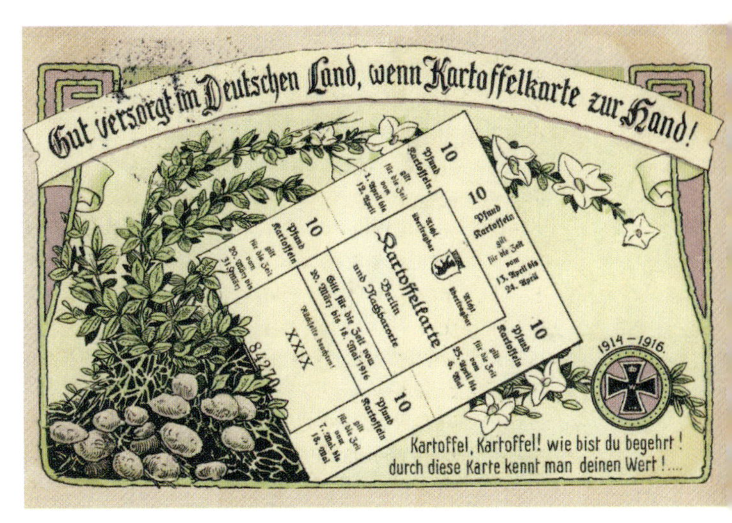

Abb. 10.23. Kartoffelkarte. Scherepostkarte, 1916.

an den Folgen unzureichender Ernährung. In den Wirtschaftskrisen der jungen Weimarer Republik setzte sich das Hungersterben in den Anstalten fort und die Auseinandersetzung mit dem Massensterben im Krieg kam – wenn überhaupt – nur recht zögerlich in Gang. Man hielt das Hungersterben in den Anstalten für gerechtfertigt und empfand die Patienten solcher Anstalten als »Ballastexistenzen«.

Auch die medizinische Wissenschaft begann bald, sich für das Hungerproblem zu interessieren. So war es in der Ernährungsphysiologie der Kriegs- und Nachkriegsjahre in Deutschland besonders Max Rubner (1854–1932), der sich solchen Fragen widmete. Max Rubners Engagement als Hygieniker und Fachmann in Ernährungsfragen war allerdings von seiner nationalistischen Kriegsbegeisterung kaum zu trennen. Es ist daher auch unmittelbar einsichtig, dass der Berliner Physiologe seine Forschungen während der ganzen Kriegsdauer auf die ihm zentral und zumindest an der Heimatfront kriegsentscheidende Ernährungsphysiologie umgestellt hat und noch bei den Friedens- und Reparationsverhandlungen nach Ende des Krieges zum wichtigsten medizinischen Berater der Nachkriegsregierung unter Friedrich Ebert (1871–1925) wurde.

Deutung des Krieges

Die sozialdarwinistische Auffassung, nach der die neue Art des menschenverschlingenden Stellungskrieges in erster Linie die Stärkeren durch ihren Fronteinsatz gefährde und vernichte, gerade die Schwächsten aber durch ihre Untauglichkeit schütze, war in ärztlichen Kreisen – bei Kriegsbefürwortern ebenso wie bei Pazifisten –weit verbreitet. In ihren Schlussfolgerungen und Erwartungen schieden sich indessen die Geister. So fürchtete der Münchener Hygieniker Max von Gruber (1853–1927), ein alldeutscher, radikal anglophober, romantisch-idealistischer Mystiker des Deutschtums, zwar besonders um die »Gesündesten, Kräftigsten, Kühnsten, Unternehmendsten, Pflichttreuesten, Opferfähigsten, die geborenen Führer und Vorkämpfer«, war im Grunde jedoch optimistisch, diese Lücke durch »ausgiebige Fortpflanzung« der Gesunden und Leistungsfähigen nach dem Kriege ausgleichen zu können. Im Unterschied dazu bewertete der führende Neurologe und Kriegspsychiater Max Nonne (1861–1959) in der Rückschau die negative Auslesewirkung des Weltkrieges eher pessimistisch. Ein Jammer sei es, dass der Krieg »Darwin'sche Zuchtwahl« gerade im »umgekehrten Sinne mit großem Erfolg« betrieben, »Minderwertige« aber erhalten habe:

> *»Die besten werden geopfert, die körperlich und geistig Minderwertigen, Nutzlosen und Schädlinge werden sorgfältig konserviert, anstatt daß bei dieser günstigen Gelegenheit eine gründliche Katharsis stattgefunden hätte, die zudem durch den Glorienschein des Heldentodes die an der Volkskraft zehrenden Parasiten verklärt hätte«.*

»Für den Arzt existiert kein Krieg, oder braucht wenigstens kein Krieg zu existieren.« Der berühmte Ausspruch des pazifistischen Arztes Georg Nicolai (1874–1964) ist wohl als ein Versuch zu sehen, gegen die »Sachzwänge« einer Medizin im Kriege an einem humanistisch geprägten Verständnis ärztlicher Ethik festzuhalten, ja dieses gegen die Praxis der Medizin im Ersten Weltkrieg zur Geltung zu bringen. Tatsächlich war das Selbstverständnis der überwältigenden Mehrheit von Nicolais Standeskollegen von der überwältigenden Bejahung des Weltkrieges geprägt. Das führte in der Praxis dazu, dass ein Widerspruch zwischen militärischer Disziplinierung und ärztlicher Ethik kaum wahrgenommen wurde. Man konnte sich subjektiv an traditionellen Werthaltungen, wie etwa am Patientenwohl, orientieren und täuschte sich so über die Indienstnahme der Medizin durch den Krieg im »größten Laboratorium, das die menschliche Einbildungskraft ersinnen kann« hinweg.

Der Zweite Weltkrieg

Birgt schon die medizinische Geschichte des Ersten Weltkriegs hinsichtlich einer umfassenden Darstellung kaum lösbare Probleme in sich, so gilt dies um so mehr für die ungemein komplexe internationale Medizin- und Sanitätsgeschichte der zweiten globalen militärischen Auseinandersetzung des 20. Jahrhunderts an ihren weltweiten Schauplätzen mit unterschiedlichsten geographischen, klimatischen und geopolitischen Verhältnissen. In seinen Dimensionen entsprach dieser Krieg noch mehr als sein Vorläufer den naturwissenschaftlich-technischen Anforderungen der modernen Welt mit ihren neuen umfassenden Kommunikationsmöglichkeiten in Echtzeit, ihren nun nahezu uneingeschränkten Transport- und Versorgungsmöglichkeiten und ihren neuen – zunächst noch konventionellen – Massenvernichtungswaffen. Aus dieser Perspektive handelte es sich zunächst noch durchaus um eine militärische Auseinandersetzung unter je unterschiedlichsten Bedingungen, aber mit grundsätzlich noch dem Ersten Weltkrieg vergleichbaren Instrumenten und Waffen; wenngleich die Auswirkungen auf Soldaten und Zivilisten die Dimensionen des Ersten Weltkrieg in den Schatten stellten. Man denke hier nur an die Hilflosigkeit der Kriegsparteien im Hinblick auf die medizinische Versorgung und die Ernährung der Soldaten in den großen Einkesselungen; hunderttausende Menschen, gleich ob es sich dabei um Soldaten wie im Kessel von Stalingrad (1942/43) mit etwa 700.000 Toten, überwiegend Soldaten, oder mehrheitlich um Zivilisten wie bei der Belagerung Leningrads (1941–1944) mit etwa einer Million Opfer handelte. In mindestens drei Aspekten traf die Vergleichbarkeit mit früheren Kriegen allerdings nicht mehr zu: Viel intensiver als je zuvor konnte und wurde nun durch entwickelte Luftwaffensysteme der Krieg als Bomben- und Raketenkrieg mit vernichtender Gewalt in die zivilen Zentren der kriegführenden Parteien ausgedehnt; in nie zuvor gekannten Dimensionen war der Krieg der Deutschen und ihrer Verbündeten im Kontext des Weltkrieges nicht nur ein Krieg gegen äußere Gegner; er war auch ein nach innen entfachter und in die besetzten Gebiete getragener, bürokratisch geplanter und konsequent realisierter Vernichtungskrieg gegen Juden und andere re-

Holocaust

Als Holocaust (gr. ὁλοκαύτωμα, für »vollständig Verbranntes«) oder als Schoah (hebr. השואה, *ha'Schoah*, für »Unheil«, »große Katastrophe«) bezeichnet man heute im deutschen Sprachraum den Völkermord an etwa sechs Millionen Menschen, die das nationalsozialistische Regime als Juden definierte. Der Holocaust gilt als historisch einzigartiges Verbrechen, da die deutschen Nationalsozialisten anstrebten, die europäischen Juden vollständig, bürokratisch-systematisch zu ›erfassen‹ und mit industriellen Methoden zu vernichten. Sie waren allein deshalb, weil sie dem jüdischen Glauben angehörten oder auch ›nur‹ als Juden galten, zur Ermordung vorgesehen und hatten kaum Überlebenschancen, wenn sie in die Hände des nationalsozialistischen Machtapparats gerieten. Ein gleiches Schicksal war den als »minderwertige Fremdrassen« definierten Minderheiten der Roma und Sinti und Teilen der in Deutschland und in von Deutschen besetzen Gebieten lebenden Menschen mit afrikanischem Hintergrund beschieden. Die Verfolgung der Sinti und Roma ist als Teil des Holocaust zu betrachten und wird deshalb als *Roma-Holocaust* oder *Porajmos* bezeichnet. Weitere Massenmorde der Nationalsozialisten an Millionen Osteuropäern, vor allem Bürgern der damaligen Sowjetunion, Polens, Ungarns und Rumäniens, an hunderttausenden Behinderten (Krankenmord, Aktion-»T4«), an etwa 20.000 deutschen Kommunisten und Sozialdemokraten, 7.000 Homosexuellen und 1.200 Zeugen Jehovas werden – je nach strittiger Auffassung – in die Begriffe Schoah/ Holocaust eingeschlossen. Die Traumatisierungen aus den Massenmorden des 20. Jahrhunderts und hier insbesondere aus dem Holocaust wirken bei den Überlebenden bis in die Gegenwart fort. Dabei kommt bei manchen Überlebenden nicht nur den erlittenen Qualen, sondern sogar dem Überleben selbst traumatisierende Bedeutung zu. Der italienische Schriftsteller Primo Levi (1919–1987) etwa legt hiervon in seinen Erinnerungen an Auschwitz bedrückendes Zeugnis ab.

ligiöse, kulturelle, politische oder soziale Gruppen, der in den Holocaust führte, sowie gegen psychisch Kranke und sozial unangepasste Menschen mit Millionen von Opfern; drittens schließlich endete dieser Krieg in Ostasien nicht durch konventionelle Überlegenheit, sondern durch den zweimaligen Einsatz von Nuklearwaffen der USA gegen die japanischen Städte Hiroshima und Nagasaki mit insgesamt 330.000 Toten allein unmittelbar nach den Detonationen. Damit waren die Dimensionen klassischer militärischer Auseinandersetzungen zumindest hinsichtlich ihrer zukünftigen Potentialität und Bedrohlichkeit für alle Zeiten gesprengt.

Auch für die Medizin sollten die neuen Dimensionen der Kriegführung im Zweiten Weltkrieg von erheblicher Bedeutung sein. Durch den uneingeschränkten Bombenkrieg gegen Zivilbevölkerungen kam es zum dramatischen Ansteigen auch der Verwundetenzahlen im zivilen Bereich und zum kompletten Zusammenbruch lokaler bis weiträumig-regionaler medizinischer Versorgungssysteme, sowie zum ebenso folgenreichen Ansteigen unmittelbarer oder langzeitig wirkender psychischen Traumatisierungen in den Gesellschaften der Überlebenden. Durch den genozidalen Krieg nach innen, wie er besonders von den Deutschen, teilweise aber auch von japanischer Seite in China geführt wurde, kam es zu Internierungen großer

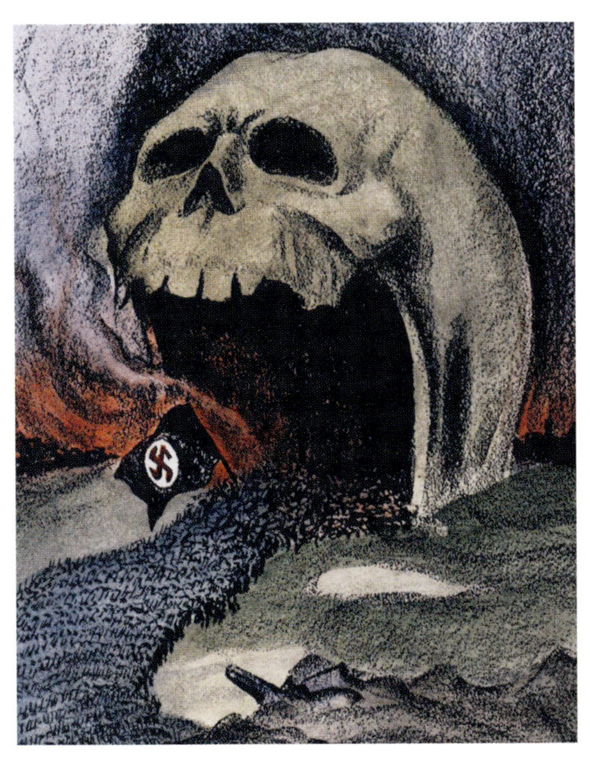

Abb. 10.24. Stalingrad verschlingt hunderttausende Menschenleben.

Menschengruppen in Lagern, an denen in zuvor nie gekannten Dimensionen vor oder im Zuge ihrer geplanten Vernichtung Humanexperimente mit überwiegend militärmedizinischer Nutzenzuweisung durchgeführt wurden. Diesen überwiegend menschen-›verbrauchend‹ konzipierten Versuchen, besonders auf dem Gebiet der antiinfektiösen Therapie, hatten die Kriegsgegner Deutschlands und Japans nur massivste eigene Forschungsanstrengungen unter menschenwürdigen Bedingungen entgegenzusetzen, wie etwa die grandios dimensionierte pharmakologische Großforschung auf dem Gebiet der Antibiotika. Sie brachte mit der Landung der Alliierten in der Normandie auch das Penizillin nach Europa, das zwar nicht kriegsentscheidend wirkte, aber immerhin einen Paradigmenwechsel in der antiinfektiösen Therapie einleitete. Der erstmalige Einsatz nuklearer Waffen schließlich stellte auch die Medizin hinsichtlich der nun unmittelbar auftretenden schwersten Verbrennungs- und Strahlenschädigungen, sowie hinsichtlich der erstmals zu beobachtenden Langzeitwirkungen von Strahlenschäden vor vollkommen neue Aufgaben. Dass sich diese als weitgehend unlösbar erweisen sollten, wurde bald klar.

Militärmedizinische Menschenversuche in der Mandschurei

Ihren extremsten Ausdruck fand die «Medizin ohne Menschlichkeit« (Mitscherlich/Mielke) unter der NS-Diktatur in den ungezählten Humanexperimenten, die gewissenlose Ärzte vorwiegend in Konzentrationslagern aus eigener Initiative oder auf Weisung durchführten. Durchaus vergleichbare Humanexperimente sind von japanischen Truppen während des zweiten Japanisch-Chinesischen Krieges zwischen 1932 und 1945 auf dem besetzten chinesischen Festland durchgeführt worden. Trägerin dieser Versuche war vor allem die berüchtigte Einheit 731, die nach der Besetzung der Mandschurei dort biologische und chemische Waffen erforschte, erprobte und einsetzte. Hierzu wurden auch Experimente an lebenden Menschen vorgenommen. Bei den in solchen Versuchen getöteten Menschen handelte es sich schätzungsweise um 3.500 chinesische Zivilisten, sowie amerikanische, britische und sowjetische Kriegsgefangene. Außerdem wurden in den Jahren 1940 bis 1942 nachweislich mehrere Feldversuche mit Krankheitserregern durchgeführt, darunter solche mit Milzbrand und Pest, die mehrere tausend Menschenleben kosteten. Bei Kriegsende 1945 wurden bei der Zerstörung der Produktionsstätten durch die japanische Armee pestinfizierte Ratten freigelassen, die in den Provinzen Heilongjiang und Jilin Epidemien mit vermutlich mehr als 20.000 Todesopfern auslösten. Ärztlicher Leiter der Einheit 731 war der Generalleutnant, Arzt und Physiker Shirô Ishii (1892–1959). Dieser etablierte zwischen 1932 und 1936 verschiedene Forschungslager mit seiner Einheit in der besetzten Mandschurei. Etwa ab 1936 galt die Einheit 731 zugleich als Bezeichnung für Shirô Ishiis gesamten medizinischen Folter- und Forschungskomplex. Während ihrer ganzen Aktivität in China und eigenen Laboratorien in Tokyo genoss die Einheit die Unterstützung der späteren japanischen Premierminister Hideki Tôj und Kuniaki Koiso, die vor 1945 als führende Militärs in der Guandong-Armee dienten, sich mit Ishii häufig trafen und beste Kenntnisse über dessen Aktivitäten hatten. Eingeweiht war auch die kaiserliche Familie durch die Prinzen Mikasa und Takeda. Ganz allgemein erstreckten sich die Forschungsaktivitäten der Einheit 731 auf bakteriologische und physikalische medizinische Versuche an Menschen, die als reine Untersuchungsobjekte aus der chinesischen Bevölkerung ausgewählt wurden. Einheitsintern trugen sie die Bezeichnung »Holzklötze«, das heißt, man sprach ihnen als Chinesen jegliche Menschenähnlichkeit ab. Die meisten Versuche der Einheit standen im Zusammenhang mit einer geplanten biologischen Kriegsführung. Im Einzelnen handelte es sich um Versuche mit Pestbakterien, mit Typhuserregern und besonders mit Milzbrand (Anthrax). Aus Rache für den als Doolittle Raid bekannten amerikanischen Bombenangriff auf Tokio, der militärisch bedeutungslos bleiben sollte und vergleichsweise wenig Menschenleben kostete, in seiner psychologischen und besonders ehrverletzenden Wirkung kaum überschätzt werden kann, wurden von den Japanern im Rahmen der Zhejiang-Jiangxi-Offensive im Mai 1942 annähernd 250.000 chinesische Zivilisten überwiegend durch Milzbrand ermordet. Hierzu produzierte man etwa 130 kg (!!) Milzbrand-Kampfstoff und kontaminierte damit weite Geländeflächen, wodurch Epidemien ausbrachen. Ab 1943 wurde die Seuchenanfälligkeit weißer Menschen an amerikanischen Kriegsgefangenen getestet. Nach der Kapitulation Japans glaubte die amerikanische Militärführung, dass die von der Einheit 731 gewonnenen Forschungsergebnisse von größtem wissenschaftlichem Wert wären, da man die dort praktizierten Experimente bis 1945 nie in ernsthafte Erwägung gezogen hatte. Auch sollte verhindert werden, dass die Sowjetunion Daten über die Herstellung biologischer Waffen erhielt. Obwohl man sich der ethischen Bedenklichkeit eines solchen Vorgehens durchaus klar war, wurden die Forschungsdaten der Einheit

731 schon 1945/46 in die USA transportiert, dort in Windeseile übersetzt und für die eigene Waffenforschung im Rahmen der biologischen Kriegsplanung während des Kalten Krieges ausgewertet. Den Mitgliedern der Einheit 731 wurde für die Übergabe ihrer Daten im Gegenzug Straffreiheit zugesichert. Allerdings sind die Aktivitäten der Einheit 731 auch durch die Sowjetunion sehr genau untersucht worden, da einige hundert sowjetische Staatsangehörige umgekommen waren. Gefangen genommene Mitglieder der Einheit wurden in den Kriegsverbrecherprozessen von Chabarowsk verurteilt und später an China ausgeliefert. Viele frühere Mitglieder der Einheit 731, die sich nach Japan hatten retten können, übernahmen nach dem Krieg verantwortliche Aufgaben in der japanischen Pharmaindustrie oder im medizinischen Ausbildungs- und Gesundheitswesen. Zu einer umfassenden Aufarbeitung dieser Vorgänge ist es in Japan bis heute nicht gekommen.

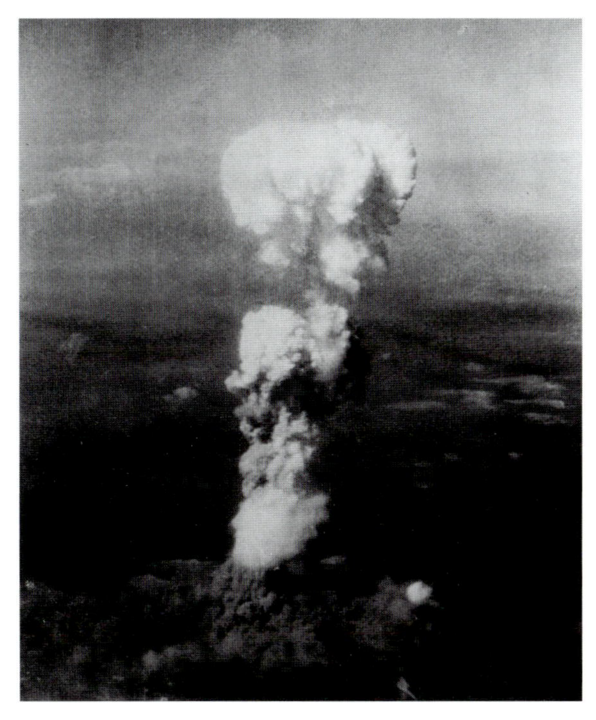

Abb. 10.25. Hiroshima-Bombe.

Krieg und Medizin in der nuklearen Konfrontation

Am 6. August 1945 wurde die erste Atombombe von einer amerikanischen Flugzeugbesatzung über dem japanischen Hiroshima abgeworfen. Sie detonierte um 8.15 Uhr mit einer Sprengkraft von etwa 14 Kilotonnen TNT. Von den etwa 400.000 Einwohnern fielen der von Menschenhand entfachten Flammen- und Strahlenhölle insgesamt über 260.000 zum Opfer. Mehr als 160.000 Verletzte und Vermisste wurden gezählt. Die Stadt war weitgehend zerstört. Nur wenige Tage später, am 9. August 1945, wiederholte sich die Katastrophe von Hiroshima in der hügeligen Hafenstadt Nagasaki. Obwohl die Detonationskraft nun sogar mit 20 Kilotonnen TNT verglichen werden kann, fallen weniger Menschen dem Inferno zum Opfer. In Nagasaki sind es 39.000, die sofort sterben, etwa 60.000 sind verletzt oder vermisst. Den Atombombenabwürfen von Hiroshima und Nagasaki war eine erste Kerndetonation am 16. Juli 1945 auf einem Versuchsgelände bei Alamogordo in New Mexico vorausgegangen. Bei der Bombe hatte es sich wie in Hiroshima um einen Uran-Sprengkörper (Uran 235) gehandelt, während über Nagasaki eine Plutoniumbombe detonierte. Die Amerikaner hatten den Krieg verkürzen und vor allem eine Invasion des feindlichen Inselstaates vermeiden wollen, die geschätzt etwa 300.000 der eigenen Soldaten das Leben hätte kosten können. Tatsächlich kapitulierte das japanische Kaiserreich am 2. September 1945, nachdem Kaiser Hirohito bereits am 16. August allen japanischen Streitkräften die Feuereinstellung befohlen hatte. Amerikanische Truppen betraten am 30. des Monats in Yokohama japanischen Boden. Der Zweite Weltkrieg war beendet, das Zeitalter der atomaren Bedrohung aber hatte begonnen.

Wie schrecklich sich die neue Waffentechnik auf den Menschen, besonders auf die ungeschützte Zivilbevölkerung auswirkte, zeigte sich in Hiroshima und Nagasaki an akuten Schädigungen, die von der tödlichen Druck- und Hitzewelle im Umkreis von mehr als drei Kilometern hervorgerufen wurden und zu schwersten Verbrennungen rührten. Daneben gab es eine bis zum Umkreis von einem Kilometer um das Detonationszentrum (ground zero) tödlich wirkende radioaktive Strahlung, der die Opfer innerhalb weniger Stunden und Tage infolge eines zentralnervösen Syndroms mit apathischen und konvulsiven Störungen erlagen. Noch Wochen nach der Detonation starben solche Opfer, die mit mittleren Dosen bestrahlt worden waren. Ihre Strahlungssymptomatik manifestierte sich in schwersten Schädigungen des Dünndarmepithels mit schweren Diarrhöen, Wasser- und Elektrolytverlusten, Infektionen und Blutungen. Bei vielen Hiroshima- und Nagasaki-Opfern trat der Tod Wochen nach den Detona-

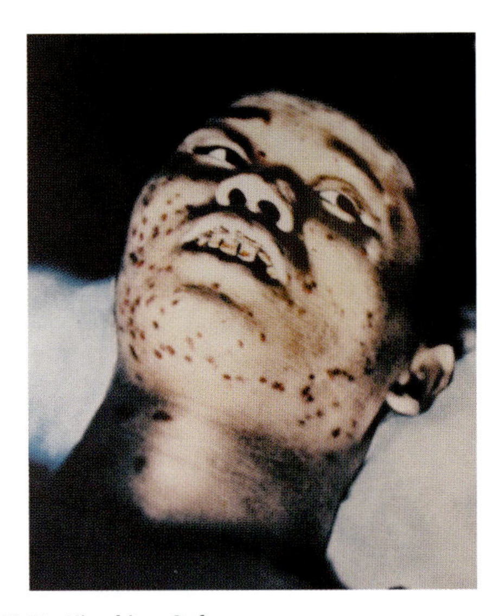

Abb. 10.26. Hiroshima-Opfer.

tionen auch aufgrund chronischer Blutbildungsstörungen durch die Strahlenschädigung der blutbildenden Stammzellen im Knochenmark ein. Da Blutersatzstoffe nicht in den erforderlichen Mengen und Antibiotika so gut wie überhaupt nicht zur Verfügung standen, waren auch diese Menschen dem sicheren Tod preisgegeben. Als besonders tückisch erwiesen sich Langzeitschädigungen aufgrund schwächerer Bestrahlungen, die sich nicht unmittelbar manifestierten. Sie traten oft erst Jahrzehnte später als Leukämien, solide Tumorbildungen oder auch als Linsentrübungen in Erscheinung. Interessanterweise ist es bis heute nicht gelungen, dominante genetische Mutationen bei den Kindern der Atombombenopfer zu entdecken, sehr wohl wird aber eine Erhöhung der verdeckten rezessiven Mutationen vermutet. Bald nach den Bombenabwürfen begann man – gezwungenermaßen – eine den hohen Verletztenzahlen entsprechende medizinische Infrastruktur zu errichten. So wurden 1947 die Atomic Bomb Casualty Commission ins Leben gerufen, ein eigenes Krankenhaus für die Opfer gebaut hat und in öffentlichen Krankenhäusern, aber auch in vielen Privatkliniken kostenlos behandelte. Die Frage der moralischen Schuld im Zusammenhang mit den Bombenabwürfen ist bis heute zwischen Befürwortern und kritischen Historikern umstritten. Der Riss geht mitten durch die amerikanische Bevölkerung. In Japan haben die Abwürfe auf der anderen Seite zur Ausbildung eines Opfersyndroms geführt, das von den eigenen Kriegsverbrechen, unter ihnen grausamste Menschenversuche im besetzten China, ablenkt. Auch ihnen fielen Hunderttausende zum Opfer.

Die Erfahrungen von Hiroshima und Nagasaki hätten zumindest zur sofortigen Ächtung dieser menschenverachtenden Technologien führen können. Sie haben es nicht, sondern – ganz im Gegenteil – unter den Bedingungen des Kalten Krieges das internationale atomare Wettrüsten der folgende Jahrzehnte erst richtig angefacht. Im Mai 1951 gelang den Amerikanern die erste explosionsartige Kernverschmelzung im Pazifik; die erste Wasserstoffbombenexplosion (drei Megatonnen) folgte bereits im November 1952. Die UdSSR zog im atomaren Wettlauf schon 1949 gleich, Großbritannien folgte 1952, Frankreich 1960, China 1964, Indien 1974, Pakistan 1988. Erst seit den achtziger Jahren des 20. Jahrhunderts macht sich ein allmähliches Umdenken in der atomaren Politik nicht zuletzt aufgrund vehementer Bürgerproteste bemerkbar. Atomwaffensperrverträge, Abrüstungsabkommen und Teststoppvereinbarungen sind Wegmarken dieses Umdenkens. Der Zerfall der Sowjetunion und des Ostblocks und mit ihm verbunden das Ende des Kalten Krieges hätten der Ausgangspunkt für einen rasanten Abrüstungswettlauf und größere Sicherheit weltweit werden können. Ein solcher Umdenkungsprozess ist allerdings nicht eingetreten. Stattdessen dürften besonders China, aber auch Pakistan und Indien ihre Nuklearwaffenpotentiale weiter verstärkt haben; Israel verfügt sicher über einsetzbare Waffen dieser Art, und der Iran schickt sich an, der Gruppe der Atommächte beizutreten. Zwar hat die Anzahl der weltweit einsatzbereiten Atomwaffen durch die Abrüstung der Großmächte insgesamt wohl abgenommen, aber allein das, was noch heute auf den Gebieten der beiden größten Atomwaffenmächte USA und Russland lagert, würde für eine mehrfache Vernichtung des Lebens auf dem Globus ausreichen und mit dem durch die Demontage einsatzbereiter Nuklearwaffen wird spaltbares und militärisch schnell wieder verwendbares Kernmaterial in kaum abzuschätzenden Mengen in Ost und West vorgehalten. Angesichts der dramatischen Bedrohung der Weltgesundheit durch die technische Realisierbarkeit und politisch permanent drohenden Gefahr einer nuklearen Auseinandersetzung konstituierte sich 1980 mit der IPPNW (*International Physicians for the Prevention of a Nuclear War*) eine weltumspannende Föderation von Ärztinnen und Ärzten zur Verhinderung eines Atomkrieges in den Zeiten des Kalten Krieges, die 1980 von einem amerikanischen und einem russischen Arzt gegründet wurde, um den Atomkrieg zu verhindern.

International Physicians for the Prevention of Nuclear War

Die Vorgeschichte dieser Vereinigung geht auf die 1961 in den USA ins Leben gerufene Ärztegruppe *Physicians for Social Responsibility* (PSR) zurück, die sich bereits früh für einen Stopp aller atmosphärischen Nuklearwaffenversuche eingesetzt hatte und zeigen konnte, in welchem Ausmaß etwa Strontium 90, ein Freisetzungsstoff dieser Versuche, in den Zähnen von Kindern ablagert wurde. Nachdem die Aktivitäten dieser Vereinigung zunächst zurück gingen, gelang es der aus Australien stammenden Kinderärztin Helen Caldicott (geb. 1938) im Zusammenhang mit dem Reaktor-Unglück von Three Mile Island (1979), das Engagement der PSR wiederzubeleben. Unter ihrer Leitung wurde die PSR als Teil der westlichen Friedensbewegung zur Trägerin des US-amerikanischen Ärzteengagements zur Verhinderung eines Atomkriegs und gegen Atomkraftwerke. Ein Jahr später (1980) gewann der Harvard-Kardiologe und Erfinder der Elektrodefibrillation (1961), Prof. Bernard Lown (geb. 1921), den Direktor des Nationalen Herzforschungszentrums in Moskau, Prof. Evgenij Chazov (geb. 1929), später Gesundheitsminister der UdSSR, für die Gründung der Bewegung *International Physicians for the Prevention of Nuclear War* (IPPNW), zusammen mit vier anderen US-amerikanischen und sowjetischen Kardiologen. Schon vier Jahre später (1984) erhielt die IPPNW den UNESCO-Friedenspreis und 1985 den Friedensnobelpreis für ihre Aufklärungsarbeit über die Auswirkungen eines Atomkrieges. Besondere Impulse für die engagierte Arbeit der IPPNW, auch gegen den zivilen Einsatz der zwar emissionsfreien, dafür aber unglücksgefährdeten und schwer kontrollierbaren Atomenergie, gingen von der Reaktor-Katastrophe von Tschernobyl am 26. April 1986 aus.

Medizinische Auswirkungen auf die Zivilbevölkerung

Das körperliche und seelische Leid, das der Zweite Weltkrieg für die Zivilbevölkerungen der betroffenen Kriegsgebiete mit sich brachte, ist heute kaum mehr zu ermessen. In den von deutschen besetzten Gebiete, insbesondere in Osteuropa, kam es neben den Massenmorden der gemischt zusammengesetzten Einsatzgruppen (überwiegend SS, SD, Polizei) unter Duldung und Mitwirkung der Wehrmacht zu massiven körperlichen Übergriffen (Versklavung, Verschleppung, Vertreibung, Vergewaltigung, Folter) gegen die Zivilbevölkerung, die schwerste seelische Traumatisierungen bewirkten. Durch Kriegsverwüstung und eine brutale Ausbeutungspolitik bewirkte Hungerkatastrophen trafen nahezu alle besetzen Gebiete in Ost- und Westeuropa. So ist wohl der Hungerwinter 1944/45 eine der traumatischsten Erfahrungen der Niederländer im Zweiten Weltkrieg. Annähernd 22.000 Menschen starben dort zwischen September 1944 und Mai 1945 an den direkten oder indirekten Folgen des Hungers. Wie im Ersten Weltkrieg in Deutschland selbst waren im Zweiten Weltkrieg besonders Anstaltspatienten, wo sie nicht unmittelbar Opfer der Euthanasie wurden, dem Hunger ausgesetzt. So sind im besetzten Frankreich zwischen 1940 und 1944 ca. 45.000 Psychiatriepatienten in den Anstalten an Hunger gestorben. Der Hun-

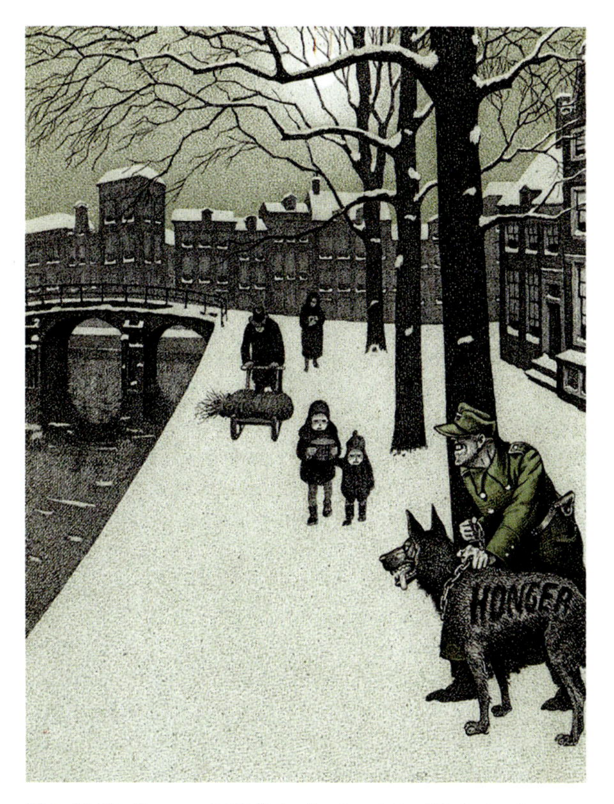

Abb. 10.27. Hunger als Waffe in den besetzten Niederlanden. Lithographie, Jordan, 1945.

gertod vieler tausender Anstaltsinsassen wurde unmittelbar nach Ende des Vichy-Regimes 1944 bekannt. In der deutschen Öffentlichkeit wenig bekannt sind Vertreibungen von Zivilisten in der Sowjetunion und in Polen während des deutschen Rückzugs, die in der Einrichtung von improvisierten Verwahrlagern gipfelten, in denen die Entwurzelten sich selbst überlassen an Hunger und Krankheiten buchstäblich zugrunde gingen. Hunger als strategische Waffe zur Ausrottung der ortsständigen Bevölkerung im Osten hatte daneben ohnehin in Vorbereitung auf die Umsetzung des Generalplans Ost zum Besatzungsalltag gehört.

In Deutschland selbst war die Zivilbevölkerung während des Zweiten Weltkrieges, anders als im vorhergehenden Krieg, weniger dem Hunger als vielmehr einer eklatant spürbaren medizinischen Unterversorgung ausgesetzt. Seuchen spielten keine größere Rolle; allerdings nahmen Fälle von Diphtherie in den frühen 1940er Jahren dramatisch zu. Sie erreichten mit etwa 200.000 Erkrankungen 1941/42 und einer Sterblichkeit um 5 % einen ersten Gipfel. Insgesamt erkrankten bei dieser letzten Diphtherie-Epidemie in Deutschland zwischen 1941/42 bis 1944 etwa 730.000 Menschen. Dramatisch anders sah es allerdings in Konzentrations- und Kriegsgefangenenlagern unter deutscher Verwaltung aus. Hier gehörten lokale Seuchenausbrüche (bes. Typhus und Diphtherie) zum Alltag und waren daneben auch Strategie der Vernichtungspraxis. Die deutsche Zivilbevölkerung, vor allem der großen Städte und industriellen Zentren, litt im »totalen Krieg« besonders unter dem systematisch aus strategischen und (vermutlich ineffektiven) psychologischen Gründen praktizierten alliierten Bombenterror mit seinen massivsten Sprengwirkungen und Feuerstürmen. Das Beispiel Wuppertals steht hier für viele. Mehr als 3.000 Tote – überwiegend Alte, Frauen, Kinder – waren es allein in der Nacht des 29. Mai 1943, an die 6.500, die während des ganzen Krieges in Wuppertal in Bombenhagel und Feuersturm ums Leben kamen. Bei den Überlebenden blieben für Jahrzehnte Traumatisierung und Angst. Tausende Kanister mit dem tödlichen Gemisch aus weißem Phosphor (40 kg) und Kautschuk zerplatzten in jenen Nächten in den Straßen Wuppertals und entfachten den Feuersturm. Weißer Phosphor ist die reaktivste Modifikation des Phosphors. Er entzündet sich selbst allein an Sauerstoff und brennt dann mit 1.300 Grad heißer Flamme unter starker Entwicklung von giftigem weißem Rauch. Das Bombardement deutscher Städte und Gemeinden während des Zweiten Weltkriegs ist ohne Beispiel in der Geschichte und fügte den von Deutschland ausgehenden und die zivile Bevölkerung betreffenden Katastrophen eine weitere hinzu. Die Gesamtzahl der Opfer ist schwer kalkulierbar. Vergessen werden darf in diesem Zusammenhang allerdings nicht, dass auch die deutsche Luftwaffe europäische Städte mit massivem Bombenterror überzog. Hierfür stehen exemplarisch Warschau, Coventry, Rotterdam oder Belgrad. Von erheblichen psychischen Akut- und Langzeitwirkungen waren auch hunderttausende Kriegsvergewaltigungen an deutschen Frauen durch Soldaten der Sowjetarmee von Königsberg bis an die Elbe. Sie stehen vermutlich in keinem vergleichbaren Verhältnis mit solchen Handlungen unter deutscher Besatzung in Osteuropa. Welchen Sinn hätte auch ein solcher Vergleich? Opfer waren immer nur einzelne Frauen, deren Lebensschicksal sich nach der Vergewaltigung einschneidend veränderte. Kriegsvergewaltigungen gehören bis heute zu den großen Tabus des Zweiten Weltkrieges, gleich, ob die Opfer aus Russland, der Ukraine oder Deutschland stammen. Und nicht nur die Täter schwiegen, auch die Opfer redeten nicht, sei es aus Scham oder aus Angst, erneut mit dem Thema konfrontiert zu werden. Zudem war in der DDR eine Diskussion über Vergewaltigungen durch Rotarmisten staatspolitisch nicht gewollt.

In der unmittelbaren Nachkriegszeit bestimmten chaotische Bevölkerungsverhältnisse auch den Gesundheitszustand Überlebender auf dem Gebiet des in Besatzungszonen aufgeteilten ehemaligen Deutschen Reichs. Zu nennen ist hier in den westlichen Besatzungszonen in erster Linie die Gruppe der so genannten displaced persons (DPs). Bei ihnen handelte es sich vor allem um Zwangsarbeiter und Zwangsverschleppte – einschließlich befreiter Insassen ehemaliger Konzentrations- und Kriegsgefangenenlager – der nationalsozialistischen Herrschaft, die überwiegend aus osteuropäischen Staaten, aber auch aus anderen Teilen Europas stammten und sich bei Kriegsende in Deutschland aufhielten; unter ihnen auch mehr als 100.000 jüdische Flüchtlinge, die im Sommer und Herbst 1946 nach dem Pogrom von Kielce aus Polen in die westlichen Besatzungszonen Deutschlands kamen. Die alliierten Armeen rechneten 1944 mit etwa 11,3 Millionen DPs, einer Zahl etwa in der Höhe der Truppenstärke der Wehrmacht. Bei ihnen herrschten vielfach körperliche Erschöpfung und Auszehrung, Tuberkulose und Typhus. Die gesundheitliche Versorgung und Repatriierung dieser Opfer der NS-Diktatur oblag den Besatzungsmächten, der *United Nations Relief and Rehabilitation Administration* (UNRRA) und bei jüdischen DPs besonders dem *American Jewish Joint Distribution Committee* (Joint). Daneben strömten bald nach Kriegsende hunderttausende ehemaliger Wehrmachtsangehöriger nach Auflösung ihrer Truppenteile oder aus der

Wir hungern!

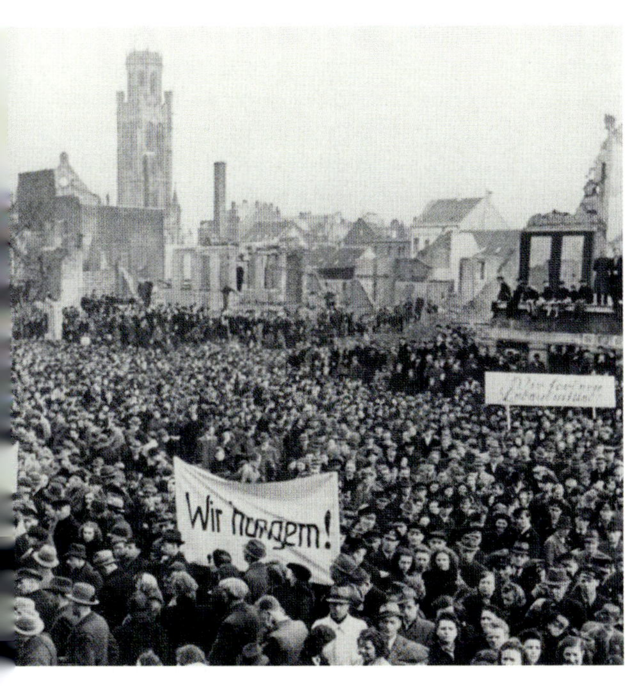

Abb. 10.28. Hunger 1946/7. Hungerdemonstration in einer deutschen Stadt.

THEY DON'T WEAR LABELS
I've got V.D.
VD WARD
BROTHER, YOU CAN SAY THAT AGAIN!

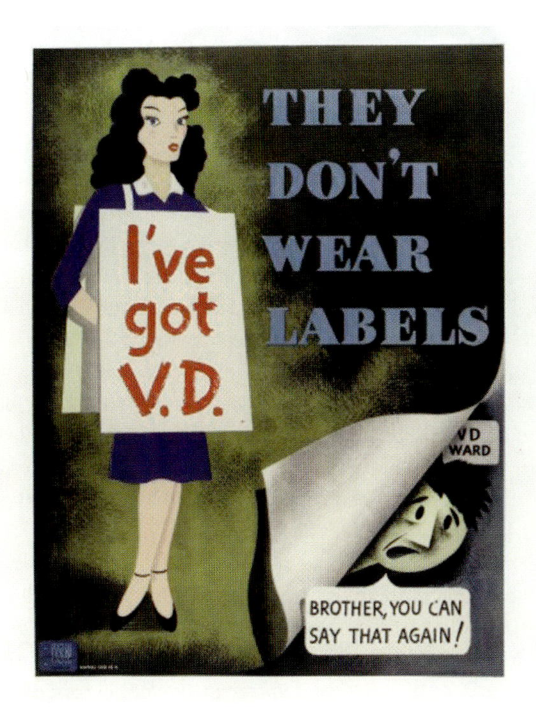

Abb. 10.29. Hütet Euch vor Geschlechtskrankheiten (VD, Veneral diseases). Amerikanische Plakate mit Warnungen vor den Gefahren der Geschlechtskrankheiten.

Gefangenschaft zurück in die Besatzungszonen. Auch sie trugen erheblich zur Verschlechterung des Gesundheitszustandes in der Gesamtbevölkerung bei. Ihre Gewalterfahrungen, besonders in der Kriegsgefangenschaft, würde ihre psychische Verfassung in einer Gesellschaft der Überlebenden für Jahrzehnte prägen. Ein gleiches galt für etwa 12 bis 14 Millionen Deutsche und deutschstämmige Angehörige verschiedener Staaten zwischen 1944/45 und 1950, die von Flucht und Vertreibung betroffen waren. Dieser Strom wurde bis in die frühen 1950er Jahre verstärkt durch mehrere hunderttausend Menschen, die vor ihrer endgültigen Vertreibung zunächst in Lagern inhaftiert worden waren oder teilweise jahrelang Zwangsarbeit hatten leisten müssen. Im Zuge der Vertreibungsmaßnahmen starben insgesamt etwa 600.000 Menschen, davon wiederum etwa 240.000 Frauen infolge erlittener Vergewaltigungen. Über die äußerst komplexe überlebende Mischbevölkerung, die noch dazu durch erhebliche und zunehmende Versorgungsprobleme getroffen war, brach mit dem Hungerwinter 1946/47 eine besondere humanitäre Katastrophe herein. Es fehlte in diesem ungewohnt kalten Winter an allem, besonders an Brennmaterialien und Brot. Daneben herrschte die Tuberkulose. Schlagworte der Zeit sind »Weißer Tod« und »Schwarzer Hunger«. Aber auch 1946/47 ist nicht nur Deutschland betroffen, die Bevölkerung ganz Europas leidet. Am härtesten trifft es die Sowjetunion. Groben Schätzungen folgend fordern die Hungerjahre hier zwischen 1946 und 1948 noch einmal rund zwei Millionen Menschenleben. In Deutschland kämpfen vor allem die Bewohner zerbombter Städte mit dem Hunger. Auch die Zahl derjenigen, die in den Besatzungszonen an den Folgen von Kälte, Hunger und besonders Tuberkulose sterben, kann nur annähernd geschätzt werden. Vermutlich lag ihre Zahl bei mehreren Hunderttausend.

Schließlich ist während der Besatzungszeit, insbesondere in den Westzonen, ein dramatischer Anstieg von Geschlechtskrankheiten zu konstatieren, dem die alliierten Besatzungsmächte erst ab 1947/48 durch die Weitergabe von Penizillin auch an die Zivilbevölkerung Rechnung trugen.

Militärmedizinische Forschungen im »Kalten Krieg«

Mit dem Beginn des Kalten Krieges und der durch die Atombombenabwürfe von Hiroshima und Nagasaki einsetzenden nuklearen Hochrüstung der großen Siegermächte des Zweiten Weltkriegs setzte auch die bis in die 1980er Jahre reichende Phase zahlreicher über- und unterirdischer Kernwaffenversuche ein. Es ist heute noch nicht genau zu errechnen, welche gesundheitlichen Auswirkungen der durch diese Versuche bedingte weltweite radioaktive Fallout insgesamt hatte. Aber bereits statistische Hochrechnungen sind erschreckend. Sie deuten an, dass die zeitlichen Trends der Säuglingssterblichkeit in England und in Deutschland nach Beginn der atmosphärischen Atomwaffentests auffällige Abweichungen von einem gleichmäßig fallenden Verlauf zeigen. Mit Hilfe geeigneter Regressionsmodelle deuten die Gesamtzahlen der auf Grund des Fallouts der Atomwaffentests zusätzlich gestorbener Säuglinge auf Zahlen, die sich in England auf mehr als 70.000 und in Deutschland auf mehr als 50.000 belaufen könnten. Neben den allgemeinen Auswirkungen der Nuklearwaffentests ist jedoch auch der militärmedizinisch experimentelle Umgang mit der neuen atomaren Waffentechnologie erschreckend.

So wurden während der gesamten nuklearen Hochrüstungsphase der Supermächte USA und Sowjetunion Nuklearversuche mit Menschen in großer Zahl durchgeführt. Man schätzt heute, dass von 1945 bis in die siebziger Jahre des 20. Jahrhunderts insgesamt etwa 23.000 Staatsbürger der USA solchen Experimenten ausgesetzt waren. Hinter ihnen standen besonders das amerikanische Verteidigungsministerium und die NASA. Kooperationspartner fanden sich an angesehenen universitären Forschungslaboratorien der USA. Bei fast allen dieser Experimente ging es um die Reaktion des Körpers auf die innerliche Verabreichung von strahlenden Materialien oder um die Entwicklung und Erforschung nuklearer Strahlenwirkung auf den Menschen. Probanden waren Soldaten, schwangere Frauen und Schulkinder, unausgebildete oder wenig einsichtsfähige Menschen, häufig auch Afroamerikaner. In nahezu allen Fällen mangelte es den Probandengruppen an Informationen über die konkreten Gefahren, denen sie im Verlauf solcher Studien ausgesetzt waren. Neben solchen Versuchen, in denen Soldaten in vollkommen unzureichender Ausrüstung befohlen wurden, sich auf den Atom- und Wasserstoffbombenversuchsgeländen dem Nullpunkt einer nuklearen Detonation bis auf wenige hundert Meter zu nähern, sind auch andere bedrückend, die im Zivilbereich stattfanden. Exemplarisch kann in diesem Zusammenhang die Tennessee-Vanderbilt Nutrition Study (1946–1949) angeführt werden, in der Schwangeren radioaktive Isotopen verabreicht wurden, um deren Wirkung auf den Verlauf der Schwangerschaft und auf die Entwicklung der Föten zu studieren. Die Probandinnen glaubten, man würde ihnen lediglich Vitamin B in unterschiedlichen Dosierungen verabreichen. In einer Nachfolgestudie 1963/64 wurden die ursprünglichen Studienteilnehmerinnen und deren Kinder untersucht und neuen Probandinnen, schwangeren und stillenden Müttern, Eisenisotope (Fe56) verabreicht. Im Rahmen einer anderen Studie, die zwischen 1946 und 1956 als Kooperationsprojekt der Harvard Universität und dem MIT an der Walter E. Fernald State School in Waltham/Massachusetts realisiert wurde, kam es zur Erprobung von radioaktiven Isotopen an einer Gruppe von Schülern. Es ging um die Frage der Resorption von Calcium und Eisenisotopen. Den Schülern wurden ermuntert, einem Science Club beizutreten, in dem man ihnen mit Fe59 angereicherte Cornflakes und mit Calciumisotopen angereicherte Milch zum Frühstück anbot. Auch intravenöse Gaben mit diesen Isotopen wurden verabreicht. Der Einsatz der jungen männlichen Probanden war attraktiv. Es winkten Feiern, Ausflüge und Freikarten für Baseball-Spiele der *Boston Red Sox*. Im Verlauf des Experiments nahm man Stuhl- und Blutproben von den 57 Studienteilnehmern. Aufgeklärt wurden weder die Schulkinder noch deren Eltern. Die radioaktiven Dosen waren alle harmlos, aber die Voraussetzungen des Experiments mit diesen unaufgeklärten und in einer abhängigen Situation befindlichen Kindern und Jugendlichen waren es nicht. Zu Ganzkörperbestrahlungen unter kriegsähnlichen Bedingungen kam es zwischen 1960 und 1972 an der Universität von Cincinnati. Diese Studie wurde von der US Defence Atomic Support Agency finanziert. Hier dienten die Experimente neuen Erkenntnissen über partielle oder totale Bestrahlungseffekte in einer für Soldaten typischen Schutzhaltung bei Nuklearexplosionen in großer Nähe. Als unaufgeklärte Probanden hatte man ältere Menschen, solche mit niedrigen Bildungsgraden und einem durchschnittlichen IQ von 89, Afroamerikaner und Erwachsene rekrutiert, die von der Fürsorge lebten. Die Bestrahlungsintensität wurde allmählich gesteigert und erreichte schließlich hohe Werte. Mindestens acht der Probanden starben noch im Verlauf der Versuche, viele bald nach der Bestrahlung.

Andere Nuklearmächte ersannen ähnliche Experimente, so etwa Frankreich, das seit 1958 seine offiziell als Force de dissuasion nucléaire de la France bezeichnete Force de frappe entwickelte. Zwischen 1960 und 1996 hat Frankreich erst in Algerien und später in Polynesien insgesamt 210 atomare Sprengsätze gezündet, 41 davon unter freiem Himmel. Bis 2001 stritt die französische Regierung ab, dass im Rahmen dieser Tests überhaupt Personen geschädigt worden seien. Inzwischen veröffentlichte Geheimberichte sprechen eine andere Sprache. Die jüngst in Berichten der Pariser Boulevardzeitung *Le Parisien* veröffentlichen Dokumente belegen, dass auch Frankreich bei seinen frühen Atomtests Soldaten vorsätzlich radioaktiver Strahlung ausgesetzt hat. Einige Soldaten wurden nach Kernwaffenexplosionen in der algerischen Sahara bis auf wenige hundert Meter an das Explosionszentrum herangeführt. Die Berichte beziehen sich vor allem auf den Gerboise verte genannten oberirdischen Atomversuch in Algerien am 25. April 1961. Erkundet werden sollten die physiologischen und psychologischen Wirkungen der Atomwaffe auf den Menschen, um so Anhaltspunkte für die notwendige physische Vorbereitung und moralische Ausbildung des »modernen Kämpfers« zu erhalten. Erprobt wurde auch der Einsatz von Gasmasken. Insgesamt 300 Soldaten, überwiegend in Deutschland stationierte Rekruten, folgten dem Befehl zu diesem militärmedizinischen Experiment, in dem 35 Minuten nach der Explosion Truppenteile zu Fuß bis auf 700 Meter an das Zentrum der Detonation vorrückten. Im Zusammenhang mit anderen Nuklearversuchen ging man ähnlich vor. Etwa 4.800 noch lebende ehemalige Atomtestteilnehmer sind heute Mitglied der Veteranenvereinigung *Aven*. Fünfzig Jahre nach ihrem Missbrauch durch französische Militärs verlangen sie heute endlich Entschädigung vom französischen Staat. »Man hat mir die Nase abgeschnitten, aber nicht die Zunge«, empört sich ein Überlebender, dem wegen der erlittenen Strahlenschäden große Teile des Gesichts hatten operiert werden müssen. Etwa 35 Prozent der Veteranen erkrankten später an Krebs. Nach Angaben des französischen Verteidigungsministeriums waren zwischen 1960 und 1996 etwa 150.000 Zivilisten und Soldaten an den 210 Atomtests in der Sahara und in Polynesien (Mururoa) beteiligt. An die fragwürdige Haltung der an den Menschenversuchen beteiligten Ärzte von 1961 erinnert sich einer der Soldaten noch heute: »Der Arzt hat gesagt: Schweig, wenn Du im Zivilleben eine Zukunft haben willst!«

Die Kriege nach 1945

Das nukleare Gleichgewicht zwischen den beiden Supermächten USA und Sowjetunion beziehungsweise der Russischen Föderation nach dem Zusammenbruch des Ostblocks in den 1990er Jahren, offensichtlich aber auch die Einsicht der existentiellen Bedrohung der ganzen Welt durch die Möglichkeit einer überregionalen atomaren militärischen Auseinandersetzung haben dazu geführt, dass bislang alle Kriege nach dem Ende des Krieges zwischen Japan und den USA mit konventionellen Waffen geführt wurden. Dass diese Kriege in ihren gesundheitlichen Auswirkungen deshalb weniger katastrophal für die an ihnen beteiligten Soldaten und die unmittel- oder mittelbar davon betroffenen Zivilbevölkerungen verlaufen wären, kann man nicht sagen. Die neue Brutalität der Kriege nach 1945 sollte neben der potentiellen Bedrohung durch wachsende Atomwaffenarsenale und eine biologische Hochrüstung vor allem durch chemische Kampfmittel, durch die Brutalisierung der konventionellen Waffen (Hochbrisanzgeschosse, durchschlagende und radioaktive Uranmunition, Streubomben etc.) und eine besonders für die Zivilbevölkerung weit über das jeweilige Kriegsende hinaus verhängnisvolle Zunahme von Landminen verursacht werden.

Chemiewaffen

Obwohl die Verwendung von vergiftenden Waffen (Chemiewaffen) schon vor dem Ersten Weltkrieg durch die Haager Landkriegsordnung (1907) – wenngleich auslegungsfähig – geächtet und nach den Erfahrungen des Ersten Weltkrieges 1925 im Genfer Protokoll zusammen mit dem Einsatz biologischer Kampfmittel verboten wurde, ein Abkommen, dem die USA erst 1974 beitraten, ist es doch bereits in der Zwischenkriegszeit und dann auch während des Zweiten Weltkriegs und danach zum Einsatz solcher Massenvernichtungswaffen gekommen. So wurde Giftgas vom faschistischen Italien in den Kriegen gegen Libyen 1924–1930 sowie gegen Äthiopien 1935–1936 verwendet. In Asien setzte die japanische Armee chemische Waffen (Senfgas und Arsenverbindungen) gegen Truppen der Republik China und in der Mandschurei ein. Zugleich wurden auch biologische Kampfstoffe (Erreger von Cholera, Pest, Typhus, Anthrax und weitere) eingesetzt. Chemische Kampfmittel wurden während des Zweiten Weltkriegs in Europa – abgesehen von wenigen Zwischen- und Unfällen – nicht systematisch eingesetzt, sehr wohl aber weiter erforscht und bevorratet. Im Jahre 1936 entdeckte Gerhard Schrader (1903–1990) im Werk Leverkusen der I.G.-Farben das Nervengas *Tabun*. Drei Jahre später (1939) synthetisierte er das noch stärkere Nervengas *Sarin*. Ab Frühjahr 1942 produzierte die I.G. Farben das Nervengift *Tabun* industriell. Im Jahre 1944 entdeckte der Nobelpreisträger Richard Kuhn (1900–1967) zusammen mit Konrad Henkel (1915–1999) das Nervengas *Soman* in einer vom Heereswaffenamt

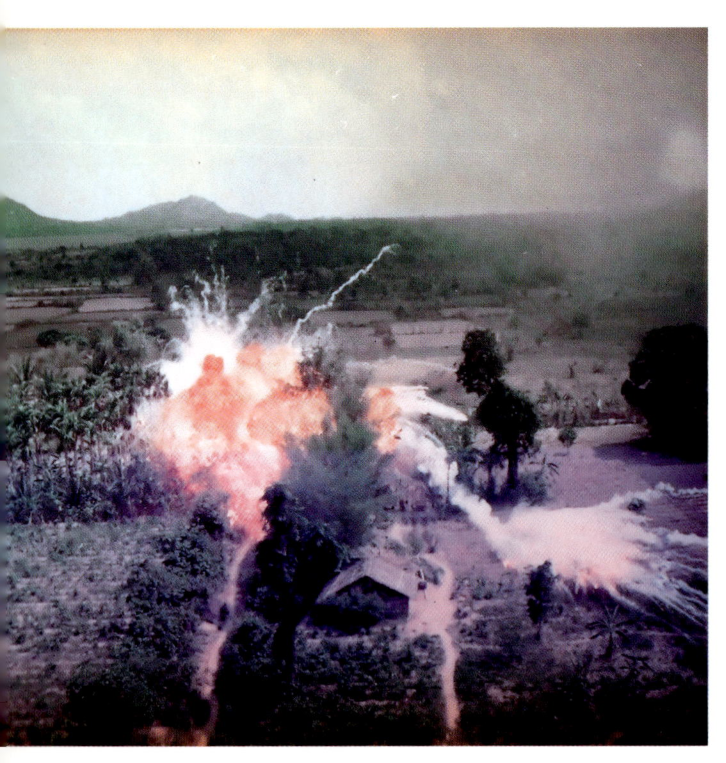

Abb. 10.30. **Napalmangriff.**

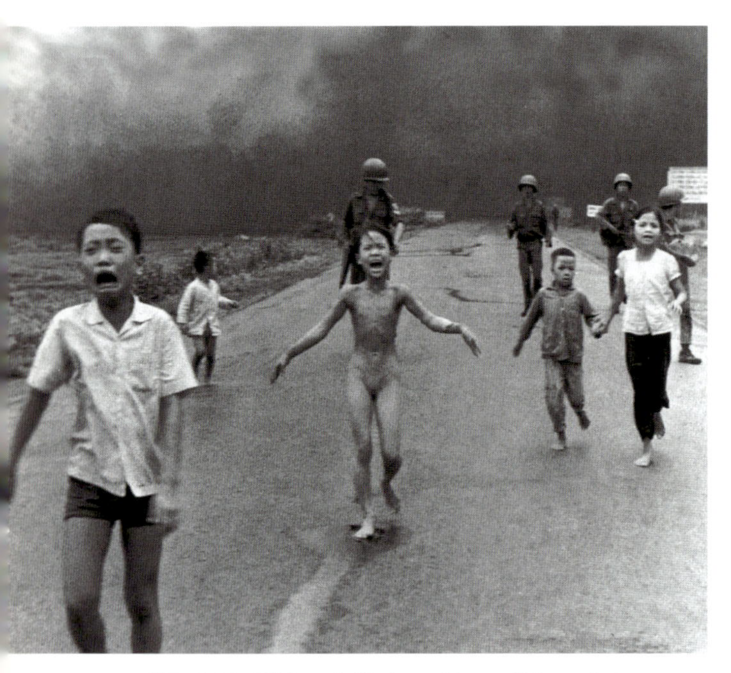

Abb. 10.31. **Flüchtende Kinder und Jugendliche nach einem Napalmangriff.**

unterhaltenen Abteilung des Kaiser-Wilhelm-Instituts für medizinische Forschung in Heidelberg. Keines dieser Nervengase kam jedoch aus Furcht vor einem Gegenschlag während des Zweiten Weltkriegs zum Einsatz.

Nach 1945 wurde im Verlauf des Vietnamkriegs (1964/65–1975) zum ersten Mal seit dem Ersten Weltkrieg von einer Großmacht systematisch chemische Waffen eingesetzt. So kam es zwischen 1965 und 1971 in mehr als 6.000 Einsätzen der US-Luftwaffe im Rahmen der Operation Ranch Hand zur Verwendung des Entlaubungsmittels Agent Orange, die von John F. Kennedy ausdrücklich autorisiert worden war. Das Herbizid Agent Orange war mit einem extrem persistenten Dioxin (2, 3, 7, 8-Tetrachlordibenzodioxin) verunreinigt und wirkte stark fruchtschädigend. Agent Orange wurde aus Flugzeugen oder Helikoptern versprüht. Strategisches Ziel des Einsatzes war einerseits die Entlaubung der Wälder Vietnams, um Verstecke und Versorgungswege des Vietkong aufzudecken (Ho-Chi-Minh-Pfad) und diente andererseits dem Zweck, eigene Militärbasen und Flugplätze im dichten Dschungel erweitern zu können. Darüber hinaus wurden auch Ackerflächen, besonders Reisfelder, besprüht, um dem Feind im Sinne einer Aushungerungstaktik die Ernährungsgrundlage zu entziehen. Die gesundheitlichen Folgeschäden des amerikanischen Chemiewaffeneinsatzes gegen die vietnamesische Bevölkerung, besonders Fehlgeburten und schwere Missbildungen, waren erheblich und sind bis heute durch die Langlebigkeit des Dioxins spürbar. Auch soziale Umwälzungen, wie sie die massiven Verwüstungen und die hohe Opferzahl in der Zivilbevölkerung mit sich brachten, sowie die Verkürzung der Lebenserwartung wirken als Langzeitfolgen des Krieges bis in die Gegenwart hinein. Schließlich prägen die durch den Vietnamkrieg ausgelösten Traumatisierungen und Krankheiten bis heute das Leben vieler, die den Krieg erlebten und durchlitten. Die Gesamtopferzahl des Vietnamkrieges ist heute schwer abzuschätzen. Nach vietnamesischen Hochrechnungen kamen etwa eine Million Soldaten und vier Millionen Zivilisten in Nord- und Südvietnam ums Leben. Die Vereinigten Staaten verzeichneten 58.193 Mann als Verluste.

Zum zweiten massiven Einsatz von chemischen Waffen nach 1945 kam es 1984 im Krieg zwischen Irak und Iran. Auch am 16. März 1988 setzten irakische Streitkräfte verschiedene Kampfstoffe, darunter Blausäure und *Tabun*, gegen die Bewohner der kurdischen Stadt Halabdscha ein. Inspekteure und ausländische Kamerateams berichteten von etwa 5.000 Getöteten. Auch im Rahmen terroristischer Angriffe sowie im Kampf gegen Terroristen wurde in zwei spektakulären Fällen Giftgas eingesetzt. So kam es 1995/96 beim Terror-Anschlag der japanischen Aum-Sekte zur Freisetzung des Nervengases Sarin in der U-Bahn von Tokyo. Insgesamt waren 12 Tote und über 5.000 Verletzte zu beklagen. Im Oktober 2002 schließlich verwendeten russische Sicherheitskräfte in Moskau vermutlich das Opioid Carfentanyl in Verbindung mit dem Narkosemittel Halothan in Form eines Aerosol-Gas-Gemischs, um damit Terroristen zu töten, die im Musical-Theater 800 Geiseln festhielten. Bei diesem Einsatz kamen alle Geiselnehmer und mehr als 100 Geiseln ums Leben. Bemerkenswert ist, dass dieser Giftgaseinsatz, der in seinen Details von Russland nie bestätigt wurde, nach der Verabschiedung der Internationalen Chemiewaffenkonvention stattfand, die am 3. September 1992 von den Mitgliedstaaten der Genfer Abrüstungskonferenz verabschiedet worden war. In diesem Abkommen kamen die Signatarstaaten darin überein, chemische Waffen nie wieder zu entwickeln, herzustellen, zu lagern oder einzusetzen. Gleichzeitig wurde beschlossen, vorhandene Waffen dieser Art zu vernichten.

Biowaffen

Während des Kalten Krieges vollzog sich neben der atomaren und chemischen auch eine massive Aufrüstung auf dem Gebiet der biologischen Waffen. Bereits 1946 bestätigte das amerikanische Kriegsministerium Meldungen, dass es an der Entwicklung von Biowaffen forsche. Den Militärs waren die Aufzeichnungen der japanischen Biowaffenforschung (Einheit 731) in die Hände gefallen und wurden danach unmittelbar als eigene Forschungsgrundlage benutzt. In Fort Detrick entstand 1950 das US-Biowaffenforschungszentrum. Eine weitere Forschungsanlage arbeitete in Pine Bluff. Intensiviert wurde die Biowaffenforschung bald nach Ende des Zweiten Weltkriegs besonders durch den Ausbruch des Koreakriegs (1950–1953). Zu einem ersten umfangreichen Einsatz solcher Waffen kam es vermutlich auch während dieses Krieges. Wiederholt beschuldigten Pjöngjang und Peking die USA des Einsatzes bakteriologischer Waffen. Diese Beschuldigungen wurden durch Augenzeugenberichte, Fotos, Laboranalysen und Trümmer von biologischen Bomben untermauert. 1952 untersuchten zwei internationale Kommissionen mit sowjetischer und chinesischer Unterstützung das Kriegsgebiet und kamen zum Ergebnis, dass die US-Streitkräfte tatsächlich bakteriologische Kampfstoffe eingesetzt hatten. Auch 36 US-Piloten, die sich in koreanischer Kriegsgefangenschaft befanden, räumten dies in

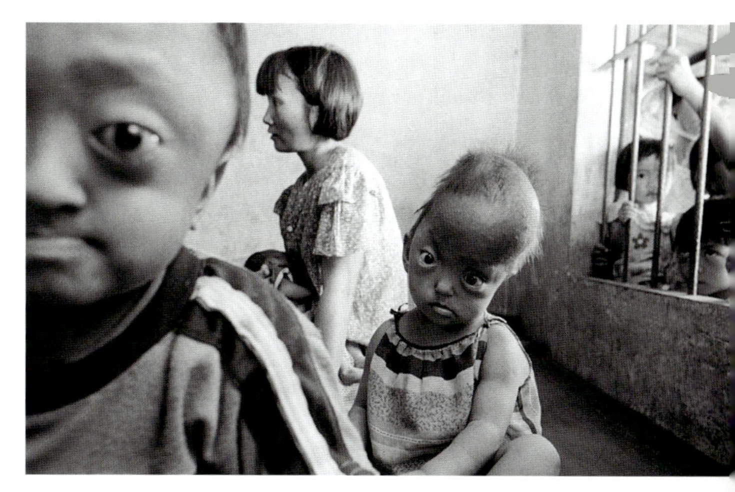

Abb. 10.32. Agent Orange-Opfer. Nguyen Huu An, 5 Jahre alt, Nguyen Thi Thanh Tuyen, 3 Jahre alt, mit ihrer Mutter in Huong Xuan, April 1999. Copyright Roland Schmid, 1999.

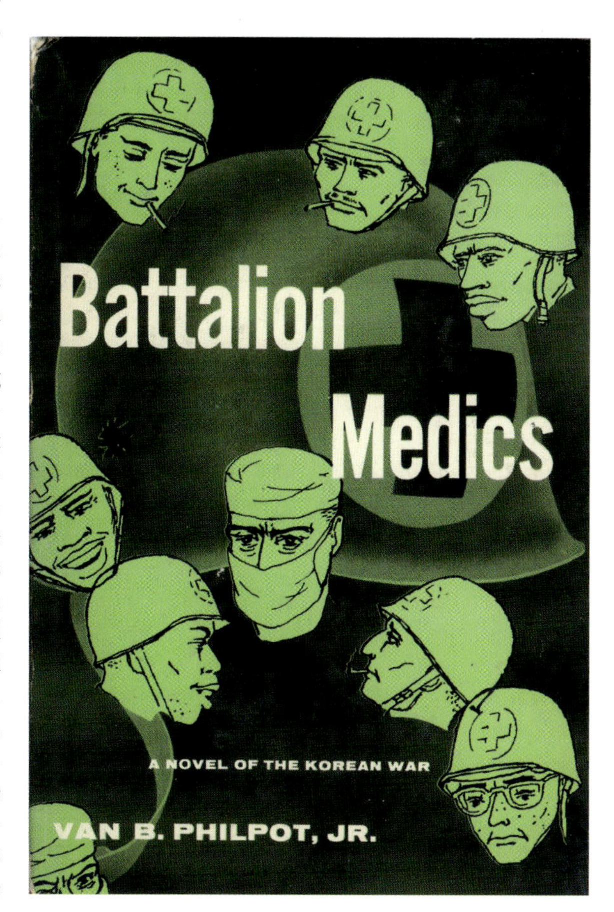

Abb. 10.33. Koreakrieg-Literatur. Koreakrieg in der amerikanischen Literatur. Van B. Philpot, Battalion Medics, New York 1955.

Golfkriegs-Syndrom (engl. gulf war syndrome). Es handelt sich hierbei um ein multiples Krankheitsbild verschiedenster Symptome; unter ihnen Gelenk- und Muskelschmerzen, Müdigkeit und Erschöpfung, Gedächtnisstörungen, Depressionen, Störungen der kognitiven und emotionalen Funktionen. Hinzu kommen Schwindel, Erbrechen und Durchfälle, Lähmungen, Haar- und Zahnausfall, Drüsenschwellungen, Sehstörungen und Gedächtnisschwund, sowie Missbildungen bei irakischen und amerikanischen Kindern, die währen des Krieges oder danach gezeugt wurden. Wegen seines signifikanten Auftretens wurde das Krankheitsbild 1994 von amerikanischen Ärzten zuerst als *gulf war syndrome* bezeichnet.

schriftlichen Erklärungen ein. Einige von ihnen wurden der internationalen Presse vorgeführt, wo sie ihr Geständnis wiederholten. Der Korea-Krieg forderte unter der Zivilbevölkerung nach Schätzungen bis zu 3 Millionen Menschenleben. Etwa 40.000 UN-Soldaten (davon 36.000 Amerikaner), 500.000 koreanische und 400.000 chinesische Soldaten ließen bei Kampfhandlungen ihr Leben.

Die sowjetische B-Waffenforschung profitierte nach dem Zweiten Weltkrieg sowohl von gefangenen deutschen Forschern und Ingenieuren, die in einem Biowaffen-Projekt (Aktion Blitzableiter) unter der NS-Diktatur gearbeitet hatten, als auch von erbeuteten Aufzeichnungen der Forschung und Experimente der japanischen Einheit 731. Ein Forschungszentrum wurde in der Nähe von Moskau errichtet, in dem die Waffenfähigkeit von Tularämie, Anthrax und Botulinum erprobt wurde. Noch 1972 startete Russland unter dem Namen Enzym ein neues Biowaffen-Projekt, das mit annähernd 50.000 Mitarbeitern in mehreren Forschungszentren durchgeführt wurde. Nachdem im Mai 1980 von der Weltgesundheitsorganisation die Pocken als ausgerottet erklärt wurden, forschte die Sowjetunion gleichwohl intensiv weiter mit den Erregern dieser Krankheit. Andere Forschungsprogramme erstreckten sich auf den möglichen Einsatz von hämorrhagischen Viren wie Ebola und Marburg. Heute sind mehr als 200 verschiedene waffenfähige biologische Krankheitserreger bekannt, von denen wiederum 12 (das »schmutzige Duzend«) für einen Waffeneinsatz besonders geeignet sind. Hierbei handelt es sich um die Erreger von Pocken, Anthrax, Pest, Tularämie, Brucellose, Queenslandfieber und Rotz sowie Rizin, Botulinum, Enzephalitis- und hämorrhagische Viren und Staphylococcus aureus. Diese Kampfstoffe sind entweder leicht zu verbreiten oder von hoher Letalität. Herstellung und Besitz von biologischen Waffen sind durch die am 16. Dezember 1971 von der Vollversammlung der Vereinten Nationen beschlossenen Biowaffenkonvention (in Kraft getreten 1975) weltweit verboten. Die Forschung an Gegenmaßnahmen ist jedoch erlaubt und bietet ein willkommenes Schlupfloch, da für solche Forschungen ebenfalls Krankheitserreger gezüchtet werden müssen. Im Verlauf des zweiten Golfkrieges (1990/91) wuchs in der amerikanischen Armeeführung die Angst, der Irak könne Biowaffen einsetzen. Dass diese Angst berechtigt war, zeigte sich im Verlaufe des Krieges, als klar wurde, dass der Irak tatsächlich über 19.000 Liter Botulinumtoxin, 8.500 Liter Anthrax und 2.400 Liter Aflatoxin verfügte. Ob diese Waffen hätten zu Einsatz kommen sollen, ist bis heute ungeklärt. Aus Angst vor ihrem Einsatz wurden amerikanischen Soldaten gegen viele Erreger zugleich geimpft. Dadurch kam es zu erheblichen Ausfällen, und man vermutet, dass diese Impfungen und die aus ihnen resultierenden Schäden einen Auslöser des Golfkriegs-Syndroms dargestellt haben könnten.

Völkermord am Ende des 20. Jahrhunderts

Genozidale Verbrechen gegen die Menschlichkeit, Völkermord, scheint trotz der bitteren Erfahrungen der ersten Hälfte des 20. Jahrhunderts auch am Ende des Jahrhunderts noch zum Schreckensarsenal moderner Kriegsführung zu gehören. Das erste Ereignis dieser Art mit hunderttausenden Opfern bestürzte 1995 die Welt. Der Völkermord in Ruanda begann am 6. April 1994 und dauerte bis Mitte Juli 1994 an. Er kostete etwa 800.000 bis 1.000.000 Menschen das Leben. In annähernd 100 Tagen töteten Angehörige der Hutu-Mehrheit annähernd 75 Prozent der in Ruanda lebenden Tutsi-Minderheit und auch Hutu, die sich an diesem Massaker nicht beteiligen wollten. Die Täter kamen aus den Reihen der ruandischen Armee, der Präsidentengarde und der Nationalpolizei. Der Genozid ereignete sich im Kontext eines langjährigen Konflikts zwischen der damaligen ruandischen Regierung und der Rebellenbewegung *Ruandische Patriotische Front* (RPF). Trotz militärischer Möglichkeiten griffen westliche Großmächte, besonders Frankreich und die USA nicht ein, weil Ruanda geostrategisch nicht zu ihrem Interessengebiet gehörte.

Im Balkankrieg der 1990er Jahre verantworteten der Psychiater und Kinderlyriker Radovan Karadžić (geb. 1945), Führer der bosnischen Serben im Bürgerkrieg, und sein General Ratko Mladić (geb. 1942) zwischen 1992 und 1995 unbeschreibliche Verbrechen gegen die Menschlichkeit. Mehr als 200.000 Zivilisten wurden abgeschlachtet, darunter viele Frauen, Kinder und ältere Menschen. Im Vorfeld kam es zu Massenvergewaltigungen an bosnischen Frauen. Serbische Soldaten zogen von Dorf zu Dorf, sperrten Familien in ihre Häuser und zündeten sie an, verschleppten Frauen in Lager, wo sie vergewaltigt wurden. Unter den Grausamkeiten stach das Massaker in der UN-Sicherheitszone Srebrenica (1995) heraus, bei dem 8.000 männliche Moslems getötet wurden. Es handelte sich hierbei um das schlimmste Einzelverbrechen in Europa seit dem Zweiten Weltkrieg. Am 21. Juli 2008 konnte Karadžić in Serbien festgenommen werden und steht seither vor dem UN-Kriegsverbrechertribunal. Bis zu seiner Festnahme hatte Karadžić als »Dragan David Dabić« unbehelligt und unerkannt in Belgrad gelebt und in einer Arztpraxis als »Alternativmediziner« gearbeitet.

Psychotraumatisierungen und posttraumatische Belastungsstörungen

Viele der unter dem Namen *gulf war syndrome* zusammengefassten Störungen lassen sich vermutlich auch auf Posttraumatische Belastungsstörung (PTBS, engl. PTSD, post traumatic stress disorder) zurückführen. Dieses Krankheitsbild, das ähnlich bereits aus dem Ersten Weltkrieg als traumatische Neurose, Kriegshysterie, Shell Shock oder Kriegszittern berichtet wurde, geriet nach Beendigung des Vietnamkrieges ins Blickfeld amerikanischer Psychiater, weil bei Veteranen des Vietnamkrieges ein deutlicher Anstieg von Suizidalität, psychischer Erkrankung, sozialer Unangepasstheit sowie Drogen- und Gewaltkriminalität auffiel. Daraufhin ließ das amerikanische Center for Disease Control and Prevention (CDC) Mitte der 80er-Jahre den Gesundheitszustand der Vietnam- Kriegsveteranen erforschen. In der aus diesen Forschungen hervorgegangenen Vietnam Experience Study zeigte sich, dass die Erlebnisse des Vietnamkrieges bei vielen Soldaten zu einer psychischen Traumatisierung geführt hatte, die sich noch Jahrzehnte später in einer erhöhten Morbidität und Mortalität ablesen ließ. Die Sterblichkeit der Soldaten war doppelt so hoch wie bei den Nicht-Vietnam-Veteranen, was in der Studie auf vermehrte kardiovaskuläre Todesfälle, auf nicht natürliche Todesfälle (Unfälle, Vergiftungen, Suizide, Homizide, Drogenabusus, Alkoholismus und ungeklärte Verletzungen) sowie merkwürdigerweise auch auf Krebserkrankungen zurückzuführen war. Hinsichtlich der Suizidalität zeigte sich, dass die Anzahl der Selbstmorde die der im Verlauf des Krieges Gefallenen deutlich überstieg. Ähnliche Phänomene zeigten sich auch in späteren kriegerischen Auseinandersetzungen; so etwa in den beiden Kriegen Israels gegen den Libanon 1982 und 2006. Besonders der erste Libanonkrieg traumatisierte viele Soldaten so nachhaltig, dass noch 20 Jahre später gesundheitliche Probleme bei den Veteranen festzustellen waren. Sie leiden noch heute doppelt so häufig wie andere an Hypertonie, an Magengeschwüren oder an Diabetes. Die Rate von Herzerkrankungen und Kopfschmerzen ist bei den Veteranen um ein Fünffaches erhöht. Die Ereignisse des Libanonkriegs von 1982 sind Thema des animierten Dokumentarfilms *Waltz with Bashir* (2008) von Ari Folman, der in diesem Film verdrängte Erlebnisse von ihm und seinen Kameraden aufarbeitet. Vergleichbare Krankheitserscheinungen zeigen sich heute bei den palästinensischen Bombardierungs- und Phosphor-Opfern des israelischen Krieges (Operation Gegossenes Blei) gegen Gaza (2008/2009) und im seit 2001 andauernden Afghanistan-Krieg, aus dem kriegstraumatisierte Soldaten in wachsender in ihre Heimatländer zurückkehren.

Das Rote Kreuz seit dem Ersten Weltkrieg

Die erste große länderübergreifende Herausforderung des *Internationalen Roten Kreuzes* stellte der Erste Weltkrieg dar. Hier kamen Sanitäter und Schwestern aus allen kriegsteilnehmenden Ländern an die Fronten und in der Kriegsgefangenenbetreuung zum Einsatz. Zur Koordination der Kriegsgefangenenfürsorge konstituierte sich bald nach Kriegsbeginn eine International Prisoners-of-War Agency als Nachrichten- und Betreuungsinstitution. Um das Schicksal der in Russland kriegsgefangenen deutschen Soldaten bemühte sich 1918 insbesondere die Generaloberin des *Badischen Frauenvereins vom Roten Kreuz*, Mathilde von Horn (1875–1943) in ausgedehnten Visitationsreisen. Aber auch in der Zeit nach dem Ersten Weltkrieg lieferte eine Reihe lokaler kriegerischer Auseinander-

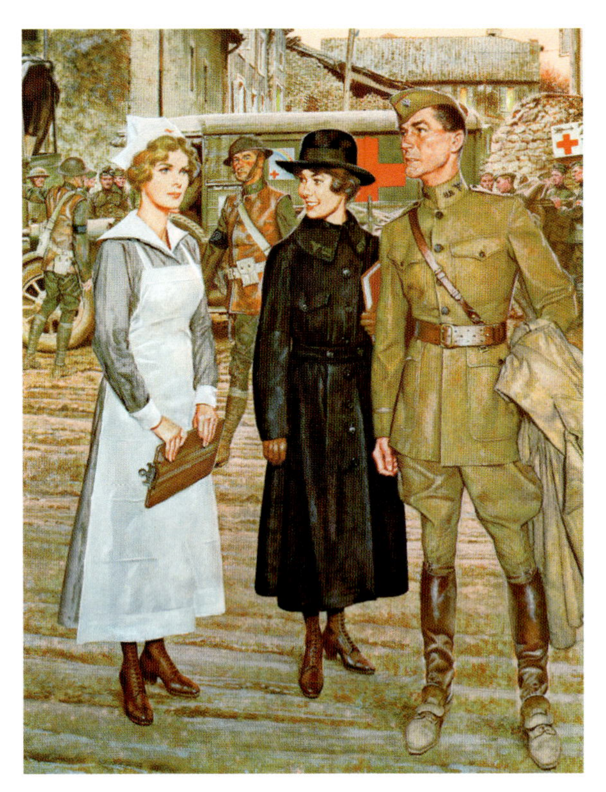

Abb. 10.34. Amerikanisches Rotes Kreuz, Plakat 1918.

setzungen größte Bewährungsfelder für das Internationale Rote Kreuz, so etwa der zwischen 1919 und 1923 schwelende türkisch-griechische Konflikt, die kriegerische Auseinandersetzung zwischen Bolivien und Paraguay um den Gran Chaco (1932–1935), der Abessinien-Krieg (1935–1936) und der spanische Bürgerkrieg (1936–1939). In Deutschland koordinierte und förderte seit 1919 die Liga der Rotkreuzgesellschaften die Friedensarbeit der nationalen Gesellschaften. In Deutschland rekonstituierte sich das Rote Kreuz am 25.1.1921 in Bamberg als *Deutsches Rotes Kreuz* und trat 1922 der Liga der Rotkreuzgesellschaften bei. In der Nachkriegszeit engagierte sich das DRK besonders in der »Bekämpfung und Linderung gesundheitlicher, wirtschaftlicher und sittlicher Not«. Seine Organisation folgte der politischen Gliederung des Deutschen Reichs und umfasste im *Verband Deutscher Mutterhäuser vom Roten Kreuz* insgesamt 57 Schwesternschaften. Angegliedert waren daneben der *Volksheilstättenverein vom Roten Kreuz* (Tuberkulosebekämpfung) sowie der *Frauenverein vom Roten Kreuz für Deutsche über See.* Ende 1933 umfasste das DRK als Massenorganisation 8.150 Untereinheiten (4.735 Vereine 3.358 Sanitätskolonnen, 57 Schwesternschaften) mit zusammen 1.404.971 Mitgliedern, denen sich 30.270 Jugendliche aus 1.136 Jugendrotkreuzgruppen zugesellten. Das DRK war damit nicht nur zum größten Wohlfahrtsverband der Weimarer Republik, sondern neben den großen Kirchen und den politischen Parteien zu einer der größten zivilen Massenorganisationen der Republik angewachsen. Ihr Präsident war von 1921 bis 1933 der Jurist und Reichstagsabgeordnete Joachim von Winterfeldt-Menkin (1865–1945).

Nationalsozialismus und Zweiter Weltkrieg

Die Anpassung und Gleichschaltung des DRK im NS-Staat vollzog sich nach anfänglichen Kämpfen schnell. »Mit Selbstverständlichkeit«, so 1939 der erste Historiograph des DRK, Felix Grüneisen, habe »sich das Deutsche Rote Kreuz dem Führer bedingungslos zur Verfügung« gestellt, »um sich in den zunächst noch nicht übersehbaren Neuaufbau des Reiches einzureihen«. Das Ziel der Nationalsozialisten, das *Rote Kreuz* zwar nach außen als selbständige Institution im internationalen Rotkreuzverband zu belassen, es aber im Sinne der NS-Ideologie gleichzuschalten, umzugestalten und mit dem »Geist« der neuen Ideologie zu durchsetzen, war spätestens am 1. September 1934 erreicht, als Hitler die Schirmherrschaft über das DRK übernahm. Gleichzeitig begann die stetige Umwandlung des DRK vom Wohlfahrtsverband in ein nationalsozialistisches Sanitätskorps, das seine neuen Aufgaben in der nationalsozialistischen Kriegs- und Besatzungspolitik fand. Das Amt des Generalsekretärs wird im Dezember 1937 abgeschafft bzw. mit dem Amt des stellvertretenden (später geschäftsführenden) Präsidenten verschmolzen. Unter Leitung seines Präsidenten, des SA- und NSDAP-Mitglieds Carl-Eduard (Herzog) von Sachsen-Coburg und Gotha (1884–1954) und des SS-Mannes und geschäftsführenden Präsidenten des DRK, Ernst Grawitz (1899–1945) waren das *Rote Kreuz* und seine Schwesternschaft tief ins nationalsozialistische Unrechtssytem verstrickt und bis 1945 im Grunde eine straff durchorganisierte Unterorganisation der SS.

Der Zweite Weltkrieg stellte die erste wirklich globale Herausforderung für das *Internationale Rote Kreuz* dar. Mit Ausnahme Südamerikas und fünf neutraler Staaten in Europa befanden sich praktisch die gesamte Nordhalbkugel sowie große Teile Asiens, des Pazifik und Kolonialafrikas im Krieg. Neu an diesem Krieg war die große Zahl ziviler Opfer auf allen Seiten, die insbesondere den nun flächendeckenden

Luftbombardements der Kriegsparteien (besonders in Deutschland, England, Frankreich, den Niederlanden und China) ausgesetzt waren. Sie überstieg erstmals auch die der Kombattanten deutlich. Hinzu trat der Umstand, dass das nationalsozialistische Deutschland besonders den Krieg im Osten und Südosten Europas von Anfang an als Rassenkrieg mit dem Ziel einer Unterjochung slawischer Völker und der systematischen Vernichtung vor allem der jüdischen Bevölkerung Europas plante und führte. Diesen neuen Herausforderungen war das *Internationale Rote Kreuz* zu keinem Zeitpunkt gewachsen. Zwar existierten Konventionen, insbesondere die Genfer Konvention vom 27. Juli 1929, die sich auf die Behandlung der kämpfenden Soldaten und insbesondere auf die der Kriegsgefangenen erstreckte. Vergleichbare Übereinkommen für die Zivilbevölkerung freilich gab es nicht, so dass diese und vor allem die Insassen der Konzentrationslager von der internationalen Rotkreuzhilfe praktisch nicht erreicht wurde. Erfolgreicher war allerdings die Kriegsgefangenenarbeit und die der nationalen Rotkreuzhilfe auf Seiten der jeweiligen Kriegspartei. Während des Zweiten Weltkrieges setzte das DRK ca. 800.000 Ärzte, Krankenschwestern, Helferinnen und Helfer ein (85 % Frauen in der Verwundetenhilfe, der sozialen Betreuung der Truppen und Gefangenen sowie der Hilfeleistung für die kriegsgeschädigte Zivilbevölkerung). Die Atombombenabwürfe der Vereinigten Staaten von Amerika in Japan markierten einen Wendepunkt in der internationalen Kriegsführung und initiierten die nukleare Epoche der Weltgeschichte auf schreckliche Weise. Das *Japanische Rote Kreuz,* dessen großes Hospital in Hiroshima wie durch ein Wunder kaum beschädigt worden war, leistete bereits am ersten Tag nach dem Abwurf in Hiroshima Hilfe, die sowohl im erhaltenen Rotkreuzhospital als auch in Zelten und improvisierten Dispensarien organisiert werden konnte. Insgesamt 792 organisierte und freiwillige Helfer behandelten mehr als 31.000 Atomopfer nur in den ersten drei Wochen nach dem Atomangriff. In den Jahrzehnten des Kalten Krieges hat sich das *Internationale Rote Kreuz* wie kaum eine andere internationale Organisation in der Öffentlichkeit und besonders vor dem Internationalen Gerichtshof, wenngleich bislang erfolglos, um die Ächtung jeder weiteren atomaren Auseinandersetzung oder Bedrohung bemüht.

Nach 1945

In Deutschland lösten die Alliierten nach dem Sieg über das nationalsozialistische Regime alle militärischen und dem Militär nahestehenden Organisationen und Institutionen auf, unter ihnen auch das DRK (19.9.1945 in der Sowjetzone, 25.9.1945 in den Westzonen), das erst am 4.2.1950 in der Bundesrepublik neugegründet werden konnte. Am 25.6.1952 wurde es vom IKRK anerkannt. In der DDR entstand das DRK mit Sitz in Dresden am 23.10.1952 neu und wurde am 9.11.1954 vom IKRK bestätigt. Präsidenten des DRK in der Bundesrepublik waren Otto Gessler (1950–1952), Heinrich Weitz (1952–1961), Hans Ritter von Lex (1961–1967), Walter Bargatzky (1967–1982), Botho Prinz zu Sayn-Wittgenstein Hohenstein (1982–1994), Knut Ipsen (1994–2003) und seit 2003 der ehemalige Bundesminister Rudolf Seiters (geb. 1937). In der DDR standen dem DRK seit 1952 Werner Ludwig (1952–1981), Siegfried Ackermann (1981–1987), Gerhard Rehwald (1987–1989) und Christoph Bruckner (1990–1991) als Präsidenten vor. Am 9.11.1990 erklärten die sechs aus dem DRK der DDR neu gebildeten Landesverbände ihren Beitritt zum DRK der Bundesrepublik Deutschland zum 1.1.1991.

Vor dem Hintergrund der Erfahrungen des Zweiten Weltkrieges verabschiedet das *Internationale Rote Kreuz* am 12.8.1949 das 4. Genfer Abkommen zur Verbesserung des Loses der Verwundeten und Kranken der Streitkräfte im Felde, zur Verbesserung des Loses der Verwundeten, Kranken und Schiffbrüchigen der Streitkräfte zur See, über die Behandlung der Kriegsgefangenen sowie zum Schutz von Zivilpersonen in Kriegszeiten. Zu seiner ersten großen zivilen Herausforderungen in der 2. Hälfte des 20. Jahrhunderts

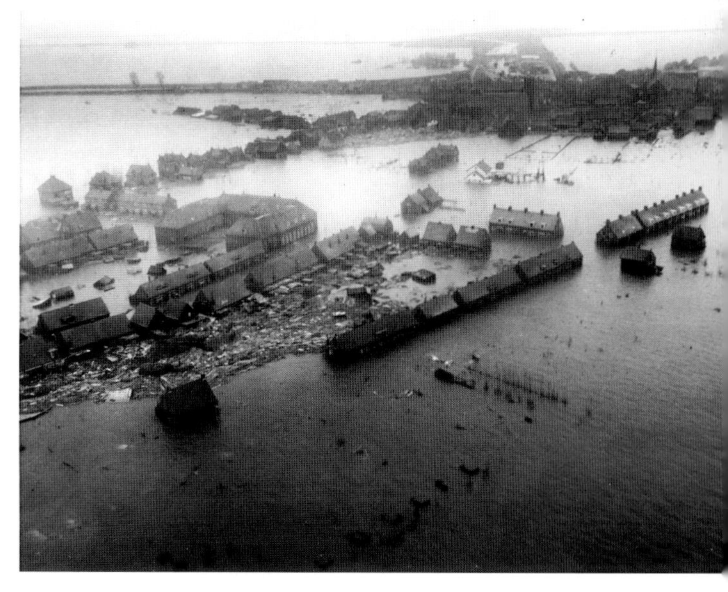

Abb. 10.35. Flutkatastrophe in Holland 1953.

gehörte die Flutkatastrophe in Holland 1953. Schwere Überschwemmungen verwüsteten Anfang 1953 die Küsten Englands und der Niederlande. Nach dem Krieg war dies eine der ersten Katastrophen, bei denen besonders das DRK seine Hilfe zur Verfügung stellte. Die Bereitschaft der deutschen Nachkriegsgesellschaft, dem Nachbarland mit Spenden zu helfen, war groß. Insgesamt wurden dem DRK um die 600.000 DM für die Opfer der Flutkatastrophe gespendet. Aber auch bei kriegerischen Auseinandersetzungen war das *Internationale Rote Kreuz* tätig, so insbesondere während des Korea- und Vietnamkrieges sowie bei der Bürgerkriegs- und Hungerkatastrophe in Biafra oder beim Krieg in Mosambik und während des Bürgerkrieges im ehemaligen Jugoslawien. In Deutschland gehört der Vermisstensuchdienst zu den größten Herausforderungen des DRK seit der Nachkriegszeit. Aktuell versteht das DRK seine Aufgaben als wesentlichen Beitrag zur Durchsetzung eines Humanitären Völkerrechts (HVR) als eines besonderen Zweiges des Völkerrechts, der sich von humanitären Prinzipien leiten lässt und sich mit dem Schutz des Menschen gegen die Folgen des Krieges beschäftigt. Es ist bestrebt, die Leiden der Opfer bewaffneter Konflikte zu lindern, ganz gleich, ob es sich um Verwundete, um Kranke, Schiffbrüchige, Kriegsgefangene oder Zivilisten handelt.

Am Ende des 20. Jahrhunderts

Auf der 20. Internationalen Rotkreuz-Konferenz in Wien (1965) wurden die bis heute gültigen modernen Grundsätze des *Internationalen Roten Kreuzes* und seiner nationalen Unterorganisationen festgelegt. Zusammenfassen lassen sich diese Prinzipien mit den Schlagworten: Menschlichkeit, Unparteilichkeit, Neutralität, Unabhängigkeit, Freiwilligkeit, Einheit und Universalität. Im Einzelnen heißt es in der Deklaration:

Das internationale Rote Kreuz und Roter Halbmond

»Die internationale Rotkreuz- und Rothalbmondbewegung, entstanden aus dem Willen, den Verwundeten der Schlachtfelder unterschiedslos Hilfe zu leisten, bemüht sich in ihrer internationalen und nationalen Tätigkeit, menschliches Leiden überall und jederzeit zu verhüten und zu lindern. Sie ist bestrebt, Leben und Gesundheit zu schützen und der Würde des Menschen Achtung zu verschaffen. Sie fördert gegenseitiges Verständnis, Freundschaft, Zusammenarbeit und einen dauerhaften Frieden unter allen Völkern. Die Rotkreuz- und Rothalbmondbewegung unterscheidet nicht nach Nationalität, Rasse, Religion, sozialer Stellung oder politischer Überzeugung. Sie ist einzig bemüht, den Menschen nach dem Maß ihrer Not zu helfen und dabei den dringendsten Fällen den Vorrang zu geben. Um sich das Vertrauen aller zu bewähren, enthält sich die Rotkreuz- und Rothalbmondbewegung der Teilnahme an Feindseligkeiten wie auch, zu jeder Zeit, an politischen, rassischen, religiösen oder ideologischen Auseinandersetzungen. Die Rotkreuz- und Rothalbmondbewegung ist unabhängig. Wenn auch die Nationalen Gesellschaften den Behörden bei ihrer humanitären Tätigkeit als Hilfsgesellschaften zur Seite stehen und den jeweiligen Landesgesetzen unterworfen sind, müssen sie dennoch eine Eigenständigkeit bewahren, die ihnen gestattet, jederzeit nach den Grundsätzen der Rotkreuz- und Rothalbmondbewegung zu handeln. Die Rotkreuz- und Rothalbmondbewegung verkörpert freiwillige und uneigennützige Hilfe ohne jedes Gewinnstreben. In jedem Land kann es nur eine einzige Nationale Rotkreuz- und Rothalbmondgesellschaft geben. Sie muß allen offen stehen und ihre humanitäre Tätigkeit im ganzen Gebiet ausüben. Die Rotkreuz- und Rothalbmondbewegung ist weltumfassend. In ihr haben alle Nationalen Gesellschaften gleiche Rechte und die Pflicht, einander zu helfen.«

Die wichtigsten und wohl auch bekanntesten Regeln des *Internationalen Roten Kreuzes* sind in den vier Genfer Abkommen von 1949 und den beiden Zusatzprotokollen von 1977 zusammen gefasst. Das erste Zusatzprotokoll ergänzt den Schutz der Zivilbevölkerung und beinhaltet auch einige Regelungen zur Kriegsführung, wobei das zweite Zusatzprotokoll Regelungen über den nicht internationalen Konflikt (Bürgerkrieg) aufstellt. Neben diesen weltweit verbreiteten Regeln gibt es noch eine Vielzahl von anderen Verträgen, wie das sog. Haager Recht (auf der Grundlage der Haager Landkriegsordnung von 1907), aber auch modernere Abkommen wie das UN-Waffenübereinkommen von 1980, mit dem Minenprotokoll und dem Verbot von Laserblendwaffen.

Vermessen, durchleuchtet und analysiert – Die diagnostische Durchdringung

»Jenseits der Symptome gibt es keine pathologische Wesenheit mehr. Die Symptome spielen insofern die naive Rolle von ersten Naturgegebenheiten [...]. Sie sind einfach eine ganz dem Blick dargebotene Wahrheit; ihre Verbindung und ihr Status verweisen nicht auf eine Wesenheit, sondern zeigen eine natürliche Totalität an, die lediglich Kompositionsprinzipien und mehr oder weniger regelmäßige Zeitbestimmungen aufweist. [...] Das Symptom hat also die Rolle des souveränen Indikators verloren und ist nur mehr das Phänomen eines Erscheinungsprozesses – also bloße Natur.«

Michel Foucault, Die Geburt der Klinik (1963)

1800 – 1800–1850: Auskultation, Perkussion, Spirometrie, Thermometrie

1807 – Thomas Young (1773–1829) erfindet den Kymographen.

1851 – Hermann von Helmholtz (1821–1894) erfindet das Ophthalmometer zur Bestimmung der Krümmungsradien der Augenhornhaut.
Hermann von Helmholtz erfindet den Augenspiegel.

1852 – Hermann von Helmholtz misst die Nervenleitgeschwindigkeit.

1868 – Étienne-Jules Marey (1830–1904) beginnt, sich den menschlichen und tierischen Bewegungsabläufe zuzuwenden.

1869 – 1869–86: Ernst Abbe (1840–1905) trägt entscheidend zur Weiterentwicklung des Lichtmikroskops bei (homogene Immersionssysteme (1878), Apochromate (1886), Abbe'scher Kondensor als Beleuchtungsapparat für Mikroskope (1869), Abbe'sches Refraktometer (seit 1869).

1877 – 1877/78: Max Nitze (1848–1906) begründet die Zystoskopie.

1895 – Entdeckung der »X-Strahlen« durch Wilhelm Conrad Röntgen

1896 – Scipione Riva-Rocci (1863–1937) erfindet die unblutige Methode der Blutdruckmessung.

1901 – Karl Landsteiner (1868–1943) entdeckt das AB0-System der Blutgruppen.

1902 – 1902/03: Willem Einthoven (1860–1927) gelingen die ersten korrekten Aufzeichnungen elektrischer Ströme der Herzreizleitung (EKG).

1905 – 1905–1940: Anfangsphase der Hormonforschung

1910 – Beginn der Phonokardiographie

1918 – Beginn der Pneumenzephalographie

1921 – Insulin isoliert.

1928 – Werner Forßmann (1904–1979) praktiziert im Selbstversuch das Verfahren der Herzkatheterisierung.

1929 – Hans Berger (1873–1941) zeichnet sein erstes brauchbares EEG auf.
1929–1935: Die wichtigsten Geschlechtshormone (Östron, Androsteron, Progesteron, Testosteron und Östradiol) werden isoliert.

1930 – 1930–40: Erste Elektronenmikroskope

1937 – Hans Adolf Krebs (1900–1981) entdeckt den Citratzyklus.

1940 – Karl Landsteiner entdeckt mit Alexander Solomon Wiener (1907–1976) den Rhesusfaktor.

1944 – (Desoxyribonukleinsäure, DNA) wird als Trägerin der Erbinformation erkannt.

1950 – Beginn der Ultraschalldiagnostik
Epoche der Autoanalyzer beginnt.

1953 – James Dewey Watson (geb. 1928) und Francis Crick (1916–2004) entwickeln das Doppelhelix-Strukturmodell der DNA.

1970 – 1970er Jahre: Beginn der Computertomographie

1981 – Beginn der Stammzellenforschung

1990 – Human Genome Project, HGP in den USA ins Leben gerufen.

2000 – Beginn der Präimplantationsdiagnostik

In den ersten Jahrzehnten des 19. Jahrhunderts zeigt sich ein dramatischer Verfall der klassischen medizinischen Zeichenlehre, der ärztlichen Semiotik, die bis dahin viel stärker von philosophischen Ideen als durch physiologische oder pathologische Zeichen geprägt worden war. Die neue, am naturwissenschaftliche Experiment orientierte französische Physiologie um Magendie, die sich aus der Naturphilosophie lösende junge deutsche Physiologie um Johannes Müller, die naturhistorische Schule der klinischen Medizin, die nur noch halbherzig eine Verbindung zwischen Naturphilosophie und französischer Klinik sucht, vor allem aber der Pilgerstrom junger deutsche Ärzte nach Paris, in die Metropole der an den körperlichen Krankheitszeichen, an der Praxis am Krankenbett und an der Erfahrung im Sektionssaal orientierten Schule der Klinischen Medizin leiten das Ende des alten semiotischen Philosophierens über Krankheit ein. Von nun an ist nur noch eine Semiotik des klinischen und pathologischen Blicks statthaft. Aus philosophischen Zeichen werden physiologische und pathophysiologische. Zugleich beginnt die Entschlüsselung des menschlichen Körpers in Krankheit und Gesundheit auf natur- und gesellschaftswissenschaftlicher Ebene. Die alte philosophische Zeichenflut ist abgeschafft und sogleich einsteht eine neue Flut der Zahlen, Formeln, Kurven und Bilder vom menschlichen Körper. Doch auch sie sind im Grunde zunächst nur Abstraktionen körperlicher Funktionen, Versuch, das schwer Verständliche in Physiologie und Pathophysiologie in neuen reduktionistischen Bildern lesen und deuten zu lernen. Neu ist nur, dass sich diese Bilder am physischen Substrat des Organischen orientieren und damit auch ein neues Menschenbild entwerfen, das des in seine chemischen, physikalischen, motorischen, psychischen und sogar gesellschaftlichen Funktionen und Dysfunktionen zergliederbaren Menschen. Im Laufe dieses Prozesses werden insbesondere mit den messenden, aber auch mit einer Reihe der bildgebenden Verfahren zunehmend Werte des »Normalen« ermittelt und von solchen des »Pathologischen« abgegrenzt. Auf diese Weise verlässt die Medizin nun endgültig die alten ganzheitlichen Gleichgewichtslehren und beginnt, den Zustand des Menschen in hoch differenzierter Weise an Mittel- oder Normalwerten seiner einzelnen Funktionen und chemischen Zusammensetzungen zu beurteilen. In den folgenden Abschnitten sollen die wesentlichen Schritte auch in dieses an der Norm orientierte neue Menschenbild skizziert werden.

Von der philosophischen Semiotik zur klinischen Diagnostik

Bereits zu den letzten Vertretern der klassischen medizinischen Semiotik des 19. Jahrhunderts gehört der Dorstener Johann Friedrich Hermann Albers (1805–1867). Als Privatdozent und Direktor der pharmakologischen Sammlung unterrichtete Albers in Bonn auf den Gebieten der Pharmakologie ebenso wie auf denen der Nerven- und »Gemüthskrankheiten«. Seine Arbeiten erstreckten sich von der pathologischen Anatomie bis hin zur Dermatologie. Für die Geschichte der Semiotik sind besonders zwei Arbeiten wichtig. Es handelt sich hierbei zum einen um die 1850 publizierte *Erkenntniss der Krankheiten der Brustorgane aus physikalischen Zeichen der Auscultation, Percussion und Spirometrie* sowie um sein *Lehrbuch der Semiotik für*

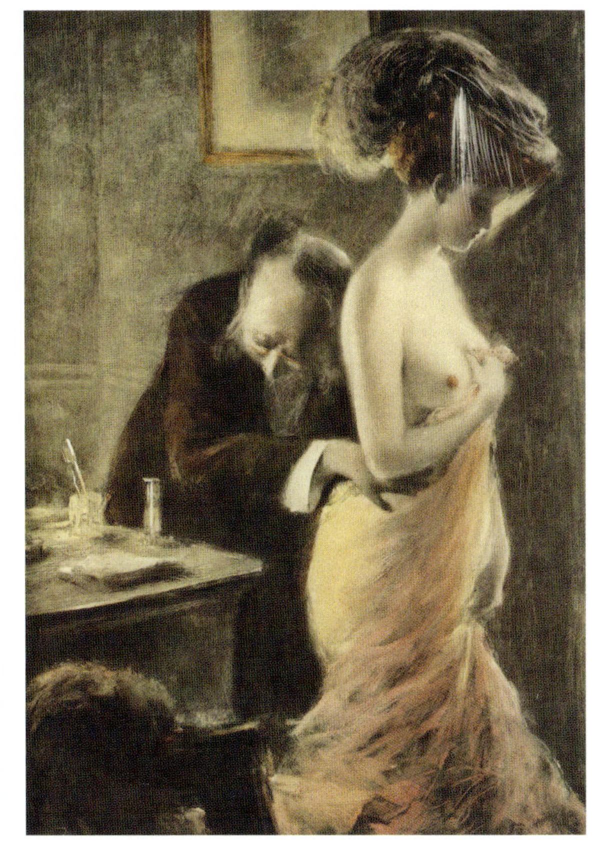

Abb. 11.1. Die Konsultation. Ein auskultierender Arzt in pikanter Situation. Albert André Guillaume (1874–1942). Öl auf Leinwand.

Auskultation, Perkussion, Spirometrie, Thermometrie

Die Methode der Auskultation war durch den französischen Kliniker René Théophile Hyacinthe Laënnec (1781-1826) entwickelt worden und erstreckte sich auf die Beobachtung und Auswertung aller im Körperinneren produzierten Schallphänomene (Herzschlag, Blutstrom, Darm- und Atmungsgeräusche). Die Perkussionsmethode, d. h. die Ausnutzung der unterschiedlichen Schall-Leitung und Schall-Reflexion im menschlichen Körper, hatte bereits im 18. Jahrhundert der Wiener Kliniker Leopold Auenbrugger propagiert. Die Methode war aber in Vergessenheit geraten und erst durch den Pariser Kliniker Jean Nicolas Corvisart des Marest (1755-1821) wiederentdeckt worden. Das Verfahren der Spirometrie maß die Luftaufnahmefähigkeit der Lunge und interpretierte sie als physiologisches und diagnostisches Zeichen. Diese Methode war in den frühen 1840er Jahren durch den englischen Physiologen John Hutchinson (1811-1861) entwickelt worden. Auch die klinische Thermometrie reichte in ihrer Vorgeschichte bereits ins 18. Jahrhundert zurück, war aber als klinisch-diagnostische Methode erst in den 1840er Jahren durch grundlegende Arbeiten von Wunderlich, Traube, Bärensprung, Zimmermann, Liebermeister u. a. zur Reife gelangt. Ihren zeichentheoretischen Ausgangspunkt bildete die Feststellung, dass es unter physiologischen Bedingungen eine »Constanz« der »Normaltemperatur« geben müsse. Jede Abweichung von dieser Normaltemperatur könne als »Zeichen eines krankhaften Zustandes, als die Reaction des Gesamtorganismus gegenüber local oder allgemein einwirkenden Noxen« interpretiert werden.

Vorlesungen bearbeitet (1834). Albers gehört nicht mehr in die Gruppe der klassischen Semiotiker des ausgehenden 18. und frühen 19. Jahrhunderts. Seine Zeichenlehre ist bereits physikalisiert; sie entspricht in Inhalt und Methodik der Lehre der neuen klinisch-methodologischen Zentren Paris und Wien. Auskultation, Perkussion, Spirometrie und in der späten Auflage auch die Thermometrie sind die wesentlichen Elemente der Zeichenlehre Albers.

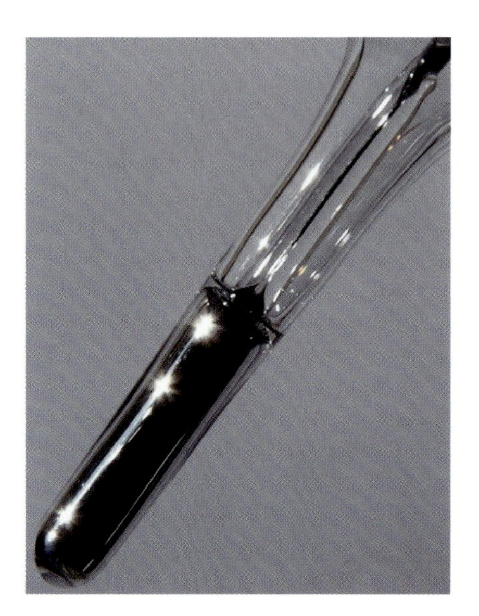

Abb. 11.2. Spitze eines Quecksilber-Ausdehungsthermometers.

Albers Semiotik ist der definitive Endpunkt einer philosophisch geprägten zeichendidaktischen Kultur der Medizin des ausgehenden 18. und frühen 19. Jahrhunderts. Ihr Verfasser hat sich bereits weit von ihr entfernt und die medizinische Semiotik der Aufklärung ersetzt durch den Versuch einer Physikalisierung ärztlicher Erkenntnisprozesse. Auskultation, Perkussion, Spirometrie, Thermometrie, Analytische Chemie der Körperflüssigkeiten, das sind die neuen Schlagworte einer neuen Semiotik, die im alten Sinne keine Semiotik mehr ist, sondern naturwissenschaftliche Phänomenologie der Krankheit sein will. Sie kann freilich diesem Anspruch noch kaum gerecht werden und bleibt – gemessen an der Semiotik der Aufklärung – zunächst nur physikalisch-reduktionistische Kumulation klinischer Symptome. Das Aufblühen der physikalischen und chemisch-analytischen Diagnosemethoden einer sich modernisierenden klinischen Medizin hatte nicht etwa zur Vervollkommnung, sondern gerade zur Verdrängung, wenn nicht zum Untergang der alten historisch-philosophischen Semiotik beigetragen.

Klinische Symptomatologie und Phänomenologie

Die neuen mess- und jederzeit reproduzierbaren physiologischen und pathophysiologischen Zeichen bedurften nicht mehr eines philosophisch-semiotischen Überbaues; sie ordneten sich im Sinne einer kausalanalytischen Betrachtungsweise auf völlig neue Weise in ein medizinisches System ein, das von den naturwissenschaftlich geprägten Methoden und Ergebnissen der neuen Physiologie und der neuen Patho(physio)logie quasi naturgesetzmäßig vorgegeben schien. Voraussetzungen hierfür waren die Annahme eines strengen Determinismus aller Lebensvorgänge und die feste Überzeugung experimentell ermittelbarer Zusammenhänge von Ursachen und Wirkungen im Krankheitsgeschehen. In der klinischen Diagnostik wurden diese Voraussetzungen handlungskonstitutiv für die systematische Ausforschung registrierbarer Körperäußerungen, der Sprache des Körpers. Der Körper als krankes Subjekt, nicht mehr als erkranktes Objekt oder Gefäß von Krankheit, wurde nunmehr ausgehorcht, abgeklopft, vermessen und analysiert. Gemessene Zeichen und Symptome wurden selbst zu Fragmenten der Krankheitstotalität. Die Summe aller Krankheitsfragmente schließlich »bildet das, was man die Krankheit nennt«. »Jenseits der Symptome«, so umschreibt der französische Philosoph Michel Foucault (1926–1984) den Wandel des Symptoms vom Zeichen zum Krankheitsphänomen,

> *»gibt es keine pathologische Wesenheit mehr. Die Symptome spielen insofern die naive Rolle von ersten Naturgegebenheiten [...]. Sie sind einfach eine ganz dem Blick dargebotene Wahrheit; ihre Verbindung und ihr Status verweisen nicht auf eine Wesenheit, sondern zeigen eine natürliche Totalität an, die lediglich Kompositionsprinzipien und mehr oder weniger regelmäßige Zeitbestimmungen aufweist. [...] Das Symptom hat also die Rolle des souveränen Indikators verloren und ist nur mehr das Phänomen eines Erscheinungsprozesses – also bloße Natur«.*

Für den französischen Kliniker Philippe Pinel (1745–1826) bilden die

> *»äußeren Zeichen [der Krankheit], wie etwa der Zustand des Pulses, der Temperatur, der Atmung, der Verstandesfunktionen, die Veränderung der Gesichtszüge, Nerven- oder Krampfleiden, Beeinträchtigung der natürlichen Strebungen, [...] durch ihre verschiedenen Kombinationsmöglichkeiten mehr oder weniger deutlich ausgeprägte Tableaus«,*

Gemälde oder Bilder also, die der ärztliche Blick in ihrer Gesamtheit liest und versteht. Das Bild aber ist auch die Krankheit selbst, die »von ihrem Beginn bis zu ihrem Ausgang als ein unteilbares Ganzes betrachtet werden, als eine

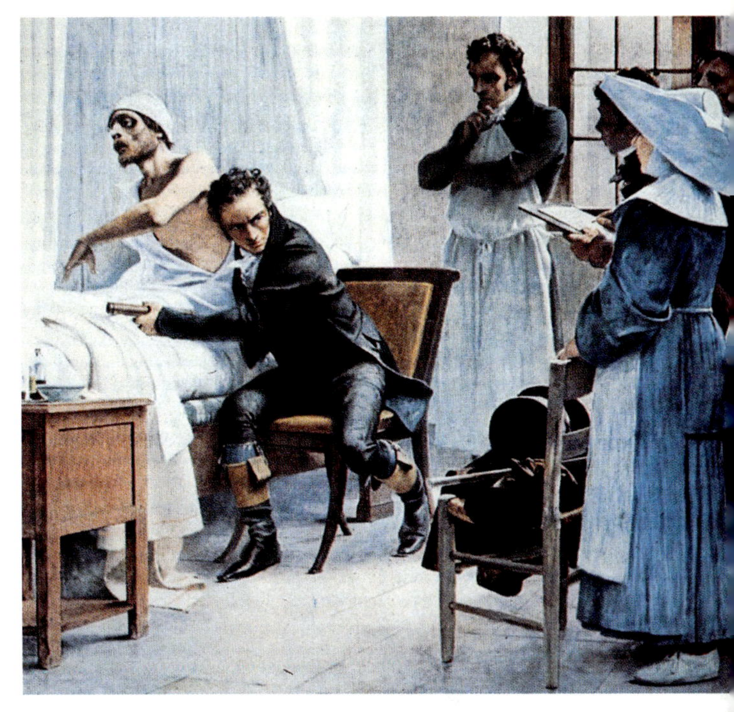

Abb. 11.3. Laënnec untersucht einen Patienten mit dem Stethoskop. Gemälde von Théobald Chartran (1849–1907).

geregelte Gesamtheit von charakteristischen Symptomen und eine Abfolge von Perioden« aufgefasst werden muss. Dieses Bild offenbart sich dem Blick des Arztes. In seinem Bewusstsein vollzieht sich dann die Transformation der »Symptome in Zeichen«, kein Symptom ist im Bewusstsein des Arztes also ohne Zeichencharakter, »kein Zeichen ohne Symptom«. Entsprechend definiert Pierre-Adolphe Piorry (1794–1879) als Symptom: »Jede den Sinnen wahrnehmbare Veränderung irgend eines Organs oder einer Funktion, welche an die Gegenwart einer Krankheit gebunden ist.«

Die dreißiger und vierziger Jahre des 19. Jahrhunderts sind durch den Bedeutungswandel des Begriffs Semiotik in der oben beschriebenen Weise sowie durch ein zunehmendes Begriffsfading bis hin zur Begriffsverdrängung charakterisiert. Dieser Prozess kündigt sich 1833 bei Burkhard Eble (1799–1839) an, der es bereits für nötig erachtet, keine reine Semiotik mehr zu verfassen, sondern ein *Taschenbuch der allgemeinen Nosologie, Symptomatologie und Semiotik*, in dem der kumulative Charakter einer Symptomatologie deutlich überwiegt. Ähnlich ist auch der Versuch von Robert Küttner (1836) zu bewerten, der schon ganz auf den Begriff der Semiotik verzichtet und eine

Medicinische Phänomenologie. Ein Handbuch für die ärztliche Praxis verfasst. Ebles und Küttners Ausarbeitung stehen bereits ganz im Dienste der Diagnostik, die in den folgenden Jahren noch häufig als Begriff neben die Semiotik tritt, wie etwa 1837 in der deutschen Übersetzung des *Traité de diagnostic et de séméiologie*, den der französische Kliniker Pierre-Adolphe Piorry (1794–1879), Auskultationsspezialist und Erfinder der Plessimetrie, einer Hilfsmethode der Auskultation, verfasst hatte. Piorry gehört in eine Reihe mit den führenden Köpfen der modernen Pariser klinischen Medizin am Anfang des 19. Jahrhunderts; sie ist, neben Piorry, durch Männer wie Jean-Nicolas Corvisart (1755–1821), Gabriel Andral (1797–1876), Philippe Pinel (1745–1826), Philippe Ricord (1799–1889) gekennzeichnet. Wenig lag diesen Klinikern ferner als die Konstruktion eines historischen oder philosophischen Semiotikgebäudes. Ihnen ging es, wie auch Piorry, um eine Verbesserung der physikalischen Methoden der Diagnostik, um die systematische Einbeziehung der pathologischen Sektion in die epikritische Beurteilung klinischer Krankheitsbilder sowie um die Entwicklung einer wissenschaftlichen Nosologie auf der Grundlage präziser Diagnostik, klinischer Symptomatologie und Statistik. Die deutsche Übersetzung, die noch im Druckjahr der ersten französischen Auflage erscheint, verdeutlicht diese Zielsetzung bereits im Titel, der weit über den französischen hinausgeht. Gustav Krupp, der das Werk zeitgerecht und werbewirksam übersetzt und annotiert hat, überschreibt es noch im Jahr seines französischen Erscheinens (1837) »*Diagnostik und Semiotik, mit vorzüglicher Berücksichtigung der neuesten mechanisch-nosognostischen Hülfsmittel*« ins Deutsche. Auch von deutschen Autoren werden in den folgenden Jahren Semiotik und Diagnostik begrifflich und inhaltlich parallelisiert; so etwa von Adolph Moser (1845) und Friedrich Wilhelm Theodor Ravoth (1816–1878). Ravoth bezeichnet seine semiotischen Vorüberlegungen als *Prolegomena zur rationellen medicinischen Diagnostic und Semiotic für Kliniker und Klinicisten* (1851), während Mosers »medicinische Diagnostic und Semiotic« sich als *Lehre von der Erforschung und der Bedeutung der Krankheitserscheinungen bei den innern Krankheiten des Menschen* (1845) präsentiert.

Nach 1850 verschwindet der Begriff Semiotik dann gänzlich von den Titelblättern diagnostisch-symptomatologischer Lehrwerke. An seine Stelle tritt die »Diagnostik«, die freilich durchaus auch Elemente der alten Zeichenlehre enthält. Im Grunde liefert das neue Wort nicht viel mehr als den begrifflichen Überbau für eine Vielzahl neuer, alter und bisweilen differenzierterer Elemente der alten Zeichenlehre, in denen die Semiotik durchaus weiterlebt. Lediglich die Zeichen sind vielfältiger geworden und spiegeln die größere Eindringtiefe einer erweiterten ärztlichen Diagnostik. Interessant ist, dass sich die neue, nun ganz vom Glauben an die naturwissenschaftliche Dekodierbarkeit des Organismus getragene diagnostische Zeichenlehre ihrerseits neue abstrakte Bilder von den Körperzuständen in Gesundheit und Krankheit entwirft und zeichnet. Sie greift dabei auf mathematisch-statistische, graphische und photographische Methoden zurück.

Zahlen, Kurven, Bilder, Töne – Die neue Flut der Zeichen

Die praktische Einführung der statistischen Methode in die klinische Medizin erfolgte in den dreißiger und vierziger Jahren des 19. Jahrhunderts durch den Pariser Kliniker Pierre-Charles-Alexandre Louis (1887–1872). Louis bemühte als Erster um die mathematisch-statistische Auswertung großer Mengen vergleichbarer Krankheitsphänomene und Einzelkrankheiten, um zu generellen Aussagen über den Charakter bestimmter Krankheitsentitäten zu gelangen. Anwendung nutzte diese *méthode numérique* etwa bei der Analyse der Phthisis, beim typhoiden Fieber oder im Nachweis der Sinnlosigkeit und Gefahr des Aderlasses bei der Pneumonie. Sie hatte konstitutive Bedeutung sowohl für die klinisch forschende Medizin, als auch für einen neuen Typus des Entwurfs von Krankheitsbildern. Die Klinik war durch die Einführung der statistischen Beobachtungsmethode zum Objektreservoir der forschenden Medizin geworden. Die statistische Krankheitszeichenlehre aber hatte damit ganz den Charakter einer nosologischen Symptomatologie angenommen. Sie suchte nicht mehr unmittelbar nach der individuellen Krankheitsentität, sondern sie deduzierte aus einer möglichst großen Beobachtungsmenge individueller Krankheitsausprägungen einen Idealtypus der Krankheit, der seinerseits wiederum als normative Vergleichsgröße für den individuellen Fall zu dienen hatte.

Neben der statistischen *méthode numérique* führte aber auch die physikalisch-technische Methodik des klinischen Messens und Wägens zu Zeichenmengen, die sich nicht mehr allein aus ihrer Gestalt als Zahlen und Zahlenkolonnen ausdeuten ließen und nach neuen Darstellungsformen als Hilfen zu ihrer Entschlüsselung verlangten. In diesem Sinne offerierten die etwa seit der Mitte des 19. Jahrhunderts in der Physiologie entwickelten graphischen Untersuchungsmethoden Bilder als Hilfsmittel des ärztlichen Erkennens. Bei diesen Bildern handelte es sich um Kurven, die aus beliebig häufigen Messungen physiologischer oder pathophysiologischer Ereignisse und deren Eintrag in ein Koordinatensystem im zeitlichen Verlauf konstruiert werden konnten. Entweder gelang es, Bewegungsvorgänge des Körpers (Atmung, Puls, Blutstrom, Muskelzuckung) durch mechanische Hilfskonstruktionen und einen Kurvenschreiber linear aufzuzeichnen oder es waren Einzelmessungen gegen die Zeit als Punkte in ein Koordinatensystem einzuzeichnen, die dann zu einem Kurvenzug verbunden werden konnten (Temperatur, Urindichte).

Den ärztlichen Erkenntnisgewinn, den die neuen graphischen Untersuchungsmethoden boten, hat 1888 der Greifswalder Physiologe Leonard Landois (1837–1902) auf den Punkt gebracht.

> *»Der bedeutende Vortheil der Methode«, so Landois, liege »ganz vornehmlich darin, dass dieselbe unmittelbar in einem System weniger Linien dem Beobachter alles das klar und anschaulich wie aus einem Gusse darzustellen« vermöge, »was in dieser Uebersichtlichkeit auch die minutiöseste Beschreibung oder die Aufführung ganzer Reihen von Zahlen niemals bieten« könne. »Noch vor wenigen Jahren beschränkt auf wenige, zum Theil enge Gebiete und ausgerüstet mit einem nur bescheidenen Armamentarium von Werkzeugen«, habe die graphische Methode inzwischen eine »ziemlich bedeutende Menge von Terrains in Besitz genommen, die sie mit Hilfe eines wohl erprobten reichen Apparatenschatzes fruchtbar« mache.*

Die zeitgemäße Metaphorik des Physiologen signalisiert für die ärztliche Zeichenlehre des ausgehenden Jahrhunderts den Vollzug eines medizintheoretischen Eroberungs- und Aneignungsprozesses, den Sieg der aufzeichnenden Graphik über die registrierende Metrik.

Was auch immer sich durch die neue Methode erschließen lässt, wird nun graphisch dargestellt. Bei der Dokumentation schnell verlaufender Bewegungsvorgänge etwa ist es die Herzbewegung, die durch die Aufzeichnung der Herzstoßkurve, das »Cardiogramm«, die Ära der (prämodernen) Kardiographie einleitet. Das von Hermann von Helmholtz (1821–1984) konstruierte »Myographium« registriert und »schreibt« Muskelzuckungen als Ereignisprotokolle und begründet so die diagnostische Methode der Myographie. Auch Pulsschlag (Sphygmographie, Angiographie), Atembewegung und andere Körperfunktionen werden in der zweiten Hälfte des 19. Jahrhunderts so erstmals technisch registriert, aufgezeichnet und zu interpretierbaren neuen Zeichen verarbeitet. Bei den »langsamer sich vollziehenden Bewegungen« ist es besonders die auf der Thermometrie fußende Thermographie, die die Reihe einzelner Temperaturmessungen in ihren zeitlichen Bezug setzt. Die Mecographie verspricht neue Aufschlüsse über die »Gesetzmäßigkeit der Entwicklung des Wuchses, der Grösse und des Gewichtes des Menschen«, die Dynamographie erlaubt Einblicke in die Kraftentwicklung einzelner Muskeln oder der Kraftentwicklung des Körpers insgesamt.

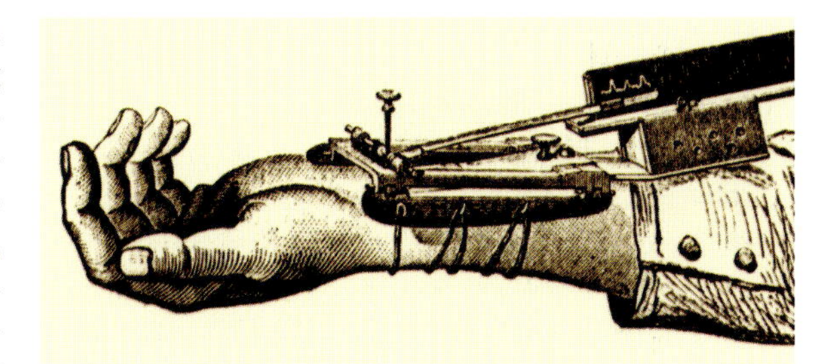

Abb. 11.4. Sphygmograph um 1850.

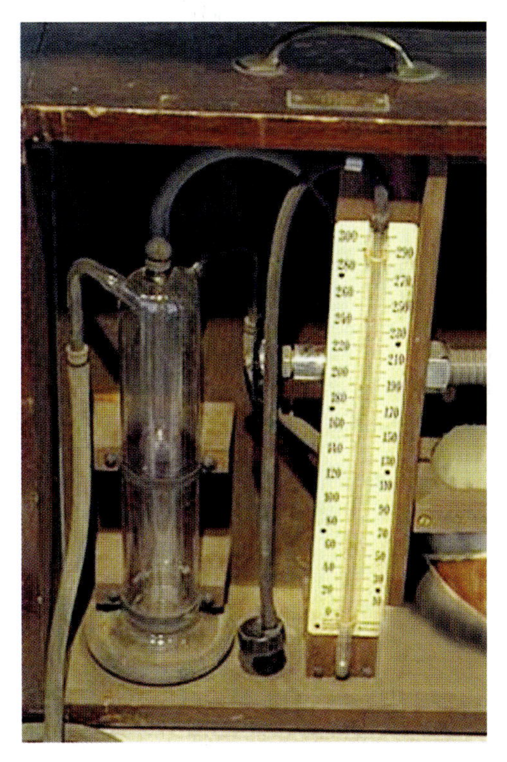

Abb. 11.5. Blutdruckgerät nach Scipione Riva-Rocci (1863–1937).

Vom Blutdruckmessen zum »RR«

Die unzulänglichen Methoden bei der Bestimmung von Herz-Kreislauf-Verhalten vor allem von Kindern veranlassten den italienischen Arzt Scipione Riva-Rocci (1863–1937) als Assistenzarzt an der Medizinischen Klinik in Turin etwa ab dem Jahre 1890 zur Entwicklung eines für Patienten schmerzlos einsetzbaren Blutdruckmessverfahrens. In seinem berühmten Artikel *Un nuovo sfigmomanometro* beschrieb er 1896 eine leicht zu handhabende Methode der »unblutigen« Bestimmung des Blutdruckes und führte seinen Prototypen des modernen Blutdruckmessgerätes zur indirekten Bestimmung des Blutdrucks vor. Riva-Roccis Apparat bestand aus einem Fahrradschlauch, den er als Oberarmmanschette benutzte, aus einem Gummiballon zum Aufblasen der Manschette und aus einem Quecksilberbarometer, mit dem er den Druck in der Armarterie unter gleichzeitiger Kontrolle des Radialispulsschlags (Handwurzel) maß. Vor allem in Krankenhäusern setzte sich die neue Methode um 1900 rasch durch. Der russische Militärarzt Nikolai Sergejewitsch Korotkow (1874–1920) verbesserte 1905 die von Riva-Rocci entwickelte Methode, indem er das Stethoskop zur Bestimmung des Blutdrucks einsetzte. Etwa seit den 1920er Jahren sind Blutdruckmessgeräte nach dem »System Riva-Rocci« in jeder ärztlichen Praxis anzutreffen. Ein vollautomatischer Blutdruckmesser kam erstmals 1968 auf den Markt und ermöglichte nun 24-Stunden-Messung des Blutdrucks. Seit 1976 gibt es leicht zu bedienende elektronische Selbstmessgeräte für die häusliche Anwendung durch den Patienten, seit 1989 Geräte zur Blutdruckmessung am Zeigefinger und seit 1992 elektronische Messgeräte mit Handgelenkmanschette. Zu erwähnen ist in diesem Zusammenhang besonders der amerikanische Neurologe und Chirurg William Harvey Cushing (1869–1939), der sich um 1900 erstmals für den Zusammenhang von intrakranieller Drucksteigerung und Blutdruck interessierte und auch regelmäßige Messungen von Blutdruck, Atmung, Puls und Temperatur (Anästhesie-Verlaufskontrolle) während der Narkose einführte. Bis heute steht die Abkürzung »RR« (Riva-Rocci) für »Blutdruck«.

Physiognomik

Zu neuer Blüte gelangte in diesem Zusammenhang auch die alte Kunst der Physiognomik. Zwar war diese während des 17. und frühen 18. Jahrhunderts in den Wissenschaften immer mehr als pseudowissenschaftliche Disziplin auf der Grundlage fragwürdiger Methodik in Verruf geraten, nicht so allerdings beim breiten Publikum, das die vierbändig zwischen 1775 und 1778 erschienen *Physiognomischen Fragmente* des Schweizer Arztsohnes und reformierten Pfarrers Johann Caspar Lavater (1741–1801) mit Begeisterung aufnahm.

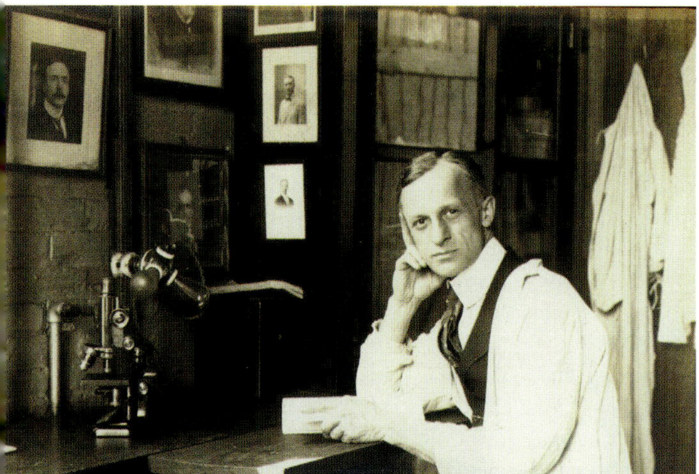

Abb. 11.6. William Harvey Cushing (1869–1939).

Hier hatte man im Zeitalter der Empfindsamkeit nun endlich eine Anleitung, verschiedenste menschliche, ja sogar tierische, Charaktere bereits anhand ihrer Gesichtszüge und ihrer Körperstatur zu durchschauen. Von Lavaters Theorie der Physiognomik profitierte selbst der populäre Schattenriss in der zweiten Hälfte des 18. Jahrhunderts. Er selbst verstand die Zeichen der Physiognomie als »unwillkührliche Natursprache« und »Buchstaben des göttlichen Alphabets«. Während sich Georg Christoph Lichtenberg (1742–1799) sofort scharf und Johann Wolfgang von Goethe (1749–1832) nach anfänglicher Zustimmung dann aber doch auch entschieden von Lavaters Semiotik der Physiognomie ab- und im Gegensatz zu ihr einer Pathognomik zuwandten, fand diese etwa bei Alexander von Humboldt (1769–1859) deutliche Zustimmung. Humboldt nutzte sie noch in der Mitte des 19. Jahrhunderts zur Abgrenzung zwischen geistesgebildeten und »barbarischen« Völkern oder Nationen und traf damit den frühen idealistischen Rassismus eines Publikums, das den frühkolonialen und an Auswanderung interessierten Blick auf den Norden und Süden der »Neuen Welt« aber auch nach Afrika und Asien richtete. »Ich habe schon früher bemerkt«, so schrieb Humboldt in seinem 1859 erschienen Bericht über eine *Reise in die Aequinoctial-Gegenden des neuen Continents,*

> *»daß es vorzüglich die Geistesbildung ist, was Menschengesichter von einander verschieden macht. Barbarische Nationen haben vielmehr eine Stamm- oder Hordenphysiognomie als eine, die diesem oder jenem Individuum zukäme«.*

Im Grunde war aber auch die Pathognomik Lichtenbergs und Goethes eine Semiotik der Körperzeichen, die nur von lebenszeitlichen psycho- oder sozialpathologischen Einflüssen (Erregung, Empfindsamkeit, Lebensweise, Sozialstatus) auf die Physiognomie ausging und nicht wie bei Lavater davon, dass solche Zeichen von Gott mit auf den Lebensweg gegeben seien.

Lavaters Physiognomik wurde als intellektuelle Mode in den ersten Jahrzehnten des 19. Jahrhunderts durch die ihr sehr wesensverwandte Schädelkunde (Phrenologie) des Wiener Arztes Franz Joseph Gall (1758–1828) ergänzt. Auch Gall vertrat die Auffassung, dass persönliche Charakterzüge aus Mimik und Schädelform abzulesen seien und trug so zur Physiognomik Lavaters bei. Gall wies dabei dem Gehirn eine über die Schädelform zeichengebende Funktion zu. So sei das Gehirn in verschiedene Zonen aufgeteilt, in denen wesentliche Charakterzüge – bei Gall 27, bei seinen Schülern bis weit über 40 – lokalisiert seien, deren jeweilige Dominanz und mit ihr die des Charakterzuges sich als innere Eindellung und äußerliche Ausbuchtung des Schädels mitteile. Durch die Methode der Schädelvermessung (Kraniometrie) könne so auf Mängel oder Überausprägungen bestimmter Charakterzüge geschlossen werden. Im Zuge der populären Schädellehre Galls wurde so mancher Schädel berühmter oder auch nur adeliger Persönlichkeiten exhumiert oder aus dunklen Gruften entführt, um so die charakterliche oder geistige Größe seines einstigen Trägers *ex post* zu überprüfen.

In die Reihe der Physiognomen ist als später Vertreter auch der italienische Gerichtsmediziner und Psychiater Cesare Lombroso (1835–1909) einzuordnen. In Deutschland fanden seine kriminalbiologischen Theorien, zuerst 1876 veröffentlich unter dem Titel *L‹Uomo delinquente* (*Der Verbrecher in anthropologischer, ärztlicher und juristischer Beziehung*, 1887) unter der Bezeichnung »Tätertypenlehre« Anerkennung und Verbreitung. Der Kern seiner These lief

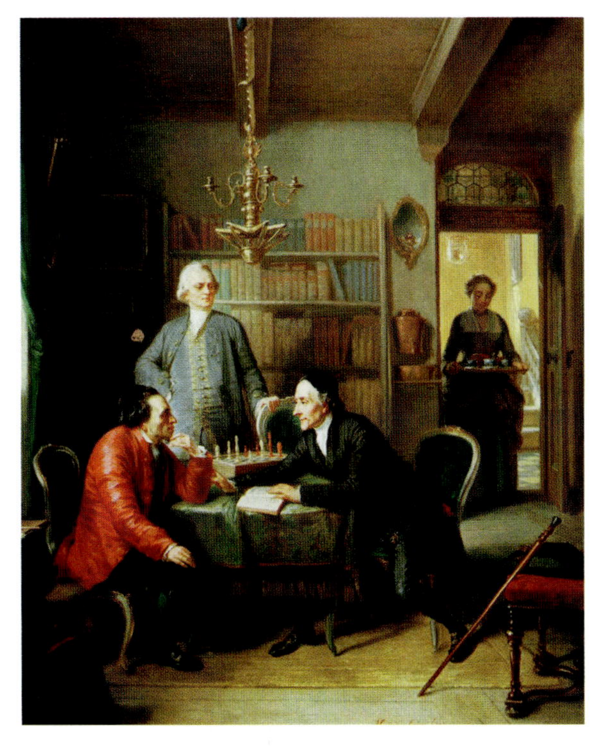

Abb. 11.7. Lessing und Johann Caspar Lavater zu Gast bei Moses Mendelssohn. Gemälde (1856) von Moritz Daniel Oppenheim (1800–1882).

darauf hinaus, dass eine bestimmte Schädelform oder andere natürliche Gesichtsmerkmale (Form der Augenbrauen, des Mundes etc.) Hinweise auf eine atavistische, niedrigere und gewalttätigere Entwicklungsstufe des Delinquenten und damit auf tief verwurzelte kriminelle Anlagen zum Verbrecher geben könnten. Wie Lavater hielt auch Lombroso dies für anlagebedingt und daher auch durch eine normale Sozialisation für nicht korrekturfähig. Aus Galls populären aber wissenschaftlich doch bald in Zweifel gezogenen Schädellehre war damit eine medizin- und kriminalwissenschaftliche Disziplin der Forensischen Phrenlogie geworden der Kriminelle aber zum anthropologischen Typus.

Der belgische Mathematiker, Astronom und Statistiker Lambert Adolphe Jacques Quetelet (1796–1874) unterzieht schließlich auch sozialpsychologische Phänomene der statistischen Auswertung und graphischen Darstellung. Sein *Versuch einer Physik der Gesellschaft* (1838) ist der Erfassung sozialpsychologischerer und sozialpathologischer Zeichen gewidmet und zeichnet in »Curven« neue Bilder von der »Lebensfähigkeit in den verschiedenen Altern«, der »Entwicklung der sittlichen und geistigen Fähigkeiten« des Men-

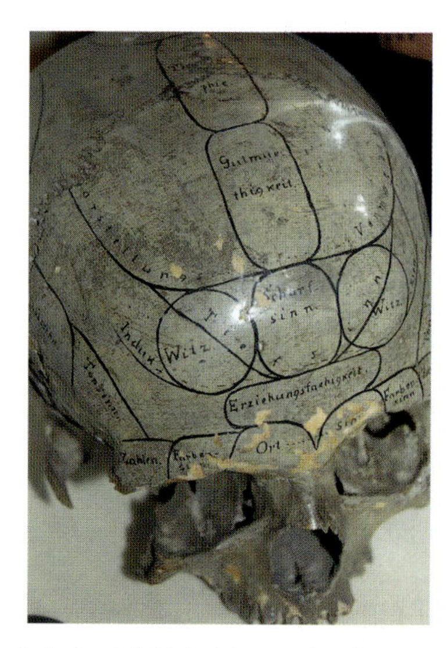

Abb. 11.8. Gallscher Schädel mit Zoneneinteilung.

schen, der Entwicklung seines »literarischen Talentes« und seines »Hanges zum Verbrechen«. Metrik, Statistik und Graphik sind zu den neuen Grundtechniken der neuen diagnostischen Semiotik avanciert. Mit solchen Hilfsmitteln tritt Quetelet den Beweis an, dass es keine spezifische Ausprägung der Körperform eines Menschen geben könne, die mit der eines anderen identisch sei. Daneben darf Quetelet als der geistige Vater der Normalverteilung betrachtet werden. In diesem Zusammenhang untersuchte er den männlichen Brustumfang bei 5.738 schottischen Sodaten. Auch viele intellektuelle und allgemeinpsychische Eigeschaften des Menschen seien normal verteilt, so dass man den Idealtyp des

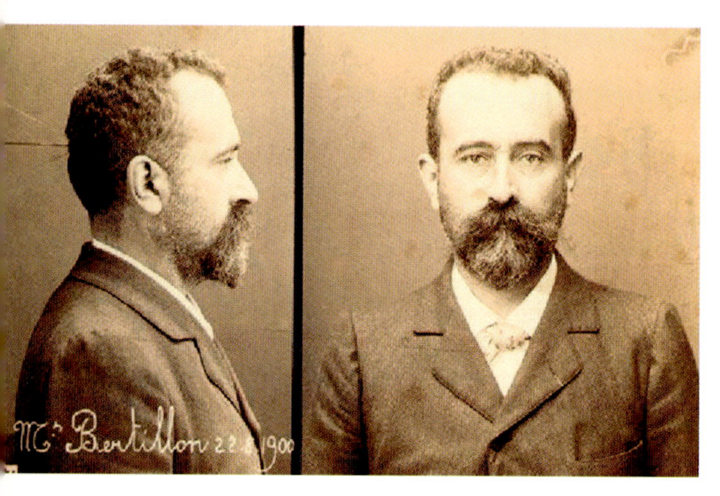

Abb. 11.9. Alphonse Bertillon (1853–1914). Selbstporträt, 1900.

mittleren Menschen (homme moyen) beschreiben könne. Die von Quetelet entwickelte Körpermassenzahl (Body-Mass-Index) wird nach ihm Quetelet-Index genannt.

Auf Basis dieser Erkenntnis und vor dem Hintergrund der anthropologischen Physiognomik entwickelte der französische Kriminalist und Anthropologe Alphonse Bertillon (1853–1914) ein schließlich ein anthropometrisches System zur Personenidentifizierung auf der überwiegenden Grundlage von Verbrecherphotos (Verbrecheralbum), das später zu seinen Ehren *Bertillonage* genannt wurde. Erste Versuche hierzu hatte Bertillon 1879/80 an den Untersuchungshäftlingen der Pariser Polizei durchgeführt. Die Messergebnisse hielt er auf Karteikarten fest. Diese Arbeiten brachten ihm zunächst allerdings mehr den Spott der Kollegen ein, bis sich die Zahl der Festnahmen auf der Grundlage seiner Verbrecherkartei häufte und das System gegen Ende des 19. Jahrhunderts internationale Anerkennung gewann. Besonders in England interessierte man sich für Bertillons Methode. Und als ihn Francis Galton (1822–1911) an der Spitze einer ganzen Delegation 1893 besuchte, wurde auch er gleich »bertilloniert«. Ergänzt wurde es durch das sich bald nach 1900 durchsetzende und bis heute ausgewertete Daktylogramm, den Fingerabdruck.

Rhythmen der menschlichen Maschine

Die Einführung der photographischen Dokumentationsmethode in die Medizin – und mit ihr verbunden die Möglichkeit, durch lebensgetreue Momentaufnahmen den Prozess der physiologischen und pathophysiologischen Diagnostik zu bereichern – verbindet sich mit dem Namen des französischen Physiologen Étienne-Jules Marey (1830–1904). Zunächst hatte sich Marey in den 1850er und 1860er Jahren noch mit der Technik der graphischen Aufzeichnung muskel- und gefäßphysiologischer Vorgänge beschäftigt und seine Studien vornehmlich auf die Mechanik des Herz-Kreislaufsystems, der Respiration und der Muskelkontraktion gerichtet. Spätestens 1868 beginnt der Physiologe aber, sich einem neuen aufregenden Untersuchungsfeld, dem der menschlichen und tierischen Bewegungsabläufe zuzuwenden. Dieses Interesse musste zwangsläufig auf das technisch junge Gebiet der photographischen Registrierung führen. Bald zeigte sich nämlich, dass die Reduktion auf eine mathematisch-graphische Dokumentation in Form von Kurven für das Verständnis der physiologischen Bewegungsabläufe nicht hinreichend war. Erst die ganzheitliche Betrachtung der Abläufe versprach tiefere

Einsichten in das Phänomen der tierischen und menschlichen Bewegungen und ihrer Störungen insgesamt. Marey bemerkte, dass durch Photographien, die in schneller Abfolge geschossen wurden, Bewegungsabläufe differenzierter dargestellt werden konnten. Intensiv bemühte er sich um eine Verbesserung dieser Methode und konstruierte schließlich ein »photographisches Gewehr«, mit dem in sehr schneller Folge Aufnahmen ablaufender Bewegungsvorgänge »geschossen« werden konnten. Das »Marey'sche photographische Gewehr«, die Weiterentwicklung einer ähnlichen Kamera, die zu astronomischen Studien in den 1870er Jahren bereits benutzt worden war, stellte einen entscheidenden Schritt auf dem Weg zur Entwicklung cinematographischer Aufzeichnungsmethoden in der Physiologie und Pathophysiologie der Bewegung dar.

Im Jahre 1881 gelang es Marey, den Stadtrat von Paris zu bewegen, ihm einen Landsitz im Parc-des-Princes zu gewähren, wo er seine physiologische Station zum Studium tierischer Bewegungen in freier Natur unter möglichst natürlichen Bedingungen errichtet. Hier wurden mit einer beweglichen Kamera auf Schienen Bewegungsabläufe bei Pferden, bei Windhunden, aber auch bei Elefanten studiert. Mareys generelles Forschungsziel richtete sich aber weniger auf die Einzelstudien tierischer Bewegungsabläufe, die ihm zweifellos bedeutsam waren, sondern vielmehr auf die Ermittlung und Analyse der Bedingungen, die die Funktionen des menschlichen Lebens, in Sonderheit die Funktionen der Bewegung, modifizieren, sowie auf Zusammenhänge zwischen den Bewegungsgesetzen und den äußeren Beeinflussungsfaktoren der Bewegung insgesamt. Im Zusammenhang mit dieser allgemeinen Fragestellung bemühte sich Marey seit den 90er Jahren des 19. Jahrhunderts intensiv um eine Vereinheitlichung und Standardisierung der Messinstrumente zur Bewegungsaufzeichnung, denn nur eine solche Standardisierung, so seine Überzeugung, würde Verwirrung in der internationalen Forschung vermeiden. Bald nach Mareys Anregung nahm sich auch die Photographiekust der neuen Technik an. Ein wunderbares Beispiel hierfür ist etwa Eadweard Muybridges (1830–1904) um 1887 entstandene Bewegungsphotoserie *Woman Walking Downstairs*, die 1901 in seinem Sammelband *The Human Figure in Motion*, veröffentlicht wurde.

Schalldiagnostische Verfahren

Nicht nur bewegte Bilder, sondern auch bewegte Töne gehörten seit den 19. Jahrhundert zum diagnostischen Zei-

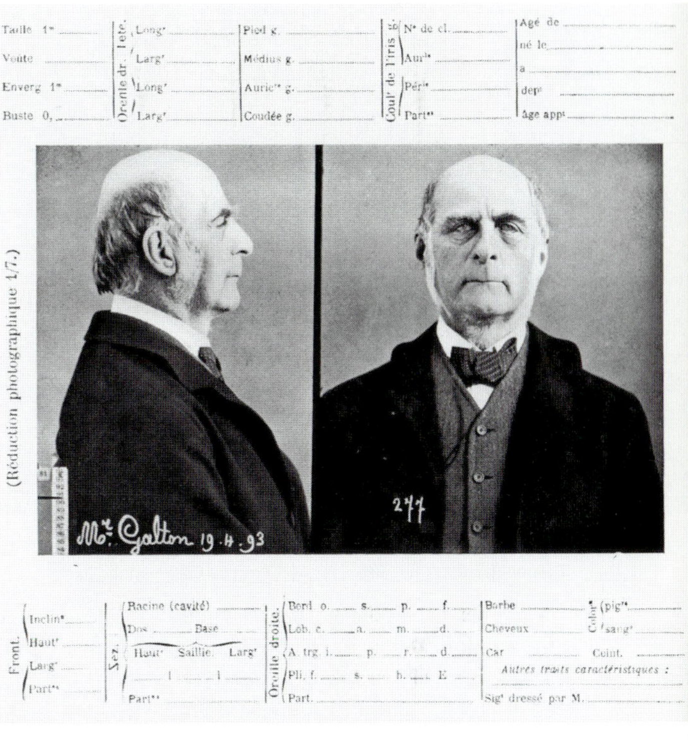

Abb. 11.10. Francis Galton zu Besuch bei Bertillon (1893).

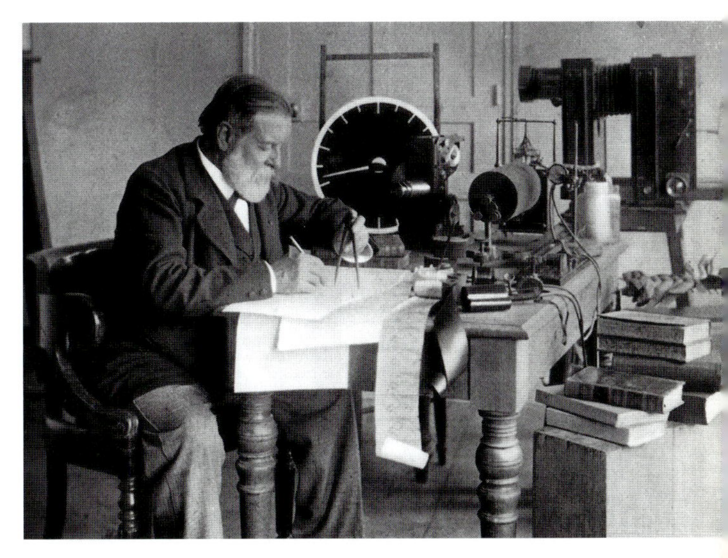

Abb. 11.11. Étienne-Jules Marey (1830–1904) in seinem Laboratorium.

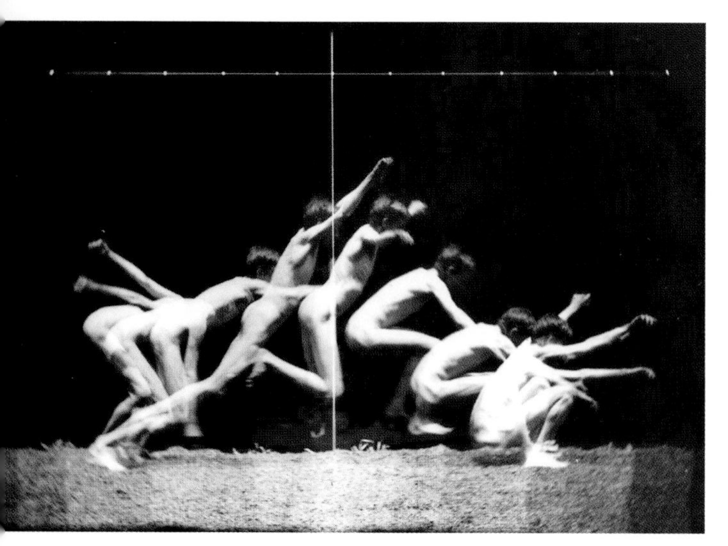

Abb. 11.12. Étienne-Jules Marey (1830–1904). Sprungaufnahme eines Sportlers, um 1885.

chenrepertoire der Medizin. Die beiden ältesten schalldiagnostischen Verfahren, die Auskultation und die Perkussion, sind in der Frühphase der klinischen Medizin an der Wende vom 18. zum 19. Jahrhundert in die Diagnostik eingeführt worden. Sie waren Ausdruck der Physikalisierung der klinischen Untersuchungsmethoden und wurden bald in den großen klinischen Schulen des frühen 19. Jahrhunderts (Paris, Wien, London, Dublin und Edinburgh) gepflegt. Sowohl die Perkussion als auch die Auskultation beruhte auf dem Prinzip der Schallleitung. Bei der Perkussion war es die unterschiedliche Schallleitung in verschieden dichten Geweben, die Aufschlüsse über Füllungszustand und Lage bestimmter Organe und auch über Krankheitsprozesse in bzw. an ihnen gestattet. Bei der Auskultation erlaubte die Schallleitung des menschlichen Körpers die Wahrnehmung körpereigener Geräusche (Herzschall, Pulsschall, Darmgeräusche etc.).

Die klinische Interpretation der akustischen Befunde, wie sie mit Hilfe der Perkussion und Auskultation zu gewinnen war, wurde im Verlauf des 19. und frühen 20. Jahrhunderts zunehmend differenzierter. Die schalldiagnostischen Verfahren konnten freilich immer nur so gut sein wie die akustische Sensibilität des Untersuchenden. Früh setzten daher Bemühungen ein, zumindest die Auskultation technisch zu verbessern. Laënnec entwickelte 1819 mit dem Stethoskop ein außerordentlich nützliches Hilfsinstrument der Auskultation. Damit war allerdings für einige Jahrzehnte die Grenze des technisch Möglichen erreicht, denn weitere Schallleitungs- und Schallverstärkungsmöglichkeiten standen nicht zur Verfügung. Dies änderte sich erst, als es An-

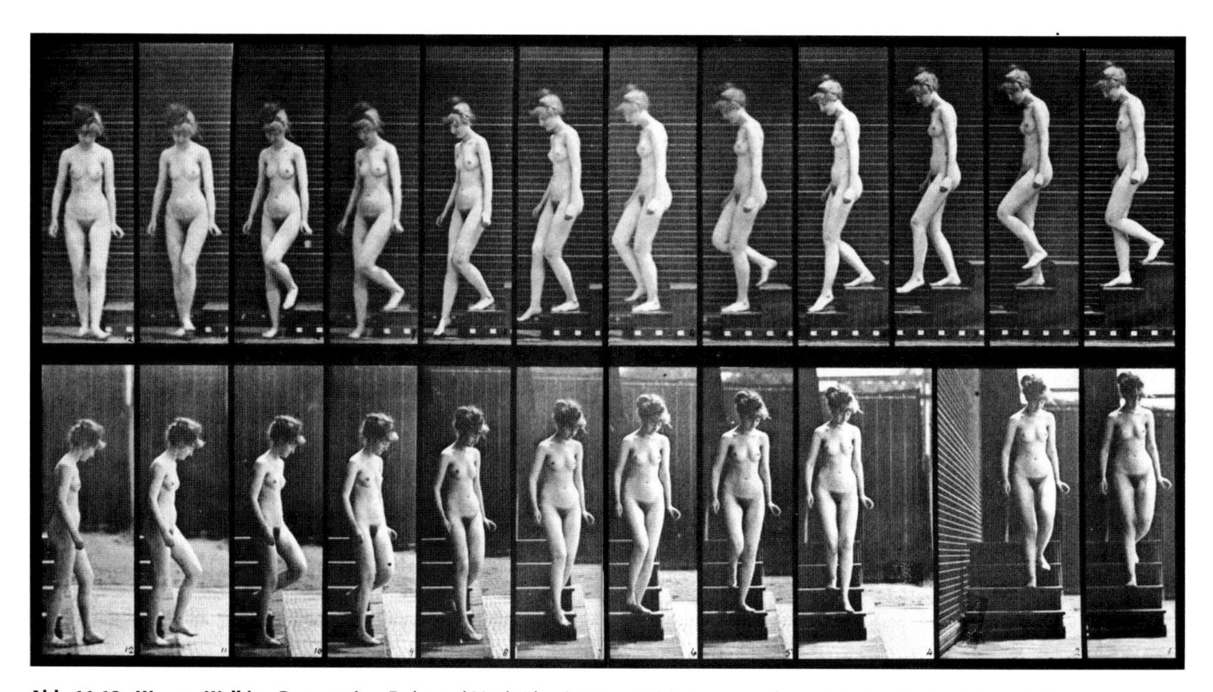

Abb. 11.13. Woman Walking Downstairs . Eadweard Muybridge (1830–1904) Bewegungsphotoserie (um 1887, publiziert 1901)

fang unseres Jahrhunderts gelang, Schall durch Mikrophone in elektrische Impulse umzuwandeln und die so entstandenen niederfrequenten Impulse durch elektronische Vakuumröhren zu verstärken. Wichtige Schritte auf diesem Weg waren die Entwicklung der niederfrequenten Röhrenverstärkung (Triode) durch L. de Forest im Jahre 1906 und die praktische Umsetzung des piezoelektrischen Effektes (bereits 1880 von Pierre und Marie Curie entdeckt) für den Bau hochwertiger Kristallmikrophone in den zwanziger Jahren.

Erste Versuche, Herztöne mit elektrischen Mitteln aufzunehmen und zu verstärken, also Phonokardiographie zu betreiben, wurden bereits vor 1910 unternommen. Dabei gelang es, mit einem von S. G. Brown erfundenen Telefonstethoskop nicht nur die Herztöne 60-fach zu verstärken, sondern sie auch ins Telefonnetz einzuspeisen und sie damit für konsultierende Ärzte in einer Entfernung von über 100 Kilometern (!) hörbar zu machen. Hierzu bediente man sich noch der alten Kohlenmikrophone. Brauchbare Verstärkungsqualitäten konnten erst unter Einsatz der piezoelektrischen Kristallmikrophone erzielt werden. Die Phonokardiographie dient noch heute der Aufzeichnung von Schallerscheinungen des Herzens und damit einer differenzierten Auskultationsdiagnostik. Darüber hinaus können auch von den Strömungsgeräuschen großer Gefäße, arteriovenösen Fisteln und von stark durchbluteten Organen Phonogramme aufgezeichnet –werden. Häufig werden dabei die Schallphänomene und die jeweilige EKG-Abteilung parallel erfasst.

Die Grundidee, morphologische Strukturen durch Schall sichtbar zu machen, geht auf militärische Interessen und Versuche zurück. Während des Ersten Weltkrieges übertrug der französische Physiker Paul Langevin (1872–1946) Ultraschallwellen, die er durch den Piezoeffekt von Quarzkristallen erzeugt hatte, ins Wasser und entwickelte so ein Verfahren zur Ultraschallortung (Sonar) von Unterseebooten. Zu medizinischen Anwendungen eignete sich dieses Verfahren allerdings aufgrund seiner Gefahr für Lebewesen noch gar nicht. Die Kraft der erzeugten Schallwellen war so stark, dass von ihnen getroffene Fische zerplatzten. In der Zwischenkriegszeit waren es dann der russische Physiker S. J. Sokoloff in Leningrad und sein amerikanischer Kollege Floyd A. Firestone, die an Ultraschall-Verfahren zur Suche nach Materialfehlern in Werkstoffen arbeiteten. Hier gelang 1942 auch eine erste medizinische Anwendung, als der österreichische Psychiater und Neurologe Karl Dussik (1908–1968) einen Hirnseitenventrikel unter Zuhilfenahme dieses Verfahrens ›erschallte‹. Dussik nannte sein Verfahren Hyperfonografie. Für eine breite klinische Anwendung waren allerdings noch wesentliche Weiterentwicklungen des Ultraschallverfahrens notwendig. Sie fanden wiederum in militärischem Kontext, nämlich als Forschungsprojekt des britisch-amerikanischen Anti Submarine Detection Investigation Committees zur Verbesserung der Sonar-Ortung deutscher und japanischer U-Boote statt. Die Weiterentwicklung dieser Methode, mit der gezielt Unterwasserbomben gegen U-Boote eingesetzt werden konnten, zu einer medizinischen Diagnosemethode, ist ein beeindruckendes Beispiel für die Konversion militärischer Technologie in friedliche Zwecke. Bald nach dem Zweiten Weltkrieg bemühten sich nämlich gleichzeitig viele medizinische Disziplinen parallel und sehr erfolgreich um die Ultraschalldiagnostik. Erste kardiologische Untersuchungen erfolgten in der Mitte der 1950er Jahre; Untersuchungen des Abdomens und des Halses schlossen sich an. Diese Diagnoseversuche waren allerdings nicht unbeschwerlich,

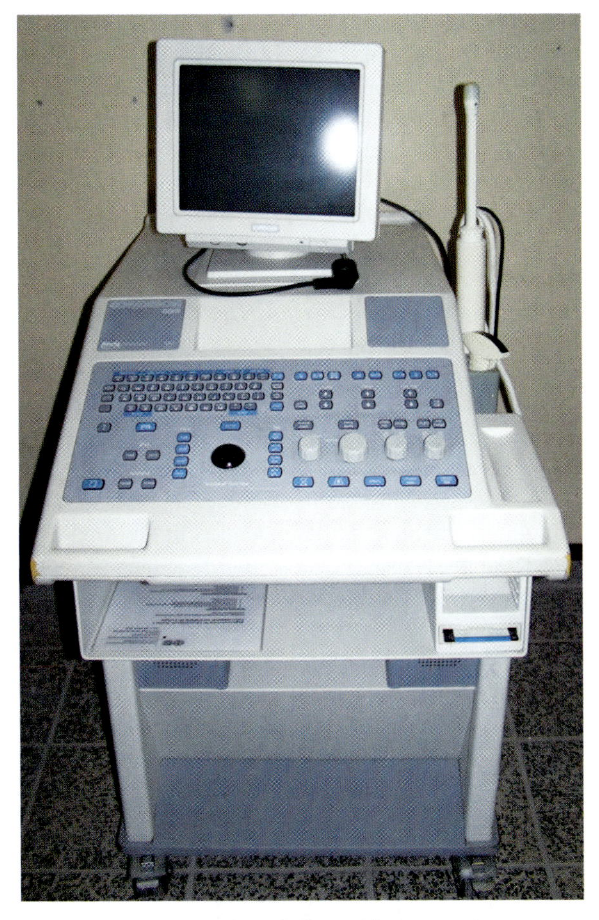

Abb. 11.14. Modernes Ultraschallgerät (der Fa. Kretz).

denn etwa beim Ultraschall-Compound-Verfahren musste die Versuchsperson in einer wassergefüllten Tonne sitzen, während die Ultraschallsonde sie umkreiste. In der zweiten Hälfte der 1950er Jahre erfolgten dann erste Anwendungen in der Ophthalmologie (G. H. Mundt und W. F. Hughes, 1956) sowie in der Gynäkologie. Dem britischen Gynäkologen Ian Donald (1910–1987) gelang 1958 am Glasgow Royal Maternity Hospital die erste sonographische Darstellung eines ungeborenen Kindes. Dieser sensationelle Erfolg wurde am 7. Juni 1958 in *The Lancet* unter dem Titel *Investigation of Abdominal Masses by Pulsed Ultrasound* publiziert. Heute besucht eine Schwangere in der westlichen Welt durchschnittlich 17-mal während der neun Monate eine Frauenarztpraxis, um an sich eine Ultraschalluntersuchung vornehmen zu lassen. Ob diese Entwicklung nur positiv zu bewerten ist, dürfte allerdings sehr unterschiedlich beantwortet werden. Das besonders in der Angiographie wichtige Dopplerprinzip (Ultrabeschallung von Herz oder großen Gefäßen mit 3 Mhz) wurde 1959 durch zwei Japaner entwickelt. Dem Physiker Shigeo Satomura (1919–1960) und dem Mediziner Ziro Kaneko (1915–1997) gelang die Konstruktion eines solchen Gerätes, das sich schnell einen unverzichtbaren Platz in Angiologie und Kardiologie erschloss. Farbkodierte Dopplerdarstellungen wurden allerdings seit den 1980er Jahren durch die Verfügbarkeit leistungsstarker Rechner realisierbar. Die Verbesserung der technischen Möglichkeiten der Ultraschalldiagnostik und der Einsatz computergestützter Auswertungs- und Bildwiedergabeverfahren ließen die Ultraschall-Diagnostik in den achtziger Jahren des 20. Jahrhunderts zu einem Routineverfahren werden. Lehrbücher über den Einsatz von Ultraschall in der medizinischen Diagnostik erschienen in den USA und in Deutschland bereits um 1975.

Zu den schalldiagnostischen Verfahren gehört auch die schon vor 1930 zur Routinemethode herangereifte quantitative und qualitative elektroakustische Hörprüfung, die Audiometrie. Um sie reproduzierbar durchführen zu können, bedurfte es zunächst der Entwicklung elektrischer Tongeneratoren mit hoher Frequenzkonstanz und treffsicher einstellbarer Verstärkungsamplitude. Mit der jungen Audiometrie war es bereits in den dreißiger Jahren möglich, Mittelohrschwerhörigkeiten differentialdiagnostisch von Innenohrschwerhörigkeiten zu unterscheiden.

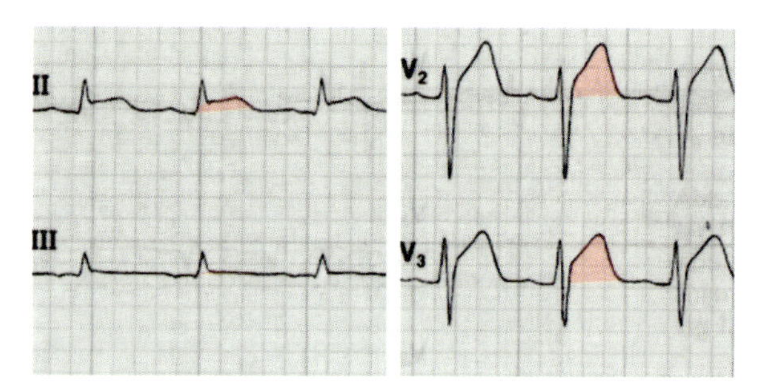

Abb. 11.15. Infarkt-EKG mit der typischen ST-Hebung.

Die neue Elektrodiagnostik

Von vergleichbar großer Bedeutung wie die Rötgendiagnostik ist die Einführung der elektrographischen Diagnosemethoden am Anfang des 20. Jahrhunderts. Ihre Vorgeschichte beginnt bereits in der zweiten Hälfte des 19. Jahrhunderts mit ersten Versuchen, den Herzschlag elektrometrisch aufzuzeichnen. Galvanometrische Studien folgten in den frühen achtziger Jahren des 19. Jahrhunderts. Der entscheidende Schritt in die moderne Elektrographie der Herzaktionen sollte dem niederländischen Physiologen Willem Einthoven (1860–1927) gelingen. Einthoven darf als Begründer der modernen Elektrokardiographie gelten. Die Vorgeschichte des EKGs, seiner für die kardiologische Diagnostik bahnbrechenden Erfindung, begann in der Mitte der 1890er Jahre, als Einthoven begann, mit einem für die damalige Zeit hochsensiblen Messinstrument, dem Lippmann-Kapillar-Elektrometer, Herzstrompotentiale zu messen. Hierbei gelang ihm erstmals der Nachweis unterschiedlicher Potentialkurven bei Normalpersonen und Probanden mit Herzerkrankungen (1900). Als Referenzmethoden dienten ihm dabei die Registrierung der Herztöne, des Karotispulses und des Herzspitzenstoßes. Mit dem von ihm eigens zur Aufzeichnung der elektrischen Herzströme konstruierten Saiten-Galvanometer gelangen dem Physiologen 1902/03 die ersten korrekten Aufzeichnungen elektrischer Strome der Herzreizleitung. Das von ihm entwickelte Instrument konnte sowohl in der Physiologie als auch in der klinischen Medizin eingesetzt werden; Voraussetzung war freilich, dass der Arzt die Aufzeichnungen richtig interpretierte. Auch auf diesem theoretischen Gebiet begründete Einthoven die moderne Elektrokardiographie. Für das von ihm 1913 entwickelte und nach seinem Namen benannte Einthoven-Dreieck, mit dem die elektrokardiographischen Aufzeichnungen berechen- und analysierbar wurden, erhielt er 1924 den Nobelpreis.

Das röntgendiagnostische Verfahren hatte bereits am Anfang des Jahrhunderts auch neue Einblicke ins menschliche Gehirn gestattet. Die Einführung der Pneumenzephalographie durch den Engländer Walter Edward Dandy (1886–1946) im Jahre 1918 erlaubte dann zum ersten Mal differenziertere Analysen der Gehirnmorphologie am Lebenden. Raumfordernde Prozesse, soweit sie die Ventrikel einengten, waren nun erkennbar, wenngleich die Möglichkeiten, chirurgisch in das krankhafte Geschehen einzugreifen, begrenzt blieben. Pathologische Gehirnvorgänge, die ohne raumfordernde oder substanzvermindernde Prozesse abliefen, konnten durch dieses Verfahren jedoch auch weiterhin nicht sichtbar gemacht werden. Einen wichtigen Schritt in der Entwicklung der Gehirndiagnostik stellte daher die Entwicklung der Elektroenzephalographie (EEG) durch den Jenenser Psychiater Hans Berger (1873–1941) dar.

Berger gelang es 1929, ein erstes brauchbares EEG zu schreiben. Durch die Registrierung und graphische Darstellung bioelektrischer Potentialschwankungen des Gehirns war es nun möglich, krankhafte Hirnveränderungen (Epilepsie, toxische Schädigungen, Hirndruckzeichen) genauer zu analysieren. Bald gelang es, mit diesem Verfahren Krampfpotentiale im epileptischen Anfall zu erkennen und als Ausdruck gleichzeitiger Aktivierung einer großen Neuronenzahl zu interpretieren. Die Erfassung, Verstärkung und Darstellung muskulärer Aktionspotentiale (Elektromyographie) gehört erst seit den sechziger Jahren des 20. Jahrhunderts zu den elektrographischen Routinemethoden. Mit ihr wurde es möglich, zwischen neurogenen Muskelatrophien und myogenen Muskeldystrophien zu unterscheiden. Besondere Anwendungsgebiete der elektrographischen Diagnostik sind die Elektroneurographie (ENG) und die Elektroretinographie (ERG). Auch diese Verfahren werden routinemäßig erst seit der Mitte des 20. Jahrhunderts den letzten Jahrzehnten angewandt.

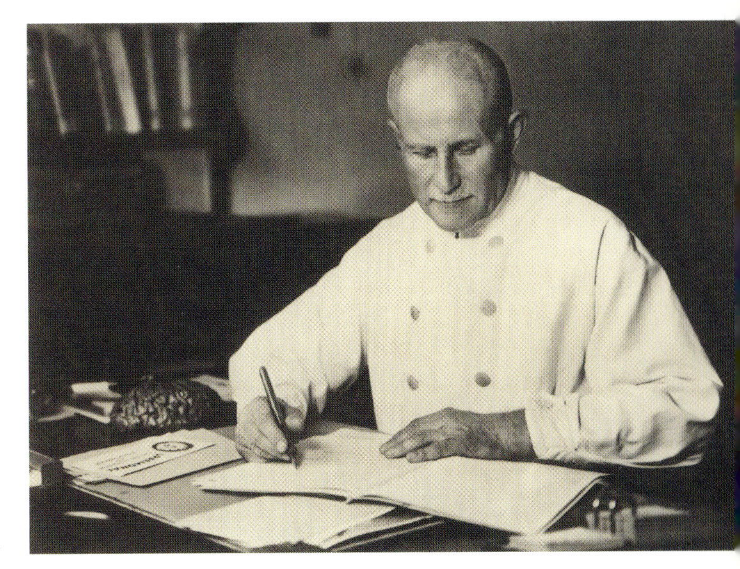

Abb. 11.16. Hans Berger (1873–1941).

Die neuen Strahlenbilder – Röntgens Beitrag zur neuen Bilderflut

Am 27. März 1845 wurde in dem kleinen bergischen Städtchen Lennep, es gehört heute zu Remscheid, ein Mann geboren, der die Physik- und Medizingeschichte des 20. Jahrhunderts nachhaltig beeinflussen sollte. Wilhelm Conrad Röntgen (1845–1923) war nach seinem Studium der Physik zunächst Professor in Hohenheim bei Stuttgart (1875), dann in Straßburg (1876), Gießen (1879), Würzburg (1888) und zuletzt seit 1890 in München. Erfolgreich wie kaum ein anderer Physiker seiner Zeit erforschte er die Doppelbrechung bestimmter Flüssigkeiten, Gase oder durchsichtiger fester Körper unter der Einwirkung eines elektrischen Feldes (Kerr-Effekt), die physikalischen Eigenschaften von Kristallen im Zusammenhang mit dem 1880 von den Geschwistern Curie entdeckten piezoelektrischen Effekt und die Wärmeabsorption bei Wasserdampf. All diese Studien traten jedoch zurück hinter die Entdeckung eines Phänomens, das nicht nur die diagnostische Medizin, sondern auch die Therapie besonders der karzinomatösen Hauterkrankungen nachhaltig beeinflussen würde.

Am 8. November 1895 ermöglichte Röntgen seine große Entdeckung eher zufällig beim Einschalten einer Hittorf'schen Kathodenstrahlröhre, mit der er gerade experimentierte. Die Wiedergabe der Röhrenstrahlung auf Papierschirmen sollte verbessert werden. Röntgen hatte diesmal Bariumplatincyanurkristalle aufgestrichen und gerade die Kontakte seiner Röhrenapparatur geschlossen, als der Schirm plötzlich zu fluoreszieren begann, obwohl die Röhre selbst noch mit schwarzem Karton abgedeckt war. Wie sollte man das Verblüffende erklären?

> *»Das an dieser Erscheinung zunächst Auffallende ist, dass durch die schwarze Cartonhülse, welche keine sichtbaren oder ultravioletten Strahlen des Sonnen- oder des elektrischen Bogenlichtes durchlässt, ein Agens hindurchgeht, das imstande ist, lebhafte Fluorescenz zu erzeugen.«*

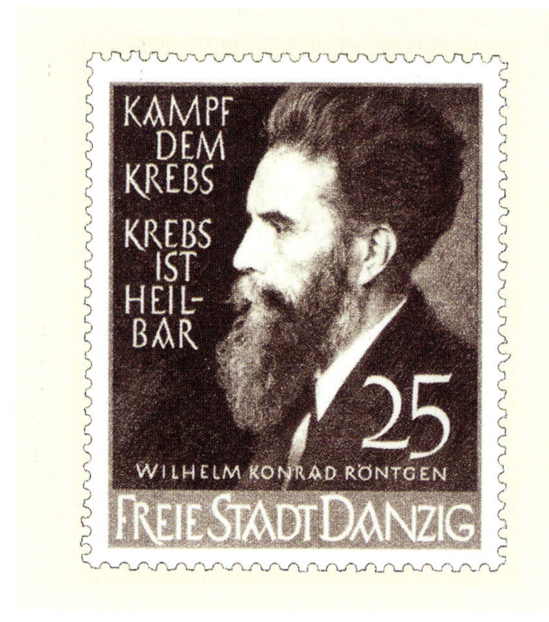

Abb. 11.17. Wilhelm Konrad Röntgen auf einer Danziger 25-PF-Briefmarke (1939).

So beschrieb der Physiker bisher noch unbekannte Strahlen, die der Wissenschaft sensationelle Einblicke in das bisher verborgene Innere des Organismus gewähren würden. Röntgen war von Anfang an davon überzeugt, dass er etwas Neues entdeckt hatte.

In den Wochen nach der Entdeckung führte Röntgen zahlreiche Experimente mit den neuen Strahlen durch. Dabei versucht er insbesondere, die Unterschiede zwischen diesen und den Kathodenstrahlen herauszuarbeiten. So stellte er die variierende Absorption der »X-Strahlen« bei ihrem Durchgang durch verschieden dichte Körper fest. Er gewann mit ihnen Schattenbilder auf dem Fluoreszenzschirm und auf der fotografischen Platte. Am 22. Dezember 1895 fotographierte Röntgen das Handskelett seiner Frau mit einer über zwanzigminütigen Durchleuchtung.

Röntgens sensationelle Entdeckung wurde zum Jahreswechsel 1895/96 in aller Welt gemeldet. Am 23. Januar 1896 berichtet der Physiker vor der Physikalisch-medizinischen Gesellschaft in Würzburg von der »neuen Art von Strahlen«. Als ihm während der Sitzung auch eine Aufnahme der Hand des namhaften Würzburger Anatomen Albert von Kölliker (1817–1905) gelingt, ist das Publikum überwältigt. Kölliker schlägt spontan vor, die Strahlen nach ihrem Entdecker »Röntgenstrahlen« zu nennen. In den folgenden Wochen war das Echo auf die neuen Strahlen und ihre Möglichkeiten außerordentlich. Röntgen blieb indessen jeder Euphorie gegenüber vorsichtig. Auf die Frage, ob mit den Strahlen auch innere Organe dargestellt werden könnten, antwortet er: »Wir werden ja sehen, was wir sehen. Wir haben den Anfang gemacht, und mit der Zeit werden die weiteren Entwicklungen folgen.«

Beginn der klinischen Röntgendiagnostik

Röntgens Experimente waren relativ einfach, leicht reproduzierbar und daher überaus publikumswirksam. Seine Entdeckung umkreiste in wenigen Wochen die Erde und wurde bald Gegenstand spektakulärer Kabinettstücke und zahlloser Varietéwitze. Aber auch die ernsthafte Anwendung der neuen Strahlen in der Medizin und hier insbesondere in der Chirurgie ließ nicht lange auf sich warten. Bald erkannte man, dass sich mit der jungen Methode der Röntgenographie Frakturen oder Fremdkörper (u.a. Geschossprojektile) leicht darstellen ließen. Bereits um die Jahrhundertwende wurden erste Versuche unternommen, Hohlorgane des Körpers durch die Applikation von Kontrastmitteln sichtbar zu machen. Ende Januar 1896 reproduzierte die *Wiener klinische Wochenschrift* die erste Abbildung einer röntgenologischen Gefäßdarstellung (Angiogramm) einer Leichenhand, ein Ereignis, das großes Aufsehen erregte und die Entwicklung der Röntgenologie nachhaltig förderte. Mit oral applizierten Wismutpasten gelang es, Bewegungen des Magens (1898) und des Darmtraktes (1901) darzustellen. Es ist erstaunlich, wie schnell die Röntgendiagnostik von Ärzten und Patienten akzeptiert wurde. Dies galt auch für den therapeutischen Einsatz der Röntgenstrahlen, die noch vor der Jahrhundertwende begann. Erste Röntgenkongresse fanden 1900 in Paris, 1902 in Bern und 1904 in Mailand statt; die erste Röntgengesellschaft wurde 1905 in Berlin gegründet.

Weiterentwicklung der Röntgentechnik

Die Entwicklung einer neueren Röntgenröhre durch den amerikanischen Physiker William David Coolidge (1873–1975) ermöglichte eine leichtere Handhabung. Mit der Einführung der Elektronenfokussierung wurden weitere Verbesserung erreicht und schließlich erlaubte die Entwicklung der Fernsehtechnik in den folgenden Jahren den Einsatz von sog. Röntgenbildverstärker-Fernsehdurchleuchtungen. Mit dieser Methode wurde es möglich, das Röntgenbild direkt zu betrachten und auf den Bildschirm eines Sichtgerätes zu übertragen. Damit wurden dosissparende Durchleuchtungen möglich. Der Arzt war nun

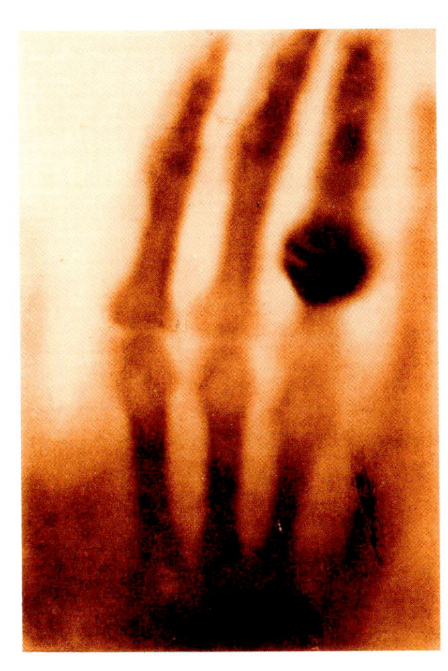

Abb. 11.18. Die Hand der Gattin von Wilhelm Röntgen (1895).

unabhängig von der Betrachtungsoptik und konnte nun auch längere Röntgenphasen durch Magnetaufzeichnung dokumentieren.

Eine weitere neue strahlendiagnostische Methode, die mit der klassischen Rötgendiagnostik nichts mehr zu tun hat, ist die am Anfang der sechziger Jahre des 20. Jahrhunderts entwickelte und eingeführte Szintigraphie, bei der durch einen Scanner die Köperverteilung vorher eingegebener radioaktiver Stoffe registriert wird. Diese Methode ermöglicht es, im Röntgenverfahren schwer lokalisierbare Tumoren oder Metastasen nachzuweisen. Als strahlende Radionuklide setzte man insbesondere Jod-131, Au-198 oder Cr-51 ein.

Anfänge der Computertomographie

Das jüngste Kind des klassischen Röntgenverfahrens ist in der zweiten Hälfte der siebziger Jahre in die klinische Diagnostik eingeführt worden. Es handelt sich hierbei um ein Schichtaufnahmeverfahren, das zum Bildaufbau einen Computer benötigt. Mit dieser Aufnahmetechnik ist es möglich, die Abbildung einer Körperschicht herzustellen. Erforderlich sind eine Röntgenröhre und ein Szintillationszähler mit nachgeschaltetem Fotomultiplier. Dieses Verfahren erlaubte nun eine abgestufte Weichteildarstellung auch ohne Kontrastmittel und ohne eine Überlagerung durch andere Schichten. So verminderte sich die Belastung des Patienten, während der Informationsgehalt für den Arzt stieg.

Die Vorgeschichte dieser neuen Diagnostik begann bereits während des Ersten Weltkriegs, als der österreichische Mathematiker Johannes Radon (1887–1956) entwickelt wurde und unter dem Namen Radontransformation in die Mathematikgeschichte eingegangen ist. Damals handelte es sich bei dieser Methode noch um einen rein mathematischen Erkenntnisgewinn, von dessen viel späterer Anwendung man noch nichts ahnte. Heute bildet die Radontransformation die Grundlage zur Berechnung von räumlichen Aufnahmen eines Objektes und seiner Innenstruktur mit Hilfe der gefilterten Rückprojektion. Unter dem für Nichtmathematiker unverständlichen Titel *Über die Bestimmung von Funktionen durch ihre Integralwerte längs gewisser Mannigfaltigkeiten* publizierte Radon 1917 eine Theorie, durch deren Anwendung es in den 1970er Jahren möglich wurde, mit Hilfe gemessener Projektionen ein zweidimensionale Bild zurückzugewinnen. Bei der Computertomographie wird ein dreidimensionales Objekt – etwa der menschliche Körper – aus unterschiedlichen Richtungen durchstrahlt. Das am Detektor ankommende Signal ist jeweils die Radon-Transformation des durchleuchteten Objektes. Diese lässt sich mit mathematischen Methoden (Fourieranalyse) umkehren, so dass ein Bild des Objektes errechnet wird. Das Objekt wird dabei schichtenweise untersucht. Am Ende lässt sich aus den Bildern der Schichten ein dreidimensionales Bild des Objektes erzeugen. Für dieses mathematisch komplizierte Verfahren war die Entwicklung der Computertechnologie unerlässlich. Nach Vorarbeiten des Physikers Allan McLeod Cormack (1924–1998) in den Jahren 1957 und 1963 realisierte der Elektrotechniker Godfrey Hounsfield (1919–2004) mehrere Prototypen von Computertomographen. Beiden Forschern wurde für ihre Arbeiten 1979 gemeinsam der Nobelpreis zugesprochen. Am Anfang standen Reihenuntersuchungen an Tieren, um die Gefahrlosigkeit für den Einsatz am Menschen abschätzen zu können. Die erste CT-Aufnahme an einem Menschen wurde 1971 vorgenommen. Im Jahre 1972 stand dann der erste kommerzielle Computertomograph der Firma Electric and Musical Industries Ltd (EMI) für die klinische Anwendung im Londoner Atkinson Morley Hospital zur Verfügung. EMI hatte während des Zweiten Weltkrieges und in der Nachkriegszeit vor allem Radaranlagen und Lenkwaffen produziert. 1958 gelang unter der Leitung von Godfrey Hounsfield

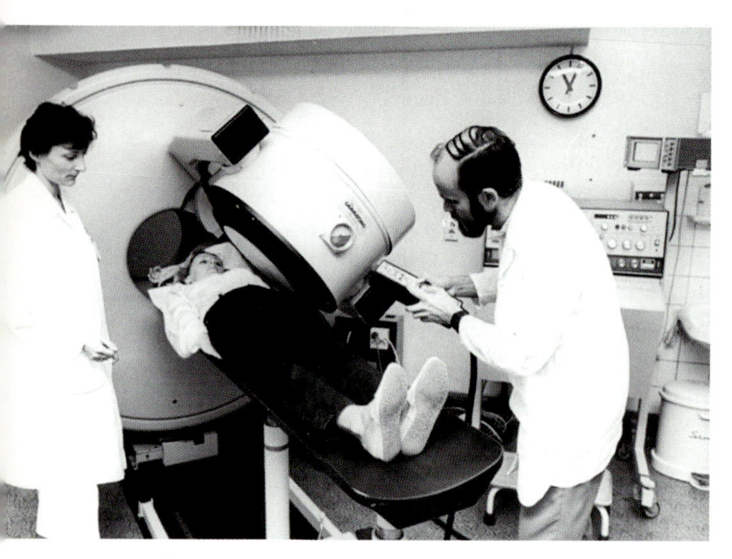

Abb. 11.19. Kernspin-Tomograph in Schwerin, Oktober 1989.

der Bau des ersten Transistorcomputers, der in überschaubaren Gerätedimensionen schließlich auch für die frühe Computertomographie eingesetzt werden konnte. Finanziert werden konnte die außerordentlich kostspielige Entwicklung der ersten Prototypen der Computertomographen vor allem aus den enormen Profiten, die dem Unternehmen aus dem Verkauf von Beatles-Schallplatten zur Verfügung standen.

Die Kernspintomographie

Mit der klassischen Computertomographie nur noch wenig gemein hat die in den achtziger Jahren entwickelte Kernspin(resonanz)tomographie – oder inzwischen begrifflich gebräuchlicher – Magnetresonanztomographie (MRT), bei der aus rasterartigen Kernresonanzmessungen ein tomographisches Schichtbild aufgebaut wird. Bei diesem Verfahren wird der Patient keiner Strahlenbelastung mehr ausgesetzt. Beim MRT-Verfahren werden die magnetischen Eigenschaften von Atomen ausgenutzt. Durch sehr starke Magnete lässt sich eine Eigenschaft besonders der Wasserstoffatome im menschlichen Körper kurzfristig so verändern, dass alle Atome gleich ausgerichtet werden. Die Wasserstoffatome werden durch Einstrahlung von Energie kurzfristig angeregt. Entfällt die Wirkung des Magneten, nehmen die Atome wieder ihre ursprüngliche Eigenschaft an, wobei sie spezifische Radiowellen abgeben. Diese Wellen aber sind stark von der Anregung und der Umgebung des Wasserstoffatoms abhängig, so dass sie sich in ihrer Frequenz deutlich voneinander unterscheiden, je nachdem, ob sie etwa aus dem Knochen oder aus den Weichteilen des Körpers stammen. Durch Registrierung und Berechnung dieser Unterschiede in einem Computer entstehen sehr genaue Schichtbilder des Körpers, die an Präzision nur noch durch echte anatomische Schicht-Schnittpräparate des Körpers übertroffen würden. Die MRT wurde als bildgebendes Verfahren 1973 vor allem durch den amerikanischen Radiologen Paul Christian Lauterbur (1929–2007) mit wesentlichen Beiträgen des britischen Physikers Sir Peter Mansfield (geb. 1933) entwickelt. Beide erhielten dafür 2003 gemeinsam den Nobelpreis. Für eine praktische Nutzung dieser wichtigen Entdeckung waren die Beiträge von Mansfield entscheidend. Er entwickelte ab 1974 mathematische Verfahren, um die Signale schnell in Bildinformationen zu wandeln sowie Techniken zur schichtselektiven Anregung. Daneben führte er 1977 die Verwendung extrem schneller Gradienten für Messungen mit höchster Geschwindigkeit ein (EPI = Echo Planar Imaging).

Die Magnetresonanztomographie ist in den letzten Jahrzehnten insbesondere in der Gehirndiagnostik zum Einsatz gekommen und hat etwa zur präzisen Lokalisation von Tumoren wesentlich beigetragen. Auch die Neurowissenschaften konnten in den letzten Jahren mit diesem neuen bildgebenden Verfahren viele Erkenntnisse über Aufbau und Funktion unseres Gehirns sammeln. Nun kann man aber mit diesem Verfahren nicht nur Strukturen des Gehirns, sondern auch Aktivitäten dieses zentralen Organs darstellen. Dieses Verfahren ist die funktionelle Kernspintomographie, die darauf beruht, dass jede Aktivität von Nervenzellen zum Verbrauch von Energie führt. Der so entstehende Energiemangel erweitert die Gefäße und verstärkt den Blutzufluss. Im Gehirn erhält dieses Gebiet so etwas mehr Blut und damit auch zusätzliche Wasserstoffatome. Man kann mit der Kernspintomografie nun genau diese Wasserstoffatome identifizieren und auf diese Weise den Aktivitäts- und Ruhezustand bestimmter Hirnareale miteinander vergleichen. Diese Möglichkeit hat in den letzten Jahren in den auf viele andere Felder (Philosophie, Theologie etc.) expandierenden Neurowissenschaften verstärkt zu Hoffnungen Anlass gegeben, den Grundlagen des menschlichen Denkens prinzipiell auf die Spur zu kommen, indem versucht wurde, sehr komplexe und hohe Hirnleistungen zu lokalisieren. Das Verfahren hat viele neue interessante Erkenntnismöglichkeiten eröffnet, es wirft aber auch Fragen und Probleme auf. So ist es durchaus fraglich, ob die

Gleichsetzung von Durchblutung und Nervenzellaktivität wirklich erlaubt sein kann. Sind denn die Stellen, an denen Nervenzellen am stärksten aktiv sind, auch tatsächlich die Stellen, an denen die zu erforschende Funktion lokalisiert ist? Die verstärkte Durchblutung sagt nämlich gar nichts darüber aus, welche Art von Nervenzellen verstärkt aktiv sind. Auch werden keine Aussagen über die Höhe der Aktivitätsunterschiede gemacht. Einwände dieser Art zeigen, dass bei der Interpretation von Ergebnissen der funktionellen Kernspintomographie derzeit noch mit größter Behutsamkeit vorgegangen werden muss, denn die Möglichkeiten der Täuschung sind ganz erheblich, und Überinterpretationen sind Tür und Tor geöffnet. Offensichtlich ist die Komplexität unserer Gehirnvorgänge, insbesondere im Bereich der Emotionalität, so hoch, dass wir sie mit reduktionistischen Verfahren und seien sie technisch auch extrem aufwendig, noch nicht wirklich erfassen können.

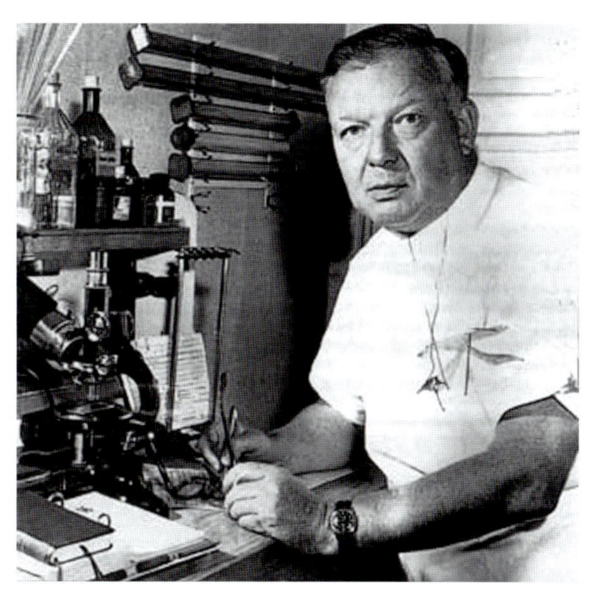

Abb. 11.20. Werner Forßmann (1904–1979).

Der Blick ins Organ – Von der Endoskopie zur Herzkatheterisierung

Bereits das 19. Jahrhundert hatte die Möglichkeiten verbessert, durch starre optische Systeme verletzungsfrei unmittelbare Einblicke in die zugänglichen Körperhohlorgane zu erlangen. Hier ist beispielhaft Adolf Kussmaul (1822–1902) für die Entwicklung der Ösophagoskopie und der Gastroskopie (1869) zu nennen. Wenige Jahre nach Kussmaul begründete 1877/78 Max Nitze (1848–1906) die Zystoskopie. Beide Methoden waren nach der Jahrhundertwende ausgereift und wurden in der klinischen Diagnostik routinemäßig angewandt. Größtes Hindernis war allerdings die Starrheit der Instrumente, sodass die Entwicklung voll- oder terminalflexibler Endoskope (Wolf, Schindler, Henning 1932) in den frühen dreißiger Jahren einen entscheidenden Fortschritt darstellte. Durch die Einführung flexibler Glasfasern für den Licht- und Bildtransport (in den sechziger Jahren) wurden diese Verfahren noch weiter verbessert.

Sehr früh wuchs daneben auch das Bedürfnis, in die parenteralen Hohlorgane des menschlichen Körpers, insbesondere in die Herzkammer und die großen Gefäße vorzudringen. Hierbei ging es in der Anfangsphase gar nicht so sehr um endoskopische Untersuchungen sondern vielmehr um eine verbesserte Röntgenkontrastdarstellung dieser Organe. Zu den Pionieren des parenteralen Katheterismus gehörte der Berliner Chirurg Werner Forßmann (1904–1979). Foßmann erdachte 1929 das Verfahren der Herzkatheterisierung und erprobte diese neue Methode zunächst im Selbstversuch. Foßmanns Idee wurde durch die amerikanischen Internisten André Frederic Cournand (1895–1988) und Richards aufgegriffen und verbessert. Der mehrschichtige Katheter aus gewebter Kunstfaser wird noch heute als röntgenkontrastgebender Herzkatheter zur Herzkammeruntersuchung eingesetzt. Er trägt nach Forßmann und Cournand, die für diese Methode zusammen mit Richards 1956 mit dem Nobelpreis geehrt wurden, den Namen Foßmann-Cournand-Katheter.

Klinisch-chemische Diagnostik

Die klinische Medizin als diagnostische Hilfswissenschaft insbesondere der Inneren Medizin hat ihre modernen Wurzeln im 19. Jahrhundert. Ihre erste Phase reicht von 1840 bis etwa 1860 und ist bestimmt durch die Entwicklung elementarer analytischer Verfahren. Erste Konzepte des tierischen Chemismus und erste systematische quantitative Analysen biologischer Stoffe verbinden sich insbesondere mit dem Namen Justus von Liebig (1803–1873). Im Vordergrund steht in dieser Phase die Ernährungs- und Verdauungsphysiologie. Wichtige Arbeiten hierzu erscheinen bereits vor der Mitte des Jahrhunderts. In dieser Zeit entwickelt Liebig seine Theorie des tierischen Metabolismus, der biologischen Oxidation. Erste kalorimetrische Messungen der Verdauungshitze werden durch den englischen Chemiker Edward Frankland (1825–1899) durchgeführt.

Um die Mitte des 19. Jahrhunderts erscheint auch das erste Lehrbuch für die laldororientierte Medizin, die damals noch als »Pathologische Chemie« oder »Klinische Chemie« verstanden wurde. Justus von Liebigs (1803–1873) *Die organische Chemie in ihrer Anwendung auf Physiologie und Pathologie* (1842) sowie Johann Joseph von Scherers (1814–1869) *Chemische und mikroskopische Untersuchungen zur Pathologie* (1843). Etwa zur gleichen Zeit wurden in großen Universitätskliniken die ersten selbstständigen Laboratorien eingerichtet: 1839 unter Johann Franz Simon (1807–1848) in Berlin, 1842 unter Johann Joseph von Scherer (1814–1869) in Würzburg und 1844 unter Johann Florian Heller (1813–1871) in Wien.

Eine weite Verbreitung erfuhr die quantitative Analyse und Normalwertbestimmung der chemischen Körperbestandteile etwa ab 1860 durch Anwendung der von Gustav Kirchhoff (1824–1887) und Robert Bunsen (1811–1899) entwickelten spektroskopischen Verfahren auf die Medizin. Unter den Vorreitern ist hier in erster Linie Felix Hoppe-Seyler (1825–1895) zu nennen, daneben aber auch Carl Pulfrich (1858–1927) durch die Entwicklung seines Stufen-Photometers (1923) sowie Ludwig Heilmeyer (1899–1969), der 1933 ein auf die klinischen Bedürfnisse weiterentwickeltes Photometer einsetzte. Durch den Einsatz der Flammenphotometrie, der Atomabsorptionsspektraphotometrie sowie der Massenspektrometrie konnten etwa seit der Mitte des 20. Jahrhunderts auch Spurenelementen und Schwermetallen in kleinsten Mengen nachgewiesen werden.

Auf diesen Grundlagen beginnt im 19. Jahrhundert die Forschungsgeschichte des Proteinmetabolismus. Am Anfang dieser Forschungsrichtung, die mit der Entdeckung des Pepsins bzw. der Peptone einsetzt, stehen die Namen Johann Nepomuk Eberle (1798–1834), Theodor Schwann (1810–1882) und Karl Gotthelf Lehmann (1812–1863). Die Forschungen von Otto Folin (1867–1934) zu den Abbauprodukten der Proteine im Urin, zur Bestimmung von Kreatin und Kreatinin (1904), den Aminosäuren (1912–1922) und zur Blutanalyse (1919–1922) fallen schon in das 20. Jahrhundert. Sie sind, ähnlich wie die klinisch-chemischen Untersuchungen zum Glukosemetabolismus, zu den Ketonkörpern sowie zum Fettsäuremetabolismus, kaum denkbar ohne die rasante Entwicklung der klinischen Laboratorien (in der Phase von 1880 bis in die frühen dreißiger Jahre des 20. Jahrhunderts). Exemplarisch nur kann hier auf die Entdeckung des Harnstoff- und Citratzyklus erwähnt werden, den der deutsche, später britische, Arzt und Biochemiker Hans Adolf Krebs (1900–1981) in den Jahren 1932 und 1937 entdeckt hat.

Hans Adolf Krebs war aus Deutschland wegen der Rassegesetze vertrieben worden und hatte in England schließlich an der Universität Sheffield eine Anstellung gefunden. Der Schüler Otto Heinrich Warburgs (1883–1970) hatte sich bereits früh für den intermediären Metabolismus interessiert und zusammen mit Kurt Henseleit (1907–1973) zunächst 1932 den Harnstoffzyklus (Krebs-Henseleit-Zyklus) entdeckt. Bereits in der Emigration gelang ihm dann 1937 auch die Entdeckung des Citratzyklus, der bis heute gelegentlich auch noch als Krebs-Zyklus bezeichnet wird. Der Citratzyklus ist ein zentraler biochemischer Reaktionskreislauf im Stoffwechsel aerober Zellen von Lebewesen zum Zweck der Energiegewinnung. Gleichzeitig werden durch ihn wichtige Intermediärprodukte für Biosynthesen bereitgestellt. Für diese zentrale Entschlüsselungsleistung in der Biochemie des Menschen wurde Krebs 1953 der Nobelpreis für Physiologie Medizin verliehen. Amüsant ist, dass die

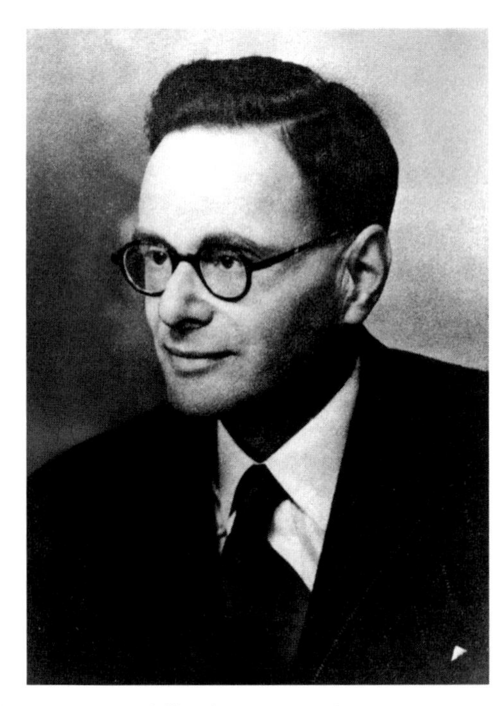

Abb. 11.21. Hans Adolf Krebs (1900–1981).

auch in den 1930er Jahren schon führende naturwissenschaftliche Fachzeitschrift *Nature* 1937 die entscheidende Ergebnispublikation zum Citratzyklus wegen Korrespondenzüberlastung ablehnte. Krebs bot daher seine Arbeit der damals weniger bedeutenden niederländischen Zeitschrift *Enzymologia* an, wo sie auch veröffentlicht wurde.

In diese Zeit fällt die systematische Erarbeitung klinisch-chemischer Analysemethoden. Diese Methoden sollten einfach sein, vor allem aber in der klinischen Routine anwendbar. Auch hier war es wieder der Amerikaner Otto Folin, dem wir erste praktikable Analysemethoden zu verdanken haben. So entwickelte Folin zusammen mit dem Chinesen Hsien Wu (1893–1959) die Colorimetrie. Dabei werden durch Bestimmung einer Farblösungskonzentration quantitativ Aufschlüsse über den Anteil der farbgebenden Substanz in der Lösung gewonnen. Wichtiges Anwendungsgebiet dieser neuen Methode war die nach Folin und Wu benannte Harnsäurebestimmung. 1919 und 1920 erschienen die bahnbrechenden Arbeiten von Otto Folin (1867–1934) und Wu zur Blutanalyse. Etwa um diese Zeit war auch die Colorimetrie zur klinisch-chemischen Routinemethode ausgereift.

Mikroanalyse

Einen entscheidenden Fortschritt der klinisch-chemischen Diagnose markierte die Mikroanalyse. Diese Methode, bei der nur geringste Mengen von Körpersubstanzen zur chemischen Diagnostik benötigt werden, ist mit dem Namen des Arztes und Biochemikers Fritz Pregl (1869–1930) verbunden. Pregl konzentrierte sich bei seinen Analysen vor allem auf die Biochemie der Gallensäuren. Unabhängig von Folin und Pregl arbeitete bereits vor dem Ersten Weltkrieg der Norweger Christian Bang (1869–1918) an der Mikroanalyse der Blutbestandteile. Bang reduzierte die für eine Glukosebestimmung nötige Blutmenge von 30 ml auf nur noch 150 μl. Der Albumosennachweis und der Fruktosenachweis im Harn sind noch heute praktizierte und nach Bang benannte Analyseverfahren. Unter den führenden nordamerikanischen klinischen Chemikern in den ersten zwei Dritteln des 20. Jahrhunderts muss an erster Stelle Donald Dexter Van Slyke (1883–1971) genannt werden. Van Slyke hat sich insbesondere um eine Verbesserung der Gas- und Elektrolytanalyse im Blut bemüht. Das Puffersystem des Blutes ist von ihm 1922 zum ersten Male mathematisch beschrieben worden. Seine volumetrischen und manometrischen Untersuchungsmethoden eröffneten der Blutgas-und Elektrolytanalyse bereits in den ausgehenden zwanziger Jahren völlig neue Wege.

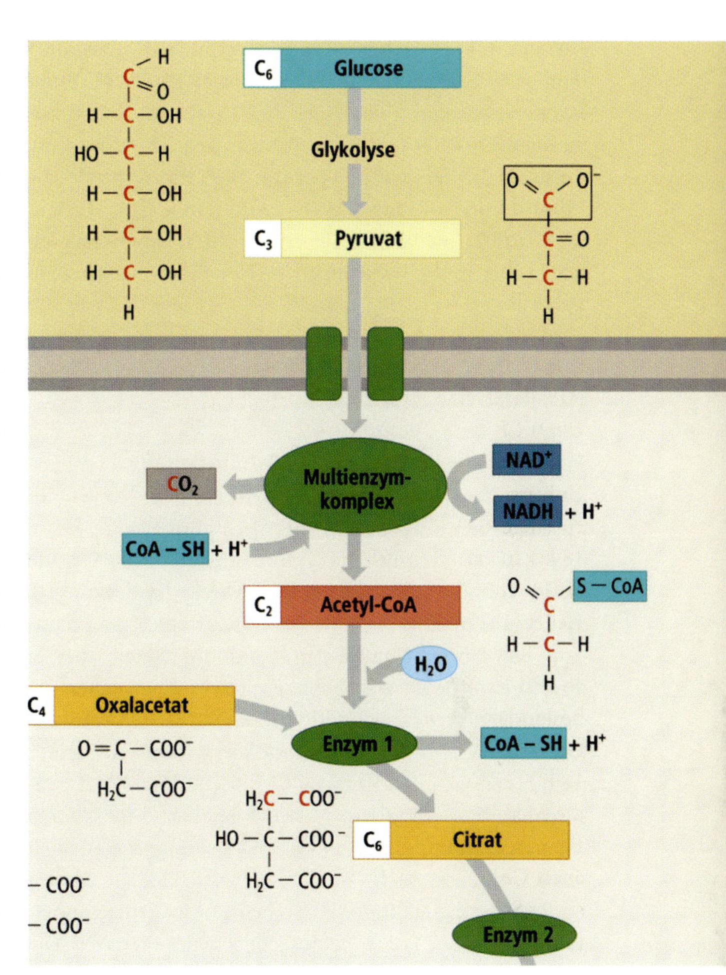

Abb. 11.22. Citratzyklus (Ausschnitt).

Die modernste Stufe der klinisch-chemischen Untersuchungsverfahren wurde mit der Entwicklung der teil- und vollmechanisierten Analyseapparate erreicht. Sie begann am Anfang der fünfziger Jahre mit der Konstruktion des ersten Autoanalyzer durch Leonard Tucker Skeggs (geb. 1918). Am Ende der fünfziger Jahre waren diese Geräte bereits handelsreif. Autoanalyzer bestimmen seither das Arbeiten in den klinisch-chemischen Laboratorien unserer Kliniken. Auf alle Einzelergebnisse der klinisch-chemischen Analyseverfahren des 20. Jahrhunderts kann hier nicht in aller Ausführlichkeit eingegangen werden. Zusammenfassend sei aber hier zumindest hingewiesen auf die Einführung hochempfindlicher und hochspezifischer radioimmunologischer Analysenverfahren (Radioimmunessay, 1959) durch Solomon Berson (1918–1972) und Rosalyn Sussman Yalow (geb. 1921), für die beide zusammen 1977 mit dem Nobelpreis ausgezeichnet wurden, sowie auf die Verwendung der von Niels Kay Jerne (1911–1994), Georges Köhler (1946–1995) und César Milstein (1927–2002) im Jahre 1975 entwickelten monoklonalen Antikörper in der Labormedizin (Nobelpreis für Medizin 1984).

Hormonforschung

Bereits während des 19. Jahrhunderts hatten Wissenschaftler vage Vorstellungen, dass es neben den Nerven im menschlichen Körper auch spezifische Botenstoffe geben müsse, die als Vermittler für Informationen für die Organe dienen könnten. Auch gab es immer wieder Entdeckungen, die für uns heute ganz einleuchtend auf den Zusammenhang von Hormon und Organfunktion deuteten, aber in ihrer Zeit solche Zusammenhänge nur vermuten ließen. Zu denken ist hier etwa an Claude Bernards (1813–1878) Stoffwechselforschungen, an die Entdeckung (1869) der später nach ihm benannten Pankreas-Zellinseln durch Paul Langerhans (1847–1888) oder an die Beobachtung George Thomas Beatsons (1848–1933), dass sich manche Formen des Brustkrebses nach Ovarektomie zurückbilden. Bis zur Entdeckung dieser Stoffe, die wir heute unter dem Sammelbegriff Hormone fassen, war es jedoch ein weiter Weg. Die Geschichte der tatsächlichen Hormonforschung beginnt 1902, als die Physiologen Ernst Henry Starling (1866–1927) und William Maddock Bayliss (1866–1924) beobachteten, dass die Bauchspeicheldrüse nach der Durchtrennung aller zu ihr führenden Nerven immer noch funktionsfähig war. Sie sonderte ganz unabhängig von jeder Innervation automatisch Verdauungsfermente ab, sobald säurehaltiger Mageninhalt den Zwölffingerdarm erreichte. Offensichtlich sekretierte die durch Magensäure angeregte Dünndarmschleimhaut einen Stoff, der seinerseits die Bauchspeicheldrüse zur Sekretion veranlasste. Die beiden Physiologen nannten diesen Stoff »Sekretin«. Drei Jahre später schlug Starling dann vor, alle Stoffe, die unabhängig von der Innervation andere Organe zur Arbeit anregten, »Hormone« (aus dem Gr. »zur Arbeit anregen«) zu nennen. Mit der Schöpfung des Sammelbegriffs »Hormon« war 1905 aber keinesfalls der Beginn der Hormonforschung gesetzt, denn auch in anderen Laboratorien der Welt war man bereits seit der Jahrhundertwende auf der Suche nach solchen Stoffen. Bereits 1901 hatte der in New York forschende Japaner Jokichi Takamine (1854–1922) eine Substanz aus der Nebenniere gewonnen und rein dargestellt, die man zunächst »Epinephrin« nannte. Es handelte sich um das Adrenalin, das bald als erfolgreicher Bronchodilatator für Asthmatiker eingesetzt werden konnte. Im Zusammenhang mit Forschungen zum Grundumsatz des Körpers entdeckte der amerikanische Biochemiker Edward Calvin Kendall (1886–1972) 1916 einen Stoff, der sich aus der Schilddrüse gewinnen ließ und schon in kleinen Dosen den Energiestoffwechsel beeinflusste. Kendall nannte ihn »Thyroxin«. Der spektakulärste Erfolg der frühen Hormonforschung schloss in gewisser Weise an die Zufallsbeobachtung von Paul Langerhans an. Bereits 1893 hatten die deutschen Physiologen Joseph von Mering (1849–1908) und Oskar Minkowski (1858–1931) beobachtet, dass Versuchstiere, denen man die Bauchspeicheldrüse operativ entfernte sehr bald eine Krankheit entwickelte, deren Symptome denen der gefürchteten Zuckerruhr, des Diabetes mellitus also, bis aufs Haar glichen. Sie vermuteten richtig, dass hier zwischen Organ und diabetischer Stoffwechselentgleisung ein Zusammenhang bestehen müsse. Versuche einen in der Bauchspeicheldrüse vermuteten Botenstoff, ähnlich wie beim Thyroxin, zu isolieren, schlugen aber zunächst fehl, weil die eiweissspaltenden Fermente des exokrinen Pankreassaftes den geheimnisvollen Botenstoff, selbst ein Eiweiß, nach der Herausnahme des Organs bald zerstörten. Eine Lösung dieses Problems entwickelte der junge kanadische Arzt Frederick Grant Banting (1891–1941). Seine Idee war, noch im Bauchraum des Versuchstieres den Ausführungsgang der Bauchspeicheldrüse abzuklemmen, um so die exokrinen Drüsen dieses Organs verkümmern zu lassen und auf diese Weise Teile des Pankreas zu identifizieren, die ihren Botenstoff direkt in die Blutbahn abgaben. Zusammen mit seinem Assistenten Charles Herbert Best (1899–1978) gelang es tatsächlich 1921, diese Idee in einem Laboratorium der Universität Toronto erfolgreich zu realisieren. Das Insulin war entdeckt und der Weg zu einer Substitutionstherapie dieser Krankheit eröffnet.

In den folgenden Jahren entwickelte sich eine ungemein intensive Phase der Hormonforschen, in der es etwa ab 1929 dem deutschen Chemiker Adolf Friedrich Johannes Butenandt (1903–1995) gelang, aus Eierstöcken und Hoden die Gruppe der »Sexualhormone« zu gewinnen. Zwischen 1929 und 1935 allein konnten die wichtigsten Geschlechtshormone (Östron, Androsteron, Progesteron, Testosteron und Östradiol) isoliert werden. Damit war nicht nur die Phase der Hormontherapie, sondern auch die der modernen hormonalen Kontrazeption eingeleitet. Die ersten Ovulationshemmer wurden in den sechziger Jahren massiv auf den pharmazeutischen Markt gebracht.

Etwa zur gleichen Zeit entfaltete sich um Edward Calvin Kendall (1886–1972) und den polnischen Chemiker Tadeus Reichstein (1897–1996) die Kortikosteroidforschung. Auch Kortikosteroide, isoliert aus den äußeren Rindenpartien der Nebenniere, erwiesen sich bald als »Hormone« und eröffneten neue Therapiemöglichkeiten, etwa die der Entzündungshemmung durch *Cortison*, die zuerst 1948 von Philip Showalter Hench (1896–1965), einem Mitarbeiter Kendalls demonstriert werden konnte. Eine Vielzahl weiterer Hormone wurden in den folgenden Jahrzehnte entdeckt, isoliert und in ihrer Funktion entschlüsselt. Hieraus ergaben sich wichtige Einblicke in die Pathogenese vieler Erkrankungen und oft auch neue therapeutische Möglichkeiten. Insgesamt eröffnete auch die Hormonforschung eine neue Perspektive auf die Funktionen des menschlichen Körpers.

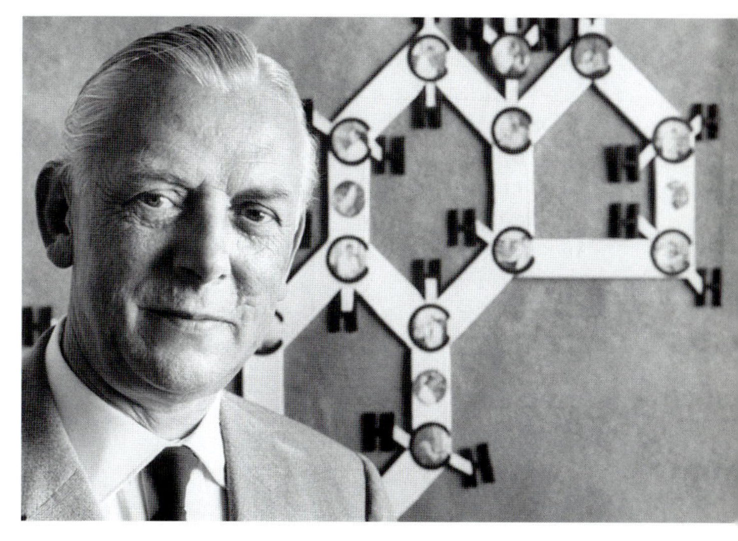

Abb. 11.23. Adolf Friedrich Butenandt (1903–1995).

Genetische Diagnostik

Die junge Geschichte der genetischen Diagnostik beginnt im strengen Sinne erst nach der Etablierung der wissenschaftlichen Chromosomenforschung durch Thomas Hunt Morgan (1866–1945). Er ging seit 1910 mit seinen Drosophila-Forschungen den von Karl Erich Correns (1864–1933), Erich Tschermak (1871–1962) und Hugo de Vries (1848–1935) wieder entdeckten Vererbungsregeln Gregor Mendels (1822–1884) nach und präzisierte sie durch einen differenzierten Genbegriff unter Einbeziehung von Kopplungs- und Austauschphänomenen auf der Grundlage des Crossing over. Auf der Basis seiner Forschungen konnten die Gene als Träger der elterlichen Erbinformation identifiziert werden. Ihre grobe Lokalisation auf den Chromosomen gelang. Erste Chromosomenkarten konnten erstellt werden. Dabei zeigte sich bald, dass die Gene selbst nicht völlig stabil blieben. Die Vermutung, dass Genvariationen

Kleine Chronologie der oralen Kontrazeption mit der »Pille«

1919: Ludwig Haberlandt (1885–1932) äußert die Vision einer hormonellen Verhütung und legt hierzu 1931 ein erstes Konzept vor. **1929:** Adolf Butenandt (1903–1995) entdeckt das Östrogen; **1938:** Werner Bickenbach (1900–1974) synthetisiert Progesteron. **1944:** Synthetisierung des Östradiols aus Östron; erste Versuche zur Hemmung der Eireife; **1951:** Margret Sanger (1883–1966) gewinnt Gregory Pincus (1903–1967) für Forschungen zu einem Verhütungsmittel, das man »schlucken kann wie Aspirin«. **1951:** Carl Djerassi (geb. 1923) gelingt die Synthese eines stabilen, oral wirksamen Progesterins. Die progesteronähnliche Substanz Norethinodrel (Progestine, Gestagene) wird synthetisiert. Klinische Studien beginnen durch John Rock (1890–1984). **1951–1956:** Feldversuche in Puerto Rico zeigen Wirkung und Unschädlichkeit der hormonellen Verhütung; **1957:** Das Gestagen-Estrogen-Präparat *Enovid* der amerikanischen Firma Searle wird zur Zyklusregulation zugelassen. **1959:** Zulassung von *Enovid* zur hormonellen Kontrazeption. **1959:** In Deutschland produziert die Schering AG das Kombinationspräparat *Anovlar*, das 1961 zugelassen wird. **1965:** In der DDR wird die Antibabypille von Karl-Heinz Mehlan (1916–2003) entwickelt. *Ovosiston* wird kostenlos verteilt.

durch äußere Lebensumstände beeinflusst werden konnten, bestätigte sich gegen Ende der zwanziger Jahre.

Die Frage, was aber Chromosomen eigentlich seien, hatte die Biochemie bereits seit den letzten Jahrzehnten des 19. Jahrhunderts beschäftigt. Bekannt war seit 1889 durch Forschungen von Richard Altmann (1852–1900), dass Chromosomen aus sog. »Nucleinsäure« und basischem Protein bestehen. Über deren Aufbau und Funktion wusste man allerdings lange Zeit nichts, bis Emil Fischer (1852–1919) und Franz Hofmeister (1850–1922) 1902 forderten, dass Proteine lange Ketten von Aminosäuren, also »Polypeptide«, seien. Mit der wirklichen Analyse der Aminosäuren begann die Biochemie sich allerdings erst 1905 zu beschäftigen und die Identifikation aller 20 proteinogenen Aminosäuren sollte erst 1935 abgeschlossen sein. Von der Nucleinsäure dachte man duch das erste Drittel des 20. Jahrhunderts, dass sie ein chemisch eher schlicht zusammengesetes Gebilde sei und daher im Organismus auch keine anspruchvollen Funktionen erfüllen könne. Vor dem Hintergrund dieser Fehlannahme dachte man, dass deshalb nicht sie, sondern eher Proteine als »Erbsubstanz« infrage kämen. Erst Pneumokokkenexperimente von Oswald Avery (1877–1955) und anderen widerlegten 1944 diese Annahme und ließen den Schluss zu, dass es sich wohl genau umgekehrt verhalten müsse, dass also die Nukleinsäure (Desoxyribonukleinsäure, DNA) als Trägerin der Erbinformation anzusehen sei. Das Jahr des Avery – Versuchs (1944) kann als die »Geburtsstunde« der Molekulargenetik angesehen werden. In den folgenden Jahren stand dann die Aufklärung der räumlichen Struktur und des Verdopplungsmechanismus der DNA im Vordergrund der molekularbiologischen Forschung. Insbesondere Analysen von Erwin Chargaff (1905–2002) schließlich zeigten 1950, dass die vier Nukleotide der DNA paarweise zu gleichen Anteilen im Molekül enthalten sind, während Rosalind Elsie Franklin (1920–1958) etwa zeitgleich mit der Röntgenstrukturanalyse der DNA begann. Auf diesen Schultern also standen James Dewey Watson (geb. 1928) und Francis Crick (1916–2004), als es ihnen 1953 gelang, das Doppelhelix-Strukturmodell der DNA zu entwickeln. Nun wurde auch deutlich, dass Mutationen, wie man sie unter dem Enfluss von Röntgenstrahlen oder chemischen Belastungen beobachtet hatte, auf der molekularen Ebene der Desoxyribonukleinsäure durch Änderungen der Reihenfolge oder der Zahl (Deletion, Insertion) der Nukleotide erfolgten. Seit den 1960er Jahren ist es der molekularen klinischen Genetik gelungen, Hunderte von Erbkrankheiten zu identifizieren und bei einigen Stoffwechselerbkrankheiten auch Wege zur Therapie ihrer Auswirkungen aufzuzeigen. Von einer Gentherapie ist die Forschung jedoch noch weit entfernt.

Unter anderem auch der Wunsch nach Identifizierung spezifischer krankheitsauslösender Gene ließ im letzten Drittel des 20. Jahrhunderts den Wunsch nach einer vollständigen »Entschlüsselung« des menschlichen Genoms (Human Genome Project, HGP) entstehen. Die Gründung dieses ehrgeizigen Projekts erfolgte 1990 in den USA im Rahmen eines öffentlich finanzierten internationalen Forschungsverbunds. Erster Leiter des HGP war James Watson (geb. 1928), Mitentdecker der DNA-Struktur. Watson verließ aber schon 1992 das Projekt nach einem Streit mit der Direktorin des National Institute of Health, Bernadine Healy (geb. 1944), weil er Healys Politik ablehnte, menschliche Gensequenzen patentieren zu lassen. Die Debatte hierum ist seither nicht abgerissen. Watsons Nachfolger wurde der Genetiker Francis S. Collins (geb. 1950). Ziel des Projekts, an dem anfangs mehr als 1000 Forscher aus 40 Ländern teilnahmen, war die Sequenzierung des gesamten menschlichen Genoms bis zum Jahre 2010. Die Bundesrepublik Deutschland schloss sich 1995 der internationalen Human Genome Organisation an. Finanziert wurde das Deutsche Humangenomprojekt durch das Bundesministerium für Bildung und Forschung und die Deutsche Forschungsgemeinschaft. Bis 1999 gelang die Sequenzierung des Chromosoms 22, eines der 23 menschlichen Chromosomenpaare. Auf ihm allein liegen 24 bekannte Erbkrankheiten. Nur ein Jahr später (2000) konnte auch Chromosom 21 vollständig sequenziert werden, wodurch die Erforschung der Erbkrankheit Trisomie 21 neuen Aufschwung erhielt.

Inzwischen schreitet die Entschlüsselung des menschlichen Genoms voran. Das Human Genom Project erstreckt sich auf die Erforschung von ursprünglich angenommenen 100.000 menschlichen Genen mit 3 Milliarden Basensequenzen. Das HGP fand in der Öffentlichkeit seinen vorläufigen Höhepunkt, als 2001, unabhängig von beiden Forschungsunternehmungen, die vollständige Sequenzierung des menschlichen Genoms verkündet wurde, die sich in den Medien häufig irreführend als »Entschlüsselung« tituliert findet. Heute wissen wir, dass der Mensch 20.000 bis 25.000 Gene aufweist und dass die Zahl der Basenpaare im menschlichen Genom sich tatsächlich auf 3,08 Milliarden beläuft, von denen mittlerweile ca. 2,9 Milliarden analysiert sind. Diese Sequenzdaten sind über die frei zugänglichen Datenbanken abrufbar. Im Jahre 2003 wurde die Fertigstellung des HGP im Rahmen der zunächst angelegten Maßstäbe verkündet. Das Deutsche Humangenom-

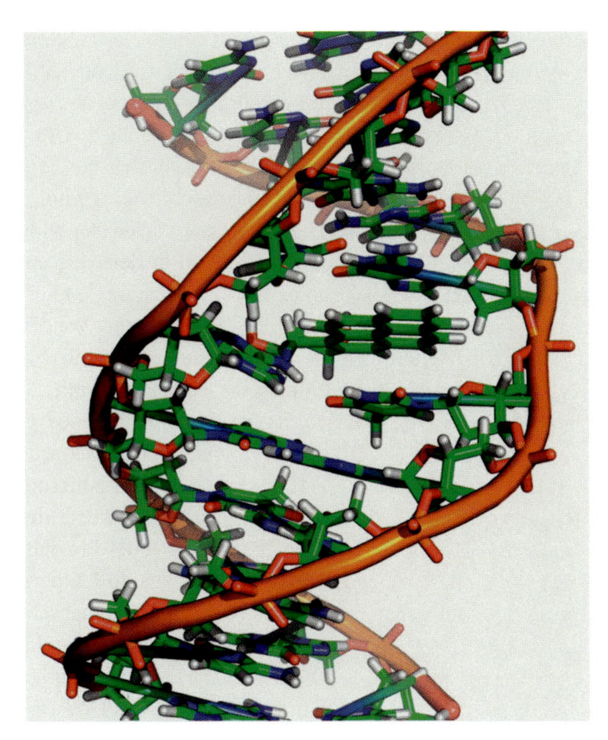

Abb. 11.24. **DNA Doppelhelix.**

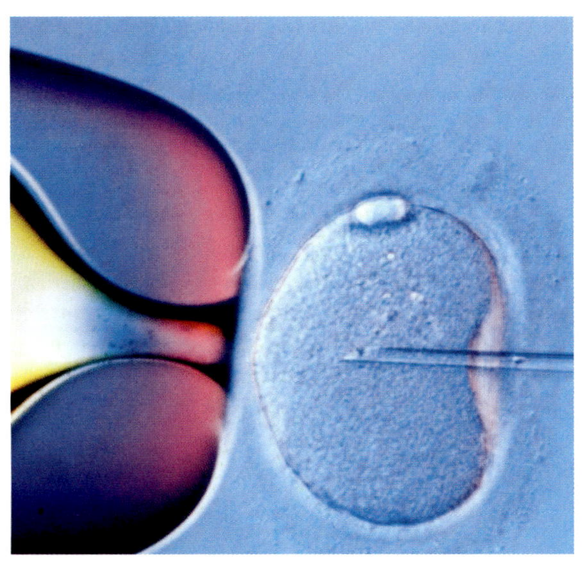

Abb. 11.25. **In-vitro-Fertilisation.**

projekt beendete im Juni 2004 seine Aktivitäten. Von einer Entschlüsselung es menschlichen Genoms kann allerdings keine Rede sein. Diese Aufgabe wird sich noch über Jahrzehnte erstrecken. Auf die Arbeiten des Deutschen HGP aufbauend, fördert das Bundesministerium für Bildung und Forschung seit 2001 das Nationale Genomforschungsnetz (NGFN). Im Mittelpunkt der fortgesetzten Genomforschung steht die Analyse der genetischen Ursachen häufiger Krankheiten. Insgesamt sind bislang etwa 1500 »Krankheitsgene« identifiziert.

Methoden der pränatalen genetischen Diagnostik

Diese Erkenntnisse der Genetik bilden die Voraussetzung für die pränatale Diagnostik (PND), wie sie seit den sechziger Jahren routinemäßig in genetischen Beratungsstellen betrieben wird. Die wichtigste Methode der mikroskopischen pränatalen Diagnostik ist die Amniozentese. In den späten siebziger Jahren wurde es darüber hinaus möglich, pränatale Diagnosen aus dem Zellmaterial der Chorionzotten (Chorionzottenbiopsie) zu stellen. In einer frühen Schwangerschaftsphase wurden so die wichtigsten chromosomalen Aberrationen erkennbar (Trisomien, Turner- und Klinefelter-Syndrom). Das Verfahren der Chorionbiopsie ermöglicht es, schon in der 8. bis 10. Schwangerschaftswoche entsprechende Diagnosen zu stellen, während das Amniozenteseverfahren erst mit der 15. Schwangerschaftswoche Erfolg versprechend durchgeführt werden kann.

Die In-vitro-Fertilisation hat die Möglichkeiten der pränatalen Diagnostik inzwischen um die der Präimplantationsdiagnostik erweitert. Unter dem Begriff Präimplantationsdiagnostik (PID) werden alle zytologischen und gentechnischen Untersuchungen gefasst, die dazu dienen, bei einem durch Invitro-Fertilisation erzeugten Embryo bestimmte Erbkrankheiten und Besonderheiten der Chromosomen zu erkennen, bevor der Embryo in die Gebärmutter eingepflanzt wurde, also vor der Implantation. Zweck dieser Diagnose ist es, eine Entscheidungshilfe dafür zu geben, ob der Embryo überhaupt in die Gebärmutter eingepflanzt werden soll oder nicht. Die rechtliche Regelung der PID ist in den einzelnen Ländern der Europäischen Union sehr unterschiedlich gestaltet. In Deutschland ist die Präimplantationsdiagnostik verboten, weil auf diese Weise Embryonen anhand genetischer Eigenschaften selektiert werden können. Insgesamt ist die PID ethisch und moralisch sehr umstritten. Kritiker nennen als Hauptargumente a) die Selektion: Durch die PID kann selektiert werden, welcher Embryo eine Chance zum überleben bekommt. Die Kriterien für eine solche Selektion sind nicht kontrollierbar. Auch wird befürchtet, dass die PID dann zu einer gängigen Methode wird, um subjektiv »optimalen« Nachwuchs zu fördern bzw. zu »züchten«. Dies würde wiederum suggerieren, es gebe ein Recht auf ein »gesundes« Kind. b) Diskriminierung von Behinderung: Wer eine Entscheidung gegen das Einpflanzen von Embryonen mit künftiger körperlicher oder geistiger Behinderung legitimiert, so wird weiterhin argumentiert, wertet im Gegenzug lebende Behinderte ab. Eine solche Abwertung von Behinderungen und Behinderten ist eine unakzeptable Diskriminierung. Die Befürworter der PID argumentieren: Während die Embryonen im Rahmen der (makroskopischen) Pränataldiagnostik einen besonderen Schutz erfahren, sind sie in der späteren Schwangerschaft nicht mehr (so umfassend) geschützt. Wird nämlich im Rahmen der Pränataldiagnostik eine Behinderung festgestellt, ist eine Abtreibung rechtlich möglich. Dann aber werde die Belastung (der Entscheidung zur Abtreibung) für die Schwangere wesentlich größer, sodass durch das Verbot der PID unnötiges Leiden entstehe. Von anderen Befürwortern wird argumentiert, dass PID in Zukunft in großem Umfang eingesetzt werden könne, um »optimalen« Nachwuchs zu erzielen (positive Eugenik) oder durch screening vererbbare Krankheiten auszurotten (negative Eugenik).

Vom Serum zur chemischen Substanz – Die Revolution der pharmakochemischen Therapie

»Oleatenhändler (Ölkrämer, Oleikári, Krummholzmänner etc.) heissen ursprünglich Landleute [...], welche mancherlei Olitäten zum Arzneigebrauch aber zunächst Kien= oder Krummholzöl aus den krummen auf der Erde hinkriechenden Kiefern und Fichten des Karpathengebirges destillieren, und nebst anderen in eigenen Fabriken insgemein sehr nachlässig und in veralteten Formen bereiteten Medikamenten im Lande herumtragen, besonders aber in Dörfern und kleinern Städten damit hausiren gehen.«

Johann S. Ersch, Johann G. Gruber, Allgemeine Encyklopädie der Wissenschaften und Künste, Leipzig 1832

- **1831** – 1831–1900: Erste synthetische Substanzen und Medikamente verfügbar: Chloroform (1831), Chloral (1832), Essigsäure (1845), Acetylsalicyl- (Aspirin) und Ameisensäure (1853), Malonyl-Harnstoff (Barbitursäure) (1863), Aminophenazon (1893)
- **1890** – 1890–1900: Paul Ehrlichs Rezeptor- und Seitenketten-Theorie
- **1910** – Erste synthetische Chemotherapeutikum kommt als *Salvarsan* in den Handel.
- **1912** – *Neosalvarsan*
- **1917** – Mitarbeitern der Firma Bayer gelingt die Synthetisierung eines organischen Schlafkrankheitstherapeutikums, das als 1921 zunächst als *Bayer 205*, dann als *Germanin* in den Handel kommt.
- **1918** – Chinidin als Antiarrhythmikum bekannt
- **1924** – Ersten Gelatinekapseln mit Nitroglycerin kommen unter dem Handelsnamen *Nitrolingual* auf den Markt.
- **1926** – Präparat *Synthalin A* (Schering AG) wird das erste Diguanidin mit insulinähnlicher Wirkung in die Therapie eingeführt.
- **1927** – 1927–1935: Bayer erforscht systematisch die Azofarbstoffe auf der Suche nach antibiotischen Wirkstoffen.
- 1927–1936: Bayer produziert die ersten synthetischen Antimalaria-Medikamente.
- **1935** – Unter dem Namen *Prontosil rubrum* ist das erste Sulfonamid im Handel.
- **1943** – Der Sulfonylharnstoff Sulfacarbamid ist als *Euvernil* zur Therapie von Nieren- und Harnwegsinfekten im Handel.
- **1946** – p-Aminosalicylsäure (PAS) als Tuberkulosemedikament im Handel, nachdem klinische Testungen 1944 ihre Wirksamkeit belegt hatten
- **1948** – Mit der Patentierung von *Conteben* (Domagk) beginnt die Epoche der Tuberkulosetherapie.
- 1943, 19. Oktober: Erstmals kann Streptomyzin isoliert werden.
- 1943/44: Basierend auf den Forschungen Alexander Flemings kann das erste Penizillin an die weltweit kämpfenden amerikanischen Truppenteile ausgegeben werden.
- 1948: Die Existenz von erregungsfördernden α- und inhibierend wirkenden β-Rezeptoren wird bekannt.
- seit 1948: Lokalanästhetika werden als Antiarrhythmika eingesetzt.
- **1949** – seit 1949: Vasodilatative α-blockierenden Substanzen im Pharmahandel (Tolazolin, 1940; Phentolamin, 1949)
- **1950** – 1950: Darstellung des Insonikotinsäurehydrazids (INH, Neoteben) (Domagk, Offe, Siefken)
- 1950: Erster Einsatz chemischer Medikamente (Zytostatika) in der Krebstherapie. Unter diesen setzen sich vor allem Mitosegifte, alkylierende Substanzen (Endoxan, Trenimon) und sog. Antimetabolite (Methotrexat) durch.
- **1951** – 1951–1960: Sulfonylharnstoffe sind als orale Antidiabetika in der Klinik verfügbar.
- **1960** – 1960er: Stimulatoren und Inhibitoren der adrenergen Rezeptoren werden interessant für die Kreislauftherapie.
- **1962** – Mit dem Präparat Pronethalol steht der erste β-Blocker für die Kreislauftherapie zur Verfügung.
- **1963** – Erster Calciumantagonist kann klinisch zur Verfügung gestellt werden.
- **1970** – Unabhängig voneinander beschreiben Howard Temin (1934–1994) und David Baltimore (geb. 1938) erstmals die Reverse Transkriptase.
- **1971** – Cyclosporin entdeckt; die Substanz zeigt immunsuppressive Wirkung und wird erstmals 1978 erfolgreich bei einer Transplantation eingesetzt
- **1986** – Erstmals sind Reverse-Transkriptase-Hemmer (AZT) für die AIDS-Therapie im Handel.
- **1990** – 1990er: Als Suchtest für eine HIV-Infektion steht der Enzyme-linked Immunosorbent Assay (ELISA) zur Verfügung.
- **1994** – RT-PCR (Reverse Transkriptase-Polymerase-Kettenreaktion) wird als wichtiger diagnostischer Test für die Therapiekontrolle des Infektionsverlaufes etabliert.
- **1995** – Mit *Saquinavir* kommt der erste HIV-Proteasehemmer auf den Markt.

In keinem anderen Bereich unterscheidet sich die Medizin des 20. und frühen 21. Jahrhunderts dramatischer von früheren Zeiten als in dem der natürlichen und synthetischen Arzneimittel. Gegenüber früheren Jahrhunderten verfügt die moderne Medizin über eine Vielzahl erfolgreicher Medikamente mit überwiegend bekanntem Wirkmechanismus. Die Grundlagen hierfür wurden durch die biochemisch orientierte Physiologie und Lebensmittelchemie des 19. Jahrhunderts gelegt. Exaktere chemische Analysemethoden und die Darstellung reiner Substanzen wurden nun möglich. Erste Erfolge waren auf diesen Gebieten bereits am Anfang des Jahrhunderts durch die Darstellung des Morphiums (1806), des Strychnins (1818) und des Chinins (1820) zu verzeichnen gewesen. Der eigentliche Entwicklungsschub vollzog sich freilich erst im zweiten Drittel des Jahrhunderts. Er wurde durch den Aufschwung der organischen Chemie ebenso beeinflusst wie durch die neuen Methoden der experimentellen Erprobung und klinischen Prüfung dieser Wirkstoffe, wie sie die exakte physiologische Messung erlaubte. Justus von Liebig (1803–1873) ist hier mit seinen Forschungen zur Nahrungsmittelchemie und zur Ernährungsphysiologie an erster Stelle zu nennen. Jakob Berzelius (1779–1848) und Friedrich Wöhler (1800–1882) stehen für Forschungen zur Gärung, zur Harnstoffsynthese und zur Stoffwechselchemie. Felix Hoppe-Seyler (1825–1895) lieferte mit seinen Forschungen die Grundlagen der modernen Blutfarbstoff- und Eiweißchemie. Die Summe der neuen Möglichkeiten bildete schließlich die Grundlage der wissenschaftlichen Pharmazie und Pharmakotherapie. Zeugnis für die Fortschritte auf diesem Gebiet legt eine ganze Reihe medizinisch relevanter oder bereits therapeutisch einsetzbarer Stoffe ab, die seit dem zweiten Drittel des 19. Jahrhunderts dargestellt oder produziert werden konnten. Zu ihnen gehörten etwa das Chloroform (1831), das Chloral (1832), die Essigsäure (1845), die Acetylsalicyl- und Ameisensäure (1853), der als Barbitursäure bekannte Malonyl-Harnstoff (1863) oder das Aminophenazon (1893). Die neuen Möglichkeiten wirkten disziplinbildend und führten zur Institutionalisierung der wissenschaftlichen Pharmakologie in Deutschland. Dieser Prozess, der die Epoche der alten Pharmazie beendete, die Disziplin aus der gelegentlich sehr zweifelhaften Nähe der Kräuterkrämer und Oleatenhändler endgültig befreite und zugleich die Voraussetzungen für eine Industrialisierung der Pharmazie schuf, war verbunden mit den Namen Rudolf Buchheim (1820–1879) und Oswald Schmiedeberg (1838–1921). Spätestens am Ende des Jahrhunderts ist die Vernaturwissenschaftlichung der Pharmakologie abgeschlossen.

Neben diesen Anfängen der Pharmakotherapie mit gereinigten Natursubstanzen oder frühen einfachen synthetischen Produkten entwickelte sich gegen Ende des 19. Jahrhunderts auf dem Wege zu einer antiinfektiösen Prophylaxe und Therapie die Serumtherapie maßgeblich unter dem Einfluss Emil von Behrings, aber auch Max von Grubers und anderer Hygieniker. Mit ihr beginnt unter dem Einfluss der Seitenketten- und Rezeptortheorie Paul Ehrlichs die gezielte Suche nach Chemotherapeutika mit hohem therapeutischem Koeffizienten zunächst auf dem Gebiet der antiinfektiösen Therapie. *Salvarsan*, *Germanin*, die ersten synthetischen Antimalariamittel, die Sulfonamide und schließlich die Penizilline und ihnen vergleichbare Stoffe ermöglichen erstmals in der Geschichte der Menschheit einen wirkungsvollen therapeutischen Schutz vor Infektionskrankheiten, die in früheren Zeiten sicher zum Tode geführt hätten: allen voran die Tuberkulose, Pest, Scharlach, Diphtherie, Kindbettfieber, Lungenentzündungen, Septikämien und viele andere Infektionskrankheiten verlieren unter dem therapeutischen Einsatz zunächst der Sulfonamide und dann der Penizilline viel von ihrem früheren Schrecken. Aber es gibt auch Rückschläge wie etwa die Entwicklung von Resistenzen gegen antiinfektiöse Medikamenten, namentlich die Antimalariapräparate und das Penizillin. Zugleich erfordert die Produktion der neuen Seren und synthetischen Medikamente höchste Standards in der Produktion und eine zuverlässige Qualitätskontrolle. Der Aufstieg der Ärzte im 19. Jahrhundert war nur möglich, weil diese heilende Berufsgruppe zum ersten Mal in der Geschichte zunehmende Verlässlichkeit garantieren und ihre Heilversprechen, überall, wo sie nach Lage der Forschung sicher gegeben werden konnten, auch einzulösen vermochten. Der Aufstieg der pharmazeutischen Industrie im 20. Jahrhundert folgte im Grunde ähnlichen Mustern. Höchstes naturwissenschaftliches Wissen, Großforschung, industrielle chemische Produktion auf höchstem Niveau und äußerste Wirkungsverläßlichkeit durch permanente Qualitätskontrolle waren hier die Garanten des Aufstiegs. In den folgenden Abschnitten kann der Prozess der stofftherapeutischen industriellen Produktion im 20. Jahrhundert, man könnte hier auch von Revolution sprechen, nur exemplarisch dargestellt werden. Auf vieles könnte hier eingegangen werden, so etwa auf die Entwicklung der Analgetika, Narkotika, Psychopharmaka, auf die große Gruppe der Hepatika und viele andere mehr. Statt dessen soll in den folgenden Abschnitten exemplarisch der Blick auf die Grundlagen und Anfänge der Chemotherapie, auf die Entwicklung der antiinfektiösen Therapie bis hin zum Stand der AIDS-Therapie fallen, auf die Entwicklung des Cyclosporins als Immunsuppressivum für die Transplantationstherapie, auf die Geschichte der oralen Antidiabetika, der antihypertensiven Therapie und schließlich auf die Entwicklung der Zytostatika in der Chemotherapie der Krebserkrankungen.

Magische Kugeln – Grundlagen und Anfänge der Chemotherapie

Ausgehend von den ersten klinisch-serologischen Erfolgen Behrings und von Grubers wurden die Forschungen auch im Bereich der Serumtherapie intensiv vorangetrieben. Mit den Ergebnissen dieser Forschungen gelang es schließlich, infektionserkrankte Menschen durch die hochdosierte Gabe spezifischer Immunseren mit sofortiger Wirkung für etwa drei Wochen passiv zu immunisieren. Die Gewinnung der Schutz- und Heilseren erfolgte durch Einspritzung von Bakterienaufschwemmungen oder toxinhaltigen Seren vor allem bei Rindern, Pferden und Hammeln. Neben den Diphtherie- und Tetanusseren gelang im Laufe der Zeit die Darstellung einer Reihe weiterer, meist polyvalenter Seren (Anaeroben-Serum, Botulismus-Serum, Gasödem-Serum, Masern-Serum, Peritonitis-Serum, Milzbrand-Serum, etc.).

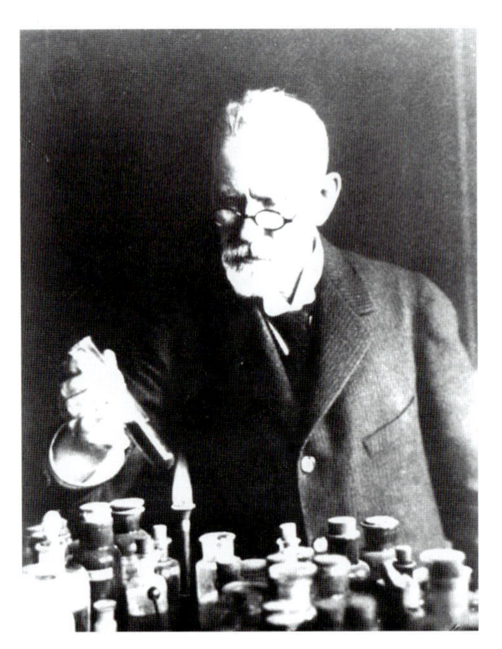

Abb. 12.1. Paul Ehrlich (1854–1915).

Allerdings war es nicht Emil von Behring, der die theoretische Grundlage der spezifischen Immunabwehr des Körpers beisteuerte, sondern sein Kollege und Koch-Mitschüler Paul Ehrlich (1854–1915). Ehrlich vermutete bereits in den 1890er Jahren, dass Infektionserreger oder auch andere körperfremde Stoffe an spezifische Zellen des Körpers andocken würden, um so ihre Wirkung zu entfalten. Aus dieser Grundannahme entstand die Theorie, dass solche körperfremden Stoffe an ihrer Oberfläche Molekülstrukturen besäßen, die zu analogen »Seitenketten« der Körperzellen passen und so mit diesen Bindungen eingehen könnten. Als Reaktion auf die dann erfolgende Besetzung oder Blockade der Seitenketten, so seine Annahme, würde die Körperzelle überschießend viele neue Seitenketten produzieren und absondern, die dann ihrerseits wieder Bakterien oder Fremdkörper bänden. Auf diese Weise entwickle der Körper reaktiv eine Immunität im Serum. Ursprünglich hatte Ehrlich geglaubt, alle Zellen des Körpers seien in der Lage solche »Antikörper« gegen fremde Stoffe zu produzieren, im Laufe seiner Forschungen stellte sich jedoch heraus, dass dies nur für die B-Lymphozyten zutreffen konnte. Ehrlich erkannte, dass auf den jeweiligen Antigen verschiedene Strukturen vorhanden sind, die er in *haptophore* und *toxophore* Gruppen unterteilte. Darüber hinaus beobachtete er, dass durch solche Vorgänge phagozytierende Zellen des Immunsystems, Fresszellen oder »Makrophagen« (Metschnikov), die den Abbau von eingedrungenen Fremdkörpern betreiben, angelockt werden. Damit waren die Grundvorstellungen der Immunitätslehre bis heute angelegt. Für diese Theorie erhielten Ehrlich und Ilja Iljitsch Metschnikov (1845–1916) gemeinsam 1908 den Nobelpreis.

Für die Idee der Chemotherapie ist jedoch, unabhängig von Immunitätsüberlegungen, Ehrlichs grundlegende allgemeine Rezeptortheorie von entscheidender Bedeutung. Während seiner Beschäftigung mit dem Problem eines Syphilistherapeutikums und der Frage, wie den Erregern der kolonialökonomisch bedrohlichen afrikanischen Schlafkrankheit pharmakochemisch begegnet werden könne, kam Ehrlich zu der Einsicht, dass nicht nur für Bakterien oder deren giftige Zerfallsprodukte (Toxine), sondern auch für bestimmte Arzneimittel chemische Kontaktgruppierungen – ähnlich dem »Schlüssel-Schloss-Prinzip« – im Protoplasma vorhanden sein müssten, die er als »Chemorezeptoren« bezeichnete. Nur solche Stoffe, die über reaktionsfähige (pharmakophore) Gruppen verfügen,

Rezeption

Der Begriff »Rezeptor« als Bindungsort für Pharmaka wurde zuerst 1905 von John Newport Langley (1852-1925) verwendet, der aufgrund seiner physiologischen Untersuchungen postulierte, dass sich die »receptive substances« der Zellen beträchtlich voneinander unterscheiden können. Langleys Theorie blieb indes längere Zeit unbeachtet. Erst in den 20er und 30er Jahren wurde die Rezeptortheorie von Otto Warburg (1883-1970), Alfred Joseph Clark (1885-1941), John Henry Gaddum (1900-1965) und 1954 von Linus Pauling (1901-1994) wieder aufgegriffen und erweitert.

also über passende, andockfähige, Baustrukturen verfügen, sind auch in der Lage, mit den Chemorezeptoren Bindungen einzugehen. Damit schlossen die Überlegungen Ehrlichs an seine immunologische Seitenkettentheorie an. Beide bedurften des »Schloss-Schlüssel«-Prinzips.

Salvarsan

Paul Ehrlichs Seitenketten- und Rezeptortheorie sollte von grundlegender Bedeutung für die pharmazeutisch-chemische Forschung des 20. Jahrhunderts werden und das Fundament für die Entwicklung zahlloser weiterer Chemotherapeutika legen. An der Entwicklung des ersten Chemotherapeutikums auf der Grundlage seiner eigenen Theorie war Paul Ehrlich noch selbst beteiligt: *Salvarsan*. Seit 1906 hatte zunächst der Chemiker Alfred Bertheim im Labor von Paul Ehrlich und auch zusammen mit Ehrlich über 600 Arsenverbindungen synthetisiert und ihre Wirksamkeit besonders auf den Erreger der Syphilis (Treponema pallidum) aber auch auf die schlafkrankheitserzeugenden Trypanosomen überprüft. Die Erreger der Syphilis standen im eigenen Land unbegrenzt zur Verfügung, zur Austestung der Versuchsverbindungen an Trypanosomen stand man im Postverkehr mit Robert Koch in Ostafrika. Erst das Präparat 606 erwies sich als vielversprechend und konnte erfolgreich am 31. August 1906 von Paul Ehrlich und seinem Mitarbeiter Sahachiro Hata (1873–1938) gegen den Erreger der Syphilis getestet werden. *Salvarsan* wurde von der Firma Hoechst produziert und kam 1910 in den Handel. Erstmals stand der Medizin mit ihm ein gezielt antimikrobiell wirkendes Medikament gegen eine bis dahin unbehandelbare und tödliche Infektionskrankheit zur Verfügung. *Salvarsan*, das erfolgreich auch gegen Frambösie (Infektionskrankheit), Rekurrensfieber und andere Spirochaetosen eigesetzt werden konnte, war das erste antimikrobielle Medikament mit einem hohen therapeutischen Koeffizienten, so wie es Ehrlich selbst gefordert hatte. Allerdings hielt die anfängliche Begeisterung nicht lange vor, denn die Substanz oxidierte an der Luft schnell zu giftigen Verbindungen und musste vom Arzt wegen ihrer schlechten Wasserlöslichkeit vor der Injektion noch dazu mit Natronlauge versetzt werden, was zu inneren Verätzungen der Venen führte. Auch kamen Todesfälle vor und so entbrannte in der Öffentlichkeit bald eine heftige Auseinandersetzung um das Präparat, die auch nicht frei von antisemitistischen Untertönen gegen den Juden Ehrlich war. In den folgenden Jahren wurde deshalb mit Hochdruck nach verträglicheren Verbindungen des *Salvarsan* geforscht, das schließlich 1912 als *Neosalvarsan* auf den Markt kam. Das in Deutschland entwickelte *Salvarsan* wurde patentiert. Es war eines der ersten vollsynthetischen Heilmittel. Das Patent allerdings wurde nach dem Ersten Weltkrieg von den USA übernommen und die Verbindung unter dem Namen *Arsphenamin* weiter verwendet. Die steile Karriere der Salvarsanverbindungen endete in den 1940er Jahren mit der Einführung des Penizillins.

Germanin

Zusammen mit Robert Koch hatte Paul Ehrlich noch während der Forschungen zum *Salvarsan* an einem wirksamen Medikament gegen die afrikanische Schlafkrankheit gearbeitet. Zuerst hatte man geglaubt, auf das organisch-chemische Arsenpräparat Atoxyl der Vereinigten Chemischen Werke Charlottenburg setzen zu können, das gegen Hautkrankheiten erfolgreich vertrieben wurde. Atoxyl und andere chemische Verbindungen wurden von Koch und anderen deutschen Kolonialärzten zusammen mit einer Reihe ähnlicher Arsenpräparate in den deutschen Schutzgebieten an Schlafkranken im therapeutischen

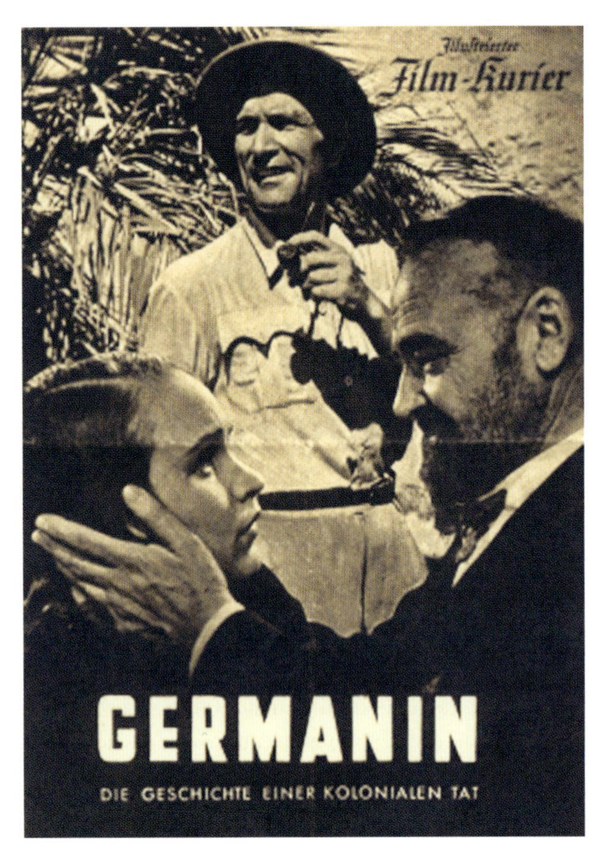

Abb. 12.2. Werbeplakat für den Spielfilm Germanin.

Experiment erprobt, wobei es wegen des nerventoxischen Arsens zu fürchterlichen Nebenwirkungen – meist Erblindungen – und auch Todesfällen kam. Von Erfolg waren diese Experimente allerdings vor dem Beginn des Ersten Weltkriegs nicht gekrönt. Und mit dem Krieg gingen die kolonialen Erprobungsfelder der Arsenpräparate verloren. Erst 1917 ist es Mitarbeitern der Firma Bayer gelungen, ein hochwirksames organisches Schlafkrankheitstherapeutikum ohne Arsen oder andere Schwermetalle zu synthetisieren, das seit 1921 – neutral – als *Bayer 205*, unter dem Eindruck des Weimarer Kolonialrevisionismus aber auch als *Germanin* in den Handel kam und noch heute als *Suramin* vertrieben und in der Frühbehandlung der afrikanischen Trypanosomiasis eingesetzt wird. Dieses Präparat war das zweite Chemotherapeutikum mit hohem therapeutischen Koeffizienten. Für ebenso bedeutend wie seine Wirkung gegen die afrikanische Schlafkrankheit und die Kameltrypanosomiasis in den asiatischen Sowjetrepubliken wurde allerdings auch die politische Bedeutung dieses deutschen Medikaments erachtet, das bis in die Zeit des Nationalsozialismus als wichtiges medizinisches Argument der Kolonialrevisionismus-Debatte instrumentalisiert wurde.

Seinen populären Höhepunkt erfuhr der Einsatz deutscher Tropenmedikamente in der kolonialrevisionistischen Propaganda schließlich durch den am 15. Mai 1943 uraufgeführten Ufa-Spielfilm *Germanin*. Wie keine andere Darstellung verdrehte dieser Film die bereits geschilderten historischen Fakten der deutschen Schlafkrankheitsforschung um Friedrich Karl Kleine in geschichtsklitternder Weise zu einer dramatischen antibritischen und kolonialrevisionistischen Spielhandlung. Basierend auf der literarischen Vorlage des ärztlichen NS-Romanciers Hellmuth Unger (1891–1953), Abteilungsleiter für Presse, Funk und Film im Rassenpolitischen Amt der NSDAP, hatte sich Max W. Kimmich (1893–1980) als Regisseur der filmischen Umsetzung des Stoffes angenommen. Kimmich war immerhin Schwager des Reichsministers für Volksaufklärung und Propaganda, Joseph Goebbels; und wenn auch noch nicht geklärt werden konnte, ob *Germanin* in die Gruppe der NS-Staatsauftragsfilme gehört, so legt doch allein die familiäre Beziehung zwischen Kimmich und Goebbels mindestens nahe, dass der Film unter engster Staatsaufsicht entstand.

In einer rechtzeitig zur Hamburger Uraufführung erstellten Ufa-Information wird die Handlung des Streifens und zugleich des NS-*Germanin*-Mythos wie folgt umrissen: »Der deutsche Professor Achenbach bekämpft erfolgreich Afrikas gefürchtetsten Feind, die mörderische Schlafkrankheit. Da wird bei Kriegsausbruch 1914 seine Versuchsstation im Urwald von Engländern zerstört. Doch das wichtige Forschungsmaterial gelangt glücklich nach Deutschland. Noch mitten im Weltkrieg wird in Leverkusen das Heilmittel gegen die Schlafkrankheit, ›Bayer 205‘, gefunden. Trotz des Raubes unserer Kolonien durch Versailles gelingt die Fortführung des Kulturwerks. England greift zur Schikane, macht die Einreise einer neuen deutschen Expedition nach Afrika von dem Nachweis der Ungefährlichkeit des Heilmittels ›Bayer 205‘ abhängig. Eine mutige deutsche Tat ist die Antwort: die Selbstinfektion eines Arztes durch die Tsetsefliege. Die Heilung dieses ersten Schlafkranken in Europa wird zum Weltereignis. ›Bayer 205‘ geht nun als ›Germanin‘ in alle Länder. 1923 trifft Achenbachs neue Expedition in Afrika ein. Wutentbrannt über seine aufsehenerregenden Heilerfolge unter den Negern, beschuldigen die Briten Professor Achenbach antienglischer Propaganda, weisen ihn aus und zerstören seinen Vorrat an ›Germanin‹. Von der gefährlichen Krankheit selbst ergriffen, tritt der deutsche Forscher nachdem er seinen Feind, den ebenfalls schlafkranken Obersten Crosby, mit der letzten Ampulle noch retten konnte, als Totgezeichneter im Tragstuhl die beschwerliche Fahrt in sein neues Forschungsgebiet an. Hofer, mit neuem ›Germanin‹ von der Küste unterwegs, bricht in einem tropischen Unwetter bewußtlos zusammen. Achenbach stirbt im Dienst selbstloser Forschung. Deutschlands Tat rettete Afrika, doch an dessen Aufblühen haben nur die anderen Kolonialnationen Anteil. Bestehen aber bleibt Deutschlands Anspruch auf seine Kolonien – aus dem Recht und Verdienst seiner kolonialen Sendung«. In der filmischen Handlung stehen »britische Engstirnigkeit«, wie es der *Völkische Beobachter* vom 18. 5. 1943 interpretierte, gegen das »Ringen deutscher Wissenschaftler«, geistiger »Streiter Deutschlands im Dienste der Menschheit«, »englische Schikanen« gegen den »Kampf der deutschen Wissenschaft gegen Geißel und Gefahr des dunklen Erdteils«, eine als borniert und dumm charakterisierte englische Kolonialmacht gegen das »Hohelied einer deutschen wissenschaftlichen Tat« als Ausdruck für die »kolonisatorische Sendung deutscher Kultur«. Der erfolgreiche Kinostreifen – in seinen Hauptrollen Peter Petersen, Luis Trenker und Lotte Koch – gehört nach Genre und Diktion sowohl in die Nähe einer Reihe spielerisch gestalteter kolonialrevisionistischer Dokumentarfilme aus der zweiten Hälfte der dreißiger Jahre als auch in das unmittelbare Umfeld antienglischer und antiamerikanischer Propagandaspielfilme der frühen vierziger Jahre. Typische Beispiele sind etwa *Ohm Krüger* von Hans Steinhoff (1941), *Carl Peters* von Herbert Selpin (1941) oder die Kimmich-Filme *Der Fuchs von Glenarvon* (1940) und *Mein Leben für Irland* (1941). Sie alle waren von Goebbels persönlich aus einer Liste »großer nationaler Filme« der Filmabteilung des Propagandaministeriums als besonders »national« ausgewählt worden. Aus den historischen Fakten, die einerseits zwar für weitgesteckte kolonialrevisionistische Ziele der Republik von Weimar standen, andererseits aber auch für das nicht nur von wirtschaftlichen Motiven getragene Bemühen des Weimarer Auswärtigen Amtes und der deutschen Wissenschaft der zwanziger Jahre, zu einer neuen fruchtbaren und gleichberechtigten internationalen Zusammenarbeit zu kommen, war somit ein reiner NS-Propagandafilm geworden.

Synthetische Antimalariamittel

Die Entwicklung synthetischer Malariamittel in den späten 1920er und frühen 1930er Jahren war nach den Erfahrungen des Ersten Weltkriegs und der Chinin-Blockade der Entente-Mächte von erheblicher militärischer Bedeutung, da man hoffte, zukünftig so von der Lieferung von Chinarinde zur Chiningewinnung aus Übersee unabhängig zu werden. Dabei hatte die Farbenchemie bereits gegen Ende des 19. Jahrhunderts den Weg zur Gewinnung synthetischer Antimalariamittel gewiesen. Schon Paul Ehrlich hatte festgestellt, dass sich Malariaerreger besonders gut mit Methylenblau anfärben ließen. Dies, so seine Vermutung, könne mit der selektiven Toxizität des Stoffes gegenüber Plasmodien zusammenhängen. Auch erfolgversprechende Heilexperimente wurden in den 1890er Jahren durchgeführt. Bei guter Chininversorgung bestand aber offensichtlich kein wirklicher Druck, sich auf diesem Forschungsfeld stark zu engagieren, zumal die heimische Malaria im Verschwinden begriffen schien und die tropischen Schutzgebiete des Kaiserreichs als Siedlungskolonien nicht vorgesehen waren. Der Ausgang des Weltkrieges veränderte allerdings die Situation insofern, als Tropentherapeutika nun als wichtiger Exportartikel und kolonialrevisionistisches Argument bedeutend wurden. So begann man in den 1920er Jahren in den Laboratorien der Bayer AG in Elberfeld, ausgehend von Methylenblau, auf der Suche nach synthetischen Malariamedikamenten zahlreiche Molekülvariationen vorzunehmen. Tatsächlich gelang es auf diese Weise, auf der Grundlage des Chinolins (eines wesentlichen Bestandteils des Chinins) die ersten synthetischen Malariatherapeutika *Plasmochin* (927) und *Atebrin* (1932) zu synthetisieren. *Atebrin* (ursprünglich Mepacrin) wurde von Walter Kikuth (1896–1968) bei der I.G. Farbenindustrie in Elberfeld in einem Screeningprogramm aus zirka 12.000 Substanzen als vielversprechendes Malariamittel entdeckt. Eine sichtbare Nebenwirkung des Acridinderivats *Atebrin* war allerdings die Gelbfärbung der Haut. Auf der Suche nach einem nicht gefärbten Wirkstoff gelangten die Bayer-Chemiker schließlich zu den Verbindungen *Resochin* (1934) und *Sontochin* (1936). Nach ersten klinischen Untersuchungen musste allerdings auch *Resochin* als »zu toxisch« beurteilt werden. Die Kriegsjahre 1939 bis 1945 zwangen zum schnellen Einsatz der in ihrer Verträglichkeit noch nicht ausgereiften Präparate, insbesondere des auch weiterhin eingesetzten *Atebrins*. Während des ganzen Krieges wurden Verträglichkeitsversuche mit den synthetischen Malariamedikamenten an KZ-Häftlingen (namentlich in Dachau und Buchenwald) sowie an Wehrmachtssoldaten durchgeführt.

Verantwortlich für die Malariaexperimente im Konzentrationslager Dachau war der Malariaforscher Claus

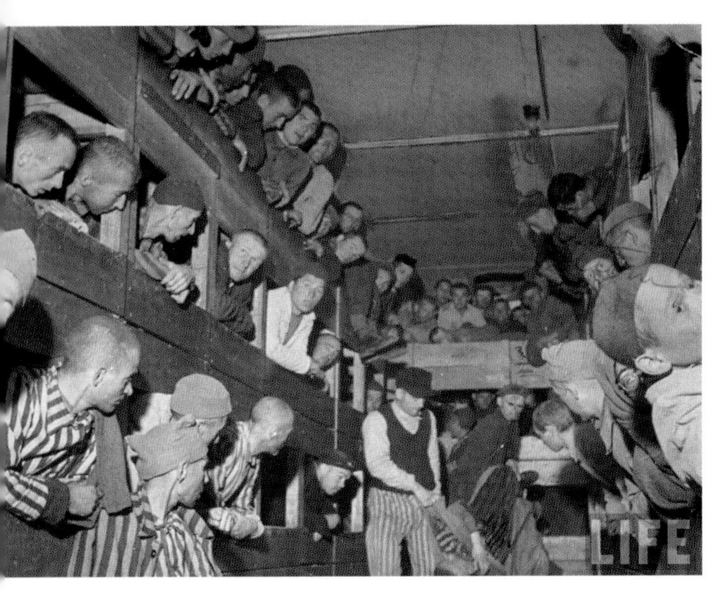

Abb. 12.3. Lagerhäftlinge des KZ-Dachau unmittelbar nach der Befreiung 1945.

Schilling (1871–1946). In Dachau fand er ein geeignetes Terrain für seine Experimente. In 115 Versuchsreihen experimentierte er an 1.200 KZ-Häftlingen, die auch während der Versuche zum Arbeitsdienst geschickt wurden. Diese Versuchsreihen schlossen alle Variationen der Schilling'schen Ideen über die Malaria-Immunität und auch Experimente mit alten, z. B. den schon lange als unwirksam geltenden Medikamenten *Neosalvarsan* und *Pyramidol*, vor dem schon 1934 wegen der großen Gefahr der Agranulozytose gewarnt wurde und neuen, noch weitgehend unerprobten Medikamenten aus Testreihen der synthetischen Antimalariapräparate (B 2516) ein. Auch *Pyrifer* und *Stimolol* als fiebererzeugende Mittel wurden von ihm getestet. Es kam bei diesen Experimenten zu 300–400 Todesopfern.

Experimentiert wurde allerdings auch im Bereich der Wehrmacht. Wenngleich die Malariamortalität in den Truppen relativ gering war, so führten die zahlreichen Malariafälle regelmäßig zu längeren krankheitsbedingten Dienstausfällen. Die volle Einsatzfähigkeit der erkrankten Soldaten war nicht zuletzt auch durch die Unberechenbarkeit der Rezidive eingeschränkt. Aus diesem Grunde wurden in vielen Militärlazaretten verschiedene, von der allgemein üblichen Malariatherapie mit *Atebrin*, *Plasmoquin* oder auch Chinin abweichende Therapieexperimente durchgeführt, die in erster Linie der Rezidivverhütung dienen sollten. Besonders umstritten waren hierbei Provokationsmethoden, so in erster Linie die sogenannte Ascoli-Methode und die Mischspritzenkur. Die Mischspritzenkur basierte dagegen auf der intramuskulären Verabreichung von *Atebrin* und *Plasmoquin* mit anschließender peroraler Plasmoquingabe. Die Prüfung von *Atebrins* zur Prophylaxe wurde 1941 in einem größer angelegten Versuch an 223 Fähnrichen durchgeführt, um die ideale Fraktionierung der Atebrinmengen festzustellen. Bei diesen von Laboruntersuchungen begleiteten Tests wurde auch bestätigt, dass es sich bei der in 5,8 % auftretenden Gelbfärbung der Haut um *Atebrin*-Einlagerungen handelte, es aber nicht zum Ansteigen des Bilirubingehaltes im Blut kam. Im Jahre 1942 wurde im Lazarett Wiesbaden auch das von der Firma Böhringer und Söhne produzierte Präparat 2516 an 12 Patienten getestet. Positive Resultate mit nur einem einzigen Rezidiv und Ergebnisse einer vorherigen Testserie in Bulgarien ermutigten zu weiteren Versuche.

Als nach der Kapitulation des deutschen Afrikakorps 1943 ein größerer Vorrat an *Resochin* und *Sontochin* inklusive der klinischen Dokumentation von den Alliierten beschlagnahmt werden konnte, wandte man sich in den USA den deutschen synthetischen Malariapräparaten, insbesondere dem *Resochin*, zu, das bald unter dem Namen *Chloroquin* als überaus erfolgreiches Malariatherapeutikum vermarktet wurde. *Atebrin* wurde noch während des Krieges unter dem Namen *Quinacrine* zum dominierenden Malariamittel der Alliierten im Pazifik-Krieg.

Im Zusammenhang mit den ersten synthetischen Antimalariastoffen zeigte sich erstmals in der pharmazeutischen Wirkstoffgeschichte auch das Phänomen der Resistenz (besser sollte man von verminderter Empfindlichkeit sprechen) der Malariaplasmodien gegen diese Wirkstoffe, dass heißt die Fähigkeit der Plasmodien, auf veränderte Umweltbedingungen zu reagieren. Dieses Phänomen sollte es bis heute immer schwieriger werden lassen, eine sichere Chemoprophylaxe zu gewährleisten. Die Resistenzentwicklung des Erregers der *Malaria tropica* hat zu einer zonalen Einteilung der malariaendemischen Gebiete der Welt geführt, die bei der Auswahl des geeigneten Chemoprophylaktikums für eine bestimmte geografische Region hilfreich ist. Unabhängig von der ebenso bedrückenden wie spannenden politischen Geschichte der Produktion synthetischer Malariamedikamente zeigt sich an diesem Beispiel bereits die ungeheure Dynamik der pharmakotherapeutische Großforschung nach den theoretischen Impulsen Paul Ehrlichs. Hier bereits deutet sich an, welche stofftherapeutische Revolution in der Medizin durch diese Impulse ausgelöst werden würde.

Chemie gegen Infektionen – Die Sulfonamide erobern die Medizin

Die ersten Erfahrungen mit dem Syphilis-Therapeutikum *Salvarsan*, dem *Germanin* gegen die Trypanosomen der afrikanischen Schlafkrankheit und den synthetischen Antimalariamitteln gegen die Plasmodien der Malaria stellten zweifellos große Erfolge auf dem Wege zu einer Chemotherapie der parasitären Krankheiten dar, allerdings glaubte man in den 1920er Jahren noch nicht an einen schnellen Fortschritt hinsichtlich der Entwicklung chemischer Stoffe, die generell auch gegen bakterielle Krankheiten einsetzbar sein würden. Das Wirkspektrum des *Salvarsans* war außerordentlich eng.

Gleichwohl bestimmten solche Überlegungen die Forschungspolitik der Bayer-Werke spätestens seit dem Ende der 1920er Jahre und veranlasste zur Gründung eines eigenen Laboratoriums für experimentelle Pathologie und Bakteriologie in den Elberfelder Bayer-Werken, dem ab 1928 Gerhard Domagk (1895–1964) vorstand. Unter seiner Leitung wurden die Anstrengungen auf dem Gebiet der experimentellen Forschung mit dem Ziel, endlich Wirkstoffe gegen solche gefürchteten Infektionskrankheiten wie etwa die Hirnhaut- oder Lungenentzündung, vor allem aber gegen die Tuberkulose zu synthetisieren, intensiviert. Dabei folgte man ganz bewusst der Farbstoffforschung und damit dem Weg, den Paul Ehrlich bereits vor der Jahrhundertwende vorgezeichnet hatte. Auf der Suche nach bakteriziden Stoffen war Ehrlich auf die Azofarbstoff gestoßen, unter denen sich besonders Methylenblau und Trypanrot als aussichtsreiche Verbindungen erwiesen. Zusammen mit Atoxyl standen daher auch zunächst diese Stoffe im Vordergrund des Interesses. Folgerichtig wandte sich auch Gerhard Domagk auf der Suche nach antibakteriell wirksamen Stoffen zunächst den Schwermetall-, Arsen-, Antimon- und Acridinverbindungen zu. Hier konnte Domagk an Vorarbeiten der Bayer-Chemiker Fritz Mietzsch (1896–1958) und Josef Klarer (1898–1953) anknüpfen, die seit 1927 dabei waren, systematisch Azofarbstoffe auf ihre bakterizide Wirkung hin im Tierexperiment zu überprüfen. Zunächst verliefen dies Forschungsanstrengungen jedoch ohne Erfolg. Unter mehr als 300 Azofarvstoffen, die Domagk und seine Mitarbeiter bis 1932 überprüft hatten, befand sich kein Stoff, der eine verwertbare Bakterizidie zeigte. Erst nachdem Klarer und Mietsch Azoverbindungen mit einer Sulfonamidgruppe in para-Stellung herstellten, zeigte sich

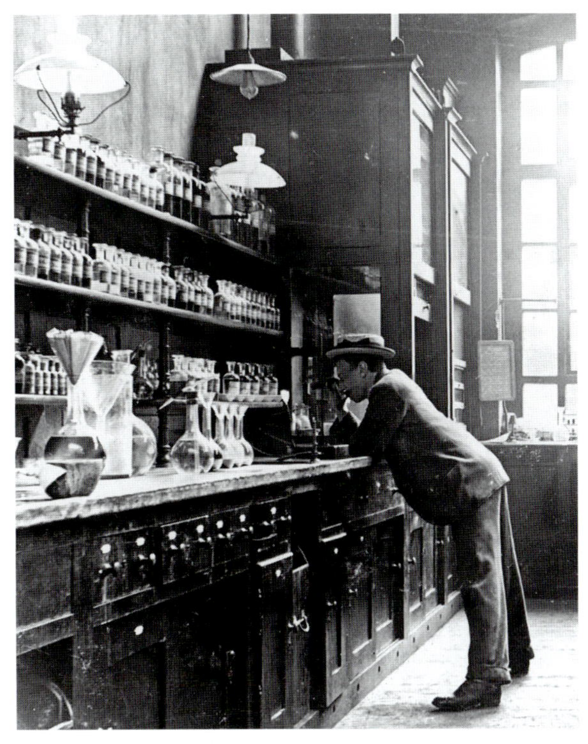

Abb. 12.4. Ein Labor in den Bayer-Werken. Photographie, Ende der 1890er Jahre.

beim Versuchsstoff Kl 695 im Tierexperiment ein starker antibakterieller Effekt, mit dem Domagk schließlich sogar eine Sepsis seiner eigenen Tochter heilen konnte.

Marktreife erlangte das erste Sulfonamid jedoch erst Jahre später. Unter dem Namen *Prontosil rubrum* war das Präparat schließlich 1935 im Handel erhältlich. Der Abbau von *Prontosil* zu dem wirksamen Bestandteil Sulfanilamid, Domagk hatte zunächst an die bakterizide Wirkung des Farbstoffanteils geglaubt, wurde 1935 von Jaques Tréfouël (1897–1977), Filomena Nitti (1909–1994) und Daniel Bovet (1907–1992) geklärt. Sulfanilamid wurde 1936 in die Therapie der Infektionskrankheiten eingeführt. Bis Ende der 1930er Jahre konnten über 1000 Verbindungen des Typs Sulfonamide synthetisiert werden. Allerdings sind davon nur wenige wirksam. Mit den Sulfonamiden waren die ersten Breitband-Chemotherpeutika als Spektrumantibiotika verfügbar, die in der Medizin mit Erfolg verwendet wurden. In schneller Folge konnte bis 1943 eine Reihe von Sulfonamiden auf den Markt gebracht werden (Sulfacetamid und Sulfapyridin, 1938; Sulfathiazol, 1940; Sulfaguanidin, 1940; Sulfadiazin, 1941; Phthalylsulfathiazol, 1942; Mono- und Dimethyl-Derivate des Sulfathiazins, 1943), die unter den

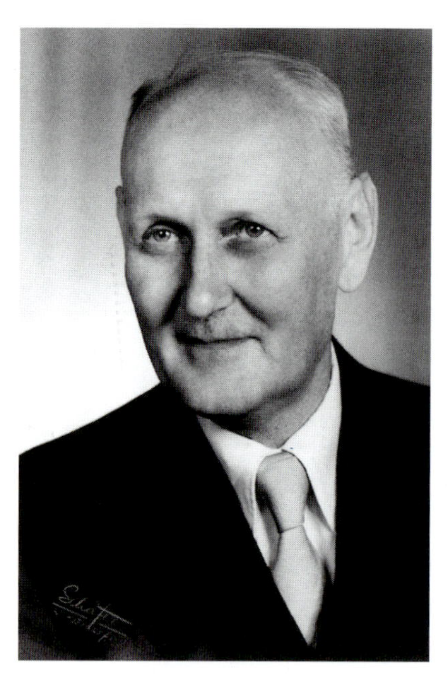

Abb. 12.5. Gerhard Domagk (1895–1964).

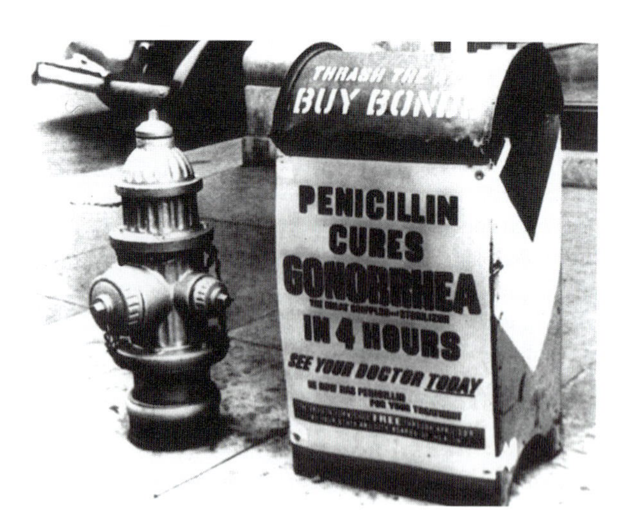

Abb. 12.6. Penizillin-Werbung aus dem Jahr 1944.

Bedingungen des Krieges dringend gebraucht wurden. Einige dieser Präparate waren zuvor im Frauen-Konzentrationslager Ravensbrück an polnischen Häftlingen unter verbrecherischen Bedingungen ausgetestet worden. Gerhard Domagk hatte seinen großen Forschungserfolg bereits 1934 publiziert und sollte 1939 mit dem Nobelpreis für diese Leistung geehrt werden, den anzunehmen die NS-Führung allerdings nicht gestattete. Heute sind die Sulfonamide durch die penizillinverwandten Antibiotika eher in den Hintergrund getreten. Auf dem Markt sind derzeit nur noch Sulfamethoxazol, Sulfadiazin als Silbersalz und Sulfamerazin. Die historische Bedeutung der Sulfonamide bleibt jedoch bestehen. Sie liegt vor allem darin, dass hier erstmals als Ergebnis systematischer pharmazeutischer Großforschung eine breitbandige antiinfektiöse Chemotherapie möglich wurde.

Kraft der Pilze – Penizillin

Penizillin gehört noch heute zu den klassischen Antibiotika der ersten Stunde. Allerdings war es in den letzten Jahrzehnten notwendig, immer neue Typen von Antibiotika herzustellen, denn viele Erreger, gegen die Penizillin (vgl. seine Entdeckungsgeschichte im Kapitel 5) anfänglich gut wirksam war, entwickelten zunehmend Resistenzen gegen das Medikament. Unter dem Begriff Antibiotika-Resistenz werden Eigenschaften von Mikroorganismen verstanden, die es ihnen ermöglichen, die Wirkung von antibiotisch aktiven Substanzen abzuschwächen oder ganz zu neutralisieren. Resistenz gegen Antibiotika ist im Grunde eine Eigenschaft des Mikroorganismus, sich an extreme Umweltbedingungen anzupassen.

Zu nennen sind unter den alternativen Antibiotika etwa das 1947 durch John Ehrlich (geb. 1907) entdeckte Chloramphenicol, das zum klassischen Breitbandantibiotikum gegen eine Vielzahl gramnegativer und grampositiver Bakterien wurde. Zu nennen sind aber auch Chlortetracyclin (*Aureomycin*), das 1948 erstmals aus dem Fermentsaft von Streptomyces aureofacians isoliert und seit 1959 vollständig synthetisert werden kann oder das 1952 von James Myrlin McGuire (geb. 1909) aus Streptomyces erythreus erstmals gewonnene Erythromycin. Die Entdeckungsgeschichte der Polypeptidantibiotika beginnt bereits 1937 mit dem allerdings nur sehr begrenzt einsetzbaren Tyrothricin. In den 1940er Jahren folgten Bacitracin (1945) und die Polymyxine A bis E (1947). Unmittelbar unter dem Eindruck bedrohlicher Resistenzentwicklung einzelner Krankheitserreger beginnt in den 1960er Jahren die intensive Suche nach neuen Antibiotika. Zur Gruppe dieser Präparate der »zweiten Generation« gehören etwa die 1955 erstmals gewonnenen Cephalosporine.

Als Antibiotika der »dritten Generation« schließlich werden seit den frühen 1980er Jahren die β-Lactam-Antibiotika eingesetzt. Es handelt sich hierbei um eine Gruppe von Antibiotika, die in ihrer Strukturformel einen viergliedrigen Lactam-Ring aufweisen. Sie gehen auf das Penizillin zurück, weisen aber unterschiedliche Affinitäten und Penetrationsfähigkeiten auf. Antibiotika dieser Gruppe werden heute überwiegend halbsynthetisch erzeugt. Bedauerlicherweise haben inzwischen auch viele der ursprünglich gegen β-Lactam-Antibiotika empfindliche Krankheitserreger eine Antibiotikum-Resistenz gegen diese Präparategruppe entwickelt, so dass auch hier ständig der Zwang zur Entwicklung neuer Medikamente besteht.

Streptomyzin und der Einstieg in die Tuberkulosetherapie

Streng genommen beginnt die Geschichte der Tuberkulostatika bereits 1943 mit der Patentierung von *Conteben* (Domagk). Dieses Medikament aus der Gruppe der Thiosemicarbazone sollte jedoch erst nach dem Krieg in die Therapie eingeführt werden. Etwa zur gleichen Zeit gelang es in den USA der Gruppe Albert Schatz (1920–2005), Elizabeth Bugie und Selman Waksman (1888–1973) an der Rutgers University, aus Streptomyces griseus das Streptomycin zu isolieren (19. Oktober 1943), das sich als erstes gut wirksames Antibiotikum gegen die Tuberkulose erwies. Der erste Tuberkulosepatient konnte 1947 mit Streptomycin geheilt werden. Für diese bedeutende Entdeckung erhielt Waksman 1952 den Nobelpreis für Medizin.

Bereits 1940 hatte Bertram Moses Bernheim (1880–1958) festgestellt, dass Salicylsäure die Ruheatmung von Tuberkelbazillen stimuliert. Auf dieser Erkenntnisgrundlage entdeckte der schwedischen Biochemiker Jorgen Lehmann (1898–1989) die bakteriostatische Wirkung der p-Aminosalicylsäure (PAS), die seit 1946 als Tuberkulosemedikament auf dem Markt ist, nachdem klinische Testungen 1944 ihre Wirksamkeit belegt hatten.

Die Entwicklung des dritten wirksamen TBC-Medikaments schließlich gelang einer Gruppe um Gerhard Domagk 1950 mit der Darstellung des Insonikotinsäurehydrazids (INH, Neoteben), dessen tuberkulostatische Wirkung 1951 in klinischen Versuchen festgestellt werden konnte. Vorausgegangene Tierversuche mit Nikotinsäureamid hatten bereits 1945 gezeigt, dass diese Stoffgruppe möglicherweise in der Lage sein würde, die Tuberkulose zu beeinflussen. Besonders günstige Wirkung zeigten diese Tuberkulostatika »der ersten Reihe« in der klassischen Kombinationstherapie (Streptomycin, PAS, INH).

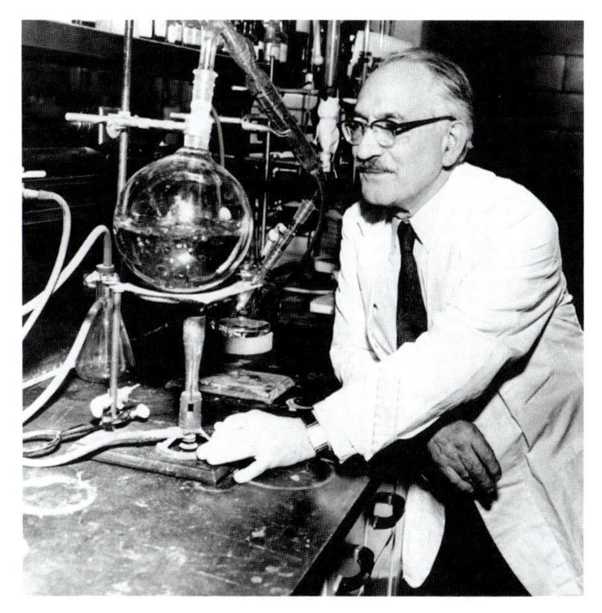

Abb. 12.7. Selman Waksman (1888–1973) in seinem Labor.

In der zweiten Hälfte des 20. Jahrhunderts folgten als weitere bedeutende Tuberkulostatika noch Pyrazinamid (1952), Rifampicin (1957) und Ethambutol (1961). Auf der Grundlage dieser neuen Pärparate wurde die bis heute bewährte Dreier- oder Viererkombinationstherapie (INH, Rifampicin, Ethambutol oder INH, Rifampicin, Ethambutlo und Streptomycin).

Exkurs: Immunsuppressiva für die Transplantation

Eine neben dem Penizillin wohl bedeutendsten Substanzentdeckungen des 20. Jahrhunderts ist die des Cyclosporins, ohne das die moderne Transplantationsmedizin derzeit nicht denkbar wäre. Cyclosporin, auch Ciclosporin A, ist eine Arzneisubstanz, die aus den norwegischen Schlauchpilzen Tolypocladium inflatum (Gams) und Cylindrocarpon lucidum (Booth) isoliert wird. Es handelt sich um ein aus elf Aminosäuren bestehendes zyklisches Peptid, das an Cyclophilin, ein Protein des Cytosols, bindet, wodurch die zu den weißen Blutkörpern gehörigen T-Lymphozyten gehemmt werden. T-Zellen sind für die Abwehr von körperfremden Substanzen zuständig, wie etwa von mit Viren infizierten Zellen oder von Tumorzellen, aber eben auch von fremden Organen. Indem nun diese Zellen gehemmt werden, kommt es zur Unterdrückung der in der frühen Transplantationsmedizin so gefüchteten Abstoßungsreaktion des Körpers gegen organische Transplantate. Bei einer Transplantation wurde Cyclosporin erstmals 1978 eingesetzt. Auf diese Weise konnte die Überlebenszeit der Transplantatempfänger deutlich gesteigert werden.

Die Entdeckungsgeschichte des Cyclosporin begann 1971, als die Firma Sandoz Substanzen aus dem Pilz Tolypocladium inflatum auf ihre mögliche antibiotische Wirkung hin untersuchte. Diese Untersuchungen gaben allerdings wenig Anlass zu Hoffnung, so dass das Interesse verblasste, bis wenige Jahre später der Immunologe Jean-François Borel (geb. 1933) und der Pharmakologe Hartmann F. Stähelin (geb. 1925) gleichzeitig auf seine immunsuppressive Wirkung stießen. Nach ersten Studien am Menschen (1976) zeigte sich allerdings, dass Cyclosporin bei oraler Verabreichung schlecht resorbiert wurde, so dass alternative Darreichungsformen entwickelt werden mussten. Sie konnten 1977 von Borel und Stähelin im Selbstversuch erfolgreich getestet werden. Zugleich erkannte man, dass eine Kombinationstherapie von Cyclosporin mit Corticosteroiden die immunsuppressive Wirkung deutlich verbesserten. Bereits 1979 wurde am Klinikum Großhadern (München) eine Pankreastransplantation unter Einsatz von Cyclosporin A, wie es nun hieß, durchgeführt. Nachdem sich auch andere Forschergruppen, zunächst im Tierexperiment, von der Wirkung der Substanz überzeugt hatten, starteten Bruce Reitz und Norman Shumway (1923–2006) im März 1981 an der Stanford Universität die erste klinische Studie mit Cyclosporin. Bereits die erste von ihnen behandelte Patientin erreicht eine Überlebenszeit von über 4 Jahren. Daraufhin brachte die Firma Sandoz Cyclosporin A als *Sandimmun* auf den Markt, worauf die Zahl der Organtransplantationen weltweit signifikant anstieg. Heute wird die Substanz in etwa 90 % aller Transplantationen verabreicht.

Bereits 1984 konnte mit Tacrolimus (auch FK506 oder FK-506) in Japan ein weiteres wirksames Immunsuppressivum entdeckt werden. Bei Tacrolimus handeltes sich um ein ringförmiges Molekül mit Laktoneinschluss aus dem grampositiven Bakterium Streptomyces tsukubaensis. Tacrolimus wirkt als Calcineurinhemmer und wurde in den USA 1994 erstmals von der Food and Drug Adminstration (FDA) zugelassen. Eng verwandt mit Tacrolimus ist Sirolimus (SRL, Rapamycin), (Handelsname *Rapamune*), ebenfalls ein Immunsuppressivum mit Makrolidstruktur,

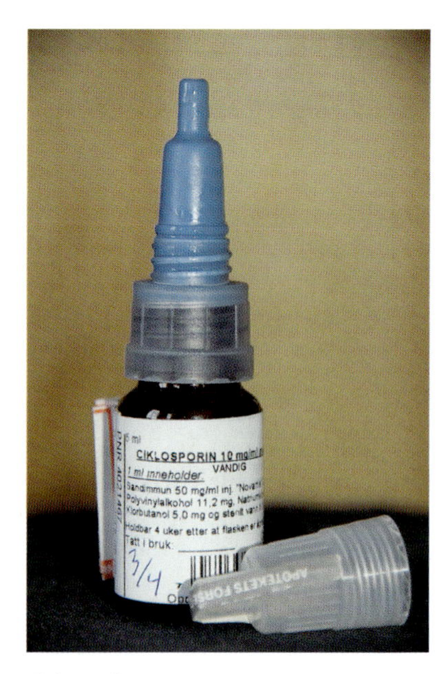

Abb. 12.8. Ciclosporin.

das aus Streptomyzeten (Streptomyces hygroscopicus) isoliert werden konnte. Dieser seltene Bakterienstamm wurde erstmals im Boden der Insel Rapa Nui (Osterinsel) gefunden, weshalb die Substanz auch den Namen Rapamycin erhalten hat. In der Klinik gewinnt Rapamycin seit 2003 als Immunsuppressivum für die Induktions- und Erhaltungstherapie nach Leber-, Nieren- und Herztransplantation aufgrund seiner antikanzerogenen Eigenschaften zunehmend an Bedeutung. Mittlerweile zeigt sich, dass mit Rapamycin behandelte Stents – metallene Gefäßversteifungen zur Stabilisierung und Lumenerhaltung besonders der Herzkranzgefäße – vom Patienten wesentlich besser vertragen werden.

AIDS-Diagnostik und –Therapie

Anders als bei parasitären oder bakteriellen Erkrankungen blieben Erfolge bei der Suche nach Virostatika bislang aus. Die ist besonders fatal bei solchen Viruserkrankungen, denen nicht durch Impfung vorgebeugt werden kann oder bei denen die Reaktionsfähigkeit (Resitenzentwicklung) des Erregers auf medikamentöse Beeinflussungsversuche außerordentlich hoch ist. Dies gilt insbesondere im Hinblick auf die Immunschwächekrankheit AIDS. Etwa zehn

Jahre nach dem ersten Auftauchen der Krankheit wurde 1994 die RT-PCR (Reverse Transkriptase-Polymerase-Kettenreaktion, RT-PCR) als wichtiger diagnostischer Test für die Therapiekontrolle des Infektionsverlaufes etabliert. Hierbei wird das Virus direkt nachgewiesen. Die wichtigste Voraussetzung für diesen Test ist die Kenntnis der »reversen Transkriptase«. Die Bezeichnung revers beschreibt dabei die besonderen Eigenschaft eines Enzyms, den Transkriptionprozess von der DNA zur RNA, der bis dahin als der einzig mögliche (monodirektionale) Weg betrachtet wurde, umzukehren. Mit der Entdeckung dieses Enzyms wurde das bis dahin geltende Dogma der Molekularbiologie verworfen, dass der Informationsfluss immer nur in der Richtung DNA → RNA → Protein und nie umgekehrt verläuft. Unabhängig voneinander ist die reverse Transkriptase 1970 sowohl von Howard Temin (1934–1994) und von David Baltimore (geb. 1938) erstmals beschrieben worden. Beide erhielten 1975 für diese Entdeckung zusammen mit Renato Dulbecco (geb. 1914) den Nobelpreis für Physiologie-Medizin.

Seit den 1990er Jahren steht als Suchtest für eine HIV-Infektion auch der Enzyme-linked Immunosorbent Assay (ELISA) als inzwischen gängigste Verfahrensweise zur Verfügung. Hier werden die Viren allerdings nur indirekt nachgewiesen. Vom Zeitpunkt der Blutabnahme bis zum Eintreffen der Laborergebnisse beim Hausarzt des Patienten vergehen in etwa 3–4 Arbeitstage. Ist ein ELISA-Suchtest positiv oder grenzwertig ausgefallen, so dass ein Indiz auf eine vorhandene HIV-Infektion vorliegt, wird seitens des Labors zur Bestätigung ein zweiter Antikörper-Test durchgeführt. Dieses Verfahren wird als Western Blot bezeichnet. Der Name stammt vom englischen »blot« für Klecks oder Fleck. Gewählt wurde die Bezeichnung 1975 von Edwin Southern (geb. 1938), dem Erfinder der Blotting-Technik, der 1975 die Methode für die Auftrennung von DNA-Fragmenten und nachfolgende Hybridisierung als Southern Blot eingeführt hat. Die Western Blot Methode selbst als Bestätigungstest für eine HIV-Infektion wurde von J. Renart für Diazobenzyloxymethyl-Papier eingeführt und von H. Towbin wie im einfacheren Southern Blot auf Nitrocellulose umgestellt. Der Name Western Blot wurde von W. N. Burnette als eine Anspielung auf Southern Blot eingeführt. Da Edwin Southern in Texas, also den Südstaaten der USA, arbeitete, wurde der Immunblot analog dazu als »westlich« bezeichnet, da er in Kalifornien entwickelt wurde.

In der Therapie der Krankheit kam 1995 in den USA mit Saquinavir der erste HIV-Proteasehemmer auf den Markt. Im folgenden Jahr konnte Nevirapin als erster nicht-nukleosidischer Reverse-Transkriptase-Hemmer zugelassen werden. Durch die intensive Kombinationstherapie nahm die Sterberate in den USA 1997 drastisch ab. 2003 wurde mit Enfuvirtid (*Fuzeon*) der erste Fusionshemmer in den USA verfügbar. Inzwischen ist man der AIDS-Therapie zu einer hoch aktiven Medikamentenkombinatin übergegangen. In der Highly active antiretroviral therapy (HAART) sollen mindestens drei antiretroviralen Wirkstoffe miteinander kombiniert werden. Ziel von HAART ist es, den Ausbruch des Krankheitsbildes AIDS hinauszuzögern. Als Wirkstoffe werden in erster Linie Reverse-Transkriptase-Inhibitoren eingesetzt, daneben HIV-Proteinase-Inhibitoren, Entry-Inhibitoren, die den Eintritt des Virus in die Wirtszelle verhindern sollen, dem gleichen Zweck dienende Fusions-Inhibitoren sowie seit 2005 Integrase. Inhibitoren sind Wirkstoffe, die das Schlüsselenzym Integrase von Retroviren hemmen.

بسم الله الرحمن الرحيم
«ولا تقربوا الزنى إنه كان
فاحشة وساء سبيلا»
صدق الله العظيم
AIDS

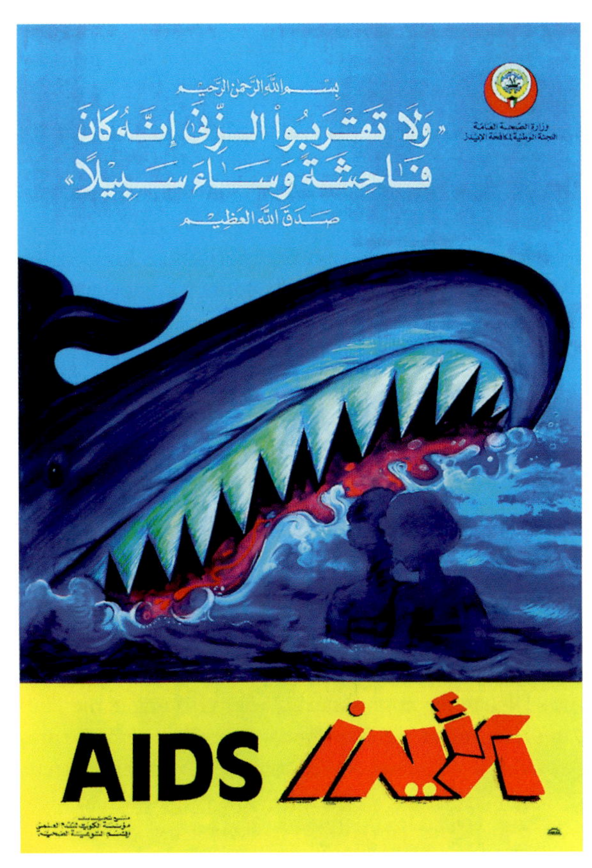

Abb. 12.9. AIDS-Plakat aus Kuwait, 1995.

Orale Antidiabetika

Diabetes war, was wir uns heute überhaupt nicht mehr hinreichend klar machen, bis ins 20. Jahrhundert hinein eine nichtbehandelbare tödliche Erkrankung. Im gewissen Rahmen ließen sich Erkrankungen vom Typ-2 Diabetes diätetisch regulieren und temporär beherrschen. Entgleisung waren aber auch hier gefürchtete und nicht kompensierbare Zwischenfälle, während insulinpflichtige Formen des Diabetes überhaupt erst durch die Insulinsubstitutionstherapie seit den frühen 1920er Jahren behandelt werden konnten. Die Geschichte der oralen Antidiabetika aber verdeutlicht geradezu beispielhaft, dass Fortschritte in der Arzneimitteltherapie nicht selten wenig gradlinig verlaufen. Die Geschichte der Suche nach oralen Antidiabetika beginnt bereits während des Ersten Weltkriegs, als 1916 erstmals im Tierversuch ein Zusammenhang zwischen Hypoglykämie und einem erhöhten Guanidinspiegel im Blut nachgewiesen werden konnte. Es sollte allerdings weitere 10 Jahre dauern, bis 1926 mit dem Präparat *Synthalin A* (Schering AG) das erste Diguanidin mit insulinähnlicher Wirkung in die Therapie eingeführt werden konnte. Allerdings musste das Präparat wegen seiner Nieren- und Leber-Toxizität bereits in den 1940er Jahren wieder vom Markt genommen werden. In den folgenden Jahrzehnten fand zunächst in der DDR, dann auch in der Bundesrepublik, eine intensive Suche nach besseren Verbindungen statt. Hierbei stand die Entdeckung der antibakteriellen Wirkung der Sulfonamide unerwartet Pate. Wie in vielen anderen Pharmafirmen suchte man im Zuge der Sulfonamidbegeisterung auch in der Chemischen Fabrik von Heyden AG in Radebeul/ Dresden nach antibakteriell wirkenden Verbindungen dieser Art und synthetisierte dabei auch den Sulfonylharnstoff Sulfacarbamid, der 1943 als *Euvernil* zur Therapie von Nieren- und Harnwegsinfekten in den Handel kam.

Das später in der DDR aus diesem Präparat weiterentwickelte *Loranil* (1951) führte jedoch zu unerwünschen Begleitwirkungen, die sich vor allem in akuten Unterzuckerungszuständen äußerten. Als der damalige Direktor der Heyden AG, Rudolf Zellmann (1899–1953), draufhin im Selbstversuch große Mengen *Loranil* zu sich nahm, konnte er die erwarteten hypoglykämischen Zustände durch Verzehr von Zucker sofort beseitigen. Gleichwohl verbot das Ministerium für Gesundheitswesen der DDR 1951 den Vertrieb und die weitere Erforschung solcher Medikamente aus Angst vor Imageverlust bei Fehlschlägen oder Zwischenfällen. Erich Haack (1904–1968), Forschungsleiter der Chemischen Fabrik von Heyden AG, verließ daraufhin im Februar 1952 die DDR und wechselte zu C. F. Boehringer & Söhne in Mannheim. Als in Mannheim die Sulfonylharnstoff-Versuche fortgesetzt wurden, erwachte auch das Interesse in der DDR erneut; interessanterweise kam es in den Folgejahren allerdings nicht zu einen deutsch-deutschen Konkurrenzkampf auf diesem Forschungsgebiet, sondern im Gegenteil zu einer bis heute wenig bekannten engen Zusammenarbeit.

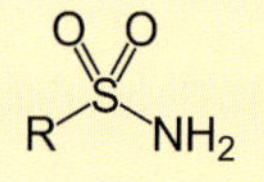

Als besonders vielversprechend erwiesen sich die Substanzen Carbutamid (Ca 1022) und D 860 (Tolbutamid). In den folgenden Jahrzehnten konnte die Palette der Sulfonylharnstoffe laufend ergänzt werden. Bis zur Einführung neuer Substanzklassen sollte es allerdings noch mehr als 40 Jahre dauern. Erst Ende der 1990er Jahre waren die α-Glukosidasehemmer, Glinide und Glitazone als neue orale Antidiabetika verfügbar.

$$R-S(=O)_2-NH_2$$

Abb. 12.10. Sufonamid.

Blutdruckmedikamente

Unter den synthetischen Arzneimitteln des 20. Jahrhunderts, die für die Revolution den neuen stofflichen Therapeutika stehen, müssen exemplarisch auch die Blutdruckmedikamente erwähnt werden. Sie wurden mit der epidemiologischen Verschiebung von den Infektionskrankheiten hin zu den Tumor- und Herzkreislauferkrankungen im Verlauf des 20. Jahrhunderts (in der entwickelten Welt) von immer größerer Bedeutung, die sich auch in den Forschungsanstrengungen, besonders in der zweiten Hälfte des 20. Jahrhunderts, manifestiert.

Die Bedeutung der Nitroverbindungen zur Vorbeugung und im Einsatz gegen die akute Angina-pectoris-Attacke war ja bereits seit dem Ende des 19. Jahrhunderts bekannt. Die ersten Gelatinekapseln mit Nitroglycerin kamen 1924 unter dem Handelsnamen *Nitrolingual* auf den Markt, Pentaerythrylnitrat (*Nitropent*, heute *Dilcoran*) folgte bereits 1924. Die Suche nach Langzeitpräparaten führte in den 1940er und 1950er Jahren mit den Wirkstoffen Harrical und Isoket zu ersten Erfolgen.

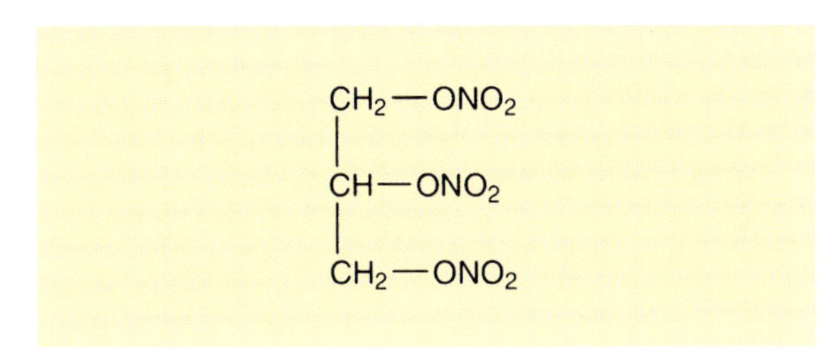

Abb. 12.11. Nitrolingual.

Unter den Antiarrhytmika war am frühesten die Wirkung des Chinidins seit 1918 bekannt. Trotz einer Vielzahl von Alternativpräparaten kommt Chinidin auch heute noch als klassisches Antiarrhytmikum zum Einsatz. Andere Präparate dieser Gruppe stammen aus dem Bereich der Lokalanästhetika, unter ihnen das Procain und das Procainamid, dessen antiarrhytmische Bedeutung 1936 zuerst beschrieben wurde. Um 1948 konnte auch das Lidocain in die Therapie der Rhythmusstörungen eingeführt werden. Tocainid und Mexiletin aus dieser Gruppe folgten in den 1980er Jahren. Bereits 1938 konnte als Alternativpräparat Phenytoin in der Therapie eingesetzt werden, dem schließlich eine Forschergruppe um Bernhard Katz (1911–2003) 1963 das Disopyramid hinzufügen konnte.

Ausgehend von der Nikotinsäure, an der zunächst nur ihr Vitamincharakter und die dadurch gegebene Rolle als Nahrungssupplement interessierte, konnte in der zweiten Hälfte des 20. Jahrhunderts eine Reihe von Präparaten (Nicotinacid, *Ronicol*) mit vasodilatatorischer Wirkung synthetisiert werden, die besonders in der Therapie der koronaren Gefäßerkrankungen genutzt wurden. Sie wurden in den 1970er Jahren ergänzt durch Präparate aus der Reihe der Prostaglandine und der Minoxidilderivate, die in den 198oer Jahren zur Marktreife gelangten.

Stimulatoren und Inhibitoren der adrenergen Rezeptoren gerieten seit den 1960er Jahren ins Interesse der Kreislauftherapie. Neben den natürlichen Sympathomimetika, die im Rahmen der Nebennieren-Hormonforschung entdeckt und isoliert wurden (Epinephrin/Adrenalin, 1900/1902; Suprarenin, 1908; Tyramin, 1906; Noradrenalin, 1948) und insbesondere in der Notfallmedizin zum Einsatz kommen, begannen bald auch synthetische Sympathomimetika zu interessieren. Bereits 1887 war die reine Darstellung des Ephedrins gelungen; ihm folgten 1930 das α-Sympathomimetikum Oxedrin und in den 1970er Jahren die Catecholamin-Analoga Norfenfrin (*Navadral*) und Etilefrin (*Effortil*).

Eine weitere wichtige synthetische Stoffgruppe, die in der zweiten Hälfte des 20. Jahrhunderts ins Interessenfeld der Bludrucktherapie geriet, ist die der Sympatholytika. Sympatholytika oder auch Adrenozeptorantagonisten, sind solche Substanzen, die durch eine Blockade adrenerger Rezeptoren die Erregungsübertragung von den sympathischen Nervenendigungen auf die sympathischen Effektorzellen hemmen. Im Hintergrund steht die Rezeptortheorie Paul Ehrlichs und die auf ihr aufbauende und bereits 1905 aufgestellte Forderung John Newport Langleys (1852–1925), dass es am Erfolgsorgan inhibitierende und erregende Rezeptoren geben müsse. Diese Idee, die 1906 von Henry Hallett Dale (1875–1968) bestätigt werden konnte, führte Raymond Perry Ahlquist (1914–1983) dazu, 1948 die Existenz von erregungsfördernden α- und inhibierend wirkenden β-Rezeptoren zu postulieren. Am Herzen, so Ahlquist, seien es allerdings überwiegend β-Rezeptoren, die für eine erregende Wirkung verantwortlich gemacht werden müssten. Diese theoretischen Grundüberlegung führten bereits in der ersten Hälfte des 20. Jahrhunderts zur Entwicklung einer Reihen synthetischer α-Blocker, also solcher Arzneistoffe, die als Antagonisten an α1- und an α2-Adrenozeptoren die Wirkung von Adrenalin und Noradrenalin aufheben und auf diese Weise blutdrucksenkend wirken. Umgekehrt sind unter β-Blockern auch Beta-Rezeptorenblocker, β-Blocker oder Beta-Adrenozeptor-Antagonisten Arzneistoffe, die im Körper β-Rezeptoren blockieren und so dort die Wirkung der »Stresshormone« Noradrenalin und Adrenalin hemmen. Die wichtigsten Wirkungen von Betablockern sind die Senkung der Ruheherzfrequenz und des Blutdrucks. Ausgehend vom Isoprenalin gelang es 1962 mit dem Präparat *Pronethalol* den ersten β-Blocker auf den Markt zu bringen. Die Differenzierung zwischen β1- und β2-Blockern mit Kardio- und Bronchospezifität erlaubte in der Folgezeit ein sehr spezifisches Medikamentendesign, das in den frühen 1970er Jahren die Präparate *Practolol* und *Salbutamol* auf den Markt brachte. Noch heute gängige und hochspezifische β1-Blockern sind etwa die in den frühen 1990er Jahren eingeführten Präparate Esmolol (*Brevibloc,* 1991), Metoprolol (*Beloc,* bereits 1976), Tertatolol (*Prenalex,* 1991) oder Carvedilol (*Dilatrend,* 1992).

Bei den α-blockierenden Substanzen ging man von der natürlichen Stoffgruppe der Mutterkornalkaloide aus, die bereits im frühen 19. Jahrhundert in der Frauenheilkunde zur Auslösung einer Uteruskontraktur eingesetzt worden waren. Während Ergotamin bereits 1918 als Reinsubstanz isoliert werden konnte, standen die besser wasserlöslichen

Aklaloide der Ergometrin-Gruppe erst seit Mitte der 193oer Jahre zur Verfügung. Als Vasodilatative finden Präparate dieser Stoffgruppen allerdings gezielt etwa mit dem Tolazolin (1940) oder des Phentolamin (1949) seit Mitte des 20. Jahrhunderts Verwendung.

Die Stoffgruppe der Antisympathotonika schließlich ist erst seit den 1960er Jahren verfügbar. Antisympathotonika sind solche Wirkstoffe, die den Sympathikotonus, also die Aktivität des sympathischen Nervensystems, herabsetzen. Hervorgegangen sind blutdrucksenkende Stoffe dieser Gruppe aus der Schnupfenforschung (Clonidin, Catapressan). Aufgrund ihrer blutdrucksenkenden Wirkung werden diese Präparate allerdings überwiegend als Antihypertonika eingesetzt, wobei sie heute aufgrund ihrer schlechten Verträglichkeit nicht mehr als Mittel der Wahl anzusehen sind.

Auf die muskelrelaxierende und koronardilatierende Wirkung der Calciumantagonisten stieß man Anfang der 1960er Jahre ausgehend vom Papaverin. Als Calciumantagonisten, eigentlich Calciumkanalblocker, bezeichnet man eine Gruppe von Medikamenten, die den transmembranären Einstrom von Calcium-Ionen ins Innere der Muskelzelle verringern. Auf diese Weise wird die Kontraktilität der glatten Gefäßmuskeln herabgesetzt, was wiederum die Blutgefäße erweitert. Ihren Einsatz finden diese Stoffe bis heute bei der Behandlung von Bluthochdruck, koronarer Herzkrankheit und Herzrhythmusstörungen. Als erster Calciumantagonist konnte 1963, allerdings noch ohne Kenntnis des Wirkmechanismus, das Präparat *Verapamil* der Firma Knoll AG (Ludwigshafen) klinisch zur Verfügung gestellt werden. Dem Freiburger Pharmakologen Albrecht Fleckenstein (1917–1991) gelang um 1970 die Aufklärung des Wirkmechanismus und die Abgrenzung der Calciumantagonisten von der Gruppe der β-Rezeptorenblocker. Nun folgten auch andere Präparate dieser Stoffgruppe, wie etwa das *Adalat* (1969), *Nimotop* und *Bayotensin* (1985), Amlodipin/Novarsk (1994). Heute beherrschen die Calciumanatgonisten weltweit die Therapie von Hochdruck- und Herzrhythmuserkrankungen aufgrund ihrer Spezifität, ihrer teils sehr hohen Halbwertszeit sowie ihrer guten Verträglichkeit.

Von der Karzinomdiagnostik zur zytostatischen Chemotherapie

Insbesondere die Verbesserung der Karzinomdiagnostik und Karzinomtherapie im weiblichen Genitalbereich gehört zu den wohl segensreichsten Ergebnissen der Medizin unseres Jahrhunderts. Beide Entwicklungen fallen in die zwanziger Jahre. 1924 konstruierte der Hamburger Gynäkologe Hans Hinselmann (1884–1959) das erste Kolposkop, eine Vaginallupe mit etwa 10- bis 20-facher Vergrößerung und verbesserte entscheidend die Frühdiagnostik des Kollumkarzinoms. Nach Hinselmann wird noch heute die zunehmende Atypie des Plattenepithels schematisch in Stadien eingeteilt (Hinselmann-Stadien). Drei Jahre später (1927) veröffentlichte der Amerikaner George Nicholas Papanicolaou (1883–1962) eine Arbeit über die Möglichkeiten der vaginalen Zytodiagnostik, mit der bereits in Ausstrichen des Zervixschleims Tumorzellen nachgewiesen werden können. Das nach ihm benannte Bewertungsschema der im Ausstrich erkennbaren Zellveränderungen (I = normale Zellen bis VII = hochgradig verdächtige Zellen) ist noch heute als Pap-Test gültig.

Parallel zu den verbesserten diagnostischen Möglichkeiten erweiterte sich durch den Einsatz von Röntgenstrahlen und natürlich strahlenden Materialien auch das Spektrum der Karzinomtherapie im weiblichen Genitalbereich. Erste Versuche, Röntgenstrahlen in der Genitalkarzinomtherapie einzusetzen, wurden bereits lange vor dem Ersten Weltkrieg unternommen. 1904 versuchte François Foveau de Courmelles Uterusmyome zu bestrahlen; Guido Holzknecht (1872–1931), der Radiologe Josef Wetterer und Heinrich Ernst Albers-Schönberg (1865–1921) bestrahlten ab 1906 die ersten bösartigen Uterusgeschwülste.

Die Röntgentherapie war aber nicht völlig frei von Nachteilen, denn ihr punktueller Einsatz ist insbesondere in den natürlichen Körperhöhlen schwierig. Es liegt daher auf der Hand, dass schon bald nach der Entdeckung natürlich strahlender Materialien durch das Ehepaar Curie (1898) erste Versuche beginnen, Radium in der lokalen Strahlentherapie einzusetzen. Am Anfang des Jahrhunderts war es zunächst die Lupustherapie (1901), doch bald auch schon die Therapie maligner Geschwülste (1903), in der das strahlende Element Radium Verwendung fand. In den zwanziger Jahren begann die lokale Therapie insbesondere des Kollumkarzinoms in großem Umfang. Die Gynäkologen Robert Abbe (1851–1928) und Albert Döderlein (1860–1941) gehörten zu den ersten, die routinemäßig zunächst mit Radiumpräparaten, dann aber auch mit Substanzen aus der Thoriumreihe Kollumkarzinome behandelten. Man bediente sich dabei des intrauterinen Stiftes beim Kollumkarzinom und entwickelte bei der Behandlung des Korpuskarzinoms die sog. Packmethode, bei der strahlende

Radiumsalze in viele Metallröhrchen verschweißt ins Cavum uteri eingeführt wurden.

Diese Methoden blieben lange im Gebrauch, bis in den späten sechziger Jahren zunehmend Radioisotope eingesetzt wurden, die man unmittelbar in die Tumorregionen injizieren konnte. Interne und externe strahlentherapeutische Maßnahmen wurden bereits in den zwanziger und dreißiger Jahren möglichst miteinander kombiniert. In der Karzinomtherapie wurden die Röntgenröhren bis 1960 überall durch Strahlenkanonen mit Quellen aus radioaktivem Cobalt-60 oder Cäsium-137 ersetzt. Es gab auch bereits 1954 erste Versuche, elektrisch betriebene Teilchenbeschleuniger für die Therapie zu modifizieren, angefangen mit einem großen Van-de-Graaff-Beschleuniger in Berkeley, später dann überwiegend mit beweglich konstruierten Betatrons. Diese Anlagen waren jedoch außerordentlich teuer und darüber hinaus bei schwacher Dosisleistung viel zu aufwendig, sodass die alten, sogenannten Telecurie-Geräte (Cobalt-60 oder Cäsium-137) in den meisten Kliniken einfach weiter genutzt wurden. Strenge Strahlenschutzvorschriften sollten ernsthafte Unfälle mit den etwa lippenstiftgroßen stark strahlenden Quellen verhindern. Gleichwohl kam es immer wieder weltweit zu folgenschweren Zwischenfällen durch die illegale Entsorgung ausgedienter Strahlenquellen. Wegen ihrer überlegenen technischen Eigenschaften und im Hinblick auf solche Risiken ersetzten etwa seit 1970 Linearbeschleuniger die alten Cobalt- und Caesiumstrahler in der Routinetherapie. In Deutschland sind Anfang der 2000er Jahre die letzten Kobaltkanonen außer Betrieb gegangen. Linearbeschleuniger haben sie weitestgehend ersetzt, erfordern aber zwingend die Anwesenheit eines Medizinphysikers, der auch für die technische Qualitätskontrolle verantwortlich ist.

Seit Mitte der fünfziger Jahre wurden die alten Therapieformen durch den Einsatz chemischer Medikamente (Zytostatika) ergänzt. Unter diesen setzten sich vor allem Mitosegifte, alkylierende Substanzen (*Endoxan*, *Trenimon*) und sog. Antimetabolite (Methotrexat) bald durch. Diese Medikamente waren aber wegen ihrer geringen Tumorzellspezifität von erheblichen Nebenwirkungen begleitet.

Den Anfang machten in den 1950er Jahren Lost-Derivate, deren prinzipielle Wirkungsweise aus den Erfahrungen des Krieges mit Senfgas (1915–18) bekannt war. Durch dessen Einsatz im Ersten Weltkrieg wurde die Wirkung dieses Kampfgases auf das blutbildende System erkannt. Die Forschung mit diesen Stoffen direkt an Krebszellen in vitro begann jedoch erst 1939. Nachdem die *American Cancer Society* 1942 Forschungen zur Untersuchung von N-Lost-

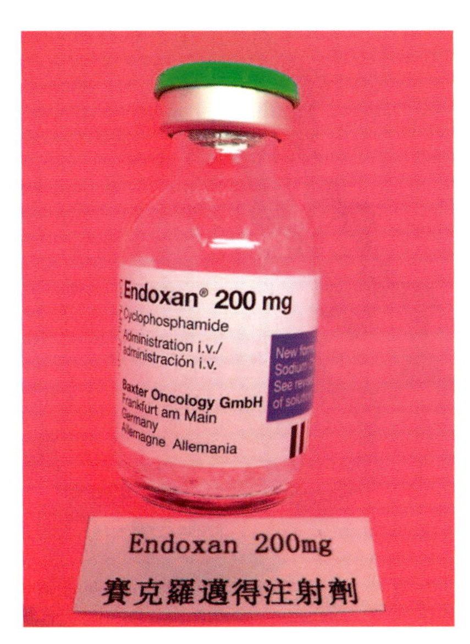

Abb. 12.12. Endoxan.

Derivaten zum Zwecke der Krebsbehandlung in Auftrag gegeben hatte, publizierten Alfred Gilman (1908–1984) und Frederick Stanley Philips (1916–1984) erstmals 1946 ihre Erfolge mit N-Lost bei der Bekämpfung des Lymphosarkoms. Dessen hohe Giftigkeit führte späterhin zur Entwicklung neuer, wesentlich besser verträglicher Derivate: etwa des 1953 von James Lionel Everett entwickelte Phenylbuttersäurederivat Chlorambucil (*Leukeran*) oder des 1958 zur therapeutischen Reife gebrachte Cyclophosphamid (*Endoxan*). *Endoxan* war von Herbert Arnold (1909–1973) und Norbert Brock (1912–2008) in den Asta-Werken erforscht worden. Bis heute ist Stickstoff-Lost in den USA für die Karzinomtherapie zugelassen und seine Derivate sind in zahlreichen modernen Behandlungsschemata enthalten.

Eine zweite Gruppe der Zytostatika, die Gruppe der Antimetabolite, kommt seit den 1950er Jahren zum klinischen Einsatz. Grundlage ihrer Erforschung war die richtige Annahme, dass Antimetabolite als falsche Bausteine entweder selbst in die DNA oder RNA eingebaut werden oder dass sie den Einbau der korrekten Bausteine verhindern und auf diese Weise Zellteilung und Stoffwechsel der Krebszellen stören. Die Wirkungen der Antimetabolite, etwa des Aminopterins (1948) oder des Methotrexats (1955) waren und sind jedoch von starken Nebenwirkungen wie Übelkeit, Anämie und gelegentlich auch Nierenschäden begleitet.

Von entscheidender Bedeutung für die Therapie der juvenilen Leukämie sollte jedoch die Einführung des Puri-

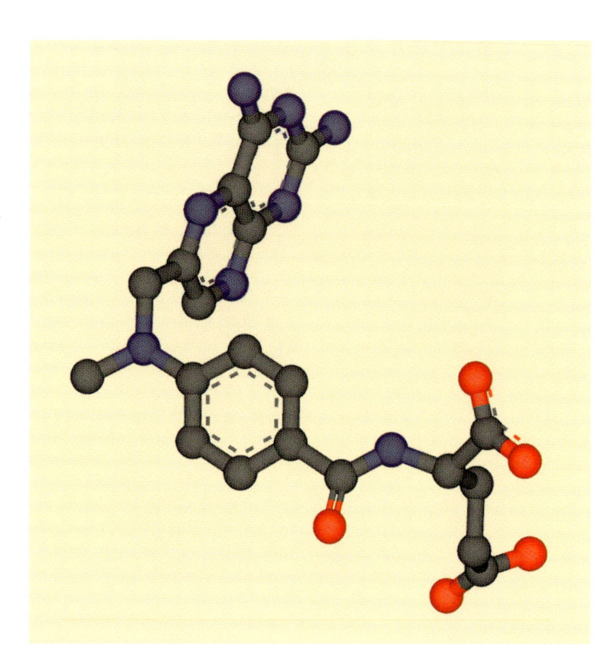

Abb. 12.13. Methotrexat.

Nethol (1951), eines 6-Mercaptopurins, werden, das von der amerikanischen Biochemikerin und Pharmakologin Gertrude Belle Elion (1918–1999) synthetisiert werden konnte. Die Forschungsgrundlagen hierzu waren von einer Gruppe um George Herbert Hitchings (1905–1998) geschaffen worden. Zusammen mit Hitchings und James W. Black (1924–2010) erhielt sie 1988 den Nobelpreis für ihre Entdeckungen zu wichtigen biochemischen Prinzipien der Arzneimitteltherapie. Gerade im Hinblick auf die Entwicklung von Zytostatika aber darüber hinaus auch im Zusammenhang mit einer Vielzahl anderer Wirkstoffe war das Forschergespann Gertrude Belle Elion und George Herbert Hitchings überaus erfolgreich. Zusammen konnten die beiden die folgenden Stoffe synthetisieren und für die klinische Erprobung vorbereiten: die Zytostatika Diaminopurin (1948) und Tioguanin (1950), das Leukämiezytostatikum Mercaptopurin (1951), das erste Immunsuppressivum für Organ-Transplantationen Azathioprin (1957), Allopurinol (1963) zur Behandlung der Gicht, Pyrimethamin (1950) zur Behandlung der Malaria, Trimethoprim (1956), ein Diaminopyrimidin zur Behandlung von bakteriellen Infektionen, Aciclovir (1977) zur Behandlung von Herpes simplex und Zidovudin (1985) zur Behandlung von AIDS.

Auf die Hormontherapie der Krebserkrankungen, namentlich des Mammakrazinoms wurde bereits in Kap. 6 eingegangen; erwähnenswert sind allerdings bei den Zytostatika noch die pflanzlichen Stoffe dieser Gruppe, insbesondere das Colchicin (Colchicum autumnale), das Gift der Herbstzeitlosen, das seit 1953 in Form des weniger toxischen Präparates Colcemid (Demecolcin) klinisch eingesetzt wird. Seit 1958 kommen auch Alkaloide der rosafarbenen Catharanthe (Catharanthus roseus, frühere Bezeichnung Vinca rosea) zum Einsatz. Halbsynthetische pflanzliche Zytostatika, ebenfalls Mitosegifte, sind Teniposid (1959) und Etoposid (1973). Schließlich sind noch die alkylierenden Zytostatika und die Platinkomplexe zu erwähnen, deren zytostatische Wirkung 1965 von Barny Rosenberg (Michigan State University) zufällig bei einem Versuch mit Zellkulturen und einer Platinelektrode entdeckt wurden. Cisplatin, Carboplatin und neuerdings auch Oxaliplatin und Satraplatin spielen heute bei der Behandlung maligner Tumore, insbesondere bei Hoden-, Gebärmutter- und Eierstockkrebs sowie bei Tumoren der Halsregion, breiten Raum ein, aber auch ihr Einsatz wird von den üblichen Begleitwirkungen der Zytostatikatherapie überschattet.

Der Einsatz von Interferonen in der Krebstherapie ist bis heute umstritten, während Interferon auf vielen anderen Therapiegebieten, insbesondere in der antiviralen Therapie, mit Erfolg zum adjuvanten Einsatz kommt. Interferon (von engl. to interfere eingreifen, sich einmischen) ist ein körpereigenes Gewebsprotein (Glykoprotein), das eine immunstimulierende, vor allem antivirale Wirkung zeigt. Es wurde 1957 durch den Briten Alick Isaacs (1921–1967) und den Schweizer Jean Lindenmann (geb. 1924) am National Institute for Medical Research in London entdeckt. Im Jahr 1979 gelang im Labor von Charles Weissmann (geb. 1931) in Zürich die Übertragung von menschlichen Interferon-Genen in Bakterien (rekombinante DNA), wodurch erstmals die Herstellung von reinem Interferon in großen Mengen möglich wurde.

Leben, Krankheit, Sterben – Ethische Herausforderungen

»Da die Technik heutzutage in beinahe alles hineinreicht, was den Menschen betrifft – Leben und Sterben, Denken und Fühlen, Tun und Erleiden, Umwelt und Dinge, Wünsche und Schicksal, Gegenwart und Zukunft –, kurz, da sie ein sowohl zentrales wie bedrängendes Problem des gesamten menschlichen Seins auf Erden geworden ist, so ist sie damit auch Sache der Philosophie geworden, und es muß so etwas wie eine Philosophie der Technologie geben. Diese steckt noch in den Anfängen, und man muß auf sie hinarbeiten.«

Hans Jonas Technik, Medizin und Ethik – Praxis des Prinzips Verantwortung (1985)

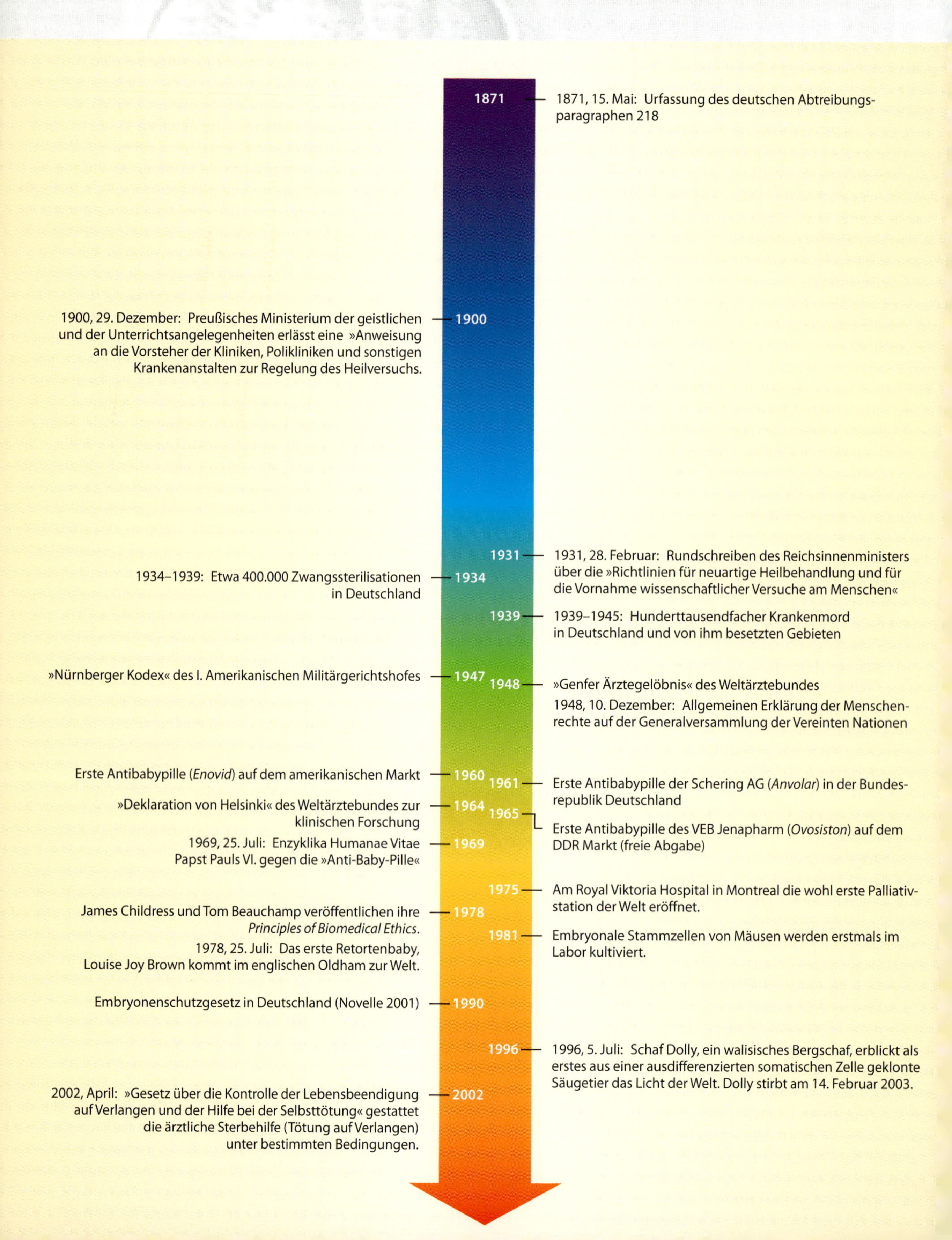

1871
1871, 15. Mai: Urfassung des deutschen Abtreibungsparagraphen 218
1900
1900, 29. Dezember: Preußisches Ministerium der geistlichen und der Unterrichtsangelegenheiten erlässt eine »Anweisung an die Vorsteher der Kliniken, Polikliniken und sonstigen Krankenanstalten zur Regelung des Heilversuchs.
1931
1931, 28. Februar: Rundschreiben des Reichsinnenministers über die »Richtlinien für neuartige Heilbehandlung und für die Vornahme wissenschaftlicher Versuche am Menschen«
1934
1934–1939: Etwa 400.000 Zwangssterilisationen in Deutschland
1939
1939–1945: Hunderttausendfacher Krankenmord in Deutschland und von ihm besetzten Gebieten
1947
»Nürnberger Kodex« des I. Amerikanischen Militärgerichtshofes
1948
»Genfer Ärztegelöbnis« des Weltärztebundes
1948, 10. Dezember: Allgemeinen Erklärung der Menschenrechte auf der Generalversammlung der Vereinten Nationen
1960
Erste Antibabypille (Enovid) auf dem amerikanischen Markt
1961
Erste Antibabypille der Schering AG (Anvolar) in der Bundesrepublik Deutschland
1964
»Deklaration von Helsinki« des Weltärztebundes zur klinischen Forschung
1965
Erste Antibabypille des VEB Jenapharm (Ovosiston) auf dem DDR Markt (freie Abgabe)
1969
1969, 25. Juli: Enzyklika Humanae Vitae Papst Pauls VI. gegen die »Anti-Baby-Pille«
1975
Am Royal Viktoria Hospital in Montreal die wohl erste Palliativstation der Welt eröffnet.
1978
James Childress und Tom Beauchamp veröffentlichen ihre Principles of Biomedical Ethics.
1978, 25. Juli: Das erste Retortenbaby, Louise Joy Brown kommt im englischen Oldham zur Welt.
1981
Embryonale Stammzellen von Mäusen werden erstmals im Labor kultiviert.
1990
Embryonenschutzgesetz in Deutschland (Novelle 2001)
1996
1996, 5. Juli: Schaf Dolly, ein walisisches Bergschaf, erblickt als erstes aus einer ausdifferenzierten somatischen Zelle geklonte Säugetier das Licht der Welt. Dolly stirbt am 14. Februar 2003.
2002
2002, April: »Gesetz über die Kontrolle der Lebensbeendigung auf Verlangen und der Hilfe bei der Selbsttötung« gestattet die ärztliche Sterbehilfe (Tötung auf Verlangen) unter bestimmten Bedingungen.

Moderne Medizin ist inzwischen durch eine Vielzahl ethischer und rechtlicher Probleme gekennzeichnet, die hier nur in ihren Umrissen dargestellt werden können. Neben den zentralen Problemen, die um den Lebensbeginn, das Verhältnis von Hochleistungsmedizin und Lebenskrisen sowie um das Lebensende kreisen, sind es aber immer wieder auch sozialethische Grundfragen, die von Ärzten und Pflegenden permanent reflektiert und beachtet werden müssen. Zu denken ist hier an das Problem der Asymmetrie zwischen Arzt und Patient, Sympathie, Empathie, Barmherzigkeit und Wohlwollen als Grundlagen jeder ärztlichen und pflegenden Tätigkeit, Aspekte der Scham im Umgang mit Patienten, die Frage der Aufklärung und Selbstbestimmung des Menschen unter den Bedingungen von Gebrechlichkeit und Krankheit. In den folgenden Abschnitten müssen daher diese Grundfragen angeschnitten werden, bevor einige Spezialprobleme moderner Medizin zur Sprache kommen.

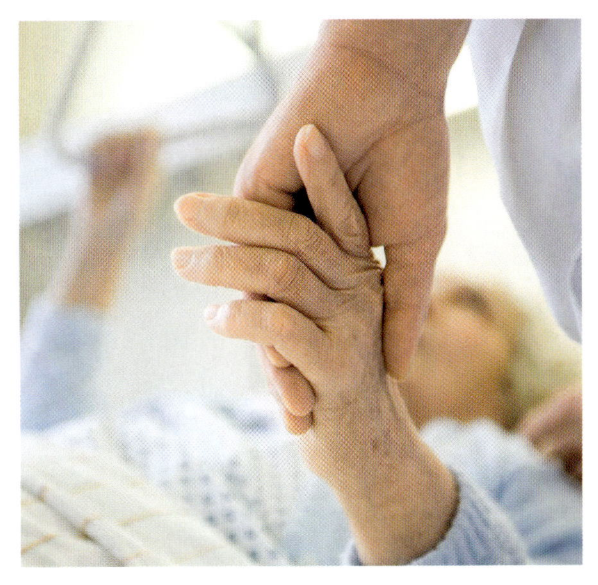

Abb. 13.1. Asymmetrie und Zuwendung im Krankenhaus.

Grundprinzipien

Unter den ethischen Grundprinzipien des ärztlichen Handelns sollen zunächst Aspekte Asymmetrie und Verletzbarkeit als Ausgangssituationen thematisiert werden, bevor auf prinzipielle Gegenstände der ärztlichen Ethik, wie etwa Fragen des Wohlwollens, der Sympathie und Empathie, des Schamrespekts und des Respekts vor der prinzipiellen Autonomie des Patienten eingegangen wird.

Asymmetrie und Verletzbarkeit als Ausgangssituation

Begegnungen zwischen Arzt und Patient sind nahezu immer asymmetrisch, wobei der Grad der Ungleichheit durch eine Vielzahl von Faktoren bestimmt wird. Der bedeutendste unter ihnen ist die Krankheit selbst. Körperliche und stärker noch seelische Krankheit konstituieren das ungleiche Verhältnis zwischen der Hilfe, Beistand oder Schutz suchenden Person und der, von der solche Formen der Zuwendung erwartet werden. In den meisten Fällen ist diese Suche erbeten und entspricht dem freien Willen des Suchenden; gelegentlich, in der Not etwa, ist sie zufällig und durch die Situation begründet. Ungleichheit im Kranksein kann daneben auch durch andere Faktoren bestimmt sein; nahezu immer spielt unter diesen die Kompetenzasymmetrie eine große Rolle, denn das Mehrwissen und Mehrkönnen im Hinblick auf Krankheit führt ja den Patienten zum Arzt oder diesen zum Kranken. Aber auch Alter, Geschlecht, Rechtsstatus, soziale Ungleichheit, Kleidung, Kulturzugehörigkeit oder Kommunikationskompetenz, um nur einige zu nennen, können zur Ungleichheit zwischen Arzt und Patient beitragen. Ungleichheit im Alter wird etwa in der Kinderheilkunde offenkundig, Geschlecht am deutlichsten in der Gynäkologie, Rechtsstatus etwa in der Situation der Gefangenschaft, soziale Ungleichheit in der Einkommensdifferenz, Kleidung aufgrund von Bettlägerigkeit, im Umfeld der Operation oder hinsichtlich ärztlicher Berufskleidung des Arztes oder der Pflegekraft, Kulturzugehörigkeit etwa in der Begegnung fremder Kulturen in Migrationsgesellschaften; auch sprachliche Kommunikationsdifferenz trägt häufig zur Ungleichheit bei, wenn die Verständigung nicht durch die Krankheit selbst eingeschränkt oder gänzlich verhindert ist. Nur hinsichtlich ärztlicher Wissens- und Handlungskompetenz sucht der Patient die Ungleichheit, alle anderen Faktoren der Ungleichheit werden – trotz denkbarer Ausnahmen – erduldet. Vor diesem Hintergrund ist dem Umstand um so höhere Bedeutung beizumessen, dass der Patient in ärztlicher Behandlung Grenzen des Intimen öffnet und sein Recht auf Verborgenheit des Intim-Körperlichen und auf körperliche Unversehrtheit mit dem Arzt vertrauensvoll auf Zeit und widerrufbar teilt. Zwingend verlangt ein

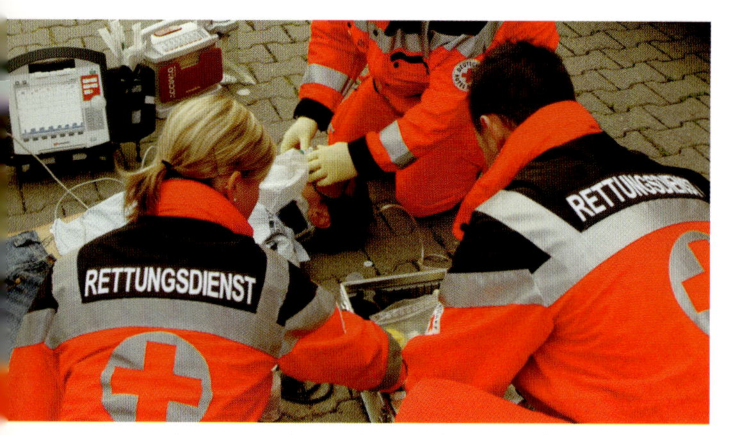

Abb. 13.2. Erste Hilfe im Rettungseinsatz.

solcher Vertrauensvorschuss ein höchstes Maß an Verantwortung und Moral. Gesundheit und Leben sind Güter, die sich von anderen durch ihre Überwertigkeit so stark unterscheiden, dass sie mehr als bei anderen Hilfsberufen Sittlichkeit des Handelnden verlangen, die in einer spezifischen Berufsethik ihren Ausdruck findet.

Prinzipielle Gegenstände der ärztlichen Ethik

Einen singulären Adressaten ärztlicher Ethik zu benennen, ist unmöglich. Ärztliche Ethik zielt als Versuch moralischer Handlungsnormierung auf den erduldenden oder in Krankheit agierenden Patienten ebenso wie auf die ihn behandelnden oder pflegenden Personen, sowie auf das professionelle und soziale System, in dem sich Krankheitserleben, Heilversuch, Pflege, Betreuung und empathisches Mitleiden vollziehen. Gesundheit und Krankheit sind dabei Teilaspekte allgemeiner Lebensqualität, wie sie die WHO 1993 als »subjektive Wahrnehmung einer Person über ihre Stellung im Leben in Relation zur Kultur und den Wertsystemen, in denen sie lebt und in Bezug auf ihre Ziele, Erwartungen, Standards und Anliegen« definiert hat. Gesundheit und Krankheit sind daher auf der Grundlage einer solchen Definition in sich bereits primäre Wertbegriffe, denn sie weisen zum einen auf die Erkenntnis und Bewertung eines Zustandes, den der externe Beobachter – nicht nur in Pflege oder Medizin – im Kontext seiner Erfahrungs- und Lebenswelt als gut oder schlecht klassifiziert, sondern auch auf eine subjektiv erwünschte oder unerwünschte Befindlichkeit des Gesunden oder Kranken im Kontext seiner individuellen Existenz und Erfahrung. Die wertbezogene Beurteilung von Krankheit und die durch Schmerz und Unwohlsein beeinträchtigte Körperlichkeit oder die veränderte Psyche des Patienten und deren Wahrnehmung durch das erkrankte Individuum, durch seine mikrosoziale Umgebung aber auch durch die Gesellschaft insgesamt, sind zunächst empathisch bestimmte Grundmotive aller Heilberufe und zielen unmittelbar auf das erkrankte Subjekt der Medizin, den Patienten.

Vom normalen Reflex des *Helfenwollens* unterscheidet sich der Reaktionstypus der Heilberufe allerdings durch sein besonderes professionelles Interesse an der Qualität des *Helfenkönnens*. Dieses findet im Bemühen um »tiefere Kenntnis von der Verursachung und der Natur der krankhaften Vorgänge« seinen Ausdruck. Es ist aber auch durch die Bereitschaft des Helfenden gekennzeichnet, weit über das übliche Maß hinausgehend kompetente Verantwortung für den Patienten zu übernehmen. Dies wiederum schließt Bereitschaft, Wissens- und Handlungskompetenz ein, im erteilten oder sicher nachvollziehbaren Auftrag und Einverständnis des Patienten – in Notfällen solche Voraussetzungen unterstellend – Handlungen an diesem vorzunehmen, die sich als nützlich erweisen sollen, Lebensqualität aber kurz- oder mittelfristig durchaus negativ beeinträchtigen können. Ohne die genannten Voraussetzungen würden solche Handlungen den Tatbestand der Körperverletzung des Patienten erfüllen.

Sympathie und Empathie

Ärztliches Handeln als *Helfenwollen* entspringt im Grunde der nur dem Menschen gegebenen Fähigkeit, Sympathie (gr. ἡ συμπαθεία) als gefühlsmäßige Übereinstimmung und Zuneigung der durch Krankheit bedrängten menschlichen (auch tierischen und pflanzlichen) Kreatur entgegen zu bringen. Der österreichische Philosoph Rudolf Eisler (1873–1926) definiert Sympathie in seinem Wörterbuch der philosophischen Begriffe (1900) als »*Einfühlen* in den Gemütszustand anderer«, eine Fähigkeit, die mit zunehmender personaler Nähe einer Steigerung unterliegt. »Der Anblick«, so Eisler oder bereits der »Gedanke fremden Leidens« erwecke »unmittelbar analoge Gefühle, wie die des Leidenden«. Eine Reihe von Philosophen (Shaftesbury, Hume, A. Smith, Comte, Spencer) sieht gar in der menschlichen Befähigung zur Sympathie die »subjektive Grundlage aller Sittlichkeit« schlechthin. Der Sympathie eng verwandt ist der gräzisierende moderne Lehnbegriff der

Empathie, unter dem die gesteigerte Sympathie-Fähigkeit des Menschen verstanden wird, sich in das sympathische Gegenüber so einzufühlen, als wäre er selbst in Denken und Empfinden das Andere. Häufig allerdings wird die Fähigkeit zur Empathie durch die ihr innewohnende Neigung, die Distanz zum Gegenüber auf ein Minimum zu verringern, der therapeutischen Absicht hinderlich, denn gerade diese bedarf der Distanz. Angemessene Distanz, ja Fremdheit zum Patienten, zum Leidenden, ist geradezu konstitutiv für die Fähigkeit des *Heilenkönnens*, die ja eine Erkenntnis- und Handlungsasymmetrie zwischen Heiler und Heilungssuchendem voraussetzt. Empathie darf daher nicht als ein Sich-Gleichmachen missverstanden werden, sie bedarf vielmehr des rechten Maßes im Umgang mit dem Leidenden. Sie setzt das Anderssein nicht nur im Wissen um Krankheit und Therapie sogar voraus, sie beinhaltet aber auch Gleichsein in der *mit*-Menschlichkeit als Wissen um Krankheit aus eigener Erfahrung. Aus diesem komplexen Vorwissen erst erwächst die Freiheit, den Bedürfnissen des *homo patiens* in angemessener und dadurch gerechter Weise – im rechten Maß – zu entsprechen. Völlig zu Recht hat vor diesem Hintergrund bereits Sigmund Freud in seinem *Abriss der Psychoanalyse* auf das Problematische egalitärer Empathie hingewiesen. »Die spezifische *Einfühlung*«, so Freud, »ist kein Sich-Gleichmachen mit dem Patienten, sondern ein Erschließen des immer unerkennbar bleibenden Realen. Statt sich mit dem Analysanten zu identifizieren (Ich empfinde, was Du meinst.), sorgt der Psychoanalytiker für genügend Fremdheit, die jenem erst die Begegnung mit dem eigenen unbewussten Begehren ermöglicht«. Aufschlussreich sind im Hinblick auf die Grenzen und Möglichkeiten von Sympathie und Empathie auch die Schriften des Philosophen Theodor Lipps (1851–1914) zur *Aesthetischen Einfühlung* (1900/1904). Irreführend hingegen sind in diesem Zusammenhang besonders Tendenzen der modernen Hirnforschung im Sinne einer reduktionistischen Gleichsetzungen von Empathie und Nachahmungsverhalten. Es ist sicher anzunehmen, dass der Fähigkeit zur Empathie komplexere Biomechanismen zugrunde liegen, als sie derzeit durch die Tätigkeit eines einfachen motorempathischen neuronalen Korrelats der von Giacomo Rizzolatti (geb. 1937) 1995 entdeckten Spiegelneuronen beschrieben werden können.

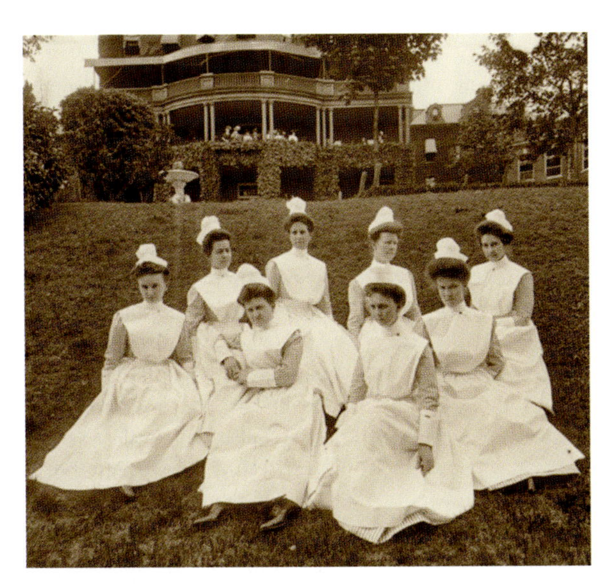

Abb. 13.3. Krankenschwestern, Washington/USA um 1910.

Barmherzigkeit und Wohlwollen

In den aktuellen Diskursen zur Medizinethik, die inzwischen fast nur noch um Rechtliches, um Therapie und Forschung in Extremfällen, abnehmend aber um Fragen zum Zusammenhang von Psychologie und Ethik kreisen, wird auf das komplexe Problem von Sympathie und Empathie kaum noch eingegangen. Gleiches gilt für die menschlichen Fähigkeiten des Erbarmens und der Barmherzigkeit, die zu Unrecht nahezu vollkommen denen der angelsächsischen *beneficence* und *non-maleficence* gewichen sind. Barmherzigkeit als Lehnübersetzung von lat. *misericordia* ist eine Eigenschaft des menschlichen Charakters und fußt auf dem ahd. param (mhd. barm), bedeutet soviel wie ›hebender Busen‹ oder auch mütterlicher ›Schoß‹ und signalisiert zusammen mit dem Beiwort ›Herz‹ innige, fast kindliche Nähe zur Mutter oder Geliebten. Eine *barmherzige* Person öffnet ihr Herz fremder Not und nimmt die Leidenden an ihren Busen. Barmherzigkeit ist ein so warmer und inniger Begriff der praktizierten Nächstenliebe, Menschenliebe, Humanität und Caritas, dass wir uns nicht von ihm zugunsten und zudem auch anders meinenden Anglizismus des ethischen Diskurses trennen sollten. Barmherzigkeit ist umsorgende Nähe und handelnde Nächstenliebe und damit mehr als ›nur‹ Wohlwollen oder *beneficence* (Wohltun).

Der in Anknüpfung an die Philosophie des Wohlwollens im englischen Sprachraum entstandene Begriff der *beneficence* (zum Wohle handeln) wird vor diesem Hintergrund zum wichtigsten handlungsleitenden moralischen Prinzip aller Heilberufe, insbesondere der ärztlichen. Die

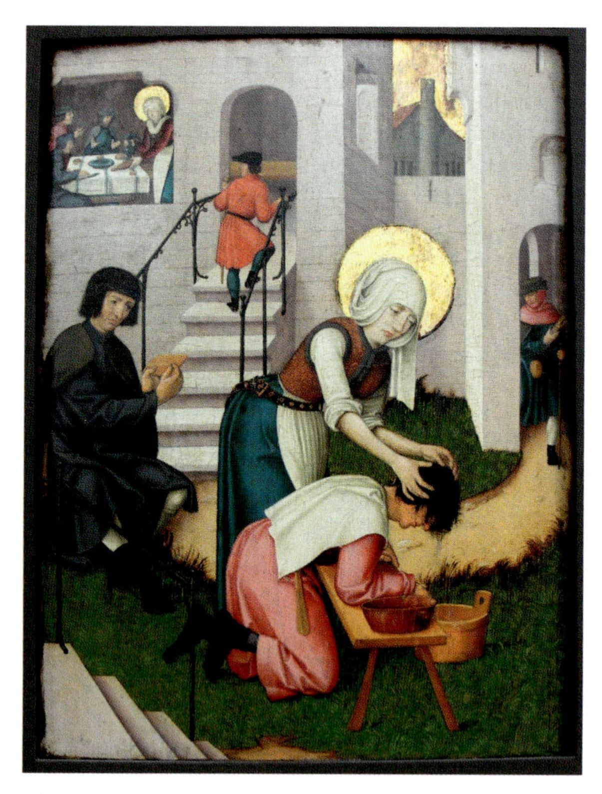

Abb. 13.4. Barmherzigkeit. Die Barmherzigkeit der Heiligen Verena von Zurzach, 1524.

Schwierigkeiten, den englischen Begriff der *beneficence* zu übersetzen, rührt vermutlich auch aus seiner semantischen Inkompatibilität mit dem deutschen Wohlwollen und dem Fehlen eines dem englischen vergleichbaren Begriffs Wohltun, den wir lediglich in seiner adverbialen Form wohltuend kennen, als solcher allerdings nur das subjektive Gefühl des durch Wohlhandel Begünstigten erfasst. Sicher im Bedeutungsfeld der *beneficence* liegt der Begriff des Erbarmens (vom ahd. barm, auf den Schoß, an die Brust nehmen, ähnlich bei Barmherzigkeit) im Sinne einer Starken inneren Anteilnahme am Leid oder an der Not anderer, verbunden mit dem Drang, zu helfen oder zu trösten. Im gleichen Wortsinn steht im Englischen das Prinzip des *non-maleficence*, des nicht Schlechthandelns, dem wiederum kein deutscher Begriff entspricht, es sei den man übersetzte mit nicht erbarmungslos oder nicht unbarmherzig handeln. Im Rückgriff auf den so genannten Hippokratischen Eid wird hier ersatzweise meist das Prinzip des Niemals Schadens angeführt (lat. nil nocere). Niemals Schaden im Sinne ärztlicher Moral bedeutet, keine Handlung je gegen den sich ärztlichem Handeln anvertrauenden oder solchem Handeln anvertrauten Patienten zu richten. Man muss hier allerdings bedenken, dass es sich auch beim Prinzip des *non-maleficence* um kein absolutes, sondern lediglich um ein relatives moralisches Prinzip handelt. Jedem kurativen Behandeln, auch einer Reihe nicht-kurativer Palliativbehandlungen, wohnen ebenso Risiken inne wie der Behandlungsabstinenz. Hinzu kommt, dass beide (Be-)Handlungsprinzipien in ihrem je gültigen kulturellen Kontext verankert sind. Wohl- oder Nicht-Schlechthandeln sind keine transkulturell gültigen Prinzipien.

Der Primat der *beneficence* als Kernprinzip ärztlichen Handelns ist im 20. Jahrhundert insbesondere von James Childress und Tom Beauchamp (*Principle of Biomedical Ethics*, 1978) herausgestellt worden. *Beneficence* allerdings als einzig konstituierendes Prinzip des ärztlichen Handelns festzulegen und zugleich ärztliches Handeln auf Heilhandeln zu reduzieren (Edmund Pellegrino) ist problematisch. Ärztliches Handeln kann nicht auf den Akt der Heilhandlung reduziert werden, wollte man nicht zugleich in Kauf nehmen, etwa die kosmetische Chirurgie, den Abort und die Kontrazeption oder den in unserer Gesellschaft expandierenden Bereich der Palliation als ärztliche Handlungen verstehen, die nicht vom Prinzip der *beneficence* getragen werden. Therapie ist vielleicht das bedeutendste, keinesfalls aber das einzige Ziel ärztlichen Handelns. Vorsorge, Nachsorge und nichttherapeutische Fürsorge sind unstrittig von vergleichbar großer Bedeutung und jeder Wechsel des ärztlichen Behandlungsziels hat sich in erster Linie an Wohl und Wollen des betroffenen Patienten zu orientieren. Im Kontext der Schwangerschaft etwa stehen Wohl und Wollen der in Leben und Gesundheit beeinträchtigten oder bedrohten Schwangeren, aber auch die besondere Sorge um sie und das sich Engagieren für sie im Sinne der Barmherzigkeit ganz im Vordergrund.

Scham und Respekt

In medizinethischen Diskursen zu wenig thematisiert, ist die Frage des ärztlichen Umgangs mit der Scham. Freilich ist im Alltag seltener von »Scham« die Rede, sondern überwiegend von deren reifster Ausgestaltungsform, dem »Takt« (von lat. tangere, berühren), der, wenn er eingehalten wird, den »Kon-takt« ermöglicht. Häufig beinhaltet die Arzt-Patient-Beziehung Grenzüberschreitungen des Intimen, die außerhalb dieser Beziehung jenseits der Respektgrenzen lägen, ›un-verschämt‹ wären – und nur in wenigen anderen

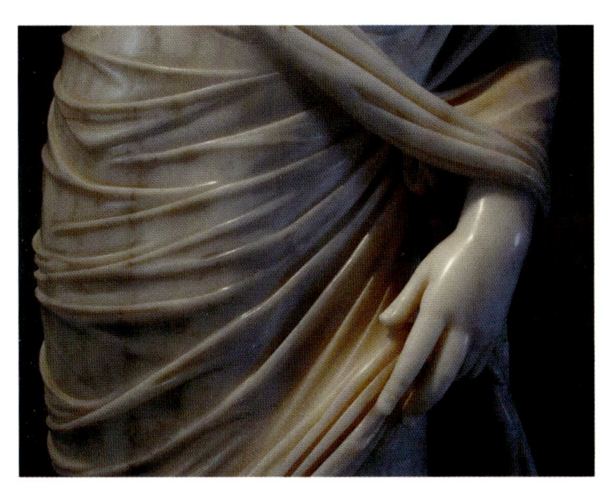

Abb. 13.5. Cornelia Antonia als Personifikation der Pudicitia. 2. Jh. n. Chr.

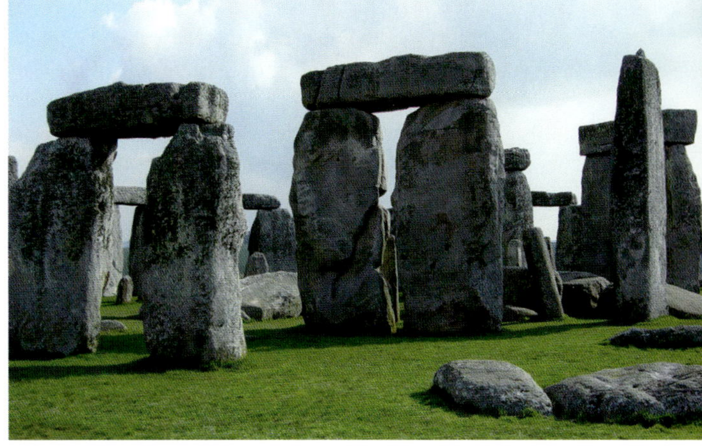

Abb. 13.6. Stonehenge. Solange der Mensch ist, ist auch Menschenwürde.

Situationen gewollt oder gestattet. Die Öffnung der Schamgrenze gegenüber dem Arzt durch die Freigabe des fremden Blicks auf den sonst verhüllten eigenen Körper, durch die Billigung ärztlicher Berührung, durch die Preisgabe sonst schamvoll gehüteter Geheimnisse im Gespräch, auch durch die ungeschützte Preisgabe der eigenen Schamreaktion stellen geduldete Normenverstöße dar und sind als solche erhebliche Zugeständnisse an das ärztliche Andere. Dass solche Öffnungen des Patienten wahrgenommen, mit hoher Sensibilität bedacht, respekt- und vertrauensvoll (immer auch vertraulich) anerkannt sein müssen, ist ein fraglos bedeutendes Element ärztlicher Ethik. Respekt, Anerkennung und auch ärztliche Dankbarkeit für solche Duldung allein sind allerdings hier nur ein Teil des verantwortungsvollen Umgangs mit dem Patienten. Schamgrenzen müssen in der Arzt-Patient-Beziehung auch permanent ausgelotet und – wo immer möglich – unaufgefordert zugunsten des Patienten neu definiert werden.

Menschenwürde, Menschenrechte, Gerechtigkeit

Im Zusammenhang mit der Frage des Wohlwollens im Sinne der *beneficence* stellt sich auch die wichtige Frage, welchen übergeordneten Prinzipien solches Wohlwollen unmittelbar nachgeordnet ist, dem der Menschenrechte oder dem der Menschenwürde. Als Menschenrechte werden subjektive Rechte bezeichnet, die jedem Menschen gleichermaßen – im Sinne der Rechts- und Bedürfnisgleichheit – mit der Geburt zustehen. Das Konzept der Menschenrechte geht davon aus, dass alle Menschen allein aufgrund ihres Menschseins mit gleichen Rechten ausgestattet und dass diese egalitär begründeten Rechte universell, unveräußerlich und unteilbar sind. Entscheidend sind im Hinblick auf Aspekte medizinischer Ethik insbesondere die Artikel 1 und 3, 7 und 25 der Allgemeinen Erklärung der Menschenrechte der Generalversammlung der Vereinten Nationen vom 10. Dezember 1948. Hier heißt es unter Art. 1: »Alle Menschen sind frei und gleich an Würde und Rechten geboren.« Art. 3 schreibt fest: »Jeder hat das Recht auf Leben, Freiheit und Sicherheit der Person.« In Art. 7 wird zugesichert: »Alle Menschen sind vor dem Gesetz gleich und haben ohne Unterschied Anspruch auf gleichen Schutz durch das Gesetz.« Art. 25 schließlich bestimmt: »Jeder hat das Recht auf einen Lebensstandard, der seine und seiner Familie Gesundheit und Wohl gewährleistet, einschließlich Nahrung, Kleidung, Wohnung, ärztliche Versorgung und notwendige soziale Leistungen, sowie das Recht auf Sicherheit im Falle von Arbeitslosigkeit, Krankheit, Invalidität oder Verwitwung, im Alter sowie bei anderweitigem Verlust seiner Unterhaltsmittel durch unverschuldete Umstände.« Der Allgemeinen Erklärung der Menschenrechte trägt das Grundgesetz für Bundesrepublik Deutschland in Art. 1 Abs. 2 sowie in Art. 2 Abs. 2 Rechnung. Es heißt dort: »Das Deutsche Volk bekennt sich darum zu unverletzlichen und unveräußerlichen Menschenrechten [...]« und »Jeder Mensch hat das *Recht auf Leben* und körperliche Unversehrtheit«. Übergeordnet haben die Verfasser des Grundgesetzes der Bindung an die

Menschenrechte in Art 1 des GG die Menschenwürde, zu der ausgeführt wird: »Die Würde des Menschen ist unantastbar. Sie zu achten und zu schützen ist Verpflichtung aller staatlichen Gewalt.« Doch wann beginnt das Menschsein und mit ihm Menschenwürde? Um diese Frage kreist bis heute unentschieden der philosophische, der theologische und der juristische Diskurs. Dabei ist festzuhalten, dass die Frage der Menschenwürde hinsichtlich ihres Beginns und einer präzisen Füllung des Begriffs bis heute ungeklärt ist. Auffassungen hierzu liegen lediglich in Kommentaren zu Art. 1 des GG vor. Auch im internationalen Diskurs herrscht hier keine Klarheit. Gleiches gilt für Beginn und Ausdehnung von »inherent dignity [...] of all members of the human family«, in der Präambel-Formulierung der Universal Declaration of Human Rights vom 10. Dezember 1948. Konsens herrscht hier zweifellos über die menschlicher Existenz inhärente und unveräußerliche Würde in umfassendster Deutung. Wann aber menschliche Existenz frühestens beginnt, wird bis heute uneinheitlich definiert. Konsens scheint in der Rechtspraxis lediglich hinsichtlich ihres spätesten Beginns mit der Geburt zu herrschen.

Die Medizin aber bedarf primär der praktischen Ethik. In der konkreten Situation des Raten- und Handeln-Müssens sind theoretische Diskurse im moralisch oder rechtlich unentschiedenen Raum von nachgeordneter Bedeutung. Vor diesem Hintergrund greift das Prinzip der *beneficence* zunächst unzweifelhaft mit der Geburt des Menschen und endet pragmatisch mit dem Erlöschen der zentralvitalen Funktionen Hirntätigkeit und Kreislauf (natürlich ebenso wie künstlich aufrecht erhalten). Mindestens dazwischen duldet es keine Minderung. Konkret bedeutet dies: a) ärztliche *beneficence* richtet sich – vorbehaltlich mütterlichen Wollens – primär auf mütterliche Not und dann erst auf das Wohl des Ungeborenen, b) ärztliche *beneficence* endet mit dem Tod.

Autonomie

Wohlwollen und Wohlhandeln im Sinne der *beneficence* sind, wie gezeigt werden sollte, unabdingbare Voraussetzungen und zugleich Begrenzungen ärztlichen Handelns. Alles andere ärztliche Handeln steht im Widerspruch zu geltender Moral und gegebenenfalls auch zu geltendem Recht. Dies wiederum bedeutet nicht, dass das Prinzip der *beneficence* auch in der Praxis unbegrenzt zu Anwendung kommen müsste. Fremdes Wohlwollen findet seine Grenzen im autonomen subjektiven Selbst seines Objekts. Das

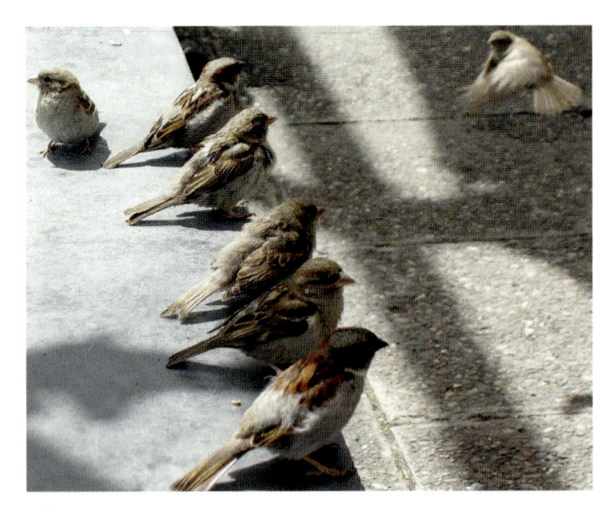

Abb. 13.7. Autonomie.

Prinzip der Autonomie erkennt das Recht des entscheidungsfähigen Individuums an, so lange über alle ärztlichen Handlungen, die an ihm vorgenommen werden sollen, selbst duldend oder ablehnend zu befinden, wie durch solches Handeln Würde und Rechte anderer unverletzt bleiben. Eine medizinische Handlung kann im Hinblick auf ihr Ergebnis noch so erfolgversprechend sein; die Entscheidung über ihre Durchführung bemisst sich gleichwohl nicht am Wollen des Behandelnden oder an der Sicherheit ihrer Prognose, sondern allein am Wollen oder Nichtwollen des entscheidungsfähigen Patienten. Sonderfälle ergeben sich allerdings aus Einschränkungen der Entscheidungsfähigkeit. Die lebensbedrohliche Notsituation ist ein solcher Sonderfall, in der ärztliches oder anders qualifiziertes Handeln hinsichtlich des Erhalts oder der Wiederherstellung vitaler Funktionen imperativ ist. Alle anderen Bedenken sind hier nachgeordnet. Sonderfälle entstehen auch aus graduellen Minderungen der Entscheidungsfähigkeit. Die Reichweite ärztlichen Handelns bemisst sich hier in erster Linie an geltendem Recht und – falls dieses keine Handlungssicherheit gewährt – an der angenommen, nachvollziehbaren und belegbaren Entscheidung des Patienten zum Zeitpunkt seiner Entscheidungsfähigkeit (Patientenverfügung, Patiententestament etc.). Das Prinzip der Patientenautonomie löst zunehmend das des früher vorherrschenden ärztlichen Paternalismus ab und setzt an seine Stelle das Prinzip des informierten Einverständnisses (*informed consent*). Paternalistische Positionen in der Medizin beruhen auf einer vormundschaftlichen Beziehung zwischen Handlungsträger (Arzt)

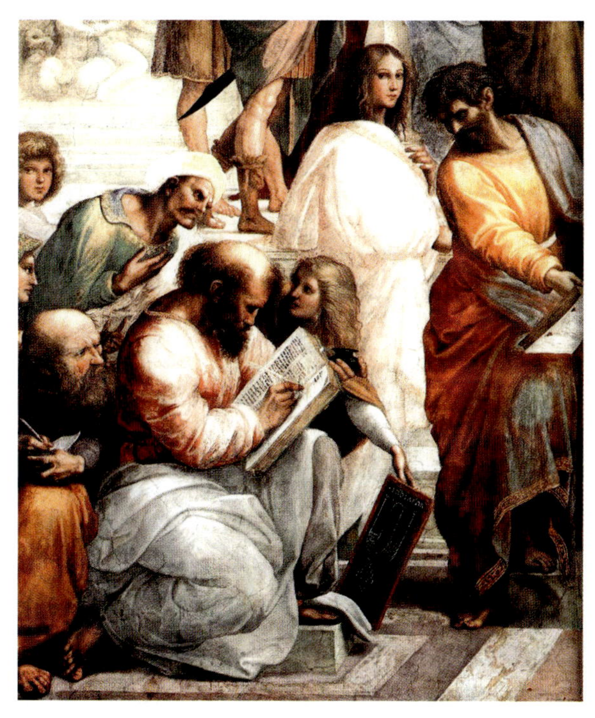

Abb. 13.8. Pythagoras. Raffael, Die Schule von Athen, 1509/10, Stanza della Segnatura im Vatikan für Papst Julius II.

messenen Weise mitgeteilt wurden. Probleme ergeben sich hier einerseits aus der Entscheidungsfähigkeit hinsichtlich medizinischer Behandlung. Sie beginnt grundsätzlich mit Vollendung des 18. Lebensjahres, kann aber davor der Einsichtsfähigkeit des Patienten entsprechend flexibel gehandhabt werden. Ethische Probleme erwachsen allerdings auch daraus, dass Aufklärungs- und Entscheidungsfähigkeit ihrerseits häufig Indikatoren für den Gesundheitszustand des Patienten darstellen. Krankheit reduziert nicht selten diese Fähigkeit, ärztliche Informationen in ihrer ganzen Tragweite zu verstehen und damit auch die Fähigkeit, vorgeschlagenen ärztlichen Handlungen im Sinne des *informed consent* zuzustimmen. In solchen Fällen entscheidet je nach Konstellation das Vormundschaftsgericht, ein vor Eintritt der Krankheit geäußerter Wille des Patienten und nur in Notfällen ärztliches Ermessen. Patienten können im Hinblick auf ärztliche Behandlung eigenständig ihr Entscheidungsrecht an Personen ihres Vertrauens delegieren, mündlich im Vorfeld einer absehbaren Entscheidungseinschränkung kundtun oder schriftlich fixieren (Patiententestament, Patientenverfügung, Betreuungsverfügung, Vorsorgevollmacht). Zu berücksichtigen ist in solchen Fällen immer die zeitliche Nähe der Vorentscheidung zur ärztlichen Handlung.

und Handlungsdulder (Patient). Umgangssprachlich stehen sie für Handeln, das zwar auf das angenommene (!) Wohl eines anderen, aber gegen dessen Willen gerichtet ist. Von abgeschwächtem Paternalismus (*soft paternalism*) kann dann gesprochen werden, wenn ärztliche Argumentation sich um eine Willensbeeinflussung des Patienten hinsichtlich der Einwilligung in Handlungen bemüht, die auf sein angenommenes Wohl gerichtet sind. Hier geht es in der Regel sowohl um die Beeinflussung der Einsichtsfähigkeit, als auch der Entscheidungsbereitschaft in einem intendierten Sinn.

Informed Consent

Das ethische Prinzip der informierten Einwilligung in eine medizinische Behandlung (*informed consent*) beruht auf dem Grundsatz der autonomen Entscheidung des informierten, aufklärungs- und entscheidungsfähigen Patienten, nachdem diesem der mögliche Nutzen und die möglichen Risiken einer medizinischen Behandlung nach bestem Wissen des Behandelnden in einer seinem Verständnis ange-

Spezielle Fragen am Beginn des Lebens

Stammzellenforschung

Als Stammzellen werden tierische Körperzellen bezeichnet, die sich in verschiedene Zelttypen oder Gewebe ausdifferenzieren können. Bestimmte Stammzellen bergen bei richtiger Behandlung das Potential in sich, sich entweder in jede Gewebeform der Mutterspezies (embryonale Stammzellen) oder in bestimmte festgelegte Gewebetypen (adulte Stammzellen) zu entwickeln. Stammzellen können Tochterzellen generieren, die selbst wiederum Stammzelleigenschaften besitzen. Hierzu befähigt sie ein noch nicht vollständig geklärter Mechanismus asymmetrischer Zellteilung. Über das jeweilige Schicksal der Zellen entscheidet dabei vor allem das biologische Milieu, in dem sie sich befinden. Stammzellen werden hinsichtlich ihres Differenzierungspotentials durch ihr ontogenetisches Alter unterschieden: die ontogenetisch frühesten Stammzellen sind die pluripotenten embryonalen Stammzellen, aus denen später die primitiven

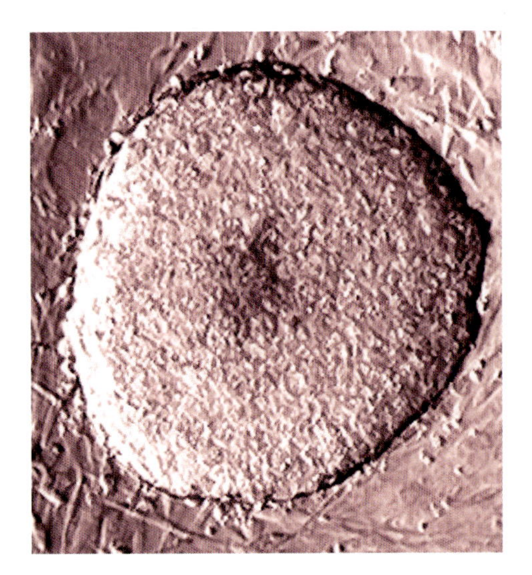

Abb. 13.9. Stammzelle.

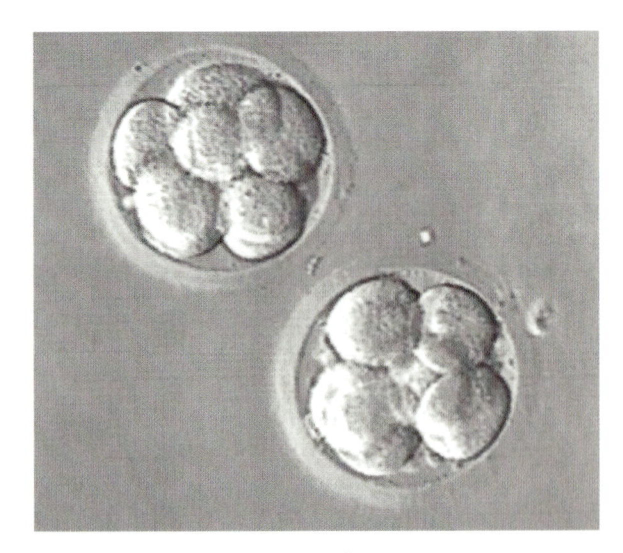

Abb. 13.10. Embryonen, drei Tage alt.

Keimstammzellen sowie die somatischen Stamm- und Progenitorzellen (oder Vorläuferzellen) hervorgehen. Mit kaum einem anderen Gebiet der modernen Medizin verbinden sich derzeit so viele Hoffnungen wie mit dem der Forschung an embryonalen Stammzellen. Ob solche Forschungen jemals in Erfüllung gehen werden, ist jedoch derzeit höchst zweifelhaft. Die Geschichte dieses Gebietes der Therapieforschung ist noch recht jung. Im Jahre 1963 entdeckten amerikanische Forscher im Knochenmark von Mäusen erstmals Stammzellen. Aus diesen blutbildenden Zellen entstehen die verschiedenen Zeltarten des Blutes. Seit Anfang der siebziger Jahre werden adulte Stammzellen des Knochenmarks Patienten mit Leukämien und anderen Erkrankungen des blutbildenden Systems transplantiert. Seit 1981 lassen sich embryonale Stammzellen von Mäusen im Labor kultivieren. Ein Jahr später beginnen Studien mit Nabelschnurblut, bei denen sich zeigt, dass Nabelschnurblut hämatopoetische Stammzellen enthält, die für eine Transplantation geeignet sein könnten. Eine erste Transplantation von Nabelschnurblut bei einem Patienten mit Fanconi-Anämie findet 1988 in Frankreich statt. Inzwischen finden Forscher seit Mitte der 1990er Jahre in immer mehr Geweben und Organen des Menschen adulte Stammzellen. Im Jahre 1998 entwickelt eine Forschergruppe um den Amerikaner James Thomson (geb. 1958) die Technik, Stammzellen von menschlichen Embryonen im Labor so zu kultivieren, dass sie sich stabil weitervermehren. Ein Jahr später gelingt es, aus embryonalen Stammzellen von Mäusen Nervenzellen zu entwickeln. Damit wurden erfolgreich Tiere behandelt, die an einer der Multiplen Sklerose ähnlichen Nervenkrankheit leiden. Dieser Erfolg weckt immense Hoffnungen hinsichtlich der Möglichkeiten, auch Menschen mit embryonalen Stammzellen zu therapieren und ein weltweiter Forschungswettlauf beginnt.

Die Verwendung von menschlichen embryonalen Stammzellen in der Forschung und Medizin wird von einem Teil der Gesellschaft abgelehnt, da zur Gewinnung embryonaler Stammzellen die Zerstörung von menschlichen Embryonen erforderlich ist. Es wird daher auch von »verbrauchender« Embryonenforschung gesprochen. Grundsätzlich geht es bei der Diskussion um die Frage, ob der frühe Embryo als menschliches Wesen unter den Würdeschutz des Grundgesetzes fällt und damit sein Leben auf keinen Fall instrumentalisiert werden darf. Nach dem Embryonenschutzgesetz ist es in Deutschland prinzipiell verboten, menschliche Embryonen für Forschungszwecke herzustellen, sie zu klonen oder sie zu zerstören. Jedoch ist die Forschung an importierten embryonalen Stammzellen unter bestimmten Auflagen möglich. Eine erste Regelung erfolgte hier durch das Stammzellgesetz (StZG) vom 28. Juni 2002. Besonders die im Gesetz enthaltene Regelung, dass nur solche embryonalen Stammzellen nach Deutschland importiert werden dürften, die vor dem 1. Januar 2002 gewonnen worden waren (Stichtagsregelung), war von Beginn an heftig umstritten. Forschern erschien sie zu restriktiv, weil mit den alternden Stammzellenreihen keine international vergleichbare Forschung mehr betrieben werden konnte; Ethikern (insbesondere

Chronologie der Stammzellforschung

1981: In Embryonen von Mäusen werden Stammzellen entdeckt. Sie haben das Potential, sich in jedes Gewebe eines Mauskörpers zu verwandeln; **1996:** Das Schaf Dolly kommt zur Welt. Es ist der erste Klon eines Säugetiers, geschaffen aus einer Euterzelle eines erwachsenen Schafs. **1998:** Im November gelingt es James Thomson erstmals, menschliche embryonale Stammzellen zu züchten. Dafür hat er etwa zehn Tage alte Embryonen zerstört. Die ethische Kontroverse um die Stammzellforschung beginnt. **2002:** Ein Team um Rudolf Jaenisch (geb. 1942) zeigt, dass das »therapeutische Klonen« bei Mäusen funktioniert: Die Forscher klonten dazu eine Maus mit Gen-Defekt, stellten aus dem Klon-Embryo Stammzellen her, reparierten deren Gen-Defekt mittels Gentherapie und pflanzten die gesunden Zellen kranken Mäusen ein. **2004:** Der südkoreanische Tierarzt Hwang Woo-Suk (geb. 1953) wird weltberühmt, weil es ihm angeblich gelungen ist, einen menschlichen Embryo zu klonen und daraus Stammzellen zu gewinnen. Zum Jahreswechsel 2005/2006 wird Hwang jedoch der Fälschung überführt. **2006:** Im Frühjahr veröffentlicht der japanische Arzt Shinya Yamanaka (geb. 1962) ein Rezept, mit dem sich Zellen ausgewachsener Mäuse biochemisch in den Embryonalzustand zurückversetzen lassen. **2007:** Zehn Monate nach Yamanakas erstaunlichem Bericht kann er sein Rezept verbessern. Viren schleusen dabei vier Gene in die Zellen, die normalerweise nur in embryoähnlichen Zellen aktiv sind. Im November demonstrieren zwei Arbeitsgruppen unabhängig voneinander, dass das Rezept auch mit menschlichen Zellen funktioniert. **2008:** Gleich nach dem Jahreswechsel verkündet die kalifornische Firma Stemagen, sie habe einen Menschenklon für einige Tage im Labor wachsen lassen. Im April berichten britische Forscher, dass sie einem Herzpatienten Zellen entnommen und mit dem Yamanaka-Rezept in pluripotente Zellen verwandelt haben. Dies könne der Entwicklung neuer Medikament dienen, so die Hoffnung. **2009:** Das Biotech-Unternehmen Geron hofft auf eine Genehmigung für Versuche mit umgewandelten embryonalen Stammzellen. Es geht darum, Verletzungen im Rückenmark zu heilen.

Vertretern der beiden großen Kirchen) erschien sie noch zu liberal. Im Frühjahr 2008 schließlich debattierte der Deutsche Bundestag über eine Novellierung des Stammzellgesetzes. In der Debatte ging es vor allem um eine Verschiebung des Stichtages, aber auch um die völlige Freigabe des Stammzellenimports oder auf der anderen Seite um den vollkommenen Stopp der Forschung mit embryonalen Stammzellen. Schließlich standen verschieden Gruppenanträge einander gegenüber. Am 11. April 2008 beschloss der Deutsche Bundestag einen neuen Stichtag, sodass nun Stammzellen importiert werden dürfen, die vor dem 1. Mai 2007 gewonnen wurden. Eine Zentrale Ethik-Kommission für Stammzellenforschung (ZES), eine interdisziplinär zusammengesetzte Kommission von Experten aus den Bereichen Ethik, Theologie, Biologie und Medizin prüft Anträge nach dem Stammzellgesetz (StZG) im Hinblick auf die Hochrangigkeit der Forschungsziele, die ausreichendeVorklärung des Forschungsprojektes und die voraussichtliche Notwendigkeit der Verwendung humaner embryonaler Stammzellen (hES-Zellen). Sie bewertet, ob das Forschungsvorhaben in diesem Sinne ethisch vertretbar ist und gibt zu jedem Forschungsvorhaben, in dem die Verwendung humaner ES-Zellen geplant ist, gegenüber der Genehmigungsbehörde, dem Robert-Koch-Institut, eine Stellungnahme ab. Die ZES wurde erstmals mit Inkrafttreten des Stammzellgesetzes zum 1. Juli 2002 für die Dauer von drei Jahren berufen. Eine Neuberufung bis zum Jahr 2008 erfolgte im Juli 2005.

Verhütung, Kontrazeption, Fertilisation, pränatale Diagnostik

Die Frage nach dem Anfang des individuellen Menschenlebens und seiner besonderen Schutzwürdigkeit stellt sich angesichts der Möglichkeiten der modernen Molekularbiologie sowie der Entwicklung technischer Verfahren der Fortpflanzungsmedizin (IVF) mit besonderer Dringlichkeit, denn sie ist unmittelbar verknüpft mit der Problematik des moralischen und rechtlichen Status, der allen menschlichen Lebewesen vom Anfang ihrer Existenz an einzuräumen ist. Das Problem gehöre damit in den Kontext menschenrechtlicher Grundbestimmungen und sei deshalb, so die Position der Lebensdogmatiker in der aktuellen Debatte um die ethischen und rechtlichen Probleme des Lebensbeginns, auch in einer weltanschaulich plural ver-

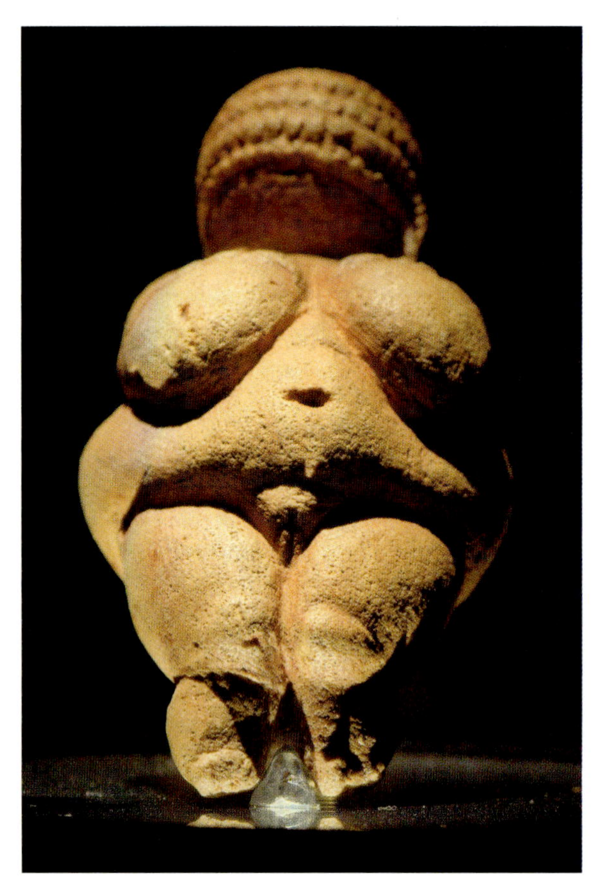

Abb. 13.11. Venus von Willendorf. Jüngere Altsteinzeit, ca. 25.000 v. Chr.

fassten Gesellschaft keineswegs dem Belieben einzelner Gruppen oder gesellschaftlicher Mehrheiten und deren individuellen Wertpräferenzen anheim gestellt. Damit, so wird argumentiert, stellten moralische und rechtliche Bewertungen der frühen Entwicklungsphasen des menschlichen Lebens auch keine religiösen oder konfessionsspezifischen Glaubensfragen dar, sondern bemesse sich einzig daran, wann menschliches Leben beginne.

Die Anerkennung der Menschenwürde und der Rechtsträgerschaft des menschlichen Embryos vom Zeitpunkt der Verschmelzung von Ei- und Samenzelle an verdankt sich historisch der Abkehr von den aristotelisch-scholastischen Beseelungstheorien der mittelalterlichen Theologie und der Anerkennung des menschenrechtlichen Denkens der Aufklärung. Ihr hat Immanuel Kant in seiner 1797 erschienenen *Metaphysik der Sitten* die philosophische Begründung verliehen, nach dem rechtspraktisch bereits drei Jahre zuvor in den Bestimmungen des Allgemeinen Preußischen Landrechts festgelegt worden war, dass die »Rechte der Menschheit« auch den »noch ungeborenen Kindern schon von der Zeit ihrer Empfängnis an« (§ 101,1) zuzubilligen seien. Zwischen der Vorstellung einer unveräußerlichen und jedem Menschen zuzuspechenden Menschenwürde und dem Gedanken eines unveräußerlichen Lebensrechtes, so die an Kant orientierte Position, bestehe ein unauflöslicher Zusammenhang. Es könne nämlich die Würde des Menschen nur dann als ein realer, das Zusammenleben der Menschen als Bürger in einem demokratisch verfassten Staatswesen bestimmender Rechtsbegriff gedacht werden, wenn sie uneingeschränkt jedem menschlichen Individuum allein aufgrund seines Menschseins vom Ursprung seiner biologischen Existenz an eigen sei. Dies genau aber ist der Kern, um den die keineswegs entschiedene moderne Debatte um den rechtlichen Status des Embryos kreist. Die ethischen Probleme des Lebensbeginns beginnen allerdings bereits lange vor der Entstehung menschlichen Lebens, nämlich im Zusammenhang mit den seit Jahrhunderten praktizierten Methoden der Verhütung seiner Entstehung.

Prizipiell kommen neben der coitalen sexuellen Enthaltsamkeit und dem »coitus interruptus« (kurz vor dem Samenerguss durch Herausziehen des männlichen Gliedes aus der Scheide unterbrochener Geschlechtsakt) drei Methoden der Empfängnisverhütung in Betracht: die Verhinderung der Befruchtung der weiblichen Eizelle, die durch mechanische (oder chemische) Mittel erzielt werden kann, indem die Samenzellen am Vordringen zur Eizelle gehindert werden, die Verhinderung der Entstehung einer befruchtungsfähigen Eizelle (Ovulationshemmer) und schließlich die Verhinderung der Einnistung einer befruchteten Eizelle in die Gebärmutterschleimhaut (Nidationshemmer).

Coitale sexuelle Enthaltsamkeit setzt, wenn sie nicht aufgrund ritueller oder moralischer Beschränkungen prinzipiell erfolgt, einfache empirisch gestützte Vermutungen oder reproduzierbare Kenntnisse von den fruchtbaren Tagen der Frau voraus. Zu nennen sind hier exemplarisch die Verhütung nach Knaus-Ogino und die Billings-Methode. Die Knaus-Ogino Methode ist benannt nach dem Japaner Kyusaku Ogino (1982–1975), der die Rhythmus-Methode zur Maximierung der Empfängnischancen bei Kinderwunsch entwickelte und dem Österreicher Hermann Knaus (1892–1970), der sie zur Empfängnisverhütung weiterentwickelte und auf dem Gynäkologenkongress in Leipzig im Mai 1928 zum ersten Mal vorstellte. Ogino allerdings wandte sich wegen der zu geringen Zuverlässigkeit des

Verfahrens ausdrücklich gegen einen Gebrauch zur Empfängnisverhütung. Die Billings-Methode zur natürlichen Familienplanung wurde von dem Ärzteehepaar Evelyn (geb. 1918) und John Billings (1918–2007) in Melbourne erforscht und 1953 der Öffentlichkeit vorgestellt. Sie basiert auf der Tatsache, dass sich der Schleim im Muttermund, der sogenannte Zervixschleim, im Laufe eines Zyklus verändert. Die Methoden nach Knaus-Ogino und Billings wurden von der katholischen Kirche (unter Pius XII.[1939–1958]) als einzig statthafte Methoden der Empfängnisverhütung akzeptiert.

Die moderne Geschichte der mechanischen Schwangerschaftsverhütung beginnt in der ersten Hälfte des 19. Jahrhunderts. Im Jahre 1839 gelang es Goodyear aus den USA und im Jahre 1842 dem Engländer Hancock unabhängig voneinander, Gummi durch Vulkanisierung beständig zu machen. Bereits im Jahre 1865 präsentierte Goodyear das erste Gummikondom, ab 1870 war es im Handel erhältlich. Gummikondome wurden noch mehrmals benutzt, sodass sie sehr anfällig waren. Seit der Jahrhundertwende tauchte man penisähnliche Glasformen in eine Latexlösung, womit die Längsnaht verschwand. 1901 gab es das erste Präservativ mit Reservoir. Oft erhielt man sie in diskreten Phantasiepackungen, die zum Beispiel von der Leipziger Firma Weiss & Baessler angeboten wurden. Im Jahre 1914 begann der Unternehmer Julius Fromm in Berlin mit der Serienfertigung von Kondomen, die er in strengen Qualitätskontrollen prüfte. Als weitere mechanische Verhütungsmittel kammen das Scheiden-Diaphragma (1882, William Messinga) oder die von Feministinnen zu Beginn des 20. Jahrhunderts gern propagierte Spirale (seit ca. 1909) infrage. Allerdings waren solche Hilfsmittel für einfache Frauen als Dauermaßnahmen unerschwinglich. Gleiches galt vor 1914 für niedrigverdienende Arbeiter hinsichtlich des Latexkondoms. Billigste, aber auch unsicherste Methode der Wahl blieb also weiterhin der coitus interruptus.

Den ersten Isolierungen weiblicher Sexualhormone in den späten 1920er Jahren folgten auch bald Versuche, durch Hormonsubstitution therapeutische Erfolge zu erzielen. Bereits 1933 war ein erster Höhepunkt in der gynäkologischen Hormontherapie erreicht, als es dem Kölner Frauenarzt Carl Kaufmann (1900–1980) gelang, durch wechselnde Östrogen- und Gestagenverabfolgungen den Aufbau eines normalen zyklischen Endometriums bei Funktionslosigkeit der Ovarien zu fördern. Kaufmanns Substitutionstherapie wurde in den folgenden Jahren weiter verfeinert. Die Geschichte der hormonellen Empfängnisverhütung beginnt als praktische Anwendungsgeschichte weltweit in der zweiten Hälfte des 20. Jahrhunderts, so auch in Deutschland, wo am 1. Juni 1961 die erste Hormonpille zur Empfängnisverhütung auf den Markt gebracht wurde. Die Vorgeschichte der hormonellen Empfängnisverhütung reicht allerdings bis in die 1920er Jahre zurück. Im Jahr 1921 publizierte der Innsbrucker Physiologe Ludwig Haberlandt (1885–1932) als erster ein Grundkonzept der oralen hormonellen Kontrazeption. Haberlandt starb aber 1932, bevor er seine Idee praktisch erproben konnte. 1951 ließ sich der 1939 aus Wien in die USA emigrierte Chemiker Carl Djerassi einen Abkömmling des weiblichen Geschlechtshormons Progesteron als ein Verhütungsmittel patentieren. Er hatte sein Präparat zusammen mit den Pharmakologen Gregory Pincus und John Rock entwickelt. Am 18. August 1960 kam die erste Antibabypille unter dem Namen *Enovid* auf den amerikanischen Markt; ein Jahr später brachte sie die Berliner Schering AG mit *Anvolar* zuerst in Australien, dann in Deutschland in den Handel. Das bald

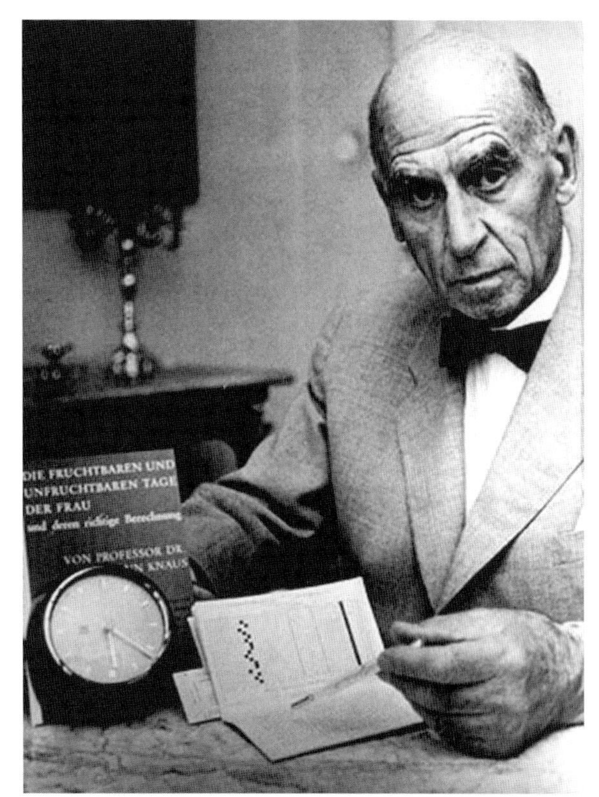

Abb. 13.12. Hermann Knaus (1892–1970). Empfängnis und Verhütung in den fruchtbaren und unfruchtbaren Tagen der Frau.

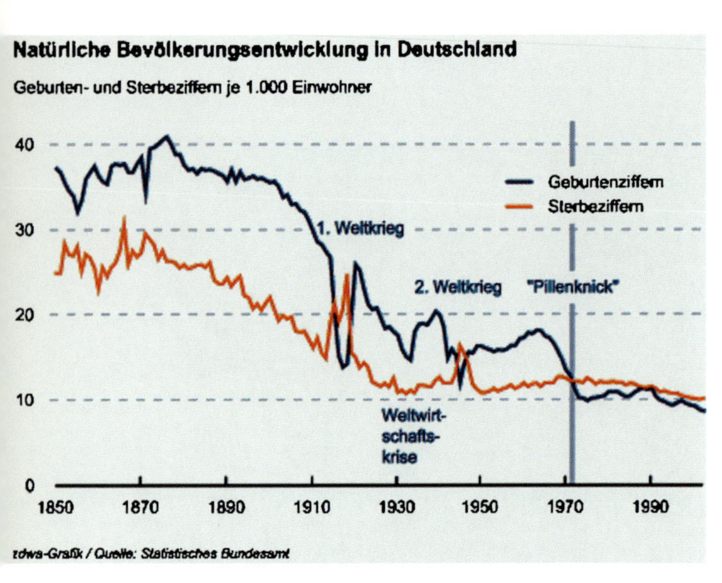

Abb. 13.13. Pillenknick. Wenige Jahre nach der Einführung der Antibabypille kam es zu einem deutlichen Geburtenrückgang.

als »Antibabypille« populäre Präparat war umstritten und kollidierte mit gängigen Moralvorstellungen insbesondere der katholischen Kirche. Schering versuchte solchen Argumenten auszuweichen, indem die »Antibabypille« zunächst als »Mittel zur Behebung von Menstruationsstörungen« eingeführt und lediglich verheirateten Frauen verschrieben wurde. In der DDR zog 1965 der VEB Jenapharm mit dem

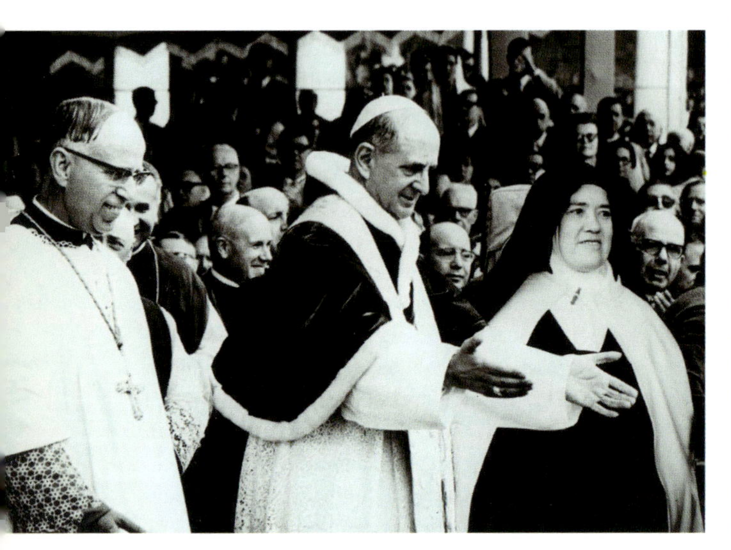

Abb. 13.14. Papst Paul VI. Er sprach sich in seiner Enzyklika *Humanae vitae* 1968 entschieden gegen die »Pille« aus.

Präparat *Ovosiston* nach. Nach der Einführung des Chemotherapeutikums *Salvarsan* (um 1910) lieferte die Verbreitung der »Antibabypille« in der entwickelten Welt die Grundlage für den zweiten sexuellen Liberalitätsschub. Mit steigendem Verbreitungsgrad machten sich auch demographische Auswirkungen im Sinne eines Geburtenrückganges bemerkbar, der populär in Anspielung auf die graphische (Kurven-) Darstellung der Bevölkerungsentwicklung auch als »Pillenknick« bezeichnet wurde. Alle mechanischen, chemischen oder hormonellen Methoden der Empfängnisverhütung, einschließlich solcher zur Eindämmung der Infektionsgefahr durch Geschlechtsverkehr bei venerischen (Geschlechts-) Krankheiten oder AIDS sind nach gängiger Lehrauffassung der katholischen Kirche widernatürlich und verwerflich.

Umstritten ist so in der Öffentlichkeit bis heute die Enzyklika *Humanae Vitae* (25. Juli 1968), in der Papst Paul VI. (1963–1978) (in der Tradition der Enzyklika *Casti connubii* seines Vorgängers Pius XI.) zwar die Eigenverantwortung der Eltern billigte, die Verurteilung künstlicher Methoden der Empfängnisverhütung aber uneingeschränkt aufrecht erhielt. Die *Enzyklika* erhielt besondere öffentliche Aufmerksamkeit, als die Markteinführung der Antibabypille nur knapp acht Jahre zurück lag. Von Gegnern der Enzyklika bekam Papst Paul Vl. wegen seiner Pillengegnerschaft den spöttischen Beinamen »Pillen-Paul«. Nach der Ausbreitung von AIDS/HIV stand bei der Propagierung des unbedingten Kondomgebrauchs beim heterosexuellen (und männlichen homosexuellen) Geschlechtsverkehr der Infektionsschutz im Vordergrund. Aber auch hier wird von der Katholischen Kirche der Kondomgebrauch beim heterosexuellen Geschlechtsverkehr, nicht eingedenk der möglichen tödlichen Folgen, bis heute abgelehnt. Auch Papst Benedikt XVI. ist von dieser Haltung noch nicht abgewichen.

Ebenso heftig wie diese Diskussion verläuft seit einigen Jahren der Streit um die ethische Rechtfertigung neuester gynäkologischer Therapiemethoden, die sich nicht auf Empfängnisverhütung, sondern auf Fertilitätssteigerung oder besser Fertilitätsermöglichung richten. Unerfüllter Kinderwunsch bestimmte hier die Therapieforschung und schließlich auch den Einsatz neuester therapeutischer Möglichkeiten. Die Rede ist von den reproduktionsmedizinischen Techniken der In-vitro-Fertilisation (IVF) mit Embryotransfer (ET) und dem sog. intratubaren Gametentransfer (Gamet Intra Fallopian Transfer = GIFT). Bei der IVF mit ET handelt es sich um die Zeugung eines Kindes im Reagenzglas, also unter künstlichen Bedingungen, mit anschließendem Embryotransfer des befruchteten Eies in den Uterus. In der Humanmedizin wurde diese Methode 1978 zum ersten Mal mit Erfolg praktiziert. Es kam zur Geburt des ersten »Retortenbabys«.

Bei der Technik des intratubaren Gametentransfers werden unbefruchtete Eizellen und Samenzellen über dünne Katheter in die Eileiter transferiert, wo es zur Befruchtung unter natürlichen Bedingungen kommt. Diese Methode wurde 1983 beschrieben und 1984 erstmalig durchgeführt. Eine neue Sonderform der IVF ist die Intrazytoplasmatische Spermieninjektion (ICSI). Die ICSI wird bei gestörter Beweglichkeit der Spermien, Spermien-Antikörpern oder sehr niedriger Spermienanzahl im Ejakulat verwendet. Eine weitere Indikation ist die ausgebliebene Befruchtung bei der klassischen In-Vitro-Fertilisation trotz unauffälliger Samenparameter. Bei der ICSI wird ein einzelnes Spermium unter mikroskopischer Sicht mittels eines Mikromanipulators in die vorbereitete Eizelle injiziert.

Das erste Retortenbaby, Louise Joy Brown, kam am 25. Juli 1978 im englischen Oldham (bei Manchester) zur Welt, Alastair MacDonald als zweites in Großbritannien (am 14. Januar 1979). Das dritte Retortenbaby, Candice Reed, kam am 23. Juni 1980 in Australien zur Welt. Erst am 28. Dezember 1981 wurde das erste Retortenbaby der USA, Elizabeth Carr, in Norfolk, Virginia geboren. Das erste deutsche Retortenbaby erblickte am 16. April 1982 in der Uniklinik Erlangen das Licht der Welt. Nach dem Erfolg meldeten sich der Klinik zufolge in der Bundesrepublik 560 Frauen, die ebenfalls ein Retortenbaby bekommen wollten. Im Jahr 1985 wurden das erste Mal in Deutschland in der Frauenklinik der Universität München »Retortendrillinge« geboren. Seit 1982 gibt es in Deutschland nach einer Schätzung etwa 100.000 Kinder (Stand April 2002), die durch eine IVF gezeugt wurden. Im Jahre 2007 wurde die Zahl der geborenen Kinder, die durch IVF oder eine vergleichbare Fertilisationstechnik gezeugt worden waren, auf über 3 Millionen geschätzt.

Diese neuen Methoden haben zur Entstehung eines völlig neuen Spannungsfeldes zwischen Patientenwunsch, ärztlicher Technik, Ethik und Recht geführt. Stichworte und Kristallisationspunkte heftigster Auseinandersetzungen sind hier die Embryonenspende, Ersatzmutter, Leihmutter, Tötung überzähliger Embryonen und Forschungen an und mit nichttransferierten Embryonen. Das Lehramt der katholischen Kirche hat in dieser Situation (1987) die extrakorporale Befruchtung in vitro mit dem Argument abgelehnt, dass eine Befruchtung außerhalb des ehelichen Aktes widernatürlich und sittenwidrig sei (»Instruktion der Kongregation für die Glaubenslehre über die Achtung vor dem beginnenden menschlichen Leben und die Würde der Fortpflanzung«, 10. 3.1987); die homologe Insemination wird jedoch unter bestimmten Bedingungen in der Ehe gestattet. Eine dogmatische Stellungnahme dieser Art dürfte dem weiter existierenden ethischen Problem der Fertilisation indessen kaum gerecht werden. Wachsendes Problembewusstsein bei Ärzten und Patienten, Information der breiten Öffentlichkeit und problemorientierte Regulierungen des Gesetzgebers müssen die weitere Entwicklung dieser Techniken begleiten.

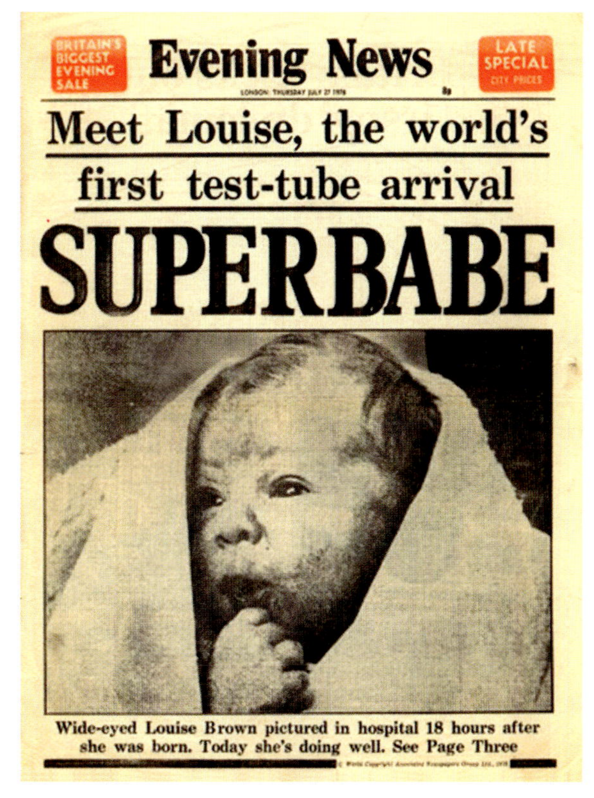

BRITAIN'S BIGGEST EVENING SALE

Evening News

LATE SPECIAL CITY PRICES

LONDON: THURSDAY JULY 27 1978

Meet Louise, the world's first test-tube arrival

SUPERBABE

Wide-eyed Louise Brown pictured in hospital 18 hours after she was born. Today she's doing well. See Page Three

Abb. 13.15. Louise Joy Brown. Sue wurde als erstes »Retortenbaby« der Welt geboren.

Bei der IVF ist es durchaus möglich, dass die genetische und die soziale Elternschaft auseinanderfallen. Im Extremfall ist also denkbar, dass die Eizelle einer Spenderin mit der Samenzelle eines Spenders befruchtet und die auf diese Weise entstandene Zygote einer Leihmutter eingesetzt wird. Zusammen mit den sozialen Eltern ist hier also eine (Teil-)Elternschaft von bis zu fünf Personen denkbar. Kombinationen dieser Art sind allerdings nicht nur rechtlich

Embryonenschutzgesetz

Das Embryonenschutzgesetz ist ein zuerst 1990 verkündetes und 2001 novelliertes deutsches Gesetz zur Regelung der In-vitro-Fertilisation. Das Embryonenschutzgesetz bezweckt in Abwägung von Menschenwürde und Leben gegenüber Interessen der Forschung und Wissenschaft eine Handlungsreglementierung auf dem Gebiet der IVF. Das Gesetz regelt die Möglichkeiten der Embryonenforschung und beschränkt sie im vom Gesetzgeber gegenwärtig für erforderlich bzw. zulässig gehaltenen Maß. Embryo im Sinne des Gesetzes ist nach bereits die befruchtete, entwicklungsfähige Eizelle. Entwicklungsfähig ist eine Eizelle innerhalb von 24 Stunden nach der Kernverschmelzung, wenn nicht bereits festgestellt werden kann, dass sich die Eizelle nicht über das Einzellstadium hinaus-entwickeln kann. Unter Strafe gestellt werden die missbräuchliche Anwendung von Fortpflanzungstechniken, die Geschlechtswahl nach dem Geschlechtschromosom, die eigenmächtige Befruchtung oder Übertragung oder künstliche Befruchtung nach dem Tode, die künstliche Veränderung der Erbinformation menschlicher Keimbahnzellen, das Klonen (Erzeugung eines oder mehrerer genetisch identischer Individuen von Lebewesen) sowie das Vermengen von Erbinformationen verschiedener Eizellen, die zur Chimären- oder Hybridbildung führt.

ungeheuer komplex und schwierig zu handhaben; sie sind auch ethisch höchst problematisch und nicht erwünscht. In vielen Ländern sind Eizellspenden und/oder Leihmutterschaften daher gesetzlich untersagt oder doch zumindest restriktiv geregelt. In Deutschland sind sowohl die Eizellspende als auch die Leihmutterschaft durch das Embryonenschutzgesetz verwehrt. Erlaubt ist allerdings die Samenspende, was inzwischen angesichts des Gleichbehandlungsgrundsatzes zwischen Mann und Frau kritisch diskutiert wird. Werden die Samen des (Ehe-)Partners verwendet, spricht man von »homologer«, bei der Verwendung von Samen dritter (in der Regel unbekannter) Spender hingegen von »heterologer« Samenspende.

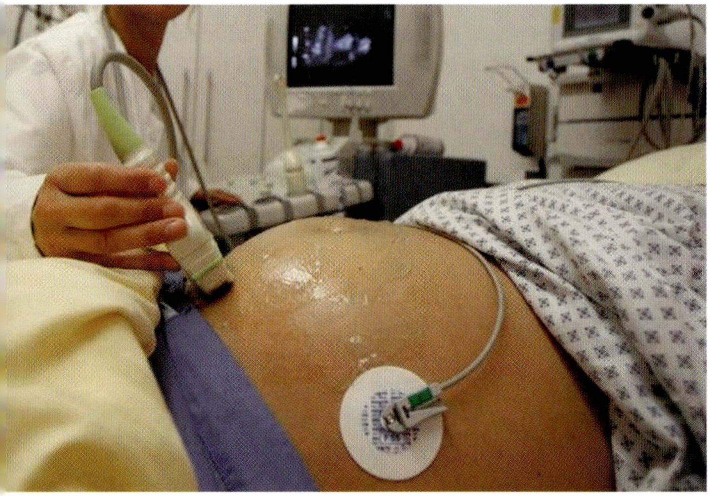

Abb. 13.16. Ultraschalldiagnostik. Regelmäßige Ultraschalluntersuchungen begleiten heute die Schwangerschaft fast jeder Frau in den Ländern der entwickelten Welt.

Da in der Bundesrepublik der Einsatz der PID nicht rechtens ist, steht zur Verhinderung von Nachwuchs aus medizinischen oder anderen Gründen nach Eintritt der Schwangerschaft derzeit lediglich deren Unterbrechung (Abtreibung) und damit die aktive Tötung des Embryos zur Verfügung. Die neuere Rechtsgeschichte des Schwangerschaftsabbruchs in Deutschland beginnt bald nach der Gründung des Deutschen Reichs, als am 15. Mai 1871 die Urfassung des § 218 (Strafgesetzbuch) in Kraft tritt, in der eine Schwangere, »welche ihre Frucht abtreibt oder im Leib tötet«, mit Zuchthaus bis zu fünf Jahren bestraft wird. Bei »mildernden Umständen« kann die Zuchthausstrafe in eine Gefängnisstrafe umgewandelt werden. Der Kampf der Frauen gegen den § 218, rechtshistorisch bis weit in die zweite Hälfte des 20. Jahrhunderts hinein, im übrigen wohl eine der unwirksamsten Strafbestimmungen überhaupt, bleibt bis 1927 erfolglos. In diesem Jahr erkannte das Reichsgericht die medizinische Indikation des Schwangerschaftsabbruchs erstmals mit folgendem Argument an: Wenn das Leben der Mutter durch den Embryo in Gefahr ist, dann liegt ein übergesetzlicher rechtfertigender Notstand (gesetzmäßig verankert seit 1975) vor, nach dem der Schwangerschaftsabbruch gerechtfertigt ist. Die Haltung der Nationalsozialisten zum Abbruch war ambivalent. Einerseits erfolgte 1935 seine Erleichterung im Rahmen der ersten Novelle des »Gesetzes zur Verhütung Erbkranken Nachwuchses«, andererseits wurden Verstöße gegen den

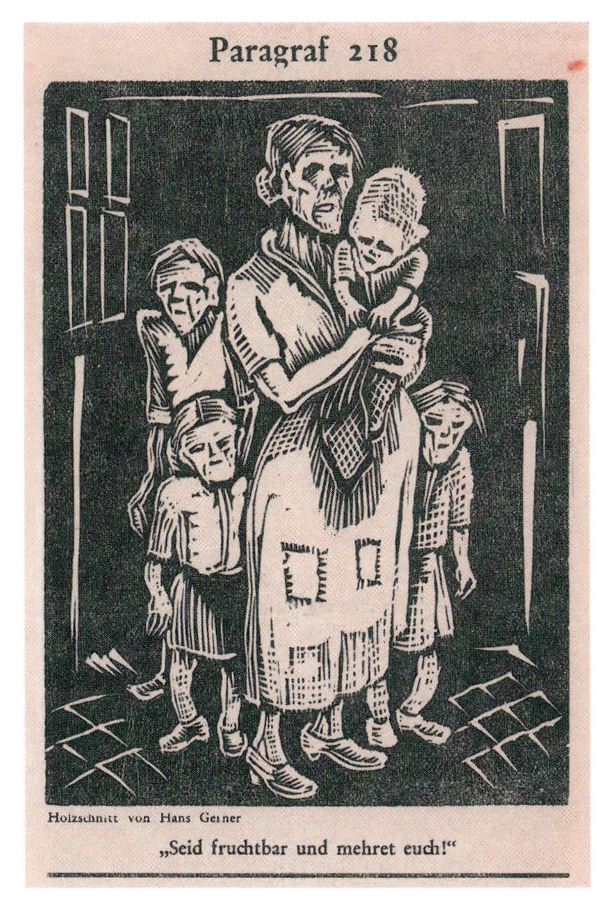

Abb. 13.17. § 218. »Seid fruchtbar und mehret Euch!«. Karikatur von Hans Gerner (1893–1946) aus dem Stuttgarter Wochenblatt *Die Sonntags-Zeitung* 1930.

§ 218 seit 1943 unter der Voraussetzung schärfer (bis hin zur Todesstrafe) geahndet, dass dadurch dauerhaft »die Lebenskraft des deutschen Volkes« geschädigt würde. Straflosigkeit galt allerdings weiterhin, wenn durch den Abbruch der Schwangerschaft die Fortpflanzung »minderwertiger Volksgruppen« verhindert werde. Im März 1972 wird in der DDR das »Gesetzes über die Unterbrechung der Schwangerschaft« verabschiedet, das eine Fristenlösung beim Schwangerschaftsabbruch vorsieht, nach der der Abbruch innerhalb der ersten drei Monate erlaubt ist. Der Versuch einer gesetzlichen Verankerung der Fristenlösung in der BRD scheitert 1974. Die Neufassung des § 218 des Jahres 1976 mildert allerdings die Strafbestimmungen und sieht in vier Fällen (Indikationen) Straffreiheit vor. Es handelt sich hierbei um die medizinische, kriminologische, eugenische sowie die so genannte »Notlagenindikation«, die im Grunde eine soziale Indikation darstellt. Nach schwieriger Rechtslage in den Jahren nach der Wiedervereinigung ist seit 1995 gültiges Recht: Der Schwangerschaftsabbruch ist nach § 218 des Strafgesetzbuches im Allgemeinen rechtswidrig. Es ist jedoch nach § 218a in einer Reihe von Ausnahmefällen Straffreiheit möglich, so etwa wenn die Schwangere den Abbruch wünscht und nachweisen kann, dass sie an einer Schwangerschaftskonfliktberatung teilgenommen hat. Hier ist der Schwangerschaftsabbruch nur innerhalb der ersten zwölf Wochen nach der Befruchtung (14 Wochen seit dem ersten Tag der letzten Regelblutung) zulässig. Weiterhin ist eine Schwangerschaftsunterbrechung dann möglich, wenn Grund zu der Annahme besteht, dass die Schwangerschaft Folge einer Vergewaltigung oder einer vergleichbaren Sexualstraftat ist (die so genannte kriminogene Indikation). Allerdings ist auch hier der Schwangerschaftsabbruch nur innerhalb der ersten zwölf Schwangerschaftswochen statthaft. Schließlich ist eine Schwangerschaftsunterbrechung auch dann möglich, wenn Gefahr für das Leben oder die körperliche oder seelische Gesundheit der Schwangeren besteht, die nur durch eine Abtreibung abgewendet werden kann (die so genannte medizinische Indikation). Dieser Fall ist an keine zeitliche Frist gebunden. Mit ihm ist die moralisch hochproblematische Möglichkeit der Spätabtreibung des vollkommen gesunden Embryos bis unmittelbar vor der Geburt gegeben. In jedem dieser Fälle erfordert der Abbruch die Einwilligung der Schwangeren und muss von einer Ärztin oder einem Arzt ausgeführt werden.

Grenzkonflikte der Hochleistungsmedizin

Auf die faszinierenden Neuentwicklungen der Inneren Medizin des 20. Jahrhunderts ist bereits im Rahmen der Kapitel über Infektionskrankheiten und die neuen diagnostischen Methoden des 20. Jahrhunderts eingegangen worden. Stichworte, die die Veränderungen der internistischen Diagnostik und Therapie betreffen, sollen den Gesamtkomplex der Entwicklung schlaglichtartig beleuchten, ohne dass erneut im Detail auf die Spezialpunkte eingegangen werden kann: Radiologie, Elektrokardiographie, Herzkatheterismus, Ultraschallverfahren, computertomographische Verfahren, Chemotherapeutika und Antibiotika, Hormonsubstitution, temporärer Maschinenersatz von Herz-, Kreislauf- und Nierenfunktion, technische Funktionsunterstützung oder Funktionsanregung der

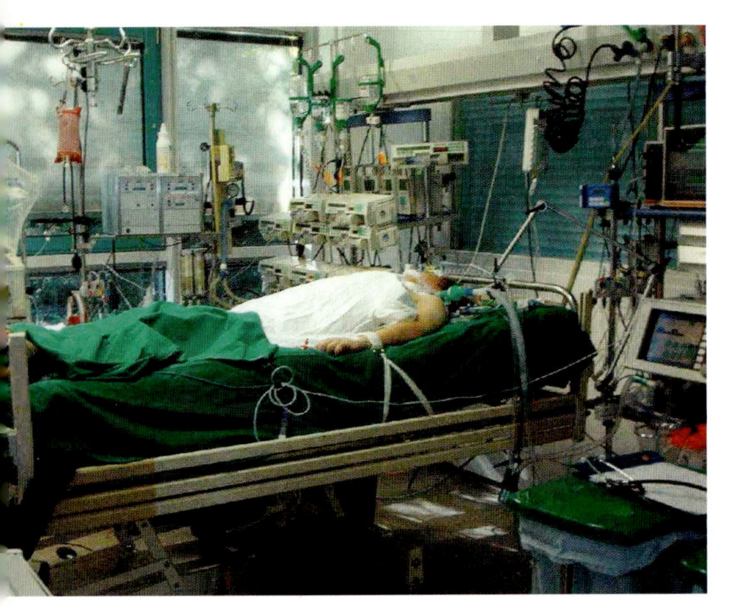

Abb. 13.18. Moderne Intensivstation als Symbol für die Hochleistungsmedizin.

menschlichen Organe (Herzschrittmacher, künstliche Niere), antidiabetische Therapie, Strahlentherapie, Zytostatikatherapie, medikamentöse Herztherapie (Antiarrhythmika etc.).

Insgesamt gesehen markieren diese Neuentwicklungen zweifellos einen humanitären Fortschritt von bisher nicht erreichten Ausmaßen. Nicht zuletzt ihnen ist es zu danken, dass die Lebensverlängerung zu den markantesten demographischen Ergebnissen des letzten Jahrhunderts zählt. Die gewonnenen Jahre sind Ausdruck einer generellen Verlängerung der Lebensdauer, deren Ursachen in allen Phasen des Lebens vom Säuglingsalter bis in die Epoche jenseits des Erwerbsalters liegen. Die Reduktion der Säuglingssterblichkeit von ca. 20 % um 1900 auf gegenwärtig etwa 1 %, die Reduzierung der Kindersterblichkeit und die erhebliche Verlängerung des Erwachsenenlebens haben zu einer Erhöhung der Lebenserwartung geführt, die alle Lebensbereiche betrifft. Der Zahlenvergleich zwischen 1870 und 1980/82 ist markant: Für das Jahr 1870 ermittelte das Statistische Reichsamt eine durchschnittliche Lebenserwartung Neugeborener von etwa 37 Jahren; 1980/82 war dieser Wert in der Bundesrepublik Deutschland bereits auf 70 Jahre angestiegen.

Neben einer generellen Verbesserung der Ernährungs- und Lebensbedingungen (trotz zweier Weltkriege und deren Folgeerscheinungen) sind es insbesondere die therapeutischen und diagnostischen Verbesserungen der internistischen Medizin und ihr verwandter Gebiete (Pädiatrie, Geriatrie), die in erheblichem Maße zum »Gewinn der Jahre« beigetragen haben. Die internistische Medizin ist es nun aber auch, die dafür zu sorgen hat, dass die gewonnenen Jahre auch lobenswerte Jahre und nicht nur Jahre des Überlebens sind. Dieses Postulat stellt sich immer drängender, denn mit dem zunehmenden Gewinn der Jahre hat auch eine Verschiebung des Krankheitspanoramas vom akuten in den chronischen Bereich stattgefunden. Im Jahre 1980 soll der Anteil akuter Erkrankungen nur noch 10 % gegenüber 85 % um 1900 betragen haben. Typische chronische Krankheiten am Ende unseres Jahrhunderts sind etwa die degenerativen Erkrankungen des Bewegungsapparates, Herz-Kreislauferkrankungen, Reduktionen der zerebralen Funktionen oder chronische Erkrankungen wichtiger Körperorgane (Niere, Leber, Darmtrakt).

Gewonnene Jahre bedeuten daher für die Medizin und hier insbesondere für die internistische Medizin auch einen Zuwachs an Problemen. Diese Probleme beziehen sich sowohl auf den engen, unmittelbar therapeutischen, als auch auf den ethischen Bereich ärztlichen Handelns, wobei beide Bereiche permanent ineinander greifen. Problemkreise in diesem Zusammenhang sind die einfühlsame, einverständliche und partnerschaftliche Zusammenarbeit zwischen Patient und Arzt (compliance), der Umgang des chronisch Kranken und alten Patienten mit seiner Krankheitswelt (coping) und insbesondere in den letzten 10 Jahren die Etablierung selbstorganisierter Krankenhilfe (Selbsthilfegruppen).

Zu den immensen Problemen des medizinischen Fortschritts trägt aber nicht nur die Zunahme chronischer Erkrankungen als Begleiterscheinung der gewonnenen Jahre bei, sondern auch die Gefahr, durch die gestiegenen Möglichkeiten der lebensrettenden Medizin zu einer Lebenserhaltung um jeden Preis verleitet zu werden und sich damit der »Gefahr einer technischen Reduktion von Leben« auszusetzen. Die arzt- und medizingestützte Überwindung lebensbedrohlicher Krisen durch die nahezu unbegrenzten Möglichkeiten unserer Reanimationsmedizin (künstliche Beatmung, künstliche Kreislaufunterstützung, Regulation von Temperatur-, Elektrolyt- und Wasserhaushalt) verleitet immer mehr zum Vollzug des Vollziehbaren in der Medizin. Sie stellt ärztliches Handeln unter das Diktat des technisch Machbaren. Ist der Patient in der Lage, seinen Willen klar zum Ausdruck zu bringen, reduziert sich das Problem. Das bewusste Wort des Patienten normiert, bewilligt (*informed consent*) und begrenzt die Behandlung durch den Arzt.

Problematisch wird indes das ärztliche Entscheiden bereits dann, wenn die bewusste Äußerung des Patientenwillens fraglich erscheint, vom bewusstlosen Patienten nur ein Patiententestament vorliegt, über dessen Aktualität keine Aussage möglich ist oder wenn selbst dieser letzte Hinweis auf den Patientenwillen fehlt. An diesem Punkt kulminiert das Problem in der ärztlichen Entscheidung zwischen Effektivität und Humanität intensiv-medizinischer Behandlung. Im Vordergrund jeder ärztlichen Entscheidung hat auch hier die Achtung der Patientenwürde zu stehen.

Experimentelle Forschung

Die an jungen Frauen ohne deren Kenntnis oder gar Einwilligung durchgeführten Injektionen von Syphilisserum durch den Breslauer Dermatologen Albert Neisser (1855–1816) haben in den 1890er Jahren zu heftigen öffentlichen Debatten geführt, bei denen es sowohl um die rechtliche Zulässigkeit, als auch um die ethische Statthaftigkeit solcher Versuche ging. Spätestens Mitte 1899 war die öffentliche Diskussion um den Fall Neisser so stark entbrannt, dass im zuständigen preußische Ministerium der geistlichen und der Unterrichtsangelegenheiten Handlungsbedarf erkannt wurde. Besonders war dort das Gutachten des Göttinger Strafrechtlers Carl Ludwig von Bar (1836–1913) gewichtet worden, der sich auf das Problem der Einsichtsfähigkeit und Unabhängigkeit des Zustimmenden bei medizinischen Experimenten sowie auf das Problemfeld der Kollision von personaler Integrität und wissenschaftlichem Fortschrittsinteresse konzentriert hatte. Für Bar war es »kaum moralisch zu entschuldigen, Patienten zur Vornahme zu irgend die Gesundheit störenden oder gefährdenden Versuchen zu veranlassen, am wenigsten aber mittellose Patienten, die in öffentlichen Anstalten untergebracht, und dann zuweilen der Autorität des Anstaltsarztes [...] blindlings« unterworfen sind. Im Zusammenhang mit dem zweiten Problemkreis hielt Bar dafür, dass zwar »die Förderung der Wissenschaft [...] ein hoher, nicht jedoch der unbedingt höchste Wert im Menschenleben« sei. Recht und Moral dürften nicht ins Hintertreffen geraten, »denn Hochhaltung des Rechts und Moral ist für das Wohl der Menschheit gewiß ebenso förderlich wie der Fortschritt der Medizin oder der Naturwissenschaft überhaupt«.

Am 29.12.1900 verfügte das Ministerium der geistlichen und der Unterrichtsangelegenheiten in einer »Anweisung an die Vorsteher der Kliniken, Polikliniken und sonstigen Krankenanstalten«, dass medizinische »Eingriffe zu anderen als diagnostischen, Heil- und Immunisierungszwecken [...] unter allen Umständen« auszuschließen seien, wenn »erstens es sich um eine Person handelt, die noch minderjährig oder aus anderen Gründen nicht vollkommen geschäftsfähig ist, zweitens die betreffende Person nicht ihre Zustimmung zu dem Eingriff in unzweideutiger Weise erklärt hat, drittens dieser Erklärung nicht eine sachgemäße Belehrung über die aus dem Eingriff möglicherweise hervorgehenden nachtheiligen Folgen vorausgegangen ist«. Damit blieb das Ministerium zwar hinter den doch augenfällig wissenschaftsskeptischen Auffassungen des Göttinger Strafrechtlers zurück und reduzierte seine Richtlinien auf die Problembereiche der Zustimmungsfähigkeit, der Einwilligung des Probanden und der vorausgegangenen Information über den geplanten Heil- oder Erkenntnisversuch. Immerhin handelt es sich aber bei dieser Verfügung wohl um den international ersten Versuch überhaupt, Patienten- und Probandenrechte im Kontext des Humanexperiments zu regeln.

Eingehalten wurde dieses Verwaltungsregulativ in der Folgezeit allerdings wenig, vor allem an der kolonialen Peripherie des Kaiserreichs in Afrika kam es zu einer ganzen Reihe ethisch und rechtlich und höchst fragwürdiger und, etwa im Rahmen der Schlafkrankheitsforschung, oft auch tödlichen Heilexperimenten. Der Erste Weltkrieg verhinderte indes eine eingehendere Beschäftigung mit diesen Fällen.

Um so heftiger entbrannte die Diskussion um den Heilversuch in Deutschland während der Weimarer Republik. Sie mündete am 28. Februar 1931, veranlasst durch Impfzwischenfälle in Lübeck, schließlich in ein an alle Ärzte des Reichsgebietes gerichtetes Rundschreiben des Reichsinnenministers über die »Richtlinien für neuartige Heilbehandlung und für die Vornahme wissenschaftlicher Versuche am Menschen«. Fortschrittsoptimismus, aber auch ein gerütteltes Maß an Skepsis den Handlungsträgern medizinischer Forschung gegenüber klingen an. Die Entstehung der Richtlinien vollzog sich vor dem Hintergrund schwerer Zwischen- und Todesfälle im Gefolge wissenschaftlicher Versuche an Menschen, vornehmlich an Kindern, während der letzten Jahre der Republik von Weimar. Eine heftige und polemisch geführte Diskussion zwischen den Vertretern natürlicher Heilweisen und den Repräsentanten der sog. Schulmedizin begleiteten ihre Entstehung. Ein besonders schwerwiegender Fall forcierte dann die Verabschiedung des Textes. Als am 24.02.1930 der Leiter des Allgemeinen Krankenhauses in Lübeck mit Hilfe des Lübecker Gesundheitsrates eine als Großversuch angelegte BCG-Schutzimpfungsaktion an 250 Kindern durchführte, in deren Folge 72 Kinder erkrankten und starben – die Presse schrieb vom »Lübecker Totentanz« – , rief der Reichsinnenminister Josef Wirth eine Sondersitzung des Reichsgesundheitsrates ein. Unter dem Vorsitz des Präsidenten des Reichsgesundheitsamtes, Karl Hamel, führte die Diskussion schließlich zur Abfassung jener berühmten Richtlinien. Präziser und umfassender waren die dort aufgeführten Gesichtspunkte für die Vorgehensweise bei neuartigen Heilbehandlungen sowie bei wissenschaftlichen Versuchen am Menschen international noch nie behandelt. Vor allem wurde die Unzulässigkeit medizinischer Versuche beim Vorliegen von Abhängigkeitsverhältnissen oder in einer Notsituation erstmalig klargestellt. Kodifiziert wurden die Grundlagen der ärztlichen Ethik und der ärztlichen Kunst in den behandelten Sondersituationen, die dem Humanexperiment vorgeschalteten Versuche am Tier, die unbedingte Pflicht der informierten Einwilligung vor einer neuartigen Heilbehandlung oder einem medizinischen Erkenntnisexperiment – wir sprechen heute vom *informed consent* – , der Kinder- und Jugendschutz, das Verbot des Experimentierens an Sterbenden oder die Unzulässigkeit von Humanexperimenten unter der Voraussetzung, dass sich die gestellte Frage auch im Tierexperiment lösen lasse. Obwohl der Erlass die unterschriftliche Verpflichtung der angesprochenen Ärzte vorsah und die Richtlinien in die Dienstanweisung der Krankenhäuser für das Heilpersonal aufgenommen wurden, blieb doch seine Wirkung in den wenigen verbleibenden Jahren bis zur Machtübernahme der Nationalsozialisten eher gering. Die Anweisungen waren für den Forschungsalltag zu abstrakt, es fehlte ihnen die Vermittlung und es fehlten schließlich institutionalisierte Prüfungsinstanzen. Während der Jahre der nationalsozialistischen Barbarei mit ihren zahllosen medizinischen Humanexperimenten in Konzentrations- und Kriegsgefangenenlagern, Heil- und Pflegeanstalten und Tötungseinrichtungen im Rahmen des Krankenmordes (»T4«) sind die Weimarer Verfügungen übrigens niemals außer Kraft gesetzt und gelegentlich sogar wieder abgedruckt worden.

Der Schock über eine »Medizin ohne Menschlichkeit«, um den späteren Titel der von den Heidelbergern Alexander Mitscherlich (1908–1982) und Fred Mielke (1922–1959) herausgegebenen Dokumenten des Nürnberger Ärzteprozesses 1946/47 zu zitieren, der Schock über eine solche Medizin, die von deutschen Ärzten praktiziert, aber auch aus anderen Ländern bekannt geworden war, führte in der Nachkriegszeit zu einer erhöhten Sensibilisierung der Öffentlichkeit gegen das Humanexperiment in der Medizin. Ihren zeittypischen Ausdruck hatte sie bereits im sogenannten »Nürnberger Kodex« des I. Amerikanischen Militärgerichtshofes (1947) und wenig später im sogenannten »Genfer Ärztegelöbnis« (1948) gefunden. Parallel zu dieser erhöhten Sensibilisierung verschärfte aber der gestiegenen Anspruch an die wissenschaftliche Qualität und die methodische Sauberkeit der Untersuchungen, vor allem zur Arzneimittelprüfung und die quantitative Ausweitung dieser Untersuchungen, den Konflikt zwischen Forscher und Arzt. Hinzu trat der in manchen Fällen belegbare Eindruck, dass die pharmazeutische Industrie die klinische Prüfung ihrer Produkte zunehmend mehr an die außeruniversitäre Peripherie oder Teile ihrer klinischen Prüfung an die postkoloniale Peripherie, etwa in Afrika verlegte. Auch vor diesem Hintergrund hat sich schließlich 1964 der Weltärztebund zu seiner Deklaration von Helsinki genötigt gesehen. In ihr und in allen auf sie modifizierten und erweiterten Fassungen wird als ausschließliches »Ziel der biomedizinischen Forschung am Menschen« die Verbesserung diagnostischer, therapeutischer und prophylaktischer Verfahren sowie des Verständnisses für die Ätiologie und Pathogenese der Krankheit festgelegt. In ihren allgemeinen Grundsätzen ebenso wie in ihren speziellen Richtlinien für »medizinische Forschung in Verbindung mit ärztlicher Versorgung« und »nicht-therapeutische biomedizinische Forschung am Menschen« werden ethische Grundhaltungen des ärztlichen Handelns allgemeinerer Art herausgearbeitet. Die bis heute gültige und häufig verkürzt als »Helsinki-Tokio-Deklaration zur biomedizinischen Forschung« zitierte Empfehlung des Weltärztebundes kann aus drei Gründen nicht hoch genug bewertet werden: ist doch in ihr (wie übrigens auch bereits im Weimarer Runderlass von 1931) die prinzipielle Berechtigung zur biomedizinischen Forschung implizit enthalten. Weiterhin sind in ihr die ethischen Normen biomedizinischer Forschung supranational kodifiziert, drittens erinnert sie uns angesichts neuer Gefahren, die dem einmal erreichten hohen Standard des Schutzes Nichteinwilligungsfähiger vor allzu forscher medizinischer Forschung droht, an eben den längst erreichten Standard, hinter den nicht zurück zu fallen ist.

Maßgeblich auf Drängen des Deutschen Ärztetages sind seit den 1970er Jahren an allen deutschen medizinischen Fakultäten und medizinischen Hochschulen Ethik-Kommissionen ins Leben gerufen worden, die im konkreten Fall die Planungs- und Durchführungsphase biomedizinischer Forschungsprojekte als unabhängige, neutrale und sachkundige Instanzen begleiten. Die Musterberufsordnung für Ärzte von 1988 verpflichtet den Arzt »vor der Durchführung klinischer Versuche am Menschen oder der Forschung mit vitalen menschlichen Gameten oder lebendem embryonalem Gewebe oder der epidemiologischen Forschung mit personenbezogenen Daten eine bei der Ärztekammer oder einer medizinischen Fakultät gebildete Ethik-Kommission« anzurufen, »um sich über die mit seinem Vorhaben verbundenen berufsethischen und berufsrechtlichen Fragen beraten zu lassen«. Die Aufgaben der Ethik-Kommission erstrecken sich vor diesem Hintergrund darauf, die Einhaltung solch generell gültiger sittlicher Normen, der Gebote ärztlich-ethischen Verhaltens rechtlicher Pflichten, gesetzlicher Bestimmungen, sowie der Standards wissenschaftlicher Methoden zu überwachen. Es sollte sich bei dieser Aufgabe also nicht nur um die legalistische Reduktion auf die bloße Überprüfung der Rechtskonformität eines biomedizinischen Versuchsvorhabens handeln. Die Umgehung einer Ethik-Kommission oder die Missachtung ihres Votums kann standesrechtliche Konsequenzen nach sich ziehen; ein strafrechtlicher Automatismus wird durch sie allerdings noch nicht ausgelöst. Damit bleibt die letzte ethische und rechtliche Verantwortung für die Durchführung eines biomedizinischen Experimentes immer beim Forscher. Ethikkommissionen sind keine Entschleunigungsinstitutionen der biomedizinischen Forschung, als die sie bisweilen missverstanden werden. »Geschaffen und geeignet«, so hat es 1990 der Münsteraner Medizinhistoriker und Medizinethiker Richard Toellner 1990 formuliert »sind Ethik- Kommissionen [...], das ärztliche Gewissen zu wecken, zu leiten und zu schärfen, aber auch es zu vergewissern und zu erleichtern«.

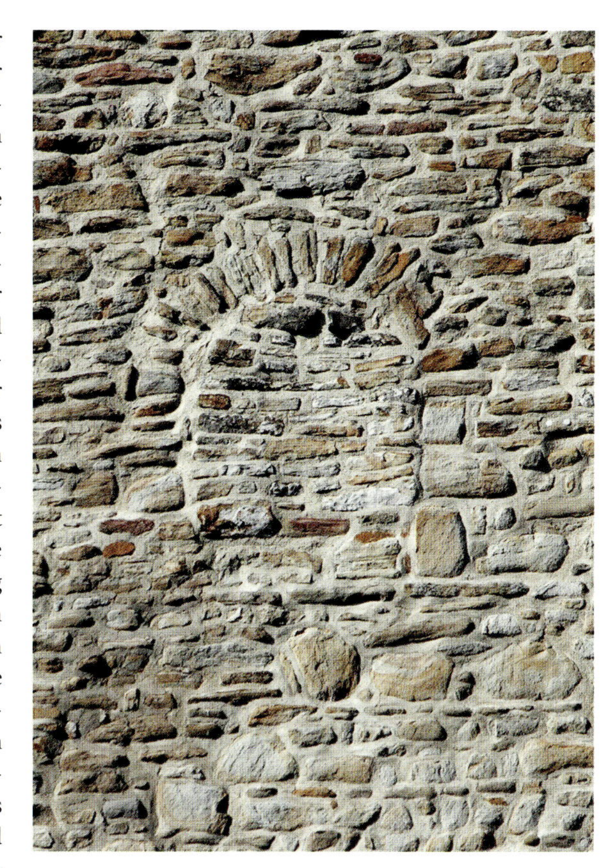

Abb. 13.19. Romanisches Fenster. Ruine Burg Altendorf (Essen).

Probleme am Lebensende: Sterbehilfe, Sterbebegleitung, Palliation

Die Erfahrung des nationalsozialistischen Krankenmordes hat in der Bundesrepublik bis heute zu einer erhöhten Wachsamkeit gegenüber allen Formen der so genannten »Sterbehilfe« beigetragen. Unter Sterbehilfe werden zunächst alle Handlungen verstanden, die von der Hilfe und Unterstützung im Sterben bis hin zur aktiven Tötung Sterbender oder Schwerstkranker reichen. Die nur scheinbar analoge Bezeichnung Euthanasie (gr. ευθανασία, von eu – gut, richtig, leicht, schön und thanatos – der Tod) wird in Deutschland mit Rücksicht auf ihren Missbrauch während der nationalsozialistischen Zeit nicht benutzt. Sterbehilfe betrifft auch Situationen, bei denen ein Sterbeprozess bereits unumkehrbar begonnen hat. Sterbehilfe unterstützt gewollt die Herbeiführung des Todes durch eine weitere Person. Man unterscheidet bei der Sterbehilfe zumeist die drei Formen aktive, indirekte und passive Sterbehilfe. In der Bundesrepublik Deutschland ist derzeit jede Form der aktiven Sterbehilfe gesetzlich verwehrt und kann als Tötungsdelikt (Mord, Totschlag, Tötung auf Verlangen, Körperverletzung mit Todesfolge) verfolgt werden. Hierzu gehört auch jede Form der Sterbehilfe im Sinne einer Tötung auf Verlangen (§ 216 StGB), bei der der Patient die Tötungshandlung (aktive Einnahme von Medikamenten) nicht mehr selbst vollziehen kann, sie also vom Sterbehelfer vollziehen lässt. Etwas anders liegt es beim assistierten Suizid. Entscheidendes Kriterium ist hier das der »Tatherrschaft«: Dominiert der Täter den Handlungsablauf, so kann er sich strafbar machen, bis hin zur Tötung auf Verlangen; unterstützt er lediglich die Handlungen des Suizidenten (etwa durch Beibringung von Gift), so handelt es sich um eine in der Regel straflose Beihilfe zur Selbsttötung. Auch dann kann aber noch der Straftatbestand der unterlassenen Hilfeleistung (§ 323c StGB) relevant werden, wenn der »Sterbehelfer« ohne selbst in den Suizid eingegriffen zu haben, dem Sterben beiwohnt. Unter passiver Sterbehilfe wird die Unterlassung oder Beendigung lebensverlängernder Maßnahmen bei unheilbar Schwerstkranken verstanden. In einer Reihe europäischer Nachbarländer bestehen gerade für die Sterbehilfe andere Regelungen als in Deutschland. So ist etwa in den Niederlanden aktive Sterbehilfe zwar ebenfalls verboten, allerdings nicht strafbar, wenn sie von einem Arzt unter Einhaltung bestimmter festgelegter Sorgfaltspflichten begangen und dem Leichenbeschauer Meldung erstattet wurde. Ein entsprechendes Gesetz (»Gesetz über die Kontrolle der Lebensbeendigung auf Verlangen und der Hilfe bei der Selbsttötung«) wurde im April 2002 verabschiedet. Belgien folgte im Mai 2002 mit einem vergleichbaren teilweise jedoch noch liberalerem Gesetz, dass sich auf mündige Jugendliche und Erwachsene erstreckt, die im Vollbesitz ihrer geistigen Kräfte sind. Es gilt nicht für geistig Behinderte und Demenzpatienten. Der sterbewillige Kranke muss eine mündliche oder schriftliche Willenserklärung abgeben. Weder ein Arzt noch sonst jemand kann jedoch gezwungen werden, diesen Willen des Patienten auszuführen. Ein helfender Arzt muss unter anderem sicher sein, dass der Patient leidet und sein Zustand nach dem Stand der Wissenschaft unumkehrbar ist. Ein zweiter Facharzt muss zu Rate gezogen werden. Eine Kommission aus je acht Medizinern und Juristen soll die Einhaltung der Regeln überwachen. In der Schweiz ähnelt die strafrechtliche Regelung der Suizidbeihilfe zwar im Prinzip der deutschen, doch der Wille eines schwerkranken Menschen, das eigene Leben beenden zu wollen, wird in der Schweiz nicht auf dem Wege von Garantenpflichten und unterlassener Hilfeleistung in Frage gestellt. Auch erlaubt das dortige Betäubungsmittelgesetz die Verordnung des schnell wirksamen Betäubungsmittel Pentobarbital in tödlicher Dosis. Die Freitodbegleitung liegt in den Händen von Sterbehilfe-Organisationen, für die es bislang keine Regelungen gibt. Beihilfe zur Selbsttötung ist unter der Voraussetzung nicht strafbar, dass kein egoistisches Motiv vorliegt. Die Schweizerische Akademie der medizinischen Wissenschaften (SAMW) erkennt allerdings solche Handlungen nicht als »Teil der ärztlichen Tätigkeit« an. In der Schweiz sind derzeit drei Organisationen aktiv, die Beihilfe zur Selbsttötung leisten. *Exit* (gegründet 1982) ist die bekannteste Suizidhilfe-Organisation (SHO). Als zweite wurde 1998, nach inhaltlichen Differenzen im *Exit*-Vorstand, der Verein DIGNITAS gegründet. Die dritte SHO, der *Verein Suizidhilfe*, wurde 2002 gegründet. Die Ausrichtung dieses Vereins war höchst umstritten, denn er wollte auch chronisch psychisch kranken Menschen zum Suizid verhelfen. Die Tätigkeit des Vereins scheint allerdings mittlerweile erloschen. Inzwischen ist besonders die entgeltliche Sterbehilfe der Schweizer Organisation DIGNITAS, die einen regelrechten Sterbetourismus besonders aus Deutschland in die Schweiz hervorgerufen hatte, heftiger öffentlicher Kritik ausgesetzt. DIGNITAS wurden Räumlichkeiten zur Sterbehilfe gekündigt, sodass auch bereits Beihilfen zu Selbsttötungen in Autos stattfanden. Am 20. Februar 2008 schließlich hat das Luxemburger Parlament in einer ersten Lesung einem Gesetz zur Legalisierung von aktiver Sterbehilfe zugestimmt. Außerhalb Europas ist es im US-Bundesstaat Oregon seit 1997 in Übereinstimmung mit dem dortigen »Death wich Dignity Act« die ärztliche Unterstützung bei der Selbsttötung erlaubt. Im Nordterritorium von Australien war für kurze Zeit (1996/97) ausdrücklich aktive ärztliche Sterbehilfe bei unheilbar Kranken unter bestimmten Voraussetzungen durch den »Rights of the Terminally 111 Act« zugelassen. Das Gesetz wurde allerdings durch den australischen Bundesgesetzgeber außer Kraft gesetzt.

Neben der Sterbehilfe wächst inzwischen die Bedeutung der Sterbebegleitung im Rahmen der Palliativmedizin. Einer Definition der WHO (World Health Organisation, Weltgesundheitsorganisation) des Jahres 1990 entsprechend handelt es sich bei der Palliativmedizin um »Die wirksame, ganzheitliche Sorge um Patienten, deren Krankheit nicht mehr kurativ behandelbar ist. Dabei stehen die erfolgreiche Behandlung der Schmerzen und weiterer Symptome sowie die Hilfe bei psychologischen, sozialen und seelsorgerischen Problemen an erster Stelle. Das Ziel der Palliativmedizin ist, die bestmögliche Lebensqualität für Patienten und deren Familien zu erreichen«. Palliativmedizin, hergeleitet vom lateinischen *pallium* (Mantel) will den unheilbaren Patienten schützend umhüllen und begleiten, sein Lebensende umsorgen. Sie ist die einzig angemessene medizinische Betreuung von Menschen mit einer nicht heilbaren, weit fortgeschrittenen Erkrankung, deren Lebenserwartung nur noch begrenzt ist. Die Kontrolle von Schmerzen und anderen einschränkenden Symptomen (Angst, Brechreiz, Schwindel) sowie die Betreuung bei psychischen, sozialen und spirituellen Problemen stehen hier deutlich im Vordergrund. Es hat

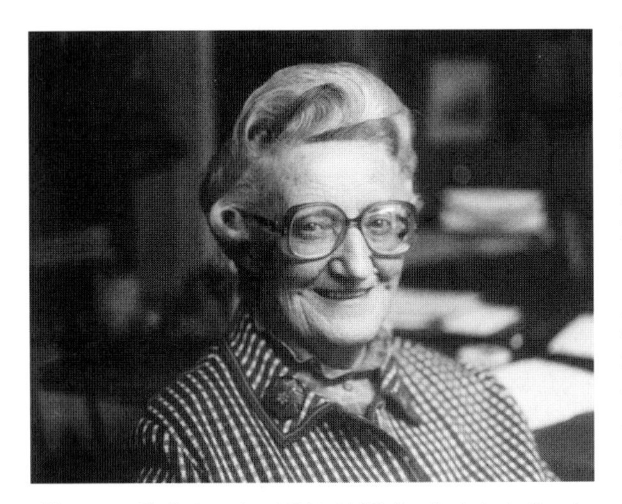

Abb. 13.20. Cicely Saunders (1918–2005). Begründerin der Hospizidee und -Bewegung.

also ein Wechsel von der um Heilung bemühten kurativen Therapie zur lindernden und begleitenden Behandlung und Pflege stattgefunden (Therapiezielwechsel). Die Palliativmedizin hat sich aus der modernen Hospizbewegung entwickelt und bildet zusammen mit ihr das derzeit bestehende Modell der umsorgenden Sterbebegleitung, der *rounded care*. Von der Hospizidee überzeugt hatte der kanadische Onkologe Balfour Mount (geb. 1939) 1975 am Royal Viktoria Hospital in Montreal die wohl erste Palliativstation überhaupt errichtet und darf daher als der Begründer dieses Gedankens gelten. Mount prägte zugleich den Begriff *palliativ*, wenngleich die Idee einer Schmerzlinderung und umfassender Pflege Sterbender auf die engagierte christlich inspirierte Arbeit der englischen Krankenschwester und späteren Ärztin Cicely Saunders (1918–2005) zurückgeht.

Saunders hatte als eine rigorose und wortgewaltige Bekämpferin des Euthanasiegedankens in den 1960er Jahren das ganzheitliche Konzept der umfassenden Pflege bei der Begleitung und Betreuung Sterbender entwickelt und mit der Eröffnung des St. Christopher Hospice in London 1967 zugleich das erste moderne Hospiz gegründet. Saunders hielt eine adäquate Schmerztherapie als integrale medizinische Begleitmaßnahme professioneller, einfühlsamer *rounded care* der Sterbenden für unverzichtbar. Heute ist die Palliativmedizin nicht mehr auf Hospize beschränkt, sondern wird auch bereits von vielen universitären Schmerzzentren stationär betrieben, so etwa am Zentrum für Schmerztherapie und Palliativmedizin Heidelberg. Neben der Betreuung von chronischen Schmerzpatienten besteht dort seit 1998 auch ein »Ambulant Palliativmedizinisches Netzwerk (APN)« mit einem Einsatzradius von etwa 50 km zur Behandlung von Tumorschmerzpatienten.

Internationale Medizin und globale Verantwortung – Armut, Krankheit, ferne Kriege

»Die Gesundheit ist ein Zustand des vollständigen körperlichen, geistigen und sozialen Wohlergehens und nicht nur das Fehlen von Krankheit oder Gebrechen. Der Besitz des bestmöglichen Gesundheitszustandes bildet eines der Grundrechte jedes menschlichen Wesens, ohne Unterschied der Rasse, der Religion, der politischen Anschauung und der wirtschaftlichen oder sozialen Stellung. Die Gesundheit aller Völker ist eine Grundbedingung für den Weltfrieden und die Sicherheit; sie hängt von der engsten Zusammenarbeit der Einzelnen und der Staaten ab.«

Verfassung der Weltgesundheitsorganisation, New York am 22. Juli 1946

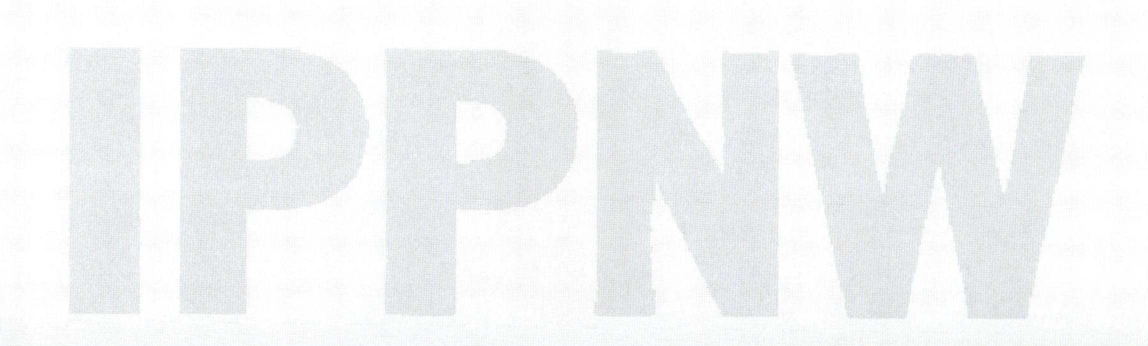

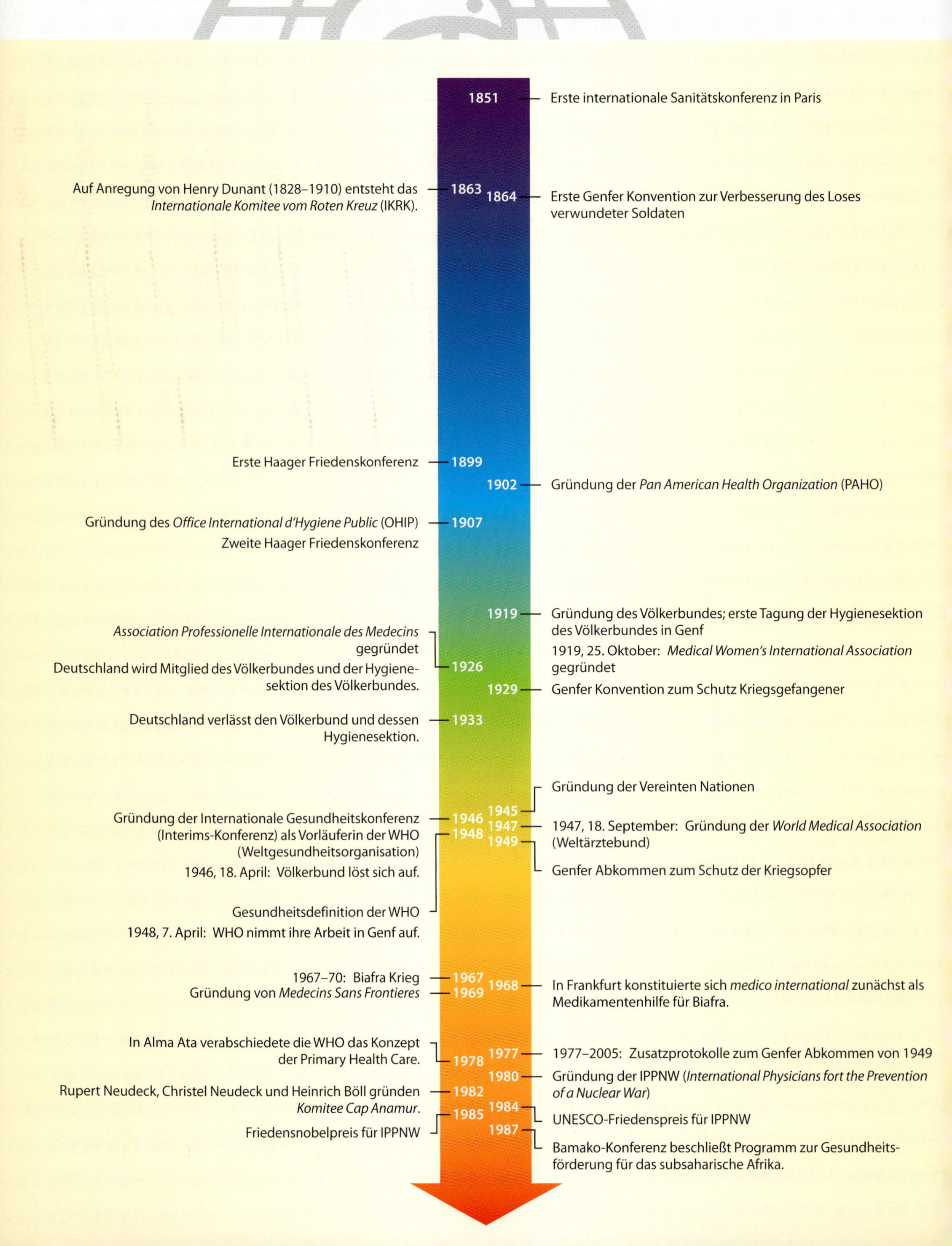

1851
Erste internationale Sanitätskonferenz in Paris
Auf Anregung von Henry Dunant (1828–1910) entsteht das Internationale Komitee vom Roten Kreuz (IKRK).
1863
1864
Erste Genfer Konvention zur Verbesserung des Loses verwundeter Soldaten
Erste Haager Friedenskonferenz
1899
1902
Gründung der Pan American Health Organization (PAHO)
Gründung des Office International d'Hygiene Public (OHIP)
1907
Zweite Haager Friedenskonferenz
1919
Gründung des Völkerbundes; erste Tagung der Hygienesektion des Völkerbundes in Genf
1919, 25. Oktober: Medical Women's International Association gegründet
Association Professionelle Internationale des Medecins gegründet
Deutschland wird Mitglied des Völkerbundes und der Hygienesektion des Völkerbundes.
1926
1929
Genfer Konvention zum Schutz Kriegsgefangener
Deutschland verlässt den Völkerbund und dessen Hygienesektion.
1933
Gründung der Vereinten Nationen
1945
Gründung der Internationale Gesundheitskonferenz (Interims-Konferenz) als Vorläuferin der WHO (Weltgesundheitsorganisation)
1946, 18. April: Völkerbund löst sich auf.
1946
1947
1947, 18. September: Gründung der World Medical Association (Weltärztebund)
1948
1949
Genfer Abkommen zum Schutz der Kriegsopfer
Gesundheitsdefinition der WHO
1948, 7. April: WHO nimmt ihre Arbeit in Genf auf.
1967–70: Biafra Krieg
1967
Gründung von Medecins Sans Frontieres
1969
1968
In Frankfurt konstituierte sich medico international zunächst als Medikamentenhilfe für Biafra.
In Alma Ata verabschiedete die WHO das Konzept der Primary Health Care.
1978
1977
1977–2005: Zusatzprotokolle zum Genfer Abkommen von 1949
1980
Gründung der IPPNW (International Physicians fort the Prevention of a Nuclear War)
Rupert Neudeck, Christel Neudeck und Heinrich Böll gründen Komitee Cap Anamur.
1982
1984
UNESCO-Friedenspreis für IPPNW
1985
Friedensnobelpreis für IPPNW
1987
Bamako-Konferenz beschließt Programm zur Gesundheitsförderung für das subsaharische Afrika.

Von zunehmender Bedeutung wurde seit der zweiten Hälfte des 20. Jahrhunderts die Beteiligung überstaatlicher oder nichtstaatlicher Organisationen in der medizinischen Versorgung der Weltbevölkerung bei der Verfolgung globaler medizinischer Entwicklungsziele, sowie insbesondere in Krisensituationen, wie sie durch natürliche oder menschliche Einwirkung ausgelöst werden. Überstaatliche Institutionen mit typischen medizinischen Aufgabengebieten sind oder waren die Panamerikanische Gesundheitsorganisation, die Hygienesektion des Völkerbundes oder die Weltgesundheitsorganisation. Unter Nichtregierungsorganisation (NRO respektive NGO von engl. non-governmental organisation) werden zivilgesellschaftlich zustande gekommenen Interessenverbände verstanden. Dieser Begriff wurde im Englischen von den Vereinten Nationen geschaffen und eingeführt, um zivilgesellschaftliche Vertreter, die sich an den politischen Prozessen der UNO beteiligen, von staatlichen Vertretern abgrenzen zu können. Er wird vor allem von und für solche Vereinigungen benutzt, die sich medizinisch, sozial- und umweltpolitisch engagieren. Entsprechend Artikel 71 der Charta der Vereinten Nationen können Nichtregierungsorganisationen auch einen Konsultativstatus beim Wirtschafts- und Sozialrat der Vereinten Nationen erlangen.

Von der Hygienesektion des Völkerbundes zur Weltgesundheitsorganisation

Die Vorgeschichte der transnationalen Gesundheitsorganisationen beginnt bereits 1851, als in Paris mit dem Ziel eines internationalen Gesundheitsabkommens erstmalig eine internationale Sanitätskonferenz abgehalten wird, die jedoch scheitert. Immerhin gelingt es erstmals 1892 und 1897, multilaterale Verträge zur Bekämpfung von Cholera und Pest zu schließen, und 1902 wird in Washington mit der *Pan American Health Organization* (PAHO) die erste überstaatliche Gesundheitsbehörde gegründet. Nur fünf Jahre später (1907) erfolgt in Paris die Gründung des *Office International d'Hygiene Public* (OHIP), die als Vorbild der nach dem Ersten Weltkrieg (1919) gegründeten und in Genf tagenden Hygienesektion des Völkerbundes gelten kann. Mit dem Beitritt zum Völkerbund, der *League of Nations* im Jahre 1926 wird die Weimarer Republik auch Teilnahmestaat der Hygienesektion des Völkerbundes, der inoffiziell

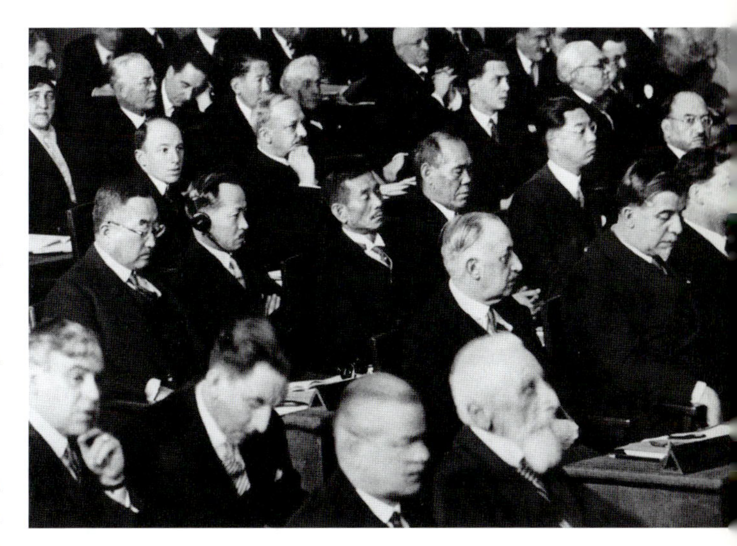

Abb. 14.1. Der Völkerbund, Sitzung aus dem Jahr 1930.

bereits unmittelbar nach ihrer Gründung 1919 bedeutende deutsche Gesundheitswissenschaftler angehört hatten.

Nach der Machtübernahme der Nationalsozialisten verließ Deutschland 1933 den Völkerbund und die NS-Führung zwang auch die deutschen Mitglieder der Hygienesektion des Völkerbundes zur Niederlegung ihrer Ämter. Dieser Austritt wurde konsequent und unter Zwang seit November 1933 betrieben, wobei insbesondere die Aktivitäten jüdischer Vertreter interessierten. In einem Schreiben des Präsidenten des Reichsgesundheitsamtes Hans Reiter (1881–1969) vom 4. November an das Reichsministerium des Inneren hieß es hierzu:

> *»Zu der ins Auge gefaßten Einstellung der deutschen Mitarbeit in dem Hygienekomitee des Völkerbundes und in seinen sogenannten technischen Kommissionen hat das Reichsgesundheitsamt folgendes zu bemerken: Vertreter Deutschlands in dem Genfer Hygienekomitee sind Präsident i. R. Dr. Hamel, dessen Mandat bis zum 1. Januar 1934 läuft, und Geheimer Medizinalrat Professor Jadassohn, Breslau. Außerdem sind in folgenden Asschüssen in letzter Zeit tätig gewesen: Kommission für die Verbesserung des Strafvollzuges: Präsident Dr. Hamel [.....] Von den vorher genannten Herren dürften Jaassohn, Prausnitz, P. Wolff und möglicherweise auch Jessner und Martenstein nicht arischer Abkunft sein.«*

In einem Schreiben des Reichsministers des Inneren an alle in der Hygienesektion des Völkerbundes tätigen »Reichsdeutschen« vom 9.November 1933 erfolgte sodann umgehend der Austrittsbefehl:

> *»Die grosse Bedeutung, die dem Austritt Deutschlands aus dem Völkerbunde für die Politik des Reichs zukommt, muss daher dadurch unterstrichen werden, dass jede Mitwirkung an den vom Völkerbund eingesetzten Organen eingestellt wird. Ich ersuche Sie daher, an den Vorsitzenden des Hygienekomitees des Völkerbundes, Herrn Professor Dr. Thorwald Madsen in Kopenhagen, Staatliches Seruminstitut, und an den Präsidenten oder Vizepräsidenten des Ausschusses des Hygienekomitees, dem Sie angehören, umgehend ein Schreiben des aus der Anlage ersichtlichen Inhalts zu richten. Ich bitte um gefällige Mitteilung über das Veranlasste. [...] Vorgabe des Austrittsschreibens: »Nachdem Deutschland seinen Austritt aus dem Völkerbund erklärt hat, bitte ich davon Kenntnis zu nehmen, daß ich meine Mitgliedschaft in dem ... Ausschuß hiermit niederlege. Ich bitte, von diesem Schritt die übrigen Mitglieder des Ausschusses unterrichten zu wollen. Genehmigen Sie, Herr Präsident, die Versicherung meiner ausgezeichneten Hochachtung.«*

Der Zweite Weltkrieg demonstrierte die Ohnmacht des Völkerbundes, der offiziell am 18.April 1946 mit allen Unterorganisationen aufgelöst wurde, nachdem sich die Vereinten Nationen (United Nations) bereits 1945 als seine Nachfolgeorganisation konstituiert hatten. Auf Antrag der Mitgliedsstaaten Brasilien und China schuf sich die UN mit der WHO nach Billigung durch die *Internationale Gesundheitskonferenz* (New York 1946) eine neue Weltgesundheitsorganisation, die am 7. April 1948 (Weltgesundheitstag) mit Sitz in Genf ihre Arbeit aufnahm.

Seither organisiert die WHO weltweite Kampagnen zur Verbesserung der öffentlichen Gesundheitspflege – besonders in den entwicklungsbedürftigen Ländern – und zur Ausrottung bedrohlicher Seuchen durch globale Impfmaßnahmen. Dabei gingen Erfolge und Misserfolge Hand in Hand. So gelang 1979/1989 die endgültige Beseitigung der Pockengefahr, während das ehrgeizige Eradication-Projekt gegen Malaria scheiterte. Im Zentrum der Bemühungen steht derzeit die Bekämpfung der Immunschwäche AIDS. Auch wenn sich manche der ehrgeizigen Programme der WHO (1977: »Gesundheit für Alle im Jahr 2000«; 1988: »Ausrottung der Kinderlähmung im Jahr 2000«) nicht realisieren ließen, gingen doch auch von ihnen immer wichtige Impulse für die Gesundheitspolitik der Mitgliedsstaaten aus. Die anspruchsvolle Definition der Gesundheit (1948) durch die WHO als »Zustand des vollständigen körperlichen, geistigen und sozialen Wohlbefindens« und nicht lediglich als »Abwesenheit von Krankheit« ist seither Leitlinie des weltweiten ärztlichen Handels. In Alma Ata verabschiedete die WHO 1978 das Konzept der Primary Health Care mit acht Grundmaßnahmen eines präventiven und kurativen »Basisgesundheitsdienstes«: Gesundheitserziehung, Lebensmittelversorgung, Versorgung mit sauberem Wasser und sanitären Anlagen, Mutter-Kind-Fürsorge und Familienplanung, Impfungen, Vorbeugung und Kontrolle, Versorgung und Behandlung häufiger Erkrankungen sowie die Basisversorgung mit sinnvollen Medikamenten. Auf der Bamako-Konferenz (1987) verabschiedete die WHO eine gleichnamige Initiative, die auf die Gesundheitsförderung in Afrika südlich der Sahara gerichtet war und die Gesundheitspolitik in vielen afrikanischen Staaten nachhaltig veränderte. Die größten Erfolge hat die WHO bei der Bekämpfung von Infektionskrankheiten durch gezielte Impfkampagnen erzielt. Derzeit stehen die Entwicklung von Impfstoffen gegen Malaria und Schistosomiasis (Bilharziose) sowie die Ausrottung der Kinderlähmung (Polio) im Vordergrund. Das allgemeine Arbeitsprogramm der WHO verfolgt derzeit sechs Punkte: Entwicklungsförderung, Gesundheitsvorbeugung (besonders gegen Infektionsausbrüche), Stärkung bestehender Gesundheitssysteme, Förderung von Forschung, Information und Evidenz, Stärkung der partnerschaftlichen Gesundheitskooperation, Steigerung der Effektivität.

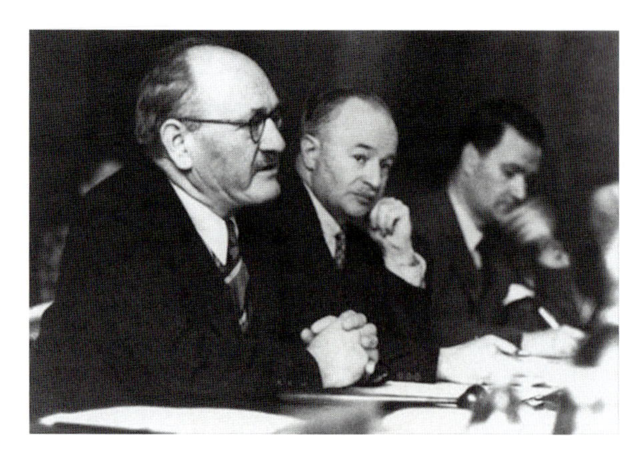

Abb. 14.2. Die Interim-Kommission der WHO, 1946.

Die Verfassung der WHO legt fest, dass ihr Zweck darin liegt, allen Völkern zur Erreichung des bestmöglichen Gesundheitszustandes zu verhelfen. Zur Verwirklichung dieses Zweckes dient derzeit die WHO-Strategie »Gesundheit für alle im 21. Jahrhundert«, die 1998 von der WHO

1.
Social &
Economic
2.
Health Care
System
3.
Condition-
Related
4.
Therapy-
Related
5.
Patient-
Related
The Five
Dimensions
of Adherence

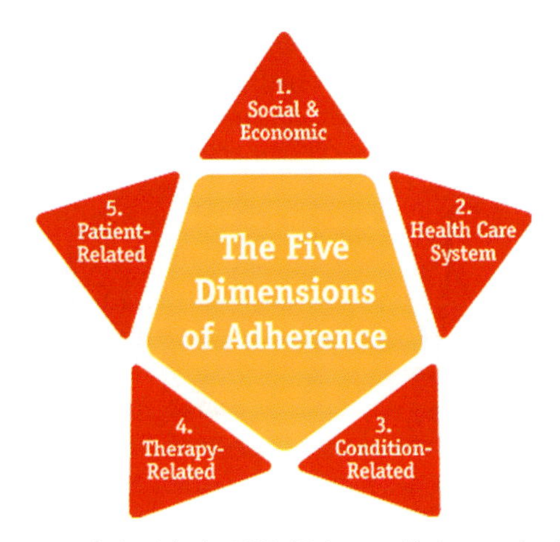

Abb. 14.3. Arbeitsziele der WHO (Weltgesundheitsorganisation).

verabschiedet wurde und die auf der 1978 verabschiedeten »Alma-Ata-Deklaration« beruht. Es soll ein Grad an Gesundheit erreicht werden, der es allen Menschen ermöglicht, ein sozial und wirtschaftlich produktives Leben zu führen. Gesundheit wird als ein wesentlicher Bestandteil der menschlichen Entwicklung wahrgenommen.

Die Finanzierung dieser Aufgaben allerdings ist schwierig und erfolgt durch Beiträge aller Signatarstaaten, soweit ihnen solche Beitragszahlungen möglich sind, sowie durch Spenden. So sollten vom Zweijahresbudget der WHO für die Jahre 2006–2007 von 3,313 Milliarden US-Dollar insgesamt 915 Millionen US-Dollar durch ordentliche Beiträge der Mitgliedstaaten und 2.398 Millionen durch freiwillige Beiträge finanziert werden. Für die Periode 2008–2009 wurde das Budget auf 4.227 Millionen US-Dollar (959 Millionen ordentliche Beiträge und 3.268 Millionen US-Dollar freiwillige Beiträge) erhöht.

Darüber hinaus wird eine Reihe wichtiger WHO-Projekte teilweise als Public Private Partnerships finanziert. Hierzu zählten in den letzten Jahren etwa die *Globale Allianz für Impfstoffe und Immunisierung* (*Global Alliance for Vaccines and Immunization*; GAVI), die zu 75 % (750 Mio. US-Dollar) von der *Bill and Melinda Gates Foundation* finanziert wird. Auch der Globale Fond zu Bekämpfung von AIDS, Malaria und Tuberkulose (GFATM), der 2002 von der internationalen Staatengruppe der G8 gegründet wurde und bisher 11,4 Milliarden US-Dollar gesammelt hat, fällt unter dieses Finanzierungsmodell. Schließlich ist in diesem Zusammenhang auch die *Globale Allianz für verbesserte Ernährung* (GAIN) zu erwähnen, die 2003 gegründet wurde. Sie bezweckt auf der Grundlage partnerschaftlicher Projekte zwischen der WHO und der Nahrungsmittelindustrie, die Mangelernährung vor allem in den Entwicklungsländern zu verhindern.

Rotes Kreuz, Roter Halbmond

Die älteste internationale medizinische Hilfsorganisation ist das 1863 auf Anregung von Henry Dunant (1828–1910) geschaffene *Internationale Komitee vom Roten Kreuz* (IKRK) (*Roter Halbmond*, 1878; *Roter Löwe mit Roter Sonne*, Iran, 1924–1980; daneben auch *Roter Kristall* in Palästina, 2006 und *Roter Davidstern* in Israel, 1930). Auslöser für die Initiative zur Gründung des *Roten Kreuzes* war das Elend der Kriegsverletzten, das Dunant bei der Schlacht von Solferino kennen gelernt und 1862 (*Un souvenir de Solferino*) beschrieben hatte. Auf Dunants Initiative ist auch die Einberufung einer internationalen Konferenz zurückzuführen, die 1864 die erste Genfer Konvention zur Verbesserung des Loses verwundeter Soldaten beschloss. Die am 22. August 1864 verabschiedete Konvention wurde in den folgenden Jahrzehnten ergänzt und erweitert durch die Beschlüsse der ersten (1899) und zweiten (1907) Haager Friedenskonferenz, durch die Genfer Konvention von 1929 (Schutz Kriegsgefangener) sowie das Genfer Abkommen von 1949 (Schutz der Kriegsopfer). Henry Dunant wurde 1901 für sein Werk zusammen mit dem Mitbegründer der Internationalen Friedensliga (1867), Frédéric Passy (1822–1912), der erste Friedensnobelpreis verliehen. Inzwischen sind die Aufgaben des IKRK und der weltweit über 150 *Rot-Kreuz* und *Rot-Halbmond*-Gesellschaften auch auf vielfältige Aspekte der nationalen und internationalen Friedensarbeit (Hilfseinsätzen bei Katastrophen) ausgedehnt.

Es ist Aufgabe des *Roten Kreuzes*, die Regeln des humanitären Völkerrechts zu verbreiten, damit die Teilnehmer bewaffneter Konflikte sie im Ernstfall auch kennen und entsprechend umsetzen können. Außerdem ist es Teil seines Auftrags, die Einhaltung des humanitären Völkerrechts durch die Parteien eines bewaffneten Konfliktes einzufordern. Neben allen anderen humanitären Aktivitäten versteht auch das *Deutsche Rote Kreuz* (DRK) seinen Beitrag an der weltweiten Verbreitungsarbeit des humanitären Völkerrechts als Mitglied in der internationalen *Rotkreuz-* und *Rothalbmond*bewegung in diesem Sinne. Das humanitäre Völkerrecht ist ein für Situationen bewaffneter Konflikte geschaffenes Sonderrecht. Zwar kann es Kriege nicht verhindern, es versucht jedoch mit seinen

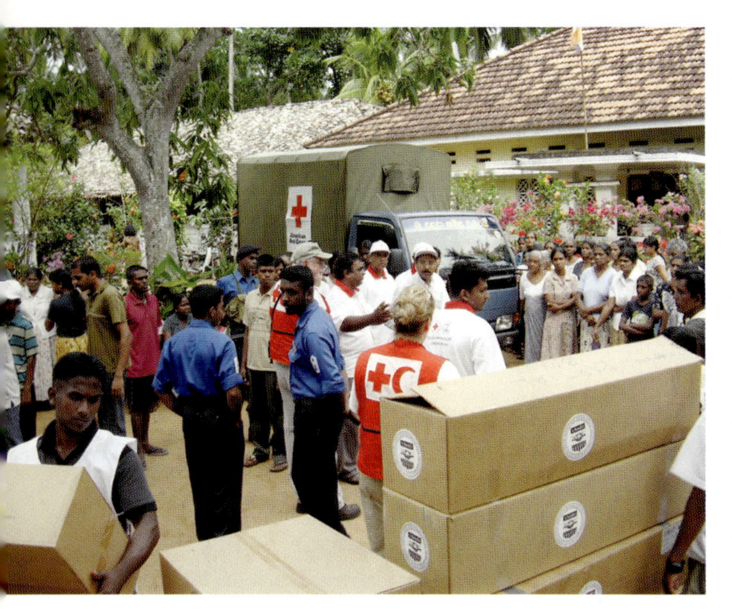

Abb. 14.4. Rotes Kreuz und Roter Halbmond bei der gemeinsamen Arbeit während der Tsunami-Katastrophe 2004.

Regeln, das menschliche Leid im Krieg zu mildern. Das humanitäre Völkerrecht dient dem Schutz von Personen, die nicht oder nicht mehr an den Feindseligkeiten teilnehmen (wie Verwundete, Gefangene und Zivilisten) und legt den kriegsführenden Parteien Beschränkungen hinsichtlich der Art und Weise der Kriegsführung auf. Das Kernstück des humanitären Völkerrechts ist in den vier Genfer Abkommen von 1949 und ihren Zusatzprotokollen von 1977 und 2005 verankert. An die Abkommen sind fast alle Staaten der Welt gebunden. Im Juni 2010 waren 194 Staaten Vertragsparteien der vier Genfer Abkommen, das I. Zusatzprotokoll hatten 170, das II. Zusatzprotokoll 165 und das III. Zusatzprotokoll 52 Staaten ratifiziert.

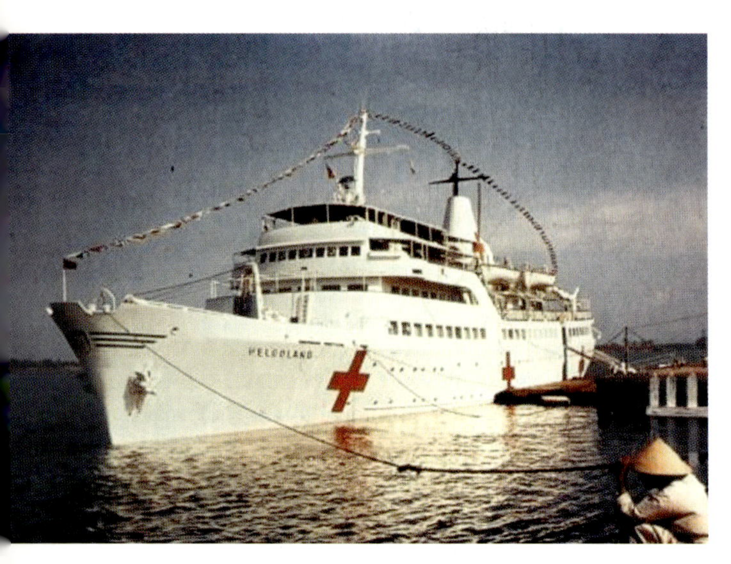

Abb. 14.5. Das DRK-Schiff Helgoland vor der Küste Vietnams.

Weltweit war auch das *Deutsche Rote Kreuz* in der zweiten Hälfte des 20. Jahrhunderts im Einsatz. Exemplarisch kann hier nur auf seine Tätigkeit während des Vietnamkrieges hingewiesen werden. Um der leidenden Zivilbevölkerung zu helfen, entsandten die Bundesregierung und das *Deutsche Rote Kreuz* 1966 das Hospitalschiff »Helgoland« in die südvietnamesischen Küstengewässer. Von 1966 bis 1971 waren auf der »Helgoland« monatelang insgesamt 272 DRK-Helfer im Einsatz. Die erste Station des schwimmenden Krankenhauses war der Hafen von Saigon. Weil dort weniger Kriegsverletzte zu beklagen waren als anderenorts, blieb die »Helgoland« nur ein knappes Jahr in Saigon. Sie öffnete am 11.Oktober 1967 im zentral gelegenen Da Nang, nahe des Kriegsgeschehens, ihre Türen für Patienten. Ein großer Teil der Patienten waren Kinder. Das Hospitalschiff verfügte über 150 Betten, die jedoch meist mit bis zu 200 Patienten belegt waren, denn je zwei Kinder teilten sich ein Bett. Medizinisch versorgt und untersucht wurden die Patienten in einer chirurgischen und einer internen Abteilung, einer Röntgenstation sowie verschiedene Untersuchungs- und Operationsräumen (Gynäkologie, Zahnmedizin). Das schwimmende Krankenhaus, das in Da Nang auch »das weiße Schiff der Hoffnung« genannt wurde, verfügte über ein eigenes Labor. Regelmäßig wurden Schwerverletzte an Bord gebracht und zwei Mal in der Woche war Besuchszeit. Über 10.000 Blutkonserven wurden bis zum Ende des Einsatzes am 31.Dezember 1971 benötigt.

Neben seinen Einsätzen auf vielen internationalen Feldern hat das DRK immer auch in besonderen Situationen der deutschen Geschichte seinen Beitrag geleistet. In der jüngsten Geschichte war dies der Einsatz von DRK-Helferinnen und Helfern im September/Oktober 1989, unmittelbar vor dem Zusammenbruch staatlicher Ordnung in der DDR, in den deutschen Botschaften Prag und Warschau. Mitte September warten 5.000 Menschen in der Prager Botschaft auf die Hilfe der Bundesrepublik. Das DRK stellt Unterkünfte, sanitäre Anlagen, sowie medizinische Versorgung zur Verfügung. Die zum Großteil ehrenamtlichen Helfer kümmern sich um die Flüchtlinge, die das Botschafts-Gelände in Prag ohne persönliche Dinge erreichen und versorgen sie mit Essen. »Das Vertrauen der

Flüchtlinge in das DRK hat mich am meisten beeindruckt«, erinnert sich die damalige Einsatzleiterin des DRK in der Prager Botschaft, Waltraut Schröder. Am 28.September verstärkt das DRK die Betreuung der Flüchtlinge mit weiteren Helfern. Zwei Tage später traten Bundesaußenminister Hans-Dietrich Genscher und der damalige Kanzleramtsminister und heutige DRK-Präsident Dr. Rudolf Seiters auf den Balkon der Prager Botschaft, von wo sie die Ausreisegenehmigung für die Flüchtlinge verkünden konnten.

Medecins Sans Frontieres, International Physicians for the Prevention of Nuclear War

Neben der internationalen *Rot-Kreuz-* und *Rothalbmond*bewegung verdienen zwei weitere medizinische Organisationen Aufmerksamkeit: *Medecins Sans Frontieres* (*Ärzte ohne Grenzen*) und *International Physicians for the Prevention of Nuclear War* (IPPNW). Als 1969 eine handvoll französischer Ärzte von einem Nothilfeeinsatz im Biafra-Krieg zurückkehrten, entwickelten und realisierten sie die Idee einer privaten, unabhängigen Hilfsorganisation, die jenseits von Bürokratie und Politik Menschen in Not medizinische Hilfe leistet. Sie gründeten *Medecins Sans Frontieres*, die heute größte private Hilfsorganisation. Weltweit arbeiten jährlich etwa 2.500 Ärzte, Pflegekräfte und Logistiker in über 150 Projekten in 80 Ländern der Welt und versorgen Menschen, die durch Kriege, Bürgerkriege oder Naturkatastrophen in Not geraten sind. 1999 wurde der Hilfsorganisation der Friedensnobelpreis zuerkannt. Die Preisvergabe begründete das Nobelkomitee damit, dass die Organisation »bahnbrechende humanitäre Arbeit auf mehreren Kontinenten« geleistet habe. Bei der IPPNW handelt es sich um eine weltweite Föderation von Ärztinnen und Ärzten, die 1980 von einem amerikanischen und einem russischen Arzt gegründet wurde, um den Atomkrieg zu verhindern. Sie erhielt 1984 den UNESCO-Friedenspreis und 1985 den Friedensnobelpreis für ihre Aufklärungsarbeit über die Auswirkungen eines Atomkrieges. Seit 1993 arbeitet die IPPNW für die Verhinderung aller Kriege und widmet sich Aufgaben im Bereich der sozialen Verantwortung.

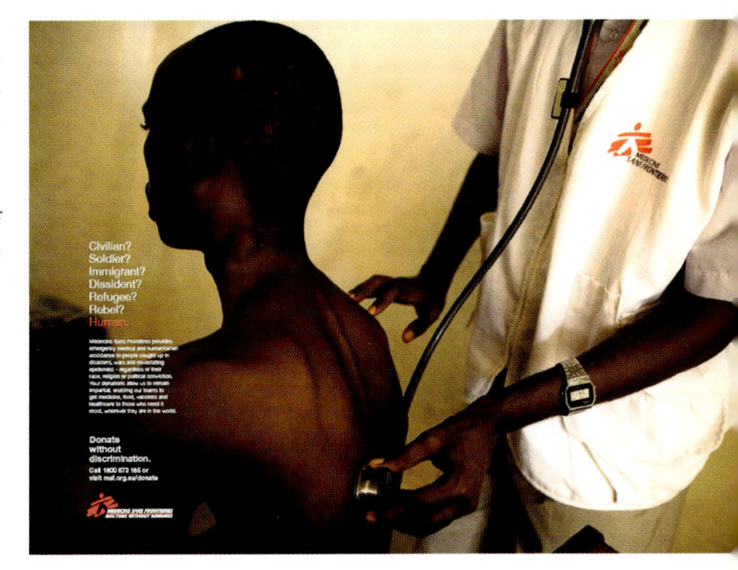

Abb. 14.6. Plakat für die *Ärzte ohne Grenzen*.

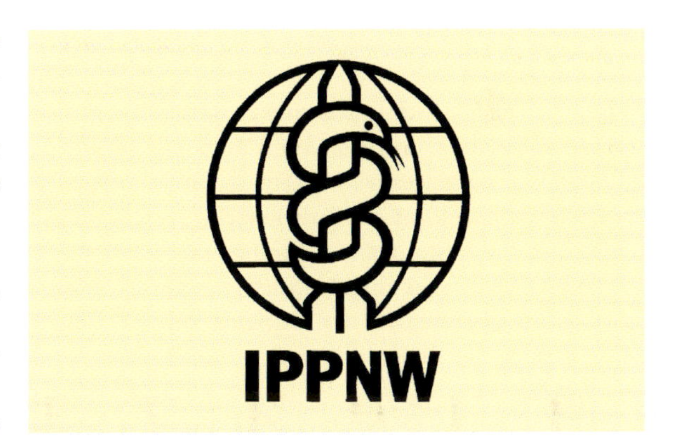

Abb. 14.7. Das Logo der IPPNW.

Cap Anamur, medico international

Der internationalen medizinischen Hilfe verpflichtet sind auch die Organisationen *medico international* und *Komitee Cap Anamur/Deutsche-Notärzte*. Beide wurden vor dem Hintergrund bedrückender Kriegs- und Flüchtlingsnot in Biafra und Vietnam gegründet. Das *Komitee Cap Anamur*, 1982 ins Leben gerufen von Rupert Neudeck (geb. 1939), seiner Frau Christel Neudeck und dem Schriftsteller Heinrich Böll (1917–1985), entstand durch Umbenennung des Hilfskomitees *Ein Schiff für Vietnam*, das 1979 durch die

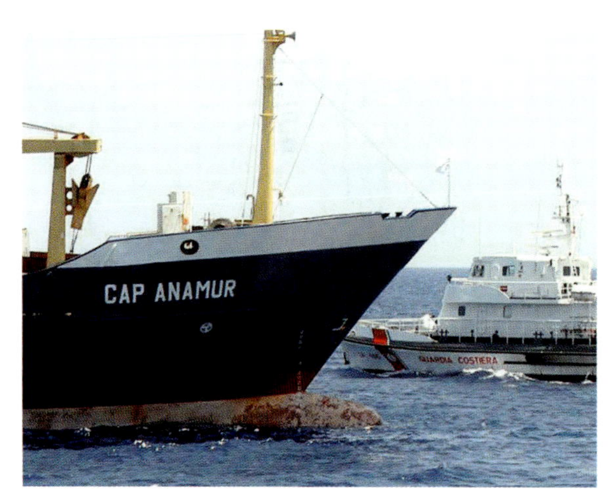

Abb. 14.8. Cap Anamur.

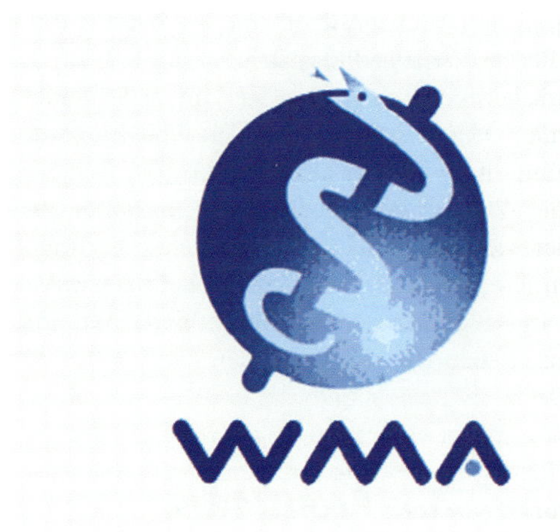

Abb. 14.9. Logo des Weltärztebunds.

Rettung tausender vietnamesischer Bootsflüchtlinge, der so genannten boat people, mit der zum Hospitalschiff umgebauten *Cap Anamur* weltweit bekannt wurde. Es betreut inzwischen auch weltweit Hilfsprojekte vor allem mit Ärztinnen und Ärzten, Krankenschwestern und Krankenpflegern.

In Frankfurt konstituierte sich bereits 1968 *medico international* zunächst als Medikamentenhilfe für Biafra, erweiterte sein medizinisches Arbeitsspektrum jedoch bald auf weltweite Katastrophenhilfe und ärztliche Betreuung unterdrückter Bevölkerungen. Die Organisation verfolgt einen partnerorientierten Ansatz, setzt auf kritische Öffentlichkeitsarbeit und fördert programmatisch den Kampf für Demokratie, Menschenrechte und soziale Gerechtigkeit. *Medico international* beruft sich auf die Allgemeine Erklärung der Menschenrechte (1948) und den Internationalen Pakt über wirtschaftliche, soziale und kulturelle Rechte (1966), die Gesundheit als Menschenrecht formulieren, sowie auf die WHO-Deklaration von Alma Ata (1978) und die 2001 von der *People's Health Assembly* (gegr. 2000) veröffentlichte Gesundheitscharta der Menschen, die das Ziel »Gesundheit für alle« setzte.

World Medical Association (Weltärztebund)

Unter den internationalen medizinischen Vereinigungen setzt sich die am 18. September 1947 gegründete *World Medical Association* (*Weltärztebund*) vor allem für die Unabhängigkeit des ärztlichen Handelns unter höchstmöglichen ethischen Standards ein. Eine erste globale Ärztevereinigung war bereits 1926 als *L`Association Professionelle Internationale des Medicins* gegründet worden. Diese Vereinigung, die 23 Ländermitgliedschaften aufwies, hat sich aber schon mit Beginn des Zweiten Weltkrieges aufgelöst. Im Juli 1945 fand bald nach Kriegsende ein erstes formelles Treffen von Ärzten aus verschiedenen Ländern statt, die über eine Nachfolgeorganisation berieten die sich dann im September 1947 zunächst als Vertretung 27 nationaler Ärzteorganisationen als *World Medical Association* in Frankreich konstituierte.

Der *Weltärztebund* wird häufig mit der Weltgesundheitsorganisation verwechselt. Beide beschäftigen sich mit internationalen Fragen des Gesundheitswesens; die WHO ist jedoch eine Behörde der Vereinten Nationen und wird von den Regierungen finanziert, deren Interessen naturgemäß politischer Art sind: daher unterliegt die WHO zwangsläufig politischen Einflüssen. Der *Weltärztebund* setzt sich hingegen aus freiwilligen Mitgliedern, den nationalen Ärzteorganisationen, zusammen und wird von diesen auch finanziert. Diese vertreten mehr als drei Millionen Ärzte weltweit, die einen Eid darauf abgelegt haben, die Interessen ihrer Patienten in den Vordergrund zu stellen und sich für die bestmögliche gesundheitliche Versorgung für alle einzusetzen, ungeachtet der Rasse, des Glaubens, der politischen Überzeugung oder der sozialen Stellung. Der *Weltärztebund*, der selbst apolitisch ist, umfasst daher eine breite Vielfalt von Mitgliedern mit einer eben solchen Vielfalt von Sprachen, Kulturen und Gesundheitssystemen, die jedoch, alle dieselben Ideale verfolgen und die nur ihren Patienten Rechenschaft schuldig sind.

Westdeutsche Ärzte waren seit 1951 durch die Bundesärztekammer im Weltärztebund vertreten. Das Sekretariat, das ursprünglich seinen Sitz in New York hatte, zog 1974 nach Ferney-Voltaire in Frankreich um. Im Jahre 2005 repräsentiert der Weltärztebund 84 nationale Berufsvereinigungen. Die WMA versteht sich als unabhängige Vereinigung freier nationaler ärztlicher Berufsverbände und hat inzwischen etwa 70 Mitglieder. Zu ihren bedeutsamsten Deklarationen gehören das Genfer Ärztegelöbnis (1948/1968), die Deklaration von Helsinki über die ethischen Richtlinien des Humanexperiments (1964) sowie die Erklärung von Ottawa gegen den Gebrauch von Atomwaffen (1998). Die Erklärungen und Deklarationen des Weltärztebundes griffen daneben weitere ethische und soziale Themen aus dem ärztlichen Berufsfeld auf, etwa zur Definition des Todeszeitpunkts, zum Schwangerschaftsabbruch, zum Verbot der Mitwirkung an körperlichen Bestrafungen, zum Gebrauch und Missbrauch psychotroper Medikamente. Auch Erklärungen zum Risiko des Tabakkonsums, zu Problemen der Umwelt und Demographie und einzelne Resolutionen zu Menschenrechtsverletzungen in verschiedenen Ländern wurden verabschiedet.

Medical Women's International Association (Weltärztinnenbund)

Älter noch als der Weltärztebund ist die am 25. Oktober 1919 auf Initiative der *American Medical Women's Association* unter Beteiligung weiterer Ärztinnen aus 16 Ländern gegründete *Medical Women's International Association.* Zur ersten Präsidentin wurde die Ärztin, Public-Health-Spezialistin und Frauenrechtlerin Esther Pohl Lovejoy (1869–1967) gewählt. Der erste internationale Kongress der Organisation wurde 1922 abgehalten. Die *Medical Women's International Association* arbeitet mit der Weltgesundheitsorganisation (WHO) zusammen, hat einen Kategorie-II-Status beim UN-Wirtschafts- und Sozialrat und ist am Impfprogramm der UNICEF beteiligt. Derzeitige Präsidentin des Verbandes ist die Australierin Gabrielle Casper (2007). Inzwischen gehören ihm als Dachorganisation nationaler Verbände Ärztinnen aus 90 Nationen an. Auch aktuell sehen die Mitglieder des *Weltärztinnenbundes* ihre Hauptaufgabe darin, die Kommunikation von Ärztinnen über Grenzen hinweg zu fördern. Ungeachtet der Nationalität, der Religion oder der politischen Einstellung sollen Kooperationen, Freundschaften und Verständnis der Ärztinnen füreinander aufgebaut werden. Darüber hinaus will der *Weltärztinnenbund* dabei helfen, sowohl geschlechtsabhängige Unterschiede bezüglich der Gesundheitsversorgung als auch geschlechtsbezogene Ungleichheit im medizinischen Beruf zu überwinden. So werden gerade in Entwicklungsländern Frauen bei Ernährung, Erziehung und Ausbildung häufig benachteiligt. Sie werden medizinisch oft wesentlich schlechter betreut als Männer und haben daher eine erheblich geringere Lebenserwartung. »Der Weltärztinnenbund sieht Gesundheit als grundlegendes menschliches Recht an und fordert von allen Ländern, die medizinische Grund- und Notversorgung ihrer Bürger und Bürgerinnen – ohne geschlechtsspezifische Benachteiligung – zu sichern«, heißt es programmatisch auch für das 21. Jahrhundert in einer der Resolutionen, die während der 25. Generalversammlung des Bundes im April 2001 in Sydney, Australien, angenommen wurden.

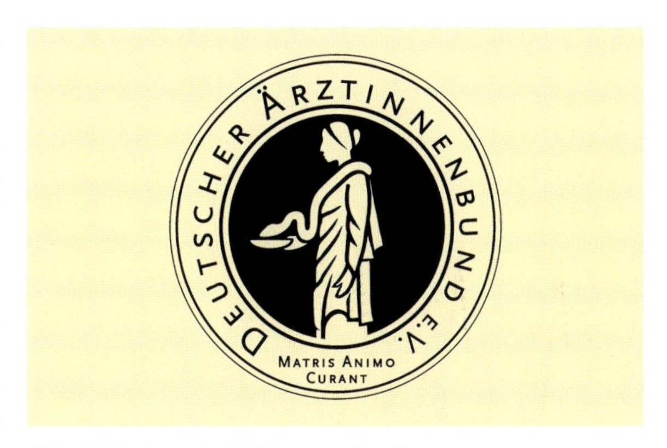

Abb. 14.10. Logo des Weltärztinnenbundes.

Literaturverzeichnis

Ackerknecht EH (1957) Rudolf Virchow: Arzt, Politiker, Anthropologe. Enke, Stuttgart

Ackerknecht EH (1959) Kurze Geschichte der Medizin. 1. Aufl. Enke, Stuttgart; 7. überarbeitete u. ergänzte Auflage von Axel Hinrich Murken, Enke, Stuttgart 1992

Ackerknecht EH (1967) Kurze Geschichte der Psychiatrie. Enke, Stuttgart

Ackerknecht EH (1967) Medicine at the Paris hospital 1794–1848. Hopkins, Baltimore

Adelmann HB (1966) Marcello Malpighi and the Evolution of Embryology. 5 vols., Ithaca, NY

Bauer A (1989) Die Krankheitslehre auf dem Weg zur naturwissenschaftlichen Morphologie, Pathologie auf den Versammlungen Deutscher Naturforscher und Ärzte von 1822–1872. Wissenschaftliche Verlagsgesellschaft, Stuttgart

Benzenhöfer U (Hrsg) (1993) Paracelsus. Wissenschaftliche Buchgesellschaft, Darmstadt

Bergdolt K (Hrsg.) (1989) Die Pest 1348 in Italien: 50 zeitgenössische Quellen. Manutius-Verlag, Heidelberg

Bergdolt K (1994) Der Schwarze Tod in Europa; die Große Pest und das Ende des Mittelalters. C. H. Beck, München

Bergdolt K (1999) Leib und Seele. Eine Kulturgeschichte des gesunden Lebens. C. H. Beck, München

Bergdolt K (2004) Das Gewissen der Medizin. Ärztliche Moral von der Antike bis heute. C. H. Beck, München

Berridge V (1994) AIDS and contemporary history. Cambridge University Press, Cambridge u. a.

Bleker J (1981) Die naturhistorische Schule 1825–1845. Fischer, Stuttgart New York

Bleker J, Jachertz N (Hrsg) (1993) Medizin im »Dritten Reich«. 2., erw. Auflage. Deutscher Ärzte-Verlag, Köln

Bleker J, Schleiermacher S (Hrsg) (2000) Ärztinnen aus dem Kaiserreich. Lebensläufe einer Generation. Deutscher Studienverlag, Weinheim

Borowy I (2009) Coming to Terms with World Health. The League of Nations Health Organisation 1921–1946. Peter Lang, Frankfurt am Main

Brent L (1997) A history of transplantation immunology. Academic Press, San Diego u. a.

Brinkschulte E (Hrsg) (1993) Weibliche Ärzte. Die Durchsetzung des Berufsbildes in Deutschland. Berlin

Brock T (1999) Robert Koch: a life in medicine and bacteriology. 2. Aufl., ASM Press, Washington D.C.

Bruchhausen W, Schott H (2008) Geschichte, Theorie und Ethik der Medizin. Vandenhoeck & Ruprecht, Göttingen

Bulloch W (1960) The history of bacteriology. Oxford University Press, London

Bynum WF (2010) Geschichte der Medizin. Reclam, Stuttgart

Bynum WF, Porter R (Hrsg) (1993) Companion Encyclopedia of the History of Medicine (2 Bde). Routledge, London New York

Cahan D (Hrsg) (1993) Hermann von Helmholtz and the Foundations of Nineteenth-Century Science. California Press, Berkely u. a.

Campbell S, Hall B, Klausner D (1992) Health, Disease and Healing in Medieval Culture. St. Martin's Press, New York

Campe R, Schneider M (Hrsg.) (1996) Geschichte der Physiognomik. Text, Bild, Wissen. Rombach Litterae, Freiburg im Breisgau

Cottebrune A (2008) Der planbare Mensch. Die Deutsche Forschungsgemeinschaft und die menschliche Vererbungswissenschaft, 1920–1970. Steiner, Stuttgart

Cunningham A (1990) The medical enlightenment of the eighteenth century. Cambridge University Press, Cambridge u. a.

Dinges M (1996) Homöopathie: Patienten, Heilkundige, Institutionen. Von den Anfängen bis heute. Haug, Heidelberg

Dinges M (1996) Medizinkritische Bewegungen im Deutschen Reich (ca. 1870–1933). Steiner, Stuttgart (Medizin, Gesellschaft und Geschichte. Beiheft ; 9)

Dinges M (1996) Weltgeschichte der Homöopathie. Länder, Schulen, Heilkundige. C. H. Beck, München

Dunn LC (1991) A short history of genetics: the development of some of the main lines of thought: 1864–1939. Iowa State University Press, Ames, Iowa

Eckart WU (1997) Medizin und Kolonialimperialismus: Deutschland 1884–1914. Schöningh, Paderborn

Eckart WU (Hrsg.) (2006) Man, Medicine, and the State. The Human Body as an Object of Government Sponsored Medical Research in the 2oth Century. Franz Steiner Verlag, Stuttgart

Eckart WU, Gradmann C (Hrsg) (1996) Die Medizin und der Erste Weltkrieg. Centaurus-Verlagsgesellschaft, Pfaffenweiler

Eckart WU, Gradmann C (Hrsg) (2000) Ärztelexikon – Von der Antike bis zum 20. Jahrhundert. 2. Aufl., Springer, Heidelberg u. a.

Eckart WU, Jütte R (2007) Medizingeschichte. Eine Einführung. Böhlau UTB, Köln

Eckart WU, Sellin V, Wolgast E (Hrsg.) (2006) Die Universität Heidelberg im Nationalsozialismus. Springer, Heidelberg u. a.

Eckart WU, Volkert K (Hrsg) (1996) Hermann von Helmholtz. Centaurus-Verlagsgesellschaft, Pfaffenweiler

Edelstein L (1969) Der Hippokratische Eid. Artemis, Zürich Stuttgart

Eichenberger P (1969) Johann Jakob Wepfer (1620–1695) als klinischer Praktiker. Schwabe, Basel-Stuttgart

Eisenberg R (1992) Radiology: an illustrated history. Mosby Year Book, St. Louis u. a.

Ellenberger HF (1973) Die Entdeckung des Unbewussten. Huber, Stuttgart

Engelhart D von, Hartmann F (Hrsg) (1991) Klassiker der Medizin. 2 Bde. H. C. Beck, München

Eulner HH (1970) Die Entwicklung der medizinischen Spezialfächer an den Universitäten des deutschen Sprachgebietes. Enke, Stuttgart

Faber K (1930) Nosograpy: the evolution of clinical medicine in modern times. Hoeber, New York

Faller A, Bierbaum M (1979) Niels Stensen. Anatom, Geologe und Bischof (1638–1686). Aschendorff Münster

Fischer I (1932/33) Biographisches Lexikon hervorragender Ärzte der letzten fünfzig Jahre [Nachdruck]. Urban & Schwarzenberg, München

Fischer KD (1998) Text and tradition: Studies in ancient medicine and its transmission. Brill, Leiden (Studies in ancient medicine, 18)

French R (1989) The medical revolution of the seventeenth century. Cambridge University Press, Cambridge u. a.

French R (1994) William Harvey's natural philosophy. Cambridge University Press, Cambridge u. a.

French R (1999) Dissection and vivisection in the European renaissance. Ashgate, Aldershot u. a.

Frever A (2009) Medizin, Ethik, Menschenrechte. Geschichte, Grundlagen, Praxis. V&R unipress, Göttingen

Geison G (1995) The private science of Louis Pasteur. Princeton University Press, Princeton NJ u. a.

Gillispie CC (Hrsg) (1970–1990) Dictionary of scientific biography. 8 Bde. Scribner, New York

Goltz D (1976) Mittelalterliche Pharmazie und Medizin: dargestellt an Geschichte und Inhalt des Antidotarium Nicolai. Wissenschaftliche Verlagsgesellschaft, Stuttgart

Goschler, C (2002) Rudolf Virchow. Mediziner, Anthropologe, Politiker. Böhlau, Köln

Gradmann C (2005) Krankheit im Labor. Robert Koch und die medizinische Bakteriologie. Wallstein, Göttingen

Grafe A (1991) A history of experimental virology. Springer, Berlin u. a.

Graus F (1994) Pest – Geissler – Judenmorde: das 14. Jahrhundert als Krisenzeit. 3., unveränd. Aufl., Vandenhoeck und Ruprecht, Göttingen (Veröffentlichungen des Max-Planck-Instituts für Geschichte, 86)

Grmek M D (1989) Diseases in the ancient Greek world. Johns Hopkins University Press, Baltimore, London

Grmek MD (1990) History of AIDS: emergence and origin of a modern pandemic. Princeton University Press, Princeton NJ u. a.

Grmek MD (1996) Die Geschichte des medizinischen Denkens. C. H. Beck, München

Hentschel V (1983) Geschichte der deutschen Sozialpolitik (1880–1980). Soziale Sicherung und kollektives Arbeitsrecht. Suhrkamp, Frankfurt

Heyll U (2006) Wasser, Fasten, Luft und Licht. Die Geschichte der Naturheilkunde in Deutschland. Campus-Verlag, Frankfurt

Hirsch A (1884–88; [2]1929–35) Lexikon der hervorragenden Aerzte aller Zeiten und Völker [Nachdruck]. Urban & Schwarzenberg, München

Huerkamp C (1985) Der Aufstieg der Ärzte im 19. Jahrhundert. Vom gelehrten Stand zum professionellen Experten: Das Beispiel Preußens. Vandenhoeck & Ruprecht, Göttingen (Kritische Studien zur Geschichtswissenschaft, Bd. 68)

Hutchinson JF (1996) Champions of charity: war and the rise of the Red Cross. Westview Press, Boulder

Isaacs, RH (1998) Judaism, medicine, and healing. Aronson, Northvale NJ u. a.

Jackson R (1988) Doctors and Diseases in the Roman Empire. University of Oklahoma Press, Norman London

Jagow Bv, Steger F (Hrsg.) (2005) Literatur und Medizin. Ein Lexikon. Vandenhoeck & Ruprecht, Göttingen

Jetter D (1973) Grundzüge der Hospitalgeschichte. Wissenschaftliche Buchgesellschaft, Darmstadt

Jütte R (1991) Ärzte, Heiler und Patienten. Artemis & Winkler, München Zürich

Jütte R (1996) Geschichte der Alternativen Medizin. C. H. Beck, München

Jütte R (2003) Lust ohne Last. Geschichte der Empfängnisverhütung von der Antike bis zur Gegenwart. C. H. Beck, München

Jütte R (2007) Samuel Hahnemann. Begründer der Homöopathie. 3. Auflage. Dt. Taschenbuch-Verlag, München

Jütte R (Hrsg) (1997) Geschichte der deutschen Ärzteschaft. Deutscher Ärzte-Verlag, Köln

Kater MH (2000) Ärzte als Hitlers Helfer. Europa-Verlag, Hamburg

Kaul FK (1979) Die Psychiatrie im Strudel der »Euthanasie«. Ein Bericht über die erste industriemäßig durchgeführte Mordaktion des Naziregimes. EVA, Frankfurt

Kerbs D, Reulecke J (Hrsg.) (1998) Handbuch der deutschen Reformbewegungen, 1880–1933. Peter Hammer, Wuppertal

Keys T (1968) Die Geschichte der chirurgischen Anaesthesie. Springer, Berlin u. a.

King L (1970) The Road to Medical Enlightenment (1650–1695). London/ New York

Kiple KF (1993) The Cambridge World History of Human Disease. Cambridge University Press, Cambridge

Klein-Franke, F (1982) Vorlesungen über die Medizin im Islam. Steiner, Wiesbaden (Sudhoffs Archiv / Beihefte ; 23)

Koelbing HM (1985) Die ärztliche Therapie. Grundzüge ihrer Geschichte. Wissenschaftliche Buchgesellschaft, Darmstadt

Kriz J (1985) Grundkonzepte der Psychotherapie. Urban & Schwarzenberg, München

Krug A (1985) Heilkunst und Heilkult. Medizin in der Antike. C. H. Beck, München

Kudlien F (Hrsg) (1985) Ärzte im Nationalsozialismus. Kiepenheuer & Witsch, Köln

Labisch A (1992) Homo hygienicus. Gesundheit und Medizin in der Neuzeit. Campus, Frankfurt New York

Labisch A, Spree R (Hrsg) (1996) »Einem jeden Kranken in einem Hospitale sein eigenes Bett«. Zur Sozialgeschichte des allgemeinen Krankenhauses in Deutschland im 19. Jahrhundert. Campus Verlag, Frankfurt am Main

Lesky E (1965) Die Wiener Medizinische Schule im 19. Jahrhundert. Böhlaus Nachfolger, Graz/Köln

Leven KH (1997) Die Geschichte der Infektionskrankheiten. Von der Antike bis ins 20. Jahrhundert. Ecomed, Landsberg/Lech

Leven KH (Hrsg.) (2005) Antike Medizin. Ein Lexikon. C. H. Beck, München

Lexikon des Mittelalters (1980–2000), 10 Bde., Artemis, München

Lichtenthaeler C (1974) Geschichte der Medizin. Die Reihenfolge ihrer Epochen-Bilder und die treibenden Kräfte ihrer Entwicklung. 2 Bde. Deutscher Ärzte-Verlag, Köln

Lichtenthaeler C (1984) Der Eid des Hippokrates. Deutscher Ärzte-Verlag, Köln

Lifton RJ (1988) Ärzte im Dritten Reich. Klett-Cotta, Stuttgart

Lindemann M (1996) Health and Healing in Eighteenth Century Germany. Johns Hopkins University Press, Baltimore London

Lindemann, M (1999) Medicine and society in early modern Europe. Cambridge University Press, Cambridge

Longrigg J (1998) Greek Medicine : From the Heroic to the Hellenistic Age : A Source Book, Routledge, New York

Majno G (1991) The Healing Hand. Man and Wound in the Ancient World. Harvard University Press, Cambridge London

Mannebach H (1988) Hundert Jahre Herzgeschichte. Springer, Berlin u. a.

Mannweiler E (1998) Geschichte des Instituts für Schiffs- und Tropenkrankheiten in Hamburg. Giecke & Evers, Kelten-Weiler

Mazumdar PM (1995) Species and specificity: an interpretation of the history of immunology. Cambridge University Press, Cambridge

McCann SM (Hrsg.) (1988) Endocrinology: people and ideas. American Physiological Society. Oxford University Press, New York

Medvei VC (1993) The history of clinical endocrinology : a comprehensive account of endocrinology from earliest times to the present day. Parthenon, Carnforth u. a.

Mitscherlich A, Mielke F (Hrsg) (1995) Medizin ohne Menschlichkeit: Dokumente des Nürnberger Ärzteprozesses. Fischer-Taschenbuch-Verlag, Frankfurt am Main

Müller-Jahncke WD, Friedrich C (2005) Rudolf Schmitz. Geschichte der Pharmazie. Bd. II. Von der Frühen Neuzeit bis zur Gegenwart. Govi-Verlag, Eschborn

Müller-Jahncke WD, Friedrich, C (1996) Geschichte der Arzneimitteltherapie. Deutscher Apotheker Verlag, Stuttgart

Munk K (1995) Virologie in Deutschland: Die Entwicklung eines Fachgebietes. Karger, Basel u. a.

Murken AH (1988) Vom Armenhospital zum Großklinikum. Die Geschichte des Krankenhauses vom 18. Jahrhundert bis zur Gegenwart. DuMont Buchverlag, Köln

Neuberger A (1995) Comprehensive biochemistry. Elsevier, Amsterdam

Nutton V (1988) From Democedes to Harvey, Variorum Reprints, London

Nutton V (Hrsg.) (1990) Medicine at the courts of Europe: 1500–1837. Routledge, London u. a.

Ohl A (2006) Der Einfluss Jean-Jaques Rousseaus (1712–1778) auf die deutsche Naturheilbewegung des 19. Jahrhunderts. LIT, Berlin

Oxford Dictionary of Byzantium (1991) 3 Bde. Dumbarton Oaks, New York, Oxford

Pagel J (1901) Biographisches Lexikon hervorragender Ärzte des neunzehnten Jahrhunderts. Urban & Schwarzenberg, Berlin u. a.

Pagel W (1967) William Harvey's biological Ideas. Karger, Basel New York

Pagel W (1982) Paracelsus. An Introduction to Philosophical Medicine in the Era of Renaissance, 2nd edn. Karger, Basel München

Pagel W (1984) The smiling spleen: Paracelsism in storm an stress. Karger, Basel u. a.

Pagel W (1986) From Paracelsus to Van Helmont: studies in Renaissance medicine and science. Variorum Reprints, London

Platte A (1989) Das Lorscher Arzneibuch: Klostermedizin in der Karolingerzeit. Verl. Laurissa, Lorsch

Porter D u. R (1989) Patient's Progress. Polity Press, Cambridge

Porter R (2000) Die Kunst des Heilens. Eine medizinische Geschichte der Menschheit von der Antike bis heute. Spektrum Akademischer Verlag, Heidelberg, Berlin

Porter R (2004) Geschröpft und zur Ader gelassen. Eine kurze Kulturgeschichte der Medizin. Dörlemann, Zürich

Porter R u. D (1989) In Sickness and in Health: the British experience, 1650–1850. Blackwell, London

Power HJ (1999) Tropical medicine in the twentieth century: a history of the Liverpool School of Tropical Medicine. Kegan Paul International, London, New York

Preuss J (1992) Biblisch-talmudische Medizin [Nachdruck der Ausg. Berlin 1911]. Fourier, Wiesbaden

Regin C (1995) Selbsthilfe und Gesundheitspolitik. Die Naturheilbewegung im Kaiserreich (1889 bis 1914) (Medizin, Gesellschaft und Geschichte. Beiheft ; 4). Steiner, Stuttgart

Reicke S (1932) Das deutsche Spital und sein Recht im Mittelalter, 2 Bde. Enke, Stuttgart (Kirchenrechtliche Abhandlungen, Heft 111 u. 112)

Reier H (1987) Leben, Krankheiten und Heilungen im Mittelalter (800–1400). Kiel

Rölcke V (1999) Krankheit und Kulturkritik. Psychiatrische Gesellschaftsdeutungen im bürgerlichen Zeitalter (1790–1914). Campus Verlag, Frankfurt am Main

Rölcke V (2004) Twentieth century ethics of human subjects research. Historical perspectives on values, practices, and regulations. Steiner, Stuttgart

Rothschuh KE (1953) Geschichte der Physiologie. Springer, Heidelberg u. a.

Rothschuh KE (1969) Physiologie im Werden. Fischer, Stuttgart (Medizin in Geschichte und Kultur, 9)

Rothschuh KE (1978) Konzepte der Medizin in Vergangenheit und Gegenwart. Hippokrates, Stuttgart

Rotzoll M, Hohendorf G, Fuchs P, Richter P, Mundt C, Eckart WU (Hrsg.) (2010) Die nationalsozialistische »Euthanasie«-Aktion »T4« und ihre Opfer. Geschichte und ethische Konsequenzen für die Gegenwart. Schöningh, Paderborn

Scarborough J (Hg) (1985) Symposium on Byzantine Medicine, Washington (Dumbarton Oaks Papers 38, 1984)

Schipperges H (1976) Arabische Medizin im lateinischen Mittelalter. Springer, Berlin u. a.

Schipperges H (1994) Rudolf Virchow. Rowohlt, Reinbek

Schlich T (1998) Die Erfindung der Organtransplantation. Erfolg und Scheitern des Chirurgischen Organersatzes (1880–1930). Campus, Frankfurt am Main u. a.

Schmidt G (1983) Selektion in der Heilanstalt. Suhrkamp, Frankfurt

Schmidt U (2009) Hitlers Arzt Karl Brandt. Medizin und Macht im Dritten Reich. Aufbau Verlag, Berlin

Schmitz R (Hrsg) (1984) Humanismus und Medizin. Weinheim, Acta Humaniora, Weinheim (Deutsche Forschungsgemeinschaft/Senatskommission für Humanismusforschung: Mitteilung, 11)

Schneble H (1987) Von der »heiligen Krankheit« zum »fallenden Siechtag«: epileptologische Schriften und ihre Autoren aus Antike und Mittelalter. Einhorn-Presse-Verlag, Reinbek

Schott H (1993) Die Chronik der Medizin. Chronik Verlag Harenberg, Dortmund

Schott H, Tölle R (2006) Geschichte der Psychiatrie. Krankheitslehren, Irrwege, Behandlungsformen. C. H. Beck, München

Schumacher J (1963) Antike Medizin. Die naturphilosophischen Grundlagen der Medizin in der griechischen Antike, 2. Aufl. de Gruyter, Berlin

Seidler E (1993) Geschichte der Medizin und der Krankenpflege. 6. Auflage, Kohlhammer, Stuttgart

Seidler E (2000) Kinderärzte 1933–1945: entrechtet – geflohen – ermordet. Bouvier, Bonn

Seidler G (2001) Der Blick des Anderen – eine Analyse der Scham. Klett, Stuttgart

Seidler G, Eckart WU (2005) Verletzte Seelen: Möglichkeiten und Perspektiven einer historischen Traumaforschung. Psychosozial Verlag, Gießen

Seithe H, Hagemann F (1993) Das Deutsche Rote Kreuz im Dritten Reich: (1933–1939). Mabuse-Verl., Frankfurt am Main

Silverstein AM (1989) A history of immunology. Academic Press, San Diego u. a.

Siraisi N (1997) The clock and the mirror: Girolamo Cardano and renaissance medicine. Princeton University Press, Princeton, NJ

Sournia JC, Poulet J, Martiny M (1980–1984) Illustrierte Geschichte der Medizin [dtsch. Neubearb. d. Richard Toellner et. al.], 8 Bde. Andreas, Salzburg

Staden H von (1989) Herophilus – The art of medicine in early Alexandria. Cambridge University Press, Cambridge u. a.

Stolberg M (2003) Homo patiens. Krankheits- und Körpererfahrung in der Frühen Neuzeit. Böhlau, Köln

Stolberg M (2009) Die Harnschau. Eine Kultur- und Alltagsgeschichte. Böhlau, Köln

Tascher G (2010) Staat, Macht und ärztliche Berufsausübung 1920–1956. Gesundheitswesen und Politik: Das Beispiel Saarland. Schöningh, Paderborn

Thom A, Caregorodcev GI (Hrsg.) (1989) Medizin unterm Hakenkreuz. VEB Verlag Volk und Gesundheit, Berlin/DDR

Toellner R (1971) Albrecht von Haller – Über die Einheit im Denken des letzten Universalgelehrten. Steiner, Wiesbaden (Beihefte zu Sudhoffs Archiv, Bd 10)

Toellner R (1990) Die Ethik-Kommission in der Medizin. Problemgeschichte, Aufgabenstellung, Arbeitsweise, Rechtsstellung und Organisationsformen medizinischer Ethik-Kommissionen. Fischer, Stuttgart

Trevisani F (1992) Descartes in Germania; la ricezione del cartertesianesimo nella Facolta filosofica e medica di Duisburg (165–1703). Francoangeli, Milano

United States Holocaust Memorial Museum (Hrsg.) (2004) Deadly Medicine. Creating the Master Race. University of North Carolina Press, Chapel Hill

Van der Eijk PJ, Horstmanshoff HFJ, Schrijvers PH (1995) Ancient Medicine in its Socio-Cultural Context. Ed. Ph. J. Amsterdam

Wainwright M (1990) Miracle Cure: the story of Penicillin and the goldan age of antibiotics. Blackwell, Cambridge

Waterson, AP (1978) An introduction to the history of virology. Cambridge University Press, Cambridge

Weindling PJ (1991) Health, race and German politics between national unification and Nazism: 1870–1945. Cambridge University Press, Cambridge

Weindling PJ (1995) International health organisations and movements: 1918–1939. Cambridge University Press, Cambridge

Weindling PJ (1999) Epidemics and genocide in eastern Europe: 1890–1945. Oxford University Press, Oxford

Weingart P, Kroll J, Bayertz (1992) Rasse, Blut und Gene. Geschichte der Eugenik und Rassenhygiene in Deutschland. Suhrkamp, Frankfurt

Weisser U (Hrsg.) (1984) Das erste Hormon aus der Retorte: Arbeiten am synthetischen Adrenalin (Suprarenin) bei Hoechst; 1900–1908. Hoechst-Aktiengesellschaft, Frankfurt am Main

Winau R (Hrsg.) (1993) Technik und Medizin. VDI Verlag, Düsseldorf

Wöhrle G (1990) Studien zur Theorie der antiken Gesundheitslehre. Steiner, Stuttgart

Wöhrle G (Hrsg.) (1988) Fracastoro, Girolamo. Lehrgedicht über die Syphilis. E. Wendel, Bamberg

Personenverzeichnis

A

B

C

D

E

F

G

H

I

J

K

L

M

N

O

P

Q

R

S

T

U

V

W

Y

Z

Sachverzeichnis

A

B

C

D

E

F

G

H

I

J

K

L

M

N

O

P

Q

R

S

T

U

W

X

Z

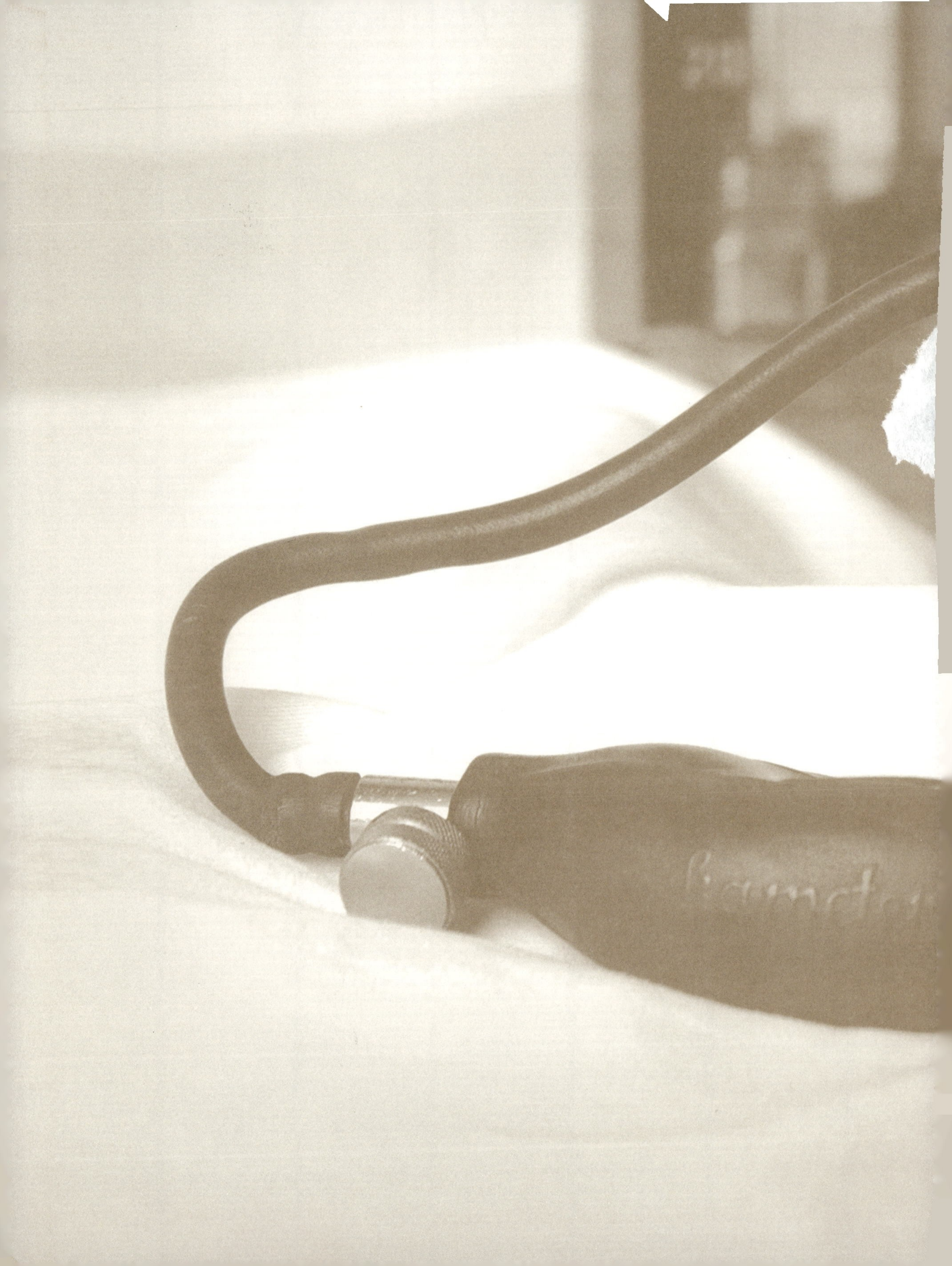